European Archives of

Oto-Rhino-Laryngology

Supplement 1996/I

Springer

*Berlin
Heidelberg
New York
Barcelona
Budapest
Hongkong
London
Mailand
Paris
Santa Clara
Singapur
Tokio*

Verhandlungsbericht 1996

der Deutschen Gesellschaft
für Hals-Nasen-Ohren-Heilkunde,
Kopf- und Hals-Chirurgie

Teil I: Referate

**Aktuelle Rhinologie. –
Forschung und Klinik**

Schriftleitung H. Feldmann
Herausgeber W. Draf

Mit 170 Abbildungen

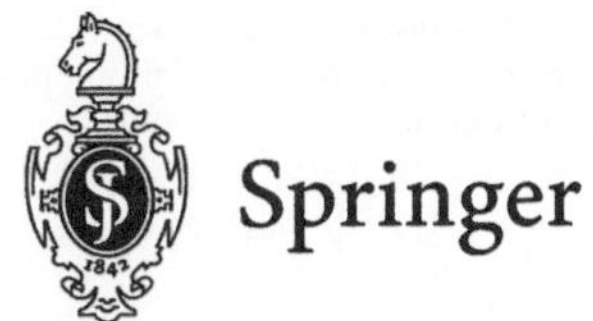

Springer

Prof. Dr. med. Harald Feldmann, Universitäts-HNO-Klinik
Kardinal-von-Galen-Ring 10, D-48149 Münster

Prof. Dr. med. Wolfang Draf FRCS (Ed.),
Klinik für Hals-Nasen-Ohrenkrankheiten,
Kopf-, Hals- und Plastische Gesichtschirurgie,
Kommunikationsstörungen, Städt. Klinikum,
Pacelliallee 4, D-36043 Fulda

Die Deutsche Bibliothek – CIP-Einheitsaufnahme
European archives of oto-rhino-laryngology : official journal of the European Federation of Oto-
Rhino-Laryngological Societies. – Berlin ; Heidelberg : Springer. Erscheint jährl. sechsmal. –
Aufnahme nach Vol. 247, Nr. 1 (1990) Bis Vol. 246, Nr. 6 (1989) u.d.T.: Archives of oto-rhino-
laryngology. Fortlaufende Beil.: European archives of oto-rhino-laryngology / Supplement
  ISSN 0937-4477
NE: Archives of oto-rhino-laryngology
1996, Suppl. 1. Deutsche Gesellschaft für Hals-Nasen-Ohren-Heilkunde, Kopf- und Hals-Chirurgie:
Verhandlungsbericht ... der Deutschen Gesellschaft für Hals-Nasen-Ohren-Heilkunde, Kopf- und
Hals-Chirurgie. 1996., Teil 1. Referate. – 1996
Deutsche Gesellschaft für Hals-Nasen-Ohren-Heilkunde, Kopf- und Hals-Chirurgie: Verhandlungs-
bericht ... der Deutschen Gesellschaft für Hals-Nasen-Ohren-Heilkunde, Kopf- und Hals-Chirurgie. –
Berlin ; Heidelberg ; New York ; Barcelona ; Budapest ; Hong Kong ; London ; Mailand ; Paris ; Santa
Clara ; Singapur ; Tokio : Springer
  (European archives of oto-rhino-laryngology ; ...)
  ISSN 0934-2400
  1996.
  Teil 1. Referate : Aktuelle Rhinologie. – Forschung und Klinik. – 1996
  (European archives of oto-rhino-laryngology ; 1996, Suppl. 1)

ISBN-13: 978-3-540-60881-3   e-ISBN-13: 978-3-642-61139-1
DOI: 10.1007/ 978-3-642-61139-1

Herstellung: PRO EDIT GmbH, D-69126 Heidelberg
Satz: Storch GmbH, D-97353 Wiesentheid
Druck und Bindearbeiten: Druckerei Appl OHG, D-86650 Wemding
26/3134-5 4 3 2 1 0 – Gedruckt auf säurefreiem Papier

Vorwort

Wesentliche Aufgabe einer wissenschaftlichen Gesellschaft muß es sein, den aktuellen Stand von Forschung und Klinik als unverzichtbare Symbiose zum Wohle der uns anvertrauten Patienten darzustellen.

Dieses Ziel wird durch die seit 1923 bestehende, bewährte Einrichtung der Kongreßreferate angestrebt und auch erreicht. Jüngere, besonders ausgewiesene Wissenschaftler erhalten alljährlich den Auftrag, unter Berücksichtigung der neueren Literatur zu einem bestimmten Themenkomplex Übersichten vorzulegen und auch selbst wertend dazu Stellung zu nehmen.

Der Referateband, um den uns viele andere Fachgesellschaften beneiden, erscheint als 1. Teil des Verhandlungsberichts bewußt einige Wochen vor unserer Jahresversammlung, damit die Inhalte in der Eröffnungssitzung ausreichend diskutiert werden können.

In diesem Jahr werden Ihnen unter dem Thema „Aktuelle Rhinologie – Forschung und Klinik" 5 Referate vorgelegt:

Herr Deitmer hat es übernommen, die moderne Funktionsdiagnostik der Nase in allen Facetten zusammenzustellen, kritisch zu werten und v.a. herauszustellen, welche Methoden als „praxisreif" anzusehen sind, sowohl was Aussage als auch Wirtschaftlichkeit betrifft.

Herr Bachert widmete sich der höchst aktuellen Problematik der Beteiligung von Nase und Nasennebenhöhlen im Rahmen von sog. *Umwelterkrankungen*. Allergische Reaktionen sind dabei ein wichtiger, aber doch nur ein Teilaspekt. Damit wird der Tatsache Rechnung getragen, daß die Nase im wahrsten Sinne des Wortes in vorderster Front steht als Frühwarnsystem für Umweltschäden in der uns umgebenden Atmosphäre.

Die *endonasale Chirurgie der Nasennebenhöhlen* hat dank neuer optischer Hilfsmittel wie Endoskop und Mikroskop nach ersten Wiederanfängen Ende der 50er (Mikroskop – Heermann 1958) und Ende der 60er Jahre (Endoskop – Messerklinger 1969) die klassischen Operationsverfahren „von außen" bei der Behandlung entzündlicher Erkrankungen der Nase und der Nasennebenhöhlen, von Stenosen des abführenden Tränenwegsystems, zur Optikus- und auch Orbitadekompression, nahezu völlig ersetzt. Für Duraplastiken, Tumorchirurgie sowie der Chirurgie an der vorderen Schädelbasis erwies sich die endonasale Chirurgie als häufig vorzuziehende Alternative.

Die Chirurgie entzündlicher Nasennebenhöhlenerkrankungen wurde zuletzt 1982 – also vor 14 Jahren – abgehandelt. Dabei wurde der endonasalen Chirurgie nach 60 Jahren Verschwinden in der Versenkung erstmals wieder breiterer Raum im Sinne einer Renaissance zugebilligt. Es ist erstaunlich, wieviel in der Zwischenzeit erschienene Literatur Herr Hosemann zusammentragen und bewerten konnte. Erfreulicherweise gibt es darunter auch viele durch längere Nachbeobachtungszeit gestützte Ergebnisstudien.

Meine Mitarbeiter Keerl und Weber untersuchen seit Jahren die Einsatzmöglichkeiten moderner Datenverarbeitung in der Rhinologie. Es ist ihnen
gelungen, eine neuartige Methode zur Videozeitrafferbeobachtung und
Dokumentation von Schleimhautveränderungen der Nase bei medikamentöser Therapie sowie der Wundheilung nach endonasalen Nebenhöhlenoperationen zu entwickeln. Diese scheint geeignet für weitere Forschungen hinsichtlich der Arzneimittelwirkungen, aber auch, um das operative
Vorgehen zu modifizieren (z.B. bezüglich der Frage, wieviel Schleimhaut
wo erhalten werden sollte).

Mit dem Projekt „endonasale Pansinusoperation" konnte darüber hinaus
weltweit erstmals in unserem Fach ein Aus- und Weiterbildungsprogramm
in Multimediatechnik in deutscher und englischer Sprache erstellt werden.
Ergebnisse dieser Arbeiten sind in 2 Referaten dargelegt und könnten An-
regung für die Anwendung auf anderen Gebieten der Otorhinolaryngologie
sein. Internisten im Klinikum Fulda haben das Zeitrafferverfahren zur Darstellung von Wundheilungsvorgängen beim Ulcus ventriculi bereits übernommen.

Ich möchte an dieser Stelle allen Referenten für ihre Arbeit danken. Wir
wissen es zu schätzen, daß sie diese Mühe, neben vielen anderen Verpflich-
tungen in ihren Kliniken, auf sich genommen haben.

Die Mitglieder unserer Gesellschaft möchte ich aufrufen, möglichst zahl-
reich nach Aachen zu kommen, um die vorgelegten Referate zu diskutieren.

                                                    W. DRAF, Fulda

Inhaltsverzeichnis

European Archives of   Suppl. 1996/I
Oto-Rhino-Laryngology
© Springer-Verlag 1996

Moderne Funktionsdiagnostik der Nase und der Nasennebenhöhlen

T. Deitmer

Klinik für Hals-Nasen-Ohrenkrankheiten, Kopf- und Halschirurgie, Zentralklinikum Augsburg,
Stenglinstr. 2, 86156 Augsburg

Inhaltsverzeichnis

1 Einleitung und Vorbemerkungen

Nach Referaten zur Jahreshauptversammlung der Deutschen Gesellschaft für Hals-Nasen-Ohren-Heilkunde, Kopf- und Halschirurgie über den Geruchs- und Geschmackssinn im Jahre 1975 in Wiesbaden und über die Diagnostik und Therapie der Nebenhöhlenentzündungen 1982 in Bad Reichenhall standen spezielle rhinologische Fragen nicht sehr häufig im Zentrum des Interesses der HNO-Gesellschaft, wenn man die für die Jahrestagung vergebenen Referate als ein Kriterium ansehen möchte. Aktuelle Teilaspekte der Rhinologie wurden nochmals 1987 in Bad Neuenahr mit immunpathologischen und allergologischen Referaten behandelt.

Mit dieser Übersicht als einem methodischen Referat sollen die derzeitigen Möglichkeiten rhinologischer Funktionsdiagnostik dargestellt werden. Mißt man sie an den physiologischen Funktionen der Nase wie Atemfunktion, Luftklimatisierung, Filterfunktion, Infektabwehr und Geruch, so fällt auf, daß für manchen dieser Teilaspekte unsere diagnostischen Werkzeuge noch unzulänglich sind. Vergleicht man sie mit der Funktionsdiagnostik des Hörorgans, so ergab sich dort mit den modernen elektrophysiologischen Methoden in den letzten Jahren eine erhebliche Weiterentwicklung und Verfeinerung. Vergleichbare, klinisch-praktisch umgesetzte methodische Neuentwicklungen finden sich in der Rhinologie in geringerem Ausmaß. Dieses Referat ist als eine Sichtung des diagnostischen Werkzeugkastens zu verstehen. Einerseits soll es der Bestandsaufnahme und kritischen Wertung dienen, andererseits sind auch Lücken aufzuzeigen, die in der Zukunft geschlossen werden müssen.

Die Expansion medizinischen Wissens im klinischen Bereich und vor allen Dingen auch im Bereich der Grundlagenwissenschaften nötigen einen Referenten mehr und mehr auszuwählen. Eine umfassende Nennung aller denkbaren Zitate führt ins Uferlose. Andererseits ist eine gezielt thematische Suche im Zeitschriftenbereich über die EDV-Unterstützung problemlos möglich. Die Suche nach Monographien ist vergleichsweise schwieriger, kann jedoch auch über einen Netzzugriff auf entsprechende Datenbanken großer internationaler Bibliotheken erfolgen. Präsident und Referent sehen deshalb in diesem Referat weniger den Zweck eines vollständigen und umfassenden themenbezogenen Literaturfundus, wie es traditionell Funktion eines Referates für die Deutsche Gesellschaft für HNO-Heilkunde, Kopf- und Halschirurgie war. Vielmehr soll es die thematisch verständliche Darstellung und Nennung aktueller Schlüsselliteratur beinhalten, über die dann problemlos die vorherige Literatur notfalls mit allen detaillierten Verästelungen ermittelt werden kann.

2 Historisches

Originelle „neue" Ideen zur Lösung wissenschaftlicher Probleme haben oft einen kritischen Punkt: Solche guten Ideen hatten schon andere Autoren, sind sie oft experimentell angegangen, haben sie publiziert und manchmal aus methodischen, manchmal jedoch auch aus persönlichen oder organisatorischen Gründen wieder verlassen. Nur nach ausführlicher Sichtung der Literatur sollte man für sich in Anspruch nehmen, der Erstpublizierende zu sein. Eine Auseinandersetzung mit alten Büchern der Rhinologie erscheint wegen der subtilen klinischen Beobachtungen lohnenswert [83, 242]. Aufschlußreich ist auch, welche kritischen methodischen Überlegungen bereits vor Jahrzehnten angestellt wurden. Sie sind nach wie vor aktuell, wenn auch unter Anwendung moderner Technologie. Gerade an der Entwicklung der Rhinomanometrie kann dies abgelesen werden, die von der einfachen Druckmessung an der Nase [395, 396] über die erste simultane Messung von Volumenstrom und Druckdifferenz, aufgezeichnet mit einem Photokymographen [368], bis zu den ersten Formen der modernen Rhinomanometrie reicht [8, 175, 245]. Eine detaillierte Übersicht über die Entwicklung der Rhinomanometrie wurde anläßlich des 70. Geburtstages von Maurice H. Cottle verfaßt [437]. Die umfassende Darstellung historischer Aspekte der Rhinologie, vor allen Dingen unter physiologischen Aspekten, bringt Proctor in dem von ihm herausgegebenen Buch zur Physiologie und Pathophysiologie der Nase aus dem Jahre 1982, welches als das jüngste zusammenfassende Werk dieser Art anzusehen ist [326]. Klassische Werke der Physiologie stammen von Mink 1920 [258], von Zwaardemarker 1925 [447] und Proetz 1953 [328]. Auch Aspekte vergleichender Anatomie und Physiologie zum Tierreich sind sehr aufschlußreich, wie Negus sie in seiner Monographie aus dem Jahre 1958 bilderreich darlegt [282]. Eine lesenswerte kleine Monographie über nasenphysiologische Aspekte, beobachtet bei der Krankheitsprävention von Indianern, wurde von dem Rechtsanwalt und Maler George Catlin aus Philadelphia 1891 verfaßt [50].

Mittelalterliche Vorstellungen zur Funktion der Nase haben anekdotischen Wert, erzeugen heutzutage ein Schmunzeln, lassen jedoch auf detaillierte anatomische Beobachtungen schließen: Offensichtlich wegen der dünnen knöchernen Trennung zum Schädelbinnenraum wurde angenommen, daß durch die nasale Luftströmung das Gehirn gekühlt werden konnte und daß durch das Sieb der Lamina cribrosa überflüssige Hirnsäfte in den Nasenraum abgepreßt wurden und hier als Nasenschleim erscheinen.

3 Atmungsfunktion

3.1 Physiologische Vorbemerkungen

Die Nase ist innerhalb der oberen, extrathorakalen Atemwege im Vergleich zu Larynx und Pharynx dahingehend herausgehoben, daß sie der Luftströmung einen wesentlichen Widerstand entgegensetzt, den man auf den ersten Blick unter atemphysiologischen Erwägungen als unökonomisch und zusätzlich energieverbrauchend ansehen muß [60]. Auf den Sinn, den diese Widerstandserhöhung atemphysiologisch insgesamt ergibt, wird bei der Behandlung nasopulmonaler Reflexe und der Klimatisierungsfunktion der Nase weiter eingegangen werden.

Neugeborene sind obligate Nasenatmer. Dieses Phänomen ist auch in der Evolutionsreihe bei manchen Tieren, wie z.B. den Nagern, bis zur vollen körperlichen Entwicklung eingehalten. Beim Menschen ist der Zustand ausgeschalteter Nasenatmung, z.B. beim Laryngektomierten und Tracheotomierten, auch langfristig mit dem Leben vereinbar. Nasale Strömung von Fruchtwasser konnte sogar bereits in utero mittels Ultraschall festgestellt werden [19]. Es wird geschätzt [326], daß etwa 85% der Bevölkerung in Ruhe allein durch die Nase atmen, während die verbleibenden Personen bereits in Ruhe eine Mischatmung zwischen Mund und Nase bevorzugen. Mit zunehmender körperlicher Belastung wird individuell unterschiedlich der Vorteil geringen Atemwiderstandes bei oraler Atmung in Anspruch genommen. Die Nase als Atmungsorgan scheint somit keine vital obligate Funktion zu haben.

Viele Autoren stellen Überlegungen und Untersuchungen dazu an, welche Wege die Luft bei Ein- und Ausatmung durch die Nase beschreibt [57, 275]. Hierbei kamen vor allen Dingen Nasenmodelle zur Anwendung, die durch Abdrücke aus Leichennasen [154, 243, 244, 328] oder nach Schnittbildverfahren [367] erzeugt wurden. Mit diesen Abdrücken wird besonders die laterale Nasenwand exakt mit ihren vielfältigen Unregelmäßigkeiten abgebildet, während die mediale Nasenwand in Form des Septums oft durch eine einfache durchsichtige Scheibe ersetzt wird. Über diesen Zugang besteht Beobachtungsmöglichkeit und die Möglichkeit, Meßsonden in das durchströmte Nasenlumen einzuführen. Es sollte jedoch bei diesen vereinfachten Modellen bedacht werden, daß die Nasenscheidewand oftmals Verbiegungen, Sporne oder Leisten aufweist und auch unter physiologischen Normalbedingungen mit einem Septumschwellkörper, der Intumescentia septi nasi anterior, ausgestattet ist, die erwiesenermaßen strömungsrelevant ist [81, 82]. Die Darstellung von Strömungswegen in solchen Modellen ist bei physiologischen Geschwindigkeiten unter Verwendung von Luft ausgesprochen schwierig, da gut sichtbar markierte Gase, Aerosoltröpfchen oder Partikel technisch schwer zu erzeugen sind. Es erscheint hingegen strömungsphysikalisch begründbar, die Luftströmung in der Nase ersatzweise durch eine geeignete Flüssigkeitsströmung zu simulieren. Um bei der deutlichen höheren Viskosität einer solchen Flüssigkeit als der Luft vergleichbare strömungsphysikalische Verhältnisse zu erzeugen, muß die Durchströmungsgeschwindigkeit entsprechend reduziert werden. Vorteilhaft bei diesen Versuchen ist es, daß dann in der Flüssigkeitsströmung eine Markierung verschiedener Strömungsbereiche, z.B. durch das Einbringen stark gefärbter Flüssigkeiten, auch selektiv möglich ist.

Durch die moderne Technologie der Laseranemometrie werden exakte Strömungsgeschwindigkeitsmessungen in einem gasdurchströmten Nasenmodell möglich, indem feinste, gut dispergierbare Partikel homogen in die Gasströmung eingebracht werden [7, 82]. In-vivo-Experimente zu Strömungsgeschwindigkeiten und -richtungen in der Nase erfordern einen Sensor, der die Strömung perzipiert. Solche Messungen sind methodisch dadurch kompliziert, daß eingebrachte Sonden ein erhebliches methodisches Artefakt darstellen. Bereits vor mehreren Jahrzehnten wurden Lackmuspapierchen bei einem In-vivo-Experiment in die Nase eingebracht. Nach Inhalation schwacher Säuredämpfe konnte durch die konzentrationabhängige Reaktion am Lackmuspapier ein semiquantitativer Rückschluß auf die Strömungsdynamik gezogen werden [328].

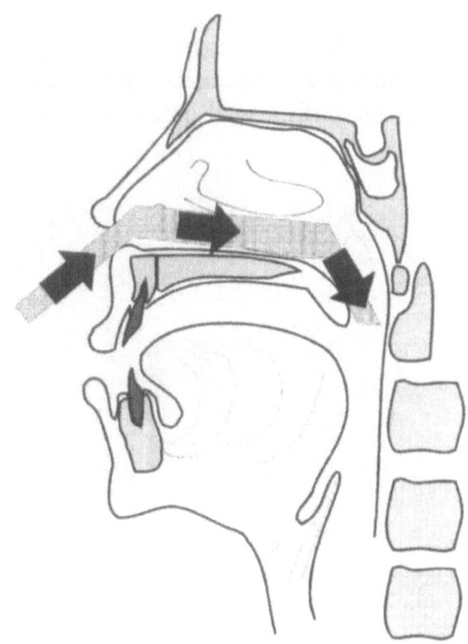

Abb. 1. Hauptabwinkelungen des Atemstromes in der Nase in seitlicher Sicht

Der nasale Atemweg beschreibt im wesentlichen 2 strömungsrelevante Winkel (Abb. 1). Das Abknicken des Luftstromes hinter der Nase um 90° ist allgemein bekannt. Eine deutlich komplexere Richtungsänderung erfährt der Luftstrom im Übergang vom Naseneingang zur Nasenhaupthöhle. Der aufwärts gerichtete Luftstrom des Naseneinganges wird dort in die Horizontale der Nasenhaupthöhle umgelenkt. An gleicher Stelle tritt jedoch auch ein Richtungswechsel in der Form ein, daß die schräg von lateral vorn kommende Hauptrichtung im Nasenvestibulum durch Anprall an das Nasenseptum eine Umlenkung in die Sagittalrichtung der Nasenhaupthöhle erfährt. Letzterer Richtungswechsel ist weniger bekannt, konnte jedoch durch Nasenausgüsse belegt werden [14, 17].

Der Bereich geringsten freien Nasenlumenquerschnittes findet sich an der Nasenklappe, die seitlich von der Unterkante des Dreieckknorpels, dem Kopf der unteren Muschel, am kaudalen Rand vom Nasenboden und am medialen Rand vom Nasenseptum gebildet wird (Abb. 2). Die Nasenklappe wird somit vornehmlich von knorpeligen, beweglichen Strukturen begrenzt. Da am Ort geringsten Querschnittes nach dem Satz von Bernoulli bei zunehmender Strömungsgeschwindigkeit ein zunehmender Unterdruck entsteht, besteht bei stärkerer Inspiration die Gefahr des Kollapses der Nasenklappe. Wenn es auch bei stärkerer Inspiration nicht zu einem kompletten kollaptischen Verschluß der Nasenklappe kommt, so muß gerade an dieser Stelle ein strömungsbegrenzendes Regulativ der Nasenatmung gesehen werden. Willkürliche Veränderungen der Nasenluftdurchgängigkeit können durch Bewegungen der Nasenflügel erzeugt werden [351]. Durch Offenhalten der Nasenklappe mit eingebrachten Draht- oder Kunststoffstützen kann ein Teil dieses strömungsbegrenzenden Effektes aufgehoben werden [315]. Weiterhin wird einem Kollaps der Nasenklappe

und der Nasenflügel durch äußere Muskelzüge in Form einer Stabilisierung und teilweise sogar Erweiterung entgegengewirkt. Elektromyographische Ableitungen von diesen äußeren Nasenmuskeln, besonders dem M. dilatator alae nasi, belegen eine atemphasengerechte zyklische Innervation, die mit zunehmenden Atemanstrengungen an Ausmaß gewinnt [66, 424, 425]. Klinisch bekannt ist das Phänomen des Nasenflügels bei dem vermehrten Atemantrieb gerade von Kindern im Rahmen einer Pneumonie.

Durch die Strömungsengführung im Bereich der Nasenklappe tritt mit der abrupten Querschnittserweiterung zur Nasenhaupthöhle hin strömungsphysikalisch der Effekt eines Diffusors ein, der eine Strömungsunruhe und einen Übergang von laminarer zu turbulenter Strömungscharakteristik erzwingt. Durch vielfältige Studien konnte gezeigt werden, daß die weitere Luftströmung nicht allein am Nasenboden als vermeintlich weitestem Anteil des Nasenlumens entlangführt, sondern, daß die Luftwege regelhaft bis zur mittleren Muschel und, wenn auch bei geringeren Strömungsgeschwindigkeiten, bis in die Riechspalte reichen. Betrachtet man alle Studien synoptisch, ist bei Exspiration die Durchlüftung kranialer Nasenhaupthöhlenanteile stärker als bei Inspiration. Die Choanen stellen unter physiologischen Bedingungen strömungsphysikalisch keine Engstelle dar [81, 243, 244, 364].

Das Profil strömungstechnischer Weite und Enge der Nase läßt sich in vivo experimentell dadurch belegen, daß durch fraktionierten Abgriff der atemabhängigen Druckänderungen entlang der Nase mit einem feinen Katheter gerade im Bereich der Nasenklappe ein Maximum an Druckabfall ermittelt werden kann [159].

Strömungsphysikalisch werden prinzipiell 2 Strömungsformen unterschieden [57, 402]. Bei der laminaren Strömung in einem Rohrsystem, die dem langsamen Strömen eines Flusses vergleichbar ist, kommt es praktisch nicht zu einer Vermischung von Luftschichten. Die wandnahen Schichten strömen ausgesprochen langsam, die wandfernsten, mittleren Stromanteile am schnellsten. Durch die von Wand zur Mitte langsam zunehmende Strömungsgeschwindigkeit entstehen kaum Turbulenzen und Durchmischungen. Überschreitet die Strömungsgeschwindigkeit eines Gases oder einer Flüssigkeit in einem Rohrsystem einen kritischen Wert, so schlägt die laminare Strömung zunehmend in eine turbulente Strömung um. Der Umschlag der Strömungscharakteristik wird bestimmt von Strömungsgeschwindigkeit, Geometrie des durchströmten Hohlraumes, Wandbeschaffenheit der Hohlrauminnenauskleidung und Viskosität des strömenden Mediums. Der Widerstand ist unter laminaren Strömungsbedingungen als das Verhältnis von antreibender Druckdifferenz zu Volumenfluß nach folgender Formel ausgedrückt:

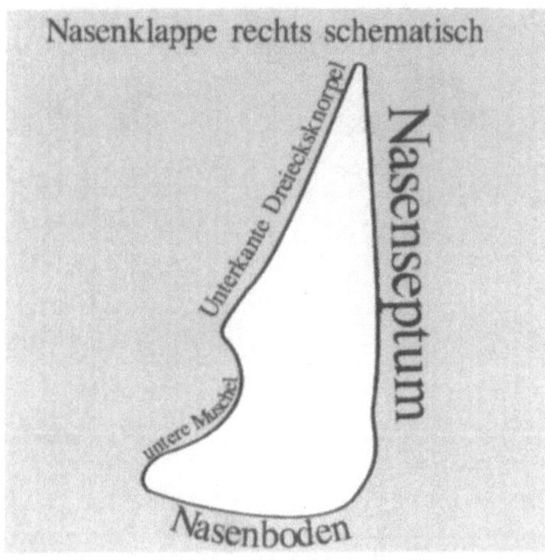

Abb. 2. Schematische Begrenzungen der Nasenklappe

$$\text{Widerstand} = \frac{\text{Druckdifferenz}}{\text{Volumenstrom}}.$$

Das Verhältnis von Druck zu erzeugtem Volumenstrom ist demnach linear. Bei Eintritt einer turbulenten Strömung ist der Mediumtransport ineffektiver. Unter turbulenten Bedingungen folgt die Strömungsphysik der Gleichung

$$\text{Widerstand} = \frac{\text{Druckdifferenz}}{\text{Volumenstrom}^n}.$$

Die Beziehung zwischen verursachendem Druck und resultierendem Volumenstrom ist exponentiell, wobei mit experimentellen Methoden für die Nase der Wert des Exponenten (n) etwa bei 2 bestimmt wurde [275]. Für die menschliche Nase ist bekannt, daß nur bei sehr geringer Strömungsgeschwindigkeit, wie sie lediglich am Beginn der Atemphase vorliegt, eine laminare Strömung in der Nase herrscht. Bei zunehmendem Atemstrom, selbst im Zyklus einer Ruheatmung, tritt bald die turbulente Strömungscharakteristik ein. Klinisch ist dies bekannt und deutlich erkennbar an der im höheren Strömungsbereich nicht linear verlaufenden rhinomanometrischen Kurve (Abb. 3).

Die vorherrschende turbulente Atemströmung in der Nase mit dem vergleichsweise ineffektiven Lufttransport und der hierfür notwendigen höheren Atemarbeit ist trotzdem nicht als Fehlkonstruktion anzusehen. Vielmehr weist diese Strömungscharakteristik auf die wesentlichen Funktionen der Nase wie Reinigung, Befeuchtung und Erwärmung der Atemluft hin. Nur die turbulente Strömungscharakteristik gewährleistet einen innigen Kontakt zwischen allen Luftschichten und der Wandauskleidung der Nase. Bei Vorherrschen laminarer Strömungsformen wären diese physiologisch wesentlichen Leistungen der Nase nur in unvollkommenerem Maße möglich.

Für die Luftdurchgängigkeit der Nase ist der Schwellungszustand der Nasenschleimhaut vor allen

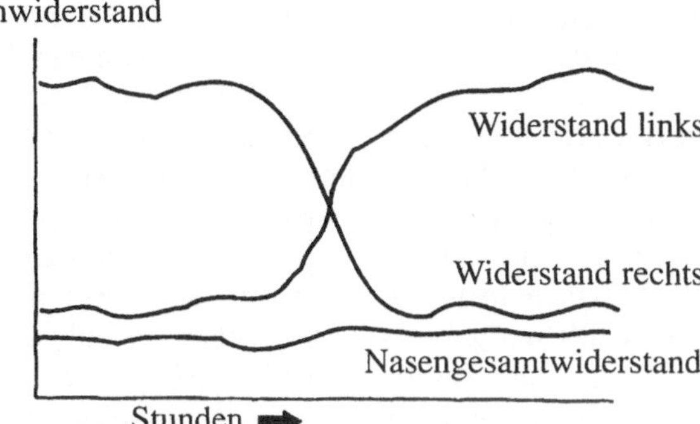

Abb. 4. Widerstandsverläufe beim Nasenzyklus

Dingen im Bereich der schwellfähigen Nasenmuscheln entscheidend. Neben den vielfältigen Beeinflussungsmöglichkeiten des Schwellungszustandes der Nase durch Erkrankungen, schädliche Luftexpositionen oder auch Medikamente sollen hier einige Einflußmöglichkeiten unter physiologischen Bedingungen erwähnt werden.

In einem Rhythmus von mehreren Stunden kommt es zum Abschwellen und Anschwellen der Nasenschleimhaut, so daß jeweils die eine Nasenseite besser durchgängig ist, während in der anderen Seite ein Maximum an Schleimhautschwellung vorherrscht (Abb. 4 und 5). Dieses Phänomen wird als der nasale Zyklus beschrieben, der Charakteristikum einer physiologischen Nasenfunktion ist [110, 171, 202, 252, 273, 396, 438].

Der Gesamtwiderstand beider Nasenseiten bleibt unter normalen Bedingungen der Nasenanatomie durch diesen Nasenzyklus unbeeinflußt. Deshalb wird der Nasenzyklus auch nur von besonders aufmerksamen Patienten gelegentlich als ein vermeintliches

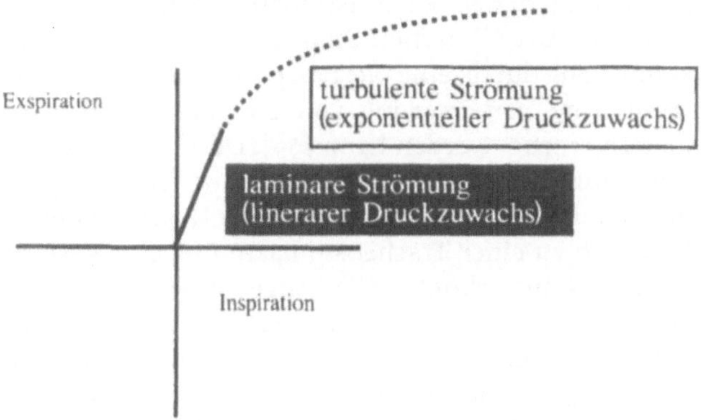

Abb. 3. Änderung der Druck/Fluß-Beziehung bei laminarer und turbulenter Strömung

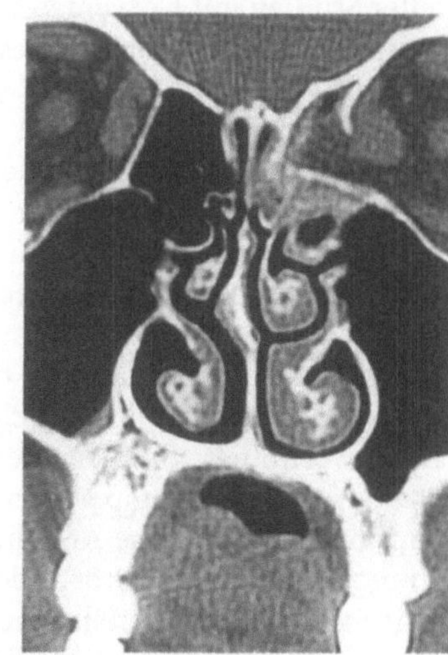

Abb. 5. Nasenzyklus erfaßt im Computertomogramm

Krankheitssymptom berichtet. Da die Nasenschwellungszustände auch eine Abhängigkeit von der Temperatur der homolateralen Körperhälfte zeigen, wurde dort nach zyklischen Temperaturschwankungen gefahndet [127]. Ein paralleler Zyklus an Hauttemperaturschwankungen konnte zwar für das Gesicht, jedoch nicht für den gesamten Körper gefunden werden [324]. Wichtig ist jedoch, das Augenmerk auf dieses physiologische Phänomen des Nasenzyklus zu lenken, wenn Untersuchungsmethoden angewendet werden, die auf die Luftdurchgängigkeit einer Nasenseite abzielen, wie z.B. intranasale Allergietestungen mit rhinomanometrischer oder akustisch-rhinometrischer Kontrolle.

Ein weiteres physiologisches Phänomen besteht in der Abnahme des nasalen Widerstandes durch Minderung der Schleimhautschwellung unter körperlicher Belastung [66, 130, 148, 245, 287, 313, 315, 369, 372, 397, 415, 424–427]. Diese Beziehung konnte mehrfach durch Ergometerbelastung in Laborbedingungen unter Nasenwiderstandsmessungen bewiesen werden.

Die Behinderung des Nasenluftstromes durch die liegende Körperposition wird unterschiedlich eingeschätzt [5, 48, 114, 192, 290]. Die Mehrheit der Autoren beobachtet eine deutliche Widerstandszunahme im Liegen, die auf eine Zunahme der Schleimhautschwellung zurückgeführt werden kann. Auch eine Exposition gegenüber trockener Luft einer Temperatur von weniger als 10 °C („cold dry air") führt zu einer reaktiven deutlichen Anschwellung der Nasenschleimhaut. Dieses letztere physiologische Phänomen macht man sich im rhinologischen, vor allen Dingen jedoch im bronchologischen Bereich im Sinne einer unspezifischen Provokationsmaßnahme zum Nachweis einer Hyperreagibilität der Atemwege zunutze [24, 70, 102, 183, 269, 379, 398, 410].

Es wurde mittels unterschiedlicher tierexperimenteller Studien mit Nervenfaserableitungen nach Rezeptoren im nasalen Atemweg gesucht, die der Perzeption des Luftstromes dienen [24, 53, 97, 100, 102]. Die gewonnenen Erkenntnisse sind in der Form zusammenzufassen, daß die Nase vor allen Dingen über Temperaturrezeptoren in der Schleimhaut verfügt. Angesichts der Feuchte der Nasenschleimhaut wird, abhängig vom Ausmaß des Luftstromes, durch die Verdunstungskälte eine Temperaturminderung auf der Nasenschleimhaut erzeugt. Die Wahrnehmung des nasalen Luftstromes wird vermutlich somit letztlich über Temperaturrezeptoren vermittelt. Studien, bei denen durch Oberflächenanaesthesie Temperaturrezeptoren ausgeschaltet wurden, belegen diese Annahme ebenso wie Untersuchungen, bei denen Probanden durch pharmakologische Stimulation von Kälterezeptoren mit Menthol eine Erhöhung nasalen Luftstromes vorgespiegelt werden konnte [101, 102].

3.1.1 Regulation von Mund- und Nasenatmung

Etwa 80% der normalen Bevölkerung atmen in Ruhe durch die Nase. Mit zunehmender körperlicher Belastung wird mehr und mehr Mundatmung parallel zur Nasenatmung benutzt. Dieser Übergang von rein nasaler zu oronasaler Atmung liegt bei einer Ventilationsleistung von etwa 34–40 l/min [427]. Das Wechseln der Atmungsformen geschieht weitgehend unwillkürlich. Es wird angenommen, daß Druckrezeptoren in Nase und Pharynx für diese Änderung der Atmungsform entscheidend sind, da sich diese Reaktionen in Zeitabständen abspielen, in denen ein Einfluß auf die arterielle O_2-Sättigung durch eine gesetzte Nasenobstruktion noch nicht eingetreten sein kann. Außerdem kann die Latenzzeit vom Hervorrufen einer nasalen Obstruktion bis zum Übergang auf orale Atmung durch Lokalanästhesie in der Nase verlängert werden [286]; das spricht ebenfalls für die Beteiligung lokaler Rezeptoren. In diesem Umschaltmechanismus existieren jedoch offensichtlich erhebliche interindividuelle Unterschiede, die zudem von der Vigilanz beeinflußt werden [283]. Es besteht keine fixe Beziehung zu einem meßbaren Nasenwiderstand [422].

3.1.2 Nasopulmonale Reflexe

Die Nase ist als ein Teil des Respirationstraktes auch in die gegenseitige Reflexbeeinflussung eingebunden [69, 97, 98, 130, 177, 232, 238, 248, 284, 286, 369–371, 385, 397]. So ist bekannt, daß durch mechanische oder chemische Stimulation der Nase eine Bronchokonstriktion erzeugt werden kann [98, 385]. Dieser Reflex ist im efferenten Schenkel offensichtlich durch den Vagus vermittelt, da er durch Gabe von Atropin blockierbar ist. Es wird vermutet, daß eine chronische nasale Erkrankung zu einer erhöhten Irritabilität dieses Reflexes führt, was vor allen Dingen immer im Zusammenhang mit dem sinubronchialen Syndrom oder auch der Miterkrankung der Nase bei Asthmatikern diskutiert wird [98, 385]. Aus klinischen Studien ist schon länger bekannt, daß durch eine Verbesserung der nasalen Atmung eine Verbesserung von Lungenfunktionsparametern erzeugt werden kann [69]. Der Einfluß der Nasenatmung auf die Atemmechanik wurde tierexperimentell untersucht. Es zeigte sich bei Nasenatmung im Vergleich zu einer Tracheostomaatmung eine geringere Einwirkung erhöhten CO_2-Angebotes auf den Atemantrieb [177]. In Laborversuchen ließ sich darlegen, daß die Nasenatmung im Schlaf zu einer insgesamt besseren Ventilation führt als die Mundatmung. Ein signifikant erhöhtes Atemzugvolumen konnte ermittelt werden [248]. Ein erhöhter nasaler und pharyngealer Druck erhöht auch die Schwelle eines durch experimentelle Stimulation ausgelösten Schluckreflexes [284].

Es finden sich jedoch auch umgekehrt nachweisbare Auswirkungen des Lungenzustandes auf die nasale Durchgängigkeit. So konnte experimentell ermittelt werden, daß unterschiedliche Dehnungszustände der Lunge, gemessen am Lungenvolumen, Einfluß auf den nasalen Atemwiderstand in dem Sinne haben, daß bei passiver Lungendehnung letzterer sinkt [369–371]. Auch eine normokapnische Hypoxie führt zu einer nachweisbaren Minderung des nasalen Luftwiderstandes [238].

Zusammenfassend bewirken die nasopulmonalen Reflexe, wie z.B. auch der allgemein bekannte Niesreflex, den Schutz der unteren Atemwege vor Aspiration von Flüssigkeiten, Partikeln oder von der Nase als schädlich erkannten Gasen. Darüber hinaus finden sich physiologische Reaktionen in Richtung besserer Nasenatmung bei erhöhter Ventilationsanforderung. Als Schutzreflex ist auch der Tauchreflex anzusehen, der darin besteht, daß es zu einer Apnoe, einer Bradykardie und einem reflektorischen Larynxverschluß bei Eindringen von Wasser in die Nase kommt [97].

3.1.3 Nasokardiale und andere vegetative Reflexe

Der bereits unter nasopulmonalen Reflexen erwähnte Tauchreflex, ausgelöst durch Eindringen von Wasser, führt zu einer Bradykardie und ist somit ein nasokardialer Reflex. Unter einer verbesserten Nasenatmung wird gleiche Fahrradergometerbelastung mit einer signifikant geringeren Erhöhung des systolischen Blutdruckes erbracht. Dieses konnte unter Anwendung eines Nasendilatators für die Nasenklappe gezeigt werden [315]. Unerwartete Erkenntnisse wurden in der Form gewonnen, daß eine verstärkte und schnellere Atmung durch die rechte Nasenseite zu einer kardialen Schlagfrequenzerhöhung führt, während dies auf der linken Seite nicht nachweisbar war [374]. Die forcierte nasale Atmung wird als ein Effekt nach einer sympathischen Stimulation am Ganglion stellatum betrachtet. Die Methode einseitiger verstärkter nasaler Atmung wird auch im paramedizinischen Bereich des Yoga angewendet [184]. Selbst vegetative Verknüpfungen zum Augeninnendruck sollen bei forcierter einseitiger Nasenatmung bestehen [18].

3.1.4 Nasokutane Reflexe

Über die Effekte einer Abkühlung oder Anwärmung der Haut auf die nasale Luftdurchgängigkeit wird unterschiedlich berichtet. Die Stimulation von Temperaturrezeptoren in der Haut durch Infrarotstrahlung soll zu einer Anschwellung der Nasenschleimhaut führen [97]. In vergleichbarer Weise wird auch ein Zusammenhang zwischen Hauttemperatur und dem nasalen Zyklus gesehen [324]. Andererseits wurde durch akustische Rhinometrie nachgewiesen, daß eine Abkühlung bzw. Erwärmung des Gesamtkörpers um 1,5 °C zu einer Kongestion bei Kälteeinwirkung bzw. Abschwellung bei Wärmeeinwirkung führt [231]. Erstaunlich ist weiterhin die Erkenntnis, daß die Anwendung von Druck oder Wärme auf die Region der Axilla und der Brustwand zu einer ipsilateralen Verschwellung der Nase führt [261, 323]. In ähnlicher Form kann durch die Anwendung von Druck auf eine Körperhälfte insgesamt eine Verschwellung der entsprechenden Nasenseite erzeugt werden [97]. Wenn also häufig beobachtet wird, daß beim Liegen auf der Seite die untenliegende Nasenseite verschwillt, so ist zu vermuten, daß dieses eher aufgrund der nasokutanen Reflexreaktion als auf hydrostatischen Effekten beruht.

Von praktischer Bedeutung ist die Erkenntnis, daß Applikation von Kälte im Nacken zu einer Abschwellung der Nasenschleimhaut durch Durchblutungsminderung führt [85]. Diese Erkenntnis rechtfertigt die Anwendung der klinisch lange bekannten Eiskrawatte beim Nasenbluten. Eine Untersuchung, die die nasale submuköse Temperatur bei Einwirkung von Eiswürfeln auf Stirn oder Gaumenschleimhaut untersuchte, ließ erkennen, daß ein temperatursenkender und vermutlich durchblutungsmindernder Effekt effektiver durch Eiswürfel im Mund erzeugt werden konnte [320].

3.2 Diagnostische Methoden zur Atmungsfunktion

3.2.1 Rhinoskopische Methoden zur Abschätzung des Naseninnenraumes

Für jeden praktisch tätigen HNO-Arzt wird die rhinoskopische Inspektion des Naseninneren an erster Stelle stehen, um die Luftdurchgängigkeit nach seiner Erfahrung zu beurteilen. Hierbei ist die Beobachtung der Nase unter den Atemmanövern vor allen Dingen mit Blick in die Nasenlöcher von der Nasenbasis her ohne Anwendung jeglichen Instrumentariums wichtig, weil so z.B. ein inspiratorischer Kollaps der Nasenklappe gesehen werden kann, der ansonsten durch die Branchen des Spekulums stabilisiert würde. Verschiebungen der Nasenscheidewand im strömungstechnisch wichtigen, knorpeligen Bereich sieht man am sichersten bei der Untersuchung mittels Nasenspekulum. Hier läßt sich der Nasenklappenbereich anatomisch gut beurteilen. Tiefere Inspektionen des Naseninneren werden mit flexiblen oder starren Endoskopen vorgenommen. In einer Studie wurde verglichen, welche Aussagekraft diesen Beurteilungsmethoden zuzurechnen ist. Es wurde ein Punktekatalog für die klinisch HNO-ärztliche Untersuchung erstellt, in dem Abweichungen der äußeren Nase, Breite der Columella, Konstitution der Muscheln, Größe des Naseneinganges und der Nasenhaupthöhle, das Vorhandensein von Septumdeviationen, Bodenleisten und Spornen erfaßt wurden. Der hieraus entwickelte Punktwert wurde mit einem Punktwert subjektiver Einschätzungen und der aktiven anterioren Rhinomanometrie verglichen. Es ergaben sich auffällig schlechte Korrelationen [317], wobei zu betonen ist, daß diese Studie sogar von einem Einzeluntersucher durchgeführt wurde. Auch in weiteren Studien im Vergleich zwischen Rhinoskopie und Rhinomanometrie wird die Abschätzung der Nasenluftdurchgängigkeit nach der alleinigen Inspektion deutlich in Zweifel gezogen [166, 298].

Eine technisch diffizilere meßtechnische Erfassung des Nasenlumens wurde dadurch realisiert, daß ein flexibles Nasenendoskop in definierter Tiefe und mit definiertem Blickwinkel in die Nase positioniert wurde. Die Position wird in etwa so beschrieben, daß der Kopf der unteren Muschel im endoskopischen Blickfeld erscheint. Das unter diesen Positionen gewonnene Videobild wurde auf einen Monitor übertragen. Die freie Querschnittsfläche wurde über eine transparente Folie abgezeichnet und mit einem Computertableau von dieser Folie aus die umfahrene Querschnittsfläche berechnet. Dieser von Allergologen publizierten Methode wird eine gute Aussagekraft für die Mukosareaktionen auch im Vergleich zur Rhinomanometrie nachgesagt, wobei man in der Publikation jedoch kritische Überlegungen zum Problem der standardisierten Positionierung an geeigneter Stelle der Nase vermißt. Außerdem scheint die Methode wenig praktikabel für eine routinemäßige Anwendung [446].

Von einer Stockholmer Gruppe wurde eine als Rhinostereometrie bezeichnete Technik entwickelt, bei der mittels eines Operationsmikroskopes und mechanisch fixierter Kopfstellung die Schleimhautoberflächenposition an der unteren Nasenmuschel im Bereich von 10tel mm reproduzierbar bestimmt werden kann. Diese Methode dient nicht einer Abschätzung der Luftdurchgängigkeit der Gesamtnase, sondern zielt speziell darauf ab, Reaktionen der Muschelschwellkörper zu erfassen. Sie wurde deshalb auch für allergologische intranasale Provokationen angewendet [144, 189].

3.2.2 Aktive anteriore Rhinomanometrie

3.2.2.1 Methode allgemein

Zur Messung der Luftdurchgängigkeit der Nase bzw. des Nasenwiderstandes hat sich weltweit die aktive anteriore Rhinomanometrie durchgesetzt. Der Ausdruck

Rhinomanometrie wurde hierfür auch von dem internationalen Komitee zur Standardisierung der Rhinomanometrie im Jahre 1984 vorgeschlagen [55]. Für die alternative Bezeichnung Rhinometrie wurde eine Verwechslungsmöglichkeit mit anthropometrischen Messungen der Nase gesehen. Die denkbare Bezeichnung Rhinorheomanometrie, die korrekterweise betont, daß neben der alleinigen Differenzdruckmessung auch der Luftstrom gemessen wird, hat sich nicht durchgesetzt.

Bei der aktiven anterioren Rhinomanometrie kann jeweils immer nur eine Nasenseite meßtechnisch erfaßt werden, da die Gegenseite für den Abgriff des Luftdruckes im Nasenrachenraum benutzt werden muß. Prinzipiell wird mit einem Pneumotachographen vor der Nase die Luftmenge pro Zeiteinheit bestimmt, die durch diese Nasenseite strömt. Die treibende Kraft für diesen Luftstrom ist die Druckdifferenz, die bei In- und Exspiration zwischen dem atmosphärischen Außendruck und dem Luftdruck im Nasenrachenraum besteht. Für eine Beschreibung des Widerstandes ist deshalb die Bestimmung dieser Druckdifferenz entscheidend. Da die gegenseitige Nase praktisch als eine verlängerte Drucksonde zur Bestimmung des Luftdruckes im Nasenrachenraum dient, darf eine Luftströmung in dieser Nasenseite nicht stattfinden. Dies setzt voraus, daß der Druckabgriffschlauch luftdicht an das entsprechende Nasenloch angebracht wird. Sinngemäß ergibt sich auch, daß deshalb die aktive anteriore Rhinomanometrie nicht angewendet werden kann, wenn eine Nasenseptumperforation besteht oder die als Drucksonde benutzte Nasenseite völlig luftundurchgängig wäre.

Die schematische Meßanordnung der aktiven anterioren Rhinomanometrie ist in Abb. 6 dargestellt.

Die Menge an Publikationen, in denen die aktive anteriore Rhinomanometrie erwähnt ist, ist außerordentlich groß [14, 54]. Allein zur Beschreibung der Methode sind von vielen Autoren Kommentare, Verbesserungsvorschläge und technische Details angegeben

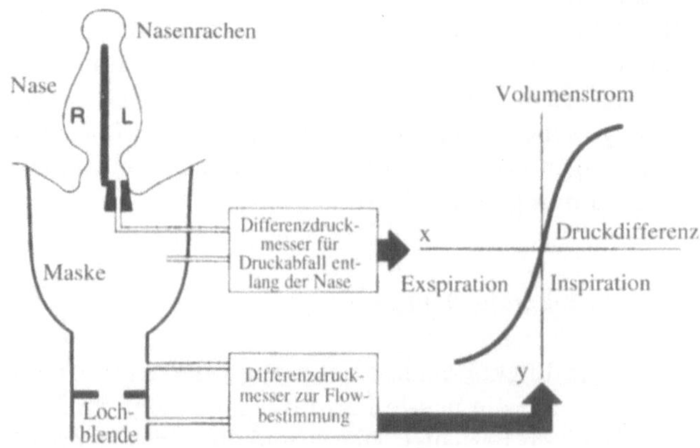

Abb. 6. Schema der aktiven anterioren Rhinomanometrie

worden, die sich auf die zu verwendenden Gerätschaften, auf die praktische Durchführung des Tests und vor allen Dingen auch auf Methoden der Auswertung beziehen.

3.2.2.2 Spezielle methodische Probleme

Nasenadapter

Die Adaptation des Druckmeßschlauches an das als Drucksonde zu benutzende Nasenloch ist ein kritischer methodischer Punkt der aktiven anterioren Rhinomanometrie. Es ist bekannt, daß der nasale Luftwiderstand besonders im Bereich der Nasenklappe [99], d.h. des sog. inneren Nasenloches, entsteht. Diese Struktur liegt im Bereich der knorpeligen Nase und kann deshalb durch Manipulationen selbst am gegenseitigen Nasenloch erheblich verändert werden. Von dem internationalen Komitee zur Standardisierung der Rhinomanometrie wurde deshalb vorgeschlagen, die Drucksonde mit einem luftdichten, festhaftenden Pflaster am Nasenloch zu befestigen [55]. Hierbei wird das Pflaster von der Drucksonde oder einem entsprechenden röhrchenförmigen Adapter durchbohrt. Eine Verformung der knorpeligen Nase ist mit dieser Methode auf ein Minimum zu reduzieren [205]. Es muß jedoch darauf geachtet werden, daß der in das Nasenvestibulum ragende Teil der Drucksonde mit seiner Öffnung nicht durch Anliegen an Wandstrukturen verschlossen wird. Wichtig ist auch der luftdichte Abschluß des Pflasters am Nasenloch. Dieser muß auch bei einem Oberlippenbart gewährleistet sein und darf sich unter einem leichten Zug am Drucksondenschlauch, wie er bei der Handhabung unvermeidlich ist, nicht lockern.

Häufig wird zum Abgriff des Nasenrachendruckes eine feste Metall- oder Kunststoffolive benutzt [14]. Um hiermit einen luftdichten Abschluß am Nasenloch zu erzeugen, ist ein nicht unerheblicher Anpreßdruck erforderlich, so daß unweigerlich eine erhebliche Verformung der knorpeligen Nase mit Änderung der Nasenklappenkonfiguration auf der Gegenseite erfolgt. Die Verwendung einer solchen Olive wird oft kombiniert mit der Benutzung einer großlumigen Olive zur Bestimmung des Luftflusses auf der Gegenseite. Mit einer solchen Rhinomanometrietechnik unter Verwendung zweier Oliven wird selbstverständlich der Nasenklappenbereich beiderseits verändert, wobei vermutlich eine Erweiterung erfolgt. Widerstandsbildend bleibt dann vor allen Dingen der Bereich der inneren Nase mit den Nasenmuscheln. Je nach vorgesehener Anwendung kann jedoch eine gezielte Betrachtung der Schwellungszustände der Nasenmuscheln erwünscht sein, so z.B. bei einer intranasalen allergologischen Provokation. Für eine solche Diagnostik kann deshalb die Rhinomanometrie unter Verwendung von Nasenoliven ohne weiteres diskutabel sein, wenn die durch die Meßmethode erzeugte Querschnittsänderung im Bereich der knorpeligen Nase kontrolliert wird. Für eine Messung des Gesamtwiderstandes der Nase unter Einfluß auch der vorderen knorpeligen Nasenanteile ist diese Olivenmethode nicht geeignet. Deshalb ist für rhinochirurgische Fragestellungen eine andere Adaptationsmethode zu verwenden.

Als eine 3. Möglichkeit werden auch kommerziell Schaumgummiadapter angeboten. Diese bestehen aus einem etwa 1 cm starken luftundurchlässigen Schaumgummi, welcher in das Nasenloch im Bereich des Vestibulum nasi luftdicht eingepaßt wird. Die Schaumgummiteile sind in verschiedenen Größen erhältlich, um unterschiedlichen Nasenlochgrößen gerecht zu werden. Im Zentrum dieses Schaumgummiteils ist ein kleiner PVC-Schlauch eingearbeitet, der nicht in die Nase hineinragt, und an den außen problemlos der Druckabnahmeschlauch angesetzt werden kann. Auch diese Adaptationsmethode führt zu einer Weitung des Naseninneren, welche jedoch auf das Nasenloch und vordere Anteile des Vestibulum nasi beschränkt ist. Da diese Strukturen kaum widerstandsgebend sind, erscheint eine solche Adaptation methodisch vertretbar. Eine Widerstandsbeeinflussung der zu messenden Gegenseite ist bei sorgfältiger Anpassung unwahrscheinlich. Es bleibt jedoch zu bedenken, daß bei instabilen vorderen Septumanteilen durch den Druck des Schaumgummiadapters eine Verlagerung des Nasenseptums auf die Gegenseite denkbar ist. Vor allem nach Septumoperationen trifft man zuweilen auf solche Zustände. Schwierig kann auch das Einbringen eines solchen Schaumgummiadapters bei ausgeprägter Subluxation des Nasenseptums sein.

Das internationale Komitee zur Standardisierung der Rhinomanometrie empfiehlt deshalb alternative Methoden der Adaptation des Druckschlauches an die Nase dadurch zu validieren, daß jeweils ein methodischer Vergleich zu der empfohlenen Pflastermethode vorgenommen wird [55].

Nasenmaske

Der Luftstrom durch die freibleibende Nasenseite wird am häufigsten über eine Maske abgegriffen. Hierbei bietet sich ein kleinerer Maskentyp an, der am knöchernen Nasengerüst, den Wangen sowie zwischen Unterlippe und Kinn anliegt. Mit dem weichen Maskenrand kann ein luftdichter Abschluß ohne zu starken Andruck erreicht werden. Hat die betroffene Person im Bereich des Maskenrandes einen Bart, so kann die Dichtigkeit durch Anfeuchtung des Bartes oder durch Bestreichen der Bartanteile, z.B. mit Ultraschallkontaktgel, verbessert werden. Das Anbringen von zahnärztlichen Abdruckmassen zur optimalen Abdichtung am Maskenrand dürfte wissenschaftlichen Fragestellungen vorbehalten sein [386].

Alternativ wird auch eine Gesamtgesichtsmaske verwendet, die ihren Abdichtungsrand entlang von Stirn, Schläfen, seitlicher Wangenregion und weiter submandibulär und submental hat [14].

Eine besonders kleine Maske, die allein die Nase umfaßt und den Mund freiläßt, wurde ebenfalls beschrieben [386]. Sie ist vor allen Dingen für die aktive posteriore Methode sinnvoll, da so der Mund für die Druckmessung ohne Maskenabdeckung bleibt. Die Größe und Form der Maske hat auf die rhinomanometrischen Messungen keine Auswirkungen [241].

Für alle Maskentypen wurden Vor- und Nachteile erwähnt [14]: So wurden Angstreaktionen besonders bei Kindern bei Verwendung der großen Maske beschrieben, da sie einer Gasmaske ähnelt. Wenn auch der groben Abwehr einer solchen Maske durch entsprechende Erklärung entgegengewirkt werden kann, so bleibt doch bei dem Patienten durch die Angst ein Atemmuster, welches der geforderten ruhigen Atematmung für die Rhinomanometrie nicht entspricht. Solche angstbedingten Abwehrreaktionen sind bei Verwendung der kleineren Gesichtsmaske seltener. Die kleinere Gesichtsmaske sollte jedoch auch in unterschiedlichen Größen vorhanden sein, um eine optimale Anpassung an die Gesichtsform zu gewährleisten. Große Nasen könnten unter einer zu kleinen Gesichtsmaske verformt werden, eine zu große Gesichtsmaske führt leichter zu Undichtigkeiten. Prinzipiell erscheint die Gefahr einer Maskenundichtigkeit bei der großen Gesichtsmaske höher, da ein längerer Maskenrand besteht. Erfahrungsgemäß kommt es an der Stirn oder submental leicht zum Luftdurchtritt. Für beide Maskenarten wurde diskutiert, daß es bei starkem Andruck zu einem Blutstau auch im Nasenbereich kommen könnte, der als methodisches Artefakt wirkte. Die kleine Gesichtsmaske sollte transparent sein, eine große Gesichtsmaske ein entsprechend dimensioniertes Kontrollfenster haben. Hierdurch muß beobachtet werden, daß der Druckabnahmeschlauch am Nasenloch seinen korrekten Sitz behält und der Patient bei der Rhinomanometrie den im Maskenbereich liegenden Mund geschlossen hält [240]. Es empfiehlt sich, bei Benutzung der großen Maske das Maskenfenster mit Antibeschlaglösung vorzubereiten.

Als Alternative zur Maskentechnik wurde bereits oben für die Registrierung des Luftstromes eine Nasenolive als Vereinfachung erwähnt und wegen der Verformung der knorpeligen Nase kritisch gewertet. Bei Verwendung einer solchen Olive ist auch darauf zu achten, daß ein ausreichend weites Adapterinnenlumen besteht, so daß nicht durch dieses Röhrchen ein neuer Resistor eingeführt und eine Erhöhung des Nasenwiderstandes vorgetäuscht wird. Ein Mindestdurchmesser des Lumens von 6 mm wird empfohlen [276].

Es wurde auch eine gespaltene Nasenmaske angegeben, mit der Volumen- und Druckabgriffe an jedem Nasenloch separat möglich sind. Diese Methode erfordert eine subtile, zeitaufwendige Anbringung [63]. Sie ist bisher nicht verbreitet.

Schlauchsystem

Für die Weiterleitung der Veränderungen des Maskeninnendruckes als Druckmaß vor der Nase und des über den Nasenadapter abgegriffenen Nasenrachendruckes ist ein Schlauchsystem erforderlich. Dünne, gut biegsame und nicht zu schwere Schläuche wären für die Handhabung optimal. Ein minimales Schlauchlumen ist für eine verzögerungsfreie und phasengerechte Druckweiterleitung erforderlich [118, 119, 386, 446]. Die Angaben variieren stark, von 0,08–12 mm. Die üblicherweise verwendeten PVC-Schlauchsysteme zeigen eine genügende Wandrigidität, um einen Druckverlust bei der Weiterleitung zu verhindern. Obwohl für eine praktikable Handhabung lange Schlauchsysteme wünschenswert wären, sollte je nach Schlauchinnendurchmesser zur verzögerungsfreien atemphasengerechten Weiterleitung die Schlauchlänge begrenzt gehalten werden.

Bei Verwendung einer Gesichtsmaske, die den Mund abdeckt, muß der an das Nasenloch adaptierte Druckmeßschlauch aus dem Maskenbereich herausgeführt werden. Theoretisch optimal ist eine luftdichte Durchführung dieses Schlauches durch die Maskenwand. Wenn der Druckschlauch unter dem Maskenrand z.B. an der Wange herausgeleitet wird, entsteht entweder das Risiko der Schlauchkompression oder einer Undichtigkeit des Maskenansatzes. Da zur Flußbestimmung häufig Lochblendenpneumotachographen (s. unten) verwendet werden, kann der Druckmeßschlauch auch durch die Lochblende herausgeleitet werden. Beim Aufsetzen der Maske gleitet der Schlauch durch die Lochblende heraus. Somit wird eine Verbiegung des Schlauches unter der Maske mit dem Risiko der Distorsion am Nasenadapter vermieden. Da der Schlauch das Lochblendenlumen einengt, ist eine Kalibrierung des Pneumotachographen erforderlich [14, 17].

Pneumotachograph

Der Pneumotachograph dient der Messung des Volumenflusses von Gasen in einem Rohrsystem. Hierzu wird in dem Rohrsystem durch eine geeignete Lumenminderung eine Druckdifferenz vor und hinter dieser Engstelle erzeugt. Diese Druckdifferenz ist dem Volumenstrom, d.h. dem bewegten Volumen pro Zeiteinheit proportional. Anforderungen an solche Pneumotachographen beziehen sich auf verschiedene Charakteristika:

Meßtechnisches Ziel ist, daß zwischen der verursachenden Volumenströmung und der Druckdifferenz eine lineare Beziehung besteht. Dies ist nach dem Ohm-Gesetz nur bei einer laminaren Luftströmung zu erreichen. In dem Pneumotachographen nach Fleisch wird diese Linearität dadurch erreicht, daß das Lumen des Pneumotachographen im Widerstandsbereich durch ein System feinster Röhrchen dargestellt wird. In dem Pneumotachographen nach Lilly wird diese Flußcharakteristik durch verschiedene Metallnetzkombinationen erzeugt. In der praktischen Rhinomanometrie findet oftmals ein sehr einfaches Flußmeßsystem mit einer Lochblende Anwendung, an der die Entstehung einer turbulenten Strömung nicht ausgeschlossen ist. Da bei turbulenten Strömungen die Linearität des Ohm-Gesetzes keine Gültigkeit hat, müssen bei der Eichung und Kalibrierung solcher Flußmeßsysteme dynamische Korrekturfaktoren berücksichtigt werden [14].

Wichtig ist auch, daß das Flußmeßsystem dem Atemstrom keinen zu hohen Strömungswiderstand entgegensetzt. Bei der zu erwartenden maximalen Volumenströmung sollte die Druckdifferenz nicht größer als 2 cm Wassersäule sein. Deshalb müssen für die Rhinomanometrie bei Kindern spezielle Pneumotachographen vorgesehen werden [387]. Der Flußmeßapparat sollte zur Vermeidung eines erheblichen Totraumes maskennah angebracht werden. Dies ist in der Rhinomanometrie durch eine direkte Adaptation an die Gesichtsmasken gewährleistet. Die phasengerechte zeitliche Reaktion des Flußmeßgerätes ist durch schnell reagierende Druckaufnehmer und kurze, wandstarre und weitlumige Druckschläuche zwischen Pneumotachograph und Druckwandler sicherzustellen. Für spezielle Fragestellungen werden die Pneumotachographen nach Fleisch zusätzlich beheizt, um die Ausbildung eines Feuchtigkeitsniederschlages zu vermeiden. Dies ist jedoch in der klinischen Routine nicht von Bedeutung.

Hitzedrahtanemometer sind in der Lage, Volumenströmungen durch die Abkühlung des Drahtes aufzuzeichnen. Sie finden in der Schlafapnoediagnostik Verwendung [356]. Vor der Nase angebracht, dienen sie der qualitativen Bestimmung eines nasalen Luftstromes. Für quantitative Aufzeichnungen ist die Kalibrierung problematisch, da Luftfeuchte und Lufttemperatur wichtige Einflußparameter sind.

Druckaufnehmer
Während in den Anfängen der Rhinomanometrie mit Röhrenmanometern gearbeitet werden mußte [368], sind seit längerem präzise elektrische Druckaufnehmer in Gebrauch, die eine verzögerungsfreie und weitgehend lineare elektrische Darstellung des Differenzdruckes ermöglichen. Die Technik elektromechanischer Wandlung wird seit langem durch eine Druckkapsel mit einem Dehnungsmeßstreifen realisiert.

Neuere Druckwandler arbeiten auch nach dem piezoelektrischen Prinzip [14, 116].

Aufzeichnung
Wenn die gemessene Druckvolumenbeziehung zeitgleich auf einem Schreiber aufgezeichnet werden soll, ist ein entsprechend schneller XY-Schreiber notwendig, der eine Beschleunigung von mindestens 2000 cm/s² haben sollte [15], da andernfalls Schreibartefakte in Form einer Hysterese auftreten können. Diese Hysterese zeigt sich als Artefakt durch eine Schlaufenbildung der typischen Meßkurve, die dann nicht mehr durch den Nullpunkt verläuft.

Die Skalierung auf den Achsen erfolgt so, daß gleiche Strecken für den Flow in ml/s und für den Druck in Pascal aufgetragen werden.

Moderne Rhinomanometer verfügen über eine computergestützte Auswerteeinheit. Für eine solche Weiterverarbeitung ist es erforderlich, daß die analog anfallenden Meßwerte digitalisiert werden. Die Abtastrate entsprechender Analogdigitalwandler hat Einfluß auf die zeitliche Auflösung der Meßwerte für die weitere digitale Auswertung. Durch eine Fourieranalyse bei einer recht hohen Abtastrate von 200 Hz ließ sich feststellen, daß Frequenzanteile des analogen Meßsignales dergestalt sind, daß ein relevanter Informationsverlust auch für wissenschaftliche Fragestellung bei einer Abtastrate des Analogdigitalwandlers von 50 Hz nicht eintritt [414].

Auch bei computerunterstützten Meßverfahren wird eine am Gerät sichtbare, zeitgleiche graphische Darstellung des Meßvorganges empfohlen, da aus der Beobachtung des Meßablaufes Fehlerquellen sofort erkannt und korrigiert werden können [15]. Manche Autoren geben auch der Versuchsperson Einblick auf einen entsprechenden Bildschirm, um die Effekte eines Biofeedbacks zu nutzen. Der Patient kann hierbei aufgefordert werden, einen am Bildschirm markierten Luftströmungswert möglichst zu erreichen und nicht zu überschreiten. Dadurch wird die für die Messung wichtige ruhige und ausreichend tiefe Atmung gefördert [386].

Nahezu alle Autoren empfehlen eine tägliche Kalibrierung der Meßapparatur nach den Herstellervorschriften. In der Regel wird dabei ein definierter Luftwiderstand vermessen [17].

3.2.2.3 *Patientenseitige Faktoren*

Wie bereits dargelegt, unterliegt die Luftdurchgängigkeit der Nase erheblichen klimatischen Einflüssen durch Lufttemperatur und Luftfeuchte. Es ist deshalb zu empfehlen, daß im Meßraum möglichst konstante Temperaturen herrschen und der Proband an diese 15–30 min vor dem Meßvorgang angepaßt wird. Die

Beachtung des nasalen Zyklus, mit dem sich die Durch-gängigkeit der Nasenseiten abwechselnd ändert, wurde schon früh in die Methode der Funktionsdiagnostik eingebunden [197, 396]. Da systemische und auch loka-le Medikamente Einfluß auf die Luftdurchgängigkeit der Nase haben, ist eine entsprechende Karenz bzw. Mitbeachtung dieser Einflüsse selbstverständlich. We-gen der Senkung des Nasenwiderstandes durch körper-liche Anstrengung [148, 245, 287] empfiehlt das Stan-dardisierungskomitee eine Ruhezeit von 30 min vor einer Messung [55]. Verschiedene Untersuchungen ha-ben gezeigt, daß durch Schwellungseffekte der Nasen-schleimhäute die Luftdurchgängigkeit im Liegen deut-lich geringer ist, als im Sitzen oder im Stehen [48, 99]. Andere Untersucher sahen jedoch keine wesentliche Änderung zwischen Stehen und Liegen. Eindeutig ist jedoch eine Widerstandserhöhung in Seitenlage in der jeweilig untenliegenden Nasenseite [63]. Zur Vergleich-barkeit sind deshalb die Untersuchungen im Sitzen vorzunehmen [55].

Aus der Praxis der Rhinomanometrie ist bekannt, daß zwischen den Einzelaufzeichnungen pro Atemzug geringe Differenzen der Druck-Volumen-Flußkurve entstehen. Durch Mittelung dieser Kurven wird bei der computergestützten Rhinomanometrie dann eine re-präsentative Kurve dargestellt. Zur Standardisierung ist zu fordern, mindestens 3–5 In- und Exspirations-vorgänge zu erfassen und daraus die Mittelwertbildung vorzunehmen.

3.2.2.4 Auswertung der Meßdaten

Allgemeines

Zu Beginn rhinomanometrischer Messungen wurde die kontinuierliche Registrierung von Druckdifferenz und Volumenströmung auf einem zweikanaligen Schreiber vorgenommen, so daß fortlaufende Streifen-darstellungen wie bei einem EKG entstanden [8, 175, 211]. Inzwischen hat sich die Darstellung der Meßwerte in einem XY-Koordinatensystem bewährt und durch-gesetzt [14]. Zur Standardisierung wird empfohlen, auf der X-Achse die Druckdifferenz und auf der Y-Achse den Volumenstrom aufzutragen. Die Polung des Schreibers soll so erfolgen, daß der Kurventeil, der die Inspiration für die rechte Nasenseite darstellt, im 1. Quadranten des Koordinatensystems, der Kurventeil, der die Exspiration für die rechte Nase darstellt, im 3. Quadranten des Koordinatensystems liegt. Durch Um-polung auf der Y-Achse kommt bei Messung der linken Nasenseite die Inspiration im 4. Quadranten, die Ex-spiration im 2. Quadranten zu liegen. Es entsteht bei dieser Aufzeichnungstechnik die sog. Zangen- oder Schmetterlingskurve (Abb. 7). Je mehr sich die Kurven hierbei der X-Achse als Druckachse zuneigen, um so größer ist der Nasenluftwiderstand, je steiler die Kurve

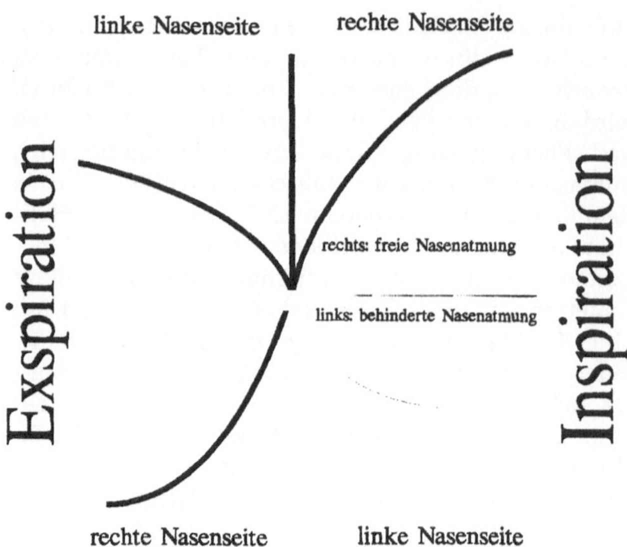

Abb. 7. Schema der Darstellung aktiver anteriorer Rhinomano-metrie in der sog. Schmetterlingskurve

Richtung Y-Achse verläuft, um so besser die Nasenluft-durchgängigkeit.

Für eine Dokumentation der Rhinomanometrie ist eine bildliche Aufzeichnung der Kurven empfehlens-wert, so daß eine Änderung ihrer Steigung sichtbar wird. Eine Abflachung der Kurvensteigung, bezogen auf den 1. Quadranten des Koordinatensystems, ent-spricht der Zunahme turbulenter Strömungsanteile bei zunehmender Strömungsgeschwindigkeit. Nahe dem Nullpunkt des Koordinatensystems ist die Kurve wegen der Linearität des Ohm-Gesetzes bei laminarer Strö-mung eine Gerade. Durch die exponentielle Druck-Vo-lumenstrom-Beziehung bei turbulenter Strömung nimmt die Kurve mit zunehmender Entfernung vom Nullpunkt parabolische Form an. Wie in der Audiome-trie sollte in der Rhinomanometrie zur Erleichterung der Diagnostik die Darstellung der Gesamtkurve ange-strebt werden, weil in der bildlichen Darstellung ein er-heblicher Zugewinn an Information gegenüber zahlen-mäßigen Kenndaten besteht. Darüber hinaus können Artefakte oder methodische Fehler besser als aus ska-laren Meßwerten erkannt werden.

Unter der Maßgabe, ein numerisches Maß für den Nasenluftwiderstand zu erhalten und damit für Ver-laufsbeobachtungen und wissenschaftliche Studien vergleichbare und statistisch auswertbare Werte zu er-halten, wurden viele Versuche unternommen und Empfehlungen gegeben, die rhinomanometrische Kur-ve durch Meßwerte darzustellen [413]. Richtschnur bei diesen Versuchen waren einerseits strömungsphysika-lische Überlegungen, andererseits jedoch auch Korre-lationen zu klinischen Befunden sowie subjektiv emp-fundenen Symptomen.

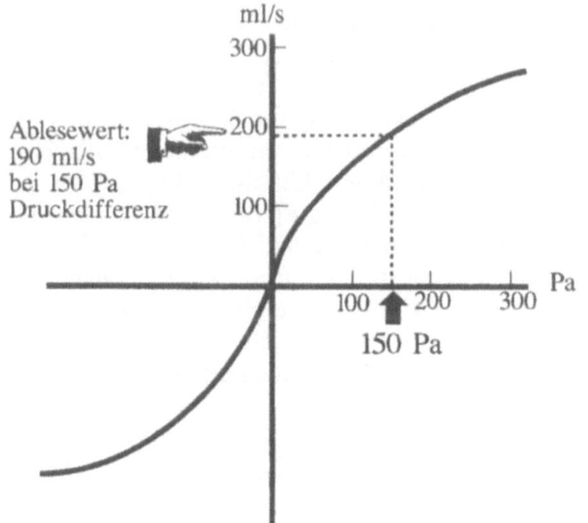

Abb. 8. Ablesung eines rhinomanometrischen Meßwertes nach den Vorschlägen des Internationalen Komitees zur Standardisierung der Rhinomanometrie

Die einfachste Bewertung einer rhinomanometrischen Kurve erfolgt dadurch, daß man bei Inspiration das Maß des Volumenstromes bei einer Druckdifferenz von 150 Pa abliest (Abb. 8). Erfahrungsgemäß ist die rhinomanometrische Kurve noch etwa im Bereich laminarer Strömung, so daß hiernach dann auch die Widerstandsberechnung als Quotient aus Druckdifferenz und Volumenstrom näherungsweise gebildet werden kann. Diese zahlenmäßige Charakterisierung des Nasenwiderstandes wird so vom internationalen Komitee zur Standardisierung der Rhinomanometrie empfohlen [55]:

$$\text{Widerstand} = \frac{\text{Druckdifferenz}}{\text{Volumenstrom}}.$$

Weitere Berechnungsmöglichkeiten ergeben sich dadurch, daß man in gleicher Weise den Volumenstrom bei der Druckdifferenz von 75 Pa als hochwahrscheinlich im laminaren Strömungsbereich und bei 300 Pa Druckdifferenz als hochwahrscheinlich im turbulenten Strömungsbereich bestimmt. Es wurde auch empfohlen, den jeweiligen Zuwachs an Volumenstrom von 75-Pa-Ablesung auf 150-Pa-Ablesung und von 150-Pa-Ablesung auf 300-Pa-Ablesung in Prozent auszudrücken. Da aus solch einer Aufzeichnungsserie an Zahlen in etwa auf die Kurvenform geschlossen werden kann, ist aus einer Werteserie auch eine gewisse Plausibilitätsprüfung möglich. Für die Rhinomanometrie bei Kindern wird die Volumenstromablesung bei einer Druckdifferenz von 75 Pa angeraten [387].

Unter der Vorstellung, daß bei normaler Nasenatmung die Luftströmung wesentliche Turbulenzanteile hat, wurde von einigen Autoren auch [8, 245] empfohlen, zur Berechnung des nasalen Widerstandes den Quotienten aus der Druckdifferenz und dem Quadrat der Volumenströmung zu bilden [275].

Da bei der aktiven anterioren Rhinomanometrie die Nasenseiten getrennt gemessen werden, ergibt sich wie in der Elektrizität der totale nasale Luftwiderstand paralleler Resistoren als reziproker Wert der Addition der Reziprokwerte der beidseitigen Nasenwiderstände [185, 365].

$$\frac{1}{R_{gesamt}} = \frac{1}{R_{rechts}} + \frac{1}{R_{links}} \Leftrightarrow R_{gesamt} = \frac{R_{rechts} \cdot R_{links}}{R_{rechts} + R_{links}}$$

Es wurden jedoch auch Bedenken gegen diese Formelberechnung des beiderseitigen nasalen Widerstandes vorgetragen, da die Meßwerte mit den praktischen Werten aus der posterioren Rhinomanometrie, die sofort den beiderseitigen Druck ermittelt, nicht hinreichend genau übereinstimmten [277]. Zur Vereinfachung ist es auch möglich, das Maß an Volumenströmung auf beiden Seiten jeweils bei z.B. 150 Pa Druckdifferenz zu addieren und hiermit in die Ohm-Widerstandsformel einzugeben.

Wegen der genannten Probleme wurde auch eine andere Berechnungstechnik für die aktive anteriore Rhinomanometrie angegeben [40]. Hierbei werden konzentrische Kreise um den Nullpunkt des Koordinatensystems in Abständen gelegt, die die Y-Achse als Druckachse bei den Werten von 100, 200 oder 300 Pa schneiden. In dieser Darstellungsform wird ungewöhnlicherweise die Y-Achse als die Druckachse und die X-Achse als die Flowachse benutzt, so daß sich, wie in Abb. 9 zu sehen, eine gewöhnungsbedürftige Darstellungsform ergibt. Die rhinomanometrische Kurve schneidet diese Kreise jeweils mit ihrem inspiratorischen und exspiratorischen Schenkel im freien Quadranten. Dadurch ergibt sich die Möglichkeit, den

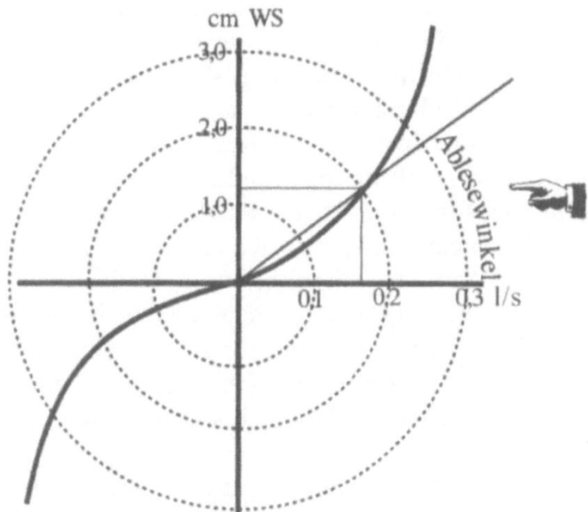

Abb. 9. Rhinomanometrische Aufzeichnung nach dem Verfahren von Broms

Winkel zu bestimmen, den eine Gerade vom Nullpunkt des Koordinatensystems durch diesen Schnittpunkt zwischen Meßkurve und Kreis mit der X-Achse bildet. Dieser Winkel kann als Maß für den Nasenwiderstand angesehen werden. Unter Benutzung der Ohm-Gleichung und trigonometrischer Funktionen kann aus diesem Winkel auch der Atemwegswiderstand numerisch dargestellt werden [40]. Das internationale Standardisierungskomitee akzeptierte neben der Nasenwiderstandsberechnung bei 150 Pa auch die Alternative, als Berechnungsgrundlage den Schnittpunkt der rhinomanometrischen Kurve mit dem Kreis bei 200 Pa anzunehmen.

Eine finnische Arbeitsgruppe beschrieb ein computergestütztes Rhinomanometer nach der aktiven anterioren Technik, welches unterschiedlichste Parameter unmittelbar bestimmte [383]. Neben der Berechnung des Nasenwiderstandes nach dem Ohm-Gesetz bei 150 Pa wurden auch die Nasenwiderstände nach dem Ohm-Gesetz an den Schnittpunkten der Kurve mit den Kreisen bei 100, 200 und 300 Pa angegeben. Außerdem wurde der Ohm-Widerstand bei einem Volumenstrom von 150 ml/s bestimmt. Weitere Meßparameter wurden im Kurvenbereich forcierter, turbulenter Atmung dadurch erfaßt, daß der mittlere Spitzendruck und der mittlere Spitzenflow während 4–7 Atemzügen erfaßt wurden. Außerdem wurde ein Maß für den Nasenwiderstand bei höchstem Volumenstrom bestimmt. Dabei bildete man jedoch entsprechend der anzunehmenden turbulenten Strömung den Quotienten aus der Druckdifferenz und dem Quadrat des Volumenstromes [8, 245]. Bei klinischen Untersuchungen an 400 Messungen zeigten praktisch alle Parameter eine recht gute Korrelation zu klinischen und subjektiven Befunden. Selbst die bei einem hohen Fluß gewonnenen Werte ließen eine gute Zuordnung zu 4 Gruppen klinisch bestimmter Nasenobstruktion zu. Die gleiche Arbeitsgruppe führte in 24 Fällen Wiederholungsuntersuchungen durch und fand die beste Reproduzierbarkeit, wenn als Meßwerte die Widerstandsbestimmung bei 150 Pa oder die Widerstandswerte am Kreis von 200 oder 300 Pa benutzt wurden. Sie wiesen jedoch darauf hin, daß bei guter Luftdurchgängigkeit der Nase eine Druckdifferenz von 150 Pa bei etwa $^1/_4$ der Patienten nicht erreicht wurde, ohne daß der Patient zu besonders forcierten Atemanstrengungen aufgefordert wurde. Diese Aufforderung widerspricht jedoch der Vorstellung, daß die Widerstandsmessung bei ruhiger Atmung erfolgen sollte. Der 200-Pa-Kreis wurde bei allen Patienten erreicht und empfahl sich somit als Berechnungsmodus.

Die bisher genannten Berechnungsverfahren sind am weitesten verbreitet. Die computergestützte Rhinomanometrie ergab nicht nur die Möglichkeit der Meßwerterfassung und schnellen Berechnung von Kennwerten, sondern auch die Chance, Artefakterkennungsstrategien einzubinden [11]. So wurden Programme entwickelt, die bei mehreren Atemzügen eine zunehmende Mittelwertbildung für die entstehende Kurvenschar berechnen und Kurven, die außerhalb einer Toleranzgrenze zu diesem Mittelwert liegen, von der Auswertung ausschließen [438]. Eine Glättung der Mittelwertkurve ist ebenfalls möglich. Die Volumenströmungen werden bei 75, 150 und 300 Pa automatisch abgelesen. Wenn ein entsprechender erfahrungsgemäß zu erwartender Zuwachs an Volumenstrom nicht erfolgt, wird eine solche Kurve auch unter dem Verdacht eines Artefakts eliminiert [11]. So sollen Meßfehler durch Maskenundichtigkeiten oder unruhige Atemmuster eliminiert werden. Die Problematik automatisierter Artefakterkennung besteht fraglos in der denkbaren unmerklichen Verfälschung einer wirklich gemessenen ungewöhnlichen Kurve.

Weitere mathematische Auswertungen und Beschreibungen der Luftstromcharakteristik durch die Nase basieren letztendlich allein auf der synchronen und fortlaufenden Messung von Druckdifferenz und Volumenstrom [104]. Unter Bezug auf die Gleichung von Röhrer wurden z.B. die Anteile turbulenter Strömung bestimmt [388]. Wie zu erwarten, nehmen diese bei zunehmendem Fluß zu. Mit Hilfe eines Computers konnte man Meßprogramme erstellen, die eine graphische Darstellung des Nasenwiderstandes in Abhängigkeit vom Volumenstrom ermöglichen. Im gleichen Programm wurde auch abhängig vom Volumenstrom ein Maß aufgetragen, welches den Übergang von laminarer zu turbulenter Strömungscharakteristik in der Nase erkennen lassen soll. Als weitere Parameter soll dieses Programm auch strömungsphysikalische Kennwerte wie den hydraulischen Durchmesser und die turbulenzauslösende Wandbeschaffenheit bestimmen [260]. Die Beschleunigungsänderung der Volumenströmung und auch die relative Änderung des Differenzdruckes [280] wurden berechnet. Darüber hinaus untersuchte man auch das Flächenintegral zwischen der Druckachse und der rhinomanometrischen Kurve als Maß für die Nasenluftdurchgängigkeit [279]. In einem weiteren Programm wurde eine Kurvenverzerrung vorgenommen, um einen repräsentativen Atemzug, basierend auf einer möglichst regelmäßigen Atemkurve, zur Berechnung heranzuziehen [416]. Auch den anzunehmenden engsten Querschnitt der Nase soll ein Computerprogramm unter Anwendung der Parameter der aktiven anterioren Rhinomanometrie berechnen [211, 350]. Selbst die Bestimmung der für die Überwindung des nasalen Atemwiderstandes notwendigen Leistung ist aus diesen basalen Meßwerten möglich [63, 103].

Insgesamt hat die computerunterstützte Rhinomanometrie zu einer erheblichen Ausweitung der Berechnungsparameter geführt. Auffällig ist jedoch, daß zusätzliche Meßwerte über die Druckdifferenz und den Volumenstrom in kontinuierlicher simultaner Aufzeichnung hinaus nicht bestimmt werden. In der Berechnung wurden hingegen Konstanten eingeführt, die teilweise aus Modellversuchen abgeleitet werden. Es ist bisher nicht ersichtlich, daß mit den neu eingeführten Parametern die subjektiven Klagen der Patienten valider beschrieben werden. Weiterhin bleibt eine oft beobachtete Diskrepanz zwischen den objektiven Meßwerten und den subjektiven Eindrücken der Patienten.

Das Bemühen, die rhinomanometrischen Meßwerte mehr in Zusammenhang mit dem Patienten zu sehen, gab Anlaß zu einer Auswertungsstrategie, in die die subjektive Empfindung der Nasenluftdurchgängigkeit des Patienten eingeht. Eingedenk der Erkenntnis, daß Meßwerte des totalen Nasenwiderstandes und subjektive Empfindungen beim einzelnen Patienten deutlich differieren können, ergeben sich daraus klinisch wichtige, unterschiedliche Diagnosehinweise oder Therapiestrategien [16].

Reproduzierbarkeit
Von mehreren Autoren wurde die intraindividuelle Reproduzierbarkeit als Spiegel der Zuverlässigkeit rhinomanometrischer Messungen untersucht. Hier fanden sich bei wiederholten Messungen an mehreren Tagen Streuungen des bestimmten Nasenwiderstandes, die jedoch nicht statistisch signifikant waren [185]. Vor allen Dingen der Nasenwiderstand, der aus dem Volumenstrom bei 150 Pa und aus den Kreisen bei 200 und 300 Pa zu bestimmen war, erwies sich als sehr gut reproduzierbar [382].

Fehlermöglichkeiten
Bei der Durchführung und Beurteilung einer Rhinomanometrie sollte man spezielle Fehlermöglichkeiten im Auge haben und die graphischen Aufzeichnungen entsprechend kritisch würdigen [14, 365]. Ausgehend von den Extremsituationen lassen sich Kurvenveränderungen gut deuten: Wenn die Aufzeichnung das Niveau der X-Achse nicht verläßt, wird bei entsprechenden Druckänderungen überhaupt kein Volumenstrom aufgezeichnet. Fehlermöglichkeiten sind also geräteseitig am Volumenregistrierungskanal zu suchen oder patientenseitig in dem Sinne, daß das zu messende Nasenloch artifiziell oder wirklich völlig verschlossen ist. Eine Maskenundichtigkeit führt ebenfalls zur Messung geringeren Volumenstromes als in Wirklichkeit besteht; die Kurve neigt sich also zur X-Achse (Abb. 10).

Weicht die Kurve nicht von der Ebene der Y-Achse ab, wird eine Volumenströmung aufgezeichnet, ohne daß Druckänderungen meßbar sind. Dies ist physiologisch nicht möglich. Deshalb ist der Druckaufzeichnungskanal am Gerät mit all seinen Schlauchverbin-

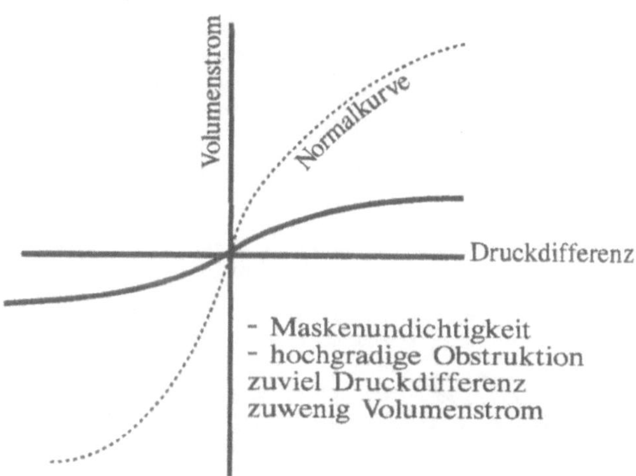

Abb. 10. Fehlermöglichkeit der Rhinomanometrie durch zu geringe Druckmessungen

dungen zu überprüfen, vor allen Dingen der Anschluß des Meßschlauches am Nasenloch. Eine zwischenzeitliche Mundatmung würde dazu führen, daß die Aufzeichnungskurve steiler verläuft, weil bei gleichen Drucksituationen deutlich mehr Volumen bewegt wird. Bei alleiniger Mundatmung käme es zu einem Volumenstrom in der Aufzeichnung, ohne daß Druckdifferenzen entstünden (Abb. 11). Knickbildungen in der Kurve können nicht nur als Artefakt, sondern durch Ventilmechanismen flottierender Nasenpolypen entstehen. Wenn sich die rhinomanometrische Kurve als Schleife öffnet und von keiner Kurve der Nullpunkt des Koordinatensystems erreicht wird, so liegt bei dieser sog. Hysteresekurve der Verdacht nahe, daß Zeitfaktoren bei der technischen Aufzeichnung nicht optimal sind und die Kurve deswegen artifiziell nachhängt.

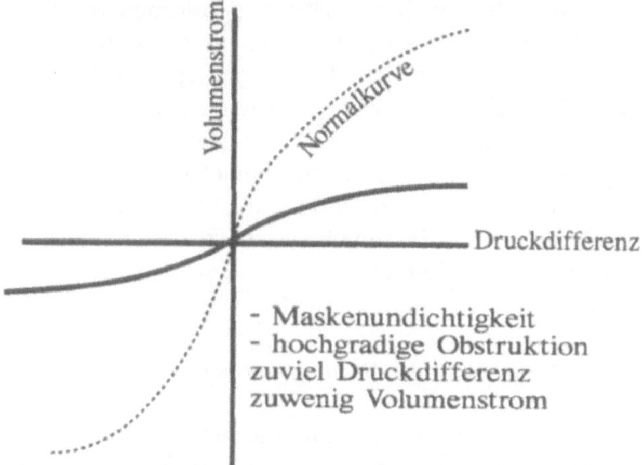

Abb. 11. Fehlermöglichkeit der Rhinomanometrie durch zu geringe Volumenmessungen

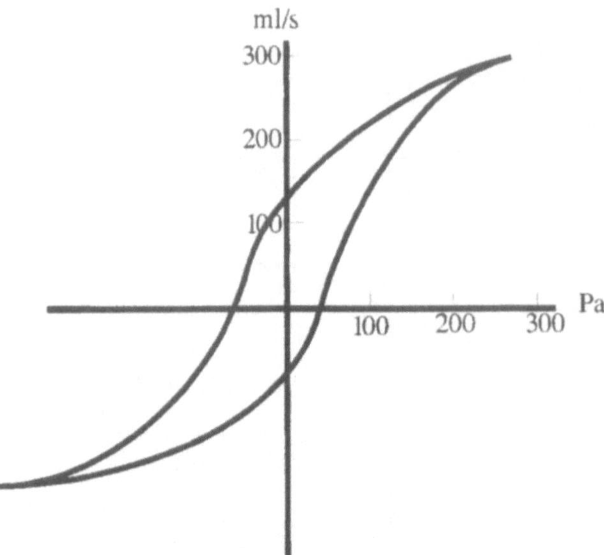

Abb. 12. Fehlaufzeichnung in der Rhinomanometrie in Form der sog. Hystersekurve

Auch ein zu langsamer XY-Schreiber an älteren Geräten kann diese Kurve erzeugen. Sie soll jedoch auch durch in- und exspiratorisch unterschiedliche Nasenwiderstandswerte oder Sekrete im Nasenklappenbereich hervorgerufen werden können [365] (Abb. 12).

3.2.2.5 Spezielle Tests

Indem man eine rhinomanometrische Untersuchung vor und nach Abschwellen der Nase durchführt, ergeben sich diagnostische Aussagemöglichkeiten, inwieweit eine Beeinträchtigung des Luftstromes durch abschwellbare Gewebe, z.B. die Nasenmuscheln, erfolgt [148, 438]. Ein Kollaps des Nasenklappenbereichs bei der Inspiration zeigt sich in der rhinomanometrischen Kurve durch ein abruptes Abknicken der Kurve zur Druckachse hin ab einem kritischen Volumenstrom, ab dem durch die Druckdifferenz zwischen Naseninnerem und dem Maskendruck die Nasenklappe kollabiert. Diese Druckdifferenz wird durch den dynamischen Effekt des Bernoulli-Phänomens verstärkt. Durch Abstützen der Nasenklappe mit einer Wattekugel [14] oder mit einer kleinen Drahtspange [138] kann beim Wiederholen der Messung abgeschätzt werden, wie erheblich dieser Effekt ist.

3.2.3 Aktive posteriore Rhinomanometrie

Die aktive posteriore Rhinomanometrie ist von ihrer theoretischen Überlegung und Anwendung her zunächst einleuchtender als die aktive anteriore Rhinomanometrie. Bei der aktiven posterioren Rhinoma-

nometrie wird die Volumenströmung durch beide Nasenseiten gleichzeitig und gemeinsam bestimmt, indem man einen Pneumotachographen an eine Gesichtsmaske anbringt, die entweder nur die Nase oder die Nasenmundregion oder das gesamte Gesicht bedeckt [14, 181, 205]. Eine Manipulation am Nasenloch durch Anbringen einer Drucksonde geschieht bei der posterioren Methode nicht. Der die Volumenströmung verursachende Differenzdruck wird aus dem Bereich vor der Nase im Maskeninnenraum und im Nasenrachenraum bestimmt. Der Abgriff aus der Gesichtsmaske ist technisch einfach. Das Problem der aktiven posterioren Rhinomanometrie besteht darin, daß der Nasenrachendruck durch eine Drucksonde bestimmt wird, die in den Mund des Patienten eingeschoben wird (Abb. 13). Dieser Druckschlauch darf nicht an der Mundschleimhaut anliegen und auch nicht teilweise durch Speichel oder Schleim verstopft werden.

Eine Schwierigkeit ergibt sich aus der Tatsache, daß man den Druckschlauch gern bis in den Oropharynx einführen würde, daß jedoch dann durch Würgereiz das Gaumensegel gehoben wird und nicht die für den Nasenrachenraum repräsentative Druckänderung abgegriffen werden kann. Fehlmessungen des nasopharyngealen Druckes bei der posterioren Rhinomanometrie können eindeutig zutage treten. Es kann jedoch auch durch inkomplette Verschlüsse ein zu niedriger Druck übermittelt werden, was nicht ohne weiteres erkennbar ist [422]. Bei einem trainierten und kooperativen Probandenkollektiv gelingt es u.U., den nasopharyngealen Druck ohne jegliche Schlauchanwendung durch eine Mundmaske zu bestimmen [426]. Es erscheint jedoch in der klinischen Praxis schwierig, unter den Meßbedingungen der posterioren Rhinomanometrie wirklich ruhige Atemzüge zu erreichen. Es

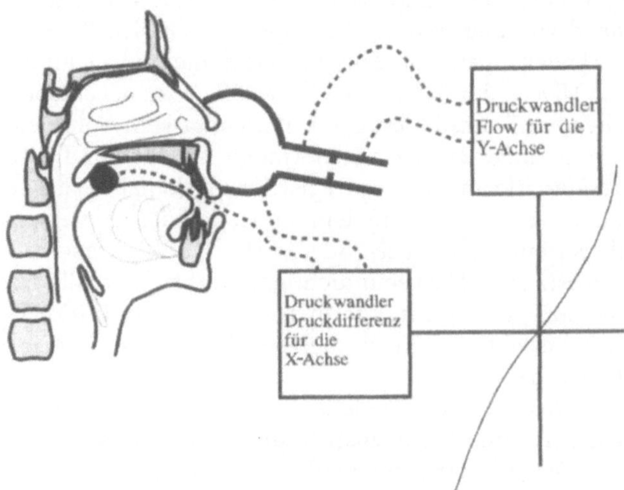

Abb. 13. Prinzip der aktiven posterioren Rhinomanometrie

werden Meßzeiträume von 20 s [397] oder auch von etwa 3–5 ruhigen Atemzügen für repräsentative Messungen empfohlen [181]. Mehrere seitliche Auslaßöffnungen am oralen Meßschlauch wurden verwendet, um Sekretverstopfungen vorzubeugen. Ein recht großlumiger Druckschlauch mit einer trichterförmigen Erweiterung am Ende soll zuverlässigere Abgriffe des Nasopharynxdruckes ermöglichen [210]. Ein kleines Silberkörbchen am Schlauchende erbringt wohl ähnlich positive Ergebnisse [14]. Gelegentlich wurde auch empfohlen, eine kontrollierte Phonation geeigneter Konsonanten anzustreben und hiermit den die Messung störenden velopharyngealen Abfluß zu verhindern [4]. Die Befestigung des Schlauches auf einer Bißplatte ist ebenfalls möglich [131]. Patienten sollen für die posteriore Rhinomanometrie besser trainierbar sein, wenn ihnen die von ihnen erzeugte Druckflußkurve auf einem Monitor gezeigt wird [210]. Durch den Effekt des Biofeedback sollen auch hier validere Ergebnisse möglich sein.

Der Vorteil der posterioren Rhinomanometrie besteht zweifellos darin, daß Manipulationen für das Anbringen von Drucksonden an der äußeren, leicht verformbaren knorpeligen Nase nicht notwendig sind und so eine wesentliche Fehlerquelle der anterioren Methode ausgeschlossen wird. Die gleichzeitige Bestimmung des gesamten beiderseitigen Nasenwiderstandes ist für manche Fragestellungen sinnvoll und eliminiert den Effekt des nasalen Zyklus [220]. Auch bei posteriorer Rhinomanometrie ist durch Pflasterverschluß einer Nasenseite die seitengetrennte Flußbestimmung möglich [202], was für rhinochirurgische Fragestellungen von Bedeutung ist. Die erfolgreiche Durchführung einer posterioren Rhinomanometrie findet ihre Grenzen oft in der mangelnden Kooperationsmöglichkeit des Patienten. Je nach Untersuchungskollektiv sind die Erfolgsraten wechselnd. Bei etwa 1/4 der Patienten gelingt die posteriore Methode nicht [240, 376]. Wegen dieser schwer zu überwindenden, patientenseitigen methodischen Probleme ist die posteriore Rhinomanometrie bisher nicht zu einer Routinemethode geworden. Bei Sichtung der Literatur fällt auf, daß sie oft zur Messung der Nasenluftdurchgängigkeit bei kindlichen und jugendlichen, kieferorthopädischen Patienten angewendet wird. Unter Kieferorthopäden ist bekannt, daß sich die bei behinderter Nasenatmung bestehende Tendenz zur Mundatmung für die Ausformung der Zahnbögen und damit eine korrekte Zahnpositionierung ungünstig auswirkt. Trotz des jungen Patientenguts wird in diesen Publikationen ungewöhnlicherweise nur wenig über Kooperationsprobleme berichtet [210].

Das Einführen des Druckschlauches in den Mund kann wie bei der aktiven anterioren Rhinomanometrie nach Kalibrierung durch die Lochblende eines einfa-

chen Pneumotachographen erfolgen. Für die posteriore Rhinomanometrie wurden jedoch auch kleinere Masken benutzt, die allein den Nasenbereich abdecken und den Zugang zum Mund für den Druckschlauch freilassen [386].

Die bei der aktiven anterioren Rhinomanometrie geschilderten technischen Vorbedingungen sind bis auf das Problem des Druckabgriffes über den Mund bei der posterioren Methode identisch. Die Auswertung der Kurven führt zu vergleichbaren Diskussionen wie bei der anterioren Methode. So wurde vorgeschlagen, die nasale Resistenz an dem Kurvenpunkt zu bestimmen, an dem ein Volumenstrom von 0,25 l/s [181] oder von 0,4 l/s [196, 398] besteht. Auch eine druckbezogene Festlegung des Ablesepunktes bei 75 Pa [202, 376, 377] wie auch bei 150 Pa [372] wurde empfohlen. Die Diskussion über die sinnvollsten Darstellungsparameter für die Druck-Volumen-Stromkurve wurde in der Literatur über posteriore Rhinomanometrie nicht in dem Ausmaße geführt wie bei der anterioren Methode.

Insgesamt ist die posteriore aktive Rhinomanometrie eine wissenschaftlich fundierte und aussagekräftige Methode. Der Nachteil liegt, wie viele Autoren berichten, darin, daß sie wegen des kooperationsbedürftigen Druckabgriffes im Rachen nicht routinemäßig angewendet werden kann. Die für das Training notwendige Zeit stört den Untersuchungsablauf. Für die rhinologische Praxis ist auch von Bedeutung, daß ohne Maßnahmen an einem Naseneingang nur der beiderseitige Nasenwiderstand bestimmt werden kann.

3.2.4 Spitzenflußmessungen

Fragt man einen Patienten nach der Luftdurchgängigkeit seiner Nase, so wird man oft erleben, daß dieser ein forciertes Inspirationsmanöver durch die Nase versucht und daraus die Luftdurchgängigkeit seiner Nase abschätzt, obwohl die Situation bei ruhiger Atmung eher den physiologischen Gegebenheiten entspricht. Schon früh [33] wurde die maximale nasale Inspirationsluftströmung unter pharmakologischen Aspekten als Meßparameter benutzt. Mit aufwendigen Lungenfunktionsuntersuchungen [313] hat man die Möglichkeiten maximaler Luftströmung durch die Nase untersucht. Dabei ergab sich im Vergleich zum oralen in- und exspiratorischen Luftstrom das physikalische Bild eines zusätzlich eingeschalteten Atemwegswiderstandes. Vor allen Dingen wurde während der Inspiration eine deutlich geringere maximale Volumenströmung erreicht. Diese inspiratorische Flußbegrenzung tritt durch den strömungsbedingten Kollaps im Bereich der knorpeligen Nase und hier besonders an der inneren Nasenklappe auf. Auffällig war jedoch, daß eine mechanische Stabilisierung der Nasenklappe in sehr unterschiedlichem Ausmaß zu einer Besserung des maximalen inspiratorischen Volumenstromes führte. Bei Vergleichsmessungen mittels aktiver anteriorer Rhinomanometrie unter Bedingungen der Ruheatmung findet sich nur eine geringe Differenz zwischen dem nasalen Atemwegswiderstand in inspiratorischer oder exspiratorischer Phase. Offensichtlich werden durch die Instabilität der äußeren knorpeligen Nase diese Differenzen bei den hohen Stromstärken der Spitzenflußmessungen überdeutlich [415].

Für die Bewertung von Spitzenflußmessungen ist die Beurteilung der bronchopulmonalen Leistungsfähigkeit des Patienten entscheidend. Die Möglichkeit, einen hohen inspiratorischen Volumenstrom für die Unterdruckbildung im Oropharynx zu erzeugen, hängt von der Kraft der Atemmuskulatur ab. Für die Erzeugung eines maximalen exspiratorischen Volumenstroms sind auch die Vitalkapazität und ggf. eine Neigung zur bronchialen Obstruktion von Bedeutung [313].

Der Vorteil der Spitzenflußmessungen (Peakflow-Messungen) liegt darin, daß sie mit einer recht einfachen Gerätschaft ohne komplizierte und teure Laborbedingungen durchgeführt werden können. Für die Selbstbeobachtung von Patienten unter bronchodilatatorischer Medikation wurden kleine preiswerte Peakflow-Meßgeräte entwickelt, an die statt des Mundrohres auch eine nasale Atemmaske angeschlossen werden kann. Durch Verkapselung dieser Geräte in einem luftdichten Plexiglaszylinder kann eine Strömungsumkehr erreicht und so eine orale oder auch nasale Inspirationsspitzenflußmessung durchgeführt werden. Dieses Gerät ist einfach zu bedienen und preiswert. Die Verkapselung zur Strömungsumkehr im Meßgerät ist jedoch unseres Wissens bisher nicht käuflich zu erwerben (Abb. 14).

Zur praktischen Durchführung wird empfohlen, 3 maximale In- oder Exspirationsmanöver durchführen zu lassen und jeweils den maximalen Meßwert zu notieren [436]. Um auch die bronchopulmonale Leistungsfähigkeit mit einzubeziehen, wurde vorgeschlagen, maximale in- und exspiratorische Stromstärken sowohl bei oraler Anwendung als auch bei nasaler Anwendung zu erfassen und jeweils den Quotienten aus nasaler und oraler maximaler Volumenströmung für die inspiratorische und exspiratorische Phase zu bestimmen [214–216, 366]. Der so entstehende Quotient bewertet die allgemeine respiratorische Leistungsfähigkeit nicht mit, sondern eliminiert sie in der Bewertung.

Um die für Rhinochirurgen interessante Luftdurchgängigkeit beider Nasenseiten einzeln beurteilen zu können, wurde auch unter maximalen Flowbedingungen der Verschluß einer Nasenseite empfohlen [215]. Wegen der dabei entstehenden hohen Drücke war jedoch ein Silikonabdruck erforderlich, der in das Nasenloch gesteckt und durch Pflaster gesichert werden muß.

Die Reproduzierbarkeit nasaler Spitzenflußmessungen erwies sich als mäßig bis gut, wenn an mehreren aufeinanderfolgenden Tagen untersucht wurde [313]. Allerdings flacht sich im Bereich der hohen Stromstärken die typische Differenzdruck-Volumenstromkurve zunehmend ab, d.h., Änderungen in der Druckdifferenz erzeugen nur noch geringe Schwankungen in der Volumenströmung (Abb. 15). Dies ist vor allem als Effekt der dann zunehmend eintretenden turbulenten Strömungsform anzusehen. Deshalb erscheint die für die Reproduzierbarkeit wichtige Variabilität der aufgewendeten Druckdifferenz für die Meßergebnisse weniger relevant. Dadurch wird die Reproduzierbarkeit der Spitzenflußmessung erhöht [187].

Methodisch vergleichende Studien zu anderen Verfahren zur Messung der nasalen Durchgängigkeit und

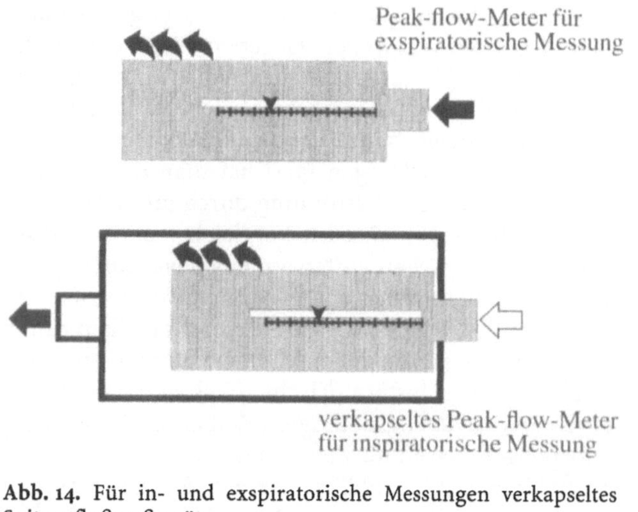

Abb. 14. Für in- und exspiratorische Messungen verkapseltes Spitzenflußmeßgerät

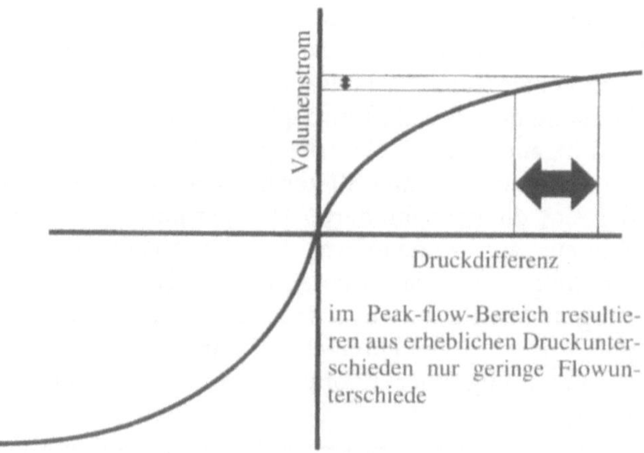

Abb. 15. Bedeutung der Kurvenneigung im turbulenten Meßbereich für die Spitzenflußmessungen

zu subjektiven Bewertungen [163, 214–216] belegen die gute Aussagekraft dieser einfachen, schnellen und preiswerten Untersuchungsform. Es gibt jedoch auch kritische Berichte, die auf eine nur geringe Korrelation zu anderen Verfahren hinweisen [265]. In der Praxis ist zu beobachten, daß bei maximalem exspiratorischen nasalem Flow Schleim in die Nasenmaske ausgeblasen wird. Der Patient sollte deshalb vor der Untersuchung kräftig schneuzen. Die Erzeugung eines maximalen in- oder exspiratorischen Stroms sollte mit den Patienten besprochen und geübt werden, um verwertbare Ergebnisse zu erhalten [240].

3.2.5 Plethysmographische Messungen

Die Ganzkörperplethysmographie ist in der Lungenfunktionsdiagnostik eine lange eingeführte Methode, mit der u.a. auch Atemwegswiderstände meßtechnisch erfaßt werden können. Für die bronchopulmonale Diagnostik erfolgt der Anschluß an die Atemwege über ein großdimensioniertes Mundstück, so daß Atemwegswiderstände bei Mundatmung bestimmt werden können. Da für Pneumologen Atemwegswiderstandsänderungen auf bronchialem Niveau interessant sind, ist dies die gebräuchlichste Technik. Bei entsprechender Adaptation über eine Nasenmaske, die jedoch nicht die äußere knorpelige Nase verformen sollte, kann neben der Bestimmung des Gesamtatemwegswiderstandes bei Mundatmung auch der gesamte Atemwegswiderstand bei Nasenatmung bestimmt werden. Aus der Differenzbildung läßt sich der nasale Widerstand errechnen [240]. Auch für experimentelle Vergleichsmessungen zur anterioren Rhinomanometrie wurde diese Methode der Differenzbildung von Gesamtatemwegswiderstand bei Mundatmung und bei Nasenatmung angewendet [222].

Ein Ganzkörperplethysmograph bringt jedoch nicht nur erhebliche Anschaffungskosten und großen Raumbedarf mit sich, sondern erfordert auch eine sachkundige und schonende Behandlung, um konstante Meßwerte zu erhalten. Er steht in der Regel nur in spezialisierten Krankenhausabteilungen oder Fachpraxen zur Verfügung. Diese Einschränkungen haben seinen Einsatz für die Funktionsdiagnostik der Nase beschränkt. Gelegentlich haben die Patienten Angst, in den Meßraum der Ganzkörperplethysmographie eingeschlossen zu werden, der sie ganz umfaßt wie eine Taucherglocke.

Eine andere plethysmographische Meßmethode in Zusammenhang mit der Rhinomanometrie wird seit Jahren von einer Arbeitsgruppe aus Toronto berichtet und befindet sich dort offensichtlich im Routinebetrieb. Bei diesem sog. „Head-out-Plethysmographen" sitzt der Patient in einem stabilen Gehäuse, so daß nur der Kopf, abgedichtet mit einer flexiblen Membran am Hals, aus dem Gerät herausschaut. Die Atembewegungen mit entsprechenden Ausdehnungen im Thorax- und Bauchraum führen zu Druck- oder Volumenveränderungen in dieser Kammer. Dieser Plethysmograph ist als ein druckkonstanter Apparat eingerichtet, so daß der Volumenstrom der im Plethysmographen verdrängten Luft über einen Pneumotachographen mit geringem Widerstand bestimmt werden kann. Der Plethysmograph dient somit der Messung des Volumenstromes der geatmeten Luft. Weil sie die übliche Meßtechnik über eine Nasen- oder Gesichtsmaske mit Pneumotachographen ersetzen kann, wird der Vorteil dieser aufwendigen Methodik darin gesehen, daß Kompressionen, Artefakte oder Undichtigkeiten bei der Volumenstrombestimmung über die Maske vermieden werden. Der Druckabgriff kann wie bei der anterioren oder posterioren Rhinomanometrie erfolgen, um aus den Fluß- und Druckwerten dann einen nasalen Atemwegswiderstand zu errechnen. Die Volumenstrombestimmung durch den Head-out-Plethysmographen zeigt eine gewisse Phasenverzögerung gegenüber der Bestimmung durch Pneumotachographen und Nasenmaske. Es wird vorgeschlagen, diese Verzögerung durch längere Schläuche für den Druckabgriff oder eine elektronische Verzögerung der Signalübertragung vom Druckmeßgerät auszugleichen, um phasengerechte Druck-Volumen-Stromkurven zu erhalten. Publikationen mit der Head-out-Plethysmographie gibt es bisher nur aus Toronto. Sie wird dort jedoch auch erfolgreich bei Kindern angewandt [58, 61, 62, 65, 159, 168, 272, 273, 302].

3.2.6 Oszillationsmethode

Schon seit Jahren wird über die Beschreibung und Vermessung des nasalen Widerstandes mittels der Oszillationsmethode berichtet, ohne daß bisher eine wesentliche Verbreitung dieser Methode erfolgt ist. Dabei wird der Atemstrom, der entweder über Mund oder Nase geführt ist, in Oszillationen von 2 bis etwa 30 Hz versetzt. Diese Oszillationen erzeugt man entweder durch kleine Pumpen oder auch durch Lautsprecher. Die Druckänderung wird dann nahe am Mundstück abgegriffen, wobei dort das Ausmaß an oszillatorischen Druckänderungen vom Luftwiderstand von Mund bzw. Nase abhängig ist [35, 123, 229, 314, 339, 377, 411]. Über eine Nasen- oder Mundmaske wird gleichzeitig der Luftstrom bestimmt. Der physikalische Meßvorgang basiert darauf, daß vor Nase oder Mund geräteseitig ein bekannter Widerstand gegeben ist, der zum Vergleich die Bestimmung des körpereigenen Widerstandes zuläßt [35]. Die Ermittlung des speziellen Nasenwiderstandes kann dann durch Subtraktion des nasalen gesamten Atemwegswiderstandes vom oralen gesamten Atemwegswiderstand erfolgen. Solche Geräte sind industriell für die oszillatorische Widerstandsmessung im pneumologischen Bereich im Angebot.

Eine neue Methode bestimmt den nasalen Atemwiderstand im Vergleich zum Atemwiderstand der unteren Luftwege mit einer vergleichbaren Methode allein über ein Mundansatzstück. Die unteren Luftwege werden hierbei ausgeschaltet, indem ein Valsalva-Manöver durchgeführt wird, so daß sich aus der Differenz des Gesamtwiderstandes und des Widerstandes unter Ausschluß der unteren Luftwege ein Maß für den nasalen Widerstand selbst bei oraler Messung ergeben soll [405]. Auf diese Weise kann man auch experimentell den nasalen Widerstand unter Anwendung verschiedener Atemgase bestimmen [399].

Bei diesen Methoden ist jedoch zu beachten, daß bei niedrigen Oszillationsfrequenzen Impedanzänderungen im Bereich des oberen Atemwegtraktes abhängig von der Muskelspannung entstehen können. Es geht Oszillationsenergie durch die Nachgiebigkeit der Wandstrukturen verloren. So muß der Patient bei diesen Untersuchungen gelegentlich aufgefordert werden, Backen und Mundboden durch Stabilisierung mit den Handflächen zu versteifen, um die Meßwerte nicht zu beeinflussen. Im Vergleich mit anderen Methoden der Nasenwiderstandsmessung sind die Möglichkeiten der Nasenwiderstandsdiagnostik mit dieser Oszillationsmethode durchaus aussichtsreich [35, 123, 377]. Prinzipiell erscheint sie trotzdem problematisch, weil die oszillatorisch bestimmte Atemwegsimpedanz, die von den Verhältnissen in den unteren Atemwegen mitbestimmt wird, Änderungen durch Spannungszustände in Pharynx, Larynx und sogar bis hinab auf bronchiales Niveau erfahren kann [314]. Problematisch ist auch, daß nicht das eigentlich gewünschte Phänomen der ruhigen Atmung, sondern einer ungewöhnlichen Oszillationssituation meßtechnisch erfaßt wird.

3.2.7 *Passive Rhinomanometrie*

Bei der passiven Rhinomanometrie wird nicht die Atmung des Patienten für die Messung ausgenutzt, sondern ein künstlich erzeugter Luftstrom durch die Nase geleitet, wobei ebenfalls die Druckdifferenz über die Nase bestimmt und zur Messung eines nasalen Widerstandes benutzt wird. Die passiven rhinomanometrischen Verfahren werden auch mit dem Kennwort „Fremdstrommessung" im Gegensatz zur „Eigenstrommessung" bei der aktiven anterioren und aktiven posterioren Rhinomanometrie charakterisiert.

Vermutlich wegen des höheren apparativen Aufwandes zur Erzeugung eines Luftstromes hat die passive Rhinomanometrie nur eine geringe Verbreitung er-

fahren. Bachmann erwähnt sie in seinem Buch über die Funktionsdiagnostik der behinderten Nasenatmung [191] lediglich im geschichtlichen Überblick mit Publikationen noch aus dem letzten Jahrhundert. Mit einem käuflich angebotenen System entstanden einige Publikationen. Es erzeugt einen Luftstrom von 250 ml/s, der über eine Maske der Nase zugeführt wird. Der hierfür notwendige Maskendruck wird dann bei weit geöffnetem Mund gemessen, so daß sich aus dem Atmosphärendruck, der hinter der Nase herrschen dürfte, und dem Maskendruck die Druckdifferenz ergibt, die für die Luftstromerzeugung und somit die Widerstandsberechnung erforderlich ist. Auf die Problematik eines velopharyngealen Abschlusses, der natürlich zu Druckerhöhungen führt, wird hingewiesen. Während einige Autoren mit dieser Methode nur unsichere Ergebnisse fanden [262], erzielten andere, auch im Vergleich zu alternativen rhinomanometrischen Verfahren, recht gut reproduzierbare Ergebnisse [131, 375, 403]. Mit einem anderen Gerät wird der Luftstrom über einen tubusartigen Schlauch der Nase zugeleitet, der im Nasenloch mit einem kleinen Ballon abgedichtet wird. Im vorderen Nasenlumen wird dann der notwendige Druck über einen zusätzlich eingeführten kleinen Meßschlauch bestimmt. Die Autoren erwähnen das Problem der Ankopplung an die Nase durch einen aufblasbaren Ballon mit einer entsprechenden Aufweitung der knorpeligen Nase, die fälschlich bessere Meßwerte vortäuscht [377].

Entscheidend für die geringe Verbreitung der Fremdstrommethode ist die schlecht abzuschätzende Abwehr des Patienten [8]. Nachteilig erscheint auch, daß mit den angegebenen Meßmethoden lediglich bei einem bestimmten Luftstrom der Nasenwiderstand bestimmt wird, während bei den Eigenstrommethoden der Übergang vom laminaren zum turbulenten Flow im Sinne einer dynamischen Untersuchung darstellbar ist [54].

3.2.8 *Rhinomanometrie mit Nasenkatheter*

Da sich sowohl bei der anterioren als auch bei der posterioren Rhinomanometrie technische und patientenseitige Probleme beim Abgriff des Druckes aus dem Nasenrachenraum ergeben, wurde die Möglichkeit erprobt, mit einem dünnen Katheter, der durch die Nase gelegt wird, den Druck im Nasenrachenraum zu messen [61, 62, 65, 159, 272, 273, 278]. In Toronto wurde eine Kindernährsonde mit einem Außendurchmesser von 2,4 mm benutzt, die am Ende auch seitliche Öffnungen besitzt. Diese Sonde wird mit einem lokalanästhetischen Gel bestrichen und entlang des Nasenbodens mit Distanzmarkierungen soweit eingeschoben, daß sie bei etwa 7–8 cm sicher im Nasenrachenraum liegt. Um eine Verstopfung der Sonde durch Nasenschleim zu verhindern, wird ein geringer Luftstrom durch die Sonde geleitet, der mit einer Pumpe so eingestellt wurde, daß er Druckmessungen nicht beeinträchtigt [62]. Diese Sonde wurde von den Patienten gut toleriert, sobald sie mit Pflasterstreifen am Gesicht fixiert war und nicht mehr zu mechanischen Irritationen führte. Sie kann für Messungen im Schlaf auch länger belassen werden. Durch Anwendung der posterioren oder anterioren Rhinomanometrie wurde belegt, daß die Lumeneinengung durch einen solchen feinen Katheter für die Nasenwiderstandsmessung unerheblich ist [61]. Reflektorische Nasenobstruktionen durch die intranasale Manipulation sind laut den Autoren selten. Durch fraktionierten Rückzug des Katheters in Zentimeterabständen wurde ein Widerstandprofil der Nase erstellt, welches erkennen ließ, daß der hauptsächliche nasale Widerstand im vorderen Nasenbereich zustande kommt [159].

Ähnliche Kathetermeßmethoden wurden unter weitergehenden atemphysiologischen Fragestellungen durchgeführt, wobei ein Katheter bis in den Ösophagus, den Oropharynx oder auch den supraglottischen Raum eingeführt wurde [369–371]. Auch diese Autoren verwenden im Meßkatheter einen Flow von 1 ml/s, um Verstopfungen vorzubeugen. Darüber hinaus können bei fortlaufender Kontrolle des Drucksignales Verstopfungen des Katheters oder sein Anliegen an Schleimhautfalten durch unplausible Überdruckverläufe leicht identifiziert werden.

Die Rhinomanometrie mit Nasenkatheter hat vermutlich wegen der Irritation durch die Meßsonde nach der Literaturresonanz jedoch keine wesentliche Verbreitung erfahren.

3.2.9 *Volumenflußkurven der Nase*

Für die pneumologisch bronchologische Diagnostik, vor allen Dingen im Kindesalter, wurde die Technik der Volumenflußkurven entwickelt. Hierbei wird ein normaler Atemvorgang durch einen Pneumotachographen gemessen. Aus diesen Meßwerten läßt sich neben dem Volumenstrom durch Integration über die Zeit dann auch das jeweils bewegte Atemvolumen bestimmen. Trägt man das bewegte Volumen auf der X-Achse und den Volumenstrom auf der Y-Achse auf, so entsteht bei einem Ein- und Ausatemvorgang eine in sich geschlossene Schleife, die im ersten Quadranten den Einatmungsvorgang, im 4. Quadranten den Ausatmungsvorgang beschreibt. Die Schleife wird um so breiter, je mehr Volumen bewegt wird, sie wird um so höher bzw. tiefer, je größer die inspiratorische bzw. exspiratorische Volumenströmung ist (Abb. 16). Mit dieser Methode lassen sich gerade im pneumologischen Bereich

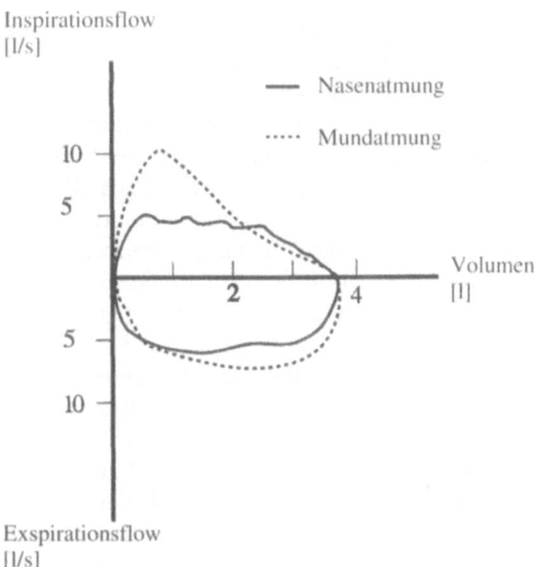

Abb. 16. Schemakurve einer nasalen und oralen Volumenflußmessung

z.B. asthmatische Exspirationsbehinderungen gut darstellen, aber auch z.B. das Atemmuster einer kindlichen Laryngomalazie durch sägezahnartige Kurven im Inspirationsschenkel. Diese Technik wurde auch für die Beschreibung nasaler Atmung angewendet [313]. Hierbei zeigte sich im Exspirationsschenkel eine typische Volumenstrombegrenzung im Vergleich zur Mundatmung. Diese ähnelt dem Vorschalten eines zusätzlichen Widerstandes bei der Mundatmung. Bei der nasalen Inspiration kamen jedoch dynamische Phänomene insofern zur Darstellung, als bei der aufgeforderten forcierten In- und Exspirationsbewegung Volumenstrombegrenzungen durch Kollaps der Nasenklappe deutlich wurden. In interindividuell sehr unterschiedlicher Art ließ sich dieses Phänomen durch mechanische Stabilisierung der Nasenklappe oder abschwellende Maßnahmen in der Nase beheben. Die Bestimmung von Volumenflußkurven verzichtet gänzlich auf einen Abgriff des strömungsverursachenden Druckes und ähnelt so in seiner theoretischen Überlegung der Spitzenflußmessung, da wesentliche Differenzen erst erkennbar werden, wenn der Patient zu einem maximalen Atemmanöver aufgefordert wird. In die rhinologische Literatur hat diese Meßmethode kaum Eingang gefunden. Sie hat den Nachteil, daß keine Druck-Fluß-Beziehung gemessen werden kann.

3.2.10 *Akustische Rhinometrie*

Neben der oszillatorischen Widerstandsmessung in der Nase existiert eine weitere Methode der Untersuchung des Naseninneren, ohne hierfür die Luftströmung in ihrer etwa physiologischen Geschwindigkeit und Frequenz zu benutzen. So wurde schon Ende der 70er Jahre die Methode der akustischen Vermessung der unteren Atemwege entwickelt. Nach Applikation eines kurzen Geräusches in das freie Lumen der Atemwege wird der aus den Atemwegen reflektierte Schall aufgezeichnet. Aus der Differenz des eingebrachten Schalls zum Schallecho kann nach digitaler Datenverarbeitung auf Atemwegsquerschnitte geschlossen werden. Damit läßt sich sogar errechnen, welcher Atemwegsquerschnitt in welcher Tiefe der Atemwege vorliegt [155]. Von einer dänischen Arbeitsgruppe wurde dieses ursprünglich an den unteren Atemwegen entwickeltes Prinzip auf die Nase übertragen [155].

Die Apparatur besteht prinzipiell aus einem 90 cm langen Rohr mit einem Innendurchmesser von 1,5 cm, welches durch einen Nasenadapter aus Messing oder Kunststoff luft- und schalldicht an ein Nasenloch angekoppelt wird. Kürzlich wurde eine technische Variante mit einer handlichen Länge von nur 24 cm angegeben [353]. Am körperfernen Ende dieses Rohres wird durch eine Funkenstrecke ein kurzes hörbares Geräusch erzeugt, welches ein Energiespektrum von etwa 150–10 kHz hat. Vor Eintritt in die Nase wird das erzeugte Geräusch von einem kleinen Mikrophon am Rohr aufgenommen. Das gleiche Mikrophon zeichnet dann auch den in das Rohr aus der Nase zurückgeworfenen Schall nochmals auf. Das Analogsignal des Mikrophons wird in einem entsprechend schnellen Wandler digitalisiert und gefiltert, so daß es in einem handelsüblichen Computer für die weitere Aufarbeitung zur Verfügung steht [179] (Abb. 17). Auf dem Bildschirm läßt sich dann eine Kurve darstellen, die auf der X-Achse die Schalleindringtiefe in die Nase darstellt und auf der Y-Achse die hierzu errechnete Querschnittsfläche. Es hat sich bewährt, für die Auftragung der Quer-

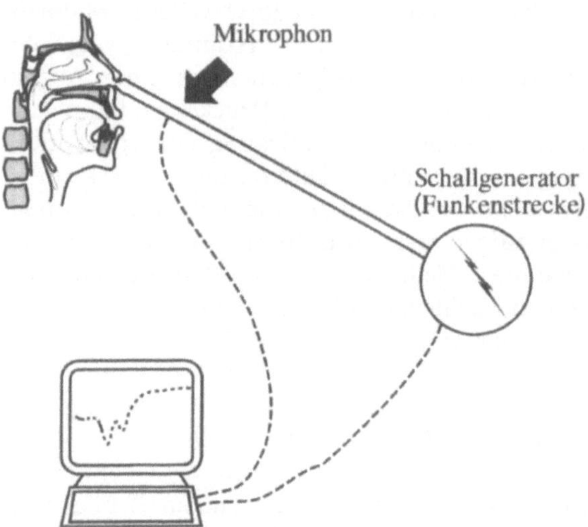

Abb. 17. Meßanordnung der akustischen Rhinometrie

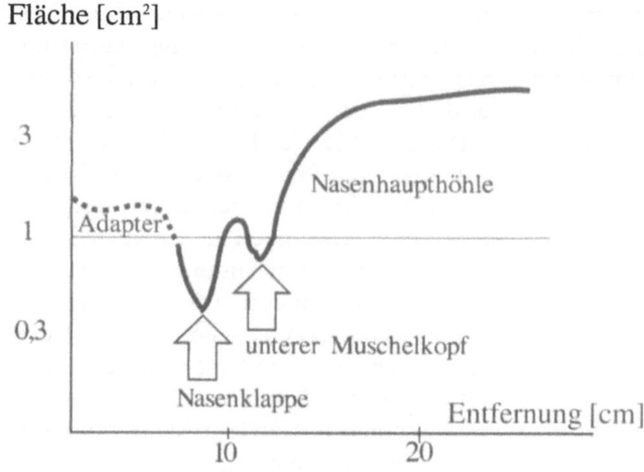

Abb. 18. Schematische typische Meßkurve der akustischen Rhinometrie

schnittsfläche einen logarithmischen Maßstab zu wählen. Abbildung 18 zeigt beispielhaft die Meßkurve einer akustischen Rhinometrie, wobei der Kurve geschätzte anatomische Landmarken zugeordnet sind. Die ansteigende Kurve der akustischen Rhinometrie gibt die Zunahme der Querschnittsfläche in Richtung der Schallausbreitung wieder. In welcher Richtung der Querschnitt sich erweitert, kann aus der Kurve nicht abgelesen werden, sondern lediglich auf der X-Achse die Tiefe in der Nase in Zentimetern. Nach dem nur wenige Sekunden dauernden Meßvorgang am Patienten erfolgt die Errechnung und Darstellung der Kurve auf dem Computerbildschirm innerhalb von weniger als 10 s.

Die Bildschirmdarstellung der Kurve ist in der Regel so angelegt, daß die ersten Zentimeter der Kurve einen zur X-Achse parallelen Verlauf erkennen lassen, da hier der Nasenadapter mit seiner konstanten Querschnittsfläche noch in die Abbildung einbezogen wird. Schon innerhalb der ersten Zentimeter der eigentlichen Meßstrecke stellt sich dann ein Minimum an Querschnittsfläche dar, welches nach entsprechenden Versuchen [155, 223] dem Bereich der Nasenklappe zugeordnet werden kann. Mit Bezug auf die Bezeichnung „Isthmus" für die Nasenklappe wurde diese nach unten gerichtete Zacke als I-Zacke bezeichnet. Innerhalb der nachfolgenden Zentimeter entsteht nach einem kurzfristigen Anstieg der Querschnittskurve wiederum ein Minimum, welches dem Kopf der unteren Nasenmuschel zuzuordnen ist. In Anlehnung an die Bezeichnung „Concha inferior" wurde dieses Minimum als C-Zacke bezeichnet [223]. Danach steigt die Querschnittskurve steil an, entsprechend der auch aus anatomischen Studien bekannten Zunahme des Nasenraumes in der Tiefe. Es ist davon auszugehen, daß etwa bis 7 cm ab Spitze des Nasenadapters eine Darstellung der

Nase erfolgt. Die Kurve der Querschnittsfläche wird von den handelsüblichen Geräten jedoch auch wesentlich weiter errechnet und aufgezeichnet [192]. Querschnittsflächen des Nasenrachenraumes [106], des velopharyngealen Überganges und theoretisch auch des Kehlkopfes werden erfaßt. Dieses führt dazu, daß z.B. Schlucken mit Bewegung des Gaumensegels oder auch ein Verschluß der Glottis Kurvenveränderungen erzeugen [444].

Die Zuordnung der I-Zacke zur Nasenklappe und der C-Zacke zum Kopf der unteren Muschel ließ sich dadurch erhärten, daß Maßnahmen, die Einflüsse auf den Schwellungszustand der Nasenschleimhaut haben, wie z.B. die Anwendung lokal abschwellender Medikamente oder allergologische Provokationsmaßnahmen wesentliche Änderungen nur an der C-Zacke erzeugten. Hierdurch ist wahrscheinlich zu machen, daß dort schwellfähiges Gewebe der Nasenmuschel besteht, während solche Reaktionen an der Nasenklappe entsprechend der I-Zacke nicht eintraten [135, 223].

Die Zuverlässigkeit der akustischen Rhinometrie wurde mit verschiedenen Methoden überprüft. So wurden Messungen in Leichennasen vorgenommen, die anschließend in einer Ebene entsprechend der Schallausbreitung geschnitten wurden. Die planimetrische Bestimmung der Lumenquerschnitte korrelierte hierbei gut mit der akustischen Messung [42, 246]. Derartige Versuche wurden auch mit Nasenmodellen nach entsprechenden Abgüssen aus Leichennasen vorgenommen [223].

Mit Hilfe der vergleichenden computertomographischen Schnittbildtechnik wurden ebenfalls gute Korrelationen gefunden [155]. Probleme ergaben sich im Detail dadurch, daß je nach Fenstereinstellung des CT-Gerätes die planimetrisch bestimmten Querschnittsflächen etwas differierten.

Eine weitere Validierung wurde dadurch versucht, daß nach wasserdichtem Verschluß der Nase durch einen Korken mit einem perforierenden Schlauch eine Flüssigkeit in die Nasenhöhle einer Versuchsperson eingefüllt wurde. In Bauchlage konnte der in der Nase erzeugte Wasserspiegel in etwa der Ausbreitung der Schallwellenfront angepaßt werden [155]. Durch Messung des hydrostatischen Druckes und des eingebrachten Flüssigkeitsvolumens läßt sich mit dieser Verdrängungsmethode ebenfalls auf Querschnittsflächen innerhalb der Nase schließen. Die Füllung der Nasenhöhle war in dieser Form soweit möglich, bis es zum Abfluß der Flüssigkeit um die Vomerhinterkante auf die andere Nasenseite kam. Möglicherweise auch durch Mitfüllung von akustisch nicht erreichbaren Anteilen der Nasennebenhöhlen war die nach dieser Methode bestimmte Querschnittsfläche größer als die zuvor beim gleichen Probanden akustisch gemessene Querschnittsfläche.

Durch wiederholte akustisch-rhinometrische Messungen nach Einbringen von kleinen Tonkügelchen wurde das Auflösungsvermögen der akustischen Rhinometrie mit etwa 3 mm Kugeldurchmesser bestimmt [156]. Eine andere Arbeitsgruppe fand mit Silikonkugeln in vivo jedoch erst eine sichere Detektierbarkeit ab etwa 5 mm Kugeldurchmesser [111].

Wie auch bei der Rhinomanometrie besteht eine methodisch kritische Zone in der Adaptation des Schallrohres an das Nasenloch. Wenn diese nicht luft- und schalldicht erfolgt, kommt es fälschlicherweise zu einer zu großen Querschnittsberechnung [444]. Erfolgt die Anpassung des Nasenadapters mit zu hohem mechanischen Druck, kommt es zur Verformung der knorpeligen Nase mit entsprechenden Meßartefakten. Während man anfangs mit 2 Größen von Nasenadaptern arbeitete [155], wurden später bis zu 7 verschiedene Adaptergrößen verwendet [223], um eine anatomiegerechte Anformung zu ermöglichen. Neuerdings werden auch gelartige Substanzen zu einer schalldichten Ankoppelung benützt [355]. Ein speziell geformter Adapter und die Kopffixierung durch eine Kinnstütze wurden ebenfalls empfohlen [353]. Wichtig für eine gute Reproduzierbarkeit scheint auch die Richtung zu sein, mit der das 90 cm lange Schallrohr in das Nasenlumen zielt. Ein Standardisierungsvorschlag wurde hier in der Form gegeben, daß das Schallrohr um 45° nach unten gegen eine Linie verkippt wird, die von der Unterkante der knöchernen Apertura piriformis bis zur Unterkante des äußeren Gehörganges angenommen wird. [246, 290].

In einem Nasenmodell hat man auch durch die seitliche Anbringung kleinster Mikrophone und Messung von zeitlichen Latenzen die Ausbreitungsform der Wellenfront innerhalb der Nase untersucht [223]. Für die akustisch-rhinometrische Messung bei Neugeborenen wurde ein spezielles Schallrohr mit halben Innendurchmesser und entsprechend kleinen Nasenadaptern verwendet [42]. Die Messung der akustischen Rhinometrie erscheint selbst an Neugeborenen praktikabel, wobei z.B. die Choanalatresie eine typische Kurvenform produzieren soll [223]. Die Eindringtiefe des Nasenadapters in das Nasenvestibulum ist auch für die Reproduzierbarkeit von Messungen wichtig. Es wurde vorgeschlagen, durch Markierung oder Anbringung eines Gummiringes diese für die Einzelperson festzulegen [111, 114].

Für den eigentlichen Meßvorgang wird von den Autoren entweder die Mundatmung [114] oder eine kurzfristige Apnoe empfohlen, da auch nicht bekannt ist, ob denkbare Atemgeräusche meßtechnische Störungen erzeugen könnten [111]. Wegen der Kürze des Meßgeräusches ergibt sich die Möglichkeit, während einer Nasenadaptation des Schallrohres innerhalb von wenigen Sekunden 5–7 Schallereignisse zu erzeugen und zu messen, so daß sodann auch innerhalb kürzester Zeit mehrere Kurven entstehen [223]. Daraus ergibt sich die Erkenntnis, daß die Meßgenauigkeit und Reproduzierbarkeit der Querschnittskurven mit der Tiefe innerhalb der Atemwege abnimmt [42, 444]. Dieses meßtechnische Problem wird vor allem dadurch erzeugt, daß besonders im vorderen Meßraum erhebliche Engstellen bestehen, die vom eingebrachten und reflektierten Schall überwunden werden müssen. Hinter erheblichen Engstellen im Atemwegslumen besteht die Tendenz zur Unterschätzung der dahintergelegenen Querschnittsfläche [135, 341, 444]. Auf die logarithmische Auftragung der Querschnittsfläche auf der Y-Achse ist in diesem Zusammenhang nochmals hinzuweisen. Es wurde auch empfohlen, eine Meßsitzung mit mehreren neuen Adaptationen des Ansatzrohres an die Nase vorzunehmen [114] und so unter Ausschluß von Meßartefakten aus mehreren Messungen die für den Patienten typische Kurve festzulegen [136]. Bei derart kritischer Anwendung erscheint eine gute Reproduzierbarkeit der Ergebnisse mit dem Nachweis physiologischer und pathologischer Engstellen gewährleistet.

Bewertung: Mit der akustischen Rhinometrie wird eine anatomische Vermessung des Naseninneren mit Nachweis physiologischer und pathologischer Engstellen möglich. Eine Funktionsprüfung durch Messung der Luftdurchgängigkeit wie bei den verschiedenen Formen der Rhinomanometrie wird nicht erreicht. Ein Vorteil der akustischen Rhinometrie ist jedoch darin zu sehen, daß die für die Atemströmung relevanten Engstellen vermessen werden können und vor allen Dingen auch bezogen auf die Tiefe der Nasenhöhle lokalisierbar sind. Die gute Plausibilität zwischen einer solchen Messung und dem klinischen Befund wird betont [223] und zur Therapieplanung empfohlen.

Es bestehen Vorbehalte dagegen, die Meßkurve der akustischen Rhinometrie in Zahlen zu fassen, um sie hiermit zu charakterisieren. Wie auch bei der zahlenmäßigen Beschreibung eines Tonschwellenaudiogrammes oder einer rhinomanometrischen Kurve würden leicht wichtige Detailinformationen verlorengehen.

Viele Autoren sind jedoch aus wissenschaftlichen Gründen bemüht, ein Zahlenmaß für die akustische Rhinometrie zu definieren. Aus aerodynamischen Erwägungen bietet es sich an, den minimalen Atemwegsquerschnitt zu erfassen, was auch am häufigsten erfolgt [135, 136, 156, 223, 366, 392]. Gemessen an einem Punktesystem zur subjektiven Bewertung der Nasenluftdurchgängigkeit zeigte sich eine gute Korrelation [135]. Die zusätzliche Bestimmung des zweiten Querschnittsminimums am Kopf der unteren Muschel und vor allen Dingen des freien Atemwegsvolumens zwischen diesen beiden Minima wurde erwogen. Dies läßt sich rechnerisch einfach durch eine Integration der Fläche unter der Kurve zwischen diesen beiden Minima bestimmen [392]. Eine Mittelung über die anzunehmende Gesamtlänge der Nase wurde vorgeschlagen [340] wie auch eine Bestimmung des Nasenvolumens der entsprechenden Seite, wobei jedoch eine geschätzte Festlegung der Tiefe auf der X-Achse erfolgen muß, da gerade der Choanalbereich aus der Meßkurve nicht mit Sicherheit abgelesen werden kann [340, 341]. Bemerkenswerterweise besteht eine ungünstige Korrelation zwischen der subjektiven Einschätzung der Nasenluftdurchgängigkeit und dem totalen Nasenvolumen [135].

Für manche Untersuchungen bietet sich die akustische Rhinometrie deswegen besonders an, weil Querschnittsänderungen des Nasenlumens in speziellen Nasenbereichen erfaßt werden können.

So kann durch die Bestimmung einer Volumenänderung in einem definierten Tiefenbereich hinter der C-Zacke gezielt die Reaktion der Muscheln z.B. auf eine allergische Provokation [156, 221, 341], auf pharmakologische Einflüsse [9], auf Abkühlungen der Haut [231, 444], auf die Körperlage [192, 290] wie auch den nasalen Zyklus dargestellt werden [111].

Insgesamt kann die akustische Rhinometrie als eine interessante Ergänzung für den Rhinologen angesehen werden. Sie ersetzt nicht die Funktionsdiagnostik der Rhinomanometrie und der sorgfältigen Inspektion.

3.2.11 *Subjektive Bewertungssysteme*

Um ärztliche Aspekte in die wissenschaftliche Betrachtung nasaler Luftdurchgängigkeit mit einzubeziehen, wurden unterschiedliche subjektive Bewertungssysteme für rhinologische Symptome entwickelt. Diese reichen von ganz einfachen Fragestellungen, ob die Nasenatmung gut oder schlecht sei [135], bis zu komplizierten Punktwertsystemen. Hier gibt es Fragetechniken zur Nasenatmung, die zwischen den Endpunkten ganz stark behinderter Nasenatmung und völlig freier Nasenatmung unterschiedliche Möglichkeiten der Graduierung zulassen. Der Vorteil eines dreistufigen Punktesystems [168] liegt darin, daß zwischen den recht eindeutig bestimmbaren Endpunkten der Beurteilung nur noch ein Zwischenwert liegt. Werden mehrstufige Systeme angewendet [214, 215, 280, 392], so müssen die dazwischenliegenden Abstufungen mit Texten hinterlegt werden, die für den Patienten plausibel und verständlich sind. In den meisten Studien wird dann das Punktesystem bewertet, damit so die subjektive Empfindung des Patienten durch eine skalare Größe beschrieben werden kann.

Eine andere Möglichkeit der Einschätzung, die auch in Studien der Psychologie häufig angewendet wird, ist die visuelle Analogskala [2, 31, 110, 186, 366, 440]. Hier wird auf einer meist 10 cm langen Strecke ein Endpunkt mit schlechter und ein Endpunkt mit guter Nasenatmung bezeichnet. Der Patient markiert dann innerhalb dieser Strecke seine subjektive Empfindung, wobei er in der Regel nicht durch eine Unterteilung der Skala in seiner Abschätzung unterstützt wird. Gemessen von einem Endpunkt der Skala läßt sich dann die Position der Einschätzungsmarkierung des Probanden als Streckenmeßwert bestimmen. Der Vorteil dieses Systems liegt darin, daß eine Klassierung der Einschätzung nicht erfolgen muß und deshalb die „Auflösung" dieser Meßmethode als höher eingeschätzt werden kann. Andererseits werden dem Patienten innerhalb des Beurteilungsspielraumes keine definierten Schwellenwerte als Hilfe gegeben. Da diese jedoch bei subjektiver Einschätzung der Nasenatmung kaum formulierbar sind, ist die Verwendung einer visuellen Analogskala für die Einschätzung der Nasenatmung eine plausible Methode.

Manche Untersucher [214, 366, 440] lassen den Patienten eine Nasenseite mit dem Finger verschließen, um dann eine Nasenatmungseinschätzung seitengetrennt vornehmen zu können. Wie bei jeder seitengetrennten Einschätzung ist der Effekt des nasalen Zyklus zu beachten. Durch Mittelwertbildung der seitengetrennten Einschätzung wird ein repräsentativer Wert für die Gesamtnase ermittelt [214].

Ein weiterer Aspekt subjektiver Einschätzung der Nasenatmung kann darin gesehen werden, daß der Patient befragt wird, wie er seine Nasenatmung unter Belastung oder auch im Liegen empfindet. Die Frage nach dem Schnarchen schließt wesentliche andere Einflußfaktoren mit ein und ist hinsichtlich der Luftdurchgängigkeit nur mit Vorbehalt zu werten [214].

Teilweise werden in subjektiven Einschätzungssystemen auch andere rhinologische Symptome mit einbezogen wie Nasenlaufen, Niesreiz, Schleimentleerung in den Rachen, Notwendigkeit von Naseputzen, Kitzeln in der Nase, Krustenbildungen und Riechvermögen [162, 168, 181, 230, 265, 296, 384]. Ein Fragebogensystem kann noch verfeinert werden, indem nicht nur prinzipiell nach Symptomen gefragt wird, sondern auch nach deren Häufigkeit und Dauer [296].

Subjektive Bewertungssysteme sind gerade in der klinischen Rhinologie wichtig, um die ärztlichen Aspekte wissenschaftlicher Tätigkeiten nicht aus dem Auge zu verlieren. Diesem Aspekt sollte deshalb gleiche Aufmerksamkeit und Kritik gewidmet werden wie den technischen Meßverfahren.

3.2.12 Vergleich unterschiedlicher Methoden zur Abschätzung der nasalen Luftdurchgängigkeit

In den vorangegangenen Abschnitten wurden unterschiedlichste Methoden zur Abschätzung und Messung des nasalen Luftwiderstandes angegeben. Deshalb sind Studien, die diese Methoden miteinander vergleichen, von besonderem Interesse. Tabelle 1 gibt eine Übersicht über derartige Publikationen.

Zu betonen ist, daß Methoden wie die anteriore Rhinomanometrie, die aktive posteriore Rhinomanometrie und die passive anteriore Rhinomanometrie Meßwerte erfassen, die, gegründet auf aerodynamische Berechnungsmethoden, einen nasalen Luftwiderstand als Ergebnis liefern. Die Vergleichbarkeit dieser errechneten Luftwiderstände ist mathematisch-statistisch

Tabelle 1. Übersicht über Studien, die Methoden zur Abschätzung des Nasenluftwiderstandes vergleichen

	AAR	APR	PAR	AKUST	OSCILL	PEAKFL	SUBJ	OBJ
Austin et al. [9]		+		+				
Berdel et al. [35]	+	+			+			
Cole et al. [61]	+	+						
Georgitis et al. [123]	+	+			+			
Gleeson et al. [129]		+	+			+	+	
Gordts et al. [131]	+	+	+					
Huygen et al. [166]	+							+
Hilberg et al. [155]	+			+				
Holmström et al. [163]	+					+		
Jones et al. [187]	+	+				+		
McCaffrey et al. [247]	+						+	
Naito et al. [276]		+/+						
Pinkpank [317]	+						+	+
Pallanch et al. [298]	+						+	+
Schmäl et al. [366]	+			+		+	+	
Steurer et al. [392]	+			+			+	+
Shelton et al. [376, 377]	+	+	+		+			
Viani et al. [415]	+					+		

AAR Aktive anteriore Rhinomanometrie, *APR* Aktive posteriore Rhinomanometrie, *PAR* Passive anteriore Rhinomanometrie, *AKUST* Akustische Rhinometrie; *OSCILL* Oszillatorische Nasenwiderstandsmessung, *PEAKFL* Spitzenflußmessung in der Nase, *SUBJ* Subjektive Bewertungssysteme, *OBJ* Bewertungssysteme aufgrund klinischer Inspektionsbefunde.

einfach. Schwieriger wird es, wenn z.B. die Spitzenflußmessung bewertet werden soll, da diese mit einem maximalen Volumenstrom pro Zeiteinheit eine völlig andere Meßwertdimension liefert. Mit der Oszillationsmethode werden Luftwiderstandswerte errechnet, die jedoch auf einem völlig anderen physikalischen Meßprinzip beruhen. Auch die Vermessung der inneren Nasenhöhle mit der akustischen Rhinometrie liefert zunächst nur eine Kurve. Wie erwähnt (s. Abschn. 3.2.10), ergeben sich unterschiedliche Möglichkeiten, diese Kurve in eine statistisch vergleichbare Zahl zu fassen, wobei der am häufigsten angewendete und wahrscheinlich auch aerodynamisch am besten zu begründende Wert der des minimal gemessenen Querschnittes ist. Will man Korrelationen zu subjektiven Symptombewertungen durch den Patienten oder Punktewertsystemen aus einer Untersuchung ziehen, so muß die Zusammenstellung und Bewertung des Punktesystemes als Fehlermöglichkeit in die Korrelationsbewertung eingehen.

Aus der Zusammenschau all dieser Vergleichsstudien resultiert die Erkenntnis, daß die aktive anteriore Rhinomanometrie als eine sichere und für den klinischen Bedarf gut reproduzierbare Methode anzusehen ist. Auch die seltener durchgeführte passive anteriore Rhinomanometrie [129, 131, 377] ergibt gut reproduzierbare und zu anderen Methoden korrelierbare Werte. Luftwegswiderstände, die mit der aktiven posterioren Rhinomanometrie gemessen werden, liegen durchgehend höher als die Werte, die bei gleichen Personen mit der aktiven anterioren Rhinomanometrie bestimmt wurden. Die Autoren vermuten, daß durch den Druckabgriff über den Mund letztendlich doch ein zusätzlicher Luftwegswiderstand im Nasenrachenraum mitbestimmt wird [131, 187, 376]. Interessant erscheint, daß die Studien, die Spitzenflußmessungen mit anderen Methoden verglichen, nahezu durchgehend zu dem Ergebnis kommen, daß mit der sehr einfachen und billigen Methode der Spitzenflußmessung ausgesprochen valide Vergleichswerte bestimmt werden können [129, 163, 187, 366, 415]. Auch die wenigen Studien, welche sich mit der Oszillationsmethode befassen [35, 123, 377], berichten über jeweils gute Korrelationen zu den traditionellen Eigenstrommeßmethoden.

In der Bewertung der akustischen Rhinometrie ergibt sich aus mehreren Untersuchungen, daß der Meßwert, der beste Korrelationen zu anderen Eigenstromverfahren liefert, der minimale gemessene Nasenquerschnitt ist, der in der Regel im Bereich der Isthmuszacke, selten im Bereich der Conchazacke vorliegt [9, 155, 366, 392]. Trotz des gänzlich anderen physikalischen Meßprinzipes wird über vergleichsweise gute Korrelation berichtet. In einigen Studien wurde auch durch eine subjektive Symptomeinschätzung über Punktewertsysteme oder visuelle Analogskalen ein Vergleich zu technischen Meßmethoden versucht [129, 298, 317, 366, 392].

Ein Großteil der Autoren berichtet über eine brauchbare Korrelation zwischen der subjektiven Nasenatmungsempfindung und den technischen Meßwerten. Das aus der Klinik bekannte Dilemma kommt jedoch darin zum Ausdruck, daß Studien, die einen Vergleich zu endonasalen Befunden versuchen, häufig über eine ausgesprochen schlechte Korrelation berichten [166, 298, 317, 392]. So ergaben sich selbst bei Kindern Probleme in der Abschätzung der Indikationsstellung für eine Adenotomie [299]. Trotz ausgefeilter Untersuchungstechniken und Punktewertsystemen mißlingt es offensichtlich doch, die Strömungsbehinderung aufgrund rhinoskopischer oder endoskopischer Befunde in feineren Abstufungen abzuschätzen. Natürlich besteht erhebliche Sicherheit bei ausgeprägten Strömungsbehinderungen durch nahezu komplett verlegte Nasenhaupthöhlen [166]. Detaillierte und ohne weiteres meßbare Unterschiede in der Nasenluftdurchgängigkeit sind jedoch bei der klinischen Untersuchung durch alleinige Inspektion schwer zu erfassen.

Da sich der HNO-Arzt sicherlich auf seinen eigenen Eindruck bei der Nasenuntersuchung eher verläßt als auf technische Meßmethoden, führt diese schlechte Korrelation zwischen objektivem anatomischen Befund und technischer Messung der Luftdurchgängigkeit dazu, daß im klinischen Alltag die technischen Meßbefunde mit Verweis auf methodische Fehlermöglichkeiten eher in Zweifel gezogen werden als der subjektive Eindruck aus sichtbaren Befunden. Es bleibt aber die Frage zu stellen, ob diese Gewichtung gerechtfertigt ist. Die gute Korrelation zwischen subjektiven Bewertungssystemen und den technischen Meßmethoden der Nasenluftdurchgängigkeit läßt den Eindruck aufkommen, daß die Fehlermöglichkeiten in der Abschätzung der Luftdurchgängigkeit aufgrund des Spiegelbefundes höher sind und man sich in der Einschätzung der Luftdurchgängigkeit besser auf die korrekt durchgeführte technische Meßmethode verlassen sollte.

In einer vergleichbaren Situation der Beurteilung des Hörvermögens in der audiologischen Bewertung, trotz denkbarer Fehler in der akustischen Abschirmung des Raumes und Kalibrierung sowie anderen methodischen Fehlern der Audiometrie, verlassen wir uns eher auf ton- und sprachaudiometrische Verfahren als auf die Hörweitenprüfung.

3.2.13 Reproduzierbarkeit

Für die Bewertung einer Untersuchungsmethode spielt die Reproduzierbarkeit von Meßwerten eine bedeutende Rolle. Einige Studien bringen zum Ausdruck, daß durch die patientenseitigen methodischen Probleme die aktive posteriore Rhinomanometrie eine nur sehr eingeschränkte Reproduzierbarkeit zeigt [123, 131, 376]. Eine brauchbare Konstanz der Meßwerte ließ sich eher bei der aktiven anterioren Rhinomanometrie erreichen [123]. Bei sorgfältiger Anwendung soll auch die akustische und oszillatorische Methode eine gute Reproduzierbarkeit aufweisen [155, 377], die teilweise sogar besser sein soll als die der aktiven anterioren Methode [155]. Über die Konstanz der Ergebnisse der oszillatorischen Methode sind jedoch auch kritische Berichte veröffentlicht worden [163]. Bei longitudinalen Untersuchungen der Bronchialwiderstände aus dem pneumologischen Bereich seien Abweichungen der Resistancewerte bei Reproduzierbarkeituntersuchungen von 10–20% zu erwarten. In dem Bereich der unteren Atemwege sei nach klinischer Einschätzung erst eine Abweichung von 40% als relevant anzusehen [376].

3.2.14 Normalwerte in der Rhinomanometrie und akustischen Rhinometrie

In einigen systematischen Studien an gesunden Probanden wurde versucht, Zahlen zum Nasenluftwiderstand bei Normalpersonen zu ermitteln. Hierbei wurde im wesentlichen nach den Vorstellungen des Internationalen Komitees zur Standardisierung in der Rhinomanometrie vorgegangen [55]. Das bedeutet, daß die Volumenstromablesung bei 150 Pa für die aktive anteriore Rhinomanometrie erfolgt und die Ermittlung des nasalen Widerstandes nach der Formel R = D/V unter Annahme laminarer Flußbedingungen durchgeführt wird. In Japan führt man ungewöhnlicherweise repräsentative Ablesungen bei einer Druckdifferenz von 100 Pa durch [279]. Mehrfach wird darauf hingewiesen, daß das Internationale Komitee für die Standardisierung in der Rhinomanometrie keine Empfehlung abgegeben hat, ob eine Messung anhand der inspiratorischen oder exspiratorischen Kennwerte durchgeführt werden soll [195, 236]. Mehrere Untersucher fanden, daß diesbezüglich deutliche Differenzen bestehen und vor allen Dingen in der Exspiration geringfügig höhere Nasenluftwiderstandswerte gemessen werden [195, 236, 376, 415].

Grundsätzlich ist zur Ermittlung von Normalwerten zu bemerken, daß die Beschreibung eines normalen Kollektives auf Probleme stößt [247]. Manche Patienten bezeichnen ihre Nasenatmung als behindert und zeigen Meßwerte, die erfahrungsgemäß innerhalb des Normalbereichs lägen, andere Patienten zeigen eine geradezu inverse Konstellation [195]. Bei ausgedehnteren Messerien fiel deshalb auf, daß die Kurve einer normalen Nasenwiderstandsverteilung keine Gauss-Normalverteilung zeigt, sondern eine ausgeprägte

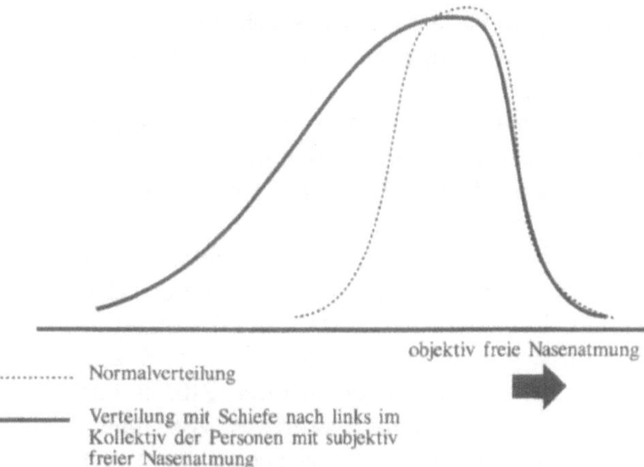

Abb. 19. Abweichung der objektiven Nasenluftdurchgängigkeit von der subjektiven Einschätzung eines Normalkollektivs

Schiefe zu den höheren Widerstandswerten hin aufweist (Abb. 19) [185]. Etliche Patienten akzeptieren offensichtlich hohe Widerstandswerte als normal. Ethnische Unterschiede und Beziehungen zur äußeren Nasenform bestehen offensichtlich nur in geringem Maße [46, 389]. Der Normalwert des Nasenwiderstandes zeigt eine Altersabhängigkeit in dem Sinne, daß bei jungen Kindern der Nasenwiderstandswert höher ist [59, 302]. Es wurde auch eine Abhängigkeit von der Körpergröße dargelegt [236].

Die Dimension des Nasenwiderstandes wird unter Benutzung von SI-Einheiten (Einheiten des „système international" unter Verwendung von Meter, Sekunde und Gramm) angegeben:

$$\frac{\text{Pa} \cdot \text{s}}{\text{ml}} = \frac{\text{kPa} \cdot \text{s}}{\text{l}}.$$

Die Ermittlung des Gesamtnasenwiderstandes muß aus dem Nasenwiderstand der rechten Seite und dem Nasenwiderstand der linken Seite nach der Formel für parallele Widerstände so erfolgen, daß der Reziprokwert des Gesamtwiderstandes aus der Addition des Reziprokwertes der rechten Seite und dem Reziprokwert der linken Seite errechnet wird. Eine Umformung dieser Gleichung zeigt die Beziehung aufgelöst nach dem Gesamtwiderstand in der Form:

$$\frac{1}{R_{gesamt}} = \frac{1}{R_{rechts}} + \frac{1}{R_{links}} \Leftrightarrow R_{gesamt} = \frac{R_{rechts} \cdot R_{links}}{R_{rechts} + R_{links}}.$$

Unter diesen Bedingungen ergeben sich für die aktive anteriore Rhinomanometrie Widerstandwerte von 0,25–0,32 für die Inspiration und 0,27–0,34 für die Exspiration bei einem Kollektiv von 101 nasengesunden Patienten [376]. Aus 30 Probanden wurden in einer anderen Untersuchung Werte von inspiratorisch 0,392 und exspiratorisch 0,419 [415] gewonnen. Die Bestimmung aus 59 Patienten [185] ergab Werte zwischen 0,2 und 0,4. Diese Angaben beziehen sich jeweils auf den gesamten nasalen Widerstand.

Die Normalwerte aktiver posteriorer Rhinomanometrie liegen bekanntermaßen etwas höher, wobei gemutmaßt wird, daß durch den Druckabgriff im Oropharynx noch ein Zusatzwiderstand des Nasenrachen und velopharyngealen Überganges mitbestimmt wird. Auch hier zeigt sich ein höherer Widerstandswert bei Exspiration. Die Werte werden für Inspiration bei 0,29–0,35, für Exspiration bei 0,28–0,38 angegeben [376]. Mittels aktiver posteriorer Rhinomanometrie wurde in einem großen Kollektiv von Jugendlichen (n = 986) eine Alterskurve dargelegt, die zeigt, daß der gesamte nasale Widerstand von etwa 0,35 im 3. Lebensjahr auf Werte von 0,21 im 17. Lebensjahr abfällt. Pathologische Werte wurden mit 0,5–1,5 angegeben [302].

Normalwerte akustischer Rhinomanometrie sind in 2 größeren Studien bestimmt worden, die 134 [221] bzw. 82 [136] Probanden umfaßten. Der typische Kennwert des minimalen Querschnittes einer Nasenseite wird in beiden Studien bei etwa 0,72–0,73 cm² bestimmt. Dieser Wert wurde vorn in der Nase entsprechend der I-Zacke bei etwa 1,3 cm Tiefe ab Nasenadapter gemessen [221]. In der Zacke, die den Bereich des unteren Muschelkopfes beschreibt, wurden Querschnittswerte von etwa 1,1 cm² bestimmt [221]. Der addierte minimale Querschnitt einer „normalen" Nase liegt also etwa bei 1,46 cm² [136]. Erwähnenswert ist auch, daß der gesamte Rauminhalt der Nase, gemessen in einem Abstand bis zu 7 cm ab Adapterspitze, mit 22,6 ml angegeben wird. Dieser Wert steigert sich auf 31,0 ml durch lokal abschwellende Maßnahmen [136].

Von Interesse sind die Messungen akustischer Rhinomanometrie, die an 10 Neugeborenen durchgeführt wurden [42]. Neugeborene zeigen einen einseitig gemessenen minimalen Nasenquerschnitt von 0,096 cm², bei beidseitigen Messungen ergaben sich Werte von etwa 0,19 cm². Mit den Vorbehalten der akustischen Meßtechnik wurde bei den gleichen Kindern die Gesamtfläche der Choane bereits mit 0,57 cm² bestimmt. Das einseitige durchschnittliche nasale Volumen bei Neugeborenen wurde mit 0,87 ml gemessen.

4 Klimatisierungsfunktion der Nase

Eine wesentliche Funktion der Nase besteht darin, die Einatmungsluft anzufeuchten, sie anzuwärmen und von Aerosolen und Stäuben zu reinigen. Die Anatomie der Nase mit der Oberflächenvergrößerung durch die komplizierte Struktur der lateralen Nasenwand, die Auffächerung des Luftweges mit erheblicher Oberflächenvergrößerung bei gleichbleibender Querschnitts-

fläche, der Diffusoreffekt der Nasenklappe, die der Nasenhaupthöhle vorgeschaltet ist, und die reichliche Blutversorgung der Nasenschleimhaut weisen alle auf diese Funktionsbestimmung hin. Es ist für die physiologische Funktion der Lunge wichtig, daß die Einatmungsluft in etwa Körperwärme und eine relative Feuchte über 90% erreicht. Der bronchopulmonale Reinigungsmechanismus des mukoziliaren Transportes ist in seiner korrekten Funktion von einer hohen Luftfeuchtigkeit abhängig [332]. Die klinische Erkenntnis mit teilweise langfristigem Überleben Tracheotomierter und Laryngektomierter beweist allerdings, daß diese Bedingungen nicht vital notwendig sind. Die Anfälligkeit für bronchopulmonale Erkrankungen bei diesen Patienten läßt jedoch die Bedeutung der Klimatisierungsfunktion der Nase erkennen.

4.1 Physiologische Vorbemerkungen

Durch Temperaturmessungen im Nasenrachen, Oround Hypopharynx und auch der Trachea konnte ermittelt werden, daß die Temperatur im Nasopharynx durchschnittlich 30 °C erreicht und auf Höhe des Kehlkopfes bereits auf durchschnittlich 33 °C erwärmt ist [97, 174]. Selbst bei Einatmung von Luft um −12 °C wird bereits im Nasenrachenraum eine Temperatur von +25 °C gemessen [93]. Diese Erwärmungsleistung während eines Einatmungszyklus auf der etwa 7 cm langen Strecke der Nase und einer Kontaktzeit von deutlich weniger als 1 s muß als eine außerordentliche biologische Leistung angesehen werden. Parallel zur Anwärmung erfolgt eine effektive Anfeuchtung der Einatmungsluft, wobei bereits im Nasenrachen in der Regel Wasserdampfsättigungen von über 90% erreicht werden [205]. Erwärmte Luft ist im wesentlich höheren Maße in der Lage, Feuchtigkeit aufzunehmen als kältere. Es muß somit angesichts der parallelen Erwärmung der Inspirationsluft eine erhebliche Wassermenge angeboten werden, um derart hohe Ausmaße an relativer Feuchte erreichen zu können. Die Inspirationsluft mischt sich bei Erreichen der Lunge mit den Luftvolumina des Totraumes und der Residualkapazität, die beide Körpertemperatur und hohe relative Feuchte haben. Entscheidend ist, daß bei der Exspiration durch die Nase eine Rückgewinnung von Feuchte und Wärmemenge erfolgt. Die Oberflächentemperatur der Nasenschleimhaut liegt bei etwa 32 °C, so daß durch das Vorbeistreichen der Luft mit Körpertemperatur analog zur inspiratorischen Erwärmung jetzt eine Wärmerückgewinnung erfolgen kann. Auch bei der Exspiration fand sich eine Temperaturdifferenz von 35 °C im Pharynx zu 32 °C am Naseneingang als Hinweis auf diese Rückgewinnung an Wärmemenge [56]. Da die exspiratorische wasserdampfgesättigte Luft an der re-

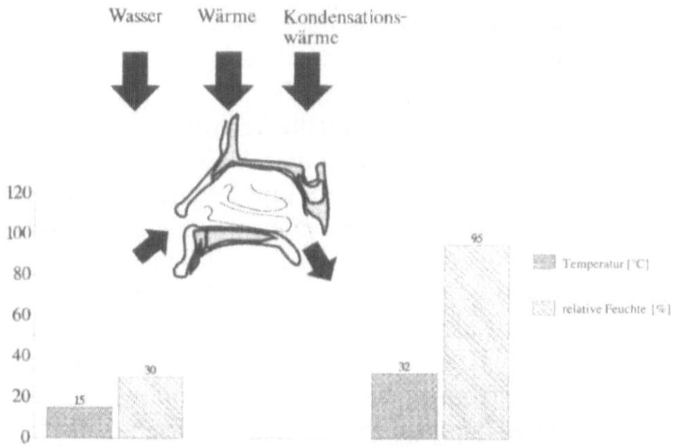

Abb. 20. Phänomene des Wasser- und Temperaturhaushaltes der Nase bei Inspiration (schematisch)

lativ kühleren Nasenschleimhaut entlangströmt, kommt es durch Kondensation ebenfalls zu einer Rückgewinnung an Feuchtigkeit. Wegen der Luftabkühlung besteht in der Ausatmungsluft jedoch weiterhin eine relative Feuchte von über 90%. Der Temperaturhaushalt der Nase wird weiterhin dadurch belastet, daß für das Angebot von Flüssigkeit an die durchströmende Luft ein Defizit an Verdunstungswärme entsteht [205]. Mathematische und physikalische Modellüberlegungen bestätigen diese experimentell gewonnen Erkenntnisse [364, 409] (Abb. 20 und 21).

Das ungewöhnliche experimentelle Atemmuster nasaler Inspiration und oraler Exspiration führt zu einem unphysiologischen Wärmedefizit im Nasenhaushalt, welches durch eine erhebliche Schleimhautanschwellung beantwortet wird [389]. Die Klimatisierungsfunktion der Nase wirkt jedoch auch invers, d.h. die Nasenschleimhaut ist auch in der Lage, Luft, die mit mehr als Körpertemperatur in die Nase gerät, abzukühlen. Dies geschieht z.B. bei der therapeutischen

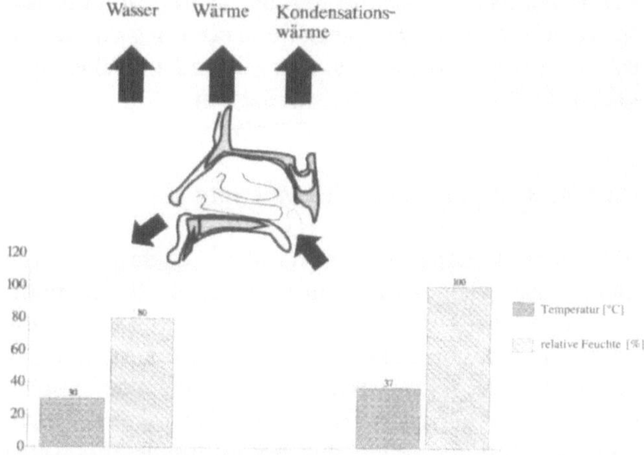

Abb. 21. Phänomene des Wasser- und Temperaturhaushaltes der Nase bei Exspiration (schematisch)

Warminhalation sowie dem Aufenthalt in warmen und heißen Umgebungsverhältnissen bis hin zur Sauna. Hier wird das temperaturempfindliche Nasenepithel durch effektive Luftabkühlung geschützt [79].

Phylogenetische Überlegungen zur Formgebung der Nase, z.B. bei Wüstenbewohnern, lassen entsprechende Adaptationsreaktionen an die ungewöhnlichen Klimaverhältnisse erkennen [178]. So kommt es gerade bei Wüstenbewohnern zu einer ausgeprägten Feuchtigkeitsrückgewinnung bei Exspiration. In einem Rechenmodell ließ sich ermitteln, daß ein Erwachsener unter Raumbedingungen etwa 300–400 ml Wasser und 250–350 kcal in 24 h durch die Ausatmungsluft verliert [56].

Die Reinigungsfunktion der Nase ist technisch schwer zu bestimmen. Die Turbulenz in der Nase führt zu einem innigen Schleimhautkontakt, wobei die Adsorption von Partikeln durch die feuchte Schleimhautoberfläche und möglicherweise auch durch elektrostatische Effekte gefördert wird [205].

Vor allen Dingen die Klimatisierungsfunktion mit Wärme- und Feuchtigkeitsaustausch ist an eine leistungsfähige Durchblutung der Nasenschleimhaut gebunden, die bekanntermaßen durch die hohe Vaskularisation besonders im Bereich der Nasenmuschelschwellgewebe realisiert ist.

4.2 Diagnostische Methoden

Im Vergleich zu den differenzierten Techniken zu Luftströmungsmessungen in der Nase sind Methoden zur Bestimmung der Klimatisierungsfunktion wenig entwickelt und in der Praxis nahezu unbekannt. Gerade die Quantifizierung der Feuchtigkeitsverhältnisse in der Nase muß jedoch als klinisch wichtig angesehen werden, da die Perzeption des Ausmaßes der Nasenatmung von den Feuchtigkeitsverhältnissen in der Nase abhängt. Wie bereits erwähnt (s. Abschn. 3.1), liegen Atemstromrezeptoren in der Nase nicht vor. Das Ausmaß des nasalen Luftstromes wird vielmehr subjektiv durch den Temperaturabfall der Verdunstungskälte bei Inspiration abgeschätzt. Daß ein Patient mit einer trockenen Nase trotz guter rhinomanometrischer Meßwerte subjektiv eine behinderte Nasenatmung beklagt, ist klinisch bekannt und so verständlich. Um so wichtiger erscheinen praktikable Methoden zur Feuchtigkeitsabschätzung.

Das Verfahren des Glatzel-Spiegels ist letztendlich ein hygrometrisches Verfahren. Bei Exspiration erzeugt der feuchtwarme Luftstrom vor dem Nasenloch auf einer relativ kühleren Platte einen sichtbaren Niederschlag, der in seinen Ausmaßen in Analogie zur Nasenluftdurchgängigkeit gesehen wird. Einflußvariable für die Größe dieses Niederschlagsfleckes sind jedoch auch die relative Feuchtigkeit der Ausatmungsluft, die Temperatur der Ausatmungsluft, die Haltung der Platte in Beziehung zum Ausatmungsstrom und die Temperatur der Platte. Das Verfahren des Glatzel-Spiegels für die Abschätzung der Nasenluftdurchgängigkeit ist durch die hygrometrische Komponente unter den oben gemachten Überlegungen als physiologischer anzusehen als die reine aerodynamische Messung der Rhinomanometrie. Eine trockene Nase wird einen geringeren Kondensationsfleck erzeugen ebenso, wie der Patient subjektiv eine behinderte Nasenatmung empfindet.

Es wurden auch Versuche unternommen, die Temperatur der Ausatmungsluft in einem einfachen Test zu bestimmen. Thermographische Platten mit Flüssigkristallen verändern ihre Farbe temperaturabhängig. Verwendet man eine solche thermographische Platte wie einen Glatzel-Spiegel, sind vergleichbare, temperaturkorrelierte Abschätzungen möglich [229].

Temperaturmessungen in der Nase sind unter Laborbedingungen machbar. Hierbei ist jedoch methodisch zu unterscheiden zwischen einer Messung in der freien Luftströmung [271, 356], einer Messung an der Oberfläche der Schleimhaut [30] und einer submukösen Messung [320]. Moderne NTC-Thermoelemente (**N**egativer **T**emperatur-**C**oeffizient) oder temperatursensitive Halbleiter ermöglichen zunehmende Miniaturisierungen der Fühler, die speziell für Luftmessungen, Oberflächenmessungen oder als feine Einstichsensoren konfiguriert sind. Will man meßtechnisch atemzyklusbezogen Temperaturschwankungen erfassen, so sind entsprechend kurze Zeitkonstanten der Temperaturfühler erforderlich [233]. Dieses Charakteristikum wird vor allem durch die Masse und Oberfläche des Sensors bestimmt. Die Zeitkonstante gibt in der Regel an, innerhalb welcher Zeit ein Prozentsatz von z.B. 80 oder 90% des Meßwertes erreicht wird. Für die Aussagekraft von Temperaturstudien sind solche technischen Details entscheidend.

Noch höhere methodische Anforderungen stellt die Messung von relativer oder absoluter Feuchte in der Nase. Die typischen metereologischen Geräte zur Messung der Luftfeuchte haben eine zu hohe Zeitkonstante, die für atemzyklusbezogene Meßschwankungen ungeeignet ist. Auch moderne elektronische Meßgeräte zur Bestimmung relativer Feuchte haben ähnlich hohe Zeitkonstanten. Das Auffangen oder Ableiten von Luft zur späteren Feuchtigkeitsbestimmung oder Messung der Feuchtigkeit in einem größeren Instrument außerhalb der Nase sind mit dem methodischen Fehler behaftet, daß es an den Wänden eines Schlauchsystems oder eines Behälters zur Kondensation von Feuchtigkeit und entsprechenden Minderregistrierungen kommen kann. Eine Möglichkeit der Feuchtemessung ist mit einem Psychrometer zu realisieren. Hier wird vom meßtechnischen Prinzip her ein unterschiedlicher Ab-

kühlungseffekt an einem feuchten und einem trockenen Temperatursensor ausgenutzt. Diese Abkühlung zeigt eine Korrelation zur relativen Feuchte der gemessenen Luft [93]. Eine recht ausgefeilte Technik zur Messung der Klimatisierungsleistung der Nase wurde in der Form angegeben, daß ein definiert temperierter und trockener Luftstrom durch einen dicht angeschlossenen Schlauch in ein Nasenloch eingeblasen wird. Durch das gegenseitige Nasenloch wird Luft abgesaugt und direkt vor der Nase Temperatur und relative Luftfeuchte bestimmt [93]. So ist die Klimatisierungsleistung der beiden durchströmten Nasenhaupthöhlen bestimmbar.

In einem komplexen und aufwendigen Meßplatz ist es möglich, Daten zur Klimatisierung und Reinigungsfunktion der Nase zu gewinnen. Mit einem dünnen Schlauch wird Luft aus der Nase abgesaugt und einem Massenspektrometer zugeführt, welches die Bestimmung des absoluten Wassergehaltes des Gases ermöglicht. An der Spitze des Schlauches ist ein Thermoelement angebracht. So kann in verschiedenen Tiefen der Nase und des oberen Respirationstraktes die Bestimmung von Temperatur und Wassergehalt erreicht werden. An dem gleichen Meßplatz wurde durch Anschluß eines Laserpartikelzählers an den Absaugschlauch die Möglichkeit geschaffen, korpuskuläre Verunreinigungen quantitativ zu erfassen. Werden vor der Nase definierte Staubverhältnisse mit einem Partikeldisperser erzeugt, so kann tiefenabhängig die Reinigungsfunktion erfaßt werden [270, 271]. Eine Messung der Nasenfilterfunktion wurde auch bei der Inhalation von Polystyrenpartikeln vorgenommen [26].

4.2.1 Praktische Überlegungen

Leider ermöglicht der momentane Stand von Technik und Methodik keine praxisnahe Empfehlung zur hinreichend genauen und reproduzierbaren Erfassung von Klimatisierungs- und Reinigungsfunktion der Nase, obwohl an dieser Fragestellung ein reges rhinologisches, rhinochirurgisches, umweltmedizinisches und arbeitsmedizinisches Interesse besteht.

4.2.2 Messung der Nasendurchblutung

Für die Bereitstellung der nasalen Feuchtigkeit und Temperatur als Grundvoraussetzung für die Klimatisierungsleistung der Nase ist die Nasendurchblutung entscheidend. Die Beurteilung der Nasendurchblutung erfolgt bei der klinischen Untersuchung vom Aspekt des Schwellungszustandes und der Farbe der Schleimhaut her. Ein spezieller Durchblutungszustand findet sich bei der allergischen Rhinitis mit ihren gestauten, livide Muscheln. Deshalb wurde schon früh versucht, über einen Farbvergleich Rückschlüsse auf die Durchblutung zu ziehen.

Obwohl Durchblutungsmessungen bisher keinen Eingang in die klinische Routine gewonnen haben, soll auf die praktikablen Verfahren kursorisch eingegangen werden:

4.2.2.1 Wasserstoffauswaschmethode

Bei der Wasserstoffauswaschmethode inhaliert der Proband ein Gemisch aus 90% Luft und 10% Wasserstoffgas. Es kommt hierbei innerhalb von einigen Minuten zu einer Gleichgewichtseinstellung zum Muschelgewebe. Die Konzentration an Wasserstoff im Muschelgewebe kann durch eine Platinelektrode, eingestochen in die untere Nasenmuschel, und eine Silberneutralelektrode an der Stirn bestimmt werden.

Nach einer Frist von Wasserstoffgasinhalation ist an dem angeschlossenen elektronischen Meßgerät ein Gleichgewicht abzulesen. Durch plötzliches Absetzen der Wasserstoffinhalation kann dann eine Ausschwemmcharakteristik aus dem Muschelgewebe erfaßt werden, die als ein Maß für die Durchblutung angesehen wird [94, 204]. Die Methode der Wasserstoffclearance als Durchblutungsmeßmethode hat jedoch wegen ihrer komplexen und aufwendigen Methodik wenig Verbreitung gefunden.

4.2.2.2 Xenonauswaschmethode

Häufigere Anwendung fand in der experimentellen Rhinologie die Xenonauswaschmethode zur Durchblutungsbestimmung [29, 30, 94, 162, 269, 294]. Dabei wird 0,1 ml des radioaktiven Isotops ^{133}Xe, gelöst in physiologischer Kochsalzlösung, mit einer 0,4 mm dicken Nadel in die untere Muschel tief bis auf Knochenkontakt injiziert. Mit einem Szintillationszähler oder einer Gammakamera kann sodann die Abströmcharakteristik des radioaktiven Isotops gemessen werden. Sie wird auch als Maß für die Nasendurchblutung angesehen.

4.2.2.3 Laserdopplerflowmessungen

Die weiteste Verbreitung für Durchblutungsmessungen der Nasenschleimhaut hat die Laserdopplervelozimetrie gefunden. Bei diesem Verfahren wird ein Laserstrahl, meist realisiert als ein 2-mW-Helium-Neonlaser einer Wellenlänge von 632,8 nm auf die Nasenschleimhaut gerichtet. Das monochromatische Laserlicht wird an den unbewegten Schleimhautstrukturen reflektiert, ohne daß es eine Frequenzänderung erfährt. Die Reflexion an strömenden Erythrozyten führt jedoch zu einer Reflexion mit Frequenzveränderung im Sinne des Dopplereffektes. Durch photosensitive Halbleiter wird das reflektierte Licht gemessen und in seiner Frequenzzusammensetzung analysiert. Der Vergleich des stabil reflektierten und dopplerreflektierten Lichtes ermöglicht die Kalkulation einer Maßzahl, die, bezogen auf die experimentelle Situation, vor allen Dingen von der Menge der Erythrozyten und ihrer Fließgeschwindigkeit abhängig ist. Die für diese Messung notwendige Meßsonde ist als kleine stabförmige Sonde mit einem Durchmesser von 1 mm realisiert, so daß diese Sonde auch problemlos in vivo am Patienten auf die Oberfläche der unteren Muschel gerichtet werden kann. Ein meßtechnisches Problem besteht dahingehend, daß Veränderungen im Abstand zwischen Schleimhaut und Meßsonde ein erhebliches Meßartefakt erzeugen. Die Meßsonde wird deshalb über Stative oder eine helmartige Kopfhalterung mit flexiblem, arretierbarem Arm fixiert. Die Meßsonde berührt die Schleimhaut nicht, sondern hat einen Abstand von bis zu 3,5 mm. Mit dieser Laserdopplermethode wird die Schleimhautdurchblutung bis etwa 1,5 mm Tiefe erfaßt. Da das bei der Bestrahlung erfaßte Volumen nicht exakt bekannt ist, können absolute Durchblutungswerte mit dieser Methode nur geschätzt werden. Anwendung findet die Methode jedoch bei pharmakologischen und allergologischen Provokationsmaßnahmen, wobei bei fixierter Meßsonde Zunahme oder Abnahme der Durchblutung, bezogen auf den Ausgangswert, beurteilt werden. Deshalb ist für den Testzeitraum die gute Fixierung an einem Kopfstativ wichtig. Vorteil der Laserdopplerflowmetrie im Vergleich zu den beiden anderen Methoden zur Durchblutungsmessung der Nase ist, daß Einstichnadeln, Nadelelektroden oder Radioisotopen nicht erforderlich sind und sie damit nicht invasiv ist. Das Gerät für die Laserdopplerflowmetrie ist kommerziell verfügbar, da es auch in anderen Körperregionen mit anderen Sensoransätzen für die Durchblutungsmessung Verwendung findet [95, 257, 295, 394, 434, 435, 440].

Vergleichende Wertung: Ein Vergleich der Xenonmeßmethode und der Laserdopplermeßmethode [94, 294] unter unterschiedlichen Bedingungen pharmakologischer Provokation ergab die Erkenntnis, daß mit der Laserdopplermethode offensichtlich nur die sehr oberflächliche Durchblutung von 1–1,5 mm Tiefe auf der Nasenschleimhaut erfaßt werden kann. Diesbezügliche Durchblutungsmessungen zeigten eine gute Korrelation zu pharmakologisch induzierten Temperaturveränderungen [30]. Die Auswaschmethode mit radioaktivem Xenon erfaßt hingegen mehr die Durchblutungskompartimente tieferer Schleimhautanteile im Nasenmuschelgewebe. Für die Xenonmethode wird als Problem neben der Anwendung radioaktiver Stoffe und dem Aufwand einer Szintillationszählung ein Meßartefakt durch das Injektionstrauma angeführt. Gemessen mit der Laserdopplermethode führte das Injektionstrauma zu einer kurzfristigen Durchblutungsminderung und einem dann nachfolgenden Durchblutungsplus von einigen Minuten [29].

Sowohl mit der Xenonmethode als auch der Lasermethode wurden Wiederholungsuntersuchungen am gleichen Probanden mit vergleichbaren Einstellungen an aufeinanderfolgenden Tagen durchgeführt. Hier ergaben sich Variationskoeffizienten von etwa 30% bei der Xenonmethode und von etwa 10–15% bei der Laserdopplertechnik [23].

5 Infektionsabwehr

Die menschliche Haut als eine natürliche Barriere gegenüber der Umwelt ist mit ihrer Hornschicht sehr effektiv gegenüber physikalischen, chemischen und mikrobiellen Noxen geschützt. Die Hornschicht der Haut ist hingegen auch für ihre übrigen Funktionen wie mechanischen Schutz sowie chemischer und thermischer Isolierung gut ausgestattet. Im Gegensatz hierzu liegt die Funktion der Nase in einer Erwärmung und Anfeuchtung der Atemluft. Diese Funktion erfordert einen regen Austausch an Wärme und Flüssigkeit und wäre deswegen mit einem ausgeprägten physikalischen Schutz wie einer Hornschicht nicht zu erfüllen. Andererseits werden die Luftwege von etwa 20 000 l Luft pro Tag durchströmt, die erhebliche Mengen an physikalischen, chemischen und auch mikrobiellen Noxen mitführen. Es erhebt sich so die Frage, welche Mechanismen der Abwehr auf der Nasenschleimhaut dazu beitragen, vor physikalischen, chemischen oder auch infektiösen Beeinträchtigungen, Entzündungen und Tumoren zu schützen [3, 39, 176, 190, 264, 321].

Die oberflächlichste Schicht der Nasenschleimhaut wird von dem dauernden Feuchtigkeitsfilm des Nasenschleims überzogen [430]. Dieser Nasenschleim hat eine Doppelschichtung mit einer äußeren höherviskösen Gel-Lage, die im wesentlichen aus Glykoproteinen besteht. Größere Partikel und Mikroorganismen werden in dieser äußeren Schleimschicht aufgefangen, während kleinere Molekülstrukturen oder auch mikrobielle Erreger diese Barriere durchdringen und in die daruntergelegene Solschicht der dünnflüssigeren periziliären Flüssigkeit gelangen können. Die muкösen Glykoproteine der Gelschicht haben Molekulargewichte von 200 000–400 000 Dalton (atomare Masseneinheit, entspricht $^1/_{12}$ des Gewichtes eines Kohlenstoffatoms) und können auf Größen von mehr als 2 Mio. Dalton polymerisieren. Durch den Hydratationszustand dieser Großmoleküle ist ein reger Flüssigkeitsaustausch und eine Flüssigkeitsbereitstellung an der Oberfläche gut möglich; andererseits wirken sie wie ein Filter und halten größere Partikel und Moleküle zurück.

In der darunterliegenden Solschicht schlagen die allenthalben auf dem respiratorischen Epithel vorhandenen Flimmerhärchen, wobei sie in ihrem effektiven Schlagzyklus die aufliegende Gelschicht gerade erreichen. In jeder Nase findet sich knapp 1 ml solcher periziliärer Flüssigkeit, die sich innerhalb von 10–20 min aus dem darunterliegenden Zellbereich regenerieren kann [191]. Zu diesem Zweck ist die Oberfläche der Flimmerepithelien mit sehr vielen Mikrovilli durchsetzt. In der periziliären Flüssigkeit finden sich viele Proteine, Mediatoren und Produkte von submukösen Drüsen (s. Tabelle 2). Von der quantitativen Zusammensetzung bezüglich des Gesamtproteinanteiles repräsentiert die Albuminfraktion etwa 15%, das Immunglobulin E 2–4%, das sekretorische Immunglobulin A 15%, Laktoferin 2–4%, Lysozym 15–30%, sekretorische Proteaseinhibitoren 10% und Glykoproteine etwa 10–15%.

Eine erste Abwehrbarriere besteht somit in dem zweischichtigen Nasenschleim, der mit einer Geschwindigkeit von mehreren Millimetern pro Minute durch die Flimmerepithelien rachenwärts vorangetrieben wird. So findet eine ständige Reinigung der Nasen-

Tabelle 2. Zusammensetzung des Nasensekretes [191]

Produkte muköser Drüsenzellen
  Muköse Glykoproteine

Produkte seröser Drüsenzellen
  Laktoferrin
  Lysozym
  Sekretorisches IgA
  Neutrale Endopeptidase
  Aminopeptidase
  Harnsäure
  Peroxydase
  Sekretorischer Leukoproteaseninhibitor

Plasmaproteine
  Albumin
  Immunglobuline
  Carboxypeptidase N
  „Angiotensine converting enzyme"
  Kallikrein

Unbekannten Ursprungs
  CGRP („Calcitonin gene-related peptides")
  Harnstoff

Entzündungsmediatoren
  Histamin
  TAME (Toluensulfonylarginin-Methylester)
  Prostaglandin D 2
  Bradykinin
  Leukotrien C 4
  Tryptase
  „Major basic protein"
  „Eosinophil-derived neurotoxin"

höhle statt. Vermutlich ist die verminderte Kontaktzeit an dem Ort einer Zelle mitverantwortlich für den Schutz im Sinne einer Infektabwehr, die der mukoziliare Transport bewirkt. Wenn organische Materialien oder mikrobielle Erreger die obere Gelschicht durchdringen können, stehen sie in der periziliären Flüssigkeitslage einem spezifischen und einem unspezifischen Abwehrsystem gegenüber.

5.1 Physiologische Vorbemerkungen

5.1.1 Unspezifische Abwehrmechanismen

An unspezifischen Abwehrstoffen im Nasensekret finden sich mit spezieller Wirksamkeit gegenüber Viren Interferone. Eine umfassende unspezifische Abwehr wird daneben z.B. durch Proteasen wie Kathepsin, neutrophile Elastase und Thiolproteasen bewirkt [145]. Diese Proteasen sind typisch für das Nasensekret, während eine unspezifische Abwehr im Blutplasma eher von den Plasmaproteasen wie Plasmin, Kallikrein und Thrombin erzeugt wird. Proteasen im Nasensekret werden durch Proteaseinhibitoren wie z.B. α_1-Antitrypsin und spezielle Thiolproteaseninhibitoren in einem adäquaten Funktionszustand gehalten. Als ein weiterer unspezifischer Abwehrmediator wird Bradykinin angesehen, welches auch inflammatorische Potenz hat. Dieser Mediator wird durch spezielle Enzyme wie das Kinin II moduliert, welches physikochemische Ähnlichkeit mit dem Angiotensin-Converting-Enzym (ACE) hat. Die pathophysiologische Bedeutung der Inhibitoren wie Angiotensin-Converting-Enzym und α_1-Antitrypsin wird durch die aus dem pulmologischen Bereich bekannte klinische Krankheits-Erscheinungsform des α_1-Antitrypsinmangels ersichtlich. Hemmstoffe des Angiotensin-Converting-Enzyme werden in der antihypertensiven Therapie als sog. ACE-Hemmer eingesetzt. Eine bekannte Nebenwirkung dieser ACE-Hemmer besteht in der Ausbildung rhinologischer Symptome im Sinne einer medikamentösen Rhinitis. Auch die Nebenwirkung sog. angioneurotischer Ödeme bei ACE-Hemmern weist auf die symptomatisch wesentliche Modulation solcher Proteasen hin [100, 145]. Ein weiterer unspezifischer Abwehrstoff ist im Laktoferin zu sehen, welches durch submuköse Drüsen gebildet und dem oberflächlichen Sekretfilm zur Verfügung gestellt wird [29, 308, 336]. In gleicher Weise wird Lysozym produziert und bereitgestellt. All diese unspezifischen Abwehrstoffe haben deletäre Wirkungen auf eingedrungene Mikroorganismen [191].

Wichtig für die Abwehr chemisch alterierender Stoffe sind antioxidative Substanzen, die ein Überangebot an Sauerstoff oder z.B. auch Ozon wirksam abfangen können. Natürlich vorhandene Antioxidantien sind Proteine wie Katalasen, Transferrin, Glutathion und Askorbinsäure. Erst kürzlich wurde bekannt, daß die Nasensekrete auch deutliche Mengen an Harnsäure enthalten, welche ebenfalls eine antioxidative Funktion aufweisen. Da das produzierende Enzym Xanthinoxidase in der Nasenmukosa immunhistochemisch nicht nachweisbar war und nach künstlicher Senkung des Plasmaharnsäurespiegels durch Probenezid eine parallele Abnahme im Nasensekret gefunden werden konnte, geht man davon aus, daß möglicherweise wie durch aktive Prozesse in der Niere Harnsäure in submuköse Drüsenzellen aufgenommen werden kann und so auf glandulärem Wege mit anderen unspezifischen Abwehrstoffen sezerniert wird [307, 308].

Ein weiterer, erst kürzlich entdeckter unspezifischer Abwehrmechanismus der Nasenschleimhaut besteht in dem geregelten Ablauf einer Plasmaexsudation in die periziliäre Flüssigkeitsschicht hinein [134, 311, 312]. Durch einen physikalischen, chemischen, mikrobiellen oder antigenen Reiz kommt es im Bereich postkapillärer Venolen zu einer aktiven Kontraktion endothelialer Zellen, so daß durch die entstehenden Zwischenräume eine erhebliche ungefilterte Plasmaexsudation in den interstitiellen Raum möglich ist. Nach kurzer Zeit werden diese Gefäßlücken wieder geschlossen. Durch proteolytischen Abbau im Interstitium kommt es zu einer Erhöhung des kolloidosmotischen Druckes, der dazu führt, daß die oberflächlichen Epithelzellen auseinandergedrängt werden und unter Lösung der oberflächennahen „tight-junctions" ein freier Ausstrom von Plasma in die periziliäre Flüssigkeit möglich ist. Auch diese Öffnung der epithelialen Zellage geschieht kontrolliert und wird nach Minuten wieder durch einen Verschluß beendet (Abb. 22–24). Durch diesen unspezifischen Abwehrmechanismus der Plasmaexsudation ist ein rein physikalischer Spüleffekt im epithelial-interzellulären Bereich und auch auf der Epitheloberfläche möglich. Außerdem kommt es zu einem Extravasat von Blutplasma mit nachweisbaren typischen und hochpotenten Plasmaproteasen, die ihrerseits für eine unspezifische Infektabwehr sehr effektiv sind. Für einen gezielten und kontrollierten Ablauf dieser Plasmaexsudation spricht, daß während eines solchen provozierten Zustandes keine erhöhte Absorption in die Nasenschleimhaut hinein erfolgt, sondern dieser Vorgang weitgehend unidirektional abläuft.

Darüber hinaus besteht eine zusätzliche unspezifische Abwehrmaßnahme in der Bereitstellung von polymorphkernigen neutrophilen Granulozyten im Nasensekret. Bekanntermaßen sind diese Zellen mit ihren lysosomalen Enzymen zu effektiver Infektabwehr fähig [206]. Im Nasensekret ließen sich auch neutrophil chemotaktische Aktivitäten nachweisen und durch Anti-

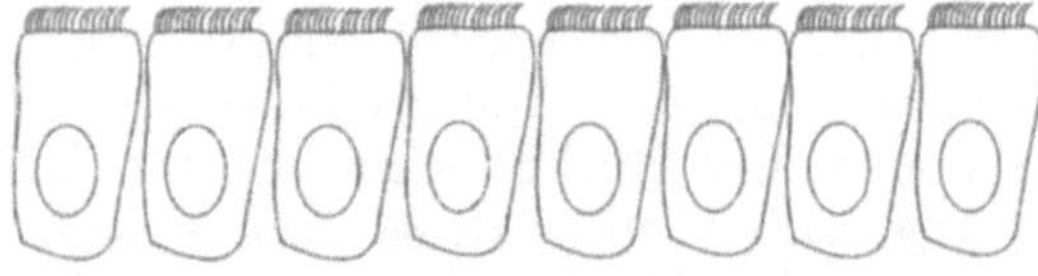

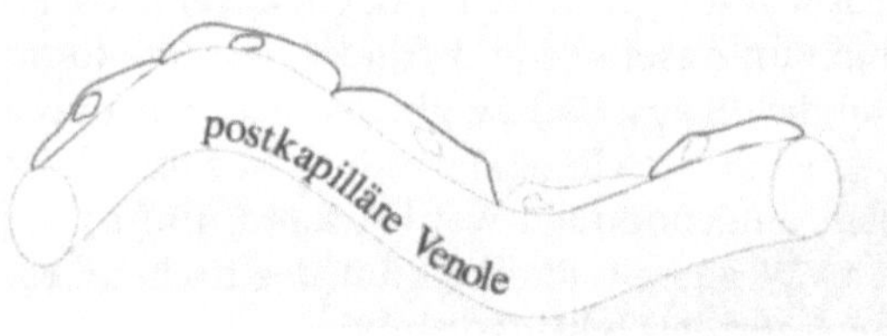

Abb. 22. Normaler Zustand der Permeabilität der Nasenschleimhaut

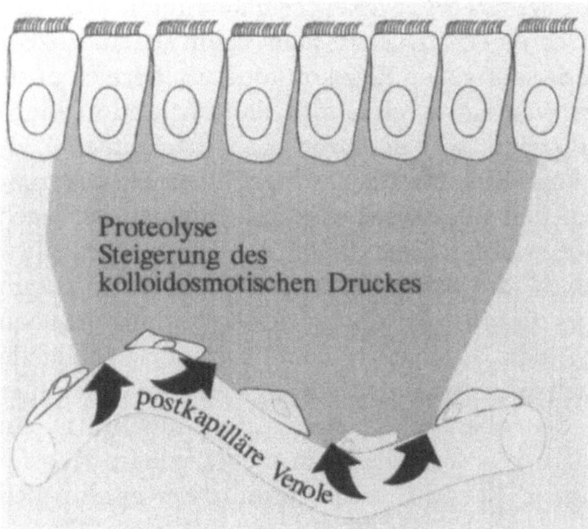

Abb. 23. Aktive Öffnung der Gefäßendothelien, Ausstrom von Plasma, Proteolyse der Plasmaanteile im Interstitium, Erhöhung des kolloidosmotischen Druckes

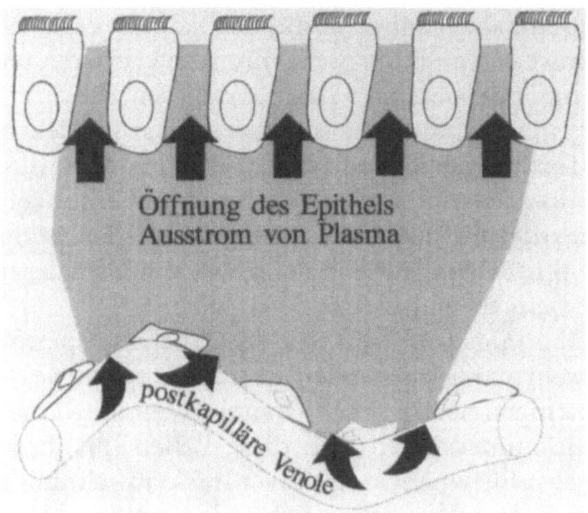

Abb. 24. Permeabilitätsveränderung des Oberflächenepithels durch Lösung von interzellulärem „tight junctions"

genprovokationen entsprechende Aktivitätserhöhungen belegen. Weitere zelluläre Mechanismen werden durch Lymphozyten, Makrophagen, Plasmazellen und Mastzellen in der Nasenschleimhaut repräsentiert [140, 191].

5.1.2 Spezifische Abwehrmechanismen

Eine spezifische Abwehr wird in der Nasenschleimhaut durch die reichlich vorhandenen Immunglobuline erzeugt. Es ist auffällig, daß im Unterschied zum Plasma wesentlich höhere Titer an sekretorischem Immunglobulin A als an Immunglobulin G im Nasensekret vorherrschen. Immunglobulin A muß für die Sekretion mit einem speziellen Zusatzstoff, dem sog. „secretory piece" gekoppelt werden und wird dann als sekretorisches IgA bezeichnet [140].

Spezifische Antikörperreaktionen im Nasensekret sind vor allen Dingen nach künstlicher Rhinovirusinokulation untersucht worden [20]. Erst etwa 14 Tage nach Inokulation waren ansteigende Antikörpertiter im Nasensekret und Serum meßbar. Zu diesem Zeitpunkt hatten sich die klinischen Symptome der Personen jedoch schon weitgehend zurückgebildet. Dies läßt vermuten, daß es sich bei der Virusinfektion entweder um einen sich selbst begrenzenden Prozeß handelt oder daß unspezifische Abwehrmechanismen wirksam sind [329]. Hohe spezifische Antikörpertiter schützen vor einer Naseninfektion, wobei vermutet wird, daß durch eine subklinische Infektion interindividuell unterschiedlich ein Ausmaß an spezifischen Immunglobulinen der Klassen G und A aufrechterhalten werden. Hierbei können Titerverläufe im Serum und Nasensekret durchaus unterschiedlich sein. Das Problem der spezifischen immunologischen mikrobiellen Abwehr auf dem respiratorischen Epithel besteht in der enormen Menge an genetisch unterschiedlichen Erregern, die z.B. bei den Rhinoviren mehr als 80 Subtypen umfassen [140].

Die Nase ist somit durch mehrere Mechanismen der Infektabwehr geschützt. Hervorzuheben ist, daß die Nase physiologischerweise nicht steril ist, sondern sich unterschiedlichste Bakterien von der Nasenschleimhaut asymptomatischer Personen kultivieren lassen. Diese umfassen Staphylococcus epidermidis, Staphylococcus aureus, Micrococcus, Diptheroide, Streptococcus pneumoniae, Hämophilus influenzae u.a. Diese Erreger leben im Status der Kontamination und Kolonisation, jedoch nicht der Infektion auf der Nasenschleimhaut. Eine physiologische Bedeutung wird ihnen, anders als im Magen-Darm-Trakt, in der Nase nicht zugerechnet [140].

Die Bedeutung verschiedener Abwehrmechanismen läßt sich ermessen, wenn genetisch bedingte partielle Ausfälle bekannt sind. So führt die genetisch determinierte Unbeweglichkeit des Flimmerepithels und somit ein Ausfall des mukoziliaren Transportes auf der Nase beim *immotilen Ziliensyndrom* zu einer bleibenden und auch operativ nicht dauerhaft sanierbaren Infektion der Nase, der Nebenhöhlen, der Bronchien und auch der Mittelohren. Der physikalische Schutz durch den dauernden Abtransport der oberflächlichen Glykoproteinschicht wird durch diese Zusammenhänge in seiner großen Bedeutung belegt.

Die *Immunglobulinmangelerkrankungen* oder Defekte, die so häufig bei bleibenden und schwer therapierbaren Infektionen der Nase und der Nebenhöhlen vermutet werden, finden sich selbst bei genauer Untersuchung nur in einem sehr geringen Prozentsatz der Betroffenen [319]. Respiratorische Infektionen sind jedoch für Subklassendefekte im Immunglobulin-G-System oder auch umfassende Immunglobulin-A-Defizite typisch. Lücken in der zellulären Abwehr der T-Lymphozyten, z.B. auch durch die HIV-Infektion können zu Erkrankungen des oberen Respirationstraktes führen, ohne daß diese jedoch als ein vorherrschendes oder Signalsymptom anzusehen sind [423].

5.2 Untersuchungsmethoden für das Nasensekret

Das Nasensekret ist für die Klimatisierungsleistung und Reinigungsfunktion der Nase ebenso entscheidend wie für eine funktionierende Abwehr und Homoiostaseerhaltung bei chemischen und mikrobiellen Kontakten. Es liegt deshalb nahe, Untersuchungen des Nasensekrets anzustellen. Diese Untersuchungen stoßen jedoch bereits bei der standardisierten Sekretgewinnung auf methodische Schwierigkeiten, so daß diesbezügliche Methoden in klinisch orientierten Hand- und Lehrbüchern nur wenig berücksichtigt sind [160, 240]. Eine routinemäßige klinische Methode existiert für die Sekretgewinnung der Nase derzeit nicht.

Es soll in diesem Zusammenhang nicht auf die Sekretuntersuchung der Nase zwecks Diagnostik einer Liquorfistel eingegangen werden. Dazu wurde erst kürzlich in einem Referat für die Deutsche Gesellschaft für HNO-Heilkunde, Kopf- und Halschirurgie, Stellung genommen [291].

5.2.1 Methoden der Sekretgewinnung

Für die Gewinnung von Nasensekret bieten sich im wesentlichen 3 unterschiedliche Techniken an [205]:

1) Absaugen oder Schneuzen,
2) Lavagen der Nase und
3) Einbringung hygroskopischer, saugender Materialien.

5.2.1.1 Sekretgewinnung durch direktes Asservieren

Die Gewinnung von Nasensekret durch Absaugen hat den Vorteil, daß unverdünntes Sekret asserviert werden kann. Das Problem besteht darin, daß im Normalzustand nur ausgesprochen geringe Mengen an Schleim von der Nasenschleimhaut abgesaugt werden können. Hierfür werden dünne Sauger mit einer Silikonbeschichtung empfohlen, da diese auch bei tieferen Absaugvorgängen in den Nasengängen geringere mechanische Irritationen erzeugen sollen [37, 401]. Eine taktile Stimulation der Nasenschleimhaut bei forciertem Absaugen würde zu einer reflektorischen Sekretentleerung führen und damit die Zusammensetzung nicht dem nativen Schleim entsprechen. Der Vorteil, unverdünntes Nasensekret abzusaugen, wird bereits dadurch relativiert, daß die Saugvorrichtung mit definierten Lösungsmengen durchgesaugt werden muß, um noch im Saugansatz befindliche Sekretanteile mituntersuchen zu können. So erreicht man jedoch zumindest eine definierbare Verdünnung. Bei dieser Absaugtechnik wird gefordert, daß in dem untersuchten Sekretanteil nur geringe Erythrozytenmengen vorhanden sein dürfen, da viele Erythrozyten Zeichen stattgehabter Verletzung und somit alterierter, nichtnativer Sekretbeimischungen sind.

Eine weitere Möglichkeit nativer Sekretbestimmung besteht darin, die Nase kräftig auszuschneuzen. Hierfür wurde das Einschneuzen in einen Kunststoffilm [13] angegeben. Auch in diesem Falle ist jedoch die weitere unverdünnte Sekretasservierung problematisch.

5.2.1.2 Methoden der Nasenlavage

Bei einer Sekretgewinnung durch Lavage wird die Nase mit einer festgelegten Menge an indifferenter Flüssigkeit, zumeist physiologischer Kochsalzlösung, angespült oder diese durch einen Sprayzerstäuber auf der Nasenschleimhaut verteilt. Unter der Vorstellung, daß sich diese Lavageflüssigkeit mit dem vorhandenen Nasenschleim mischt, wird das eingebrachte Sekret dann möglichst komplett zurückgewonnen. Hierfür gibt es eine spezielle Absaugtechnik, bei der ein Gummikatheter von knapp 3 mm Durchmesser mit seitlich angeschnittenen Augenöffnungen am Nasenboden bis zu 4 cm tief eingeführt wird [55, 254, 308, 337, 338]. Indem man diesen Katheter auf der Wange mit Pflaster befestigt, eignet sich diese Technik für wiederholte Lavagen. Eine mechanische Irritation durch den Absaugkatheter, die möglicherweise eingangs besteht, wird bei fixierter Lage reduziert. Bei anderen Rückgewinnungstechniken wird die Lavageflüssigkeit in die eine Nasenseite instilliert und auf der anderen Nasenseite abgesaugt [421]. Es wurde auch ein kompressibler Ballon mit Saugspülansatz für Irrigation und Absaugung von Nasensekreten beschrieben [133]. Teilweise wird jedoch einfach nach einer Lavage die Sekretmenge in ein Auffanggefäß ausgeschneuzt [34, 408]. Beste Lavageergebnisse sollen ermöglicht werden, wenn der Kopf etwa 60° nach hinten geneigt und für die kurze Frist der Lavagierung der Atem durch Glottis- und Velumschluß angehalten wird [193, 322]. Mit diesen Lavagemethoden werden unterschiedliche Sekretmengen zurückgewonnen, die teilweise unter der Instillationsmenge, teilweise jedoch auch deutlich über der Instillationsmenge liegen [169, 193, 308, 338, 428]. Um die Nasenschleimhaut nicht durch die Instillation kalter Flüssigkeiten zu irritieren, wird auch vorgeschlagen, körperwarme Kochsalzlösung zu verwenden.

Die Lavagierungsmethode wird vorzugsweise für physiologische und pathophysiologische Provokationstechniken und nachfolgende Mediatorenbestimmung eingesetzt. Hierfür ist es jedoch notwendig, die Nase zunächst mehrfach zu spülen, um alte verbliebene Sekretanteile vor einer kontrollierten Provokation zu entfernen [70, 285, 337, 408, 428].

Der Vorteil der Lavagierungstechnik liegt darin, daß labortechnisch gut weiterzuverarbeitende Sekretmengen gewonnen werden können. Andererseits muß angesichts der unsicheren und variablen Sekretrückgewinnung der Rückschluß auf vorhandene Konzentrationen bei unbekannter Verdünnung sehr vorsichtig erfolgen.

Mit 2 Methoden wird das Problem der unkontrollierten Verdünnung angegangen: Es wurde vorgeschlagen, die Lavagelösung mit dem in der Nase in nichtdetektierbaren Mengen vorhandenen Stoff Lithium in einer 1-mmol-(millimolaren)-Lösung zu markieren. Durch die Bestimmung der Lithiumkonzentration im rückgewonnenen Sekret kann die Verdünnung abgeschätzt werden [29, 225]. Eine aufwendigere Technik besteht darin, die Serumharnstoffkonzentration zu bestimmen. Aufgrund seiner molekularen Größe verteilt sich Harnstoff in gleicher Konzentration auch im Nasensekret, ohne daß Permeabilitätsänderungen notwendig sind. Konzentrationserhöhungen erfolgen deswegen auch nicht durch vaskuläre oder glanduläre Provokationsmaßnahmen. Auch mit dieser Methode kann auf Verdünnungseffekte der Lavageflüssigkeit rückgeschlossen werden [169, 193].

Bei der weiteren Verarbeitung zentrifugiert man die rückgewonnenen Lavageflüssigkeiten hochtourig, um Schleim, Zellen und Zellreste auszusondern. Das Dekantat wird dann für immunologische und biochemische Untersuchungen weiterverwendet [254, 285, 308, 337, 338, 428]. Manche Autoren empfehlen, die gewonnen Lavageflüssigkeiten umgehend zu kühlen und mit Proteaseninhibitoren zu versetzen, um einen proteolytischen Abbau empfindlicher Substrate zu vermeiden [51, 266].

5.2.1.3 *Sekretgewinnung mit hygroskopischen Substanzen*

Eine weitere Technik zur Gewinnung von Nasensekret nutzt das Einbringen saugfähiger und hygroskopischer Substanzen. Empfohlen wurde in diesem Zusammenhang die Einlage von Wattestreifen [105], von Papierstreifen, die auch für den Schirmer-Test benutzt werden [237] und die Einlage von runden Scheibchen aus Filterpapier [112, 268, 418, 419]. Die Materialien, die eingebracht werden, werden vorgewogen, so daß die gewonnene Sekretmenge an ihrem Gewicht abgeschätzt werden kann. Für die weitere Untersuchung muß dann das gewonnene Sekret aus der Watte bzw. dem Filterpapier eluiert werden, was teilweise über 24 h erfolgt [418]. Die Ausmaße häufig verwendeter Filterpapierscheibchen werden mit einem Durchmesser von 8 mm bei einer Papierdicke von 1,2 mm angegeben [419]. Sie werden für 30 s auf die Nasenschleimhaut aufgelegt. Der Vorteil dieser Gewinnungstechnik besteht darin, daß die Menge des gewonnene Sekretes problemlos gewichtsmäßig bestimmt werden kann. Es kann sehr gezielt innerhalb der gesamten Nase eine Sekretgewinnung erfolgen. So besteht die Möglichkeit, nasonasale Reflexe zu untersuchen, indem eine Nasenseite provoziert und die Sekretgewinnung auf der anderen Seite erfolgt. Bei Lavagierungsmethoden wäre eine Kontamination von der linken zur rechten Nasenseite nicht sicher auszuschließen. Eine mechanische Irritation und Reflexauslösung auf der Nasenschleimhaut ist hingegen auch bei den Papierscheibenmethoden nicht zu verhindern. Nachteilig gegenüber der Lavage ist die geringe Sekretmenge, die gewonnen werden kann.

5.2.2 *Provokationstechniken*

Oft werden Methoden der nasalen Provokation mit den Techniken der Sekretgewinnung kombiniert. Eine einfache Methode der Provokation ist das Einsprühen der Testlösung mit einem Vernebler. Eine Reflexirritation der Nase ist dabei jedoch nicht auszuschließen. Sie kann durch Temperierung der Provokationslösung reduziert werden. Für allergologische Provokationen wird auch die Instillation mit einer kleinen Spritze oder einer Mikroliterpipette unter Sicht auf die Oberfläche der unteren Muschel verwendet. Diese Provokation ist lokalisiert und ihr Ausmaß gut definiert. Eine Provokation kann auch mit der Filterpapiermethode erfolgen [112, 268, 418, 419], indem man eine Filterpapierscheibe, mit einer bestimmten Menge an Provokationslösung getränkt, für einen definierten Zeitraum auf eine spezielle Stelle der Nasenschleimhaut auflegt. Nach Wegnahme dieses Provokationsscheibchens kann dann unter Sicht ein trockenes Scheibchen zur Sekretgewinnung an gleicher Stelle appliziert werden. Damit konnten erfolgreich Provokations- und Bestimmungsmethoden etabliert werden.

Nach Stimulation des Nasenschleimhaut wird zwischen einer glandulären und einer vaskulären Reizantwort unterschieden [337]. Bei der glandulären Reaktion kommt es zu einer Sekretionssteigerung der Nasenschleimhautdrüsen, bei der vaskulären Reaktion zu einer Durchblutungssteigerung mit Extravasation von Plasma in den interstitiellen Raum der Schleimhaut und an die Schleimhautoberfläche. Tritt im Nasensekret ein Signalstoff des Plasmas wie z.B. Albumin oder Kallikrein vermehrt auf, ist hierdurch die vaskuläre Reaktion gekennzeichnet. Für die gezielte glanduläre Provokation eignet sich Metacholin als Vagusstimulans [428]. Durch eine Provokation mit Metacholin und gleichzeitiger Gabe von Atropin ließ sich abschätzen, daß durch die Metacholinprovokation nur sehr geringe vaskuläre Reaktionen erzeugt werden [308], da die Metacholinwirkung auf die Drüsen durch das Atropin blockiert wurde und die verbleibende denkbare vaskuläre Reaktion ausgesprochen gering ausfällt. Eine ausgeprägte vaskuläre Stimulationsreaktion läßt sich durch Histamin erreichen [428]. Durch Histaminapplikation in der rechten Nasenseite wird auch links eine entsprechende vaskuläre Reaktion erzeugt. Dies ist ein Hinweis darauf, daß für diesen vaskulären Reflexmechanismus auch nervale Reflexwege wichtig sind [337, 419]. Es ist davon auszugehen, daß eine allergologische Provokation durch die Freisetzung vasoaktiver Mediatoren ebenfalls eine vaskuläre Reaktion erzeugt [338]. Eine unspezifische Provokationsmethode wurde mit der Instillation von 1 ml hyperosmolarer, 20%iger Kochsalzlösung beschrieben [38, 49, 207]. Kalte trockene Luft von weniger als 10 °C und einer relativen Feuchte von weniger als 10% kann auch zur unspezifischen nasalen Provokation genutzt werden [70, 183, 269, 398]. Dieses Phänomen wird klinisch als eine Nasenverstopfung unter natürlicher Einwirkung solcher Klimabedingungen als „skiers nose" beschrieben [379].

5.2.3 Labormethoden für Nasensekretuntersuchungen

Die ausführliche Beschreibung von Labormethoden zur Bestimmung einzelner Inhaltsstoffe des Nasensekrets würde den Rahmen dieses Referates sprengen, da gerade für die nur in geringen Konzentrationen vorhandenen Proteine oder Peptide sehr diffizile Bestimmungsmethoden beschrieben werden. Es soll deshalb durch den gezielten Verweis auf die Literatur die Möglichkeit gegeben werden, rasch weiterführende Informationen zu erhalten.

5.2.3.1 Volumen und Gewicht

Wie bereits bei der Lavagierungsmethode oder der Filterpapiermethode erwähnt, ist es wichtig, für eine Konzentrationsabschätzung eines Substrates Volumen oder Gewicht zu bestimmen.

5.2.3.2 Osmolarität

Bei Applikation hyperosmolarer Lösungen im Rahmen einer Provokationsmaßnahme wird in dem zurückgewonnen Sekret nach Lavage die Osmolarität bestimmt. Diese Untersuchung soll Aufschluß darüber geben, wieviel freies Wasser die Nasenschleimhaut einer hyperosmolaren Lösung zur Verfügung stellen kann [70, 408]. Sie ist u.a. auch ein Parameter für die Klimatisierungsleistung der Nase.

5.2.3.3 Gesamtprotein

Sehr häufig wird bei Nasensekretuntersuchungen das Gesamtprotein biochemisch erfaßt. Diese Gesamtproteinbestimmung hat ihre Bedeutung bei der Abschätzung von Verdünnungseffekten bei der Sekretgewinnung. Oft werden dann bestimmte Einzelsubstrate auf die Gesamtproteinkonzentration bezogen [37, 68, 169, 193, 254, 266, 338, 404, 428].

5.2.3.4 Albumin

Albumin stellt im Nasensekret unter normalen Bedingungen einen geringeren prozentualen Proteinanteil als im Plasma [337]. Die normale Durchlässigkeit der Nasenschleimhaut/Gefäßbarriere wird mit einem Molekulargewicht von etwa 250 000 angegeben [134]. Albumin eignet sich deshalb hervorragend als eine Signalsubstanz für die vaskuläre Reaktion der Nasenschleimhaut auf Provokation [419, 428]. Die Bestimmung von Albumin erfolgt in der Regel durch ELISA („enzyme-linked immunoadsorbent assay") [70, 139, 169, 193, 254, 268, 308, 338, 401, 428].

5.2.3.5 Harnsäure

Die Harnsäure wird als ein Antioxidans und somit unspezifischer Schutzstoff für die Nasenschleimhaut angesehen. Die Bestimmung dieses Substrates erfolgt nach Filterung durch einen 10 000-Daltonfilter auf biochemisch-photometrischem Wege [307, 308].

5.2.3.6 Harnstoff

Harnstoff eignet sich für die Verdünnungsabschätzung bei Lavagemethoden. Die quantitative Erfassung im Nasensekret kann auf spektrophotometrischem Wege erfolgen [193].

5.2.3.7 Mediatoren

Die Bestimmung von Mediatoren im Nasensekret ist anspruchsvoll. Hierbei werden radioimmunologische Methoden, RIA („*radio immuno assay*"), RAST („*radio allergosorbant test*"), ELISA („*enzyme-linked immunoadsorbent assay*"), spektrofluorometrische Methoden und die Hochdruckchromatographie eingesetzt:

- Histamin   [70, 169, 237, 268, 338, 408, 419]
- Prostaglandin   [169, 338]
- EDN („eosinophilic-derived neurotoxin") [163]
- Interleukin 1   [330]
- ECP („eosinophilic cationic protein")   [34, 285]
- Substanz P   [51, 266, 404]
- VIP („vasoaktive intestinale peptide") [51, 266, 404]
- CGRP („calcitonin-gene related peptides") [266]

5.2.3.8 Immunglobuline

Immunglobuline spielen bei allergischen Erkrankungen der Nase eine bedeutende Rolle: Die Bestimmungsmethoden umfassen die radiale Immunodiffusion, RIA, ELISA, RAST und PRIST („*paper radioimmunosorbant Test*"). Für die Immunglobulinbestimmung unter wissenschaftlichen Aspekten ist die zirkadiane rhythmische Schwankung der Nasensekretion mit größeren Sekretmengen am Morgen von Wichtigkeit [304]. Für die Immunglobulinkonzentration auf der Nasenschleimhaut ist typisch, daß sie im wesentlichen von dem sekretorischen IgA repräsentiert wird. Im Unterschied zum Plasma sind die Konzentrationen an anderen Immunglobulinen im Nasensekret deutlich geringer. Sind sie vermehrt vorhanden, ist das ein Hinweis auf eine vaskuläre Reaktion der Nasenschleimhaut. Durch Bestimmung der Gesamtmenge an IgA, des sekretorischen IgA und einer entsprechenden Differenzbildung ist es möglich, die nicht sekretorischen IgA-Anteile im Nasensekret zu quantifizieren. Sie sind Zeichen nichtnatürlicher Sekretion in Form der Plasmaexsudation. Zur Bestimmung von Immunglobulinen liegen folgende aktuellere Literaturangaben vor:

- IgG   [169, 193, 254, 401]
- IgM   [37, 139, 401]
- sekretorisches IgA   [37, 68, 139, 169, 193, 254, 337, 401]
- IgA-Gesamt   [193, 254, 337]
- spezifisches IgA   [344]
- spezifisches IgE   [13, 38, 344]
- totales IgE   [38]
- virusspezifische Antikörper   [20]

5.2.3.9 Proteasen

Das Nasensekret verfügt normalerweise über Proteasen, wobei Laktoferin und Lysozym die bekanntesten sind. Kallikrein und die damit verwandte TAME-Esterase sind als Plasmaproteasen für eine vaskuläre Reaktion typisch, wenn sie im Nasensekret nachweisbar sind. Zur Bestimmung von Proteasen sind in der Literatur einige Angaben zu finden:

- Laktoferin   [169, 193, 308, 338, 428]
- Lysozym   [169, 193, 338]
- Elastase   [146]
- TAME-Esterase   [70, 268, 408]
- Proteaseninhibitoren   [145]

5.2.3.10 Zusammenfassende Bemerkungen zur Untersuchung des Nasensekretes

Verfahren zur Asservierung und Untersuchung von Nasensekret sind methodisch diffizil. Nach den momentanen Erkenntnissen der Pathogenese und Krankheitslehre der Rhinologie ergeben sich aus solchen Untersuchungen kaum spezifische differentialdiagnostische Erkenntnisse. Angesichts der nur geringen therapeutischen Bedeutung solcher Sekretbestimmungen einerseits und ihrer methodischen Problematik andererseits haben sie bisher keinen Eingang in die klinische Routine der Rhinologie gefunden. Da sich jedoch in Zukunft mit zunehmenden pharmakologischen Erkenntnissen zum Angriffspunkt bestimmter therapeutischer Wirkstoffe vermutlich differenziertere Therapieansätze entwickeln lassen, könnte der detaillierten Untersuchung des Nasensekretes bald eine weitergehende Bedeutung auch für die Routine zukommen.

5.3 Zytologische Untersuchungen der Nasenschleimhaut

Um Abwehr- und Entzündungsreaktionen der Nasenschleimhaut besser beschreiben zu können, bietet sich die mikroskopische Gewebeuntersuchung an. Diese kann nach einer Probeexzision von der Nasenschleimhaut erfolgen. Dabei wird ein kleiner Gewebsanteil gewonnen, der durch Schnitte und spezielle Färbungen bis hin zur Immunhistochemie vielfältige Möglichkeiten der Analyse bietet. Dieses Verfahren ist jedoch eher ein pathohistologisches Verfahren und kann nicht als eine Methode der klinischen Rhinologie angesehen werden. Vorteilhaft bei diesem Verfahren ist es, daß Untersuchungen auf spezielle Entzündungszellen bis in die Tiefe der Schleimhaut, auch bis an die Gefäße, möglich sind. Da sich wesentliche pathophysiologische Reaktionen der Nasenschleimhaut bis in dieses tiefere Schleimhautniveau abspielen, sind solche Untersuchungen entsprechend aussagekräftig [147, 149, 406].

Die Probeentnahme ist jedoch traumatisierend, für den Patienten unangenehm und birgt ein gewisses Blutungsrisiko. Dieses wird durch eine spezielle Zange für standardisierte kleine Nasenbiopsien verringert, die gut verwertbares Material liefert [113].

Demgegenüber hat sich die zytologische Untersuchung von Abstrichen der Nasenschleimhaut als routinemäßig praktikable rhinologische Methode erwiesen, die ohne wesentliche Beeinträchtigung des Patienten aussagekräftige Befunde ermöglicht. Neben der Einrichtung eines entsprechenden Labors, sachkundiger Durchführung der Laborarbeiten und einer Archivierung ist seitens des Untersuchers ein erhebliches Wissen über die Morphologie der gewonnenen Zellen für eine fundierte Beurteilung und Zuordnung wichtig [150, 253].

Es gibt unterschiedliche Möglichkeiten, exfoliativzytologische Präparate der Nasenschleimhaut zu gewinnen. Die einfachste Technik besteht darin, einen Patienten auf einen Objektträger mehrfach ausschneuzen zu lassen und hiervon einen Ausstrich anzufertigen. Dies ist nicht invasiv und so auch bei Kindern gut anwendbar. Es werden jedoch in einem solchen Schneuzpräparat im wesentlichen nur Zellen gewonnen, die in den Sekreten enthalten sind. Epitheliale Zellanteile finden sich kaum [150].

Darüber hinaus können die Lavagen in unterschiedlichen Techniken erfolgen (s. Abschn. 5.2.1.2). Aus dem rückgewonnenen Flüssigkeitsvolumen wird durch wiederholte Zytozentrifugierung eine Zellanreicherung erzeugt, die zum Ausstrich auf einen Objektträger geeignet ist. Auch bei dieser Lavagemethode werden im wesentlichen oberflächliche Zellanteile innerhalb des Nasensekrets gewonnen. Sie hat ihren Sinn, wenn aus dem gleichen Asservierungsvorgang auch Sekretuntersuchungen erfolgen sollen, wofür sich dann das Dekanat der Zytozentrifugation eignet.

Eine etwas invasivere, aber in der Aussagekraft deutlich bessere Methode, besteht darin, instrumentell von der Nasenschleimhaut eine Exfoliativzytologie zu entnehmen. Hierfür können z.B. eine Ohrkürette, eine kleine zytologische Bürste oder auch ein Baumwollwattetupfer benutzt werden. Das mit der Kürette gewonnene Zellmaterial kann direkt auf einen Objektträger aufgetragen werden. Dies gelingt auch mit dem Material der zytologischen Bürste. Hier besteht jedoch die Möglichkeit, die Bürste in einer Lösung auszuschwenken, eine Zytozentrifugation vorzunehmen und das Zentrifugat dann auf den Objektträger auszustreichen. Bei Abstrichentnahme mit einem Wattetupfer kann dieser auf dem Objektträger abgerollt werden. Bei der instrumentellen Abstrichentnahme ist es vorteilhaft, daß sie unter Sicht erfolgt und eine bestimmte, besonders aussagekräftige Region gewählt werden kann. Unnützer Arbeitsaufwand durch Abstriche aus den vorderen, noch plattenepithelial ausgekleideten Nasenvestibulumanteilen wird vermieden.

Je nach Abstrich, Übertragung- und Anreicherungsverfahren kann der zu beurteilende Ausstrich sehr unterschiedlich ausfallen. Ein Direktauftrag auf den Objektträger ist einfach und schnell durchführbar. Eine gleichmäßigere Verteilung der Zellen erhält man in der Regel nach vorheriger Zytozentrifugation. Die Fixierung des Zellausstriches auf dem Objektträger kann in unterschiedlicher Weise erfolgen, z.B. mit einem Spray, mit einer kurzen Hitzefixierung, mit verschiedenen Alkoholen oder einfach einer Lufttrocknung. Für die Wahl des Fixierungsverfahrens ist die Fragestellung entscheidend und ob eine lange Haltbarkeit des Ausstrichpräparates gewünscht wird.

5.3.1 Konventionelle Zytologie

Für die Beurteilung des Präparates muß der Ausstrich gefärbt werden. Hierfür stehen verschiedene klassische Verfahren, wie z.B. die Färbung nach Pappenheim, nach Papanicolaou oder die einfache Toluidinblaufärbung zur Verfügung. Es werden auch bereits vorbereitete und mit Farbstoffen imprägnierte Objektträger zu diesem Zwecke angeboten. Jede Färbung hat Vor- und Nachteile in der Art der notwendigen Fixierung, des zeitlichen und methodischen Färbeablaufes und der speziellen Darstellung bestimmter Zellanteile.

Die Beurteilung eines solchen Abstriches erfordert auch in der Routine 10–15 min. Ein Mikroskop bis hin zur Möglichkeit der hohen Vergrößerung mit Ölimmersion sollte zur Verfügung stehen. Für klinische Routineuntersuchungen wird die halbquantitative Beurteilung mehrerer Mikroskopgesichtsfelder vorgenommen. Für wissenschaftliche Fragestellungen empfiehlt sich die quantitative Beschreibung wie bei einem Differentialblutbild, wobei festzulegen ist, ob als 100%-Bezug die Zahl von immunkompetenten Zellen allein oder die Summe immunkompetenter und epithelialer Zellen gelten soll. Es ergibt sich auch die Möglichkeit, eine Zellaufschwemmung nach Zytozentrifugation in einer hämatologischen Zählkammer zu untersuchen [322]. Die Bestimmung der Gesamtzellzahl aus einer Lavage mit einem automatischen Zellzählgerät der Hämatologie ist ebenfalls möglich [21]. Da die Abstriche gelegentlich erhebliche Mengen an Schleimsubstanzen enthalten, in denen Zellen verfangen sind, wurde auch versucht, mit schleimauflösenden Mitteln die Zellen zur morphologischen Beurteilung und Zählung besser sichtbar zu machen [217].

Die einfachen Färbetechniken ermöglichen in Anlehnung an die Methoden der Hämatologie eine recht gute Differenzierung von Zellen. Auch können zytologische Kriterien beginnender Malignität durch spezielle Anfärbung von Kernstrukturen erfolgen. Dies wurde z.B. bei den Fragestellungen schädlicher Exposition am Arbeitsplatz untersucht [361].

5.3.2 Immunzytochemie

Ein weiteres Untersuchungsfeld hat sich mit den Verfahren der Immunzytochemie eröffnet. Vom Prinzip her werden dabei dem Präparat Antikörperkomplexe zugeführt, die sich gegen eine spezielle immunologisch charakterisierbare Zellstruktur im Sinne eines Epitopes richten. Interessierende Strukturen sind z.B. unterschiedliche Immunglobuline, Immunglobulinbindungsstellen, unterschiedliche Zellwandcharakteristika für immunkompetente Zellen, Zellmediatoren oder zellspezifische Enzyme [10]. Solche Antikörper können polyklonal oder monoklonal hergestellt sein. Monoklonale Antikörper sind für ein gewähltes Epitop außerordentlich spezifisch, dadurch jedoch auch für falsch-negative Ergebnisse anfälliger als polyklonale Antikörper. Die Antikörper sind vom Prinzip her an Enzyme gekoppelt, denen im Rahmen des immunzytochemischen Verfahrens ein Substrat angeboten wird, welches zu einer farblichen Markierung an dem Orte führt, an dem ein solcher Antikörperenzymkomplex zur Anheftung kam. Für die unterschiedlichen, teils komplizierten immunzytochemischen Verfahren sollen Positiv- und Negativkontrollen durchgeführt werden [10]. Die Immunzytochemie ist entsprechend aufwendig und erfordert ein leistungsfähiges Labor, eröffnet jedoch Einblicke in molekulare Strukturen und Abläufe. Die Möglichkeit, verschiedene Zellformen nicht nur morphologisch zu differenzieren, sondern durch Nachweis bestimmter Rezeptoren, Substrate oder Enzymaktivitäten auch genauer zu charakterisieren, führt zu detaillierterem Wissen über pathophysiologische Abläufe [10, 126, 400]. Die Methode der Immunzytochemie nasaler zytologischer Präparate ist in der Regel wissenschaftlichen Fragestellungen vorbehalten und derzeit nicht Bestandteil klinischer Routine.

5.3.3 Beurteilung und Normalwerte

Für die konventionell gefärbte zytologische Untersuchung der Nase haben sich durch ausgedehnte Untersuchungen gewisse Normalwertgrenzen an Zellanteilen darstellen lassen, die in Tabelle 3 zusammengefaßt sind. Die Ergebnisse variieren bei unterschiedlichen Abstrichtechniken. Es ist prinzipiell zu empfehlen, daß sich ein Labor für Nasenzytologie zunächst mit der Untersuchung von Normalpersonen Rechenschaft über die eigenen Standards bei den verwendeten Methoden im Sinne einer internen Qualitätskontrolle ablegt.

Tabelle 3. Normalwerte der Zellzusammensetzung im zytologischen Abstrich bei Entnahme mit einer zytologischen Nylonbürste [150]

		[%]
Epithelzellen ca. 75–90%	Flimmerzellen	65–80
	Becherzellen	10–15
	Basalzellen	5–10
	degenerierte hochprismatische Zellen	< 6
	Intermediärzellen	< 4
	Zilienlose hochprismatische Zellen	< 3
	Plattenepithelien	< 2
Zellen der Immunabwehr ca. 10–25%	Neutrophile	75–85
	Lymphomonozytäre Zellen	10–20
	Eosinophile	< 7
	Basophile Mastzellen	< 1

Die meiste Beachtung in der nasalen Zytologie fand bisher der eosinophile Granulozyt, der in einem nasalen Abstrich normalerweise maximal 10% der immunkompetenten Zellen ausmacht [150, 182, 249, 354, 431, 432]. Andere Autoren geben jedoch als pathologischen Grenzwert einen Prozentanteil von 20–25% an Eosinophilen an [251, 262]. Eine Erhöhung eosinophiler Zellen wird oft als Hinweis für eine allergische Reaktion gesehen [182, 322]. Hierfür spricht das gleichzeitige Vorliegen positiver Haut- und Intranasaltests [354]. Vor allen Dingen in der späten Phase der lokalallergischen Rekation, die erst nach etlichen Stunden einsetzt, finden sich vermehrt eosinophile Zellen im Sekret, die jedoch eher im Sinne eines Epiphänomens als ein für einen IgE-vermittelten Ablauf beweisendes Zeichen zu beurteilen sind [12]. Vermehrte Anteile eosinophiler Zellen finden sich auch bei anderen unspezifischen respiratorischen Infekten [431, 432]. Die Eosinophilie in der nasalen Zytologie ohne Nachweis einer allergischen Reaktion führte bei entsprechenden Krankheitszeichen auch zu der Bezeichnung NARES (nichtallergisches rhinitisches eosinophiles Syndrom). Die zytologische allergische nasale Reaktion ist jedoch nicht allein von einem Anstieg der eosinophilen Granulozyten begleitet. Auch ein Anstieg von neutrophilen und basophilen Granulozyten sowie Mastzellen wurde gesehen [124, 201, 218, 306, 310]. Die Mastzellen werden in Mukosamastzellen und tiefergelegene Bindegewebsmastzellen unterschieden [12], wobei offensichtlich in der allergischen Reaktion eine Migration an die Epitheloberfläche erfolgt [318]. Aufgrund histochemischer Untersuchungen wird jedoch vermutet, daß es sich bei den histamintragenden, oberflächlichen, immunkompetenten Zellen im Rahmen einer allergischen Reaktion eher um basophile Granulozyten als um Mastzellen handelt [170].

5.3.4 Spezielle Krankheitsbilder und praktische Anwendung

Die nasale zytologische Untersuchung kann vorteilhaft für die Differentialdiagnose unterschiedlicher Rhinitisformen benutzt werden. Hierfür ergeben sich folgende Charakteristika [150]:

- Für die *bakterielle Rhinitis* ist vor allen Dingen die Zunahme neutrophiler Granulozyten neben den sichtbaren Bakterienkolonien typisch, während die *virale Rhinitis* eine typische Degeneration von Flimmerzellen mit Ablösung von Zilien erkennen läßt.
- Die *allergische rhinitische Reaktion* läßt sich experimentell durch eine intranasale Testung überprüfen.

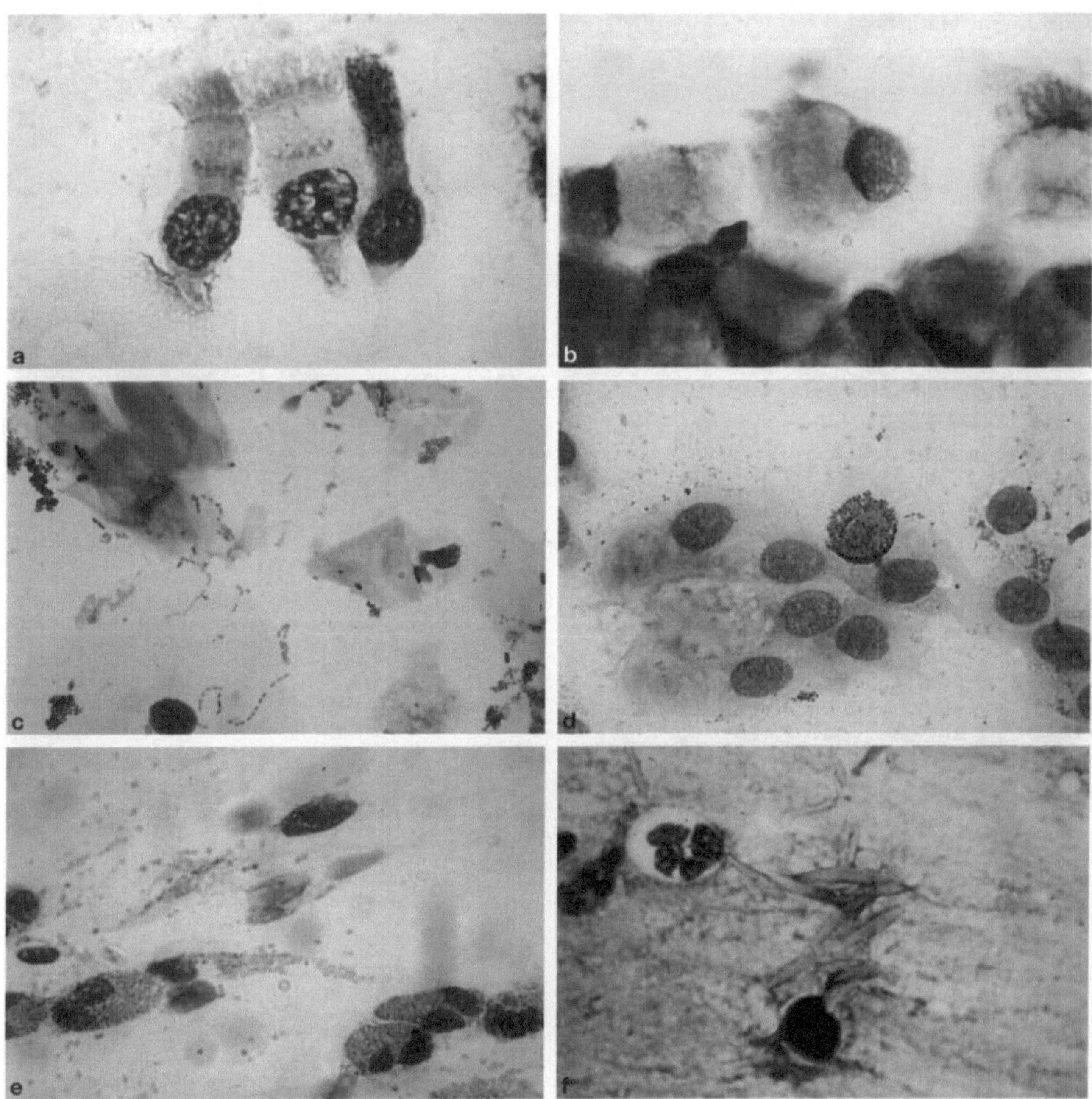

Abb. 25 a–f. Für einen Teil der Aufnahmen danke ich Herrn Priv.-Doz. Dr. Heppt, HNO-Klinik der Medizinischen Hochschule, Hannover, s. auch [150]. **a** Normalbefund mit 2 Flimmerzellen und einer Becherzelle. **b** Becherzellhyperplasie z.B. bei Pollenallergikern während der Pollenflugphase. **c** Plattenepithelmetaplasie mit typischen Plattenepithelien und diversen Bakterien bei toxischer Rhinitis eines Rauchers. **d** Mastzelle eines Patienten mit allergischer Rhinitis. **e** Vermehrung eosinophiler Granulozyten bei einem Patienten mit Aspirin-sensitiver Rhinitis. **f** Charcot-Leyden-Kristalle bei perennialer Inhalationsallergie

Während die Frühphase innerhalb von 30 min lediglich eine gesteigerte Schleimsekretion aufweist, zeigt sich in der nach Stunden ablaufenden Spätphase der typische Anstieg an eosinophilen Zellen. Zum Krankheitsbild zählt dann auch noch die Zunahme von Mastzellen und Becherzellen. Durch die zeitliche Verfolgung der Reaktionen im Rahmen wiederholter zytologischer Untersuchungen ist gut der Unterschied der saisonalen und perennialen Rhinitis zu verdeutlichen.

- Die *Rhinopathie durch Aspirinüberempfindlichkeit* zeigt eine hohe Zahl an Eosinophilen, so daß für die Differentialdiagnose zur allergischen Rhinitis vor allen Dingen andere klinische Daten wichtig sind.
- Die *atrophische Rhinopathie* und die Rhinopathie durch Abusus von abschwellenden Maßnahmen ist durch die Zunahme von Plattenepithelien und Verlust an Flimmerzellen gekennzeichnet. Im Vergleich hierzu können bei einer nasalen Polyposis oft regelrechte Flimmerzellen gefunden werden.

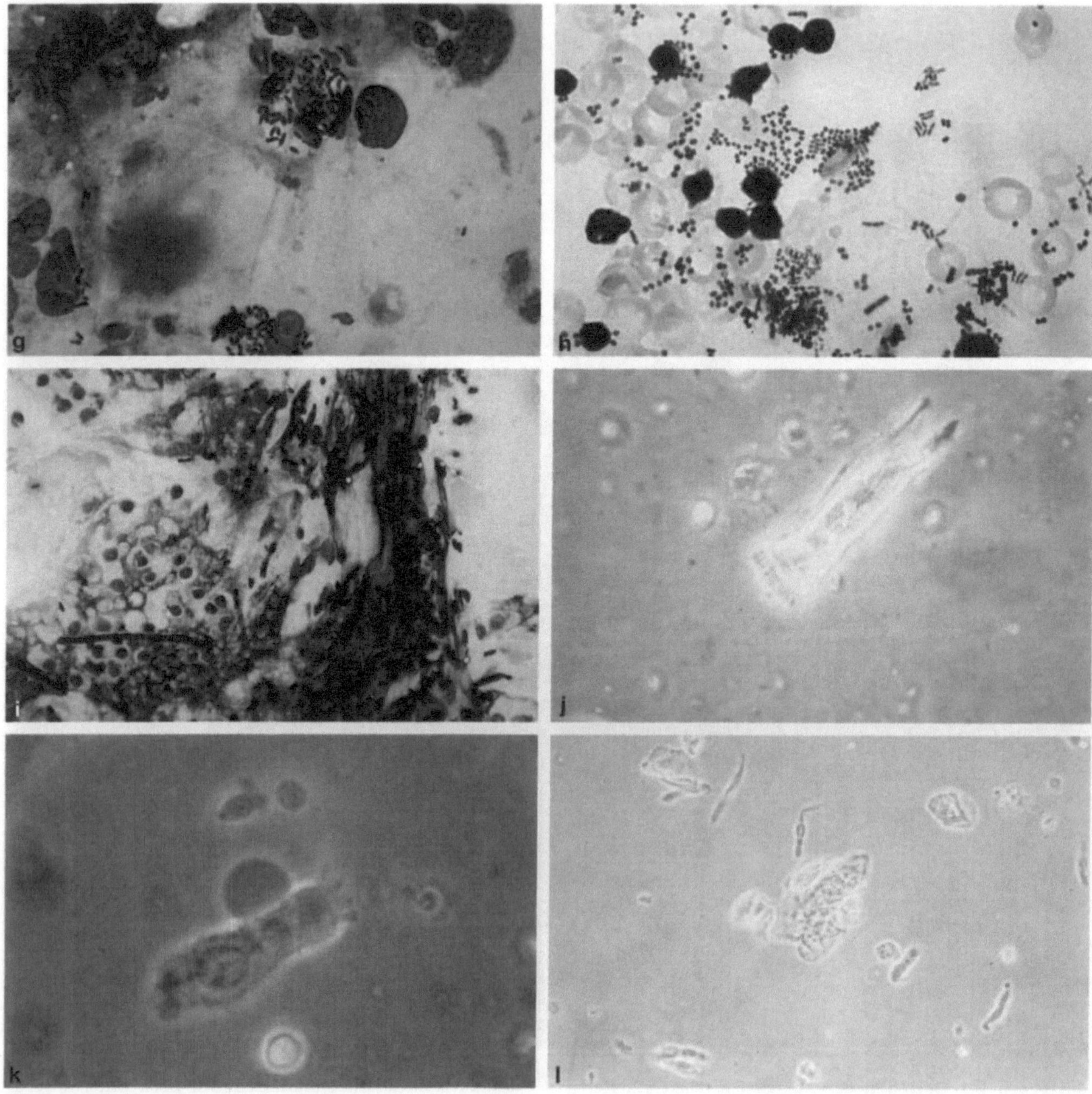

Abb. 25 g–l. g Neutrophile Granulozyten mit Zytoplasmaeinschlüssen (Bakterien) bei bakterieller Rhinitis. **h** Lymphozyten, Erythrozyten und diffuse Vermehrung von Mikroorganismen bei ausgeprägter viraler Rhinitis. **i** Hyphen bei Schimmelpilzmykose der Nasennebenhöhlen. **j** Vitale Flimmerepithelzelle in der Phasenkontrastmikroskopie. **k** Tote Flimmerzelle in der Phasenkontrastmikroskopie, beachte die seitlich anliegende Zytoplasmablase. **l** Plattenepithelien und tote Flimmerzellen in der Phasenkontrastmikroskopie

Die nasalzytologische Untersuchung ist auch geeignet, therapeutische Maßnahmen bei Nasenentzündungen, vor allem allergischen Rhinitiden, zu kontrollieren [168, 250, 251, 259, 296]. Der Rückgang krankheitstypischer Zellen, insbesondere der eosinophilen Granulozyten, korreliert gut mit der klinischen Symptomatik und auch anderen symptomorientierten Untersuchungsverfahren wie beispielsweise der Rhinomanometrie.

Abbildung 25 gibt eine Übersicht über einige typische nasenzytologische Befunde.

Die zytologische Untersuchung wurde auch für die Beurteilung der intranasal allergischen Provokation empfohlen [124]. Neben Fragen der Expositionseinwirkungen auf die Nase in der Arbeitsmedizin [87, 361] wurden Problemstellungen der Luftverschmutzung mit dieser Technik angegangen [45, 121].

Zusammenfassend bietet die nasale Zytologie mit konventionellen und histochemischen Markierungsverfahren eine Möglichkeit, die oft unterschiedlichen Formen der Rhinitis diagnostisch aufzuschlüsseln sowie therapeutische Maßnahmen zu kontrollieren.

6 Geruchssinn

6.1 Physiologische Vorbemerkungen

Der menschliche Geruchssinn ist mit dem Riechepithel weit kranial in der Nase am Nasendach, der lateralen Nasenwand im Bereich der oberen Muschel und korrespondierenden Anteilen am Nasenseptum als peripheres Aufnahmeorgan repräsentiert. Die Fortleitung geschieht durch die Fila olfactoria zum Bulbus olfactorius und von dort weiter zu zentralen Hirnstrukturen des limbischen Systems. Beim Menschen beträgt die Fläche des Riechepithels lediglich etwa 5 cm² auf jeder Nasenseite. Hunde beispielsweise verfügen über das 5fache an Riechschleimhautoberfläche, so daß der Mensch im Gegensatz zu dem Makrosmatiker Hund zu den Mikrosmatikern gezählt wird [43]. Beim Fetus und beim Neugeborenen ist die Riechschleimhaut mit ihren Sinneszellen anatomisch völlig intakt, während im Alter Degenerationszeichen mit Überwachsen durch respiratorische Schleimhaut auffällig werden [43]. Neben der Wahrnehmung von reinen Riechstoffen durch das Riechepithel wird vermutet, daß freie Nervenendigungen des N. trigeminus auch reine Duftstoffe perzipieren können [125]. Das Riechepithel besteht aus Riechzellen, die an ihren Oberflächen Zilien tragen, die von einer speziellen Schleimschicht umgeben sind. Dieser Schleim wird von zwischenliegenden Stützzellen erzeugt. Die Benetzung des Riechepithels mit Schleim wird als funktionell wichtig angesehen, da hierdurch einerseits eine Lösungsvermittlung von hydrophilen und lipophilen Duftstoffen, andererseits auch die Entfernung aufgenommener Duftstoffe nach Perzeption ermöglicht wird. Man nimmt an, daß innerhalb des Riechepithels eine Spezialisierung mit topographischer Zuordnung von Rezeptorzellen auf unterschiedliche Gerüche vorliegt wie auf der Zunge für die Geschmacksqualitäten. Dies würde die hohe Unterscheidungsfähigkeit für so viele unterschiedliche Duftstoffe erklären [346]. Im Gegensatz zum Seh- und Hörorgan sind die Riechzellen sowohl an der peripheren Reizperzeption als auch an der weiteren Reizkodierung und Fortleitung bis in den Bulbus olfactorius beteiligt. Diese einfache Architektur steht wahrscheinlich in Zusammenhang mit dem hohen phylogenetischen Alter des Riechorgans. In diesem Zusammenhang wurde auch die Erkenntnis gewonnen, daß reine Duftstoffe in ihrer Perzeption nicht lokalisiert werden können. Während bei einer beiderseitigen, birhinalen Stimulation mit Trigeminusreizstoffen der Proband entscheiden kann, welche Nasenseite stimuliert wurde, ist dies bei Duftstoffen nicht möglich [203].

Die Physiologie des eigentlichen Riechvorganges ist bisher ungeklärt. Während beim Hören und Sehen das physikalische Reizäquivalent in Form des Schalles und des Lichtes definiert werden konnte, steht diese Erkenntnis für den Geruchssinn noch aus. Basierend auf der chemischen Analyse von Geruchsstoffen und der Ähnlichkeit oder Unterscheidbarkeit vieler Geruchsstoffe wurden Geruchstheorien entwickelt. Es wird vermutet, daß die molekulare Struktur eines Geruchsstoffes auch in seiner sterischen Anordnung charakteristischer Ladungsträger für die Art der Geruchsempfindung entscheidend ist. Hierfür spricht, daß in manchen Fällen Isomere eines Moleküls eine unterschiedliche Geruchsempfindung auslösen. Substanzen mit Molekulargewichten über 300 lösen keine Duftempfindungen mehr aus [43]. Die stereochemische Riechtheorie kann bisher jedoch nicht als bewiesen angesehen werden.

Interessanterweise zeigen unterschiedliche Substanzen bezüglich ihrer molaren Konzentration deutlich differente Geruchswahrnehmungsschwellen. Manche Geruchsstoffe können noch in einer Verdünnung von 1 ppb (parts per billion) wahrgenommen werden. Die Schwellenkonzentrationsunterschiede liegen je nach Duftstoff im Bereich von 7–8 Zehnerpotenzen. Im Vergleich zu anderen Sinnesorganen sind interindividuell für gleiche Duftstoffe sehr unterschiedliche Wahrnehmungsschwellen bekannt. Sie weisen Differenzen von 1–2 Zehnerpotenzen auf. Die Fähigkeit, Gerüche wahrzunehmen und überschwellig noch Intensitätsunterschiede erkennen zu können, umfaßt Konzentrationsunterschiede um 13 Zehnerpotenzen, was eine außergewöhnlich hohe Spannweite gegenüber anderen Sinnesorganen darstellt. Als Stimulusmaß für den Geruchssinn wird die Menge dufterzeugender Molekülstrukturen pro Zeiteinheit am Riechepithel angenommen. Hierzu ist dem HNO-Arzt das Phänomen der respiratorischen Riechstörung geläufig, bei der geruchstragende Luft die Riechschleimhaut in der Nase aufgrund unterschiedlicher Obstruktionen nicht erreichen kann.

In der zentralen Reizfortleitung des Riechsystems ist bemerkenswert, daß im Bulbus olfactorius eine erhebliche neuronale Konvergenz stattfindet, indem etwa 1000 afferente Fasern auf eine weiterverarbeitende Zelle Informationen übertragen. Die weitere kortikale Repräsentation des Geruchssinnes ist nicht komplett geklärt. Da der Geruchssinn entwicklungsgeschichtlich sehr alt ist, ist er auch beim Menschen in phylogenetisch alte Hirnstrukturen eingebettet und verfügt nicht über spezifische kortikale Projektionsfelder. Es wird vermutet, daß hierdurch einerseits die erhebliche emotionale Komponente der Riechwahrnehmung, andererseits jedoch auch die „Sprachferne" mit dem Problem sprachlicher Expression eines wahrgenommenen Duftes begründet ist. Nachweisbare hormonale und motivationale Einflüsse auf die Geruchswahrnehmung haben vermutlich Zusammenhang mit dem phylogenetischen Alter dieses Sinnesorganes, welches auch in psychosomatische Mechanismen der Reproduktion eingebunden ist. Eine phylogenetisch ähnlich alte Struktur ist das vomeronasale Organ (Jacobson-Organ), welches beim Menschen nur noch selten und rudimentär am vorderen Septum lokalisiert werden kann. Bei Nagern werden durch diesen chemosensorischen Rezeptor vermutlich auch Reproduktions- und Aggressionsverhalten beeinflußt [25].

Für die Beschreibung der Riechschwelle wird eine Wahrnehmungsschwelle herangezogen, bei der eine irgendwie geartete Riechempfindung in bestimmter Konzentration vermittelt wird. Bei deutlich höheren Konzentrationen des Duftstoffes wird die Erkennungs- oder Unterscheidungsschwelle erreicht, bei der eine qualitative Differenzierung der Geruchsempfindung möglich ist. Die Beziehung zwischen der chemischen Reizkonzentration und der Empfindungsintensität verläuft exponentiell.

Der Geruchssinn zeigt auch das Phänomen der Adaptation dahingehend, daß bei einer fortwährenden Einwirkung eines Duftstoffes in konstanter Konzentration die Empfindungsintensität soweit abnehmen kann, daß der angebotene Duftstoff schließlich nicht mehr wahrgenommen wird. Bei Wegnahme des Duftreizes kommt es dann zu einer Deadaptation. Durch Adaptationsversuche unter Ausnutzung der Riech-

schleimhäute auf beiden Nasenseiten konnten Belege dafür gefunden werden, daß diese Adaptationsphänomene nicht allein im peripheren Wahrnehmungsorgan entstehen. In der nichtexponierten Nasenseite trat ebenfalls eine Adaptation für den Duftstoff ein. Durch Anbieten eines Duftreizes in konstanter Konzentration kann auch die Reizwahrnehmung für andere chemisch u.U. ganz unterschiedliche Duftstoffe gemindert werden. Dieser Effekt wird als Kreuzadaptation bezeichnet.

Neben dem zeitlich relativ kurzfristigen Effekt der Adaptation führt das wiederholte Anbieten gleicher Geruchsqualitäten zur Habituation, was physiologisch eher damit zu umschreiben wäre, daß vertraute Gerüche eines Hauses oder eines Zimmers stark vermindert wahrgenommen werden. Dieser Habituationseffekt ist wahrscheinlich zentral repräsentiert.

Eine Absenkung der Riechschwelle soll auch durch gleichzeitige somatosensorische Reize möglich sein [227].

Die Unklarheit über den eigentlichen physiologischen Ablauf des Geruchsvorganges führt auch dazu, daß eine Klassifizierung der etwa 10 000 unterscheidbaren Gerüche bisher kaum möglich war. Praktisch in allen Sprachen werden Geruchsqualitäten durch Vergleich mit bekannten Stoffen benannt. Es wurden unterschiedlichste Theorien zur Klassifizierung verschiedener Düfte vorgenommen, die auch an geometrische Formen wie z.B. ein Dreieck angelehnt sind.

Das Gesamtsystem wird noch dadurch verkompliziert, daß Geruchsempfindungen im täglichen Leben in der Regel zusammengesetzte Düfte sind. Gaschromatographisch ließ sich der Duft von Röstkaffee auf über 800 verschiedene chemisch definierte Substanzen zurückführen. Da sich Duftqualitäten offensichtlich in unterschiedlichem Maße mischen, verstärken oder gegenseitig abschwächen können, wurde zur Beschreibung des Mischungsresultates ein vektorielles Modell angegeben [36]. Bemerkenswert ist auch die mehr oder weniger lustvolle emotionale Wertung einer Duftwahrnehmung, von der vermutet wird, daß sie z.T. angeboren, bis zu einem gewissen Grad jedoch auch erworben ist. Diese sog. hedonische Bewertung ist bei schwachen Duftstoffkonzentrationen oft positiver als bei intensiven Gerüchen. Auch komplexe Mischungen von Duftstoffen werden in der Regel von vielen Probanden insgesamt positiver bewertet. Diese Erkenntnisse sind für die Parfümindustrie von großer Bedeutung.

Für die praktische Durchführung von Riechprüfungen ist zu beachten, daß hormonelle Einflüsse, vor allem von Sexualhormonen bestehen. Auch eine Altersinvolution des Geruchssinnes wurde beschrieben, wobei jedoch weniger das chronologische Alter als eher das biologische Alter und der allgemeine Gesundheitszustand entscheidend sein sollen.

Es übersteigt den Rahmen unseres klinisch orientierten Referates, die Physiologie des Geruchssinnes umfassend abzuhandeln. Auf weitergehende, ausführliche Literatur sei deshalb hingewiesen [36, 43, 125, 213].

6.2 Psychophysische Geruchsprüfungen

Bei den Geruchsprüfungen sind prinzipiell 2 wesentliche Methoden zu unterscheiden:

1) Geruchsprüfungsmethoden, bei denen eine Schwelle festgestellt wird, unabhängig davon, ob es sich um eine Wahrnehmungsschwelle, eine Unterscheidungsschwelle oder eine Identifikationsschwelle handelt. Solche Verfahren werden nach deutscher Nomenklatur als Olfaktometrie bezeichnet.
2) Verfahren, in denen die Fähigkeit untersucht wird, Geruchsqualitäten zu vergleichen, zu unterscheiden oder zu benennen. Diese Verfahren sind unter dem Begriff Odorimetrie zusammengefaßt.

Für die Messung einer *Riechschwelle* sind verschiedene Verfahren möglich. Der Riechstoff kann in unter- oder überschwelliger Konzentration, jedoch schwellennah in ungeordneter Reihenfolge angeboten werden. Dies erfolgt in vielen, auch wiederholten Konzentrationen. Durch Anbieten von paarweisen Proben, von denen eine den Geruchsstoff enthält, die andere nur das Lösungsmittel, kann eine Statistik erarbeitet werden, die sehr genau die Riechschwelle beschreibt. Dieses Verfahren ist jedoch wegen der vielen notwendigen Riechvorgänge sehr zeitraubend. Es müssen auch Effekte der Adaptation mitbeurteilt werden. Eine weitere Möglichkeit besteht darin, in gleicher Form durch paarweises Anbieten in aufsteigenden und absteigenden Konzentrationsreihen Schwellen zu bestimmen. Hier hat die absteigende Reihe jedoch das Problem der Adaptation. Als Mittelwert zwischen beiden Schwellenermittlungsverfahren kann dann eine reale Schwelle für den Probanden angenommen werden. Am häufigsten wird jedoch ein Stufenverfahren verwendet, bei dem ähnlich wie bei audiometrischen Verfahren eine Eingabelung der Schwelle erfolgt. Gerade für die Olfaktometrie müssen Überlegungen der Testpsychologie beachtet werden. Es kann bei verschiedenen Probanden sehr unterschiedlich sein, ab welchem Niveau der Gewißheit eine Testaufgabe als positiv gelöst signalisiert wird. Diese Effekte sind bei der statistischen Überlegung zur Schwellenfindung zu beachten.

Analog zur Audiometrie werden auch in der Olfaktometrie *überschwellige Testverfahren* beschrieben. Prinzipiell können unterschiedliche Aufgaben gestellt werden. Die Intensität der Geruchsempfindung kann skaliert werden, wobei ein Punktesystem von „geruch-

los" bis „sehr starker Geruch" verwendet werden kann. Zwischen 2 angebotenen Endpunkten einer solchen Skala kann dann jedoch auch ohne weitere Einteilung z.B. eine Markierung auf einer nichtskalierten visuellen Analogskala vorgenommen werden. Es besteht auch die Möglichkeit, Intensitäten eines Geruchsstoffes mit der Geruchsintensität eines vorgegebenen Standardstoffes zu vergleichen, was als intramodaler Intensitätsvergleich bezeichnet wird. Es wurden auch Verfahren entwickelt, in denen ein extramodaler Vergleich, z.B. zur Helligkeit einer Glühbirne oder zur Größe einer somatischen Krafteinwirkung versucht wird.

Ein weiteres überschwelliges Testverfahren besteht darin, die Unterscheidungsfähigkeit für minimale Intensitätsunterschiede in der Riechempfindung zu ermitteln. Dazu ist bekannt, daß zwischen der absoluten Intensität der Sinneseinwirkung und der Größe des Konzentrationsintervalles, welches zu einer Unterscheidbarkeit führt, eine lineare Beziehung in der Form besteht, daß, je überschwelliger ein Reiz ist, sich das Unterscheidbarkeitsintervall mitvergrößert. Die Konstante dieser linearen Funktion ist offensichtlich sowohl vom Probanden als auch vom benutzten Riechstoff abhängig.

Die Testverfahren der *Odorimetrie*, d.h. also die Testverfahren, die auf die Geruchsqualität und nicht auf die Intensität abheben, sind ebenfalls in unterschiedlichen Teststrategien anwendbar. Die Testaufgabe kann darin bestehen, zu entscheiden, ob Gerüche unterschiedlich sind oder nicht, ob ein vorgegebener Geruch aus nachfolgend angebotenen Geruchspaletten wiedererkannt werden kann, ob ein Geruch beschrieben werden kann oder ob ein Geruch auch aus der Erfahrung eindeutig bezeichnet werden kann. Dafür werden unterschiedliche Testabläufe empfohlen. Es besteht die Möglichkeit, einen Geruch frei zu beschreiben oder zu bezeichnen. Man kann entscheiden lassen, ob eine angebotene Geruchsprobe einer vorgegebenen Bezeichnung entspricht („riecht dieses nach Vanille?"), oder es kann mittels eines Mehrfachauswahlverfahrens („multiple choice") abgefragt werden. Die Ratewahrscheinlichkeit muß in der Teststatistik beachtet werden.

Neben der Strategie des Versuchsablaufes bestehen auch noch Unterschiede in der *Instrumentierung* eines Riechtestes. Der Geruchsstoff kann gelöst in einer luftdicht abschließbaren Flasche gelagert werden. Für die Riechprüfung wird das Gefäß geöffnet, und der Proband schnüffelt daran (z.B. Flaschen). Er kann aus einer solchen Flasche auch mit Schlauchansätzen den dufttragenden Luftinhalt absaugen [153]. Eine andere Möglichkeit besteht darin, kompressible Kunststoffflaschen mit einer Teilfüllung des Geruchsstoffes zu versehen. Für die Riechprüfung wird von dem riechstofftragenden Luftanteil in der Flasche dem Probanden ein gewisses Maß vor der Nase oder in die Nase hinein angeboten. Da sich entsprechend dem Dampfdruck eines Geruchsstoffes eine gewisse Konzentration in diesem Luftvolumen äquilibriert, ist dieses sog. „Squeeze-bottle-Verfahren" gerade für die Olfaktometrie zu bevorzugen. Es erlaubt, eine verhältnismäßig konstante Duftstoffkonzentration und Duftstoffmenge mit einfachen Mitteln anzubieten. Riechtests werden auch durchgeführt, indem Papierstreifchen in eine Lösung eingetaucht und dem Probanden zum Schnüffeln angeboten werden. Aufwendige Riechprüfungsinstrumente erzeugen einen definierten Luftstrom, dem über Ventile Riechproben zugesetzt werden können. Für die Olfaktometrie ist es wichtig, sich zu vergegenwärtigen, daß der Dampfdruck einer Riechsubstanz sich temperaturabhängig entwickelt und daß es in Riechprobenfläschchen auch zu einer Alterung der Substanzen mit Abnahme oder Veränderung der Duftqualität kommen kann. Riechprüfungsbestecke bedürfen deshalb einer geregelten Betreuung. Es wurde auch versucht, solche Riechprüfungsbestecke dadurch wartungsfrei zu gestalten, daß die Duftstoffe in einem verkapselten Spraybehälter in chemisch langfristiger stabilisierter Form zur Verfügung gestellt werden [267]. Riechstoffe können auch in mikroverkapselter Form, z.B. auf Papier, aufgebracht werden. Die Duftentwicklung kann dann durch intensives Reiben an dieser Imprägnierung ausgelöst werden. Auch in dieser Form ist eine Alterung deutlich geringer.

Während für wissenschaftliche Fragestellungen [80] bis zu 50 Behältnisse benötigt werden, gehen Bemühungen für die praktische Durchführung dahin, ein begrenztes Ausmaß an Duftsubstanzen mit wenig Aufwand vorzuhalten [167]. Für praxistaugliche Riechprüfungsstoffe wird ein charakteristischer Geruch, Lagerungsstabilität und ein hoher Bekanntheitsgrad gefordert [120, 180]. Von einer Riechprüfung mit nur einer Duftsubstanz wird abgeraten, weil es auch spezifische Anosmien gibt. Für den klinischen Einsatz werden Riechbestecke mit 4 [120], 6 [267], 12 [199] oder auch 40 [86] Substanzen empfohlen.

Ein Konsens für einen klinischen Standardriechtest konnte bisher nicht erreicht werden. Die Arbeitsgemeinschaft für Olfaktologie und Gustologie der Deutschen Gesellschaft für HNO-Heilkunde, Kopf- und Halschirurgie hat sich dies jedoch zur Aufgabe gemacht, so daß bald mit entsprechenden Vorschlägen zu rechnen sein wird.

Im Vergleich zum Umsatzvolumen der Parfümindustrie, den Anstrengungen, auch mit Hilfe des Geruchssinnes Werbung zu treiben, und dem Ausmaß an Klagen über Luftverschmutzung, die im wesentlichen über den Geruchssinn abgeschätzt wird, wird in der HNO-ärztlichen Praxis die Riechprüfung als diagnostische Leistung vergleichsweise selten gefordert.

Die Geruchsprüfung sollte nicht nur unter dem Aspekt eines beklagten Symptoms gesehen werden. Da manche HNO-ärztlichen Operationen an der Nase als denkbare Nebenwirkung eine Riecheinschränkung bewirken könnten, ergeben sich auch forensische Aspekte für eine Riechprüfung. Der Riechprüfung in der HNO-ärztlichen Praxis ist ein höherer Stellenwert zu wünschen, als sie mit einer Prise englischen Humors in dem aktuellen englischen Lehrbuch über klinische Rhinologie umrissen wird:

„In den meisten HNO-Abteilungen findet sich weit hinten im Schrank eine antike Sammlung kleiner brauner Fläschchen. Wenn diese Fläschchen überhaupt noch einen Restgeruch beinhalten, so wäre dieser Test am ehesten damit vergleichbar, daß man einem Patienten einen lauten Gongschlag anbietet und ihm daraufhin ein perfektes Hörvermögen attestiert" (eigene Übersetzung) [240].

Simulationsprüfungen

Da gutachterliche Aspekte bei Riechprüfungen zu beachten sind, muß bei der Riechprüfung mit tendenziellen Antworten im Sinne von Simulation und Aggravation gerechnet werden. Bei einem solchen Verdacht empfiehlt es sich, bei einer überschwelligen Riechprüfung (Odorimetrie) neben sog. reinen Geruchsstoffen, die nur eine sehr geringe und zu vernachlässigende Erregung des N. trigeminus bewirken, auch kombinierte Geruchs- und Gefühlssubstanzen zu verwenden, die regelmäßig durch eine erhebliche Miterregung des N. trigeminus perzipiert werden. Bei einer posttraumatischen Anosmie werden diese Trigeminusreize sicher wahrgenommen. Signalisiert der Patient im Falle einer vorgegebenen Anosmie keine Wahrnehmung eines Trigeminusreizstoffes, so muß der Verdacht auf eine nicht optimale Mitarbeit aufkommen.

Eine weitere Möglichkeit der Simulationsprüfung besteht in der Güttich-Prüfung des sog. gustatorischen Riechens. Der Geschmackssinn verfügt lediglich über 4 Hauptkomponenten (süß, salzig, sauer, bitter). Unter Vorgabe einer reinen Geschmacksprüfung wird dem Probanden eine Lösung auf die Zunge gegeben, die ein Aroma enthält, welches nur aufgrund seiner Geruchskomponenten identifiziert werden kann (z.B. Aprikosenaroma, Rumaroma). Während der Patient mit einer Riechstörung dieses Aroma nicht benennen kann und evtl. nur einen süßlichen Geschmack wahrnimmt, wird ein tendenziell antwortender Proband durch Benennen der korrekten Aromabezeichnung bei dieser vermeintlichen Geschmacksprüfung identifiziert.

Zum Ausschluß respiratorischer Komponenten von Riechstörungen allein durch Schwellungszustände der Nasenschleimhaut ist zu empfehlen, Riechprüfungen vor und nach Abschwellen der Nasenschleimhaut durchzuführen.

6.3 Objektive Meßmethode der Riechprüfung

Um von dem Prinzip psychophysischer Meßmethoden der Riechprüfung unabhängig zu werden, wurden unterschiedliche Wege begangen, Meßmöglichkeiten ohne willkürliches Zutun des Probanden zu entwickeln.

Eine Möglichkeit besteht darin, Änderungen der Atemfrequenz oder des Atemzugvolumens zu registrieren, welche als unwillkürliche Reaktion auf die Perzeption eines Geruchsreizes entstehen [137, 209, 257]. Darüber hinaus wurden auch andere Methoden, bis hin zur polygraphischen Aufzeichnung vieler Körperfunktionen vorgeschlagen [257].

Die Änderungen der Durchblutungssituation der Nasenschleimhaut als Reaktion auf Geruchsreize wurde mit der empfindlichen Methode des Laser-Doppler-Verfahrens untersucht. Leider führen nur trigeminusstimulierende Substanzen und nicht reine Geruchsstoffe zu einer solchen Durchblutungsänderung [257].

Es wurde auch der Versuch unternommen, das periphere Rezeptorpotential abzuleiten [117]. Hierfür wird eine dünne Silberelektrode unter endoskopischer Sicht im Bereich der Riechschleimhaut positioniert, während über ein paralleles Röhrchen gezielt Duftreize appliziert werden. Prinzipiell erscheint die Ableitung eines solchen peripheren Rezeptorpotentials möglich. Die Potentialhöhe zeigt Abhängigkeiten von Duftstoffkonzentration und der Stimulationszeit. Von den Autoren wird die praktische Anwendbarkeit noch kritisch gesehen, da die Elektrode schwer zu positionieren ist, es durch das lokale Einblasen von Duftstoffen zu erheblicher Rhinorrhoe kommt und auch ungeklärte falsch-negative Testergebnisse aufgezeichnet wurden.

Da es mit der Entwicklung von computerisierter Datenanalyse möglich wurde, multiple Mittelungsprozesse auch komplexer Kurven („averaging") durchzuführen, erfolgte neben der Anwendung solcher Verfahren auf das Hörorgan, das Sehorgan und peripher somatosensible Rezeptoren auch die Erprobung im Sinne der objektiven Riechprüfung [152]. Das wesentliche Problem dieser sog. Computerolfaktometrie ist weniger die Ableitung der zu ermittelnden EEG-Ströme von der Kopfoberfläche als vielmehr die adäquate Applikation eines Geruchsreizes. Ein plötzliches Einblasen geruchstragender Luft würde neben dem Geruchsreiz unweigerlich einen somatosensiblen Reiz auf der Nasenschleimhaut auslösen, so daß eine spezifische Reizsituation nicht mehr vorläge. Es erscheint fraglich, ob von der elektrischen Antwort her ein solcher somatosensibler Reiz auf der Nasenschleimhaut von dem elektrischen Produkt eines alleinigen spezifisch olfaktorischen Reizes abzugrenzen ist [203]. Auch durch ein elektrisches Absuchen der Hirnrinde („brain mapping") läßt sich kein kortikaler Punkt ermitteln, an

dem nur Geruchsreize elektrische Potentiale generieren. Selbst mit dem neueren Verfahren einer Magnetoenzephalographie erscheint eine solche Lokalisation nicht möglich. Es erfordert deshalb einen hohen methodisch-technischen Aufwand, einen adäquaten Reiz zu applizieren. Hierfür wird speziell temperierte und angefeuchtete Luft verwendet, mit der die Nase kontinuierlich von der einen Nasenhaupthöhle in die andere durchströmt wird. Der velopharyngeale Abschluß zum Rachen hin erfolgt willentlich. Dadurch, daß der Patient in dieser Situation durch den Mund atmet, ist diese Form der Stimulation völlig unabhängig von der Patientenrespiration [203]. Ohne Änderung physikalischer Parameter im Luftstrom wird dann durch spezielle Schaltventile ein Duftreiz zugemischt, so daß innerhalb von wenigen Millisekunden die volle Duftstoffkonzentration vorliegt, was eine wichtige Vorbedingung für ein erfolgreiches Mittelungsverfahren ist. Diese Ventilschaltvorgänge müssen geräuschlos sein, damit der Proband sie nicht hört und hierüber auditorische Signalauslösungen erfolgen könnten. Durch Kopfhörer kann weißes Rauschen zur Vertäubung des Patienten angeboten werden [429]. Da mehrere gleiche Reize zwecks Mittelung appliziert werden müssen, ist ein hinreichend langes Interstimulusintervall zu wählen, um die bekannten Adaptationseffekte zu vermeiden. Es sollte mindestens 30 s betragen.

In einer anderen Reiztechnik wird unter Beibehalten nasaler Atmung einem zugemischten Gasfluß jeweils in der Inspirationsphase ein Duftstoff beigegeben, wobei diese Triggerung über einen Thermistor als Atemflußrezeptor erfolgt. Dafür wurden als Interstimulusintervall 5 Atemzüge ohne Reiz empfohlen [429]. Für die Computerolfaktometrie sind überschwellige Reizkonzentrationen erforderlich, um erkennbare Po-

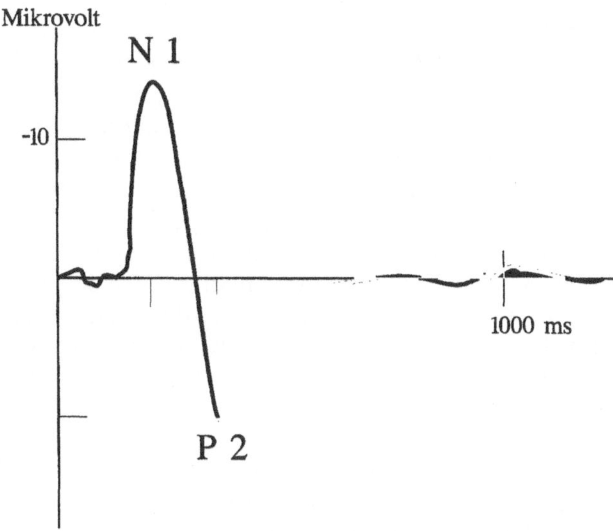

Abb. 26. Schema eines olfaktorisch evozierten Potentials

tentiale errechnen zu können. Als Technik der Schwellenfindung wurde vorgeschlagen, bei gleicher Konzentration die Expositionszeit so lange zu verringern, bis Potentiale nicht mehr erkennbar sind.

Als typische Potentialkurve der Computerolfaktometrie stellt sich eine erste Negativität bei etwa 200 ms nach Reizapplikation ein, gefolgt von einer Positivität nach etwa 350 ms (Abb. 26). Weitere Positiva oder Negativa können gelegentlich differenziert werden. Es werden etwa 10 Reize für eine brauchbare Mittelung benötigt. Die Computerolfaktometrie ist nur an wenigen Zentren eingeführt. Eine klinische Untersuchung nimmt etwa eine Stunde in Anspruch. Im Rahmen einer differenzierten Untersuchung wird neben reinen Duftstoffen zur Validierung des Systems ein Trigeminusreizstoff mit eingesetzt. Mit der Technik der Computerolfaktometrie werden vor allen Dingen Untersuchungen zur Physiologie des Riechsinnes vorgenommen. Es ergeben sich u.a. Fragestellungen zur Dominanz einer Nasenseite oder einer Hirnhemisphäre bezogen auf emotional positiv oder negativ empfundene Geruchsqualitäten.

7 Das Mukoziliare System

7.1 Physiologische Vorbemerkungen

Eine wesentliche Funktion der Nase besteht darin, die Einatmungsluft von Partikeln und Aerosolen zu reinigen. Die Nasenhaupthöhle zeigt deswegen keinen großlumigen Querschnitt, sondern bezüglich der Querschnittsfläche einen außerordentlich weiten Umfang, damit die eingeatmete Luft in schnellen und innigen Kontakt zur Nasenwand kommt. So schlagen sich auf der Nasenschleimhaut viele Partikel, Aerosole und auch mikrobielle Erreger nieder. Um eine potentiell schädliche Anreicherung solcher Abscheidungsprodukte auf der Nasenschleimhaut zu vermeiden, verfügt die Nase über das Reinigungssystem des mukoziliaren Transportes, der dafür sorgt, daß die oberflächliche Schleimschicht der Nasenschleimhaut ständig nach dorsal in Richtung auf den Nasenrachen transportiert wird, damit sie dort in den Oropharynx übertreten und verschluckt werden kann. Das mukoziliare System wird durch den dichten Besatz an Flimmerzellen gebildet, wovon jede etwa 300 Zilien trägt. Dieser Flimmerepithelbesatz findet sich nahezu in der gesamten Nasenhaupthöhle. Lediglich weit vorn in der Nase an der Nasenscheidewand, im Bereich der inneren Nasenklappe und im Kopfbereich von mittlerer und unterer Muschel kommt es intraindividuell sehr unterschiedlich zu einer Umwandlung von Flimmerepithel in metaplastisches Plattenepithel. Diese Metaplasie steht im Zusammenhang mit der Exposition gegenüber dem Luft-

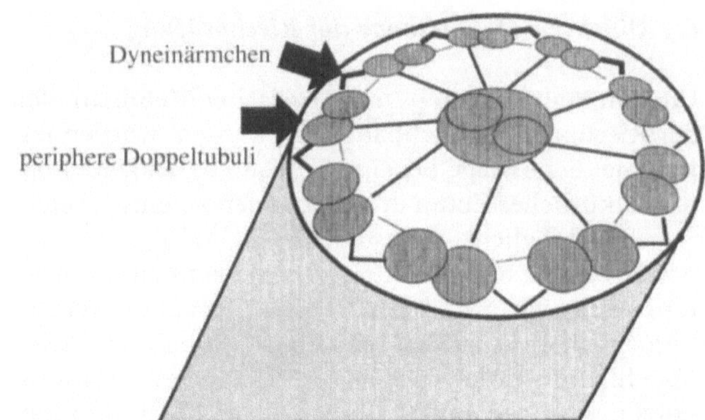

Abb. 27. Schema eines elektronenmikroskopischen Querschnittes durch ein Zilium

strom und findet sich gerade in Regionen, in denen die Einatmungsluft vermehrt anprallt. Bei Patienten nach Laryngektomie kommt es durch den mangelnden Luftstrom wieder zu einer stärkeren Ausbreitung des Flimmerepithels. Auch bei Patienten mit einer Choanalatresie finden sich diese Metaplasiezonen nicht.

Die Länge eines Flimmerhärchens beträgt etwa 3–8 µm, der Durchmesser liegt bei 0,1–0,3 µm. Ultrastrukturell konnten 9 periphere Doppeltubuli und 2 Zentraltubuli identifiziert werden, die sich in der Zellmembranausstülpung des Ziliums als sog. Axonem befinden (Abb. 27). Durch ATP-spaltende Proteine, sogenannte Dynein-Ärmchen, die zwischen peripheren Doppeltubuli gelegen sind, wird das Zilium durch Verschiebung der Filamente gegeneinander bewegt (Abb. 28). Hierbei vollführt es einen Schlagablauf, der in 3 Phasen aufgeteilt werden kann. Während des Effektivschlages treibt das hochaufgerichtete Zilium die Schleimschicht voran, gerät dann in eine Ruhephase,

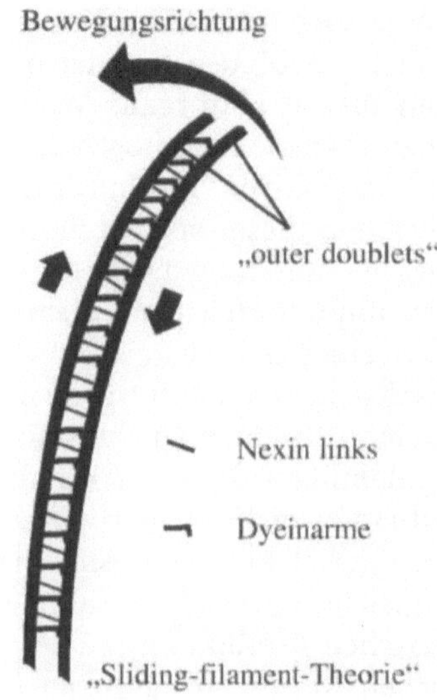

Abb. 28. Theorie der gleitenden Filamente zur Bewegung der Zilien

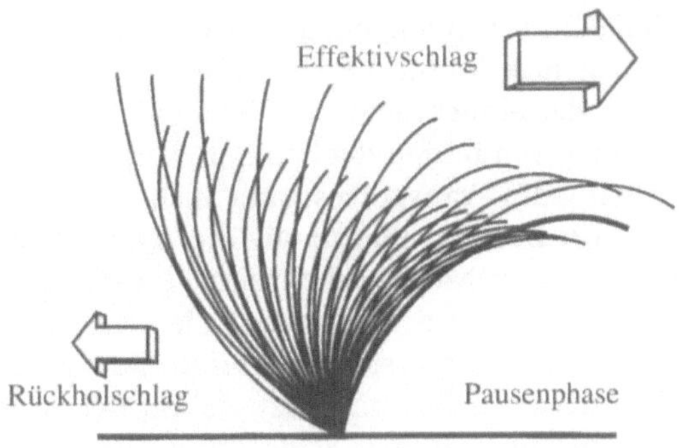

Abb. 29. Schema eines ziliären Schlagablaufs

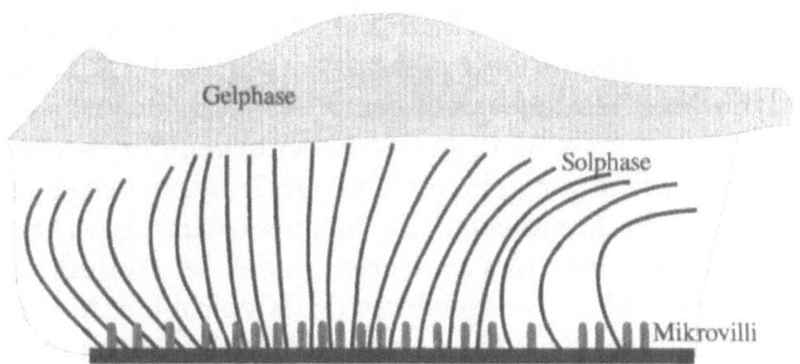

Abb. 30. Schema der Doppelschichtung des respiratorischen Schleims zur Sicherung der mukoziliären Transportfunktion

um aus dieser heraus mit einem Erholungs- oder Vorbereitungsschlag einen neuerlichen Effektivschlag einzuleiten (Abb. 29). Die vielen Zilien eines dichten Feldes schlagen innerhalb einer Zelle, aber auch über Zellgrenzen hinaus in einer koordinierten Weise, die als Metachronie bezeichnet wird. Hierbei werden, vermutlich gesteuert durch mechanische Sensitivität der Zilien, Linien gleicher Schlagphase gebildet, die sich über ein solches Zilienfeld hinweg bewegen, wie eine vom Wind erzeugte Welle auf einem Kornfeld. Dieser Schlagablauf findet etwa 10- bis 20mal pro Sekunde statt. Die Frequenz eines Zilienschlags schwankt bei Beobachtung über etliche Sekunden hinweg, um ein Frequenzmaß von etwa ±3 Hz. Die Frequenz ist auch temperaturabhängig, wobei ein Frequenzmaximum mit zunehmender Temperatur zwischen 37 und 40 °C erreicht wird. Danach kommt es zu einer zunächst reversiblen, ab etwa 45 °C auch zu einer irreversiblen Paralyse der Flimmerhärchen. Die Geschwindigkeit des Zilienschlages wird nicht neural gesteuert, sondern kann in Versuchen durch verschiedene biogene Amine und Transmitter beeinflußt werden. Neben der Regeneration von ganzen flimmerzelltragenden Epithelverbänden kann auch ein einzelnes Zilium aus seiner Zelle regeneriert werden. Dieser Vorgang konnte in vitro beobachtet werden [188]. Die Regeneration ganzer Zilienflächen nach Entzündungen oder z.B. operativen Traumen hängt wesentlich auch von dem örtlichen Mikroklima, gemessen an Temperatur und Feuchte, ab. Es wird vermutet, daß die Mauserungszeit der Flimmerzellen in der Nase etwa 2 Wochen beträgt.

Integraler Bestandteil des mukoziliaren Systems ist neben dem Flimmerepithel auch die aufliegende Schleimschicht, die sich in 2 Schichten oder Phasen aufteilt (Abb. 30). Direkt der Zelloberfläche der Flimmerzellen aufliegend findet sich eine dünnflüssige Solphase, in der sich die Zilien mit ihrem gesamten Schlagablauf frei bewegen können. Darauf aufliegend findet sich eine deutlich viskösere Schicht aus Glykoproteinen, die Partikel und Aerosole gut aufnehmen kann und als eigentliches Förderband des mukozilia-

ren Transportes von den unterliegenden Zilien vorangetrieben wird. Damit die in der dünnflüssigen Solphase schlagenden Zilien die aufliegende viskösere Gelphase optimal in ihrem Schlagablauf erreichen, muß die Solphase kontinuierlich eine passende Höhe haben. Diese Regelung findet vermutlich durch eine transmembranöse Flüssigkeitsverschiebung statt. Darauf weisen die vielen Mikrovilli hin, die sich zwischen den Flimmerhärchen auf der Oberfläche der zilientragenden Zelle finden. Die Schleimschicht wird von submukösen Drüsen, aber auch von den im oberflächlichen Epithelbett eingelagerten Becherzellen gebildet. Für einen optimalen mukoziliaren Transport ist nicht nur ein effektiver Zilienschlag erforderlich, sondern auch eine optimale Viskoelastizität der aufliegenden Schleimschicht. Diese physikalische Eigenschaft des Schleims wird u.a. durch die Feuchtigkeit im Atemweg beeinflußt, so daß sich auch bezüglich dieses Parameters Auswirkungen auf die Effektivität des mukoziliaren Transportes zeigen [332]. Eine ungezielte Herabsetzung der Viskosität führt nicht zu einer unumschränkten Verbesserung des mukoziliaren Transportes.

Der mukoziliare Transport benutzt in der Nase und in Nasennebenhöhlen bestimmte bevorzugte Hauptwege. Die Richtung dieser Hauptwege ist offensichtlich in der Epithelschicht festgelegt. Durch Herausschneiden und Wiedereinsetzen eines Epithelstückchens wird auf diesem Schleimhautteil die Richtung des mukoziliaren Transportes nicht wieder der Umgebung angepaßt. Regenerierende Zilien passen sich jedoch in ihrer Schlagrichtung der Umgebung an. Der mukoziliare Transport kann eine metaplastische Epithelinsel unter Ausnutzung seiner kontinuierlichen Schleimdecke überbrücken. Sowohl auf der Septumschleimhautfläche als auch auf der lateralen Nasenwand führt der mukoziliare Transport ständig von ventral nach dorsal, wobei Geschwindigkeiten von 3 bis etwa 13 mm/min durch Farbstoffmarkierungen gemessen werden konnten. Septumsporne werden vom mukoziliaren Transport umflossen. Auch die Septumhinterkante wird gemieden wie die Karinen der Bronchialverzweigungen.

Im Nasenrachen verschwimmen die geregelten mukoziliaren Transportwege mehr und mehr, da der Schleim dann über Velumbewegungen in den Oropharynx weitertransportiert wird. In den Nasennebenhöhlen wurden ebenfalls geregelte mukoziliare Transportwege gefunden. Während sich die Siebbeinzellen zu ihrem Ostium hin gerichtet entleeren, findet der Abfluß aus der Kieferhöhle, ausgehend vom Kieferhöhlenboden, spiralig über die Wände und das Dach verlaufend mit einer Konvergenz auf das natürliche Ostium hin statt. Bei ungestörtem mukoziliaren Transport in der Kieferhöhle wird ein im unteren Nasengang angelegtes Fenster vom mukoziliaren Transport nicht als Entleerungsweg benutzt. In der Stirnhöhle findet lateral im Ausführungsgangbereich ein Abwärtstransport statt, während auf den medialen Anteilen des Infundibulums ein in die Nebenhöhle zurückgerichteter Transport vorherrscht, so daß in der Stirnhöhle auch ein „Kreisverkehr" entstehen kann. Die Keilbeinhöhle entleert sich wie die Siebbeinzellen in direkter Richtung zur Nasenhaupthöhle.

Die Bedeutung des mukoziliaren Transportes für die Gesunderhaltung der Atemwege ist daran zu ermessen, daß beim immotilen Ziliensyndrom eine beständige Nasen- und Nasennebenhöhleninfektion, ein Tubenmittelohrkatarrh und eine chronische Bronchitis bestehen. Dabei läßt sich ein quantitativ nachweisbarer elektronenmikroskopischer Defekt der Dyneinärmchen im Zilienaxonem nachweisen, der zu einer Unbeweglichkeit der Zilien führt.

Es existieren weitergehende ausführliche Abhandlungen über die Physiologie des mukoziliaren Systems [74, 327, 328].

7.2 Untersuchungsmethoden für das mukoziliare System

7.2.1 Saccharintest

Der Saccharintest wurde von Andersen aus Dänemark erstmals vorgestellt [6]. Durch Plazieren eines kristallisierten Stückchens blau eingefärbten Saccharins auf die Nasenschleimhaut, etwa 2 cm dorsal des Nasenloches, wird eine Markierungsubstanz auf das Flimmerepithel gebracht. Diese angefeuchteten Saccharinpartikel werden bei normaler nasaler Atmung vom mukoziliaren System Richtung Rachen befördert. Die Versuchsperson wird aufgefordert, alle 30 s zu schlucken und auf eine Geschmacksveränderung zu achten. Wenn die Person einen süßen Geschmack wahrnimmt, hat das Saccharin den Rachen erreicht. Erfahrungsgemäß geschieht dies zwischen 5 und 20 min, wobei der Proband innerhalb etwa 1 min dann eine volle Entwicklung der Geschmacksempfindung be-

merkt, so daß eine sekundengenaue Zeitnahme für den Saccharintest nicht erforderlich ist. Selbstverständlich darf die Person das eingebrachte Saccharin nicht durch forcierten Atemstrom in den Rachen befördern.

Der Fortgang des Transportes kann auch rhinoskopisch kontrolliert werden, ebenso wie die Ankunft des markierten Stoffes im Nasenrachenraum. Im Hinblick auf den Nasenzyklus wird empfohlen, die Nasenseite zu benutzen, die zum Untersuchungszeitpunkt die geringere Schleimhautverdickung zeigt, da auf der Seite der stärkeren physiologischen Schwellung mit einem langsameren Transport zu rechnen ist. Der Saccharintest zeigt schnelleren Transport, wenn die Nase belüftet ist [23], ebenso wie nach der belüftungsverbessernden Maßnahme einer Septumbegradigung [22].

In einer Einzelpublikation wurde festgestellt, daß die Saccharintestzeit in einer Nasenseite kürzer sei, wenn die Anschwellungsphase des Nasenzyklus beginne [226]. Untersuchungsserien über den ganzen Tag zeigten, daß der Saccharintransport nachts langsamer abläuft [303]. Bei Kindern ergab sich intraindividuell eine erhebliche Varianz bei Wiederholungsuntersuchungen [301]. Abhängigkeiten von der Kopfhaltung mit denkbaren Gravitationseffekten wurden nicht gesehen, wenn es nicht zu einer krankheitsbedingten, erheblichen Akkumulation von Nasensekret kam, die sich dann gravitationsbedingt je nach Kopfneigung nach ventral oder dorsal entleeren würde [309]. Der Test wird als negativ bewertet, wenn nach 30 min keine Geschmacksempfindung erreicht wurde [78]. Es ist dann sicherzustellen, daß nicht eine Geschmacksstörung für Saccharin vorliegt. Dieses kann problemlos durch Applikation des Markerstoffes auf der Zunge nach einem negativen Test geprüft werden [132].

Für die genaue technische Durchführung des Saccharintestes wurden sehr viele Variationen angegeben [74, 128, 161]. So wurden Saccharinpartikel einer Größe von 0,5 mm bis zu 3 mm und einem Gesamtgewicht von 14 mg angegeben. Der mukoziliare Transport soll noch bei einer Belastung von 20 mg/mm^2 problemlos funktionieren [393]. Bei der Anwendung von puderförmigem Saccharin sollte dieses angefeuchtet auf die Nasenschleimhaut aufgetragen werden, damit nicht bei der Einatmung noch trockene Körnchen schnell nach hinten geschleudert werden und so den Test verfälschen. Es ist auch zu beachten, daß bei trockenem Auftrag des Saccharins, ob als Puder oder als größere Partikel, eine lokale Störung der Schleimschichtung durch die momentan hygroskopische Wirkung des Natriumsaccharinates entsteht. Deswegen wird von manchen Autoren empfohlen, den Saccharintest mit einer isotonischen Saccharinfarbstofflösung durchzuführen und hierbei einen Tropfen von 20 µl unter Sicht auf die Nasenschleimhaut aufzubringen. Hierfür wurden spezielle kleine Spritzen benutzt [96, 200, 412]. Da es sich um eine wasserlösliche Markierungssubstanz handelt, löst sich das aufgebrachte Saccharin in der gesamten Schleimschicht auf und wird nicht nur von der oberflächlichen Gelschicht transportiert [305, 358]. Es wurden deshalb auch Untersuchungen durchgeführt, bei denen kombiniert eine wasserlösliche und eine nichtwasserlösliche Markierungssubstanz aufgebracht wurde, womit man anstrebte, einerseits die Geschwindigkeit der Gelschicht, andererseits die Transportzeit innerhalb der periziliären Solschicht differenziert zu messen [88].

Der Saccharintest benutzt die Geschmacksperzeption der Versuchsperson als definierten Versuchszeitendpunkt. Hierbei ist zu beachten, daß Geschmacksempfindungen durch bereits wenige Moleküle einer intensiven Geschmackssubstanz ausgelöst werden können. Man mißt deshalb mittels des Saccharintestes die Ankunft der ersten und schnellsten Partikelanteile im Rachen. Man muß einkalkulieren, daß der Hauptteil eines solchen Gesamtmarkers in seinem überwiegenden Anteil evtl. deutlich später den Rachen erreicht. Diese Abschätzung kann mittels des Saccharintestes nicht erfolgen, sondern erfordert nuklearmedizinische Methoden. Normalwerte für den Saccharintest liegen zwischen 4 und 20 min [74]. Einige Autoren bestimmten mit unterschiedlichen Meßmethoden die Transportstrecke vom Auftragsort bis in den Nasenrachen, um dann mittels der Transportzeit eine Transportgeschwindigkeit errechnen zu können. Dies erscheint für den klinischen Belang zu aufwendig. Es ergaben sich Transportgeschwindigkeiten von 4–13 mm/min. Die Abhängigkeit des Saccharintestes von der Schleimhautzusammensetzung ist dadurch abzuschätzen, daß man durch die Gabe von nur etwa 0,1 ml eines oberflächenaktiven Sprays eine Beschleunigung der Saccharintransportgeschwindigkeit erzeugen kann [297]. Auch durch Anwendung niederfrequenter Luftoszillationen läßt sich der mukoziliare Transport beschleunigen, was vermutlich durch eine Viskositätsänderung des Schleimes geschieht. Der respiratorische Schleim ist thixotrop, was bedeutet, daß er unter Einwirkung mechanischer Scherkräfte an Viskosität verliert. So ist es denkbar, daß er durch die Luftoszillationen eine Viskositätsminderung erfährt [77].

Für den klinischen Gebrauch ist der Saccharintest deswegen empfehlenswert, weil er eine einfache Methode ist. Pulverförmiges Saccharin ist leicht erhältlich. Er wird in Apotheken für die Zubereitung von Hustensäften bereitgehalten. Je nach Farbstoffintensität kann man 5–50% eines Lebensmittelfarbstoffes zusetzen. Mit Indigotin ergibt sich beispielsweise eine intensive blaue Färbung. Das Auftragen des angefeuchteten Puders unter Sicht auf die Oberfläche der unteren Muschel, etwa 1 cm dorsal des Muschelansatzes, ist für den HNO-Arzt kein Problem. Man kann dem Patienten

eine Stoppuhr in die Hand geben, die er bei einer eindeutigen Geschmacksempfindung bedient. Damit ist klar, daß es sich wie bei der Tonaudiometrie um einen subjektiven Test handelt.

Hat man eine Saccharintransportzeit innerhalb der Normalwerte gemessen, ist hiermit ein intakter mukoziliarer Transport in der Nase erwiesen. Übersteigt die mukoziliare Transportzeit 30 min, so ist sie pathologisch, da während eines solchen Zeitraumes ausschließlich durch Diffusion ebenfalls eine Verteilung der Markierungssubstanz erfolgt sein könnte. Bleibt der mukoziliare Transport auch bei einer klinisch und subjektiv beschwerdefreien Person negativ, so sollte man vorsichtshalber eine Wiederholung durchführen. In der Literatur werden immer wieder subjektiv beschwerdefreie Personen als sog. Non-Transporter erwähnt. Die Bedeutung dieses Befundes ist noch unklar. Man sollte in einem solchen Falle auch durch weiter dorsales Auftragen der Markierungssubstanz, etwa in der Mitte der Nase oder auch am Septum, sicherstellen, daß nicht in einer Region plattenepithelialer Metaplasie eine Plazierung erfolgte.

Ist der Saccharintest negativ, so deutet der Befund auf einen globalen Ausfall des mukoziliaren Transportes. Es kann jedoch nicht differenziert werden, ob dieser Ausfall durch eine Störung in der Schleimzusammensetzung bewirkt wird oder durch eine Störung im Bereich der Flimmerzellen. Der Saccharintest ist als Gesamtscreeninginstrument für den nasalen mukoziliaren Transport anzusehen.

7.2.2 Nuklearmedizinische Methoden

Bald nach der Entwicklung nuklearmedizinischer Methoden wurden auch radioaktiv präparierte Markierungsubstanzen zur Darstellung des mukoziliaren Transportes benutzt [333]. Entsprechend markierte Substanzen in Form von Lösungen oder kleinen Partikeln können in die Nase vorne eingebracht und mit dem seitlichen Blick einer Gammakamera auf ihrem Weg in den Nasenrachen problemlos verfolgt werden. Man kann durch die Software einer nuklearmedizinischen Meßanlage, z.B. durch Anwendung von „regions of interest" Abstromcharakteristiken und Geschwindigkeiten darstellen. Für die Aufnahme der vergleichsweise kleinen Region werden auch gelegentlich Pinhole-Kollimatoren an der Gammakamera verwendet. Im Vergleich zum Saccharintest ergibt sich bei der nuklearmedizinischen Visualisierung die Möglichkeit, den Hauptanteil der aufgebrachten Markersubstanz und nicht nur die am schnellsten transportierten Partikelanteile in die Beurteilung einzubeziehen. Für die Darstellung des mukoziliaren Transportes in der Nase wurden unterschiedlichste Markierungssubstanzen verwendet: Albuminmikrosphären, Ionenaustauscher-harzpartikel, Schwefelkolloide, Polystyrenpartikel, Teflonpartikel, Erythrozyten und andere Materialien [41, 74, 288, 331, 380]. Als Kopplungsisotop wird meist das metastabile Technetium 99 verwendet. Daneben wurden auch radioaktive Isotope des Fluor, des Chrom und des Iods benutzt. Für die Wahl des Radioisotops ist das Maß an Strahlenbelastung für den Patienten mitentscheidend. Die Strahlenbelastung sollte nicht über die einer Schädelübersichtsaufnahme hinausgehen. Vermutlich aus strahlenhygienischen Gründen hat sich die nuklearmedizinische Methode zur Darstellung des mukoziliaren Transportes in Deutschland kaum durchgesetzt.

Auch die verwandte Methode der Ventilationsszintigraphie wird nur in einigen Spezialkliniken angewendet. Bei dieser Methode werden radioaktive Partikel oder Aerosole dem Patienten zur Lungeninhalation angeboten, so daß unter der Gammakamera der mukoziliare Abtransport aus dem Bronchialsystem beobachtet werden kann. Für diese Methode, wie auch für die nuklearmedizinische Darstellung des nasalen mukoziliaren Transportes, ist in Einklang mit entsprechenden Verordnungen die Anwendung an eine Ermächtigung des Arztes zum Umgang mit offenen Radionukliden gebunden. Diese Berechtigung dürfte praktisch nur in nuklearmedizinischen Abteilungen vorliegen. Eine Anwendung dieser nuklearmedizinischen Meßmethode für die Nase ist organisatorisch recht aufwendig, ergibt für den Patienten den Aspekt einer Strahlenbelastung und muß deshalb im Vergleich zur diagnostischen Aussagekraft und therapeutischen Relevanz eines solchen Befundes wohl abgewogen werden. Die Methode eignet sich im wesentlichen für wissenschaftliche Fragestellungen.

7.2.3 Vitalzytologischer Abstrich

Bereits in den 30er Jahren wurde erstmals beschrieben, daß von der Oberfläche der Nasenschleimhaut gewonnene Zellen unter dem Lichtmikroskop beobachtet und in ihrer Funktion beurteilt werden können [157].

Hierfür können, wie bei anderen nasenzytologischen Untersuchungen (s. Abschn. 5.3), Schleimhautabstriche mit einer Ohrkürette oder einer Nylonzytologiebürste unter Sicht vorgenommen werden. Es ist wenig sinnvoll, für vitalzytologische Untersuchungen Schneuzpräparate oder Lavagetechniken anzuwenden, da auf diese Weise nur wenige epitheliale Zellen gewonnen werden können. Will man Flimmerepithelzellen auf ihre Funktion hin untersuchen, ist es wichtig zu beachten, daß die Flimmeraktivität temperaturabhängig ist. Es empfiehlt sich deswegen, bereits das Ausschwenken der zytologischen Bürste oder der Ohrkürette in einer auf 37 °C vorgewärmten Lösung vorzu-

nehmen. Wir benutzen hierfür 100 ml „Dulbecco's modified Eagle's medium" (DMEM). Diese Kulturlösung ist im physiologischen Bereich gepuffert und enthält einige Substrate, so daß die Flimmerzellen bessere Überlebensbedingungen haben. Für unmittelbar nachfolgende, nichtquantitative Untersuchungen der Flimmerzellfunktion kann auch vorgewärmte Kochsalz- oder Ringerlaktatlösung verwendet werden [73, 76]. Für eine Untersuchung innerhalb von etwa 1–2 h ist es auch nicht erforderlich, der Lösung Antibiotika zuzusetzen, da eine wesentliche bakterielle Überwucherung in dieser Zeit nicht stattfindet.

Der Ort der Abstrichnahme kann, je nach Fragestellung, innerhalb der Nase gezielt gewählt werden. Eine Entnahme mit einer Ohrkürette von der unteren Muschel auf etwa mittlerer Nasentiefe ist für den Patienten am wenigsten traumatisierend. Da am Nasenseptum und Nasenboden die Polsterwirkung des Schwellkörpers der Nasenmuschel ausfällt, kann die Abstrichentnahme dort etwas unangenehmer sein. Bei dieser Abstrichnahme und einer evtl. vorangehenden Reinigung der Schleimhaut von Borken sollte unbedingt eine selbst nur geringe Schleimhautblutung vermieden werden, da die Erythrozyten die Präparatebeurteilung später wesentlich erschweren. Der Abstrich wird gut ohne Lokalanästhesie toleriert. Mit dem Verzicht auf ein Lokalanästhetikum umgeht man pharmakologische Einflüsse auf die Flimmerfunktion, wobei durch Oberflächenanästhesie im üblichen Konzentrationsrahmen lediglich quantitative, jedoch nicht qualitative Störungen der Flimmerfunktion bekannt sind.

Die gewonnene Zellsuspension wird auf einen geeigneten Objektträger verbracht, der auf 37 °C vorgewärmt wird. Für eine einfache qualitative Untersuchung kann ein hohlgeschliffener Objektträger, verschlossen mit einem Deckgläschen, verwendet werden. Allerdings kann die hierdurch erzeugte Tiefe in Präparatmitte die Beurteilung erschweren. Geeigneter ist eine hämatologische Zählkammer z.B. nach Fuchs-Rosenthal, mit der sich eine gut zu beurteilende Präparatdicke ergibt. Des weiteren hat die hämatologische Zählkammer den Vorteil, daß volumenbezogene Zellauszählungen vorgenommen werden können. Nachteilig bei hämatologischen Zählkammern üblicher Technik ist jedoch, daß diese eine Verdunstung der Lösung erlauben, die bei 37 °C, z.B. innerhalb von 30 min, merklich eintritt, das Beurteilungsvolumen einengt und fraglos chemische Veränderungen der Kulturlösung erzeugt.

Für die Durchmusterung des nichtgefärbten Präparates empfiehlt sich eine Phasenkontrasteinrichtung und eine Vergrößerungsmöglichkeit, die mindestens bis 400fach reichen sollte. Entsprechende quantitative Untersuchungen setzen einen auf 37 °C temperierbaren Mikroskopobjekttisch voraus.

Vitale Flimmerzellen fallen in einer solchen Präparation sofort durch die Bewegung des Ziliensaums auf, so daß ihre Identifikation problemlos ist. Gelegentlich werden auch absterbende Flimmerzellen mit einem nur noch sehr trägen Schlag beobachtet oder auch tote Flimmerzellen, bei denen ein Ziliensaum ohne jegliche Bewegung sichtbar ist. Die toten Flimmerepithelzellen sind durch seitliche Zytoplasmaextravasationen zu erkennen (siehe Abb. 25 j–l).

Für einen effektiven mukoziliaren Transport ist es erforderlich, daß die Flimmerhärchen einen geregelten peitschenförmigen Schlagablauf zeigen, der aus einer Effektivschlagphase, einer Ruhephase und einer Rückholphase besteht. Eine einfache laterale Hin- und Herbewegung des Ziliums wie ein Scheibenwischer oder eine Drehbewegung wie bei einer Schraube, erzeugt für den Transport aufliegenden Schleims keinen sinnvollen Bewegungseffekt. Störungen des ziliaren Schlagablaufes werden als primäre ziliare Dyskinesie bezeichnet und mit den klinischen Symptomen wie bei einer totalen Zilienimmotilität in Zusammenhang gebracht. Die Prüfung auf einen effektiven Zilienschlag kann in einem vitalzytologischen Präparat dadurch erfolgen, daß freiliegende Flimmerzellen zu beobachten sind, die sich, getrieben von einem gerichteten Flimmerschlag, um ihre eigene Achse drehen. Gelegentlich werden auch an der Basalmembran anhaftende Zellverbände von Flimmerzellen beobachtet, die an ihrer Oberfläche einen sichtbaren Flüssigkeitsstrom erzeugen. Auch dieses Phänomen ist als Beweis für einen effektiven und koordinierten Zilienschlag anzusehen.

Für die *Beurteilung eines vitalzytologischen Präparates* gibt es, je nach Anspruch, *verschiedene Techniken:*

1) Man kann in einem vitalzytologischen Präparat qualitativ das Vorhandensein normal funktionierender Flimmerzellen nachweisen und damit problemlos ein immotiles Ziliensyndrom oder eine primäre ziliare Dyskinesie ausschließen [157].

2) Eine weitergehende Aussagekraft gewinnt das vitalzytologische Präparat, wenn eine *quantitative Beurteilung* erfolgt. Hierfür sollte in einem definierten Volumen der Kammer eine Auszählung epithelialer Zellen mit vitalen Flimmerzellen, toten Flimmerzellen und Plattenepithelzellen erfolgen. Neben der Effektivität des Abstriches, gemessen an der Gesamtzahl epithelialer Zellen, kann dann auch das prozentuale Verhältnis dieser Zellarten zueinander bestimmt werden [47, 316]. Die Normaleckwerte für die Nase ergeben sich aus Tabelle 4. Sie weisen allerdings eine recht große Variabilität auch in Abhängigkeit vom Abstrichort auf. Ein Abstrich aus dem Vestibulum nasi an einer Stelle, auf der Luftstrom direkt trifft, zeigt einen größeren Anteil an Plattenepithelien, da an diesen Stellen eine

Tabelle 4. Normale Zusammensetzung eines vitalzytologischen Abstriches mit einer Nylonbürste aus Nase bzw. Trachea (Richtwerte) [74]

	Vitale Flimmerzellen [%]	Tote Flimmerzellen [%]	Plattenepithelien [%]
Nase	36	53	11
Trachea	24	76	0

metaplastische Reaktion eintritt. Einen ähnlichen Effekt an plattenepithelialer Metaplasie kann man in der Trachea nach einer Tracheotomie beobachten. In geschützten Nischen der Nase wie in den Konkavitäten der Muscheln lassen sich hohe Flimmerepithelanteile bestimmen.

Darüber hinaus kann mit einem vitalzytologischen Abstrich die Flimmerschlagfrequenz meßtechnisch erfaßt werden [71]. In einem Nebenstrahlengang des Mikroskopes wird ein Beobachtungsstrahl ausgeblendet, der gezielt auf den Flimmerepithelsaum einer aktiven Zelle gerichtet ist. Durch den Flimmerschlag kommt es zu Lichtveränderungen dieses Meßstrahls, die mit photoelektrischen Wandlern zu erfassen sind. Als photoelektrischer Wandler kann ein einfacher photosensibler Halbleiter, ein Photomultiplier oder auch ein Strichcodelesegerät benutzt werden [349]. Der modulierte Photostrom wird auf Papierstreifen dokumentiert oder auch zur Bestimmung der innewohnenden Hauptfrequenz in Form eines Powerspektrums einer Fourier-Analyse unterworfen [172, 194]. Differenziertere Analysen des gewonnenen Photosignales, nicht nur auf die Schlagfrequenz, sondern auch auf Parameter der Schlageffektivität, sind möglich [173]. Für die diesbezügliche Beurteilung solcher Präparate wurde auch die Durchstrahlung mit einem Laserstrahl beschrieben. Aus der Frequenzmodulation des monochromatischen Laserlichtes ergibt sich durch den Dopplereffekt an den bewegten Strukturen die Möglichkeit der Schlagfrequenzanalyse [219].

Die klassische Referenzmethode für die Flimmerschlaganalyse ist die Hochgeschwindigkeitskinematographie. Wird sie mit den ursprünglichen phototechnischen Verfahren durchgeführt, so ist bei hoher Frequenz und kurzer Belichtungszeit eine erhebliche Beleuchtungsmenge erforderlich. Dann muß eine Präparateüberwärmung ausgeschlossen werden. Darüber hinaus beinhalten phototechnische Verfahren den Nachteil, daß erst nach dem Entwicklungsvorgang eine Beurteilung möglich ist. Deshalb setzte sich in den letzten Jahren die Hochgeschwindigkeitsvideographie durch [445]. Mit kommerziellen Videoverfahren können systemgebunden lediglich 25 Vollbilder/s erstellt werden, was angesichts einer Flimmerschlagfrequenz von bis zu 20 Hz eine deutliche Unschärfe bedeutet. Aufwendigere Hochgeschwindigkeitsvideoanlagen erlauben jedoch Einzelbildabstände von 5 ms, wobei sich angesichts der hohen Lichtempfindlichkeit moderner Videochips die Wärme- und Beleuchtungsprobleme der konventionellen Phototechnik nicht ergeben. Mit der Hochgeschwindigkeitsvideographie kann dann unmittelbar am Bildschirm eine Zeitlupenbeurteilung des Flimmerschlages erfolgen [165].

Normale Flimmerschlagfrequenzen liegen zwischen 10 und 20 Hz. Werte bis herab zu 6 oder 7 Hz werden jedoch auch bei gesunden Personen immer wieder beobachtet. Innerhalb eines vitalzytologischen Präparates finden sich normalerweise etliche aktive Flimmerzellen, die eine deutliche Variation der Flimmerschlagfrequenzen zeigen können. Die Flimmerschlagfrequenz einer Zelle unterliegt vermutlich einer Autoregulation, die durch äußere Einflüsse wie von biogenen Aminen oder Mediatoren beeinflußbar ist. Eine interzelluläre Weitervermittlung der Schlagfrequenzsteigerung durch mechanische Stimulation konnte ebenfalls gezeigt werden [360].

Es ergibt sich somit bei unterschiedlichen Flimmerschlagfrequenzen rein praktisch das Problem, ein individuelles Patientenpräparat, bezüglich seines Funktionszustandes zu charakterisieren, zumal bei der einzelnen Zelle während einer Beobachtungszeit von mehreren Sekunden eine geringe Schwankung von bis zu ±3 Hz des Flimmerschlages eintritt. Es muß deshalb eine Präparatecharakterisierung in Form einer statistischen Beschreibung erfolgen, die beispielsweise die Auswertung von 10 als besonders aktiv anzusehenden Zellen über einen Zeitraum von ca. 10 s umfaßt. Für die wissenschaftliche Auswertung sollten statistische Kennwerte einer solchen Frequenzverteilung benutzt werden [74]. Der nasale Zyklus hat offensichtlich keinen Einfluß auf die Flimmerschlagfrequenz [171]. Eine geringere Belüftung der Nasenhöhle wie nach Laryngektomien soll mit einer Tendenz zu höheren Flimmerschlagfrequenzen verbunden sein [109].

7.2.4 *In-vivo-Messungen des Flimmerschlages*

Durch die Entnahme eines Abstriches zur vitalzytologischen Untersuchung, bevor eine Schlagfrequenzmessung der Flimmerzelle erfolgen kann, sind methodische Artefakte denkbar. Deshalb wird versucht, die Flimmerschlagfrequenz in vivo unter Belassung der Zelle in ihrer Umgebung zu bestimmen. Mittels der Laserdopplermethode ist dies über ein starres Endoskop in der Trachea in vivo experimentell gelungen [441]. Der Laserstrahl wird auf das intakte Flimmerepithel gerichtet und das reflektierte Laserlicht bezüglich der Frequenzverschiebung durch den Dopplereffekt an bewegten Strukturen analysiert. Diese Methode konnte bisher für die Anwendung in der Nase technisch nicht realisiert werden.

Eine andere technische Lösung der endoskopischen Flimmerschlagfrequenzbestimmung stellt die Einstrahlung von Laserlicht über Glasfasern durch den Arbeitskanal eines flexiblen Endoskops dar. Das reflektierte Licht wird über Glasfasern zurückgeleitet und auf Amplitudenmodulationen untersucht, die Rückschlüsse auf die Flimmerschlagfrequenz ermöglichen [165]. Dieses Meßverfahren gründet auf der Erkenntnis [74], daß bei Beleuchtung eines Areals aktiver Flimmerepithelschleimhaut der Lichtreflex Modulationen erfährt, die der zugrundeliegenden Flimmerschlagfrequenz entsprechen. Dieser Effekt entsteht durch den metachronen Ablauf des Zilienschlags, der innerhalb eines Zilienfeldes Wellenfronten entstehen läßt, die einen breitflächigen Lichtreflex, vermittelt über die aufliegende Schleimschicht, erzeugen. Der Lichtreflex erfährt Änderungen in der Frequenz des Flimmerschlages. Begründet auf diesem Meßprinzip wurde eine endoskopähnliche optische Meßsonde von 3,2 mm Durchmesser entwickelt, die in die Nase eingeschoben werden kann und Flimmerschlagfrequenzen der Nasenschleimhaut in vivo mißt [224].

7.2.5 *Elektronenmikroskopie*

Das Flimmerepithel kann elektronenmikroskopisch im Rasterverfahren und der Transmissionstechnik untersucht werden.

Für die Rasterelektronenmikroskopie muß ein flächiges Präparat gewonnen werden. Nach Abspülen von Schleimauflagerungen kann nach entsprechender Weiterverarbeitung ein elektronenmikroskopisches Bild erzeugt werden, welches einen dichten Rasen an Flimmerhärchen bei entsprechender Vergrößerung erkennen läßt (Abb. 31). Diese flimmerepithelbesetzte Oberfläche kann gut von zwischengelagerten Metaplasiezonen unterschieden werden. So ergibt sich die Möglichkeit, in einem repräsentativ entnommenen Präparat das Flächenverhältnis von flimmerepithelbedeckten zu nichtflimmerepithelbedeckten Anteilen als ein Maß vorhandener Metaplasie zu bestimmen. Das Verfahren ist aufwendig und kostenintensiv, so daß es nur für wissenschaftliche Fragestellungen in Betracht kommt [352].

Bei der Transmissionselektronenmikroskopie werden ultradünne Schnittpräparate untersucht. Diese Methode gewährt Einblick in die Ultrastruktur des Zilienaxonems mit seinen 9 peripheren Doppeltubuli und 2 Zentraltubuli. Voraussetzung für eine gute Beurteilbarkeit der Zilienaxoneme ist ein möglichst korrekter Anschnitt in einer Ebene von 90° zur Zilienlängs-

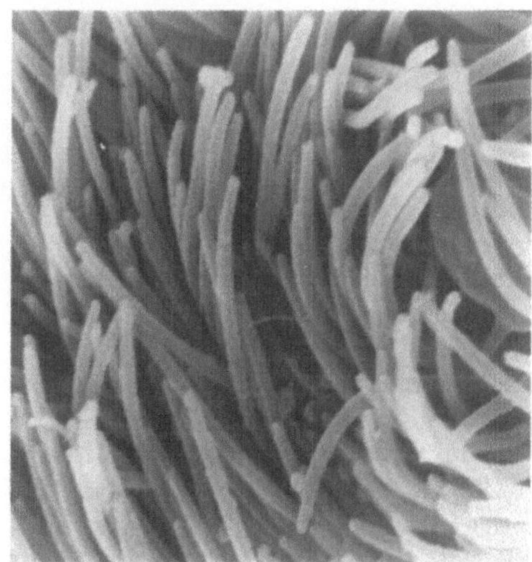

Abb. 31. Rasterelektronenmikroskopie des Flimmerepithels

achse. Dann lassen sich unterschiedliche Störungen der Ultrastruktur analysieren. Zilien können numerische Aberrationen der 9 + 2-Architektur, mit nur 8 oder 7 peripheren Doppeltubuli im Sinne einer 8 + 2- oder 7 + 2-Struktur aufweisen oder Defekte der Zentraltubuli wie eine 9 + 0-Bauweise. Zum Teil finden sich mehrere, gelegentlich partiell defekte Axonemata innerhalb einer Membranhülle, die als ein Riesenzilium gelten. Alle letztgenannten ultrastrukturellen Aberrationen werden als Folgen von Umwelteinflüssen angesehen.

Genetisch determinierte Defekte sind in Form eines Fehlens der Dyneinärmchen zwischen den peripheren Doppeltubuli oder auch einer wahllosen, nicht gerichteten Orientierung der Zentraltubuli der Zilien bekannt. Durch den Dyneindefekt fehlt den Zilien die Bewegungsmöglichkeit. Da die Schlagebene der Zilien durch die Orientierung der beiden Zentraltubuli gegeben ist, muß innerhalb eines Zilienfeldes eine parallele Ausrichtung vorliegen, um sinnvolle Schlagbewegungen zu ermöglichen. Sowohl die Untersuchung auf Defekte der Dyneinärmchen als auch auf Ausrichtungsstörungen der Zilien sollte quantitativ durch Auszählen möglichst vieler Zilienquerschnitte erfolgen, um die Aussagekraft zu vergrößern. Ein einzelner Defekt eines Dyneinärmchens in vereinzelten Zilienquerschnitten kann nicht als beweisend für ein immotiles Ziliensyndrom angesehen werden [74, 107, 342, 357].

7.2.6 Messung der Schleimviskosität

Da für einen optimalen mukoziliaren Transport eine physikalisch korrekte Beschaffenheit des Schleimes Voraussetzung ist, wurden auch Versuche unternom-

men, diese meßtechnisch zu erfassen [52, 122, 143, 198]. Zur physikalischen Beschreibung des respiratorischen Schleims ist nicht allein die Erfassung der Viskosität bedeutungsvoll, sondern auch die Bestimmung der elastischen Eigenschaften, die für einen korrekten mukoziliaren Transport ebenso erforderlich sind. Die praktische Bestimmung der Viskoelastizitätseigenschaften des Nasenschleimes steht vor 2 wesentlichen methodischen Problemen. Wenn man mittels Kapillarviskosimetrie respiratorischen Schleim untersucht, kommt es durch die mechanischen Scherkräfte zu einer nicht unerheblichen Minderung der Viskosität als einem unvermeidlichen methodischen Meßartefakt. Das zweite Problem besteht darin, daß für die Untersuchung nur immer sehr begrenzte und fraglich homogene Schleimmengen zur Verfügung stehen, so daß Techniken wie ein Kugelfallviskosimeter nicht anwendbar sind. Mit einem speziell konstruierten Meßgerät zur Erfassung der Viskoelastizität [234] sind Messungen mit nasalem Schleim gelungen: In eine Schleimprobe von nur wenigen Mikrolitern wurde eine kleine Eisenkugel eingebracht, die durch außen angelegte elektromagnetische Felder bewegt wird. Aus dem Ausmaß der Folgebewegungen und der Phasenverschiebung gegenüber der anregenden Magnetfeldänderung kann auf die Parameter der Elastizität und Viskosität rückgeschlossen werden. Diese hochinteressante Meßmethode ist bisher nur experimentell anwendbar, so daß trotz der häufigen Klagen unserer Patienten über zu wenig, zu viel oder zu zähen Schleim dafür eine klinisch anwendbare Analysetechnik zur Zeit nicht zur Verfügung steht.

7.3 Spezielle Krankheitsbilder

Im Zusammenhang mit Meßmethoden für das mukoziliare System soll der klinische Bezug durch die Beschreibung spezifischer Befunde bei diesbezüglichen Krankheitsbildern hergestellt werden.

- *Banaler viraler Schnupfen („common cold")*. Im Hinblick auf das mukoziliare System ist wesentliches Charakteristikum des banalen Schnupfens, daß es zu einem erheblichen und umfassenden Verlust von Flimmerhärchen aus den Zellen kommt. Erst etwa 3 Wochen nach einem solchen Schnupfen ist die Regeneration von Flimmerhärchen abgeschlossen, wobei sich dann auch ultrastrukturell keine Abnormitäten zeigen [343]. Die Saccharinzeit ist während des Schnupfens verlängert [141]. Im Abstrich können tote und zilienlose Zellen beobachtet werden.
- Bei der *allergischen Rhinitis* wird das Flimmerepithel nur sekundär am pathogenetischen Ablauf beteiligt. Verlängerte Saccharintransportzeiten ergaben sich lediglich im Rahmen einer begleitenden

Sinusitis [292]. Bei einer positiven intranasalen Provokation soll die ziliare Schlagfrequenz aus nasenzytologischen Präparaten vermindert sein [164]. Auch deutet eine tendenziell erhöhte ziliare Schlagfrequenz nach erfolgreicher Hyposensibilisierungsbehandlung auf die Erholung der Nasenschleimhäute hin [293].

- Für die *aspirinsensitive rhinitische Reaktion* werden im isolierten Krankheitsbild normale Saccharintransportzeiten angegeben [292].
- Die Auswirkungen einer *Sinusitis* auf Meßparameter des mukoziliaren Systems sind divers. Sie führt elektronenmikroskopisch objektivierbar zu einer Minderung des Flimmerbesatzes auf der Schleimhaut mit ultrastrukturell erworbenen Anomalien [32]. Auffällig ist im Gegensatz dazu, daß selbst bei einem Nebenhöhlenempyem normale Flimmerschlagfrequenzen meßbar sein können [289]. Bei Kindern mit chronischer Sinusitis wurde ein verlängerter Saccharintest gefunden [359], ebenso wie bei der Polyposis nasi [67]. Auch die nasale Flimmerschlagfrequenz zeigt nach erfolgreicher operativer Therapie Normalisierungstendenz [44, 230].

Bei der Beurteilung unterschiedlicher Meßparameter des mukoziliaren Systems muß sehr wohl methodisch unterschieden werden, um vermeintliche Widersprüche zu erklären. Die Messung der Schlagfrequenz beschreibt allein die ziliäre Komponente. Ein Transporttest wie der Saccharintest beschreibt den gesamten mukoziliaren Transport. Ein pathologischer Saccharintest bei normaler Schlagfrequenz ist deshalb plausibel und würde auf pathologische Veränderungen der Schleimschicht hinweisen. Typische Befundkonstellationen sind in Tabelle 5 zusammengefaßt.

Tabelle 5. Befundkonstellation in der Diagnostik des mukoziliaren Systems

	Transporttest (Saccharintest)	Zilienbeweglichkeit (vitalzytologischer Abstrich)
Immotiles Ziliensyndrom	–	–
Allergische Rhinitis	–	+
Akute Rhinitis	–	–
Chronische Rhinitis	–	(+)
Polypöse Rhinitis	–	+
Akute Sinusitis	–	+/–
Normalbefund	+	+

8 Resonanzfunktion der Nase und der Nasennebenhöhlen

Die Nase und die Nasennebenhöhlen sind an der sprachlichen Lautbildung beteiligt. Die oberhalb des Kehlkopfes befindliche Luftsäule, die durch Änderungen ihrer Geometrie an der Lautbildung wesentlich mitwirkt, wird als Ansatzrohr bezeichnet. Dieses Ansatzrohr ist geteilt in einen nasalen und einen oralen Schenkel. Je nach Lautbildung wird jeder dieser Schenkel des Ansatzrohres mehr oder weniger stark benötigt. Unsere Normalempfindung von Sprache geht von einem für jeden Laut typischen Verhältnis von Benutzung des oralen bzw. nasalen Ansatzrohres aus. Was die Normalität der Lautbildung angeht, bestehen fraglos Unterschiede zwischen Mundarten oder auch zwischen Sprachen. So werden bekanntermaßen im Französischen viele Laute nasaliert, d.h. unter verstärkter Benutzung des nasalen Ansatzrohrschenkels gebildet. Das Maß der Benutzung des nasalen Ansatzrohrschenkels für die Lautbildung wird als Nasalanz oder auch Nasalität bezeichnet.

Pathologische und pathophysiologische Zustände führen zu einer Verschiebung dieser erfahrungsgemäß als richtig empfundenen Relationen. Obstruktionen des nasalen Ansatzrohres, wie eine Verschwellung der Nase, eine Nasenpolyposis, ein Nasentumor, eine Tumorbildung im Nasenrachenraum, führen zu geschlossenem Näseln, was englischsprachig sinnvoll als „hyponasality" beschrieben wird. Ein offenes Näseln („hypernasality") wird praktisch nur durch Störungen des velopharyngealen Abschlusses erzeugt. Dieser kann durch funktionelle Störungen wie Lähmungen oder Insuffizienzen der Beweglichkeit, Defekte nach Tumorbehandlungen sowie durch Mißbildungen wie einer Lippen-Kiefer-Gaumenspalte erzeugt werden. Eine Vergrößerung des Nasenvolumens, z.B. bei einer Tumoroperation unter Mitnahme der Nasenmuscheln, führt bei einem intakten velopharyngealen Abschluß nicht zu offenem Näseln. Wird jedoch bei einem Patienten mit einer velopharyngealen Insuffizienz eine erhebliche Nasenatmungsbehinderung, z.B. durch belüftungsverbessernde Operationen an der Nasenhaupthöhle, behoben, so besteht die Gefahr, daß in solchem Falle ein offenes Näseln resultiert. Ist die Veluminsuffizienz grenzwertig, unterstützt offensichtlich ein erhöhter Nasenluftwiderstand ihre Kompensation. Gelegentlich können Effekte einer verminderten und einer erhöhten Nasalität bei einem Patienten miteinander kombiniert sein, was als ein gemischtes Näseln bezeichnet wird.

Zur Fragestellung eines Näselns wird vor allen Dingen der akustische Eindruck des Untersuchers als subjektives Maß benutzt. Hierbei wird zur Phonation in einer Weise aufgefordert, die geeignet ist, ein offenes

Näseln möglichst gut erkennen zu lassen. In diesem Sinne wird vorzugsweise die *A-I-Probe nach Gutzmann* benutzt, bei der der Stimmklang der beiden Vokale bei offener und durch die Finger verschlossener Nasenöffnungen nacheinander beurteilt wird. Klangveränderungen deuten auf ein offenes Näseln hin. Eine weitere klinische Methode besteht darin, einen pathologischen Luftaustritt aus der Nase beim Sprechen dadurch zu erkennen, daß ein *Glatzel-Spiegel* bzw. eine *Czermak-Platte* unter die Nasenöffnung gehalten wird und so ein Feuchtigkeitsbeschlag bei der Bildung nasaler Verschlußlaute sichtbar wird.

Eine weitere häufig klinisch angewendete Methode ist das sog. Phonendoskop. Hierbei wird ein Stethoskopschlauch mit einer Olive an eine Nasenöffnung angekoppelt und über einen Ohrstecker mit dem Gehörgang des Untersuchers verbunden. Pathologische Luftströmungen bzw. Druckentwicklungen in der Nase sind so gut zu hören [417].

Alle vorgenannten Untersuchungsverfahren beinhalten keine meßtechnische Erfassung, sondern gründen im wesentlichen auf subjektiven Eindrücken des Untersuchers.

An Meßtechniken wird für die Untersuchung der Nasalität wird die *Spektrographie der Sprache* empfohlen [300]. Aus einer spektralen Analyse der gesamten Sprachproduktion lassen sich Charakteristika erhöhter oder verminderter Nasalität ablesen [417]. Da diese Meßtechnik keine wesentliche rhinologische Bedeutung hat, soll hierauf nicht näher eingegangen werden.

Es wurden Techniken entwickelt, um bei spontaner Sprachproduktion die Aufteilung des beim Sprechen produzierten Luftstromes auf den nasalen und den oralen Teil des Ansatzrohres zu messen [208]. Hierfür wird eine geteilte Mund-Nasen-Maske verwendet und der Volumenfluß über die Klappenöffnung eines Ventilmechanismus phototechnisch erfaßt. Die Relation nasalen zu oralen Luftstromes wird hier als Maß der Nasalität erfaßt, wobei simultan die Sprachproduktion über ein Kehlkopfmikrophon mit aufgezeichnet wird. Aus der Sicht des Phoniaters ergab sich eine sehr genaue Übereinstimmung dieser Meßmethoden mit dem klinischen Befund [208].

Eine gezieltere Bestimmung der Ventilfunktion des velopharyngealen Überganges wurde durch eine Meßapparatur ermöglicht, bei welcher der nasale Volumenstrom über ein *Pneumotachographiesystem* erfaßt wird. Über einen luftdicht angebrachten Druckschlauch am gegenseitigen Nasenloch wird, ähnlich wie bei der aktiven anterioren Rhinomanometrie, ein Druckabgriff im Choanalbereich bewirkt. Bei gleichzeitiger Anwendung eines Druckmeßschlauches oral für die Bestimmung des Oropharynxdruckes wie bei der aktiven posterioren Rhinomanometrie ist die Bestimmung der Druckdifferenz von Oropharynx zu Nasopharynx, also über den Bereich des velopharyngealen Abschlußbereichs, möglich [212]. Mit dieser Methode, die auch als *Velometrie* bezeichnet wird, läßt sich gerade unter der Fragestellung der verschiedenen Gaumenspaltenformen eine meßtechnische Erfassung des velopharyngealen Ventilmechanismus bewerkstelligen.

Eine weitere Methode zur Prüfung der Nasalität beruht darauf, daß die bei Sprache erzeugte akustische Energie jeweils vor dem Mund und vor der Nase bestimmt und in ein Verhältnis gesetzt wird. Ein derartiges Gerät ist mit einer Trennscheibe an der Oberlippe und mit Mikrophonen vor Mund und Nase ausgestattet. Die gemessene akustische Energie vor Nase und Mund wird bei Produktion nasal betonter Laute in ein Verhältnis gesetzt [72, 151, 300, 439]. Dieses als *Nasometer* bezeichnete Gerät erzeugt somit einen Meßwert an Nasalität, der mit dem klinischen Eindruck korreliert [151]. Interessanterweise wurde dieses Nasometer auch benutzt, um die nasale Luftdurchgängigkeit abzuschätzen. Bei nasaler Obstruktion ist aus dem täglichen Erleben der Eindruck des geschlossenen Näselns bekannt. Es würde sich für eine objektive Messung anbieten, die bei geringer Invasivität dieser Meßmethode gerade für Kinder geeignet erscheint. Es wurden diesbezügliche Untersuchungen mit aktiver anteriorer Rhinomanometrie als Referenzmethode durchgeführt. Offensichtlich kann mit dem Nasometer eine statistisch meßbare, signifikante Korrelation zu den klassischen aerodynamischen Meßverfahren hergestellt werden [300, 439].

Resonanzphänomene der Nase können auch durch die Bestimmung von Vibrationen der Nasenweichteile und der Nasenknochen in Reaktion auf die in der Nase erzeugte akustische Energie beim Sprechen bestimmt werden. Hierfür verwendet man kleinste Akzelerometer (Beschleunigungsmeßgeräte). Sie werden außen auf der Nase angebracht. Ein Referenzwert kann durch eine entsprechende Messung am Kehlkopf außen erhalten werden. Diese Meßmethode ist derzeit noch weitgehend experimentell. Sie wird von mehreren Faktoren beeinflußt. So besteht eine erhebliche Variabilität in der Ankopplungsmechanik der Akzelerometer an Knochen oder Weichteilen. Auch die Nasenluftdurchgängigkeit hat Einfluß auf die gewonnene Meßwerte am Akzelerometer insofern, als bei verminderter Nasenluftdurchgängigkeit eine höhere Energieabgabe an Nasenweichteile und Knochen erfolgt [263].

9 Nasennebenhöhlen

Die physiologische Funktion der Nasennebenhöhlen ist weiterhin nicht eindeutig geklärt. Es wird angenommen, daß sie einer Gewichtsreduktion des Gesichtsschädels dienen bzw. sogar als Hohlräume und Trajektoren eine höhere Stabilität ermöglichen. Eine Beteiligung am Sprachklang muß als sehr fraglich angesehen werden. Spekuliert wird ebenfalls über eine thermische Isolierungsfunktion gegen den Hirnschädel oder als Schutzzone bei Verletzungen. Leider ist die Erkrankungsrate der Nasennebenhöhlen vergleichsweise hoch, wie jeder praktisch tätige HNO-Arzt weiß [92, 205, 281].

An diagnostischen Maßnahmen zur Untersuchung der Nasenhöhlen sind am bedeutungsvollsten die starre und die flexible Endoskopie, die konventionelle Radiographie, die Computertomographie und die Sonographie sowohl im A-Bild- als auch im B-Bildverfahren. Auf die Referate anläßlich der Jahrestagung der Deutschen Gesellschaft für HNO-Heilkunde, Kopf- und Halschirurgie im Jahre 1982 sei in diesem Zusammenhang nochmals verwiesen. Die kernspintomographische Untersuchung der Nasennebenhöhlen ermöglicht bei einer notwendigen Abgrenzung weichteildichter Veränderungen weitere diagnostische Information. Ihr Stellenwert ist noch nicht endgültig absehbar.

Methoden der speziellen Funktionsdiagnostik für die Nasennebenhöhlen sind vergleichsweise selten beschrieben und haben kaum Eingang in klinische Routine gewonnen.

Da die Funktion eines Nasennebenhöhlenostiums von wesentlicher pathogenetischer Bedeutung für eine Nasennebenhöhlenentzündung ist, wurden klinische Verfahren zur Messung der Ostiendurchgängigkeit von Nasennebenhöhlen beschrieben [205]. Bei der Punktion einer Kieferhöhle kann über den manometrischen Anschluß an die Spülkanüle der Druck in der Kieferhöhle abgegriffen werden. Über Druckschwankungen bei der Nasenatmung kann auch über diese Messung auf die Durchgängigkeit des Ostiums geschlossen werden. Es erscheint wenig sinnvoll, eine Druckdifferenz zur Umgebungsluft zu bilden, sondern vielmehr zum Nasenrachenraum. Die Druckdifferenz über das Ostium wäre am konkretesten beschrieben, wenn man eine Differenzdruckmessung zwischen Kieferhöhlenlumen und dem Bereich des mittleren Nasenganges vornehmen könnte. Bei Inspiration und Exspiration ist der Druck im Nasenrachenraum dem Druck im mittleren Nasengang wesentlich ähnlicher als der atmosphärische Druck außerhalb der Nase. Bekanntermaßen ist der wesentliche nasale Resistor vorn in der Nase im Klappenbereich lokalisiert und würde bei einer Differenzdruckmessung vom Kieferhöhlenlumen zur Außenumgebung mit in die Meßstrecke einbezogen (Abb. 32). Wie bei der aktiven anterioren Rhinomanometrie ist der Abgriff des Nasenrachendruckes über die kontralaterale, zugestöpselte Nasenhaupthöhle problemlos und sollte für Messungen der Ostiendurchgängigkeit bevorzugt werden.

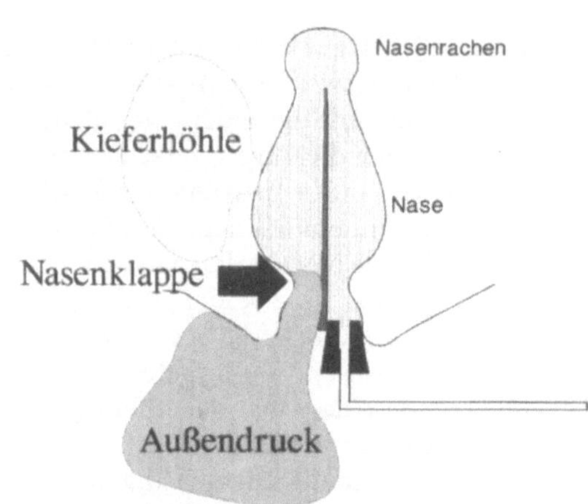

Abb. 32. Druckverhältnisse bei Messung der Kieferhöhlendrucke. Neben dem Kieferhöhlenostium erzeugt auch die Nasenklappe einen relevanten Druckabfall zum Außendruck. Ein Druckabgriff über die andere Nasenseite erscheint sinnvoller

Eine Flußdruckbeziehung für das Kieferhöhlenostium zu beschreiben, würde voraussetzen, daß ein ungehinderter Luftanstrom auf das Ostium bzw. Abstrom über die Kieferhöhle möglich ist. Hier wird jedoch mit einer Punktionsnadel ein neuer und vergleichsweise erheblicher Flußwiderstand eingeführt. Eine entsprechende Untersuchungstechnik ist nicht etabliert.

Bei der Behandlung der Sinusitis frontalis über eine Beck-Bohrung ergibt sich die Möglichkeit einer problemlosen Druckmessung in der Stirnhöhle. Mit einem handelsüblichen Rhinomanometer kann die Prüfung der Ostiendurchgängigkeit unter Spontanatmung erfolgen. Informationen über diese Durchgängigkeit können in die Entscheidungsfindung einbezogen werden, wann eine Spülkanüle bei der Beck-Bohrung entfernt werden sollte [381].

Eine wesentliche physiologische Funktion der Nasennebenhöhlen besteht darin, den erzeugten Schleim mit Hilfe des mukoziliaren Systems in die Nasenhaupthöhle zu entleeren. Diese Funktion kann mit verschiedenen Methoden überprüft werden. Bei der Punktion einer Kieferhöhle kann eine Kontrastmittelfüllung vorgenommen werden, um durch wiederkehrende Röntgenkontrolluntersuchungen dann eine Clearance zu schätzen [205]. Es werden Eliminationszeiten von etwa 48 h erwähnt. Wichtig ist, daß für eine solche Untersuchung keine Kontrastmittel verwendet werden, die durch die Schleimhaut resorbiert und abtransportiert würden. Diese röntgenologische Kontrollmethode hat angesichts der nicht unerheblichen wiederholten diagnostischen Strahlenbelastung berechtigterweise wenig Verbreitung.

Eine andere Möglichkeit, die Klärfunktion der Kieferhöhle zu untersuchen, ergibt sich dadurch, daß man bei einer Kieferhöhlenpunktion eine geringe Menge eines kurzfristig aktiven Gammastrahlers als Radiopharmakon in die Kieferhöhle appliziert. Dafür wird die Gabe von Technetiumschwefelkolloid empfohlen, welches mukoziliar abtransportiert werden kann. Durch Verfolgung mit der Gammakamera kann auch unter Einführung von besonders interessierenden Lokalisationen („region of interest") eine Kurvenauswertung der Klärfunktion vorgenommen werden [27, 28]. Die Strahlenbelastung entspricht der einer Röntgenübersichtsaufnahme der Nasennebenhöhlen. Die Entleerungscharakteristik bei dieser Untersuchung liegt, bezogen auf spezielle „regions of interest" z.B. am Kieferhöhlenboden im Bereich von Minuten. In einer klinischen Untersuchung bei endonasal an den Nebenhöhlen operierten Patienten konnte die klinische Gesundung auch an einer verbesserten Klärfunktion der Nasennebenhöhlen mittels dieser nuklearmedizinischen Technik objektiviert werden.

Eine direkte Beobachtungsmöglichkeit des mukoziliaren Transportvorganges in der Nase und den Nasennebenhöhlen ergibt sich gelegentlich bei endoskopischen Nasennebenhöhlenoperationen. Es können kleine Blutverunreinigungen beobachtet werden, die bei regelechtem mukoziliarem Transport in der Kieferhöhle bewegt werden. Eine meßtechnische Erfassung dieser Vorgänge ist schwierig.

Eine Flimmerschlagfrequenzmessung in der Kieferhöhle ist jedoch möglich. Nach dem Meßprinzip, daß die Flimmerschlagaktivität Lichtreflexveränderungen gleicher Frequenz auf der Schleimhautoberfläche erzeugt, kann bei Beobachtung mit dem Op-Mikroskop in einer Nasennebenhöhle die Flimmerfunktion erkannt werden. Bei Einschalten einer Fotozelle in den Beobachtungsstrahlengang ist eine meßtechnische Erfassung möglich [345]. Ein solcher Meßaufbau ist intraoperativ nicht einfach und sehr erschütterungsempfindlich. So entstehen durch Atmung und Pulsschlag überlagerte Frequenzmodulationen, die durch elektronische Filterung eliminiert werden müssen.

Eine Untersuchung der Ventilationscharakteristik der Nasennebenhöhlen wurde dadurch möglich, daß Xenongas mit einer entsprechenden computertomographischen Technik detektiert werden kann [347]. So kann nach Einblasen von Xenongas in die Nase und in die Nasennebenhöhlen die Füllung und auch die Rückverdünnung dieses Gases unter dem Computertomographen auch mit Anwendung von Region-of-interest-Meßmethoden untersucht werden. Die Resorption des Xenongases durch die Mukosa ist praktisch ausgeschlossen. Die Rückverdünnungszeit aus den Nasennebenhöhlen liegt bei dieser Technik ebenfalls im Minutenbereich und konnte bei Patienten mit operativ angelegten Fenstern zu den Nasennebenhöhlen als noch kürzer beobachtet werden.

10 Mikrobiologische Diagnostik

Da viele klinisch wesentliche Erkrankungen von Nase und Nasennebenhöhlen eine mikrobiologische Ursache haben, soll auch die Technik mikrobiologischer Untersuchungsverfahren Erwähnung finden, soweit sie von klinischem Interesse sind. Kritischer Punkt in der mikrobiologischen Diagnostik des HNO-Arztes ist die Technik und Asservierung der Proben, bei der natürlich möglichst gezielt und selektiv der Erreger oder die Erregergruppe identifizierbar sein soll, die für die Erkrankung wesentlich ist. Die Kontamination eines Abstriches mit anderen Erregern führt leicht zu irreführenden Erkenntnissen. Dazu gehören Keime, die als nosokomiale Kontaminationserreger auf der Nasenschleimhaut bei einem Abstrich miterfaßt werden. Da das nosokomiale Erregerspektrum auf der Nasenschleimhaut und vor allen Dingen auch in den Nasennebenhöhlen im Vergleich zu Mund und Rachen geringer ist [362], sind Abstriche in der Nase eher repräsentativ. Die Kontamination mit Fremderregern beim Abstrich ist jedoch prinzipiell größer als bei einer Sekretgewinnung durch Punktion in einen Raum hinein [363]. Sie ist deshalb im Bereich der Nasennebenhöhlen, vor allem der Kieferhöhle, vorzuziehen.

Die sterile Handhabung eines Punktates oder eines Abstriches ist selbstverständlich. Eitrige Krusten in der Nase sollten nach Möglichkeit gelöst werden, so daß der Abstrich von der nichtausgetrockneten Unterfläche einer solchen Kruste entnommen werden kann. Die desinfizierende Vorbehandlung des Nasenvestibulums für die Entnahme eines Nasenabstriches scheint eher wissenschaftlichen Untersuchungen vorbehalten [420]. Will man aus den Nasennebenhöhlen durch Spülung einen mikrobiologischen Abstrich gewinnen, so wird empfohlen, eine Ringerlaktatlösung zu benutzen, da eine physiologische Kochsalzlösung möglicherweise bakteriostatische Effekte haben könnte [363].

Daß die Aussagekraft einer mikrobiologischen Untersuchung wesentlich höher ist, bevor eine antibiotische Therapie begonnen wurde, ist allgemein bekannt und zu beachten.

Für die mikrobiologische Diagnosestellung wird auf die routinemäßige Anfertigung eines Grampräparates verzichtet [362]. Bei einem bestimmten klinischen Verdacht kann natürlich die Erregermorphologie und das Gramfärbungsverhalten das denkbare Keimspektrum eingrenzen und so sinnvolle Entscheidungshilfe für eine unmittelbare antibiotische Therapie sein [108]. Auch für den Mikrobiologen kann ein solches Direktpräparat für die Wahl eines Anzüchtungsverfahrens wichtig sein [363].

Entscheidend für die weitere Behandlung eines mikrobiologischen Präparates ist die Zeitdauer bis zur weiterführenden Laboratoriumsuntersuchung. Um ein

Erregerabsterben während einer solchen Warte- oder Transportzeit zu vermeiden, haben sich Transportmedien bewährt, wobei sich für den klinischen Gebrauch das Stuart-Medium empfiehlt. Ein Abstrichträger wird in diese halbfeste Medien mit Agargel eingestochen. So können unter luftdichter Verschraubung eines solchen Röhrchens auch Anaerobier erfolgreich asserviert werden [158].

Für eine Probeentnahme bei problematischen mikrobiellen Erkrankungen in Nase und Nasennebenhöhlen ist es ebenfalls zu empfehlen, unter sterilen Bedingungen Anteile potentiell infizierten Gewebes für die mikrobiologische Untersuchung zu benutzen, da die diagnostische Ausbeute aus solchen homogenisierten und kultivierten Proben höher ist als aus einem oberflächlichen Abstrich. Das Material soll selbstverständlich nicht in Formalin, sondern unter gleichen Transportkriterien wie ein Abstrich möglichst schnell zur Verarbeitung kommen. Für die Asservierung flüssiger Proben, wie z.B. von Eiter aus Nasennebenhöhlen, ist die Verwendung von Blutkulturflaschen zu empfehlen, die auch zur Asservierung von Anaerobiern eingesetzt werden können.

Da die häufigste Nasenerkrankung, der banale Schnupfen, durch Viren verursacht ist, läge eine entsprechende Diagnostik ebenfalls nahe. Die Diagnosestellung durch Züchtung ist jedoch aufwendig. Hierfür müssen spezielle Virustransportmedien angefordert werden. Direkte Präparateverfahren mittels Immunfluoreszenz, der Polymerasekettenreaktion oder der Anwendung monoklonaler Antikörper sind keine Routineverfahren [334, 335, 348].

Als Asservierungsmethode für nasale mikrobiologische Diagnostik wurde auch die Möglichkeit der Nasenlavage erwähnt [421].

Da gerade die mikrobiologische Diagnostik in ihrer Aussagekraft ganz wesentlich von Techniken der Probeentnahme, des Probentransportes wie auch der gezielten Untersuchung unter speziellen Fragestellungen abhängt, empfiehlt es sich vor allen Dingen bei seltenen mikrobiologischen Diagnosen, wie z.B. den spezifischen Entzündungen der Nase und der Nasennebenhöhlen, vorher ein direktes Gespräch mit dem Laborarzt zu führen. Die klinische Einbindung des Mikrobiologen erhöht nach unserer Erfahrung die Effektivität. Therapeutische Aspekte können so unmittelbar in die Resistenzbestimmung einfließen.

11 Endoskopie

Die Endoskopie der Nase und Nasennebenhöhlen ist als eine bewährte und in Praxis und Klinik etablierte Methode der Diagnostik anzusehen. Mit Blick auf die Aufgabenstellung des Referates sind die funktionsdiagnostischen und therapeutischen Maßnahmen der Endoskopie der Nase und Nasennebenhöhlen bereits in mehreren hervorragenden und instruktiv bebilderten Monographien, auch unter den chirurgischen Aspekten der Endoskopie, dargestellt [75, 89, 90, 255, 256, 390, 391, 407, 433]. Damit sind hier nur einige wenige ganz aktuelle Aspekte zu beleuchten:

Ein neuerer Aspekt funktionell endoskopischer Untersuchung ist in der flexiblen Nasopharyngoskopie für die *Diagnostik obstruktiver Schlafapnoen* entstanden.

Weit verbreitet ist das sog. Müller-Manöver. Hierbei wird ein dünnes flexibles Nasopharyngoskop transnasal soweit eingeführt, daß man bei leichter Abwinklung einen Blick auf den velopharyngealen Abschluß und auch weiter tiefer bis an Epiglottisspitze und weitere supraglottische Strukturen erhält. Der Patient atmet während dieses Manövers frei ein und aus. Der Untersucher verschließt dann abrupt zu Beginn einer Inspirationsphase beide Nasenlöcher, so daß ein Unterdruck im Pharynx entsteht. Enge und instabile Anteile des Pharynxweichteilschlauches prolabieren dann in den Atemweg hinein und führen zu einer Obstruktion. Dieses Phänomen läßt sich mit dem flexiblen Endoskop unmittelbar beobachten. Ein methodisches Problem des Müller-Manövers besteht darin, daß durch die willkürliche Atmung des Patienten nur ein unsicher vergleichbares Maß an Pharynxunterdruck erzeugt wird. Von diesem Unterdruck hängt andererseits jedoch die Darstellung einer funktionellen Enge des pharyngealen Atemweges ab. Für die klinische Entscheidung, ob für den Patienten eine Uvulopalotopharyngoplastik sinnvoll ist, gilt es zu differenzieren, ob die beobachtete Enge auf Höhe des velopharyngealen Sphinkters oder an dem anderen Prädilektionsort, dem Zungengrund, lokalisiert ist. Funktionelle Stenosen in der Zungengrundregion sind plausibel durch eine Uvulopalopharyngoplastik kaum zu beeinflussen. In Studien, die nach präoperativem Müller-Manöver den operativen Erfolg einer Uvulopalatopharyngoplastik beobachteten, ergab sich teilweise ein schlechter Voraussagewert [84]. In einer anderen Studie konnte ein guter Voraussagewert für den operativen Erfolg einer Uvulopalotopharyngoplastik gemacht werden, wenn im Müller-Manöver eine Obstruktion allein auf velopharyngealem Niveau beobachtet werden konnte [1].

Eine andere Methode der Funktionsendoskopie besteht in der flexiblen nasopharyngealen Endoskopie im Schlaf. Hierzu werden dünne flexible Endoskope transnasal eingeführt und so fixiert, daß in Schlafphasen, in denen Obstruktionen offensichtlich werden, die funktionelle Stenose beobachtet werden kann. Dieses Manöver ist fraglos aussagekräftiger, weil es das spontan auftretende Symptom in der Schlafsituation am besten darstellt, ohne daß eine vergleichbare Situation durch eine willkürliche Unterdruckbildung simuliert werden muß. Die Maßnahme ist jedoch praktisch an die Überwachung einer Schlaflaboreinrichtung gebunden. Bei Kindern kann selbstverständlich häufig der natürliche Schlaf ausgenutzt werden [142, 325, 442]. In vergleichenden Studien wird der Schlafendoskopie ein höherer Voraussagewert beigemessen als der Endoskopie unter dem Müller-Manöver [325]. Weitergehende Entwicklungen zielen dahin, neben einer optischen Beobachtung einer funktionellen Stenosierung im Schlaf auch durch schnelle „Solid-state-Druckelemente" im Rachen den kollapsbereiten Bereich zu lokalisieren [443].

12 Bildgebende Verfahren

Bildgebende Verfahren wie A- und B-Bild-Sonographie, konventionelle Radiographie, Computertomographie und Kernspintomographie gehören zum täglichen diagnostischen Arsenal der Rhinologie, vor allen Dingen in der Beurteilung der Nasennebenhöhlen. Dabei handelt es sich in der heutigen Anwendung weniger um funktionsdiagnostische Methoden, obwohl ein Kieferhöhlenempyem auf eine schlechte Funktion des Ostium maxillare hindeutet. Alle genannten Methoden sind auch in kürzlich erschienenen Beiträgen übersichtlich und umfassend dargestellt [62, 91, 116, 228, 235, 239, 373]. Hinzuweisen wäre auf die hohe Sensitivität der Computertomographie für Schwellungszustände in den Nasennebenhöhlen. In einer klinischen Verlaufsstudie mit Computertomogrammen konnte dargestellt werden, daß praktisch bei jedem banalen Schnupfen eine computertomographisch sichtbare deutliche Schleimhautreaktion in den Nasennebenhöhlen besteht, die spontan oder nach einfachen konservativen therapeutischen Maßnahmen rückläufig ist [141]. Diese hohe Sensitivität der Nasennebenhöhlencomputertomographie auch für flüchtige Befunde muß bei der klinischen Beurteilung und operativen Indikationsstellung mitbedacht werden.

Literatur

1. Aboussouan LS, Golish JA, Wood BG, Mehta AC, Wood DE, Dinner DS (1995) Dynamic pharnygoscopy in predicting outcome of uvulopalatopharyngoplasty for moderate and severe obstructive sleep apnea. Chest 107:946–951
2. Aitken RCB (1969) Measurement of findings using visual analogue scales. Proc Soc Med 61:989–993
3. Albegger K (1980) Nichtimmunologische Abwehrmechanismen des oberen Respirationstraktes. In: Intorp HW, Nolte D (Hrsg) Immunabwehr des Respirationstraktes. Dustri, München, S 46
4. Allison DL, Leeper HA (1990) A comparison of noninvasive procedures to assess nasal airway resistance. Cleft Palate Craniofac J 27:40–44
5. Altimissi G, Simoncelli C, Gallucci L (1989) Rinomanometria posizionale nel soggetto normale. Acta Otorhinolaryngol Ital 9:555–563
6. Andersen I, Camner P, Jensen PL, Philipson K, Proctor DF (1974) Nasal clearance in monocygotic twins. Am Rev Resp Dis 110:301–305
7. Arbour P, Bilgen E, Girardin M (1985) Experimental study of velocity fields in a human nasal fossa by laser anemometry. Rhinology 23:201–207
8. Arentsschild A v (1966) Der Nasenwiderstand bei Eigen- und Fremdstrommessung. Arch Ohr Nasen Kehlkopf Heilk 187:664–669
9. Austin CE, Formena JC (1994) Acoustic rhinometry compared with posterior rhinomanometry in the measurement of histamine- and bradykinin-induced changes in nasal airway patency. Br J Clin Pharmacol 37:33–37
10. Bachert C (1995) Immunzytochemie der Nasenschleimhaut. In: Heppt W (Hrsg) Zytologie der Nasenschleimhaut. Springer, Berlin Heidelberg New York Tokyo, S 107–121
11. Bachert C, Feldmeth B (1988) Die computergestützte Rhinomanometrie. HNO 36:277–281
12. Bachert C, Becker W, Ganzer U (1989) The role of nasal secretions in allergic disease of the nose. Arch Otorhinolaryngol 246:173–182
13. Bachert C, Wahl R, Bousquet J, Maasch HJ, Ganzer U (1990) Determination of IgE-specificites in nasal secretions and sera of allergic subjects by crossed radioimmunoelectrophoresis. Clin Exp Allergy 20:305–309
14. Bachmann W (1982) Die Funktionsdiagnostik der behinderten Nasenatmung. Springer, Berlin Heidelberg New York Tokyo
15. Bachmann W (1992) Rhinomanometrie. In: Naumann HH, Helms J, Herberhold C, Kastenbauer E (Hrsg) Oto-Rhino-Laryngologie in Klinik und Praxis. Thieme, Stuttgart New York, S 79–81
16. Bachmann W (1993) Eine neue Methode zur diagnostisch-therapeutischen Bewertung rhinomanometrischer Ergebnisse. HNO 41:19–23
17. Bachmann W, Bachert C (1987) Die behinderte Nasenatmung; ein diagnostisches Vademecum. Dustri, München
18. Backon J, Matamoros N, Ramirez M, et al. (1990) A functional vagotomy induced by unilateral forced right nostril breathing decreases intraocular pressure in open and closed angle glaucoma. Br J Ophthalmol 74:607–609
19. Badalian SS, Chao CR, Fox HE, Timor Trisch IE (1993) Fetal breathing-related nasal fluid flow velocity in uncomplicated pregnancies. Am J Obstet Gynecol 169:563–567
20. Barclay WS, Al Nakib W, Higgins PG, Tyrrell DA (1989) The time course of the humoral immune response to rhinovirus infection. Epidemiol Infect 103:659–669
21. Barnett JK, Cruse LW, Proud D (1990) Kinins are generated in nasal secretions during influenza A infections in ferrets. Am Rev Respir Dis 142:162–166
22. Barr GS (1989) The effect of submucous resection of the nasal septum on mucociliary transport and nasal airway. Clin Otolaryngol 14:127–130
23. Barr GS, Tewary AK (1993) Alterations of airflow and mucociliary transport in normal subjects. J Larnygol Otol 107:603–604

24. Basner RC, Ringler J, Berkowitz S, et al. (1990) Effect of inspired air temperature on genioglossus activity during nose breathing in awake humans. J Appl Physiol 69: 1098–1103

25. Bean NJ, Wysocki CJ (1989) Vomeronasal organ removal and female mouse aggression: the role of experience. Physiol Behav 45:875–882

26. Becquemin MH, Swift DL, Bouchikhi A, Roy M, Teillac A (1991) Particle deposition and resistance in the noses of adults and children. Eur Respir J 4:694–702

27. Behrbohm H, Sydow K (1991) Nuklearmedizinische Untersuchungen zum Respirationsverhalten der Kieferhöhlenschleimhaut nach FESS. HNO 39:173–176

28. Behrbohm H, Sydow K, Härtig W (1991) Experimentelle Untersuchungen zur Physiologie der Nasennebenhöhlen. HNO 39:168–172

29. Bende M, Flisberg K, Larsson I, Ohlin P, Olsson P (1983) A method for determination of blood flow with 133Xenon in human nasal mucosa. Acta Otolaryngol 96:277–285

30. Bende M, Barrow I, Heptonstall J, et al. (1989) Changes in human nasal mucosa during experimental coronavirus common colds. Acta Otolaryngol (Stockh) 107:262–269

31. Bende M, Hallgarde M, Sjogren U, Uvnas Moberg K (1989) Nasal congestion during pregnancy. Clin Otolaryngol 14:385–387

32. Benninger MS, Schmidt JL, Crissman JD, Gottlieb C (1991) Mucociliary function following sinus mucosal regeneration. Otolaryngol Head Neck Surg 105:641–648

33. Benson MK (1971) Maximum nasal inspiratory flow rate. Its use in assessing the effect of pseudoephedrine in vasomotor rhinitis. Eur J Clin Pharmacol 3:182–184

34. Beppu T, Ohta N, Gon S, et al. (1994) Eosinophil and eosinophil cationic protein in allergic rhinitis. Acta Otolaryngol Suppl (Stockh) 511:221–223

35. Berdel D, Koch U (1980) Messung der Nasenwegswiderstände (Rhinomanometrie) mit der Oszillationsmethode. Laryngol Rhinol Otol 59:575–580

36. Berglund B, Lindvall T (1982) Olfaction. In: Proctor DF, Andersen I (eds) The nose; upper airway physiology and the atmospheric environment. Elsevier, Amsterdam New York Oxford, pp 279–306

37. Biewenga J, Stoop AE, Baker HE, et al. (1991) Nasal secretions from patients with polyps and healthy individuals, collected with a new aspiration system: evaluation of total protein and immunoglobulin concentrations. Ann Clin Biochem 28:260–266

38. Botey J, Gutierrez V, Pena JM, Eseverri JL, Marin A, Aulesa C (1993) Specific IgE antibodies in nasal secretions: correlation with serum values and clinical tests. Ann Allergy 70:26–29

39. Brandtzaeg P (1992) Spezifische Immunabwehrfunktionen der Nasenschleimhaut. In: Naumann HH, Helms J, Herberhold C, Kastenbauer E (Hrsg) Oto-Rhino-Laryngologie in Klinik und Praxis. Thieme, Stuttgart New York, S 48–59

40. Broms P (1980) Rhinomanometry. Dept. of ORL, Univ Lund, Malmö

41. Brondeel L, Sönstabö R, Clement PAR, van Ryckeghem W, van den Broek M (1983) Value of the Tc99m particle test and the saccharine test in mucociliary examinations. Rhinology 21:135–142

42. Buenting JE, Dlaston RN, Drake AF (1994) Nasal cavity area in term infants determined by acoustic rhinometry. Laryngoscope 104:1439–1445

43. Burdach KJ (1988) Geschmack und Geruch. Huber, Bern Stuttgart Toronto

44. Burgersdijk FJA, de Groot JCMJ, Gramaans K, Rademakers LHPM (1986) Testing ciliary activity in patients with chronic and recurrent infection of the upper airways: experience in 68 cases. Laryngoscope 96:1029–1033

45. Calderon Garciduenas L, Roy Ocotla G (1993) Nasal cytology in southwest metropolitan Mexico City inhabitants: a pilot intervention study. Environ Health Perspect 101:138–144

46. Calhoun KH, House W, Hokanson JA, Quinn FB (1990) Normal nasal airway resistance in noses of different sizes and shapes. Otolaryngol Head Neck Surg 103:605–609

47. Carsons JL, Collier AM, Shih-Chin SH (1985) Acquired ciliary defects in nasal epithelium of children with acute viral upper respiratory infections. N Engl J Med 312:463–468

48. Cassano P, Latorre F (1990) Variazione della resistenza nasale per effetto della postura nel soggetto normale. Boll Soc Ital Biol Sper 66:159–165

49. Cassano P, Latorre F (1991) Il test di provocazione nasale con solzioni iperosmolari: dati normativi. Boll Soc Ital Biol Sper 67:311–318

50. Catlin G (1891) Shut your month and save your life. Paul, Trench & Trübner, London

51. Chaen T, Watanabe N, Mogi G, Mori K, Takeyama M (1993) Substance P and vasoactive intestinal peptide in nasal secretions and plasma from patients with nasal allergy. Ann Otol Rhinol Laryngol 102:16–21

52. Chen TM, Dulfano MJ (1978) Mucus viscoelasticity and mucociliary transport rate. 91:423–431

53. Clarke RW, Jones AS (1992) Nasal airflow receptors: the relative importance of temperature and tactile stimulation. Clin Otolaryngol 17:388–392

54. Clement PAR (1984) Rhinomanometry – a review. ORL 46:173–191

55. Clement PAR (1984) Committee report on standardization of rhinomanometry. Rhinology 22:151–155

56. Cole P (1982) Modification of inspired air. In: Proctor DF, Andersen I (eds) The nose; upper airway physiology and the atmospheric environment. Elsevier, Amsterdam New York Oxford, pp 351–376

57. Cole P (1982) Upper respiratory airflow. In: Proctor DR, Andersen I (eds) The nose; upper airway physiology and the atmospheric environment. Elsevier, Amsterdam New York Oxford, pp 163–190

58. Cole P (1989) Rhinomanometry 1988: practice and trends. Laryngoscope 99:311–315

59. Cole P (1992) Nasal and oral airflow resistors. Site, function, and assessment. Arch Otolaryngol Head Neck Surg 118:790–793

60. Cole P (1993) The respiratory role of the upper airways: a selective clinical and pathophysiological review. Mosby Year Book, St Louis

61. Cole P, Ayiomanimitis A, Ohki M (1989) Anterior and posterior rhinomanometry. Rhinology 27:257–262

62. Cole P, Havas T (1987) Nasal resistance to respiratory airflow: a plethysmographic alternative to the face mask. Rhinology 25:159–166

63. Cole P, Niinimaa V, Mintz S, Silverman F (1979) Work of nasal breathing: measurement of each nostril independently using a split mask. Acta Otolaryngol 88:148–154

65. Cole P, Savard P, Miljeteig H, Haight JS (1993) Resistance to respiratory airflow of the extrapulmonary airways. Laryngoscope 103:447–450

66. Connel DC, Fregosi RF (1993) Influence of nasal airflow and resistance on nasal dilator muscle activities during exercise. J Appl Physiol 74:2529–2536

67. Coromina J, Sauret J (1990) Nasal mucociliary clearance in patients with nasal polyps. ORL 52:311–315

68. Cortesina G, Carlevato MT, Bussi M, Baldi C, Majore L, Ruffino C (1993) Mucosal immunity in allergic rhinitis. Acta Otolaryngol (Stockh) 113:397–399

69. Cottle MH (1980) A consideration of nasal, pulmonary, and cardio-vascular interdependance and naso-pulmonary function studies. Rhinology 18:67–81

70. Cruz AA, Togias AG, Lichtenstein LM, et al. (1991) Steroid-induced reduction of histamine release does not alter the clinical nasal response to cold, dry air. Am Rev Resp Dis 143:761–765

71. Dalhamn T, Rylander R (1962) Frequency of ciliary beat measured with a photosensitive cell. Nature 196:592–599

72. Dalston RM (1989) Using simultaneous photodetection and nasometry to monitor velopharyngeal behavior during speech. J Speech Hear Res 32:195–202

73. Deitmer T (1986) A method for standardizing cytologic sampling for the estimation of nasal ciliary activity. Arch Otorhinolaryngol 243:288–292

74. Deitmer T (1989) Physiology and pathology of the mucociliary system. Karger, Basel

75. Deitmer T (1993) Rhinologie. In: Hüttenbrink KB (Hrsg) Manual der Untersuchungsmethoden; Hals-Nasen-Ohrenheilkunde. Biermann, Zülpich, S 83–114

76. Deitmer T (1995) Vitalzytologie zur Abschätzung der Flimmerzellfunktion. In: Heppt W (Hrsg) Zytologie der Nasenschleimhaut. Springer, Berlin Heidelberg New York Tokyo, S 125–139

77. Deitmer T, Müller S (1992) Effect of low frequency air oscillations on nasal mucociliary transport. Acta Otolaryngol 112:102–106

78. Deitmer T, Scheffler R (1990) Nasal physiology in swimmers and swimmers' sinusitis. Acta Otolaryngol (Stockh) 110:286–291

79. Deitmer T, Broer E, Durweiler B (1989) Is inhalation therapy noxious to the ciliated nasal epithelium: Rhinology 27:155–159

80. Delank KW (1992) Die olfaktorische Sensitivität bei der Rachenmandelhyperplasie. Laryngorhinootologie 71:293–297

81. Delank KW, Keller R, Stoll W (1993) Morphologie und rhinologische Bedeutung der Intumescentia septi nasi anterior. Laryngorhinootologie 72: 242–246

82. Delank KW, Stoll W, Papenfuss HD (1994) Das Profil der endonasalen Strömungsgeschwindigkeiten: Eine experimentelle Nasenmodellstudie mit Laser-Doppler-Anemometrie. Eur Arch ORL [Suppl II]:88–89

83. Denker A, Brünings W (1915) Lehrbuch der Krankheiten des Ohres und der Luftwege. Fischer, Jena

84. Doghramji K, Jabourian ZH, Pilla M, Farole A, Lindholm RN (1995) Predictors of outcome for uvulopalatopharnygoplasty. Laryngoscope 105:311–314

85. Dost P, Polyzoidis T (1992) Benefit of the ice pack in the treatment of nosebleed. HNO 40:25–27

86. Doty RL (1991) Olfactory system. In: Getchell TV, Bartoshuk LM, Doty RL, Snow JB (eds) Smell and taste in health and disease. Raven Press, New York, pp 175–203

87. Downs AM, Boysen M, Voss R, et al. (1992) How often is dysplasia diagnosed by biopsy or smear examination? Application of a maximum likelihood based method to the assessment of detection rates in the nasal mucosa of nickel workers. Anal Cell Pathol 4:451–459

88. Doyle WJ, van Cauwenberghe PB (1987) Relation between nasal patency and clearance. Rhinology 25:167–179

89. Draf W (1978) Endoskopie der Nasennebenhöhlen. Springer, Berlin Heidelberg New York Tokyo

90. Draf W (1983) Endoscopy of the paranasal sinuses. Springer, Berlin Heidelberg New York Tokyo

91. Draf W, Stasding G (1989) Radiology, ultrasound, and endoscopy in the diagnosis of diseases of the nose and paranasal sinuses. In: Mackay I (eds) Rhinitis, mechanisms and management. Royal Society of Medicine Services, London New York, pp 81–96

92. Drettner B (1982) The paranasal sinuses. In: Proctor DF, Andersen I (eds) The nose; upper airway physiology and the atmospheric environment. Elsevier, Amsterdam New York Oxford, pp 145–162

93. Drettner B (1992) Physiologie und Pathophysiologie der Nase und der Nasennebenhöhlen. In: Naumann HH, Helms J, Herberhold C, Kastenbauer E (Hrsg) Oto-Rhino-Laryngologie in Klinik und Praxis. Thieme, Stuttgart New York, S 40–67

94. Druce HM (1993) Nasal blood flow. Ann Allergy 71:288–291

95. Druce HM, Bonner RF (1984) Response of nasal blood flow to neurohormones as measured by laser doppler velocimetry. J Appl Physiol 57:1276–1283

96. Duchateau GSMJE, Zuidema J, Merkus FWHM (1985) Correlations between nasal ciliary beat frequency and mucus transport rate in volunteers. Laryngoscope 95:854–859

97. Eccles R (1982) Neurological and pharmacological considerations. In: Proctor DF, Andersen I (eds) The nose; upper airway physiology and the atmospheric environment. Elsevier, Amsterdam New York Oxford, pp 191–214

98. Eccles R (1989) Nasal physiology and disease with reference to asthma. Agents Actions [Suppl 28]:249–261

99. Eccles R (1989) Rhinomanometry and nasal challenge. In: Mackay I (eds) Rhinitis, mechanisms and management. Royal Society of Medicine Services, London New York, pp 53–68

100. Eccles R (1995) Rhinitis as a mechanism of respiratory defense. Eur Arch Otorhinolaryngol 252:S2–S7

101. Eccles R, Jawad MS, Morris S (1990) The effects of oral administration of X menthol on nasal resistance to airflow and nasal sensation of airflow in subjects suffering from nasal congestion associated with the common cold. J Pharm Pharmacol 42:652–654

103. Eichler J (1989) Leistungskurven in der Rhinomanometrie. Biomed Tech (Berlin) 34:42–45

104. Eichler J, Lenz H (1985) Comparison of different coefficients and units in rhinomanometry. Rhinology 23:149–157

105. Eichner H (1979) Eine neue Methode zur Gewinnung von Nasensekret und erste Untersuchungen zur Eiweißzusammensetzung des Nasensekret mittels Diskelektrophorese. Laryngol Rhinol Otol 53:269–275

106. Elbrond O, Hilberg O, Felding JU, Blegvad Andersen O (1991) Acoustic rhinometry, used as a method to demonstrate changes in the volume of the nasopharynx after adenoidectomy. Clin Otolaryngol 16:84–86

107. Escudier E, Boucherat M, Pinchon MC, Bernaudin JF, Peynegre R, Fleury J (1989) Des anomalies ciliaires sont-elles toujours presentes dans le syndrome de Kartagener? Ann Otolaryngol 106:302–305

108. Federspil P (1987) Moderne HNO-Therapie. Die medikamentöse Behandlung in der Hals-Nasen-Ohrenheilkunde. eco-med, Landsberg

109. Fisher EW, Lund VJ, Rutman A (1992) The human nasal mucosa after deprivation of airflow: a study of laryngectomy patients. Rhinology 30:5–10

110. Fisher EW, Scadding GK, Lund VJ (1993) The role of acoustic rhinometry in studying the nasal cycle. Rhinology 31: 57–61

111. Fisher EW, Daly NJ, Morris DP, Lund VJ (1994) Experimental studies of the resolution of acoustic rhinometry in vivo. Acta Otolaryngol 114:647–650

112. Flowers BK, Proud D, Kagey Sobotka A, Lichtenstein LM, Naclerio RM (1990) Localized antigen challenge of the nasal mucosa. Arch Otolaryngol Head Neck Surg 116:1407–1410

113. Fokkens WJ, Vroom TM, Gerritsma V, Rijntjes E (1988) A biopsy method to obtain high quality specimens of nasal mucosa. Rhinology 26:293–295

114. Fouke JM, Jackson AC (1992) Acoustic rhinometry: effects of decongestants and posture on nasal patency. J Lab Clin Med 119:371–376

115. Frey KW, Mees K, Vogl T (1992) Konventionelle Röntgendiagnostik, Computertomographie, Kernspintomographie. In: Naumann HH, Helms J, Herberhold C, Kastenbauer E (Hrsg) Oto-Rhino-Laryngologie in Klinik und Praxis. Thieme, Stuttgart New York, S 103–124

116. Frye RE, Doty RL (1990) A comparison of response characteristics of airflow and pressure transducers commonly used in rhinomanometry. IEEE Trans Biomed Eng 37:937–944

117. Furukawa M, Kamide M, Ohkado T, Umeda R (1989) Electro-olfactogram (EOG) in olfactometry. Auris Nasus Larynx 16:33–38

118. Gammert C, Hampl K, Herrmann P (1988) Beitrag zu den Normwerten in der Rhinomanometrie. HNO 36:399–405

119. Gammert C, Hampl K, Hermann P (1988) Klinischer Vergleich zweier moderner Rhinomanometer. HNO 36:406–408

120. Ganz H (1987) Die Geruchsprüfung in der Praxis, eine Untersuchung auf geeignete Geruchsstoffe. HNO 35:511–514

121. Gehrckens R (1995) Schädigt Sommersmog die Nasenschleimhaut und trägt zur Entstehung von bakterieller Rhinitis bei? HNO 43:257–260

122. Gelman RA, Meyer FA (1979) Mucociliary transference rate and mucus viscoelasticity. Dependence on dynamic storage and loss modulus. Am Rev Resp Dis 120:553–557

123. Georgitis JW (1985) The applicability of rhinomanometry in nonatopic children: comparison of three techniques. J Allergy Clin Immunol 75:614–620

124. Georgitis JW, Stone BD, Gottschlich G (1992) Inflammatory cells and mediator release during ragweed challenge: correlation between histamine content in nasal secretions and appearance of inflammatory cells. Ann Allergy 68:413–418

125. Getchell TV, Bartoshuk LM, Doty RL, Snow JBJ (1991) Smell and taste in health and disease. Raven Press, New York

126. Gilain L, Escudier E, Chapelin C, Boucherat M, Faulcon V, Peynegre R (1992) La technique du brossage dans l'analyse cytologique de la muqueuse nasale. Analyse critique et comparative. Ann Otolaryngol Chir Cervicofac 109:397–401

127. Gilbert AN (1989) Reciprocity versus rhythmicity in spontaneous alternations of nasal airflow. Chronobiol Int 6:251–257

128. Ginzel A, Illum P (1980) Nasal mucociliary clearance in patients with septal deviation. Rhinology 18:177–181

129. Gleeson MJ, Youlten LJ, Shelton DM, Siodlak MZ, Eiser NM, Wengraf CL (1986) Assessment of nasal airway patency: a comparison of four methods. Clin Otolaryngol 11:99–107

130. Godfrey R (1994) The nose and the lower airways. Lancet 343:991–992

131. Gordts F, Clement PA, Derde MP (1989) Nasal provocation with histamine: a comparison of the determination of the threshold of reactivity by three methods of rhinomanometry. Rhinology 27:263–269

132. Greenstone M, Stanley P, MacWilliam L, et al. (1983) Mucociliary function and ciliary ultrastructure in patients presenting with rhinitis to Brompton Hospital Nose Clinic. Eur J Resp Dis 64:457–459

133. Greiff L, Pipkorn U. Alkner U, Persson CGA (1990) The nasal pool device applies controlled concentrations of solutes on human nasal airway mucosa and samples its surface exudations and secretions. Clin Exp Allergy 20:253–259

134. Greiff L, Erjefalt I, Svensson C, et al. (1993) Plasma exudation and solute absorption across the airway mucosa. Clin Physiol 13:219–233

135. Grymer LF, Hilberg O, Elbrond O, Pedersen OF (1989) Acoustic rhinometry: evaluation of the nasal cavity with septal deviations, before and after septoplasty. Laryngoscope 99:1180–1187

136. Grymer LF, Hilberg O, Pedersen OF, Rasmussen TR (1991) Acoustic rhinometry: values from adults with subjective normal nasal patency. Rhinology 29:35–47

137. Gudziol H, Gramowski KH (1987) Respirations-Olfaktometrie – eine objektivierende Methode zur Bewertung einer Hyposmie. Laryngol Rhinol Otol 66:570–572

138. Guilette BJ, Perry CJ (1990) Use of nasal valve stent with anterior rhinomanometry to quantitate nasal valve obstruction. Ann Otol Rhinol Laryngol 99:175–178

139. Gurgenidze GV, Baraban EI, Gamkrelidze AG (1990) Local humoral immunity in patients with pollen allergy. Allergol Immunopathol (Madr) 18:315–319

140. Gwaltney JM, Hayden FG (1982) The nose and infection. In: Proctor DF, Andersen I (eds) The nose; upper airway physiology and the atmospheric environment. Elsevier, Amsterdam New York Oxford, pp 399–422

141. Gwaltney JM Jr, Phillips CD, Miller RD, Riker DK (1994) Computed tomographic study of the common cold. N Engl J Med 330:25–30

142. Hagen R, Schrod L (1991) Funktionelle nasopharyngeale Fiberendoskopie zur prätherapeutischen Diagnosestellung bei frühkindlichem obstruktiven Schlafapnoesyndrom. Ein Fallbericht. HNO 39:195–197

143. Hakansson CH, Toremalm NG (1970) A method for determining the viscoelasticity of tracheobronchial secretions. Am Rev Resp Dis 102:47–53

144. Hallen H, Juto JE (1992) Nasal mucosa reaction. A model for mucosal reaction during challenge. Rhinology 30:129–133

145. Hamaguchi Y, Taya M, Suzumura H, Sakakura Y (1990) Lysosomal proteases and protease inhibitors in nasal allergy and non-atopic sinusitis. Am J Otolaryngol 11:37–43

146. Hamaguchi Y, Suzumura H, Taya M, Sakakura Y (1991) ELISA for determination of immunoreactive free elastase and elastase in complex with alpha 1-antitrypsin in nasal secretions with sinusitis. Acta Otolaryngol (Stockh) 111:542–549

147. Hameleers DM, Stoop AE, van der Ven I, Biewenga J, van der Baan S, Sminia T (1989) Intra-epithelial lymphocytes and non-lymphoid cells in the human nasal mucosa. Int Arch Allergy Appl Immunol 88:317–322

148. Hasegawa M (1992) Clinical significance of rhinomanometric changes induced by exercise and decongestants. Rhinol Suppl 14:96–100

149. Hellquist HB (1990) Pathology of the Nose and the Paranasal Sinuses. Butterworths, London

150. Heppt W (1995) Konventionelle Zytologie der Nasenschleimhaut. In: Heppt W (Hrsg) Zytologie der Nasenschleimhaut. Springer, Berlin Heidelberg New York Tokyo, S 3–106

151. Heppt W, Estrich M, Strate B, Möhring L (1991) Nasalanz: Ein neuer Begriff der objektiven Nasalitätsanalyse. Laryngorhinootologie 70:208–213

152. Herberhold C (1975) Funktionsprüfung und Störung des Geruchssinnes. Arch Otorhinolaryngol 210:67–164

153. Herberhold C, Rödel R (1992) Olfaktometrie. In: Naumann HH, Helms J, Herberhold C, Kastenbauer E (Hrsg) Oto-Rhino-Laryngologie in Klinik und Praxis. Thieme, Stuttgart, S 82–87

154. Hess MM, Lamprecht J, Horlitz S (1992) Experimentelle Untersuchungen der Strombahnen in der Nasenhaupthöhle des Menschen am Nasen-Modell. Laryngorhinootologie 71:468–471

155. Hilberg O, Jackson AC, Swift DL, Pedersen OF (1989) Acoustic rhinometry: evaluation of nasal cavity geometry by acoustic reflection. J Appl Physiol 66:295–303

156. Hilberg O, Grymer LF, Pedersen OF, Elbrond O (1990) Turbinate hypertrophy. Evaluation of the nasal cavity by acoustic rhinometry. Arch Otolaryngol Head Neck Surg 116:283–289

157. Hilding AC (1930) The common cold. Acta Otolaryngol 12:133–136

158. Hildmann H, Neumann H, Opferkuch W (1990) Mikrobiologische Erkrankungen im Kopf-Halsbereich. SM, Gräfelfing

159. Hirschberg A, Roithmann R, Parikh S, Miljeteig H, Cole P (1995) The airflow resistance profile of healthy nasal cavities. Rhinology 33:10–13

160. Hochstrasser K (1992) Physiologische Chemie und Pathobiochemie der Nasenschleimhaut: biochemische Sekretanalyse. In: Naumann HH, Helms J, Herberhold C, Kastenbauer E (Hrsg) Oto-Rhino-Laryngologie in Klinik und Praxis. Thieme, Stuttgart New York, S 60–88

161. Holmberg K, Pipkorn U (1985) Mucociliary transport in the human nose. Effect of topical glucocorticoid treatment. Rhinology 23:181–185

162. Holmberg K, Bake B, Pipkorn U (1989) Reflex activation in allergen-induced nasal mucosal vascular reactions. Acta Otolaryngol (Stockh) 108:130–135

163. Holmström M, Scadding GK, Lund VJ, Darby YC (1990) Assessment of nasal obstruction. A comparison between rhinomanometry and nasal inspiratory peak flow. Rhinology 28:191–196

164. Holmström M, Lund VJ, Scadding G (1992) Nasal ciliary beat frequency after nasal allergen challenge. Am J Rhinol 6:101–105

165. Haberman D (1993) A device for measuring mucociliary activity in the human bronchi during fiber-optic bronchoscopy. Acta Otolaryngol 113:683–686

166. Huygen PL, Klaassen AB, de Leeuw TJ, Wentges RT (1992) Rhinomanometric detection rate of rhinoscopically-assessed septal deviations. Rhinology 30:177–181

167. Hüttenbrink KB (1993) Geruchs- und Geschmacksprüfungen. In: Hüttenbrink KB (Hrsg) Manual der Methoden; Hals-Nasen-Ohrenheilkunde. Biermann, Zülpich, S 115–120

168. Hynes B, Cole P, Forte V, Corey P, Smith CR (1989) The evaluation of intranasal topical beclomethasone spray in the treatment of children with non-purulent rhinitis using rhinometric, cytologic and symptomatologic assessment. J Otolaryngol 18:151–154

169. Igarashi Y, Skoner DP, Doyle WJ, White MV, Fireman P, Kaliner MA (1993) Analysis of nasal secretions during experimental rhinovirus upper respiratory infections. J Allergy Clin Immunol 92:722–731

170. Iliopoulos O, Baroody FM, Naclerio RM, et al. (1992) Histamine-containing cells obtained from the nose hours after antigen challenge have functional and phenotypic characteristics of basophils. J Immunol 148:2223–2228

171. Ingels KJ, Meeuwsen F, van Strien HL, Graamans K, Huizing EH (1990) Ciliary beat frequency and the nasal cycle. Eur Arch Otorhinolaryngol 248:123–126

172. Ingels KJ, Meeuwsen F, Graamans K, Huizing EH (1992) Influence of sympathetic and parasympathetic substances in clinical concentrations on human nasal ciliary beat. Rhinology 30:149–159

173. Ingels KJAO, van Strien HLCJ, Gramaans K, Smoorenburg GF, Huizing EH (1992) A study of the photoelectrical signal from human nasal cilia under several conditions. Acta Otolaryngol 112:831–838

174. Ingelstedt S (1956) Studies on the conditioning of air in the respiratory tract. Acta Otolaryngol [Suppl 131]:1–80

175. Ingelstedt S, Jonson B, Rundcrantz H (1969) A clinical method for determination of nasal airway resistance. Acta Otolaryngol 68:189–200

176. Intorp HW (1980) Funktion und biologische Bedeutung des lokalen Immunsystems. In: Intorp HW, Nolte D (Hrsg) Immunabwehr des Respirationstraktes. Dustri, München, S 17–36

177. Issa FG, Bitner S (1993) Effect of route of breathing on the ventilatory and arousal responses to hypercapnia in awake and sleeping dogs. J Physiol (Lond) 465:615–628

178. Jablonski NG (1993) Muzzle length and heat loss [letter]. Nature 366:216–217

179. Jackson AC, Butler JP, Millet EJ, Hoppin FG, Dawson SV (1977) Airway geometry by analysis of acoustic pulse response measurements. J Appl Physiol 43:523–536

180. Jakobi H, Fikentscher R, Roseburg B (1979) Standardisierte Riech- und Schmeckprüfungsmethoden und ihr klinischer Wert. Acta Otolaryngol 87:236–239

181. James DS, Stidley CA, Mermier CM, Lambert WE, Chick TW, Samet JM (1993) Sources of variability in posterior rhinomanometry. Ann Otol Rhinol Laryngol 102:631–638

182. Jankowski R, Foliguet, De Sousa Vieira A, Bounaas B, Feldmann L, Wayoff M (1992) Cytologie quantitative des secretions nasales recueillies par lavage-mouchage. Cytometrie nasale. Ann Otolaryngol Chir Cervicofac 109:39–46

183. Jankowski R, Philip G, Togias A, Naclerio R (1993) Demonstration of bilateral cholinergic secretory response after unilateral nasal cold, dry air challenge. Rhinology 31:97–100

184. Jella SA, Shannahoff Khalsa DS (1993) The effects of unilateral forced nostril breathing on cognitive performance. Int J Neurosci 73:61–68

185. Jones AS, Lancer JM, Stevens JC, Beckingham E (1987) Nasal resistance to airflow. J Larngol Otol 101:800–808

186. Jones AS, Willat DJ, Durham LM (1989) Nasal airflow; resistance and sensation. J Larngol Otol 103:909–911

187. Jones AS, Viani L, Phillips D, Charters P (1991) The objective assessment of nasal patency. Clin Otolaryngol 16:206–211

188. Jorissen M, van der Schueren B, van den Berghe H, Cassiman JJ (1991) In vitro ciliogenesis in respiratory epithelium of cystic fibrosis patients. Ann Otol Rhinol Laryngol 100:366–371

189. Juto JE, Lundberg C (1982) An optical method for determining changes in mucosal congestion in the nose in man. Acta Otolaryngol 94:149–156

190. Kaliner MA (1991) Human nasal respiratory secretions and host defense. Am Rev Respir Dis 144:S52–6

191. Kaliner MA (1992) Human nasal host defense and sinusitis. J Allergy Clin Immunol 90:424–430

192. Kase Y, Hilberg O, Pedersen OF (1994) Posture and nasal patency: evaluation by acoustic rhinometry. Acta Otolaryngol (Stockh) 114:70–74

193. Kaulbach HC, White MV, Igarashi Y, Hahn BK, Kaliner MA (1993) Estimation of nasal epithelial lining fluid using urea as a marker. J Allergy Clin Immunol 92:457–465

194. Kennedy JR, Duckett KE (1981) The study of ciliary frequencies with an optical spectrum analysis system. Exp Cell Res 135:47–56

195. Kenyon GS (1987) Phase variation in nasal airway resistance assessed by active anterior rhinomanometry. J Larngol Otol 101:910–916

196. Kerr P, Millar T, Buckle P, Kryger M (1992) The importance of nasal resistance in obstructive sleep apnea syndrome. J Otolaryngol 21:189–195

197. Keuning J (1968) On the nasal cycle. Leiden

198. King M, Gilboa A, Meyer FA, Silberberg A (1974) On the transport of mucus and its rheologic simulants in ciliated systems. Am Rev Resp Dis 110:740–748

199. Kleinschmidt EG (1994) Praxiserprobtes, KV-gerechtes Screeningolfaktometer mit wissenschaftlicher Grundlage. Eur Arch ORL [Suppl II]:317–318

200. Kleinschmidt EG, Witt G (1995) Zur Beurteilung der nasalen Mukoziliartätigkeit mit einem modifizierten Saccharintest. Laryngorhinootologie 74:286–288

201. Knani J, Campbell A, Enander I, Peterson CG, Michel FB, Bousquet J (1992) Indirect evidence of nasal inflammation assessed by titration of inflammatory mediators and enumeration of cells in nasal secretions of patients with chronic rhinitis. J Allergy Clin Immunol 90:880–889

202. Knight LC, Eccles R, Reilly M (1991) Cyclical changes in nasal airway resistance and middle ear pressures. Acta Otolaryngol (Stockh) 111:769–775

203. Kobal G, Hummel H (1991) Olfactory evoked potentials in humans. In: Getchell TV, Bartoshuk LM, Doty RL, Snow JB (eds) Smell and taste in health and disease. Raven Press, New York, pp 255–275

204. Konno A, Togawa K, Nishihira S (1982) Participation of vascular reflexes in mucosal swelling in nasal allergy. Acta Otolaryngol 94:131–140

205. Kortekangas AE (1977) Funktion und Funktionsprüfung der Nase und der Nasennebenhöhlen. In: Berendes J, Link R, Zöllner F (Hrsg) Hals-Nasen-Ohrenheilkunde in Praxis und Klinik. Thieme, Stuttgart New York, S 1–30

206. Kowalski ML, Grzegorczyk J, Sliwinska Kowalska M, Wojciechówska B, Rozniecka M, Rozniecki J (1993) Neutrophil chemotactic activity (NCA) in nasal secretions from atopic and nonatopic subjects. Effect of antigen challenge. Allergy 48:409–414

207. Krayenbuhl MC, Hudspith BN, Brostoff J, Scadding GK, Guesdon JL, Latchman Y (1989) Nasal histamine release following hyperosmolar and allergen challenge. Allergy 44:25–29

208. Kurse E, Clemens G (1980) Computer-Aerographie. Methodik und klinische Anwendung am Beispiel von Lippen-Kiefer-Gaumenspalten. Arch Otorhinolaryngol 229:29–38

209. Kumpf W (1978) Auskultation respiratorischer Reaktionen auf Geruchsreize. Laryngol Rhinol Otol 57:830–833

210. Kuster R, Thuer U, Ingervall B (1989) Reproduzierbarkeit rhinomanometrischer Messungen des Nasenatmungswiderstands und röntgenkephalometrischer Registrierungen der natürlichen Kopfhaltung bei Kindern. Fortschr. Kieferorthop 50:43–53

211. Laine T, Warren DW (1991) Effects of age, gender, and body size on nasal cross-sectional area in children. Eur J Orthod 13:311–316

212. Laine T, Warren DW, Dalston RM, Morr KE (1989) Effects of velar resistance on speech aerodynamics. Eur J Orthod 11:52–58

213. Laing DG, Doty RL, Breipohl W (1992) The human sense of smell. Springer, Berlin Heidelberg New York Tokyo

214. Larsen K, Kristensen S (1990) Peak flow nasal patency indices and self-assessment in septoplasty. Clin Otolaryngol 15:327–334

215. Larsen K, Kristensen S (1992) The peak flow nasal patency index. Ear Nose Thorat J 71:23–25

216. Larsen K, Oxhoj H, Grontved A, Kristensen S (1990) Peak flow nasal patency indices in patients operated for nasal obstruction. Eur Arch Otorhinolaryngol 248:21–24

217. Lee HS, Majima Y, Sakakura Y, Kim BW (1991) A technique for quantitative cytology of nasal secretions. Eur Arch Otorhinolaryngol 248:406–408

218. Lee HS, Majima Y, Sakakura Y, Shinogi J, Kawaguchi S, Kim BW (1993) Quantitative cytology of nasal secretions under various conditions. Laryngoscope 103:533–537

219. Lee WI, Verdugo P (1976) Laser light-scattering spectroscopy: a new application in study of ciliary activity. Biophys J 16:1115–1119

220. Lelong M, Henard J, Sawadogo A, Thelliez P, Cousin MO (1991) La rhinomanometrie chez l'enfant. Bilan de 400 tests de provocation. Arch Fr Pediatr 48:152–153

221. Lenders H, Pirsig W (1990) Diagnostic value of acoustic rhinometry: patients with allergic and vasomotor rhinitis compared with normal controls. Rhinology 28:5–16

222. Lenders H, Walliser D, Schumann K (1990) Zur Meßgenauigkeit und Vergleichbarkeit der anterioren Rhinomanometrie und der Ganzkörperplethysmographie bei der Nasenwiderstandsbestimmung. Untersuchungen an einem mechanischen Modell. Laryngorhinootologie 69:421–425

223. Lenders H, Scholl R, Brunner M (1992) Akustische Rhinometrie: das Fledermausprinzip in der Nase. HNO 40:239–247

224. Lindberg S, Runer T (1994) Method for in vivo measurement of mucociliary activity in the human nose. Ann Otol Rhinol Laryngol 103:558–566

225. Lindner A, Ronquist G, Deuschl H (1983) Random distribution of exogenous lithium in nasal secretions and its application in substance determination. Acta Otolaryngol 96:287–293

226. Littlejohn MC, Stiernberg CM, Hokanson JA, Quinn FB Jr, Bailey BJ (1992) The relationship between the nasal cycle and mucociliary clearance. Laryngoscope 102:117–120.

227. Livermore A, Hummel T, Pauli E, Kobal G (1993) Perception of olfactory and intranasal trigeminal stimuli following cutaneous electrical stimulation. Experientia 49:840–842

228. Lloyd GAS (1988) Diagnostic imaging of the nose and paranasal sinuses. Springer, Berlin Heidelberg New York

229. Lund VJ (1989) Objective assessment of nasal obstruction. Otolaryngol Clin North Am 22:279–290

230. Lund VJ, Holmstrom M, Scadding GK (1991) Functional endoscopic sinus surgery in the management of chronic rhinosinusitis. An objective assessment. J Larnygol Otol 105:832–835

231. Lundqvist GR, Pedersen OF, Hilberg O, Nielsen B (1993) Nasal reaction to changes in whole body temperature. Acta Otolaryngol (Stockh) 113:783–788

232. Lung MA, Wang JC (1991) Mechanical stimulation of canine respiratory tract and nasal vascular and airway resistance. Respir Med 85 [Suppl A]:67–68

233. Madan I, Bright P, Miller MR (1993) Expired air temperature at the mouth during a maximal forced expiratory manoeuevre. Eur Respir J 6:1556–1562

234. Majima Y, Inagaki M, Hirata K, Takeuchi K, Morishita A, Sakakura Y (1988) The effect of an orally administered proteolytic enzyme on the elasticity and viscosity of nasal mucus. Arch Otorhinolaryngol 244:355–359

235. Malat J (1991) CT-scan of the paranasal sinuses. In. Settipane GA (ed) Rhinitis. Oceanside Publ Providence, pp 299–306

236. Malm L (1992) Rhinomanometric assessment for rhinologic surgery. Ear Nose Thorat J 71:11–6, 19

237. Malmberg H, Binder E, Fraki J, Harvima I, Salo O, Holopaienen E (1989) Nasal reactions elicited by unilateral allergen challenge. Acta Otolaryngol (Stockh) 107:446–449

238. Maltais F, Dinh L, Cormier Y, Series F (1991) Changes in upper airway resistance during progressive normocapnic hypoxia in normal men. J Appl Physiol 70:548–553

239. Mann W (1992) Ultraschalluntersuchung. In: Naumann HH, Helms J, Herberhold C, Kastenbauer E (Hrsg) Oto-Rhino-Laryngologie in Klinik und Praxis. Thieme, Stuttgart New York, S 98–103

240. Maran AGD, Lund JV (1990) Clinical Rhinology. Thieme, Stuttgart

241. Maranta CA, Scherrer JL, Simmen D (1995) The mask: Style and volume do not influence rhinomanometry. Rhinology 33:84

242. Marx H (1949) Die Nasenheilkunde. Fischer, Jena

243. Masing H (1967) Experimentelle Untersuchungen über die Strömung im Nasenmodell. Arch Klin Exper Ohren Nasen Kehlk Heilk 189:59–70

244. Masing H (1967) Experimentelle Untersuchungen über den Strömungsverlauf im Nasenmodell. Arch Klin Exper Ohren Nasen Kehlk Heilk 189:371–381

245. Masing H, Laacke R, Leykauf R (1974) Nasal pressure flow studies in adults and children. Rhinology 12:137–143

246. Mayhew TM, O'Flynn P (1993) Validation of acoustic rhinometry by using the Cavalieri principle to estimate nasal cavity volume in cadavers. Clin Otolaryngol 18:220–225

247. McCaffrey TV, Kern EB (1979) Clinical evaluation of nasal obstruction; a study of 1,000 patients. Arch Oto Rhino Laryngol 105:542–545

248. McNicholas WT, Coffey M, Boyle T (1993) Effects of nasal airflow on breathing during sleep in normal humans. Am Rev Resp Dis 147:620–623

249. Meltzer EO, Jalowayski AA (1991) Nasal cytology in clinical practice. In: Settipane GA (ed) Rhinitis. Oceanside Publ Providence, pp 291–298

250. Meltzer EO, Orgel HA, Bronsky EA, et al. (1990) A dose-ranging study of fluticasone propionate aqueous nasal spray for seasonal allergic rhinitis assessed by symptoms, rhinomanometry, and nasal cytology. J Allergy Clin Immunol 86:221–230

251. Meltzer EO, Orgel HA, Bush RK, et al. (1990) Evaluation of symptom relief, nasal airflow, nasal cytology, and acceptability of two formulations of flunisolide nasal spray in patients with perennial allergic rhinitis. Ann Allergy 64:536–540

252. Mennella JA, Beauchamp GK (1992) Developmental changes in nasal airflow patterns. Acta Otolaryngol (Stockh) 112:1025–1031

253. Menstell S, Enzmann H (1990) Die zytologische Beurteilung des Nasenabstriches. Eine wertvolle diagnostische Methode in der täglichen HNO-Praxis. HNO 38:16–19

254. Meredith SD, Raphael GD, Baraniuk JN, Banks SM, Kaliner MA (1989) The pathophysiology of rhinitis. III. The control of IgG secretion. J Allergy Clin Immunol 84:920–930

255. Messerklinger W (1992) Endoskopie des Nasennebenhöhlensystems. In: Naumann HH, Helms J, Herberhold C, Kastenbauer E (Hrsg) Oto-Rhino-Laryngologie in Klinik und Praxis. Thieme, Stuttgart New York, S 70–79

256. Messerklinger W (1994) Endoskopie der Nase und der Nebenhöhlen. In: Berendes J, Link R, Zöllner F (Hrsg) Hals-Nasen-Ohrenheilkunde in Praxis und Klinik. Thieme, Stuttgart, New York, S 1–9

257. Mevio E, Perano D, Bulzomi AG (1994) Correlations between the olfacto-respiratory reflex and nasal mucosa blood flow: comparative evaluation through rhinomanometry and laserdoppler flowmeter testing. Acta Otorhinolaryngol Belg 48:23–26

258. Mink PJ (1920) Physiologie der oberen Luftwege. Vogel, Leipzig

259. Mladina R, Risavi R, Subaric M (1991) CO2 laser anterior turbinectomy in the treatment of non-allergic vasomotor rhinopathia. A prospective study upon 78 patients. Rhinology 29:267–271

260. Mlynski G, Low J (1993) Die Rhinoresistometrie – eine Weiterentwicklung der Rhinomanometrie. Laryngorhinootologie 72:608–610

261. Mohan SM (1993) Reflex reversal of nostril dominance by application of pressure to the axilla by a crutch. Indian J Physiol Pharmacol 37:147–150

262. Moneret Vautrin DA, Jankowski R, Bene MC, et al. (1992) NARES: a model of inflammation caused by activated eosinophils? Rhinology 30:161–168

263. Moon J (1990) The influence of nasal patency on accelerometric transduction of nasal bone vibration. Cleft Palate Craniofac J 27:266–270

264. Morgenroth K, Opferkuch W (1991) Abwehrsystem der Lunge und Lungenentzündung. de Gruyter, Berlin New York

265. Morrissey MS, Alun Jones T, Hill J (1990) The relationship of peak inspiratory airflow to subjective airflow in the nose. Clin Otolaryngol 15:447–451

266. Mosimann BL, White MV, Hohman RJ, Goldrich MS, Kaulbach HC, Kaliner MA (1993) Substance P, calcitonin gene-related peptide, and vasoactive intestinal peptide increase in nasal secretions after allergen challenge in atopic patients. J Allergy Clin Immunol 92:95–104

267. Mösges R, Bartsch M, Hetzenecker A, et al. (1990) Eine pragmatische Geruchsprüfung. HNO 38:459–461

268. Naclerio RM (1992) Inhibition of mediator release during the early reaction to antigen. J Allergy Clin Immunol 90:715–719

269. Naclerio RM, Fisher C, Civelek CA, Bartenfelder D, Koller D, La France ND (1990) Decrease in xenon clearance during response to cold, dry air: problems of interpretation. Ann Otol Rhinol Laryngol 99:155–159

270. Nahr C, Rettinger G, Suttner JH, Neuberger J (1993) Neue Meßmethoden zur Quantifizierung der Klimatisierungsleistung der Nase. Eur Arch ORL [Suppl II]:154–155

271. Nahr C, Rettinger G, Krank A, Neuberger J (1994) Wird die Klimafunktion der Nase durch abschwellende Nasentropfen beeinflußt? Eur Arch ORL [Suppl II]:317

272. Naito K, Cole P, Chaban R, Humphrey D (1989) Computer averaged nasal resistance. Rhinology 27:45–52

273. Naito K, Cole P, Humphrey D (1990) Unilateral and bilateral nasal resistances: a supplement. Rhinology 28:91–95

274. Naito K, Iwata S, Ohoka E (1989) Human respiratory airflow through an artificial nasal model: pressure/flow relationship. Auris Nasus Larynx 16:89–97

275. Naito K, Iwata S, Kondo M, Ohoka E, Cole P (1989) A fundamental study of rhinomanometry and its clinical application to objective evaluation. Auris Nasus Larynx 16:99–108

276. Naito K, Iwata S, Cole P, Fraschetti J, Humphrey D (1991) An international comparison of rhinomanometry between Canada and Japan. Rhinology 29:287–294

277. Naito K, Iwata S, Ohoka E, Kato R (1991) Differential transnasal pressure in anterior and posterior rhinomanometry. Auris Nasus Larynx 18:27–32

278. Naito K, Iwata S, Ohoka E, Kondo Y (1992) Intranasal aerodynamic aspects in patients with nasal septal perforations. Eur Arch Otorhinolaryngol 249:44–46

279. Naito K, Iwata S, Ohoka E, Kondo Y, Takeuchi M (1993) A comparison of current expressions of nasal patency. Eur Arch Otorhinolaryngol 250:249–252

280. Naito K, Iwata S, Ohoka E, Komori M, Takeuchi M, Iwata S (1995) New aerodynamic aspects of nasal patency. Rhinology 33:26–29

281. Naumann HH, Naumann HW (1977) Kurze Pathophysiologie der Nase und ihrer Nebenhöhlen (unter Ausschluß des Riechorgans). In: Berendes J, Link R, Zöllner F (Hrsg) Hals-Nasen-Ohrenheilkunde in Praxis und Klinik. Thieme, Stuttgart, S 1–43

282. Negus V (1958) The comparative anatomy and physiology of the nose and paranasal sinuses. Livingstone, Edinburgh

283. Nishino T, Kochi T (1993) Effects of sedation produced by thiopentone on responses to nasal occlusion in female adults. Br J Anaesth 71:388–392

284. Nishino T, Sugimori K, Kohchi A, Hiraga K (1989) Nasal constant positive airway pressure inhibits the swallowing reflex. Am Rev Resp Dis 140:1290–1293

285. Nishioka K, Saito C, Nagano T, Okano M, Masuda Y, Kuriyama T (1993) Eosinophil cationic protein in the nasal secretions of patients with mite allergic rhinitis. Laryngoscope 103:189–192

286. NN (1992) The nose and the respiratory system [editorial; comment]. Lancet 339:1511–1512

287. Notfal F, Thomas M (1990) Rhinomanometry evaluation of the effects of pre- and postoperative SMR on exercise. J Larnygol Otol 104:126–128

288. Nuutinen J, Kärja J, Karjalainen P (1983) Measurement of impaired mucociliary activity in children. Eur J Resp Dis 64:454–456

289. Nuutinen J, Rauch-Toskala E, Saano V, Joki S (1993) Ciliary beating frequency in chronic sinusitis. Arch Otolaryngol Head Neck Surg 119:645–647

290. O'Flynn P (1993) Posture and nasal geometry. Acta Otolaryngol (Stockh) 113:530–532

291. Oberascher G (1993) Diagnostik der Rhinoliquorrhoe. Eur Arch ORL [Suppl I]:347–364

292. Ogino S, Nose M, Irifune M, Kikumori H, Igarashi T (1993) Nasal mucociliary clearance in patients with upper and lower respiratory tract diseases. ORL 55:352–355

293. Ohashi Y, Nakai Y, Ikeoka H, Furuya H, Esaki Y, Kato S (1989) Increased ciliary beating frequency of nasal mucosa following immunotherapy for allergy. Ann Otol Rhinol Larnygol 98:354–361

294. Olsson P (1986) A comparison between the 133Xenon washout and laser doppler techniques for estimation of nasal mucosal blood flow in humans. Acta Otolaryngol 102:106–112

295. Olsson P, Bende M, Ohlin P (1985) The laser doppler flowmeter for measuring microcirculation in human nasal mucosa. Acta Otolaryngol 99:133–139

296. Orgel HA, Meltzer EO, Kemp JP, Ostrom NK, Welch MJ (1991) Comparison of intranasal cromolyn sodium, 4%, and oral terfenadine for allergic rhinitis: symptoms, nasal cytology, nasal ciliary clearance, and rhinomanometry. Ann Allergy 66:237–244

297. Outzen KE, Svane-Knudsen V (1993) Effect of surface-active substance on nasal mucociliary clearance time. Rhinology 31:155–157

298. Pallanch J, McCaffrey T, Kern E (1992) Clinical application of computerized rhinomanometry. Rhinol Suppl 14:91–95

299. Parker AJ, Maw AR, Powell JE (1989) Rhinomanometry in the selection for adenoidectomy and its relation to preoperative radiology. Int J Pediatr Otorhinolaryngol 17:155–161

300. Parker AJ, Clarke PM, Dawes PJ, Maw AR (1990) A comparison of active anterior rhinomanometry and nasometry in the objective assessment of nasal obstruction. Rhinology 28:47–53

301. Parker AJ, Powell JE, Maw AR (1992) Nasal mucociliary clearance and resolution of otitis media with effusion in children following adenoidectomy. Rhinology 30:97–101

302. Parker LP, Crysdale WS, Cole P, Woodside D (1989) Rhinomanometry in children. Int. J Pediatr Otorhinolaryngol 17:127–137

303. Passali D, Belussi L (1988) Circadian changes in the secretory activity of nasal mucosa. Acta Otolaryngol 106:281–285

304. Passali D, Bellussi L, Lauriello M (1990) Diurnal activity of the nasal mucosa. Acta Otolaryngol 110:437–440

305. Passali D, Belussi L, Campoli Bianchi M, De Seta E (1984) Experiences in the determination of nasal mucociliary transport time. Acta Otolaryngol 97:319–323

306. Pastorello EA, Riario Sforza GG, Incorvaia C, Segala M, Gumagalli M, Gandini R (1994) Comparison of rhinomanometry, symptom score, and inflammatory cell counts in assessing the nasal late-phase reaction to allergen challenge. J Allergy Clin Immunol 93:85–92

307. Peden DB, Hohman R, Brown ME, et al. (1990) Uric acid is a major antioxidant in human nasal airway secretions. Proc Natl Acad Sci USA 87:7638–7642

308. Peden DB, Swiersz M, Ohkubo K, Hahn B, Emery B, Kaliner MA (1993) Nasal secretion of the ozone scavenger uric acid. Am Rev Respir Dis 148:455–461

309. Pedersen M, Sakakura Y, Winther B, Brofeldt S, Mygind N (1983) Nasal mucociliary transport, number of ciliated cells, and beating pattern in naturally acquired common colds. Eur J Resp Dis 64:355–364

310. Pelikan Z, Pelikan Filipek M (1989) Cytologic changes in the nasal secretions during the late nasal response. J Allergy Clin Immunol 83:1068–1079

311. Persson CG (1991) Mucosal exudation in respiratory defence: neural or non-neural control? Int Arch Allergy Appl Immunol 94:222–226

312. Persson CG, Erjefalt I, Alkner U, et al. (1991) Plasma exudation as a first line respiratory mucosal defence. Clin Exp Allergy 21:17–24

313. Pertuze J, Watson A, Pride NB (1991) Maximum airflow through the nose in humans. J Appl Physiol 70:1369–1376

314. Petro W, Birkenbihl P (1989) Nasale oszillatorische Widerstandsmessung. Pneumologie 43:387–391

315. Petruson B, Bjuro T (1990) The importance of nose-breathing for the systolic blood pressure rise during exercise. Acta Otolaryngol (Stockh) 109:461–466

316. Phadhanaanek S, Anger C, von Bommel T, Deitmer T (1989) Die Reaktionen des Flimmerepithels des Respirationstraktes auf eine Intubationsnarkose. Laryngorhinootologie 68:319–322

317. Pinkpank A (1986) Beziehungen zwischen Selbsteinstufung der Nasenatmung, Rhinoskopie und Rhinomanometrie. HNO 34:194–197

318. Pipkorn U (1991) Mast cell behaviour in symptomatic patients with eye and nose allergies. Clin Exp Allergy 21 [Suppl 2]:9–12

319. Polmar SH (1992) Sinusitis and Immune Deficiency. In: Lusk RP (ed) Pediatric sinusitis. Raven Press, New York, pp 53–58

320. Porter MJ (1991) A comparison between the effect of ice packs on the forehead and ice cubes in the mouth on nasal submucosal temperature. Rhinology 29:11–15

321. Postma DS, Koeter GH, Sluiter HJ (1989) Pathophysiology of airway hyperresponsiveness. In: Weiss ST, Sparrow D (eds) Airway responsiveness and atopy in the development of chronic lung disease. Raven Press, New York, pp 21–72

322. Prat J, Xaubet A, Mullol J, Plaza V, Picado C (1993) Cell content and albumin concentration in nasal lavage from patients with rhinitis. Ann Allergy 70:175–178

323. Preece M, Eccles R (1993) The effect of pressure and warmth applied to the axilla on unilateral nasal airway resistance and facial skin temperature. Acta Otolaryngol (Stockh) 113:777–781

324. Preece M, Eccles R (1994) The relationship of skin temperature to the nasal cycle in normal subjects. Rhinology 32:20–24

325. Pringle MB, Croft CB (1991) A comparison of sleep nasendoscopy and the Muller manoeuvre. Clin Otolaryngol 16:559–562

326. Proctor DF (1982) Historical background. In: Proctor DF, Andersen I (eds) The nose; upper airway physiology and the atmospheric environment. Elsevier, Amsterdam New York Oxford, pp 1–22
327. Proctor DF (1982) The mucociliary system. In: In: Proctor DF, Andersen I (eds) The nose; upper airway physiology and the atmospheric environment. Elsevier, Amsterdam New York Oxford, pp 245–278
328. Proetz AW (1953) Essays on the applied physiology of the nose. Annals Publ, Saint Louis
329. Proud D, Naclerio RM, Gwaltney JM, Hendley JO (1990) Kinins are generated in nasal secretions during natural rhinovirus colds. J Infect Dis 161:120–123
330. Proud D, Gwaltney JM, Hendley JO, Dinarello CA, Gillis S, Schleimer RP (1994) Increased levels of interleukin-1 are detected in nasal secretions of volunteers during experimental rhinovirus colds. J Infect Dis 169:1007–1013
331. Puchelle E, Aug F, Pham QT, Bertrand A (1981) Comparison of three methods for measuring nasal mucociliary activity. Acta Otolaryngol 91:297–301
332. Puchelle E, Zahm JM, Jacquot J, Pierrot D (1989) Effect of air humidity on spinability and transport capacity of canine airway secretions. Biorheology 26:315–322
333. Quinlan MF, Salman SD, Swift DS, Wagner HN, Proctor DF (1969) Measurement of mucociliary function in man. Am Rev Resp Dis 99:12–23
334. Rabalias G, Stout G, Waldeyer S (1992) Rapid detection of influenza-B virus in respiratory secretios by immunofluorescence during an epidemic. Diagn Microbiol Infect Dis 15:35–37
335. Rabalais GP, Stout GG, Ladd KL, Cost KM (1992) Rapid diagnosis of respiratory viral infections by using a shell vial assay and monoclonal antibody pool. J Clin Microbiol 30:1505–1508
336. Raphael GD, Jeney EV, Baraniuk JN, Kim I, Meredith SD, Kaliner MA (1989) Pathophysiology of rhinitis. Lactoferrin and lysozyme in nasal secretions. J Clin Invest 84:1528–1535
337. Raphael GD, Meredith SD, Baraniuk JN, Druce HM, Banks SM, Kaliner MA (1989) The pathophysiology of rhinitis. II: Assessment of the sources of protein in histamine-induced nasal secretions. Am Rev Resp Dis 139:791–800
338. Raphael GD, Igarashi Y, White MV, Kaliner MA (1991) The pathophysiology of rhinitis. V. Sources of protein in allergen-induced nasal secretions. J Allergy Clin Immunol 88:33–42
339. Raschke F (1995) Tagesrhythmen der nasalen Resistance. In: Rühle KH (Hrsg) Nasale oszillatorische Impedanz-Resistometrie. Dustri, Deisenhofen
340. Raschke F, Fischer J (1993) Anwendung der akustischen Rhinometrie zur Ermittlung der segmentalen Atemwegsgeometrie bei nasalem Über- und Unterdruck. Pneumologie 47 Suppl 4:735–737
341. Rasp G (1993) Akustische Rhinometrie: Messung der Früh- und Spätphase der allergischen Sofortreaktion bei der allergischen Rhinitis. Laryngorhinootologie 72:125–130
342. Rautiainen M, Collan Y, Nuutinen J (1986) A method for measuring the orientation („beat direction") of respiratory cilia. Acta Otorhinolaryngol 243:265–268
343. Rautiainen M, Nuutinen J, Kiukaanniemi H, Collan Y (1992) Ultrastructural changes in human nasal cilia caused by the common cold and recovery of ciliated epithelium. Ann Otol Rhinol Laryngol 101:982–987
344. Reed CE, Bubak M, Dunnette S, et al. (1991) Ragweed-specific IgA in nasal lavage fluid of ragweed-sensitive allergic rhinitis patients: increase during the pollen season. Int Arch Allergy Appl Immunol 94:275–277
345. Reimer A, Toremalm NG (1978) The mucociliary activity of the upper respiratory tract, II. A method for in vivo studies on maxillary sinus mucosa of animals and human beings. Acta Otolaryngol 86:283–288
346. Ressler KJ, Sullivan SL, Buck LB (1993) A zonal organization of odorant receptor gene expression in the olfactory epithelium. Cell 73:597–609
347. Rettinger G, Suss C, Kalender WA (1986) Studies of paranasal sinus ventilation by xenon-enhanced dynamic CT. Rhinology 24:103–112
348. Richt JA, Herzog S, Haberzettl K, Rott R (1993) Demonstration of Borna disease virusspecific RNA in secretions of naturally infected horses by the polymerase chain reaction. Med Microbiol Immunol (Berl) 182:293–304
349. Riechelmann H, Mann W, Maurer J (1990) The influence of calcium antagonists on the ciliary activity of the guinea pig trachea. Eur Arch Otorhinolaryngol 248:248–253
350. Rivron RP (1990) Cross-sectional area as a measure of nasal resistance. Rhinology 28:257–264
351. Rivron RP, Sanderson RJ (1991) The voluntary control of nasal airway resistance. Rhinology 29:181–184
352. Roessler F, Grossenbacher R, Stanisic M, Walt H (1991) Correlative histological and ultrastructural study of unusual changes in the human tracheobronchial epithelium. Laryngoscope 101:473–479
353. Roithman R, Cole P, Chapnik J, Spirer I, Hoffstein V, Zamel N (1995) Acoustic rhinometry in the evaluation of nasal obstruction. Laryngoscope 105:275–281
354. Romero JN, Scadding G (1992) Eosinophilia in nasal secretions compared to skin prick test and nasal challenge test in the diagnosis of nasal allergy. Rhinology 30:169–175
355. Roth Y (1995) Acoustic rhinometry gel. pers. Mitteil.
356. Rühle KH, Hilden G, Matthys H (1989) Methodische Untersuchung zur Messung des oronasalen Flusses mittels Thermistoren. Pneumologie 43 [Suppl 1]:591–595
357. Rutland J, De Iongh RU (1990) Random ciliary orientation, a cause of respiratory tract disease. N Engl J Med 323:1681–1684
358. Sakakura Y, Ukai K, Majima Y, Murai S, Harada T, Miyoshi Y (1983) Nasal mucociliary clearance under various conditions. Acta Otolaryngol 96:167–173
359. Sakakura Y, Majima Y, Harada T, Hattori M, Ukai K (1992) Nasal mucociliary transport in chronic sinusitis in children. Arch Otolaryngol Head Neck Surg 118:1234–1237
360. Sanderson MJ, Dirksen ER (1989) Mechanosensitivity and beta-adrenergic control of the ciliary beat frequency of mammalian respiratory tract cells in culture. Am Rev Resp Dis 139:432–440
361. Sarto F, Tomanin R, Giacomelli L, Iannini G, Cupiraggi AR (1990) The micronucleus assay in human exfoliated cells of the nose and mouth: application to occupational exposures to chromic acid and ethylene oxide. Mutat Res 244:345–351
362. Schaal KP (1992) Mikrobiologische Untersuchungsverfahren der Nase. In: Naumann HH, Helms J, Herberhold C, Kastenbauer E (Hrsg) Oto-Rhino-Laryngologie in Klinik und Praxis. Thieme, Stuttgart New York, S 95–97
363. Schaal KP, Kühn J (1994) Mikrobiologische und serologische Untersuchungsverfahren. In: Brandis H, Eggers HJ, Köhler W, Pulverer G (Hrsg) Lehrbuch der Medizinischen Mikrobiologie. Fischer, Stuttgart Jena New York, S 164–174
364. Scherer PW, Hahn II, Mozell MM (1989) The biophysics of nasal airflow. Otolaryngol Clin North Am 22:265–278
365. Schlenter WW (1982) Methodische und technische Fehlermöglichkeiten beim rhinomanometrisch kontrollierten intranasalen Provokationstest. HNO 30:107–112

366. Schmäl F, Deitmer T (1993) Untersuchungen zur Beurteilung der Nasendurchgängigkeit. Laryngorhinootologie 72:611–613

367. Schreck S, Sullivan KJ, Ho CM, Chang HK (1993) Correlations between flow resistance and geometry in a model of the human nose. J Appl Physiol 75:1767–1775

368. Semerak A (1958) Objektive Beurteilung der Nasendurchgängigkeit. Z Laryngol Rhinol Otol 37:248–261

369. Series F, Cormier Y, Desmeules M, La Forge J (1989) Influence of respiratory drive on upper airway resistance in normal men. J Appl Physiol 66:1242–1249

370. Series F, Cormier Y, Couture J, Desmeules M (1990) Changes in upper airway resistance with lung inflation and positive airway pressure. J Appl Physiol 68:1075–1079

371. Series F, Cormier Y, Desmeules M (1990) Influence of passive changes of lung volume on upper airways. J Appl Physiol 68:2159–2164

372. Serra Batlles J, Montserrat JM, Mullol J, Ballester E, Xaubet A, Picado C (1994) Response of the nose to exercise in healthy subjects and in patients with rhinitis and asthma. Thorax 49:128–132

373. Shankar L (1994) An atlas of imaging of the paranasal sinuses. Dunitz, London

374. Shannahoff Khalsa DS, Kennedy B (1993) The effects of unilateral forced nostril breathing on the heart. Int J Neurosci 73:47–60

375. Shelton DM, Eiser NM (1992) Evaluation of active anterior and posterior rhinomanometry in normal subjects. Clin Otolaryngol 17:178–182

376. Shelton D, Eiser N (1994) Histamine receptors in the human nose. Clin Otolaryngol 19:45–49

377. Shelton DM, Pertuze J, Gleeson MJ, et al. (1990) Comparison of oscillation with three other methods for measuring nasal airways resistance. Respir Med 84:101–106

378. Shone GR, Yardley MPJ, Knight LC (1990) Mucociliary function in the early weeks after nasal surgery. Rhinology 28:265–268

379. Silvers WS (1991) The skier's nose: a model of cold-induced rhinorrhea. Ann Allergy 67:32–36

380. Simon J, Drettner B, Jung B (1977) Messung des Schleimhauttransportes in menschlichen Nasen mit 51Cr-markierten Harzkügelchen. Acta Otolaryngol 83:378–390

381. Sipila J, Suonpaa J (1991) Patency of nasofrontal duct during the healing process of trephined acute frontal sinusitis. A clinical application of modern rhinomanometry. Rhinology 29:213–221

382. Sipila J, Suonpaa J, Laippala P (1992) Evaluation of nasal resistance data in active anterior rhinomanometry with special reference to clinical usefulness and test-retest analysis. Clin Otolaryngol 17:170–177

383. Sipila JI, Suonpaa JT, Kortekangas AE, Laippala P (1992) A new Finish computerized rhinomanometer. Acta Otolaryngol Suppl (Stockh) 492:58–62

384. Skoner DP, Lee L, Doyle WJ, Boehm S, Fireman P (1990) Nasal physiology and inflammatory mediators during natural pollen exposure. Ann Allergy 65:206–210

385. Slavin RG (1994) Sinopulmonary relationships. Am J Otolaryngol 15:18–25

386. Solow B, Greve E (1980) Rhinomanometric recording in children. Rhinology 18:31–42

387. Solow B, Peitersen B (1991) Nasal airway resistance in the newborn. Rhinology 29:27–33

388. Solow B, Sandham A (1991) Nasal airflow characteristics in a normal sample. Eur J Orthod 13:1–6

389. Spalding PM, Vig PS (1990) External nasal morphology and respiratory function. Am J Orthod Dentofacial Orthop 97:207–212

390. Stammberger H (1986) Nasen- und Nasennebenhöhlenendoskopie: ein diagnostisches Verfahren bei rezidivierenden Sinusitiden. Endoscopy 18:213–218

391. Stammberger H, Hawke M (1993) Essentials of functional endoscopic sinus surgery. Mosby, St Louis

392. Steurer M, Kautzky M (1994) Vergleich zwischen akustischer Rhinometrie und Rhinomanometrie. Otorhinolaryngol Nova 4:42–46

393. Stewart WC (1948) Weight carrying capacity and excitability of excised ciliated epithelium. Am J Physiol 152:1–12

394. Stjarne P, Lacroix JS, Anggard A, Lundberg JM (1991) Compartment analysis of vascular effects of neuropeptides and capsaicin in the pig nasal mucosa. Acta Physiol Scand 141:335–342

395. Stoksted P (1951) Rhinometric examination of schoolchildren with adenoid vegetations. Acta Otolaryngol 39:44–55

396. Stoksted P (1952) The physiological cycle of the nose under normal and pathologic conditions. Acta Otolaryngol 42:175–179

397. Strohl KP, Arnold JL, Decker MJ, Hoekje PL, Doershuk CF, Stern RC (1992) The nasal response to exercise in patients with cystic fibrosis. Rhinology 30:241–248

398. Strohl KP, Arnold JL, Decker MJ, Hoekje PL, McFadden ER (1992) Nasal flow-resistive responses to challenge with cold dry air. J Appl Physiol 72:1243–1246

399. Sullivan KJ, Chang HK (1991) Steady and oscillatory transnasal pressure-flow relationships in healthy adults. J Appl Physiol 71:983–992

400. Suzumura H (1992) Immunohistochemical detection of serous cells in nasal mucosa with monoclonal antibody against a component in human nasal secretion. Auris Nasus Larynx 19:229–241

401. Swart SJ, van der Baan S, Steenbergen JJ, Nauta JJ, van Kamp GJ, Biewenga J (1991) Immunoglobulin concentrations in nasal secretions differ between patients with an IgE-mediated rhinopathy and a non-IgE-mediated rhinopathy. J Allerg Clin Immunol 88:612–619

402. Swift DL (1982) Physical principles of airflow and transport phenomena influencing air modification. In: Proctor DF, Andersen I (eds) The nose; upper airway physiology and the atmospheric environment. Elsevier, Amsterdam New York Oxford, pp 337–350

403. Syabbalo NC, Bundgaard A, Entholm P, Schmidt A, Widdicombe JG (1986) Measurement and regulation of nasal airflow resistance in man. Rhinology 24:87–101

404. Takeyama M, Mori K, Morikawa N, et al. (1994) Effect of terfenadine on substance P and vasoactive intestinal polypeptide concentrations in nasal secretions from patients with nasal allergy. J Pharm Pharmacol 46:41–45

405. Tawfik B, Sullivan KJ, Chang HK (1991) A new method to measure nasal impedance in spontaneously breathing adults. J Appl Physiol 71:9–15

406. Terrahe K (1970) Die Drüsen der respiratorischen Nasenschleimhaut; eine elektronenmikroskopische und histochemische Studie. Fischer, Stuttgart

407. Terrier G (1978) L'endoscopie rhinosinusale moderne. Inpharzam, Cadempino

408. Togias A, Lykens K, Kagey Sobotka A, et al. (1990) Studies on the relationships between sensitivity to cold, dry air, hyperosmolal solutions, and histamine in the adult nose. Am Rev Resp Dis 141:1428–1433

409. Tsu ME, Babb AL, Sugiyama EM, Hlastala MP (1991) Dynamics of soluble gas exchange in the airways: II. Effects of breathing conditions. Respir Physiol 83:261–276

410. Tsubone H (1989) Nasal „flow" receptors of the rat. Respir Physiol 75:51–64

411. Ullmer S, Enzmann H (1988) Exact measurements of nasal resistance with the oscillation method. Rhinology 26:263–272

412. van den Donk HJM, van den Heuvel AGM, Zuidema J, Merkus FWHM (1982) The effects of nasal drops and their additives on human nasal mucociliary clearance. Rhinology 20:127–137

413. Versnick F, Clement P, Nyssen M (1991) Statistische waarde van de verschillende mathematische modellen in de rhinomanometrie. Acta Otorhinolaryngol Belg 45:405–414

414. Versnick F, Clement P, Nyssen M (1991) Optimal sample frequency in computerized rhinomanometry. Development and method. Rhinology 29:295–300

415. Viani L, Jones AS, Clarke R (1990) Nasal airflow in inspiration and exspiration. J Larnygol Otol 104:473–476

416. Vogt K, Sachse D, Wernecke KD, Kriesmer T (1990) Computergestütztes System zur rhinologischen Funktionsdiagnostik. HNO 38:110–115

417. von Arentsschild O, Koch A (1994) Sprach- und Sprechstörungen. In: Biesalski P, Frank F (Hrsg) Phoniatrie – Pädaudiologie. Thieme, Stuttgart, S 62–129

418. Wagenmann M, Baroody FM, Jankowski R, et al. (1994) Onset and duration of inhibition of ipratropium bromide nasal spray on methacholine-induced nasal secretions. Clin Exp Allergy 24:288–290

419. Wagenmann M, Baroody FM, Kagey Sobotka A, et al. (1994) The effect of terfenadine on unilateral nasal challenge with allergen. J Allergy Clin Immunol 93:594–605

420. Wald E (1992) Microbiology of acute and chronic sinusitis. In: Lusk RP (ed) Pediatric sinusitis. Raven Press, New York, pp 43–47

421. Wang D, Clement P, Lauwers S (1994) Comparison of bacterial culture results in bronchoalveolar lavage and nasal lavage fluid in children with pulmonary infection. Int J Pediatr Otorhinolaryngol 28:149–155

422. Warren DW (1993) Nasal resistance ad breathing mode [letter]. Cleft Palate Craniofac J 30:513–514

423. Weidauer H (1992) HIV und AIDS im HNO-Bereich. Thieme, Stuttgart

424. Wheatley JR, Amis TC, Engel LA (1991) Relationship between alae nasi activation and breathing route during exercise in humans. J Appl Physiol 71:118–124

425. Wheatley JR, Amis TC, Engel LA (1991) Influence of nasal airflow temperature and pressure on alae nasi electrical activity. J Appl Physiol 71:2283–2291

426. Wheatley JR, Amis TC, Engel LA (1991) Nasal and oral airway pressure-flow relationships. J Appl Physiol 71:2317–2324

427. Wheatley JR, Amis TC, Engel LA (1991) Oronasal partitioning of ventilation during exercise in humans. J Appl Physiol 71:546–551

428. White MV (1993) Nasal cholinergic hyperresponsiveness in atopic subjects studied out of season. J Allergy Clin Immunol 92:278–287

429. Whittet HB, Royston R (1991) Cortical evoked response olfactometry. J R Soc Med 84:400–402

430. Widdicombe JG, Wells UM (1982) Airway secretions. In: Proctor DF, Andersen I (eds) The nose; upper airway physiology and the atmospheric environment. Elsevier, Amsterdam New York Oxford, pp 215–244

431. Wiersbitzky S, Dammenhayn P, Ballke EH, Bruns R, Abel E (1990) Age-dependent development of eosinophilia in nasal secretions in children with chronic non-specific respiratory diseases. Z Ärztl Fortbild (Jena) 84:649–651

432. Wiersbitzky S, Ballke EH, Bruns R, et al. (1991) The eosinophilic granulocyte count in the respiratory secretions of children with chronic nonspecific respiratory diseases. Pädiatr Grenzgeb 30:381–388

433. Wigand ME (1989) Endoskopische Chirurgie der Nasennebenhöhlen und der vorderen Schädelbasis. Thieme, Stuttgart New York

434. Wight RG, Cochrane T (1989) A comparison of the effects of xylometazoline on nasal airflow, and on blood flux as measured by laser Doppler flowmetry. Acta Otolaryngol (Stockh) 108:284–289

435. Wight RG, Cochrane T (1990) A comparison of the effects of two commonly used vasoconstrictors on nasal mucosal blood flow and nasal airflow. Acta Otolaryngol (Stockh) 109:137–141

436. Wihl JA, Malm L (1988) Rhinomanometry and nasal peak expiratory and inspiratory flow rate. Ann Allergy 61:50–55

437. Williams HL (1968) The history of rhinometry in North America. Int Rhinology 6:34–39

438. Williams RG, Eccles R (1992) Nasal airflow asymmetry and the effects of a topical nasal decongestant. Rhinology 30:277–282

439. Williams RG, Eccles R, Hutchings H (1990) The relationship between nasalance and nasal resistance to airflow. Acta Otolaryngol (Stockh) 110:443–449

440. Witek TJ Jr, Canestrari DA, Hernandez JR, Miller RD, Yang JY, Riker DK (1992) Superficial nasal mucosal blood flow and nasal patency following topical oxymetazoline hydrochloride. Ann Allergy 68:165–168

441. Wong LB, Miller IF, Yeates DB (1988) Stimulation of ciliary beat frequency by autonomic agonists: in vivo. J Appl Physiol 65:971–981

442. Woodson BT, Wooten MR (1994) Comparison of upper-airway evaluations during wakefulness and sleep. Laryngoscope 104:821–828

443. Woodson BT, Wooten MR (1994) Manometric and endoscopic localization of airway obstruction after uvulopalatopharnygoplasty. Otolaryngol Head Neck Surg 111:38–43

444. Yamagiwa M, Hilberg O, Pedersen OF, Lundqvist GR (1990) Evaluation of the effect of localized skin cooling on nasal airway volume by acoustic rhinometry. Am Rev Resp Dis 141:1050–1054

445. Yoshitsugu M, Rautiainen M, Matsune S, Nuutinen J, Ohyama M (1993) Effect of exogenous ATP on ciliary beat of human ciliated cells studied with differential interference microscope equipped with high speed video. Acta Otolaryngol 113:655–659

446. Zedalis D, Dolen WK, Glover GC, Wiener MB, Selner JC, Weber RW (1989) Evaluation of nasal patency by fiberoptic rhinoscopy. J Allergy Clin Immunol 83:973–978

447. Zwaardemaker H (1925) Die Physiologie der Nase und ihrer Nebenhöhlen. In: Kahler A, Denker B (Hrsg) Handbuch der Hals-Nasen-Ohrenheilkunde. Springer, Bergmann, Berlin, S 439–484

European Archives of   Suppl. 1996/I
Oto-Rhino-Laryngology
© Springer-Verlag 1996

Klinik der Umwelterkrankungen von Nase und Nasennebenhöhlen
– Wissenschaft und Praxis –

C. Bachert

Hals-, Nasen- und Ohrenklinik, Postfach 10 10 07, D-40001 Düsseldorf

Inhaltsverzeichnis

Abkürzungen:

AFS	„allergic fungal sinusitis"/ allergische Nasennebenhöhlenmykose
ASS	Acetylsalicylsäure
BDP	Beclometasondipropionat
BPT	bronchialer Provokationstest
DBPCFC	„double-blind placebo-controlled food challenge"/ doppelblinde placebokontrollierte Nahrungsmittel-provokation
DNCG	Dinatrium-Cromoglycicum
KPT	konjunktivaler Provokationstest
MCS	„multiple chemical sensitivity"/ multiple chemische Hypersensitivität
NO_x	Stickstoffoxide
NPT	nasaler Provokationstest
NSAID	„non-steroidal antiinflammatory drug"/ nichtsteroidale Antiphlogistika
O_3	Ozon
OAS	orales Allergiesyndrom
OPT	oraler Provokationstest
PM 10	„particulate matter"/Schwebstaubfraktion mit einem Teilchendurchmesser von weniger als 10 μm
RAST	Radio-Allergo-Sorbent-Test
SO_2	Schwefeldioxid
SBS	„sick building syndrome"
VOC	„volatile organic compounds"/ flüchtige organische Komponenten

1 Einleitung

Die Nase stellt die vorderste Verteidigungslinie der Lunge dar. Sie erfüllt die Aufgabe, täglich etwa 10 000–20 000 l Luft zu reinigen, zu erwärmen und zu befeuchten. Sie hat sich dabei mit einer kontinuierlichen Deposition von Fremdstoffen und Keimen auseinanderzusetzen, gegen die sich die Nasenschleimhaut durch physikalische Maßnahmen wie die mukoziliare Clearence, durch chemische Maßnahmen in Form der Synthese verschiedener Enzyme und durch immunologische Abwehrmaßnahmen auf zellulärer und humoraler Basis wehrt. Gleichwohl ist die Nase das am häufigsten entzündete Organ des Menschen und dient auch systemischen Infektionen des Körpers wie Masern und Windpocken als Eintrittspforte.

Die Folge dieser vielfältigen Exposition kann eine Reizung, häufig aber auch eine Entzündung sein, die sekundär zu strukturellen Veränderungen der Nasenschleimhaut führt. Sowohl die akute als auch die chronische Erkrankung der Nase hat nicht nur die Beeinträchtigung des erkrankten Individuums zur Folge, sondern bedingt aufgrund ihrer Häufigkeit einen enormen volkswirtschaftlichen Schaden. Dabei wird die Nase oft als „Ausstülpung der Lunge" mißverstanden, die Bedeutung ihrer Erkrankung heruntergespielt. Als

Folge hiervon besteht ein erheblicher Mangel an pathophysiologischen Grundlagenkenntnissen und epidemiologischen Daten. Dies verwundert um so mehr, als Erkrankungen der Nase selbst zu einem starken Krankheitsgefühl des Patienten führen und als Warnsymptome die Ausbreitung einer Erkrankung auf den unteren Respirationstrakt ankündigen können. Dies gilt sowohl für allergische als auch für irritative und toxische Erkrankungen der Schleimhäute.

Die Stellung des Themas fällt in eine Zeit gesteigerten Umweltbewußtseins, einer kontinuierlichen, teilweise von den Fakten losgelösten Diskussion in den Medien und eines Mißbrauchs umweltrelevanter Themen für politische Zielrichtungen. Das vorliegende Referat soll dazu beitragen, die Diskussion an die in den letzten Jahren gewonnenen klinischen und wissenschaftlichen Erkenntnisse heranzuführen.

Grundlegende Übersichtsarbeiten zu Teilaspekten des Themas wurden für unser Fachgebiet 1965 von Schwab [506], 1977 von Manz [346] und 1992 von Lehnert [328] und Albegger [8] für den Bereich der Berufsschäden, 1987 und 1993 von Zenner [648, 649] für die fachbezogene Allergologie und erst in den letzten Jahren von Winkler [631], Terrahe [566] und Plinkert [443] für die Umweltschadstoffe vorgelegt. Für das weitere Studium der Literatur empfehlen sich das kurzgefaßte Lehrbuch der Arbeitsmedizin von Valentin [579], das Handbuch der Arbeitsmedizin von Konietzko und Dupuis [302], das Manuale allergologicum von Fuchs und Schulz [198], Allergy – Principles and Practice – von Middleton, Reed, Ellis, Adkinson, Yunginger und Busse [103] sowie das Handbuch der Umweltmedizin von Wichmann, Schlipköter und Füllgraff [620], wobei die oberen Atemwege teilweise nicht ausreichend berücksichtigt wurden.

1.1 Eingrenzung des Themas

Die Aufgabe des Referats besteht in einer umfassenden Übersicht zu den allergischen, den pseudoallergischen sowie den irritativ-toxisch bedingten Erkrankungen der obersten Atemwege, insbesondere der Nasenschleimhaut. Dabei kann kein Anspruch auf eine vollständige Auflistung sämtlicher krankmachender Stoffe erhoben, es soll vielmehr nach der klinischen Relevanz für unser Fachgebiet gewichtet werden. Insbesondere die toxischen Schäden lassen sich in pharmako-, geno- und immunotoxische Effekte differenzieren, wobei das Augenmerk auf die Pharmakotoxizität gerichtet wird. Die Kanzerogene können keine vollständige Darstellung erfahren.

Der allergischen Rhinitis und nichtallergischen, bislang als „vasomotorische" Formen zusammengefaßten Erkrankungen ist die nasale Hyperreaktivität auf unspezifische irritative Reize gemeinsam [565]. Dabei dürften die allergischen und die nichtallergischen Erkrankungen mit einer Prävalenz von jeweils etwa 15% gleich häufig sein. Die heterogene Gruppe der nicht-allergischen, „vasomotorischen" Krankheitsbilder läßt sich in irritative, endokrine, nerval-reflektorische, toxische, postinfektiöse sowie idiopathische Erkrankungen und die Arzneimittelnebenwirkungen unterteilen (Konsensusbericht zur nasalen Hyperreaktivität, in Vorbereitung). Im Rahmen dieses Referates soll auf die chemisch-irritativen Stimuli, nicht aber auf die physikalischen oder mechanischen Irritationen eingegangen werden. Die Gruppe der nichtvorhersehbaren Arzneimittelnebenwirkungen wird von den vorhersehbaren, meist durch topischen Abusus oder die systemische therapeutische Anwendung induzierten Nebenwirkungen getrennt und als pseudoallergische Krankheit dargestellt. Zu weiteren differentialdiagnostischen und therapeutischen Überlegungen sei auf den Konsensusbericht verwiesen.

1.2 Der Mensch in seiner Umwelt

Die Umwelt des Menschen läßt sich differenzieren in die Arbeits-, die Wohn- und die Erholungswelt bzw. in eine umbaute und eine natürliche Umwelt. Dabei verbringt ein arbeitender Mensch über 90% seiner Zeit in umschlossenen Räumen wie seiner Arbeitsstätte, seinem Wohnraum und seinem Auto. Er ist also weitaus mehr den Stoffen ausgesetzt, die im weitesten Sinne der inneren (Indoor-)Verschmutzung zuzurechnen sind, während er der äußeren (Outdoor-)Verschmutzung wie dem industriellen oder dem photochemischen Smog nur kurzzeitig exponiert ist. Dieses Verhältnis steht im krassen Gegensatz zu der öffentlichen und politischen Diskussion.

Unsere Atemluft beruht zu etwa 21% aus Sauerstoff, zu etwa 78% aus Stickstoff, zu 0,04% aus Kohlendioxid und zu etwa 1% aus inerten Gasen, Stäuben und Aerosolen. Hierzu sind Ozon, Stickoxide, Schwefeldioxid, Schwebstäube sowie eine unüberschaubare Zahl von anorganischen und organischen Fremdstofen zu rechnen, zu denen auch infektiöse Keime und Allergene zu zählen sind.

Die individuelle Krankheitsreaktion beruht dabei nicht nur auf der Dauer und der Art der Exposition, sondern auch auf der Konstitution des Patienten, die von der genetischen Disposition und weiteren individuellen Krankheiten oder Störungen des Stoffwechsels, des Immunsystems sowie morphologischen und anatomischen Faktoren abhängt. Schließlich trägt eine Reihe weiterer psychischer, sozialer und psychophysischer sowie physikalischer Belastungen zur Ausprägung der Krankheitssymptome bei.

1.3 Manifestationen von Umwelterkrankungen der Nase und der Nasennebenhöhlen

Die Reaktionsmöglichkeiten und damit die Symptome im Bereich des obersten Atemtraktes sind auf Niesreiz, Sekretion und Obstruktion beschränkt und können sekundär zu trockenen atrophischen Zuständen, Septumperforationen, Geruchs- und Geschmacksstörungen oder Erkrankungen der Nachbarorgane wie Sinusitis, Pharyngitis oder Otitis media führen. Dabei verursachen Erkrankungen unterschiedlicher Genese vergleichbare Symptome, so daß von den Symptomen kein zuverlässiger Rückschluß auf deren Ursache möglich ist. Die verschiedenen Krankheitsbilder haben gemeinsame pathophysiologische Teilstrecken wie die nervalen Elemente und Neuromediatoren, die Zellmediatoren sowie die Entzündungszellen und Organstrukturen und führen mit dem Fortgang der Erkrankung zu gemeinsamen morphologischen Veränderungen trotz unterschiedlicher Stimuli. So sind Störungen der mukoziliaren Clearence durch Schädigung der Zilien oder eine veränderte Zusammensetzung des Sekrets, die Freisetzung verschiedener Mediatoren oder die Entzündungsreaktion an sich keinesfalls definierten Krankheitsbildern vorbehalten, sondern als unspezifische Effekte unterschiedlicher Genese aufzufassen. Insbesondere bei chronischer Einwirkung durchläuft die Schleimhaut dabei regelhaft die Stadien der funktionellen Anpassung, der Entzündung, der strukturellen Anpassung und schließlich der Dekompensation.

Erst ein breites diagnostisches Rüstzeug kann uns helfen, allergische von pseudoallergischen oder von irritativen und toxischen Schädigungen abzutrennen. Dabei ist bemerkenswert, daß insbesondere niedermolekulare Stoffe sowohl irritativ-toxisch als auch allergisch wirken können und der eigentliche Pathomechanismus bisher vielfach nicht eindeutig bestimmt werden kann. Unsere heutigen diagnostischen Möglichkeiten sind auch meist nicht in der Lage, irritative Schleimhautschäden von Befindlichkeitsstörungen abzugrenzen, was in der lebhaften Diskussion um die multiple chemische Sensitivität (MCS, „multiple chemical sensitivity"), um das SBS („sick building syndrome") und das RADS („reactive airway dysfunction syndrome") zum Ausdruck kommt.

2 Allergische Erkrankungen von Nase und Nasennebenhöhlen

2.1 Epidemiologie

Es besteht Einigkeit darüber, daß allergische Erkrankungen insgesamt und die allergische Rhinitis insbesondere häufig sind und daß sie offenbar in den letzten Jahrzehnten deutlich an Bedeutung gewonnen haben. Ein Anstieg der Prävalenz und Morbidität atopischer Erkrankungen insgesamt wurde durch das Center of Disease Control bestätigt [110]; gleichwohl differieren die Angaben zur Häufigkeit der allergischen Rhinitis in Erhebungen der letzten 10 Jahre, die in verschiedenen Industrieländern durchgeführt wurden, zwischen 4 und 41% [3, 63, 92, 175, 227, 588, 614, 641]. Die Prävalenz der allergischen Rhinitis wird in Deutschland auf 10–20% [63] geschätzt. Die Gründe für die differierenden Angaben sind vielfältig: unterschiedliche Erhebungstechniken (Fragebogen, Hauttest, Serumuntersuchungen usw.), die verschiedenen Altersstrukturen der untersuchten Populationen, die Schwere der Erkrankung und damit verbunden die mögliche Dunkelziffer, mangelnder Ausschluß möglicher Störfaktoren (Confounders) bei den verschiedenen Erfassungstechniken und schließlich Ungenauigkeiten bei der epidemiologischen Auswertung. So wird vornehmlich in älteren Studien nicht immer klar, ob die Prävalenz, die Lebensprävalenz (kumulative Prävalenz) oder die Inzidenz der Atopieerkrankung erfaßt werden sollte.

Unter der *Prävalenz* wird der Anteil von Erkrankten an der Bevölkerung zu einem bestimmten Zeitpunkt verstanden. Die Lebens- oder *kumulative Prävalenz* erfaßt den Anteil von jemals Erkrankten, während die *Periodenprävalenz* die Erkrankungen in einem vorgegebenen Zeitraum wiedergibt. Mit *Inzidenz* ist schließlich die Anzahl von *Neuerkrankungen* in einem bestimmten Zeitraum innerhalb der untersuchten Bevölkerung gemeint. Die kumulative Prävalenz für allergische Erkrankungen sämtlicher Organe wurde mittels Fragebogen, Hauttest und RAST bei einer vergleichbaren Population von 9- bis 16jährigen sowohl in Schweden [127] als auch in München [384] und Südbaden [227] in den Jahren 1990 und 1991 übereinstimmend mit 32,5–34,4% angegeben. Ebenso kommt Wüthrich in einer interdisziplinären Querschnittsstudie an 8357 Probanden im Alter zwischen 18 und 60 Jahren in der Schweiz mittels Haut- und In-vitro-Testung auf eine Prävalenz von 32,3% [644]. Der Anteil der Männer überwog dabei mit 35,7% signifikant den Anteil der Frauen mit 28,8%. Etwas mehr als $^1/_3$ der Atopiepatienten litt dabei an einem allergischen Schnupfen saisonaler und/oder perennialer Form.

Die Prävalenzraten aus Querschnittsuntersuchungen von 1943 bis heute sind in Tabelle 1 zusammengefaßt. Bei der Interpretation dieser Daten ist zu beachten, daß die Untersuchungstechniken, die Anzahl der Untersuchten, die Auswahl der Untersuchten und das Ursprungsland der Daten variieren. Das Problem der Untersuchungstechnik sei an folgendem Beispiel nochmals kurz dargestellt: In einer Studie an 141 dänischen Medizinstudenten fand Mygind (persönliche Mittei-

Tabelle 1. Zusammenstellung epidemiologischer Daten zur Prävalenz der allergischen Rhinitis

Autor	Jahr		Anzahl	Prävalenz [%]	Bemerkung
Catsch	1943	[107]	1 961	0,9	Deutschland
Rusznak et al. [zit. nach 478]	1964	[478]		3,2	Schottland, 8.–13. Lj.
Varonier	1970	[587]	4 781	0,9	Schweiz, 5.–6. Lj.
Varonier	1970	[587]	2 450	4,3	Schweiz, Erwachsene
Äberg [zit. in 4]	1971		55 000	4,4	Schweden, Rekruten
Lebowitz et al.	1975	[326]	3 850	41,0	USA
Kjellman	1977	[293]	1 325	3,8	Schweden, 7. Lj.
Haahtela u. Jaakonmaki	1981	[226]	708	14,0	Finnland, Erwachsene
Äberg [zit. 4]	1981	[15]	55 000	8,4	Schweden, Rekruten
Varonier et al.	1984	[588]	3 270	1,1	Schweiz, 4.–6. Lj.
Varonier et al.	1984	[588]	3 500	6,1	Schweiz, 15. Lj.
Skarpaas u. Gulsvik	1985	[536]	1 772	5,4	Norwegen, 6.–14. Lj.
Rusznak [zit. in 478]	1989			11,9	Schottland, 8.–13. Lj.
Croner u. Kjellman	1990	[127]		32,5	Schweden, 11. Lj.
Bergmann u. Müsken [zit. in 63]	1993			15,5	Deutschland
Wüthrich et al.	1994	[642]	2 639	12,5	Schweiz, 6.–15. Lj.
Wüthrich [43]	1995		8 357	13,3	Schweiz, Erwachsene

lung) in 24% einen positiven Hauttest gegen inhalative Allergene, 15% der Gesamtpopulation litten unter allergischen Symptomen, und 8% wurden wegen ihrer Symptome behandelt. Benutzt man nun den Hauttest zur Untersuchung dieser Population, würde man auf eine Prävalenz von 24% kommen. Bei Benutzung eines Fragebogens würden zwischen 8 und 15% positive Angaben machen, je nachdem, wie stark sie ihre Symptomatik einschätzen. Zusätzlich würden aber auch die nichtallergischen Rhinitisbeschwerden erfaßt. Zudem müßte ausgeschlossen werden, daß Störfaktoren wie etwa das Alter, der soziale Status oder auch nur die Aufmerksamkeit (der Medizinstudenten) gegenüber ihren Symptomen das Ergebnis verfälschen.

Aus den Studien läßt sich eindeutig eine Zunahme der Prävalenz der allergischen Rhinitis ablesen. So ergab eine Studie in Deutschland 1943 eine Prävalenz von 0,9% [107], während heute zwischen 15 und 16% angegeben werden [63, 192]. Unter 8- bis 13jährigen Schulkindern in Schottland wurde eine Zunahme der Prävalenz von 3,2% 1964 auf 11,9% 1989 festgestellt [478]. Aus verschiedenen Untersuchungen aus der Schweiz lassen sich Prävalenzraten von 0,82% (1926), 4,8% (1958) [41], 9,6% (1986) [641] und 11,1% (1991) [643] aneinanderreihen. Die erst dieses Jahr veröffentlichten Daten aus der SAPALDIA-Studie belegen eine Prävalenz von 13,3% bei den Erwachsenen und von 12,5% bei den 6- bis 15jährigen [642, 643]. Von der Technik her gut vergleichbare Studien zur Prävalenz der allergischen Rhinitis hat Varonier 1970 [587] und 1984 [588] durchgeführt und bei Erwachsenen einen Anstieg von 4,3% auf 6,1% mit allergischer Rhinitis gefunden. Die Tatsache, daß die Zahl der Sensibilisierungen gegenüber inhalativen Allergenen bei über 30%, die Häufigkeit manifester allergischer Rhinitissymptome aber bei nur etwa 15% liegt, läßt vermuten, daß die Zahl der symptomatisch Erkrankten weiter steigen wird. In einer Studie an Studenten konnte die prädiktive Relevanz von Hauttestungen gezeigt werden: Während bei negativem Hauttest nur 7,7% der Studenten nach 7 Jahren symptomatisch wurden, waren es bei mindestens 4 nachgewiesenen Sensibilisierungen gegenüber inhalativen Allergenen 71,4% der Atopiker, die zunächst nur Hauttestreaktionen, nach 7 Jahren aber auch Symptome boten [230].

Das Verhältnis von saisonalen zu perennialen Rhinitiden wird mit etwa 4:1 angegeben [182, 229]. Unter den Allergenquellen rangierten in der Münchner Studie an 9- bis 11jährigen Schülern die Gräser mit 39,1% deutlich vor den Hausstaubmilben mit 16,6% und den Tierallergenen mit 12,1% [192]. In der kürzlich von Wüthrich et al. [644] vorgelegten Studie zur atopischen Sensibilisierung des Respirationstraktes sind ebenfalls die Graspollen die häufigsten Allergenquellen mit 12,7% Prävalenz vor den Hausstaubmilben mit 8,9%, den Birkenpollen mit 7,9%, den Katzen mit 3,8% und Hunden mit 2,8%. Sensibilisierungen gegen Alternaria werden mit 1,1% angegeben.

Eine stetige Zunahme der berufsbedingten Erkrankungen nach BK Nr. 4301 läßt sich aus dem Datenmaterial der Berufsgenossenschaften erkennen. Sowohl die Zahl der gemeldeten als auch der anerkannten Fälle hat sich von 1978–1993 ca. verfünffacht.

Die kumulative Prävalenz für Nahrungsmittelallergien wird mit etwa 0,8–2,4%, die für Nahrungsmittelunverträglichkeiten gegenüber Zusatzstoffen mit 0,03–0,23% angegeben. Etwa ¼ der Erkrankten hat auch respiratorische Symptome [80, 89, 100, 261, 262, 639].

Die Entwicklung einer Sensibilisierung bzw. einer manifesten allergischen Erkrankung des oberen Respirationstraktes unterliegt 3 wesentlichen Einflußfaktoren: Es sind dies in der Reihenfolge ihrer Relevanz: genetische Faktoren, Lebensgewohnheiten und Umweltfaktoren.

2.1.1 Einfluß von genetischen Faktoren

Die Bedeutung der Familienanamnese bzw. der genetischen Prädisposition für die Entwicklung einer allergischen Erkrankung ist unbestritten. So ist das Risiko für ein Neugeborenes, eine Allergie zu entwickeln, deutlich erhöht, wenn bereits ein Verwandter 1. Grades ebenfalls ein Atopiker ist. Bei 2 atopischen Verwandten 1. Grades beträgt das Risiko mindestens 50%, wenn beide Eltern eine Atopie mit gleicher Krankheitsmanifestation aufweisen, sogar 70% [64, 75, 99]. Die Allergie entwickelt sich bei prädisponierten Kindern nicht nur häufiger, sondern in aller Regel auch früher im Leben.

Heute kennen wir 3 verschiedene Ebenen der genetischen Regulation. Am deutlichsten ist der Einfluß der Vererbung bei der Bereitschaft eines Individuums, große Mengen an IgE- (und IgG$_4$-)Antikörpern zu bilden [87, 175, 351]. Diese isotypspezifische Reaktion ist nach heutiger Auffassung mit einer milden Form einer defekten T-Zellregulation assoziiert, wobei eine Anomalität auf dem Chromosom 11 vermutet wurde [120]. Dieser Defekt führt dazu, daß z.B. eine vorübergehende physiologische Bildung von IgE-Antikörpern gegen Milch und Hühnereiweiß bei Säuglingen nicht supprimiert werden kann. Eine zweite Vererbungsebene ist allergenspezifisch und wird durch sog. „Immune-response"-Gene reguliert, die eine HLA („Human-leucocyte-antigen"-)Assoziation aufweisen. So konnte gezeigt werden, daß Patienten mit dem HLA-Typus DR 2/Dw 2 Antikörper gegen das Allergenprotein Amb aV, mit dem HLA-Typus DR 23 und D 5 gegen Lol p I/p II vermehrt bilden [264, 350]. Eine mögliche 3. Ebene der Regulation konnte kürzlich mit dem Chromosom 5 in Verbindung gebracht werden: Hier sind die Proteininformationen für die Zytokine Interleukin-3, IL-4 und IL-5 niedergelegt, die unabdingbar mit der Entwicklung der atopieassoziierten Entzündungszellen wie den basophilen und eosinophilen Granulozyten verknüpft sind [582].

Zwillingsstudien haben die Bedeutung der Vererbung unterstrichen [163]. So kann die Konkordanz für monozygotische Zwillinge mit 50% und für dizygotische Zwillinge mit 35,2% angegeben werden. Diese Zahlen belegen aber gleichzeitig auch die Limitierung des genetischen Einflusses; bei einem ausschließlichen Einfluß der Vererbung müßten die Konkordanzraten höher liegen.

2.1.2 Einfluß von Lebensgewohnheiten

Eine Sensibilisierung ist nur gegenüber Allergenproteinen möglich, denen das Individuum in geeigneter Menge und geeigneter Zeit exponiert wurde. Damit kommt den Lebensumständen bzw. -gewohnheiten, die für den Allergenkontakt maßgebend sind, eine besondere Bedeutung zu.

Die Tatsache, daß wir in Skandinavien vor allem Birkenpollenallergiker, in Japan Zedernpollenallergiker und in USA Ragweedallergiker finden, belegt dies eindrucksvoll [238, 269]. Offenbar sind dabei die ersten 6 Lebensmonate als Prägungsphase relevant [303], da gezeigt werden konnte, daß diese Lebensperiode mit der Sensibilisierung gegenüber inhalativen Allergenen korreliert [76]. So entwickeln in den Wintermonaten geborene Kinder häufiger eine Sensibilisierung gegen Birkenpollen, im Frühjahr geborene Kinder häufiger gegen Graspollen [436, 529].

Ein Beispiel aus Papua-Neuguinea verdeutlicht den Einfluß der Umstellung von Lebensgewohnheiten auf die Inzidenz von Inhalationsallergien. So ist die Häufigkeit von Asthmaerkrankungen von 1970–1983 von 0,3% auf 7,3% angestiegen, wobei die Erkrankungen größtenteils auf eine Milbenallergie zurückzuführen waren [577]. In dieser Zeit hatte eine „Verwestlichung" der untersuchten Population stattgefunden; zunehmend wurden milbenkontaminierte Wolldecken zum Schlafen benutzt [501]. Für Milbenallergene konnte kürzlich eine Schwellendosis von 10 µg/g Staub wahrscheinlich gemacht werden, oberhalb der ein gesteigertes Sensibilisierungsrisiko vorliegt [323, 510]. Studenten aus Entwicklungsländern, die in den USA mehrere Jahre eine Universität besuchten, entwickelten in dieser Zeit etwa 10mal so häufig eine Rag-weedallergie wie ihre im Ursprungsland verbliebenen Altersgenossen [94, 326, 352]. Die steigende Zahl von Sensibilisierungen gegen Latex und andere berufliche Allergene bzw. deren Rückgang durch arbeitstechnische Maßnahmen z.B. in der Waschmittelindustrie sind weitere Belege.

Vor 1950 gab es keinerlei Hinweise auf eine unterschiedliche Prävalenz allergischer Erkrankungen im Osten oder Westen Deutschlands. Aufgrund der politischen Entwicklung kam es dann zu erheblichen Unterschieden in den Lebensumständen [614]: Im Westen wurden zunehmend Teppichböden verlegt, die Häuser nach der Energiekrise abgedichtet und deren natürliche Ventilation vermindert (Hausstaubmilbenallergie), exotische Früchte und Gemüse eingeführt (Kiwi- und Avocadoallergie) sowie eine steigende Zahl von Haustieren gehalten (Meerschweinchen, Katzen usw.). Im Osten Deutschlands waren die Preise für Brennmaterialien subventioniert, Sparmaßnahmen also nicht notwendig. Zu der weniger dichten Bauweise kam hinzu, daß in den Wintermonaten die Temperatur durch das Öffnen der Fenster reguliert und damit für eine ausreichende Ventilation gesorgt wurde. Exotische Früchte waren nicht verfügbar, Haustiere wurden aufgrund der beruflichen Tätigkeit auch der weiblichen Familienmitglieder selten gehalten. Diese Faktoren müssen in Betracht gezogen werden, wenn Unterschiede in der

kumulativen Prävalenz von Sensibilisierungen gegenüber Tierallergenen (12,1% in München gegenüber 4,7% in Leipzig) oder Hausstaubmilben (16,6% in München gegenüber 8,7% in Leipzig) erklärt werden sollen [192].

Gleichzeitig mit den Lebensumständen hat sich allerdings auch die industriebedingte Belastung der Umwelt geändert.

2.1.3 Einfluß von Umweltfaktoren

Die Einschätzung der Bedeutung von Umweltfaktoren auf die Prävalenz allergischer Erkrankungen, insbesondere der allergischen Rhinitis, ist schwierig. Die vorhandenen Daten aus experimentellen Studien am Tier, klinischen Studien am Menschen und epidemiologischen Untersuchungen lassen sich nur teilweise vereinbaren. Wesentlich ist hier die Unterscheidung zwischen „Outdoor"- und „Indoor"-Luftverschmutzung [15, 37, 366, 541, 540, 622].

Zahlreiche tierexperimentelle Untersuchungen weisen darauf hin, daß zumindest hohe Konzentrationen von Ozon, Schwefeldioxid und Stickoxiden in der Lage sind, die spezifische oder unspezifische IgE-Synthese zu steigern [38, 143, 145, 283, 383, 466, 467]. Dabei wurden jedoch häufig unphysiologisch hohe Konzentrationen und lange Expositionszeiten gegenüber den Schadstoffen im Tiermodell verwendet [365]. An der menschlichen Nasenschleimhaut hat man für realitätsnahe Ozonkonzentrationen (4 h, 0,5 ppm) zwar irritative und entzündliche Reaktionen beobachtet, aber keine verstärkte Immunantwort gegenüber dem Allergen [37, 306, 354, 355]. Auch für die Auslösung von Asthmabeschwerden bedurfte es höherer Ozonkonzentrationen und einer zusätzlichen körperlichen Betätigung – verbunden mit einer erhöhten Lungenventilation [304, 374]. Die Exposition von menschlichen Epithelzellen aus dem Atemtrakt gegenüber verschiedenen Schadstoffen führte zu einer gesteigerten Freisetzung von Leukotrienen und proinflammatorischen Zytokinen [143].

Unterschiede in der Prävalenz allergischer Erkrankungen der Atemwege zwischen belasteten städtischen und unbelasteten ländlichen Regionen wurden wiederholt epidemiologisch dokumentiert. So zeigte eine schwedische Studie eine gesteigerte Häufigkeit von Allergien gegen Pollen, Birke und Katze in der Stadtbevölkerung, obgleich die Exposition auf dem Land höher lag [92]. In einer kürzlich abgeschlossenen epidemiologischen Untersuchung an mehr als 5300 Kindern in Schweden wurde festgestellt, daß in der Nähe einer luftverschmutzenden Papierfabrik signifikant häufiger eine bronchiale Hyperreagibilität sowie eine Pollenallergie zu beobachten waren [15, 238]. Ähnliche

Befunde wurden aus Estland und Polen berichtet, wobei die Häufigkeit positiver Hautprickteste allerdings in ländlichen Gegenden von Schweden wiederum deutlich höher lag als in den stark belasteten Regionen in Polen und Estland [64]. Diese Daten belegen, daß der Umweltbelastung eine Rolle zukommt, andere Faktoren aber eine größere Bedeutung zu haben scheinen [258].

Eine sorgfältig durchgeführte Untersuchung an 9- bis 11jährigen Kindern in München und Leipzig ergab eine Heuschnupfenprävalenz von 8,6% in München gegenüber 2,4% in Leipzig, obwohl die Umweltbelastung, gemessen an den Konzentrationen von Schwefeldioxiden, Schwebstäuben und Stickoxiden, in Leipzig deutlich höher lag [192, 313, 314, 384]. Im Gegensatz hierzu konnte gezeigt werden, daß die Prävalenz von unspezifischen Atemwegserkrankungen wie Husten und Bronchitis in Leipzig etwa doppelt so häufig wie in München war [53, 54]. Die Frequenz der Bronchitiden war zwischen 1989 und 1994 in gleichem Maße rückläufig wie die Meßwerte von Schwefeldioxid und Schwebstäuben [54].
Diese Beobachtungen führten zu der Hypothese, daß Unterschiede in der Bedeutung der verschiedenen Schadstoffe für die Frequenz irritativer Reaktionen einerseits und allergischer Reaktion andererseits bestehen. Nach Behrendt trennen wir heute Typ-I-Schadstoffe wie SO_2 und Schwebstäube von Typ-II-Schadstoffen wie den Stickoxiden und den verkehrsassoziierten Emissionen. Die im Osten vorherrschende Qualität der Luftbelastung entsprach dem Typ I, während im Westen der Typ II vorherrschte. Diese Hypothese wird gestützt durch Befunde, wonach z.B. in Köln und in Essen in Bereichen mit hohen Verkehrsemissionen tatsächlich vermehrte Sensibilisierungen gegenüber Inhalationsallergenen gefunden werden können [313, 314]. In die gleiche Richtung weisen auch Befunde aus Japan, die die Häufigkeit von Zedernpollenallergien mit der Belastung durch Dieselauspuffstoffe korrelieren konnten [238, 269]. Diesem Typ der Umweltbelastung scheint dann eine Bedeutung zuzukommen, wenn 1. die Schadstoffemissionen deutlich über dem Mittel liegen und 2. eine genetische Disposition vorliegt.

Nach heutiger Auffassung können Schadstoffe auf verschiedenen Wegen zu einer Vermehrung der allergischen Erkrankungen führen:

1) Die Schadstoffe können zu einer Schädigung des respiratorischen Epithels und damit zu einer Auflockerung der epithelialen Barriere führen, so daß nachfolgende Allergene vermehrt Zugang zum Immunsystem des Menschen gewinnen können.
2) Die Schadstoffe, insbesondere Schwebstäube, aktivieren das Immunsystem im Sinne eines Adjuvanseffektes.
3) Die Schadstoffe können auch die Allergenquellen verändern und beispielsweise zu einer vermehrten Produktion von aggressiven Allergenen in Pollen führen.
4) Schließlich ist auch nicht ausgeschlossen, daß die Umweltbelastungen zu einer Veränderung des genetischen Materials des Menschen führen und damit die Atopiebereitschaft fördern.

Für die „Indoor-Verschmutzung" spielt das Zigarettenrauchen ohne Zweifel die größte Rolle [205], gefolgt von der Benutzung einer Erdgasfeuerung für Heizung und Küche [74]. Kinder von rauchenden Müttern haben ein um das 2,6fache erhöhtes Risiko, ein atopisches Ekzem zu entwickeln [232, 294, 317]. Mehrere Studien konnten Zusammenhänge zwischen dem Passivrauchen der Kinder und der Prävalenz allergischer Sensibilisierungen, insbesondere gegen Milben, sowie dem Zeitpunkt der allergischen Symptomatik aufzeigen [329, 473, 645]. Nicht nur allergische Erkrankungen, sondern auch unspezifische Reaktionen wie Bronchitis und bronchiale Hyperreaktivität waren bei den rauchexponierten Kindern (66% in einer dänischen Studie! [432]) signifikant häufiger [423, 627, 637]; die Tabrauchexposition wurde dabei mittels des Nachweises eines Nikotinmetaboliten [Cotinin] im Urin oder Serum gesichert [338].

Inwieweit virale Infektionen der Atemwege oder insbesondere Pertussis-Infektionen zu einer erhöhten Prävalenz allergischer Erkrankungen führen können, ist zumindest für die allergische Rhinitis nicht gesichert [101, 158].

2.1.4 Der natürliche Verlauf allergischer Erkrankungen der oberen Atemwege

Die allergische Rhinitis entwickelt sich in aller Regel in der Kindheit; mehr als 75% der Patienten hat erste Symptome vor dem 25. Lebensjahr [64, 332, 540]. Dabei ist die Zahl der Neuerkrankungen zwischen dem 6. und 15. Lebensjahr am höchsten. In der bereits angesprochenen Schweizer Studie [SCARPOL] lag die Prävalenz allergischer Atemwegserkrankungen bei den 6- bis 7jährigen bei 8%, den 9jährigen bei 12,8% und bei den 15jährigen schließlich bei 17,3% [642]. Kopp fand bei der Untersuchung von 1812 Erstkläßlern, die er 3mal in jährlichem Abstand nachuntersuchte, innerhalb von 2 Lebensjahren eine Zunahme der Prävalenz für Gräser von 9,8 auf 15,8%, für Birke von 5,9 auf 10,7%, für Katzen von 7,1 auf 10,4% und für die Hausstaubmilbe Dermatophagoides pteronissinus von 10,3 auf 17,5% [303]. Dabei war die Steigerung der Prävalenz der Sensibilisierungen mit der familiären Disposition und der Allergenexposition assoziiert.

Bis zu 20% der Kinder mit Symptomen einer allergischen Rhinitis verlieren diese Symptomatik noch in der Kindheit [332]. Nach klinischer Erfahrung ist eine Abnahme der Symptomatik im mittleren Lebensalter und zumindest bei einem Teil der Patienten ein völliges Sistieren in höherem Lebensalter zu erwarten. Dies schließt das Auftreten von Neuerkrankungen auch nach dem 50. Lebensjahr keinesfalls aus. Nach einer kürzlich in Deutschland veröffentlichten Untersuchung von Bergmann et al. [63], bei der eine Lebenszeitprävalenz von 16% für Heuschnupfen festgestellt wurde, war die allergische Rhinitis in 77% monosymptomatisch. In 14% traten ein Asthma, in 6% eine Neurodermitis und in 2,5% beide Erkrankungen hinzu. Umgekehrt war ein Asthma in 54% mit einer Rhinitis und in 4% mit einer Neurodermitis assoziiert, wobei nur 32% der Patienten monosymptomatisch an einem Asthma erkrankt waren. Bestand in der Kindheit eine atopische Dermatitis, so entwickelten über 40% eine Pollinosis und je etwa 25% eine perenniale allergische Rhinitis bzw. ein Bronchialasthma [290].

Die Frage, ob die Rhinitis dem Asthma vorausgeht oder umgekehrt, kann nicht schlüssig beantwortet werden. Nach Bousquet (zitiert nach Malling [341]) entwickelten von 500 Kindern mit einer allergischen Rhinitis 23% im späteren Leben ein Asthma.

Zum natürlichen Verlauf von Nahrungsmitteln und Berufsallergien wird in den Abschn. 2.2.3 und 2.2.4 Stellung genommen.

Die Bedeutung einer allergischen Rhinitis für die Entwicklung einer Sinusitis oder eines kindlichen Paukenergusses ist nicht klar definiert; so wurde bislang nicht gezeigt, daß diese Organmanifestationen bei Atopikern häufiger auftreten als bei Nichtatopikern [265, 271]. Umgekehrt wurde bei Patienten mit einer Sinusitis häufig eine inhalative Allergie gefunden [20, 493]. Eine Ventilationsstörung der Nasennebenhöhlen sowie der Mittelohren infolge einer allergischen Schwellung in der Nasenhaupthöhle darf allerdings angenommen werden [51, 67, 396]. Eine allergische Erkrankung scheint einen negativen prognostischen Faktor nach einer chirurgischen Intervention im Bereich der Nasennebenhöhlen darzustellen. Nasenpolypen kommen bei Allergikern nicht häufiger vor als bei Nichtallergikern [259]. Die typischen saisonalen Symptome fehlen bei Polypenpatienten trotz nachgewiesener Symptomatik.

2.2 Allergengruppen und allergische Symptomatik

Allergene können prinzipiell auf inhalativem, perkutanem, peroralem oder intrakutanem Weg zu allergischen Symptomen des obersten Respirationstraktes führen. Dabei ist naturgemäß der inhalative Expositionsweg der häufigste, mit weitem Abstand gefolgt

von Nahrungsmitteln (nutritive Allergene). Die inhalativen Allergene werden grob unterteilt in saisonale, perenniale und berufliche, wobei einzelne Allergene mehreren Gruppen zugeordnet werden könnten. Die am oberen Respirationstrakt vorherrschende Symptomatik ist dabei abhängig von der Expositionsart und Dauer, von der Allergenmenge und von der Stärke der Immunreaktion des Individuums, so daß Unterschiede in der Ausprägung der Symptomatik festzustellen sind und eine Unterteilung in verschiedene klinische Erscheinungsbilder gerechtfertigt erscheint. Die Reaktionsmöglichkeiten der Schleimhaut selbst – Irritation, Sekretion und Obstruktion – sind gleichzeitig beschränkt und lassen somit keinen Rückschluß auf die Ursache oder die Art der Erkrankung zu.

Mit dem Begriff Allergen ist im immunologischen Sinne ein Antigen gemeint, das selbst oder als Hapten zur Generierung einer allergischen Immunreaktion führen kann. In der medizinischen Umgangssprache wird dabei auch die Allergenquelle bzw. der Allergenträger kurz als Allergen bezeichnet. Die Bedeutung des Begriffs ist im einzelnen aus dem Kontext zu entnehmen.

Allergenproteine haben in der Regel ein Molekulargewicht zwischen 5000 und 70 000, wobei die niedermolekularen Allergene – vornehmlich Berufsallergene – auch deutlich darunter liegen können. Allergene sind in den letzten Jahrzehnten hinsichtlich ihrer Zusammensetzung, ihrer Aktivität, ihres Molekulargewichts und ihrer Proteinstruktur zunehmend charakterisiert worden. Heute steht eine international gültige Nomenklatur für hochgereinigte und gut charakterisierte Allergene zur Verfügung [634], der sich mit Hilfe von 4 Buchstaben und einer Nummer die einzelnen Allergene eindeutig zuordnen lassen (Tabelle 2). Die ersten 3 Buchstaben stehen für die Art, der 4. Buchstabe für die Spezies, die Zahl schließlich numeriert die Allergenproteine einer Allergenquelle. So ist mit der Abkürzung Der p I das Allergenprotein Nr. 1 von *Dermatophagoides pteronyssinus* gemeint. Je nach dem Anteil der Patienten, die auf die verschiedenen Proteine einer Allergenquelle eine Immunreaktion aufbauen, sprechen wir von Major- oder Minorallergenen. Als Majorallergene werden solche Allergenproteine bezeichnet, die bei über 50% der gegen die Allergenquelle allergischen Patienten zur Bildung von spezifischen IgE-Antikörpern führen. Ein Teil der charakterisierten Allergene steht bereits als rekombinantes Protein für die Forschung, evtl. auch in Zukunft für die Diagnostik und Therapie zur Verfügung. Der zunehmende proteinchemische Kenntnisstand der Allergene hat zu einer deutlichen Qualitätssteigerung bei der Herstellung der Diagnostik- und Therapielösungen im Hinblick auf die Zusammensetzung und die Aktivität der Extrakte geführt [268] (Abb. 1).

Tabelle 2. Nomenklatur einer Auswahl von sequenzierten Allergenen. (Nach [43, 193])

Allergenquelle	Allergene	Molekulargew.
Ambrosia	Amb a 1; antigen E	38 000
artemisiifolia	Amb a 2; antigen K	38 000
	Amb a 3; Ra3	11 000
	Amb a 5; Ra5	5 000
	Amb a 6; Ra6	10 000
	Amb a 7; Ra7	12 000
Ambrosia trifida	Amb t 5; Ra5G	4 400
Artemisa vulgaris	Art v 2	35 000
Dactylis glomerata	Dac g 1; AgDg1	32 000
	Dac g 2	11 000
	Dac g 5	31 000
Lolium perenne	Lol p 1; group I	27 000
	Lol p 2; group II	11 000
	Lol p 3; group III	11 000
	Lol p 5	31 000
	Lol p 9; Lol p Ib	31 000–35 000
Phleum pratense	Phl P 1	27 000
	Phl p 5; Ag25	32 000
Betula verrucosa	Bet v 1	17 000
	Bet v 2; profilin	15 000
Corylus avelana	Cor a 1	17 000
Olea europea	Ole e 1	16 000
Dermatophagoides	Der p 1, antigen P_1	25 000
pteronyssinus	Der p 2	14 000
	Der p 3; trypsin	28 000–30 000
	Der p 4; amylase	60 000
	Der p 5	14 000
	Der p 6; chymotrypsin	25 000
	Der p 7	22 000–28 000
Dermatophagoides microceras	Der m 1	25 000
Dermatophagoides farinae	Der f 1	25 000
	Der f 2	14 000
	Der f 3	30 000
Lepidoglyphus destructor	Lep d 1	15 000
Felis domesticus	Fel d 1; cat-1	38 000
Mus musculus	Mus m 1; MUP	19 000
Rattus norvegicus	Rat n 1	17 000
Aspergillus fumigatus	Asp f 1	18 000
	Asp f?	90 000
	Asp f?	55 000
Alternaria alternata	Alt a 1	28 000
Gadus callarias	Gad c 1; allergen M	12 000
Gallus domesticus	Gal d 1; ovomucoid	28 000
	Gal d 2; ovalbumin 44	
	Gal d 3; conalbumin (Ag22)	78 000
	Gal d 4; Isozyme 14	
Penaeus indicus (shrimp)	Pen a 1; tropomyosin	36 000
	Pen i 1; tropomyosin	34 000
Hevea brasiliensis (rubber)	Hev b 1; elongation factor	58 000

2.2.1 Saisonale Allergene

Als Auslöser der typischen saisonalen allergischen Rhinokonjunktivitis sind in erster Linie die Samenpflanzen zu nennen, die sich in Bäume, Gräser und Kräuter weiter unterteilen lassen. In der Regel sind es Windbestäuber, die große Mengen an kleinen trockenen Pollen in einer Größe von 20–45 μm produzieren. Die ungeschlechtlichen Pflanzen sind unscheinbar und duften nicht. Weniger häufig sind es Insektenbestäuber, die charakteristischerweise schwere klebrige Pollen in kleiner Anzahl hervorbringen und schön und duftend sind. Daneben kommen einige ambophile Pflanzen wie die Weide, der Maulbeerbaum oder die Linde in Frage, die sich beider Fortpflanzungsarten bedienen. Vornehmlich die Windbestäuber weist eine Reihe stark sensibilisierender Allergene auf, die nach dem Kontakt der Pollen mit feuchtem Milieu rasch freigesetzt werden.

Die Pollenmenge, die sich in der Luft befindet, hängt von metereologischen Faktoren wie Wind, Sonneneinstrahlung, Temperatur, Luftfeuchte bzw. Regen und weiteren lokalen Faktoren ab [195, 555]. In ländlichen Gegenden kommt es vornehmlich morgens zwischen 5 und 8 Uhr zu einem starken Pollenflug, der in der Stadt mit der abendlichen Abkühlung sedimentiert. Pollen können mit dem Wind mehrere hundert Kilometer transportiert werden. Der saisonale Allergiker ist den Allergenen vor allem beim Aufenthalt im Freien ausgesetzt. Besonders starke Belastungen entstehen beim Fahrradfahren, beim Fahren in einem offenen Wagen oder z.B. bei Gartenarbeiten, wobei bereits sedimentierte Pollen aufgewirbelt werden. Es ist gut belegt, daß die Stärke und Ausprägung der Symptomatik mit der Pollenbelastung korreliert. Anhaltsdaten für die Blüteperioden einzelner Samenpflanzen können den vielfach publizierten Pollenflugkalendern entnommen werden, wobei genauere Messungen und Tageswerte vom Polleninformationsdient bereitgestellt

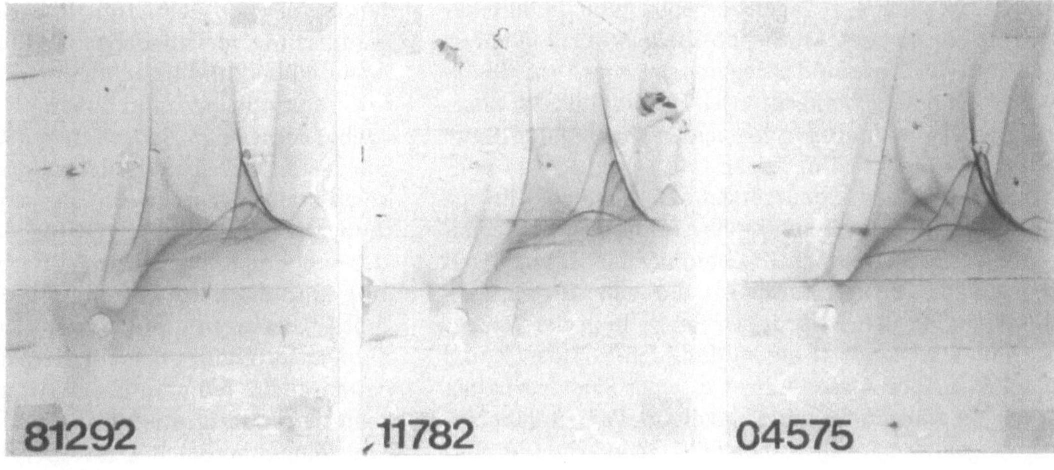

Abb. 1. CRIE (gekreuzte Radioimmunoelektrophorese)-Vergleich verschiedener Allergenlösungen. (Mit freundlicher Genehmigung von Dr. R. Wahl, Allergopharma, Reinbek)

werden. Saisonale Allergiker können häufig den Zeitraum ihrer Beschwerden genau eingrenzen, wobei Verschiebungen des Pollenfluges und vor allem auch die Pollengesamtexposition von den Wetterbedingungen im vorangegangenen Winter und Herbst abhängig sind und von Jahr zu Jahr stark schwanken können. Dies ist insbesondere bei Verlaufsbeobachtungen oder auch bei Abschätzungen eines Therapieerfolges zu beachten.

Neben den Samenpflanzen kommen aber auch bestimmte Schimmelpilze als Auslöser in Frage, deren Sporulation saisonale Expositionsmaxima verursacht. Sensibilisierungen gegen Alternaria, Aspergillus, Botrytis, Cladosporium und Pullularia sind häufig vergesellschaftet mit Sensibilisierungen gegenüber den vorgenannten saisonalen Allergenen, so daß eine Verlängerung der Symptomatik bis in den Spätherbst hinein resultiert. Zur stärkeren Exposition der Patienten kommt es beim Aufwirbeln von Laubblättern, Heu und Stroh oder Komposthaufen. Monosensibilisierungen gegen Pilze ohne weitere Immunreaktionen gegen inhalative Allergene sind selten.

Je nach Anzahl der Sensibilisierungen kann die Symptomatik der Patienten nur über 3–4 Wochen, ggf. aber auch von Januar bis Oktober anhalten. Diese Zeitspanne gilt für Mitteleuropa und kann in anderen Teilen Europas bzw. anderen Kontinenten differieren. Bestimmte Samenpflanzen sind für verschiedene Regionen von besonderer Bedeutung und stellen dort die hauptsächliche Allergenquelle dar; die Birke herrscht in skandinavischen Ländern, der Olivenbaum in Mittelmeerländern, Ragweed in USA und der Zedernbaum in Japan vor. In Mitteleuropa nehmen die Gräser vor den Bäumen und Kräutern die erste Stelle ein.

Die saisonale Symptomatik beginnt häufig schon vor dem 10. Lebensjahr; 50 Pollen pro m³ über 2 Wochen gelten als Sensibilisierungsschwelle [385, 572]. Im Laufe der Erkrankung nehmen die Beschwerden in den ersten 2–3 Jahren deutlich zu, wobei Schwankungen in der Pollenexposition diese Beobachtung verwischen können. Zu Beginn der Saison ist häufig ein Prodromalstadium von 5–15 Tagen zu beobachten, in dem der Patient bereits erste Anzeichen wie Juckreiz in den Augen und der Nase und gelegentliche Nies- und Fließschnupfenanfälle bemerkt [651]. Das Vollbild der allergischen Rhinokonjunktivitis zeichnet sich dann durch Niessalven, Juckreiz in Augen und Nase, im Gaumenbereich und den Gehörgängen, durch eine wäßrige Rhinorrhö, eine wechselnde Obstruktion sowie begleitende konjunktivale Reizerscheinungen aus. In Einzelfällen kann die Konjunktivitis durchaus die nasalen Beschwerden übertreffen. Die Schwellung der Nasenschleimhäute kann zu einem dumpfen Kopfdruck und einer Rhinolalia clausa führen und das Schlafverhalten sowie die Konzentrationsfähigkeit des Patienten beeinträchtigen. Das Riechvermögen ist nicht selten im Sinne einer respiratorischen Anosmie beeinträchtigt. Sekundäre Erkrankungsfolgen können Mittelohrergüsse, eine chronische Sinusitis, Migräne, in seltenen Fällen auch ein Glottisödem oder eine durch Verschleppung der Pollen ausgelöste Vulvovaginitis sein [525, 651]. Gelegentlich berichten die Patienten auch über urtikarielle Reaktionen der Haut bei intensivem Pollenkontakt. Etwa 20% der Patienten leiden insbesondere bei hohen Pollenflugzahlen unter einer bronchialen Reaktion bis hin zum Asthma. Diese vielfältigen Beschwerden führen oft zu deutlichen Einschränkungen der täglichen sozialen, sportlichen und auch emotionalen Aktivitäten und beeinträchtigen so die Lebensqualität des Patienten; Ziel der Therapie muß es daher sein, nicht nur die nasalen Symptome des Patienten zu beseitigen, sondern ein „normales Leben" zu ermöglichen [280, 596].

Bemerkenswert sind die zahlreichen, in den Abschn. 2.2.3 und 2.2.5 dargestellten Assoziationen von saisonalen Allergien und Nahrungsmittelallergien [554, 570]. Durch zahlreiche Kreuzreaktivitäten kommt der Patient nicht nur auf inhalativem, sondern auch auf oralem Wege in Kontakt mit den Allergenen. Die im Bereich der Mund- und Rachenschleimhaut vorherrschende Symptomatik in Form von Juckreiz und ödematöser Schwellung wurde als „orales Allergiesyndrom" bezeichnet.

Die typische akute Symptomatik, Niessalven und wäßrige Sekretion wird durch eine Reihe von aus Mastzellen freigesetzten Mediatoren wie Histamin, Leukotrienen und Prostaglandinen, Tryptase u.a. ausgelöst. Die Freisetzung dieser Mediatoren ist in den ersten Minuten bis 2 Stunden nachweisbar, wobei diese Phase als „Sofortphasenreaktion" bezeichnet wird. Gleichzeitig wird aber auch eine Reihe von Zytokinen freigesetzt, die einen zellulären Entzündungsprozeß initiieren [21, 29]. Die Bedeutung dieser proinflammatorischen Zytokine wurde kürzlich ausführlich dargestellt [26, 33]. Infolge der Expression von Adhäsionsrezeptoren und der Aktivierung von T-Lymphozyten kommt es zu einer allergietypischen zellulären Reaktion, die an der Einwanderung verschiedener Zellpopulationen wie der eosinophilen und basophilen Granulozyten, aber auch von Makrophagen und T-Lymphozyten, abzulesen ist [298]. Diese sog. „Spätphasenreaktion" geht mit einer Steigerung der spezifischen und unspezifischen Reaktivität der Nasenschleimhaut einher. Die spezifische Hyperreaktivität führt zu einer verstärkten Reaktion der Schleimhaut auf die nachfolgende Allergenexposition und wird als „Priming-Phänomen" bezeichnet [300]. Gleichzeitig entwickelt sich eine unspezifische Hyperreaktivität auf nichtallergene Stimuli wie Zigarettenrauch, Temperatur- und Lagewechsel und viele mehr. Typisch für die saisonale allergische Rhinitis ist eine Zunahme der Beschwerden über den Verlauf der

Saison und eine das Ende der Saison überdauernde Reaktivitätssteigerung der Schleimhaut.

2.2.2 *Perenniale Allergene*

Die perenniale allergische Rhinitis läßt sich von der saisonalen Rhinokonjunktivitis nicht nur durch die fehlende Abgrenzung der Expositionszeit, sondern auch durch ein unterschiedliches klinisches Erscheinungsbild trennen. Während die Konjunktivitis weniger bedeutsam ist, ist die obstruktive Symptomatik deutlich stärker ausgeprägt; eine ständige oder überwiegende Mundatmung ist häufig anzutreffen. Aufgrund der längeren Einwirkzeit der Allergene steht die zelluläre Entzündungskomponente im Vordergrund und führt zu anhaltenden Gewebeveränderungen in Form einer Muschelhyperplasie und häufig auch infolge der dauernden Obstruktion zu einer Begleitsinusitis. Ober- und Unterlidödeme sowie ein dauernder Räusperzwang sind weitere typische Symptome. Die Patienten leiden häufig unter einer vermehrten Infektanfälligkeit, wobei sich virale und bakterielle Infektionen auf eine bereits vorgeschädigte und abwehrschwache Schleimhaut aufsetzen. Naturgemäß sind auch die Störungen des Allgemeinbefindens wie Konzentrationsschwäche, Schlafstörungen und Einschränkungen der täglichen Aktivitäten anhaltender und stärker ausgeprägt als bei der allergischen Rhinokonjunktivitis. Die andauernde zelluläre Entzündung führt zudem zu einer deutlichen Hyperreaktivität der Schleimhaut, so daß in der Regel gemischte Krankheitsbilder mit einer schwierigen Abgrenzung von anderen Rhinitisformen vorliegen. Zudem verursachen die perennialen Allergene häufiger Erkrankungen der unteren Atemwege.

Unter den Allergenquellen sind die Hausstaubmilben am häufigsten anzutreffen. Erst 1967 wurden die Dermatophagoidesarten als wichtige Allergenquelle im Hausstaub identifiziert [592]; im Jahr 1980 gelang die Identifikation des Allergens Der p I als erstes Hauptallergen dieser Spinnentiere [114, 117]. Kürzlich konnten etwa hundert Milben bzw. 2 mg Der p I/g Staub als Schwellenwert für die Sensibilisierung und 500 Milben oder 10 mg Der p I/g Staub als Schwellenwert für die Auslösung von Asthma und Rhinitis festgestellt werden [438, 439, 548]. Dabei befindet sich das Hauptallergen vornehmlich in sog. Kotbällchen der Spinnentiere, die mit einer Größe von 10–36 µm etwa der Größe von Pollenkörnern entsprechen und in feuchtem Milieu ihr allergenes Protein rasch freisetzen [440]. Die offensichtliche Zunahme der Milbensensibilisierungen läßt sich zum einen darauf zurückführen, daß der Mensch immer mehr Lebenszeit in geschlossenen Räumen verbringt, zum anderen aber auch darauf, daß sich die Bauweise der Häuser infolge der Energiekrise verän-

dert hat [385]. So sind die relative Luftfeuchtigkeit und die Temperatur durch die weitgehende Abdichtung der Häuser und die damit eingeschränkte Luftzirkulation angestiegen [310]. Neben den Hausstaubmilben spielen die Vorratsmilben eine zunehmende Rolle [380].

An 2. Stelle unter den perennialen Allergenen stehen die Haustiere, allen voran die Katze. Etwa 14% aller deutschen Haushalte beherbergen etwa 6 Mio. Katzen. Das Hauptallergen Feld I wurde 1974 charakterisiert und neuerdings als Hautprotein – nicht wie ursprünglich vermutet im Speichel – identifiziert. Schwellenwerte für die Sensibilisierung und die Auslösung der Symptomatik können derzeit noch nicht angegeben werden [583]. Bemerkenswert ist, daß in Haushalten mit einer Katze zwischen 8 µg und 1,5 mg des Hauptallergens, in Haushalten ohne Katze 0,2–80 µg gefunden wurden [256]. Ebenso ließen sich hohe Allergenmengen in Staub aus Schulen oder anderen öffentlichen Gebäuden feststellen. Dies weist deutlich auf die Bedeutung des Katzenallergens als derivatives Allergen hin und erklärt, warum etwa 50% der Katzenallergiker selbst kein Tier besitzen oder besaßen. Die Rhinitissymptomatik entspricht bei Katzenallergikern eher dem saisonalen Typ.

Die Zahl weiterer Tierspezies, die als Haustiere gehalten werden und Allergene mit einem hohen Sensibilisierungsindex produzieren, ist groß. Besonders bedroht sind Halter von Nagetieren wie Meerschweinchen und Goldhamstern; Sensibilisierungen gegen Hundeallergene sind etwa 10mal weniger häufig als Katzensensibilisierungen [587].

Als weitere Allergenquellen kommen die verschiedenen Schimmelpilze, darunter vor allem Cladosporium, Alternaria, Aspergillus, Penicillium und Mucor in Betracht, die vornehmlich in feuchten Kellern, im Bad, unter Tapeten, an Fensterrahmen, auf Nahrungsmitteln oder in Filteranlagen wachsen [247]. Auf die mögliche orale Exposition durch die Verwendung von Schimmelpilzkulturen bei der Nahrungsmittelherstellung wird hingewiesen [611].

Anders als in den USA sind Sensibilisierungen gegen die Küchenschabe Blattela germanica, die vornehmlich in den Großstädten anzutreffen ist, in Deutschland offenbar selten. Auch Sensibilisierungen gegen weitere Insekten wie Motten, Käfer, Fliegen usw. sind in bestimmten Gegenden beschrieben worden.

Eine Sonderform der allergischen [perennialen] Nasennebenhöhleninfektionen stellt die allergische Nasennebenhöhlenmykose (im angloamerikanischen „allergic fungal sinusitis“, AFS) dar [20, 56]. Im Gegensatz zu der gerade beschriebenen inhalativen Exposition ist das verursachende Allergen primär in den Nasennebenhöhlen lokalisiert. Eine Besiedlung durch Aspergillusspezies wird am häufigsten beobachtet, gefolgt von Bipollaris spicifera, Mucor, Candida, Penicillium, Cladosporium, Alternaria, Rhizopus und Fusarium [217, 236, 601, 621]. Die allergische Nasennebenhöhlenmykose ist eine nichtinvasive, zumeist einseitige Erkrankung einer oder benachbarter Nasennebenhöhlen, die vornehmlich bei jüngeren atopischen Patienten beobachtet wird. Im Labortest sind Immunreaktionen mit der Bildung von IgE- und IgG-Antikörpern gegen das verantwortliche Allergen festzustellen, die sich im Hauttest in Form einer Sofort- und Spätphasenreaktion manifestieren [345]. Das Gesamt-IgE im Serum ist häufig erhöht, in etwa der Hälfte der Patienten auch die Zahl der eosinophilen Granulozyten. Die histologische Untersuchung der erkrankten Schleimhaut zeigt eine deutliche Gewebseosinophilie bei makroskopisch polypösen Wucherungen. In dem oft gummiartigen und teilweise kalzifizierten (CT-Diagnostik!) Inhalt der betroffenen Nebenhöhle lassen sich Pilzhyphen und Charcot-Leyden-Kristalle finden, wobei die Kultivierung der Pilze nicht regelmäßig gelingt [12, 509]. Die Erkrankung heilt nach chirurgischer Intervention und ggf. Kortikosteroiden aus, wobei einzelne Autoren eine hohe Rezidivneigung beschreiben. Antimykotika sind bei fehlender Gewebsinvasion nicht indiziert [549].

2.2.3 Nahrungsmittelallergene

Mit dem Begriff Nahrungsmittelallergie bezeichnen wir eine immunologisch vermittelte allergische Reaktion, die sich mit gastrointestinalen Symptomen, Hautsymptomen, Symptomen des Respirationstraktes oder generalisierten Symptomen (Anaphylaxie) äußert. Die immunologischen Reaktionen müssen von den Nahrungsmittelunverträglichkeiten abgegrenzt werden, die toxischer, enzymatischer oder pharmakologischer Natur sein können [418, 424, 483]. Die Diagnose einer IgE-vermittelten allergischen Reaktion auf Nahrungsmittel setzt den Nachweis der IgE-Antikörper sowie den Nachweis der Auslösung der Krankheitssymptome nach Aufnahme des Nahrungsmittels voraus. Dieser klinische Bezug kann häufig erst durch eine doppelblinde placebokontrollierte Nahrungsmittelprovokation (DBPCFC) hergestellt werden, die im Anschluß an eine mehrwöchige Allergenkarenz erfolgen sollte [85, 88]. Immunologische, aber nicht durch IgE-Antikörper vermittelte Nahrungsmittelreaktionen sind bislang nur wenig erforscht. Immunkomplexe oder IgG-Antikörper gegen Nahrungsmittelbestandteile sind nicht eindeutig mit Krankheitssymptomen assoziiert, sondern kommen auch bei gesunden Kontrollprobanden vor. Insbesondere die pharmakologischen Nahrungsmittelunverträglichkeiten sind häufig schwer abzugrenzen [356, 360, 640]. Diese Reaktionen können durch vasoaktive Amine wie Tyramin, Phenylethylamin und Histamin induziert werden, durch eine Histaminfreisetzung bisher ungeklärter Ursache bedingt sein oder der Gruppe der Additivasensitivität durch Acetylsalicylsäure, Sulfite, Azofarbstoffe u.a. angehören [116, 419, 531, 532, 546, 470]. Größere Mengen von Histamin und Tyramin sind in fermentierten Speisen, in Käse, alkoholischen Getränken, in Sauerkraut, Schokolade, Schweinefleisch und Wurstwaren anzutreffen [452, 474, 543, 562]. Die folgenden Erläuterungen sollen sich auf die IgE-vermittelten „echten" allergischen Reaktionen beschränken [481, 482].

Die Prävalenz von Nahrungsmittelallergien wird auf 1–2,5% in der Gesamtbevölkerung geschätzt und soll bei Kindern mit bis zu 8% deutlich höher liegen [83, 84, 88, 406]. Eine noch durchlässige Schleimhautbarriere des kindlichen Magen-Darm-Kanals wird dafür verantwortlich gemacht [498]. 2–3% der Kleinkinder unter 3 Jahren leiden unter den Symptomen einer Milchallergie, wobei Reaktionen des Gastrointestinaltraktes und der Haut deutlich häufiger sind als Symptome des Respirationstraktes [81, 250, 251, 484]. Hühnereiallergien stehen an zweiter Stelle, gefolgt von Reaktionen gegen Soja, Früchte und Gemüse [421]. Zwischen 50 und 85% der Milch- und Eiallergien verlieren sich bereits bis zum Beginn des 4. Lebensjahres wieder [401, 628]. Diese Ausheilung ist für andere Allergene wie Erdnüsse, Haselnüsse, Hülsenfrüchte, Schalentiere und Fisch nicht gültig; hier besteht eine einmal erworbene Sensibilisierung oftmals lebenslang [82, 445]. Auch nach dem Lebensalter von 10 Jahren kann sich eine Nahrungsmittelallergie entwickeln [291]. Bei einer Untersuchung von 112 Nahrungsmittelallergikern [481], deren aktuelle Sensibilisierung durch einen positiven Hauttest und orale Provokationen nachgewiesen wurden, traten die Symptome bei 87% innerhalb 1 h, bei allen Patienten innerhalb von $3^{1}/_{2}$ Stunden auf. Die Mehrzahl [67%] war gegen ein Allergen, nur 4% gegen mehr als 4 Allergene sensibilisiert. Die häufigsten Allergene waren Pfirsich, Soja, Nüsse, Gemüse und verschiedene Früchte. Urtikarielle Reaktionen waren bei den meisten der Patienten festzustellen; 4 der Patienten hatten bereits vor der Testung mit einer Anaphylaxie reagiert [646]. Etwa $^{1}/_{3}$ der Patienten hatten auch Symptome von seiten des Respirationstraktes, die aber nur im Einzelfall als alleinige Symptomatik auftraten. Diese Zahlenangaben decken sich mit einer Untersuchung an 480 Patienten von Bock et al. [83, 84] bis zum 19. Lebensjahr. Weniger als 5% hatten nur respiratorische Symptome, 39% gaben respiratorische Symptome zusammen mit gastrointestinalen und kutanen Reaktionen an. Wiederum war die Kuhmilch bei den Kleinkindern unter dem 3. Lebensjahr das häufigste Allergen, während Erdnuß und Nüsse sich als häufigste Allergene bei den größeren Kindern und Jugendlichen erwiesen.

Bemerkenswert ist an dieser Studie auch, daß nur knapp 39% der oralen Provokationstestungen trotz positiver Hauttestergebnisse die Krankheitssymptome auszulösen vermochten. Umgekehrt waren 92% der positiven oralen Provokationen auch im Hauttest positiv; dies spricht für eine hohe Sensitivität, aber eine geringe Spezifität des Hauttestes [73]. Auch andere Autoren geben die Spezifität der Hauttestergebnisse bei Nahrungsmittelallergenen mit weniger als 50% an [71].

Ob Nahrungsmittelallergien für die Entstehung einer Sinusitis oder eines Mittelohrergusses vornehmlich bei Kindern verantwortlich zu machen sind, ist umstritten [450, 477]. Inhalative Allergene, die zu einem großen Teil – wie dargelegt – auch mit Sensibilisierungen gegen Nahrungsmittel einhergehen können, sind mit Sicherheit von größerer Bedeutung [71, 73, 79]. Auch die inhalative Exposition dürfte über die Freisetzung von Mediatoren im Bereich der Nasenschleimhaut sowie des Nasenrachenraumes und der konsekutiven Schleimhautschwellung eher eine indirekte Rolle spielen, als tatsächlich zu organlokalisierten allergischen Reaktionen führen, zumal sie das Nasennebenhöhlensystem oder das Mittelohr nicht direkt erreichen. Ein eindeutiger Zusammenhang zwischen Mittelohrerguß und Nahrungsmittelallergie kann nur dann als gesichert gelten, wenn eine Nahrungsmittelkarenz zum Abheilen der Symptome und eine erneute Exposition zum Ergußrezidiv führt. Der Nachweis einer Sensibilisierung alleine genügt nicht; weitere Faktoren wie der Tabakkonsum der Eltern, das Füttern in Rückenlage oder rezidivierende virale Infektionen durch Kontakt zu anderen Kindern können so nicht ausgeschlossen werden.

Durch direkten Kontakt der Allergene mit der Schleimhaut von Mund und Pharynx kann das sog. „orale Allergiesyndrom" (OAS) ausgelöst werden [420, 427]. Es kommt zur Rötung, Bläschen- und Aphtenbildung von Mundschleimhaut, Lippe und Zunge sowie im Bereich des Oropharynx meist innerhalb 1 h nach Allergenkontakt. Dieses Syndrom wird vornehmlich nach dem Genuß von Früchten und Gemüsen beobachtet, wobei Kern- und Steinobst sowie Hasel- und Erdnuß am häufigsten genannt werden [428]. Weitere Symptome sind Juckreiz der Mundschleimhaut, Lippenschwellung sowie Ödeme von Mundboden, Zungengrund und Kehlkopf. Diese ernst zu nehmenden Reaktionen werden bei über 10% der Patienten mit diesem Syndrom beobachtet, wobei etwa weitere 2% mit einem anaphylaktischen Schock reagieren können. Das OAS ist vornehmlich in der Gruppe der Allergiker zu finden, die Sensibilisierungen gegen mit den genannten Nahrungsmitteln kreuzreagierende inhalative Allergene wie Birke, Kräuter und Gräser aufweisen [253]. Unter den Pollinosispatienten sind OAS-Episoden in etwa 40–75% der Patienten zu beobachten. Zur Diagnostik des OAS hat sich die doppelblinde placebokontrollierte Nahrungsmittelprovokation als möglicherweise ungeeignet erwiesen, insbesondere dann, wenn das Allergen in Form von magensäureresistenten Kapseln verabreicht wird. Offenbar bedarf es zur Auslösung der Symptome des direkten Kontaktes des Nahrungsmittels mit der Mundschleimhaut.

Insbesondere bei der Diagnostik der Nahrungsmittelallergien stehen wir also noch vor vielfachen Problemen [70, 72]:

a) Die Symptome sind häufig unspezifisch und nur mäßig reproduzierbar.

b) Die Auslösung von Krankheitssymptomen ist häufig ein Dosisproblem und von Summationseffekten, vom Aggregatzustand des Nahrungsmittels, von saisonalen Einflüssen oder der Resorptionsfähigkeit der Darmschleimhaut abhängig.

c) Um einer weitverbreiteten Überbewertung der Nahrungsmittelallergien entgegenzuwirken, wird die doppelblinde, placebokontrollierte Nahrungsmittelprovokation (DBPCFC) als goldener Standard gefordert [416, 417]. Dieses Testverfahren ist aber bislang nicht ausreichend validiert und erscheint insbesondere für die Diagnostik des oralen Allergiesyndroms ungeeignet.

d) Weniger als 50% der im Hauttest positiven Nahrungsmittel scheint klinisch aktuell zu sein und einen Krankheitswert zu besitzen. Umgekehrt kann aber eine klinische Symptomatik auch nach Provokation bei negativem Hauttest als Unverträglichkeit fehldiagnostiziert werden, da für die meisten Nahrungsmittel keine standardisierten Extrakte mit ausreichend hoher Sensitivität zur Verfügung stehen.

Die Existenz einer IgE-vermittelten Nahrungsmittelallergie ist unzweifelhaft. Ihre Bedeutung für den oberen Respirationstrakt ist allerdings von untergeordneter Bedeutung besonders dann, wenn keinerlei weitere Organmanifestationen zu beobachten sind.

2.2.4 Berufliche Allergene

Die allergische Berufsrhinitis ist im Hinblick auf die Pathomechanismen und die Symptomatik der perennialen Rhinitis vergleichbar. Sie geht oft mit einer Konjunktivitis und/oder einer Pharyngitis einher, sie kann zu Nasennebenhöhlenaffektionen führen, und sie geht häufig der Erkrankung der unteren Atemwege voraus [370]. Trotzdem gibt es eine Reihe von anamnestischen und diagnostischen Besonderheiten [11, 104, 220, 408, 462]:

1) Nach Aufnahme der Tätigkeit ist in aller Regel eine Latenzzeit von Wochen bis 2 oder mehreren Jahren bis zum Auftreten der Symptome zu beobachten.
2) Die Symptomatik ist deutlich arbeitsplatzbezogen. So dauert es anfänglich mehrere Stunden, bis die Symptome nach Arbeitsantritt bemerkt werden. Später verkürzt sich dieses Intervall oft auf nur 1–2 h. Typisch ist in den ersten Jahren der Erkrankung, daß die Beschwerden zum Wochenende und während der Urlaubsphasen deutlich geringer sind oder verschwinden; später kann es infolge der Hyperreaktivität zu einem Fortbestehen der Beschwerden kommen [370].
3) Während sich bei den höhermolekularen Allergenen (Mehle, Enzyme, pflanzliche und tierische Allergene) in der Regel spezifische IgE-Antikörper nachweisen lassen, ist dies bei den niedermolekularen Allergenen (Isozyanate, Anhydride, Metallsalze u.a.) nur etwa in 15–30% der Fall [118]. Im einzelnen ist davon auszugehen, daß irritativ-toxische Mechanismen vorliegen oder keine geeigneten Testsysteme für den Nachweis der IgE-Antikörper zur Verfügung stehen [319].
4) Für die Nachahmung der beruflichen Exposition steht neben den allgemeinen Provokationstestungen der arbeitsplatzbezogene Provokationstest zur Verfügung [122, 625].

Bereits beim Asthma wird der Anteil der beruflich bedingten Erkrankung an der Gesamtzahl der Asthmaerkrankten mit 2–15% stark unterschiedlich angegeben [368]. Zur Rhinitis liegen keine gesicherten Erkenntnisse vor [206, 284, 318]. Bei den 1993 anerkannten Berufskrankheiten der BK-Nr. 4301 war in 24% der Fälle die Mitreaktion der oberen Atemwege aufgeführt [209].

Aus arbeitsmedizinischer Sicht wird die Rhinitis häufig als Begleitsymptom bei bereits bestehendem Berufsasthma registriert [504]. Dies muß insofern verwundern, als Symptome des obersten Respirationstraktes häufig das Prodromalstadium einer späteren asthmatischen Erkrankung darstellen und für eine Reihe von Allergenen sogar als „Frühwarnsymptom" betrachtet werden können [579]. So ist die allergische Rhinopathie bei der Sensibilisierung gegenüber Mehlen bei über 90% der Erkrankten vor einem manifesten Asthma zu beobachten und manifestiert sich in etwa der Hälfte der Erkrankungsfälle vor dem 21. Lebensjahr [235]. Auch für die Berufserkrankungen durch Holzstäube oder Platinsalze gilt dies [370]. Daraus läßt sich ableiten, daß dem Hals-Nasen-Ohren-Arzt die Aufgabe zufällt, die allergische Berufsrhinitis als solche vor dem Auftreten eines Asthma festzustellen und durch geeignete Maßnahmen den Fortgang der Erkrankung aufzuhalten. Dies erscheint nicht nur für die höhermolekularen Allergene, sondern auch für die Allergene niedermolekularen Charakters sinnvoll, wobei diese häufig irritativ-toxisch wirken. Die Einleitung von Maßnahmen nach § 3 BeKV ist jedoch nur für die allergischen Atemwegserkrankungen nach BeK-Nr. 4301, nicht jedoch für die chemisch-irritativen oder toxischen Erkrankungen nach BeKV 4302 möglich, da die oberen Atemwege in letzterer nicht beinhaltet sind.

Unter der Berufskrankheiten-Nr. 4301 sind durch allergisierende Stoffe verursachte obstruktive Atemwegserkrankungen zusammengefaßt, die zur Unterlassung aller Tätigkeiten gezwungen haben, die für die Entstehung, die Verschlimmerung oder das Wiederaufleben der Krankheit ursächlich waren oder sein können. Dabei ist hervorzuheben, daß weitere nichtberufliche Sensibilisierungen bestehen dürfen, sofern die beruflichen Sensibilisierungen für die Krankheitssymptomatik überwiegend von Bedeutung sind. Eine einschränkende Voraussetzung für die Anerkennung einer Berufskrankheit ist, daß diese zur Unterlassung aller Tätigkeiten geführt haben muß. Vorher können und sollen allerdings Maßnahmen nach § 3 BeKV ergriffen werden. In der Verordnung zur Änderung der Berufskrankheiten – Verordnung vom 22. März 1988 – wurde die Rhinopathie in Nr. 4301 aufgenommen.

In der Dokumentation des Berufskrankheitengeschehens in der Bundesrepublik Deutschland BK-DOK 1990 des Hauptverbandes der Gewerblichen Berufsgenossenschaften sind die anerkannten Berufskrankheiten 1990 aufgegliedert [207]. In diesem Jahr wurden 1198 Fälle einer allergischen und 166 Fälle einer toxischen Atemwegserkrankung anerkannt, zusammen etwa 15% aller anerkannten Berufskrankheiten. 77% der Erkrankungsfälle waren in der Berufsgenossenschaft Nahrungsmittel und Gaststätten zu verzeichnen, gefolgt von der BG für den Einzelhandel [5%], der BG der Chemischen Industrie [5%] sowie der BG Gesundheitsdienst und Wohlfahrtspflege [4%]. Alle weiteren Berufsgenossenschaften waren mit weniger als 2% der Fälle vertreten. Die mittlere MdE betrug 29%, die mittlere Allergeneinwirkdauer 11,6 Jahre.

Nach Mitteilung des Hauptverbandes der gewerblichen Berufsgenossenschaften lagen die Verhältnisse 1993 sehr ähnlich (Tabelle 3); unter den Einzelallergenen waren die Mehle mit 72,7% aller anerkannten Erkrankungen [n = 1013] bei weitem die häufigsten Verursacher. Zu den insgesamt 1393 Erkrankungen (16% mehr als 1990) sind in weiteren 4000 Fällen Maßnahmen nach § 3 BeKV hinzuzurechnen [208].

Der sog. Sensibilisierungsindex bzw. die Zahl der Sensibilisierten ist einerseits von der Aggressivität der Allergene und andererseits von der Intensität und Dauer der Exposition abhängig. Sensibilisierungsindizes von über 50%, so z.B. für Platinsalze, Proteasen in der Waschmittelherstellung oder Gummi arabicum in der

Tabelle 3. Häufigkeit der Allergenquellen, die 1993 zur Anerkennung der BK-Nr. 4301 geführt haben. (Pers. Mitt. Dr. Butz, Hauptverband der gewerblichen Berufsgenossenschaften)

Rang	Allergen	Anzahl	[%]
1	Mehl	1013	72,7
2	Pflanzen	39	2,8
3	Holzstaub	34	2,4
4	Friseurstoffe	30	2,2
5	Tiere	23	1,7
6	Platin und seine Verbindungen	17	1,2
7	Reinigungsmittel	17	1,2
8	Zyanate	16	1,1
9	Desinfektionsmittel	16	1,1
	Zusammen	1205	86,5
	Insgesamt	1393	100,0

Druckindustrie bestätigen dabei das hohe Sensibilisierungsrisiko bei geeigneter Exposition. Für einzelne Allergene und auch Haptene konnten – ähnlich wie dies oben für die Hausstaubmilben gezeigt wurde – Schwellenwerte herausgefunden werden, oberhalb derer ein erhöhtes Sensibilisierungs- bzw. Erkrankungsrisiko besteht [111, 130]. Die Schwellendosis wurde für Latex mit 0,4 ng/m^3 und für TDI (Isozyanate) mit 20 ppb angegeben. Diese Dosisabhängikeit bei allergischen Erkrankungen wurde in einigen Tierexperimenten bestätigt; allerdings zeigten einzelne klinische Arbeiten, daß auch unter den genannten Schwellenkonzentrationen Sensibilisierungen auftreten können. Bislang existieren für höhermolekulare Allergene keine maximalen Arbeitsplatzkonzentrationen (MAK-Werte), deren Einhaltung zu einer Reduzierung der Neusensibilisierungen führen könnte.

Möglichkeiten der Primärprävention sind durch den Ersatz bestimmter Arbeitsstoffe, die Automatisierung von Arbeitsprozessen, bessere Be- und Entlüftungseinrichtungen oder die Änderung der Zubereitung von Arbeitsstoffen – in der Waschmittelindustrie und bei den Mehlzusatzstoffen z.T. mit Erfolg durchgeführt – gegeben. Entscheidungshilfen bei der Berufswahl sind dagegen schwierig. So ist z.B. eine Atopie nur für einzelne Allergene als Prädilektionsfaktor gesichert, wobei sich die Disposition mit steigender Zahl der Arbeitsjahre wieder verliert [535, 632]. Für andere Arbeitsstoffe, so z.B. Platinsalze, scheint eine Vorschädigung des respiratorischen Epithels durch Zigarettenrauchen von Bedeutung zu sein [173, 590]. Die Sekundärprävention hat das möglichst frühzeitige Erkennen von Krankheitszeichen und damit eine Reduzierung der manifesten Berufskrankheiten zum Ziel. Maßnahmen nach § 3 BeKV bestehen in der Regel in einem Arbeitsplatzwechsel oder der Aufgabe der Tätigkeit bzw. einer Umschulung. Arbeitsschutzmaßnahmen sind zumindest bei bereits bestehendem Asthma nicht mehr zu erwägen, da dann auch geringere Arbeitsstoffkonzentrationen zur Symptomatik führen können [176, 347]. Sogar nach Aufgabe der Tätigkeit ist ein Fortschreiten der Asthmaerkrankung beobachtet worden [123, 321, 362]; dies scheint für die Rhinitis nicht zu gelten. Allerdings fehlen entsprechende Längsschnittkohortenstudien, um dies eindeutig zu belegen.

2.2.5 Darstellung einer Auswahl relevanter Allergene

Gräser sind die wichtigsten und häufigsten inhalativen Allergene in Europa und verursachen über die Hälfte der sog. Heuschnupfenerkrankungen. Mit etwa 8000 Arten in 700 Gattungen stellen sie die viertgrößte Pflanzenfamilie überhaupt dar, wobei in Mitteleuropa etwa 200 Arten vertreten sind [156]. In Abhängigkeit von ihrer Verbreitung und ihrer Fortpflanzungsart sind nur einige wenige davon tatsächlich allergologisch interessant. In der Familie der Gräser (Poaceae) besteht eine ausgeprägte *Kreuzallergenität*, so daß sie häufig als ein Allergen angesehen werden. Unter den Getreidesorten stellt der *Roggen* (Secale cereale) das potenteste Allergen dar.

Glatthafer oder Wiesenhafer [Arrhenatherum elatius] findet man vor allem am Straßenrand, aber auch als Futtergras auf gedüngten Weiden. Er ist ein Windbestäuber und in Deutschland bis 1500 m Höhe verbreitet. Die 30–40 μm großen Pollen fliegen vor allem im Juni und Juli, es bestehen Kreuzreaktivitäten zu Getreidemehl, Erdnuß, Sojamehl und Kartoffeln. *Knäuelgras* (Dactylis glomerata) ist ebenfalls weit verbreitet und wächst bis 2000 m Höhe vor allem auf Wiesen und Weiden, an Wegrändern und in lichten Wäldern. Die Allergenexposition dieses Windbestäubers ist von Mai–August am stärksten. Auch das *Raygras* [Lolium perenne] ist ein weitverbreiteter Windbestäuber, der z.B. auf Fußballplätzen wächst und die Grundlage des englischen Rasens bildet. Die 30–35 μm großen Pollen fliegen von Mai–Oktober. Etwas größer sind die Pollen des *Wiesenfuchsschwanz* (Alopecurus pratensis), der als Futtergras dient und von April–Juli fliegt. Gut charakterisiert sind die Allergene des *Wiesenlieschgras* (Phleum pratense), dessen Pollen von Mai–September fliegen und das in Deutschland sehr häufig auf Futterwiesen, Weiden und an Wegrändern zu finden ist. Das *Wiesenrispengras* (Poa pratensis) fliegt von Mai–Juni, vereinzelt auch bis in den Herbst. Es ist ein sehr häufiges Gras und kommt auch weit über 2000 m Höhe vor. Der *Wiesenschwingel* (Festuca pratensis) ist vornehmlich auf Fettwiesen anzutreffen und blüht von Juni–August.

Der *Roggen* ist ein aggressives Grasallergen, eine Roggenähre kann bis zu 4 Mrd. Pollenkörner freiset-

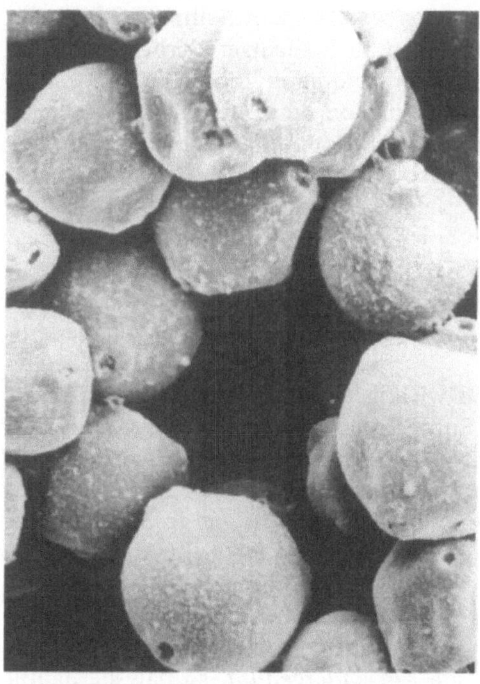

Abb. 2. Birkenpollen. (Mit freundlicher Genehmigung von Dr. R. Wahl, Allergopharma, Reinbek)

zen. In Europa trifft man den Roggen in der Regel als Kulturpflanze, selten verwildert. Die Allergenexposition ist von Mai–Juli anzutreffen.

Die *Birke* (Betula verrucosa) ist ein hochaggressives und zudem sehr verbreitetes Allergen mit einem Pollenflug von April–Mai (Abb. 2). Die Birken sind nicht nur in Skandinavien, sondern auch in unseren Breiten das wichtigste Baumallergen, wobei sensibilisierte Patienten in über 20% Kreuzallergenitäten zu Nuß, Apfel und anderen Kernobstsorten aufweisen. Ebenso bestehen Kreuzreaktivitäten zu Erle, Hasel, Karotten, Tomaten, Kastanie und anderen. Vor allem in Nadel- und Laubwäldern, aber auch auf Heidewiesen und im Moor, ist dieser Windbestäuber stark verbreitet. Bereits zum Jahresanfang, vornehmlich aber von Februar–April, fliegen *Erlenpollen* (Alnus glutinosa). Erlen kommen an Fluß- und Bachufern, in feuchten Wiesen und Wäldern vor und weisen Kreuzreaktivitäten ähnlich wie die Birke auf. Ebenso ist die *Hasel* (Corylus avellana) in die Familie der Birkengewächse zu rechnen, die von Februar–März blüht und oft als Nutzpflanze angebaut wird.

Für die *Eiche* (Quercus alba) finden sich zwar häufig kutane Sensibilisierungen, klinisch relevante Atemwegserkrankungen sind aber selten. Die Allergenexposition durch Eichenpollen ist von April–Mai am höchsten. Dagegen spielt der *Hartholzstaub* der Eiche als Berufsallergen eine Rolle. Neben allergischen Erkrankungen können auch toxisch-irritative Reaktionen und Adenokarzinome durch den Eichenholzstaub ausgelöst

werden. Zu Eiche, Erle und Birke weist die *Pappel* (Populus alba) häufig Kreuzsensibilisierungen auf. Die Allergenexposition ist von März–April am stärksten und wird von Laien aufgrund des sichtbaren Samenfluges in der Zeit der Gräserblüte von Mai–Juni oft überbewertet. Insgesamt ist die Jahrespollenmenge gering, klinisch relevante Sensibilisierungen sind selten zu finden.

Ebenso allergologisch wenig relevant sind *Platanen* [Platanus acerifolia], die als Park- und Straßenbäume angepflanzt werden und vornehmlich im Mai Symptome verursachen können. Obwohl die *Ulme* (Ulmus glabra) zumindest in Flußtälern und an der Ostseeküste sowie in manchen Parkanlagen verbreitet ist, führt sie nur selten zu relevanten Sensibilisierungen. Die Allergenexposition ist von März–April am höchsten, es bestehen multiple Kreuzreaktivitäten zu anderen Baumpollen. Die *Weide* (Salix alba) zählt zu den Insektenbestäubern und verursacht nur bei sehr engem Kontakt Pollinosissymptome.

Unter den Kräutern ist der *Beifuß* (Artemisia vulgaris) das aggressivste Allergen mit einem hohen Sensibilisierungsrisiko. Sensibilisierungen sind dabei etwa doppelt so häufig anzutreffen wie durch Beifuß verursachte klinische Symptome, vornehmlich von Juli–September. Durch Kreuzallergenitäten zu Sellerie, Arnika, Kamille, Ragweed, Karotten und multiplen Gewürzen kommt es aber zu nutritiv ausgelösten Symptomen, auch als orales Sellerie-Karotten-Beifuß-Gewürz-Syndrom bezeichnet. Der *Sauerampfer* (Rumex acetosa) ist ubiquitär verbreitet und weist Kreuzreaktivitäten zum Beifuß und zum Wegerich auf. Die Pollenexposition ist von Mai–August am höchsten; zudem wird der Sauerampfer als Tee- und Heilpflanze benutzt. Ebenso wird der *Spitzwegerich* (Plantago lanceolata) zur Behandlung von Atemwegserkrankungen eingesetzt; die Blütezeit von April–September führt bei nur geringer Pollenbelastung eher zu chronischen als zu akuten Heuschnupfensymptomen. Kreuzreaktivitäten bestehen zu den anderen Unkräutern.

In den USA ist *Ragweed* (Ambrosia-Spezies) eines der 3 häufigsten Allergene und wegen seiner hohen Pollenproduktion (eine Ragweedpflanze verbreitet ca. 1 Mrd. Pollen) und seiner hohen Allergenität gefürchtet. In Europa kommt es zu einer zunehmenden Verbreitung der Ragweedpflanzen, die eine Kreuzreaktivität mit Beifuß und Melone aufweisen. Sie kommen vornehmlich in Ödland und an Hafengleisanlagen sowie Flughäfen vor, aber auch in kultivierten Flächen. Die Allergenexposition ist von August–Oktober am stärksten.

Schimmel- und Hefepilze (Mycophyta) sind mikroskopisch kleine Pflanzen, die nicht zur Ausbildung des Chlorophyll fähig sind [611]. Es existieren über 200 000 verschiedene Spezies, die bei einer Temperatur von ca.

20 °C und bei einer hohen Luftfeuchtigkeit von ca. 80 rel. % optimale Lebensbedingungen finden. Allergologisch bedeutsame Pilze zeichnen sich durch eine hohe Freisetzung von Sporen (bis zu 20 Mio. Sporen/min) aus, die als aerogene Bestandteile inhalierbar sind. Während einige Spezies ganzjährig vorkommen, unterliegen andere saisonalen Sporulationszeiten. Pilze kommen aber nicht nur als inhalative, sondern auch als nutritive Allergene in Betracht.

Klassische Brutstätten häuslicher Pilze sind Keller- und Badräume, feuchte Tapeten und Wandverkleidungen, Fensterrahmen und Bänke sowie Nahrungsmittel [468]. Die hohe Luftfeuchtigkeit und Temperatur in den Wohnungen durch möglichst optimale Isolierungen [Ölkrise!] tragen wesentlich zur Verbreitung der Schimmelpilze bei. Daneben werden sie industriell zur Herstellung von Fruchtsäften, Waschmitteln und Arzneimitteln verwendet. Trotz ihrer möglichen Bedeutung sind Schimmelpilzallergene bislang nur ungenügend charakterisiert, Extrakte zur Diagnostik und Therapie nur wenig standardisiert und damit die eigentliche Bedeutung dieser Allergenquellen kaum einzuschätzen. Je nach Größe der Allergenträger (3–30 μm) dringen Pilzsporen eher in die tieferen oder die oberen Atemwege ein und verursachen Asthma, Rhinitis und Konjunktivitis [476, 489].

Als typischer Schwärzepilz ist *Alternaria alternata* weit verbreitet, z.B. auf Obst und Gemüse, Getreide, Textilien, Holz und im Erdboden (Abb. 3). Die Sporula-

tion reicht von Mai–November und hat ihr Maximum im Juli und August in der Gräserblüte. Die Sporen sind etwa 10 μm groß und verursachen eine vorwiegend saisonale Rhinitis, können aber auch nutritive Sensibilisierungen, eine exogen allergische Alveolitis [Holzarbeiterlunge, Papierarbeiterlunge] oder eine Typ-IV-Sensibilisierung mit Hautekzemen auslösen.

Vorwiegend saisonal im Juni und August sind auch die Sporen von *Cladosporium herbarum* anzutreffen, dessen Sporulation in den Morgen- und Abendstunden am höchsten ist. Der Pilz bildet rasch wachsende, zunächst grüne, später schwarze Kulturen, die auch in Kühlräumen und Tiefkühltruhen wachsen können. Cladosporium ist daher ubiquitär auf Pflanzen, aber auch in den Häusern anzutreffen und begegnet uns zudem als nutritives Allergen. Ebenso ubiquitär sind Spezies von Aspergillus, hauptsächlich *Aspergillus fumigatus*, im Straßenstaub, Fensterbänken, auf verrottendem Holz und Papier anzutreffen. Myzel und Konidien können verschiedenartige Pigmentierungen aufweisen und bilden sog. Aspergillusköpfchen aus, in denen ungeschlechtliche Sporen heranwachsen. Die Sporulation ist vorwiegend vom Mai–Oktober, aber auch perennial anzutreffen. Neben Typ-I-Sensibilisierungen sind Typ-III-Sensibilisierung als Malzarbeiterlunge bekannt; daneben spielt der Pilz als nutritives Allergen sowie als Auslöser von Nasennebenhöhlenmykosen und Mykotoxikosen eine große Rolle.

Eine der Aspergillusspezies, *Aspergillus repens*, fördert zudem das Wachstum der Hausstaubmilben, indem sie menschliche Hautschuppen als Nahrungsgrundlage aufbereitet. *Mucor*-Arten bilden rasch wachsende Kolonien mit grauem bis braunem Myzel und sind ubiquitär in Scheunen und Tierstallungen, in feuchten Wohnungen, auf Nahrungsmitteln, auf Tapeten und Lacken zu finden. Sie sind daher speziell in der Landwirtschaft und Viehzucht stark verbreitet und können ganzjährig inhalativ ausgelöste Symptome verursachen. Daneben sind sie als nutritive Allergene und als Auslöser von aggressiven Nasennebenhöhlenmykosen bekannt. Die Schimmelpilzgattung *Penicillium* weist über 100 Arten auf, die teilweise zur Käse- und Antibiotikaherstellung dienen. Eine Sensibilisierung gegenüber den Schimmelpilzen hat jedoch nicht zwangsläufig eine Penicillinallergie zur Folge. Neben der industriellen Nutzung als Edelpilz begegnen uns Penicilliumarten im Hausstaub, im Kühlschrank, auf Obst und Gemüse sowie auf feuchten Tapeten und Holzverkleidungen. Die sehr kleinen Sporen (2–4 μm) sind perennial anzutreffen und verursachen auch Typ-III-Sensibilisierungen (exogen allergische Alveolitis, Käsewäscherlunge, Tomatenzüchterlunge).

Auch der Grauschimmel *Botrytis cinerea* ist uns als Edelfäule bei der Weinherstellung bekannt und auf Obst und Gemüse sowie Zimmerpflanzen anzutreffen.

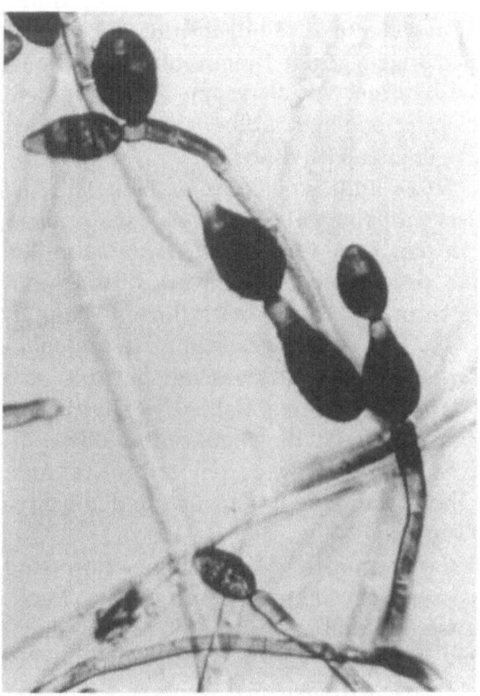

Abb. 3. Alternaria tenuis. (Mit freundlicher Genehmigung von Dr. R. Wahl, Allergopharma, Reinbek)

Auch dieser Pilz verursacht inhalative und nutritive Sensibilisierungen sowie Typ-III-Sensibilisierungen (Winzerlunge), wobei die stärkste inhalative Exposition in den Monaten Mai–Oktober anzutreffen ist.

Pullularia pullulans, auch als Aureobasidium pullulans bezeichnet, ist als Bodenpilz, auf Obst und Gemüsen, feuchten Wänden und Farben anzutreffen. Vornehmlich im Land- und Gartenbau ist dieser auch nutritive Sensibilisierungen auslösende Pilz verbreitet. Die Allergenexposition erreicht von Mai–November ihr Maximum. Weniger häufig begegnen wir *Rhizopus nigricans,* einem perennialen Pilz, der auf Gemüsen und Früchten sowie Nüssen wächst und im Haus- und Straßenstaub zu finden ist. Neben den inhalativen sind auch nutritive Sensibilisierungen beschrieben worden, vereinzelt treten Nasennebenhöhlenmykosen auf.

Serpula lacrymans ist auf verbautes Holz spezialisiert, gefährdet daher neben den Hausbewohnern vor allem Abbrucharbeiter. Die Sporulation des sog. Hausschwamms ist perennial.

Sensibilisierungen auf *Säugetiere* sind nach den Pollensensibilisierungen die zweithäufigste Ursache für eine Inhalationsallergie [411, 475]. Fast die Hälfte der Allergiker weist eine Sensibilisierung gegen Säugetiere auf, wobei Polysensibilisierungen die Regel sind [500]. Als wichtigste Allergenquelle ist die Katze zu nennen, gefolgt von Haus- und Nutztieren. Als Allergenträger kommen Hautschuppen, Speichel, Haare und Urin in Frage. Neben den Tieren selbst sind Tierprodukte, z.B. Schaffell, Matratzenfüllungen u.ä. als Allergenquellen bekannt [257].

Mehr als die Hälfte der Allergiker sind auf *Katzen* (Felis domesticus) sensibilisiert, deren Allergene nicht nur im privaten häuslichen Bereich, sondern auch in öffentlichen Gebäuden, Schulen und Kindergärten und in Haushalten ohne Katzenhaltung anzutreffen sind [256]. Diese Beobachtung unterstreicht die Bedeutung des Katzenallergens als sog. derivatives Allergen. Derzeit wird die Zahl der in Deutschland in engem menschlichen Kontakt lebenden Katzen auf ca. 6 Mio. geschätzt. Das Hauptallergen Fel d I wird nicht, wie bisher angenommen, vornehmlich im Speichel gefunden, sondern stellt ein Hautprotein dar [413]. Sensibilisierungen gegen *Hunde* (Canis domesticus) sind deutlich seltener, der Sensibilisierungsindex fällt je nach Rasse stark unterschiedlich aus. Aufgrund der Rassespezifität empfiehlt es sich, sich weniger auf kommerzielle Allergene als vielmehr auf die patienteneigenen Tiere als Allergenquelle zu verlassen (Scratchtest). Sensibilisierungen gegen *Mäuse* (Mus musculus) können sowohl über den Hausstaub als auch über Labortiere bei entsprechender beruflicher Exposition ausgelöst werden. Ähnliches gilt auch für das *Meerschweinchen* (Cavia porcellus) und die *Ratte* (Rattus rattus). Vor allem in ländlichen Regionen sind Sensibilisierungen gegen

Pferdeallergene (Equus caballus) anzutreffen, wobei Pferdehaare aber auch der Stadtbevölkerung in Matratzen und Polstermöbeln begegnen [337]. Pferdehaarallergiker sind offenbar nicht zwangsläufig gegen Pferdeserum [in Impfstoffen] sensibilisiert [93]. Ebenso sind *Rinder*-(Bos domesticus) und *Schweine*-(Sus scrofa domesticus)sensibilisierungen eher als berufliche Allergene einzustufen. Die häufig im Hauttest zu beobachtende Kreuzreaktivität zu Kuhmilch scheint keine klinische Bedeutung zu haben.

Vögel (Aves) besitzen insgesamt eine eher geringe Allergenpotenz, sie können aber sowohl IgE- als auch IgG-vermittelte allergische Reaktionen (exogen-allergische Alveolitis) auslösen. Allergenträger sind vornehmlich Kot und Serumproteine, weniger die Federn. Insbesondere sind Federn als Füllmaterial für Kissen nicht primär sensibilisierend, sie fördern aber nachhaltig das Wachstum von Hausstaubmilben und sind häufig mit diesen kontaminiert. *Papageien* (Psittacidae), auch *Wellensittiche* und *Nymphensittiche* sowie *Kakadus,* können Typ-I- und Typ-III-Sensibilisierungen (Vogelhalterlunge) verursachen. Ebenfalls nur bei Züchtern sind *Tauben*sensibilisierungen (Columbidae) häufig; Tauben sind die häufigsten Vogelallergene überhaupt.

Unter den über 12 000 bekannten *Spinnen*arten (Arachnida) sind die *Hausstaubmilben* und die *Vorratsmilben* die allergologisch relevantesten [187, 188]. Man rechnet heute damit, daß etwa 5% der Bevölkerung gegen diese Milbenarten sensibilisiert sind und an inhalativ, aber auch kutan ausgelösten Symptomen leiden. Eine monovalente Sensibilisierung ist eher selten; Sensibilisierungen gegen Hausstaubmilben kommen etwa 3mal häufiger vor als gegen Vorratsmilben. Zwischen den verschiedenen Milbenspezies bestehen jedoch teilweise Kreuzreaktivitäten.

Im Bett-, Sofa- und Schlafzimmerstaub lebt die Mehlmilbe, *Dermatophagoides farinae* [382]. Diese vornehmlich in den USA verbreitete Hausstaubmilbe verursacht eine perenniale Allergenexposition durch die hauptsächlich in den Faeces befindlichen Hauptallergene Der f1 bis Der f3. Bei der Milbe *Dermatophagoides microceras* handelt es sich möglicherweise um eine Variante der vorgenannten Mehlmilbe. In westeuropäischen Haushalten ist die Staubmilbe *Dermatophagoides pteronyssinus* am weitesten verbreitet (Abb. 4). Auch ihre Hauptallergene finden sich in den Faeces (Der p1 bis Der p7).

Neben der perennialen Allergenexposition sind teilweise saisonale Schwankungen mit einem Maximum im August–September festzustellen. Die Hausstaubmilbe *Euroglyphus maynei* bevorzugt ein feuchtes Wohnmilieu, ist in Mitteleuropa weniger verbreitet und weist eine hohe Kreuzreaktivität zur Mehlmilbe auf. *Acarus siro* gehört zu den Mehlmilben und ist vor-

Abb. 4. Dermatophagoides pteronyssinus. (Mit freundlicher Genehmigung von Dr. R. Wahl, Allergopharma, Reinbek)

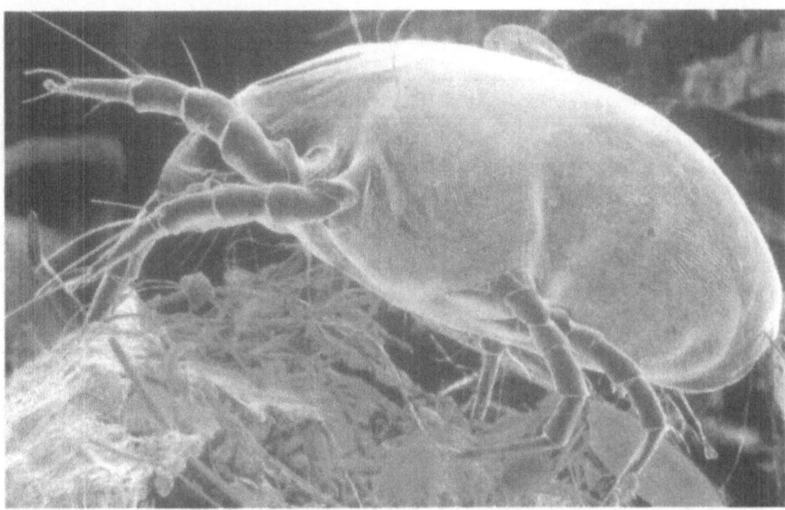

nehmlich in Stallungen, aber auch in Wohnungen, vor allem im ländlichen Bereich anzutreffen. Zunehmend werden auch Sensibilisierungen in städtischen Wohngegenden beobachtet. *Glycyphagus domesticus* gehört ebenfalls zu den Vorratsmilben; sie tritt häufig zusammen mit Schimmelpilzen auf. Als Heumilbe benötigt *Lepidoglyphus destructor* hohe Luftfeuchtigkeit und kommt vor allem in ländlichen Wohngegenden in Stallungen vor. Im städtischen Hausstaub ist sie seltener z.B. in Lebensmittelvorräten anzutreffen. Die Speisemilbe *Tyrophagus putrescentiae* ist dagegen in der städtischen Bevölkerung häufiger als Allergen zu identifizieren, sie lebt von trockenen Nahrungsmitteln wie Käse, Nüssen oder Korn. Schließlich ist die Raubmilbe *Cheyletus eruditus* zu nennen, die von der Vernichtung anderer Milbenarten lebt. Insbesondere für die Vorratsmilben gilt heute, daß vielfach nur eine RAST-Diagnostik, aber keine Haut- und Provokationstestungen zur Verfügung stehen; die tatsächliche Bedeutung dieser Milben kann daher derzeit noch nicht angegeben werden [228].

Jedes *Nahrungsmittel* kann potentiell eine allergische Reaktion verursachen; entsprechende Kasuistiken sind häufig und fast unüberschaubar [567]. Dabei ist es oftmals schwierig, allergische Reaktionen von Unverträglichkeit, Pseudoallergien, Enzymmangelerkrankungen oder pharmakologischen Reaktionen zu unterscheiden (s. Abschn. 2.2.3). Als Einzelallergene haben die *Kuhmilch* und das *Hühnerei* vor allem im Kindesalter große Bedeutung. Aus der Kuhmilch sind Rinderserumalbumin, Rinder-γ-Globulin, α-Laktoglobulin, β-Laktoglobulin und Kasein als Allergenproteine identifiziert worden. Beim Hühnerei ist das Ovalbumin das relevanteste Allergen, gefolgt von Ovomukoid und Ovotransferrin. Während die Vollmilch noch hohen antigenen Charakter haben kann, sind viele Milchfolgeprodukte wie H-Milch, Butter oder Sahne in der Re-

gel nur bei hoher Sensibilisierung krankheitsauslösend. Ebenso verliert das Hühnerei durch Denaturierung an Antigenpotenz; für beide Nahrungsmittel gilt allerdings, daß sie zur Herstellung weiterer Produkte verwendet werden und damit für den Allergiker oft nicht erkennbar sind. Kuhmilch und Ei in Wurst, Kuchen, Gebäck oder Süßigkeiten sind Beispiele hierfür; allergische Reaktionen sind jedoch selten und nur bei hochgradiger Sensibilisierung zu beobachten [102, 154, 213].

Die Gruppe der *Früchte* und *Gemüse* ist insbesondere aufgrund der häufig zu beobachtenden Kreuzreaktionen von klinischer Bedeutung [170, 202, 435]. Bekannt sind Sensibilisierungen von Birkenpollenallergikern auf Kern- und Steinobst wie Apfel, Pfirsiche und Kirsche, verschiedene Nüsse, Karotte, Kamille, Pfefferminz, Curry und Tomate [153, 162]. Gräserallergiker reagieren gehäuft auf Erdnuß, Soja, Kartoffel und Pfefferminz. Und schließlich umfaßt das Beifuß-Sellerie-Gewürz-Syndrom Kreuzreaktivitäten auf Kamille, Sellerie, Anis, Kümmel, Paprika, Curry und Karotten, vor allem aber auf Gewürzmischungen und Sellerie [576]. Ragweed soll Kreuzreaktivitäten zu Melone und Bananen zeigen. Dabei ist jeweils zu bedenken, daß der Nachweis einer Sensibilisierung im Hauttest nicht gleichbedeutend mit der Auslösung von Symptomen nach Genuß der Nahrungsmittel ist. Weitere *pollenassoziierte Nahrungsmittelallergene* sind bei Thiel [568, 570] nachzulesen.

Unter den *Fischen* und *Schalentieren* sind es vor allem die aus dem Salzwasser stammenden Arten, die u.U. lebensbedrohliche Reaktionen nach oraler oder inhalativer Exposition auslösen können [137, 415].

Auf die Bedeutung der Schimmelpilzkontamination von Nahrungsmitteln und auch Medikamenten wird in Abschn. 2.2.5 eingegangen. Dabei kommen sowohl Verunreinigungen als auch der gezielte Einsatz

Tabelle 4. Eine Auswahl von Berufsallergenen

Allergene	Berufliche Hautexpositionen
Tierische Allergene	
(Haare, Schuppen, Epithelien, Urin, Exkremente)	Tierexperimentelle Gebiete, Zoohandlung, landwirtschaftliche Gebiete,
– *Versuchstiere, Haustiere:*	Forstwirtschaft, Tierzucht, biologische Laboratorien, Gerberei,
Hund, Katze, Meerschweinchen, Goldhamster, Ratte, Maus,	Abdeckerei, Zirkus, Schlachthof, Textilindustrie (Bekleidung)
diverse Tiere im Zoo und Zirkus (Elefant, Löwe u.a.)	Hobby: Tierhaltung
– *Insekten:*	
Milben, Bienen, Motten, Stubenfliege, Obstfliege usw.,	Imkereibetriebe, Forschungslaboratorien, Mehl- und Kornverararbeitung,
Seidenspinner, Zuckmücke, Küchenschabe, Mehl- und	Silobetriebe, Seidenweberei, Bäckerei, Fischfutterherstellung, Haushalt
Buckelkäfer, Wanze, Läuse, Heuschrecke, Hausgrille,	
Wasserfloh, Silberfische, Schildlaus	
– *Nutztiere:*	
Pferd, Rind, Schaf, Ziege, Kaninchen, Jagdwild	Land- und Forstwirtschaft, tierexperimentelle Gebiete, Gerberei,
	Abdeckerei, Schlachthof, Kürschnerei, Zirkus, Reinigung
– *Pelztiere:*	
Hermelin, Nerz, Marder, Biber u.a. Pelztiere	Tierfarmen, Kürschnerei, Bekleidungsindustrie
– *Federvieh, Vögel:*	
Hahn, Gans, Taube	Geflügelhaltung, Zoohandlung, Polstermaterial, Bettfedern
– *Ziervögel:*	
Wellensittich, Kanarienvogel, Papagei	Zoohandlung
Menschliche Allergene	
– Haare, Schuppen, Epithelien	Friseur, Perücke, Ehepartner
Sonstige	
– Mikrobielle Enzyme	Waschmittel, Nahrungsmittelindustrie
– Tierische Enzyme	Pharmazeutische Industrie
– Labferment	Bäckerei, Käserei
– Eiproteine	Nahrungsmittelindustrie
– Perlmuttstaub	Schmuck- und Knopfindustrie
– Schlangen(-gift)	Zoohandlungen, Schlangenzucht (Serumgewinnung), biologische Institute
– Ascarisgeruchsstoffe	Biologische Institute
Pflanzliche Allergene	
– Baumwolle	Landwirtschaft, Textilindustrie
– Luzerne	Futtermittelherstellung, Landwirtschaft
– Mehle und Kleien	Nahrungs- und Genußmittelherstellung, Mühlenbetriebe, Futtermittel-
Roggen, Weizen, Gerste, Hafer, Mais, Buchweizen, Reis,	industrie, Brauereiwesen
Tapioka, Soja	
– Pflanzliche Enzyme	Pharmazeutische Industrie, Fleischverarbeitung, Großküchen, Brauereien
– Getreidestaub, Heustaub	Landwirtschaft, Mühlenbetriebe, Silobetriebe
– Sporen (Schimmel, Hefe)	Getreide- und Futtermittel, Luftbefeuchtung, Antibiotikaherstellung,
	Molkerei, pharmazeutische Industrie, chemische Industrie, Bäckerei,
	Lederindustrie, Zuckerindustrie, Gewächshäuser, Weinbau, Obst- und
	Gemüsehandlung, Haushalt
– Holzstäube	Holzgewinnung und -verarbeitung, Schleiferei, Sägerei, Furnierbetriebe,
exotische Hölzer: Limba, Abachi, Macoré, Teak, Mansonia,	Möbelindustrie, Schmuckherstellung
Gabun, Rot-Zeder, Afromosia, Palisander, einheimische Hölzer:	
Eiche, Tanne, Fichte, Buche, Nußbaum	
– Rohe Kaffee- und Kakaobohnen	Kaffee- und Kakaoplantagen, Kaffeesortierung und -Rösterei, Transport-
	betriebe, Börse
– Rizinusbohnen	Landwirtschaft (Dünger), Ölmühlen, Verladebetriebe, Düngemittelindustrie
– Flachs, Hanf, Jute, Kapok, Sisal, Baumwolle	Textil-, Bekleidungs- und Polstermöbelindustrie, Verpackungsindustrie
– Blumen (Zwiebelsaft, Duftstoffe, Pollen)	Gärtnerei, Landwirtschaft, botanische Institute
– Pollen	Ubiquitär (saisonal), Gärten, Landwirtschaft, botanische Institute, Gewächs-
	häuser, Plantagen, Hobby: Haushalt
– Lykopodium	Gummiindustrie, Theater, Apotheke
– Gummi arabicum, Naturkautschuk	Herstellung, Druckerei, Apotheke
– Latex	Gummiindustrie, Haushalt
Ätherische Öle, Kosmetika, Duftstoffe, Gewürze	Drogerie, Parfümerie, kosmetische Industrie, Gewürzmühle, Getränke-
	industrie, Apotheke, Friseurgeschäft
– Tabak und Teestaub	Verarbeitung
Chemische Allergene	
– Isocyanate	Schaumstoffherstellung, Formenbau, Lackierarbeiten, Verwendung von
	Klebstoff- und Haftvermittlern
– Metalle, Metallsalze, Platin, Chrom, Nickel, Kobalt	Chemische Industrie, metallverarbeitende Industrie, Zementfabrikation,
(Vanadium, Aluminium)	Gerberei
– Kolophonium	Elektronische Industrie, Lötvorgänge
– Säureanhydrid, Phthalsäureanhydrid, Trimelitsäureanhydrid	Kunststoffverarbeitende Berufe, chemische Industrie
– Reaktionsfarbstoffe	Farbenindustrie, Textilindustrie
– Amine, Paraphenylendiamin	Ausgangsprodukt Farbstoffe, Pelz-, Haarfärbemittel
– Pharmaka, Antibiotika, Chemotherapeutika	Pharmazeutische Industrie, Schädlingsbekämpfung, Tierhaltung, Apotheke,
	Drogerie, Krankenhäuser

von Schimmelpilzen zur Herstellung ursächlich in Frage.

Die Zahl der möglichen *Berufsallergene* ist mit weit über 200 anzugeben und somit kaum überschaubar [572, 579]. Etwa 90% sind zu den höhermolekularen Allergenen zu rechnen, deren Molekulargewichte zwischen 10 000 und 40 000 liegen. In diese Gruppe sind die tierischen und pflanzlichen Allergene einschließlich ihrer Enzyme zu rechnen, wobei die weitaus größte Zahl der Sensibilisierungen auf Mehle und ihre Zusatzstoffe zurückzuführen ist. Die restlichen Substanzen sind den niedermolekularen Allergenen zuzurechnen, die als Haptene an Carrier gebunden werden müssen, um – zumindest bei einem Teil der Patienten – allergische Reaktionen auszulösen [46, 47]. Hier ist es oftmals schwierig, IgE-vermittelte Reaktionen von irritativ-toxischen oder pharmakologischen Reaktionsmechanismen abzugrenzen. Der niedermolekularen Gruppe gehören die Isozyanate, die Säureanhydride, die Metalle, die Medikamente, Inhaltsstoffe von Hölzern, die Farbstoffe und die Amine an. Da die Literatur zu den eine Berufsrhinitis auslösenden Allergenen nur spärlich Stellung nimmt, werden in Tabelle 4 die Allergenquellen zusammengefaßt, die sich als sensibilisierend für den gesamten Atemtrakt erwiesen haben. Dabei kann kein Anspruch auf Vollständigkeit erhoben werden.

Unter den 1993 anerkannten Berufskrankheiten machen die Mehle, vornehmlich Weizen- und Roggenmehl, über 70% der Allergene aus (Abb. 5). Im Mittel wird eine Sensibilisierungsrate von ca. 20% und eine mittlere Sensibilisierungszeit von ca. 12 Jahren angegeben. Etwa 58% der betroffenen Patienten leidet nur unter einer Rhinitis, weitere 35% unter einer Kombination von Rhinitis und Asthma; lediglich 7% sind von einem isolierten Asthma betroffen, das sich in der Regel als Folge der Mehlrhinitis entwickelt. Häufig sind zusätzliche Sensibilisierungen gegen Sojamehl (Sensibilisie-

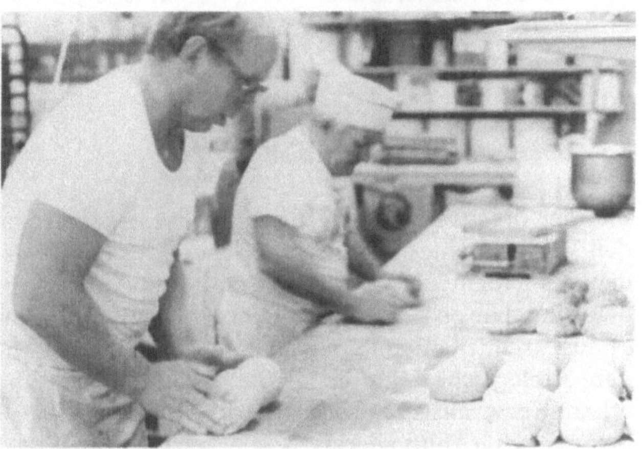

Abb. 5. Die Bäckerrhinitis ist die häufigste Erkrankung nach BK-Nr. 4301. (Mit freundlicher Genehmigung von Dr. Burow, Pharmacia, Freiburg

rungsindex 21%), Backhilfsmittel wie die α-Amylase aus Aspergillus oryzae (Sensibilisierungsindex 24%) oder die Hemizellulase (Sensibilisierungsindex 8%) aus Aspergillus niger oder Mehlverunreinigungen wie Vorratsmilben, Korn- oder Mehlkäfer sowie Pilzsporen u.a. festzustellen [45, 46, 235].

Weitere Enzyme, die in der Nahrungsmittelindustrie, aber auch in der Pharmaindustrie Anwendung finden, sind Papain aus der Frucht und den Blättern der Papaya, Bromelin aus der Ananas sowie Trypsin, Pepsin und die Pankreasamylase als tierische Enzyme [43, 155].

In der Waschmittelindustrie werden wiederum mikrobielle Enzyme, so das Subtilisin, verwendet, die in der Regel zunächst zu Beschwerden im Bereich des oberen Respirationstraktes führen [65, 379]. Hier konnten in den letzten Jahren durch Reduktion der Arbeitsplatzkonzentrationen infolge von Absaugmaßnahmen und Änderung des Herstellungsverfahrens erhebliche Reduzierungen der Neusensibilisierungen und Symptome erreicht werden [146, 433].

Als weitere pflanzliche Produkte, die allerdings weniger häufig zu Sensibilisierungen führen, sind Kaffee- und Kakaobohnen, Rhizinusbohnen, Getreide- und Heustaub, Malzstaub, Luzerne, Tabakstaub, Blumen, ätherische Öle u.a. zu nennen, die ausführlicher in der Tabelle 4 aufgeführt sind [151].

Unter den Labortieren sind es vornehmlich Ratte und Maus, die bei einer hohen Dunkelziffer in etwa 11–30% zu Sensibilisierungen führen [193, 196]. Die Hautallergene befinden sich im Urin der Tiere, die eine konstitutionelle Proteinurie aufweisen. Unter den Nutztieren in der Landwirtschaft sind in erster Linie Rinder und Schweine als Allergenquellen auszumachen [252]. Weitere Allergenträger wie Pelztiere, Haustiere, Federvieh und Ziervögel sowie Insekten sind in einschlägigen Tierfarmen, Kürschnereien, Zoohandlungen, Seidenwebereien oder Futterbetrieben anzutreffen [589].

Im Bereich des Gesundheitsdienstes gewinnt die Sensibilisierung gegen Latex, den Saft des Kautschukbaumes, zunehmend an Bedeutung [48]. Beim Krankenhauspersonal wird der Sensibilisierungsindex derzeit auf 2–3% geschätzt, wobei Op.-Personal mit bis zu 14% deutlich häufiger sensibilisiert ist. Als mögliches Hauptallergen wurde 1993 das 58-kDa-Protein „rubber elongation factor" entdeckt [132]. Latexsensibilisierungen kommen in der latexverarbeitenden Industrie und im medizinischen Bereich gehäuft vor, obwohl wir täglich mit Latexprodukten (Haushaltshandschuhe, Klebstoffe, Dispersionsfarben, Luftballons, Kaugummi u.a.) in Kontakt kommen und auch Kreuzsensibilisierungen gegen Banane, Avokado und andere Früchte beschrieben wurden [324]. Im medizinischen Bereich sind es vor allem die gepuderten Op.-Handschuhe, bei deren

Gebrauch hohe Allergenkonzentrationen (bis zu 311 ng/m³) in der Raumluft gemessen wurden. Hier soll nicht unerwähnt bleiben, daß besonders hohe Sensibilisierungsraten bis zu 70% bei atopischen Kindern beobachtet wurden, die in frühen Lebensjahren z.T. mehrfach operiert oder katheterisiert werden mußten (Spina bifida, urogenitale Mißbildung) [189, 361]. Letal endende anaphylaktische Reaktionen bei nachfolgenden Operationen wurden beschrieben [571]. Zu den durch Latex ausgelösten Erkrankungen gehören die Rhinitis, das Asthma, das Angioödem, die Urtikaria und schließlich der anaphylaktische Schock [199, 200, 537]. An der Haut können sowohl Typ-I- als auch Typ-IV-Reaktionen (Kontaktekzem) ausgelöst werden.

Mehr als 140 Arbeitsstoffe niedermolekularen Charakters wurden bisher als Verursacher berufsbedingten Asthmas erkannt. Gemeinsam ist dieser heterogenen Gruppe, daß nur zu einem kleineren Teil IgE-vermittelte Immunreaktionen ausgemacht werden können, während die gleichen Substanzen überwiegend zu irritativtoxischen oder pharmakologischen Reaktionen Anlaß geben. Dies bedingt eine Reihe von diagnostischen und gutachterlichen Schwierigkeiten.

Isozyanate finden in der Schaumstoff- und Lackherstellung sowie weiteren chemischen Betrieben Anwendung [4, 44, 348, 612]. Der Sensibilisierungsindex von 2,4-Toluen-diisozyanat (TDI), Methylendiphenyl-diisozyanat (MDI) und Hexamethylen-diisozyanat [HDI] liegt zwischen 12 und 38% [66, 279, 333]. Ebenfalls in der kunststoffverarbeitenden und chemischen Industrie werden Sensibilisierungen gegen Säureanhydride [Phthalsäureanhydrid, Mellitsäureanhydrid] bei 11–36% der Betroffenen bobachtet [609]. Regelmäßig leiden die Patienten zunächst unter einer Rhinitis, wobei der Nachweis von IgE-Antikörpern in nur etwa 15–20% der Betroffenen gelingt [444, 581]. Als weitere niedermolekulare Arbeitsstoffe sind die Amine – vor allem Phenylendiamin – die Metallsalze [Platinsalze, Vanadium, Chrom, Nickel, Kobalt] [86, 138, 342, 343, 376, 407, 527, 528], Farbstoffe (Azo-Farben, Karminfarben und Reaktivfarben) [425] sowie eine Reihe weiterer, nicht zuzuordnender Stoffe wie Kolophonium, Henna, Metabisulfit und Persulfate (Friseurberuf) zu nennen [204]. Gerade bei den im Friseurberuf gebräuchlichen Persulfaten (z.B. Ammoniumpersulfat) und Inhaltsstoffen aus Färbemitteln, Festigern, Dauerwellösungen und Haarsprays scheinen irritativ-toxische Reaktionen die allergischen bei weitem zu überwiegen [78, 165, 297, 315].

Antibiotika und andere Medikamente führen in der Regel zu einer verzögerten Sofortreaktion und betreffen exponierte Personen bei der Herstellung, seltener bei der weiteren Verarbeitung [278]. Unüberschaubar ist die Anzahl der Einzelstoffe in Kühl- und Schmiermitteln in der metallverarbeitenden Industrie;

neben der überwiegend irritativ-toxischen Auslösung der Symptome muß auch an die mögliche mikrobielle Kontamination gedacht werden [97].

Unter den Hölzern dominieren die ausländischen Sorten wie Abachi, Makoré und Mahagoni [289, 410]. Auch hier geht die Berufsrhinitis dem Asthma als Frühwarnsymptom jahrelang voraus [50, 626]. Die mittlere Expositionszeit beträgt 6–10 Jahre. Die Prävalenzrate liegt zwischen 11 und 25% [507]. Unter den einheimischen Hölzern rangiert die Eiche vor Buche und Fichte. Obwohl die Plikatsäure in der Rotzeder als Hautallergen identifiziert werden konnte, sind IgE-vermittelte Sensibilisierungen nur bei etwa 30% der Betroffenen nachzuweisen [111, 112]. Die Plikatsäure verursacht darüber hinaus direkte toxische Schädigungen des Bronchial- und Trachealepithels [203]. Auf die kanzerogene Wirkung von Holzstaub sei hier hingewiesen [287, 405].

2.2.6 Allergische Reaktionen vom Spättyp

Während die Existenz von IgE-vermittelten Reaktionen des Typs I nach Coombs und Gell an der Nasenschleimhaut unzweifelhaft ist, ist die Möglichkeit einer Typ-IV-Reaktion nicht gesichert. Einzelne klinische Beobachtungen vorwiegend aus dem Bereich der Berufsallergene haben zu der Hypothese geführt, daß auch an der Nasenschleimhaut eine allergische Spätphase möglich sei [167, 168, 340]. Enzmann et al. haben über nasale Reaktionen auf Kontaktallergene berichtet, wobei eine Hautreaktion im Epikutantest gesichert und histologische Untersuchungen der Nasenschleimhaut durchgeführt wurden. Allerdings ist die Abgrenzung zu toxischen Reaktionen einerseits und IgE-vermittelten Reaktionen andererseits schwierig [398, 407]. Die Existenz IgE-vermittelter Reaktionen wie Rhinitis, Asthma und Urtikaria auch gegen Kontaktallergene ist unstreitig. Spezifische IgE-Antikörper konnten nachgewiesen werden [173, 528, 574].

2.3 Diagnostische Maßnahmen

Ziel der diagnostischen Maßnahmen ist es einerseits, den Verdacht einer allergischen Genese der Beschwerden des Patienten zu bestätigen und die verursachenden Allergene zu benennen bzw. eine allergische Genese auszuschließen; andererseits müssen aber auch andere ätiologische Faktoren als Haupt- oder Teilursache erkannt bzw. ausgeschlossen werden. Eine nasale Hyperreaktivität kann allergisch, aber auch irritativ, nerval-reflektorisch, endokrin, toxisch, postinfektiös, arzneimittelinduziert oder idiopathisch sein. Anatomische Variationen, Tumoren, Fremdkörper oder Auto-

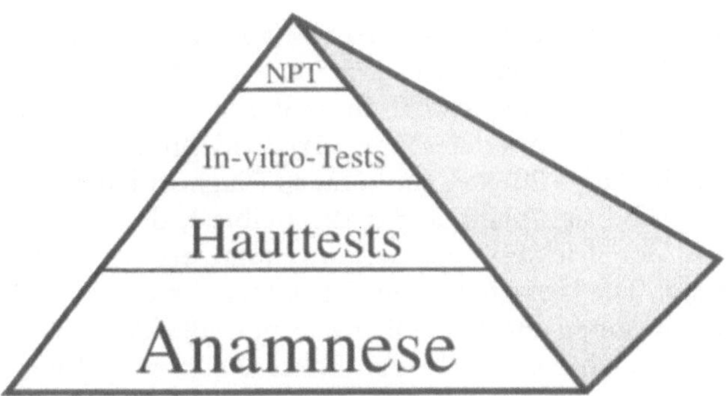

Abb. 6. Die diagnostische Pyramide in der fachspezifischen Allergologie

immunerkrankungen können Symptome verursachen, die denen einer allergischen oder anderweitig hyperreaktiven Rhinitis gleichen. Die Symptomatik allein erlaubt es daher nicht, auf eine allergische Genese zu schließen bzw. andere Ursachen oder Teilursachen auszuschließen. Hierzu bedarf es einer Basisdiagnostik, die aus Anamnese, Rhinoskopie und Endoskopie besteht. An diese schließt sich eine abgestufte weiterführende Diagnostik an [273].

Die allergologische Diagnostik läßt sich am besten in Form einer Pyramide darstellen, die der Bedeutung der einzelnen diagnostischen Schritte und ihrer relativen Häufigkeit gerecht wird (Abb. 6). Die spezielle Anamnese stellt die Grundlage dar, an die sich zunächst die Hauttests anschließen. Die In-vitro-Diagnostik kann Hauttestergebnisse bestätigen bzw. bei speziellen Indikationen Auskunft über weitere Sensibilisierungen geben. Die klinische Relevanz dieser Sensibilisierungen wird dann durch Provokationstests aufgezeigt.

Abweichungen von dieser diagnostischen Pyramide sind im Einzelfall zu begründen:

1) Bei der Diagnose einer saisonalen allergischen Rhinitis kann bei Übereinstimmung von Anamnese und Hauttest auf den Provokationstest sowie In-vitro-Verfahren verzichtet werden.
2) Bei generalsierten Hauterkrankungen, einer Urticaria factitia oder einer nicht absetzbaren antiallergischen Medikation kann der Hauttest durch In-vitro-Testungen ersetzt werden.
3) Bei dem Verdacht einer hochgradigen Sensibilisierung, bei sehr potenten Allergenen oder dem Fehlen entsprechender Extrakte zur Hauttestung können Labortests der Anamnese unmittelbar folgen.

2.3.1 Allergologische Anamnese

Die spezielle allergologische Anamnese versucht, eine allergische Genese der Symptome wahrscheinlich zu machen, das Spektrum der möglichen Auslöser einzu-

schränken und die Symptomatik hinsichtlich Ausprägung und Stärke zu charakterisieren [503]. Da die Qualität der Antworten des Patienten von der Qualität der ärztlichen Fragen abhängt, wird der erfahrene Untersucher häufig aus der Anamnese bereits eine Verdachtsdiagnose stellen können. Die Anamnese erfordert viel Zeit und muß oftmals durch Nachanamnesen ergänzt werden; mit kompetenten Fragen gewinnt der Arzt aber gleichzeitig das Vertrauen des oftmals schwer zu führenden Patienten.

Eine Unzahl von Fragebogen zur Anamneseerhebung sind entwickelt worden, die oft zu schwierig und zu umfangreich sind, dem Patienten nicht genügend Platz für eine ausreichende Darstellung seiner Beschwerden lassen oder aber zu oberflächlich sind; sie können das ärztliche Gespräch nie ersetzen. Wir selbst verwenden einen Fragebogen daher nur, um den Patienten auf das Gespräch vorzubereiten bzw. um durch die Anamnese zu führen (Tabelle 5).

Zunächst sollten Expositionsabhängigkeiten von Ort, Raum und Zeit erfragt werden, um dann das Ausmaß und die individuelle Ausprägung der Symptome zu erfassen. Insbesondere sollte auf Verdachtsmomen-

Tabelle 5. Anamnesebogen der HNO-Universitätsklinik Düsseldorf

Datum	Krankheitsverlauf
	FA (Familienanamnese)
	– Allergien
	– Asthma
	– Ekzeme
	EA (Eigene Anamnese)
	– Kindheit: Allergien
	Milchschorf
	Ekzeme
	Atemwegserkrankungen
	Operationen der Nase, NNH:
Medikamente:	
Allergieteste:	
Hyposensibilisierungen:	
JA (Jetzige Anamnese)	
– Hauptsymptome:	
	Rhinitis wäßrig, grün-gelb
	Schleimhautschwellung
	Niesreiz Juckreiz
	Konjunktivis Asthma
	Gastrointestinale Erkrankungen
	Hauterscheinungen
	andere Symptome:
Jahreszeitliche Abhängigkeit:	
Tageszeitliche Abhängigkeit:	
Örtliche Abhängigkeit:	
Wohnverhältnisse:	
Haustiere:	
Beruf:	
Hobbys:	
Nahrungsmittelunverträglichkeiten:	
Medikamentenunverträglichkeiten:	

te für einen hohen Sensibilisierungsgrad und die Entwicklung der allergischen Erkrankung hinsichtlich Organ- und Allergenspektrumausweitung eingegangen werden. Dabei ist auch nach anderen Erkrankungen, nach allergischen Symptomen anderer Organe, nach der Einnahme von Medikamenten, vorangegangenen Operationen oder einer evtl. bestehenden Schwangerschaft zu fragen. Insbesondere die Fragen nach Erkrankungen in der Kindheit (Ekzeme, Nahrungsmittelunverträglichkeiten, Milchschorf) werden häufig vage beantwortet.

Auf die Vererbung allergischer Erkrankungen wurde bereits eingegangen; die Familienanamnese hilft entscheidend, einen Patienten als Allergiker zu erkennen. Auch die Frage nach den Umgebungsfaktoren gibt Hinweise auf mögliche Allergene. Wohnt der Patient in einem Altbau, im Erdgeschoß oder in einer Dachwohnung, welche Haustiere hat er oder seine Nachbarn, welchen Hobbys geht er nach (Reiten, Aquarienhaltung, Holzarbeiten usw.), mit welchen Substanzen kommt er im Beruf zusammen? Hat der Patient bereits selbst Nahrungsmittel- oder Medikamentenunverträglichkeiten bemerkt? Gibt es Situationen (z.B. im Urlaub), in denen er aufgrund des Ortswechsels keine Symptome hat (Karenz und Exposition)?

Schließlich wird nach vorangegangenen Allergietestungen, nach einer vorausgegangenen Hyposensibilisierung oder einer Arzneimitteltherapie und dem Erfolg dieser Maßnahmen gefragt.

Zum Ende der Erstanamnese sollte klargestellt sein, ob es sich um saisonale oder perenniale Allergene, um berufliche Allergenquellen oder Nahrungsmittelunverträglichkeiten handelt, um die weiteren diagnostischen Schritte gezielt durchführen zu können. Bei den saisonalen Allergenen ist der Vergleich zu Pollenflugdaten, die aus der Literatur oder von den Polleninformationsdiensten zu erhalten sind, hilfreich. Vornehmlich bei Verdacht auf Nahrungsmittelallergien hat sich uns die Führung eines Tagebuches bewährt, aus dem die Nahrungsmittel und der zeitliche Zusammenhang zu den Beschwerden zu ersehen sind. Insbesondere bei den beruflichen Allergenen sind spezielle Erfahrungen und Kenntnisse des Arztes zur weiteren Diagnostik notwendig.

2.3.2 Hauttests

Hauttestungen stellen nach der speziellen allergologischen Anamnese die 2. Stufe der diagnostischen Pyramide dar; sie können sowohl als Suchdiagnostik [Screening] als auch als Bestätigungstest eingesetzt werden [503]. Bereits 1873 wurde durch Charles H. P. Blackley der Hauttest als Möglichkeit erkannt, eine lokal begrenzte allergische Reaktion bei Heuschnupfen-

patienten sichtbar zu machen. Heute bedienen wir uns in aller Regel standardisierter und biochemisch charakterisierter, hinsichtlich ihrer Stärke und Proteinbestandteile reproduzierbarer Extrakte ohne toxische und irritative Effekte. Zur kutanen Diagnostik der Typ-I-Sensibilisierungen stehen der Reibtest, der Scratchtest, der Pricktest und der Intrakutantest zur Verfügung. Die verschiedenen Testungen zeichnen sich durch eine unterschiedliche Empfindlichkeit, aber auch durch ein verschieden hohes Risiko von Nebenwirkungen aus. Allgemein kann gelten, daß Hauttests eine relativ gute Korrelation zum RAST aufweisen, während die Korrelation zu den Organprovokationstestungen je nach Allergenen relativ hoch (Gräser, Bäume, Kräuter) oder gering (Milben, Schimmelpilze, Nahrungsmittel) ausfallen kann. Dabei gilt, daß ein positiver Hauttest die Sensibilisierung des Patienten gegen ein bestimmtes Allergen, nicht aber dessen klinische Relevanz anzeigt [404]. Ein positiver Hauttest muß daher nicht bedeuten, daß der Patient durch dieses Allergen auch tatsächlich an den beklagten Symptomen erkrankt („non-clinical reaction"). Ebenso ist es möglich, daß der Patient dem Allergen nicht mehr exponiert ist. Daraus läßt sich ableiten, daß Hauttestergebnisse immer der sorgfältigen klinischen Interpretation bedürfen.

In der Regel bedient man sich beim Beginn der Diagnostik eines bewährten Allergenprogrammes, wie es beispielhaft in Tabelle 6 für die HNO-Universitäts-

Tabelle 6. Liste der Allergene zum Atopiescreening

	Prick	i.c.	RAST	NPT
1 Nacl				
2 Histamin				
3 Gräser				
4 Bäume I				
5 Bäume II				
6 Kräuter				
7 Pilze I				
8 Pilze II				
9 Federn				
10 Roggen				
11 Birke				
12 Hasel				
13 Erle				
14 Wegerich				
15 Beifuß				
16 Katze				
17 Meerschweinchen				

	Beurteilung	Prick (mm Durchmesser)	
		Quaddel	Erythem
18 Alternaria	Durchmesser	Durchmesser	<3
19 Cladosporium	+	2–3	3–5
20 Aspergillus	++	3	6–10
21 Penicillium	+++	4–6	11–20
22 Ei	++++	>6	>20
23 Kuhmilch		Pseudopodien	
24 Milbe I			
25 Milbe II			
26 Lepidoglyphus d.			
27 Acarus siro			
28 Tyrophagus p.			

klinik Düsseldorf angegeben ist. Dieses Programm kann je nach Symptomatik (saisonal, perennial, Nahrungsmittel usw.) bzw. Exposition (Arbeitsplatz, Hobby, Tierhaltung etc.) erweitert und der individuellen Problematik angepaßt werden. Schließlich kann der Hauttest auch als Bestätigungstest für eine eindeutige Anamnese herangezogen werden. Bei Kleinkindern – Hauttestungen sind in der Regel ab dem 4. Lebensjahr gut durchführbar – wird die Anzahl der zu testenden Allergene reduziert, um die kleinen Patienten nicht zu sehr zu belasten.

Bei anamnestisch erfragter hoher Sensitivität können 1:10-Verdünnungen der kommerziellen Extrakte eingesetzt werden, um sich vorsichtig an die Testschwelle heranzutasten. Häufig werden Gruppenallergene verwendet, die mehrere Einzelallergene, z.B. aus der Reihe der frühblühenden Baumpollen enthalten. Bei positivem Testergebnis werden diese Gruppenallergene dann in die Einzelallergene aufgesplittet und erneut getestet. Gruppenallergentestungen können falsch-positiv und falsch-negativ ausfallen, da die Einzelallergene zu einer klinisch nicht relevanten Addition sonst stummer Reaktionen führen können oder aber in dem Gruppenallergen infolge der Verdünnung „untergehen". Bei entsprechenden anamnestischen Hinweisen müssen daher Einzelallergene auch bei negativem Gruppenallergen getestet werden.

Hauttestungen sollten immer mit einer entsprechenden Positiv- und Negativkontrolle in Form von Histamin- bzw. Kochsalzlösungen einschl. der Konservierungszusätze durchgeführt werden. Die Stärke der Hautreaktion ist vom Applikationsort bzw. der Hautbeschaffenheit und -durchblutung, aber auch von einer evtl. medikamentösen Vorbehandlung abhängig. Insbesondere können Antihistaminika zu einer Unterdrückung der Hautreaktionen führen und sollten entsprechend ihrer Halbwertszeit (Astemizol!) vor einem Hauttest abgesetzt werden [215]. Orale Steroide unter 10 mg Prednisolon oder einer äquivalenten Dosis pro Tag verändern das Testergebnis nicht. Das Hauttestareal sollte frei von Krankheitserscheinungen sein; bei Infekten, akuten oder chronischen Ekzemen, degenerativen Hauterkrankungen wie Ichthyosis und Sklerodermie sind die Testungen nicht durchführbar. Bei einer Urticaria factitia (Dermographismus) können die Testergebnisse in der Regel nicht verwertet werden. Die stets mitzuführenden Negativ- und Positivkontrollen schützen vor einer fehlerhaften Auswertung und gestatten eine bessere Quantifizierung der Reaktionsstärke.
Nach 15–25 min erreicht die allergische Sofortreaktion an der Haut ihr Maximum. Bei einigen Patienten ist eine sog. Spätphasenreaktion mit einem Maximum nach 6 8 h zu beobachten, die von Typ-III- und Typ-IV-Reaktionen abzugrenzen ist.

In der Literatur sind anaphylaktische Reaktionen bei Hauttestungen beschrieben; sie können vor allem bei Testung von Arzneimitteln oder aggressiven Nahrungsmitteln (Fisch, Nüsse etc.) auftreten. Zum Zeitpunkt der Hauttestung sollte keine zusätzliche Allergenexposition durch inhalative oder nutritive Allergene bestehen; trotzdem kann auch in der Saison eine Testung mit nur unwesentlich verändertem Testergebnis durchgeführt werden.

2.3.2.1 *Pricktest*

Der Hautpricktest stellt das Standardverfahren für die Mehrzahl der Allergene dar und zeichnet sich durch eine gute Sensitivität und Spezifität, einen geringen technischen Aufwand und eine gute Verträglichkeit aus [58, 197]. Ohne weitere Vorbehandlung der Haut werden auf der Innenseite des Unterarmes Allergentropfen in einem Abstand von mindestens 2–3 cm aufgebracht und durch einen Einstich durch den Tropfen in die Haut transportiert. Dazu können Einmalkanülen, Lanzetten oder Pricktestnadeln verwendet werden, wobei standardisierte Lanzetten mit einer Eindringtiefe von 1 mm senkrecht durch den Tropfen aufgesetzt werden. Beim modifizierten Pricktest wird die Nadel schräg in die Haut eingestochen und diese etwas angehoben, um Allergen unter der Nadel in die Haut fließen zu lassen. Beim Prick-to-Prick-Test wird die Nadel zunächst in den Allergenträger (z.B. natives Nahrungsmittel) und dann in die Haut eingestochen.

Vom Ellbogen und vom Handgelenk sollten jeweils 3 cm Abstand eingehalten werden. Auch direkt über subkutan verlaufenden Blutgefäßen sollte wegen der Gefahr der hämatogenen Verschleppung nicht getestet werden. Bei der Pricktestung ist der Austritt von Blut aus der Injektionsstelle zu vermeiden.

Zerlaufen die Tropfen auf der Haut, kann diese vorher durch Alkoholtupfer entfettet werden. Ansonsten ist jede Manipulation an der Haut zu vermeiden. Anfänger machen oft den Fehler, durch mangelnde Reinigung der Pricktestnadeln Allergen zu verschleppen und sog. „Titrationsreihen" zu erzeugen. Insbesondere bei der Verwendung von Einmalkanülen ist auf eine gründliche Säuberung zwischen den einzelnen Testungen zu achten.

Bei Kleinkindern unter 3 Jahren ist der Hauttest wenig sinnvoll, da es einmal zu überschießenden Hautreaktionen und zum anderen infolge mangelnder lokaler IgE-Verteilung zu falsch-negativen Ergebnissen kommen kann. Zudem ist oft die Hautreaktion durch die Angst der Kinder übersteigert.

Die Hautreaktion wird nach 15 min anhand der zentralen Quaddel und des peripheren Erythems beurteilt. Hierzu stehen semiquantitative Scores von 0–4+

zur Verfügung, wobei die Histaminreaktion 2+ gleichgesetzt wird und Quaddelfüßchen (sog. Pseudopodien) mit einem zusätzlichen „P" gekennzeichnet werden. Besser ist eine Ausmessung des Umfanges von Quaddel und Erythem mittels einer Kreisschablone, wodurch auch nachträglich eine Bewertung im Vergleich zur Negativ- und Positivkontrolle möglich wird. So bedeutet das Ergebnis „5 P/12", daß eine Quaddel von 5 mm Durchmesser mit Pseudopodienbildung und ein umgebendes Erythem von 12 mm Durchmessern verzeichnet wurden. Quaddeln von 1–2 mm bzw. Erytheme von 3–4 mm werden als fraglich positiv eingestuft.

2.3.2.2 Scratch- und Reibtests

Diese beiden Hauttestungen sind relativ unempfindlich und werden daher vornehmlich bei hohem Sensibilisierungsgrad und zur Testung von Nativmaterial wie frischen Nahrungsmitteln, rassespezifischen Tierhaaren oder auch Arbeitsstoffen eingesetzt [59, 61]. Aufgrund der mangelnden Dosierbarkeit des in die Haut eindringenden Allergens sind sie allerdings wenig standardisierbar und daher besonderen Indikationen vorbehalten. Da sie mit den patienteneigenen Materialen durchgeführt werden können, sind sie evtl. als „Motivationstest" einsetzbar: Vor allem Kinder können sich eher von einem Tier trennen oder auf den Reitsport verzichten, wenn sie an der eigenen Haut mit dem eigenen Material die krankheitsverursachende Wirkung des fraglichen Allergens erlebt haben.

Beim Scratchtest wird eine 5–10 mm lange oberflächliche Ritzung in die Haut gesetzt, wobei es nicht zum Austritt von Blut kommen sollte. Mit einem Glas- oder Holzspatel wird das Allergen dann unter leichtem Druck eingerieben. Hausstaubproben können evtl. mit 1%iger normaler NaOH-Lösung aufgelöst und in Hautkontakt gebracht werden. Entsprechende Positiv- und Negativkontrollen sind regelmäßig mitzuführen.

Beim Reibtest wird das Allergen im Bereich der Unterarme 10- bis 20mal kräftig mit einem Zellstofftupfer auf der Hautoberfläche eingerieben. Über die Haarfollikel gelangt es in die Tiefe der Haut und führt zunächst zu einer disseminierten Quaddelbildung, die ggf. zu größeren Plaques konfluieren können. Durch vorheriges „Stripping" bzw. dem Abriß der oberflächlichen Hornschicht mit Klebestreifen kann die Sensitivität des Tests erhöht werden. Zur Vermeidung einer inhalativen Aufnahme des Allergens muß insbesondere bei hochsensibilisierten Patienten ein Mundschutz getragen werden.

2.3.2.3 Intrakutantest

Der Intrakutantest ist sensitiver als der Pricktest, dafür aber auch weniger spezifisch; es kommt häufiger zu

falsch-positiven Reaktionen, die die Beurteilung durch einen erfahrenen Untersucher erfordern [197]. Auch das Risiko evtl. systemischer Reaktionen ist größer. Beides hängt mit der größeren Allergendosis zusammen, die in die Haut appliziert wird.

Mit Hilfe einer Tuberkulinspritze und einer Kanüle Nr. 18/20 werden 0,03–0,07 ml der standardisierten Allergenlösungen im Bereich des Unterarmes oder des Rückens streng intrakutan appliziert. Dabei gibt es charakteristischerweise eine kleine Quaddel. In der Regel wird der Rücken des Patienten zur Testung verwendet, wobei in 6 Reihen à 5 Spalten bis zu 30 Allergene getestet werden können. Rechts und links der Wirbelsäule wird etwa eine Handbreit Platz gelassen, da für dieses Areal gesteigerte Reaktionen beschrieben worden sind. Für die Beurteilung der Reaktion gelten die beim Pricktest erwähnten Möglichkeiten.

2.3.2.4 Epikutantest

Im Gegensatz zu den vorgenannten Hauttestungen, die der Untersuchung von Inhalations- und Nahrungsmittelallergenen dienen, werden mit dem Epikutantest (auch als Patchtest bezeichnet) T-Zell-vermittelte Reaktionen vom Typ IV nach Coombs und Gell erfaßt [62]. Indikationen sind vornehmlich Kontaktdermatitiden und Kontaktekzeme, Arzneimittelekzeme und – mit gewissen Einschränkungen – auch die Kontaktstomatitis. Die heute gebräuchliche Testform als geschlossener Epikutantest geht auf Untersuchungen von Jodassohn und Bloch 1895 zurück (zitiert bei [197]). Davon abzugrenzen ist der offene Test, der bei hochsensibilisierten Patienten im Einzelfall angewendet werden kann, aber weniger sensitiv ist. Weiterhin wird eine Reihe von Variationen beschrieben, so z.B. der epikutane Belichtungstest. Erst neuerdings konnte gezeigt werden, daß auch Inhalationsallergene wie Hausstaubmilben, Katze und Gräser zu einer Ekzemreaktion der Haut führen können und im Epikutantest nachzuweisen sind. Optimale Allergenkonzentrationen und -dosierungen sowie brauchbare Vehikel sind derzeit in Erprobung [136].

Als Testgebiet wird in der Regel der Rücken beansprucht, ggf. kann auch auf den Oberarm und den Oberschenkel ausgewichen werden. Eine evtl. starke Behaarung ist vorher zu entfernen, die Haut wird aber nicht wie z.B. beim Scratch- oder Pricktest verletzt. Das zur Testung ausgewählte Hautareal soll frei von Krankheitserscheinungen sein; die völlige Freiheit von Hauterscheinungen am ganzen Körper kann oftmals nicht abgewartet werden. Generalisierte oder lokalisierte blasenbildende Erkrankungen sind als Ausschlußkriterium aufzufassen. Vor der Testung muß eine Woche auf topische und systemische Steroide sowie eine starke UV-Bestrahlung verzichtet werden. Primäre Reizstoffe

Tabelle 7. Kriterien zur Differenzierung von Reaktionen im Epikutantest. (Nach [197])

Allergische Reaktion	Irritative Reaktion
Unscharfe Begrenzung	Relativ scharfe Begrenzung
Intensives Erythem	Erythem, nicht selten mit bräunlichem Farbton
Papeln, Vesikel, Infiltration	Blasen, evtl. Nekrosen und Pustelbildung
Relativ langsame Entwicklung („crescendo")	Relativ schnelle Entwicklung („decrescendo")
Längere Persistenz	Relativ kurze Persistenz („effect du savon")

wie Laugen oder Säuren und toxische Testsubstanzen sollen nicht eingesetzt werden.

Für das Aufbringen der Allergene stehen vorgefertigte Pflaster zur Verfügung, die die Testsubstanzen z.B. in kleinen Aluminiumkammern aufnehmen und über die Testzeit in engem Kontakt zur Haut halten können. Rechts und links von der Wirbelsäule wird etwa eine Handbreit Abstand gehalten. Die Testzeit beträgt 24–48 h, wobei von der Internationalen Kontaktdermatitisgruppe [ICDG] eine Okklusionszeit von 2 Tagen empfohlen wird. Bei starkem Jucken oder Brennen soll sich der Patient aber bereits vorher beim Testarzt einfinden, um das Allergen evtl. zu entfernen. Die Auswertung erfolgt nach [24], 48 und 72 h, evtl. auch noch nach längeren Zeiträumen semiquantitativ und erfordert große praktische Erfahrung, um zwischen irritativen und tatsächlichen allergischen Reaktionen unterscheiden zu können. Eine Entscheidungshilfe anhand der Begrenzung der Reaktion, des zeitlichen Verlaufes und der Morphe gibt Tabelle 7. Allergenkonzentration und Menge tragen wesentlich dazu bei, ob irritativ-toxische Reaktionen auftreten können; auf entsprechende Verdünnungen, die bei gesunden Kontrollprobanden keine Reaktionen verursachen, ist daher zu achten.

Die Liste der möglichen Kontaktallergene scheint unüberschaubar lang [499]. Allerdings werden etwa 90% der Sensibilisierungen durch ca. 20 Antigene verursacht, die in einer sog. „europäischen Standardreihe" zusammengefaßt und in kurzen Abständen aktualisiert werden. Diese Standardreihe kann bei speziellen Fragestellungen dann durch weitere Untersuchungsreihen z.B. für Bäcker, Metallarbeiter, Arzneimittel- oder Desinfektions-/Konservierungsmittel ergänzt werden. Ähnlich wie bei den Inhalationsallergenen ist der Nachweis einer Hautreaktion im Epikutantest nicht gleichbedeutend mit dessen klinischer Relevanz, obwohl der Epikutantest fast den Charakter eines Provokationstests hat. Die Aktualität muß immer durch den anamnestischen Bezug hergestellt werden. Epikutantestungen sind im Kindesalter kaum notwendig, da sich

entsprechende Sensibilisierungen in der Regel erst im jugendlichen Alter (Tragen von Schmuck, Kosmetika etc.) einstellen.

Falsch-positive Testergebnisse sind durch unspezifische Rekationen der Haut, durch Pflasterreaktionen, mögliche Kreuzreaktivitäten zu chemisch verwandten Substanzen oder einer allgemeinen Reaktionsbereitschaft der Haut („angry back", „excited skin") möglich. Falsch-negativ können die Testungen bei zu niedrigen Allergenkonzentrationen oder Mengen, bei vorheriger Steroidtherapie, UV-Bestrahlung, bei medikamentöser Immunsuppression oder zellulären Immundefekten ausfallen. Als Nebenwirkungen sind sehr selten Kontaktanaphylaxien (vor allem auf Penicilline und Pyrazulone) bekannt. Der Allergenkontakt kann insbesondere bei wiederholten Testungen auch zu einem sog. Booster-Effekt führen und Krankheitserscheinungen an der Haut verstärken; auch Neusensibilisierungen (z.B. durch jährliche Nachtestungen bei Gutachten) sind nicht völlig auszuschließen. Der Kontakt des medizinischen Personals zu den Allergenen ist möglichst zu vermeiden.

2.3.3 In-vitro-Tests

Die In-vitro-Diagnostik ist in der allergologischen Stufendiagnostik den Hauttestungen nachgeordnet [140]. Dies liegt nicht nur an den höheren Kosten, sondern auch an der erst verzögerten Verfügbarkeit der Testergebnisse und der mangelnden Sensitivität für einzelne Allergene [255]. Diesen Nachteilen stehen aber auch Vorteile gegenüber: Eine In-vitro-Diagnostik kann während einer laufenden antiallergischen Therapie durchgeführt werden und bedeutet kein Risiko für den Patienten, wie dies bei einem hochsensibilisierten Patienten durch einen Hauttest bestehen könnte [595]. Kleinkinder und Säuglinge sind ebenfalls eher einer In-vitro-Diagnostik als Hauttesten zugänglich. Und schließlich können Hauterkrankungen vorliegen wie z.B. der Dermographismus oder Manifestationen eines generalisierten Ekzems, die Hauttestungen nicht möglich machen. Spezielle Allergene sind unter Umständen in vitro zu untersuchen, während geeignete Hauttestlösungen nicht zur Verfügung stehen. Daraus ergibt sich, daß die In-vitro-Diagnostik in der allergologischen Stufendiagnostik einen festen Platz bei entsprechender Indikation innehat. Dies gilt insbesondere für den Nachweis von allergenspezifischen IgE-Antikörpern, während andere In-vitro-Testverfahren weniger geeignet oder nicht ausreichend validiert sind [141].

Die Bestimmungen des Gesamt-IgE-Spiegels im Blut hat für die Diagnostik der allergischen Rhinitis kaum eine Bedeutung. In der frühen Kindheit steigen die Mittelwerte in der gesunden Bevölkerung allmählich an, um im Alter von 5–7 Jahren in etwa den Spiegel erwachsener Personen erreicht zu haben. Werte unter 20 IU/ml [International Units] gelten als negativ, Werte über 100 IU/ml als positiv und damit verdächtig auf eine allergische Erkrankung. Allerdings muß beachtet werden, daß etwa 20% der Allergiker demnach falsch-negativ und 20% der Nichtallergiker falsch-positiv wären; die Sensitivität und Spezifität in der Gesamt-IgE-Bestimmung ist besonders bei der allergischen Rhinitis gering [277]. Die Höhe des Gesamt-IgE ist abhängig von der Anzahl der Allergene und der Anzahl bzw. Größe der Organe, die allergisch reagieren; insbesondere kutane und gastrointestinale Manifestationen sind eher mit einem erhöhten IgE-Wert verbunden. Differentialdiagnostisch kommen eine Parasitose, Malignome, eine Mononukleose, das Zigarettenrauchen, eine Virusinfektion oder ein Wiskott-Aldrich-Syndrom in Frage.

In die Bestimmung des Gesamt-IgE im Nabelschnurblut hat man Hoffnungen im Sinne einer Voraussage einer späteren allergischen Erkrankung gesetzt [292, 371]. Allerdings zeigte sich, daß niedrige IgE-Werte keinen Ausschluß einer späteren atopischen Erkrankung bedeuteten und eine sorgfältig erhobene Familienanamnese einen höheren prädiktiven Wert besitzt als die Nabelschnur-IgE-Bestimmung [127]. Multiallergentests, bei denen mehrere relevante Allergene gemeinsam an eine Festphase gekoppelt und getestet werden, haben eine deutlich höhere Sensitivität und Spezifität als die Gesamt-IgE-Bestimmung. Sie eignen sich also besser für eine Screeninguntersuchung; einschränkend muß bemerkt werden, daß hierdurch natürlich nur die häufigsten inhalativen bzw. nutritiven Allergene getestet werden und bewußt auf die Erfassung seltenerer Sensibilisierungen verzichtet wird.

Für die Bestimmung allergenspezifischer IgE-Antikörper stehen mehrere Verfahren zur Verfügung, die in zunehmendem Maße auf den Einsatz von Radioaktivität verzichten und zur enzymatischen Bestimmung übergehen. Als goldener Standard gilt der Radio-Allergo-Sorbent-Test [RAST], der neuerdings durch das CAP-System der gleichen Firma [Pharmacia] ersetzt wird [331, 607]. Die Ergebnisse der Messungen werden in RAST-Klassen 0 [keine spezifischen Antikörper nachweisbar] bis 4 bzw. 6 [hoher Titer an allergenspezifischen IgE-Antikörpern] eingeteilt oder – besser – in absoluten Mengen angegeben. Je höher die RAST-Klasse ausfällt, desto eher ist eine nachgewiesene Sensibilisierung auch klinisch relevant; insbesondere bei Übereinstimmung der Anamnese kann auf eine Provokation evtl. verzichtet werden. Die Bestimmung des allergenspezifischen IgE zeigt für die meisten Allergene eine gute Korrelation zum Hauttest; nimmt man Haut- und RAST-Ergebnisse zusammen, erhöht sich die Sensitivität und Spezifität weiter. Beide Verfahren sind jedoch

nicht geeignet, die klinische Relevanz einer festgestellten Sensibilisierung nachzuweisen.

Falsch-positive RAST-Ergebnisse können durch eine unspezifische Bindung von IgE bei hohen IgE-Spiegeln im Serum oder durch Kreuzreaktivitäten auftreten. Falsch-negative Ergebnisse sind durch eine testbedingte mangelhafte Bindung von Antikörpern oder aber die Verdrängung durch spezifische IgG-Antikörper möglich; dies könnte bei der Bestimmung von IgE-Antikörpern insbesondere nach erfolgter Hyposensibilisierung von Bedeutung sein [441]. Heute stehen mehr als 400 standardisierte Allergene zur In-vitro-Testung zur Verfügung; die Anzahl der nichtstandardisierten Allergene, die angeboten werden, übersteigt diese Zahl aber bei weitem. Gegenüber dem bislang gebräuchlichen RAST soll das CAP-System etwa 5–10% mehr positive Reaktionen zeigen und damit offenbar sensitiver sein; die Spezifität dieser Reaktionen muß individuell nachgewiesen werden [126].

Neuerdings drängen vereinfachte Meßverfahren (sog. „Streifentests") auf den Markt, die häufig eine deutlich geringere Sensitivität und Spezifität aufweisen und daher nicht zu empfehlen sind, solange sie nicht dem RAST vergleichbare Ergebnisse liefern [267, 272].

Neben IgE-Antikörpern können auch allergenspezifisch IgG-Antikörper in Enzym- oder Radioassays bestimmt werden. Insbesondere die Subklasse IgG_4 ist von besonderem Interesse, da IgG_4-Antikörper ähnlich dem IgE zu einer Mastzellaktivierung führen können und möglicherweise eine protektive Rolle bei einer Hyposensibilisierung spielen [392, 393]. Allerdings hat sich gezeigt, daß IgG_4-Antikörper gegen inhalative oder nutritive Allergene bei allergischen Kindern und Erwachsenen in ähnlicher Häufigkeit nachzuweisen sind wie bei nichtallergischen Personen [255]. In mehreren Hyposensibilisierungsstudien konnten sowohl Erfolge als auch Mißerfolge mit der Höhe des allergenspezifischen IgG_4 korreliert werden, so daß die Bedeutung dieser Antikörper unklar bleibt [1, 286]. Das allergenspezifische Gesamt-IgG steigt im Laufe einer Hyposensibilisierung bis auf ein Plateau an (s. Abschn. 2.4.3.3). Dieser Anstieg ist von der insgesamt verabreichten Allergendosis abhängig und korreliert nicht mit dem individuellen therapeutischen Erfolg. Insgesamt ist der Einsatz von Nachweisverfahren des allergenspezifischen IgG daher bis auf weiteres wissenschaftlichen Studien vorbehalten und eignet sich nicht für die Klinik.

Zumindest für die Diagnostik von Nahrungsmittel- und Arzneimittelallergien kann der LHRT („leucocyte histamine release test") in Einzelfällen zur Anwendung kommen, wobei er keine breite klinische Anwendung gefunden hat [157]. Der Test benötigt frisches Blut, um die peripheren Leukozyten anzureichern, mit dem in Frage kommenden Allergen zu inkubieren und die dabei auftretende Histaminfreisetzung zu messen. Neben dem apparativen Aufwand sind als weitere Nachteile zu nennen, daß nur eine begrenzte Anzahl von Allergenen zur Verfügung steht und ca. 15% der Leukozyten von allergischen Patienten areaktiv sind. Zudem können sich die im Blut befindlichen basophilen Granulozyten anders verhalten als die gewebeständigen Mastzellpopulationen [597, 599].

Kaum Bedeutung hat auch der Basophilen-Degranulationstest, der mit angereicherten Granulozyten auf allergenbeschichteten Objektträgern durchzuführen ist. Quantifizierung und Interpretation der Ergebnisse sind nur mäßig reproduzierbar [454].

2.3.4 Exfoliativzytologie

Die Exfoliativzytologie ist ein bislang unterbewertetes diagnostisches Verfahren, das erst in letzter Zeit wieder aufgegriffen und übersichtlich dargestellt wurde [249]. Heute stehen neben den konventionellen Färbetechniken auch immunhistochemische Methoden unter Einsatz monoklonaler und polyklonaler Antikörper sowie verschiedener Färbetechniken (Peroxydase-Antiperoxydase (PAP) oder Alkalische-Phosphatase-Antalkalische-Phosphatase (APAAP) zur Verfügung [31]). Die Exfoliativzytologie kommt vornehmlich dann zum Einsatz, wenn die üblichen diagnostischen Methoden keine sichere organbezogene Diagnose zulassen. Insbesondere die Abgrenzung von allergischen zu hyperreaktiven Rhinitisformen oder der aspirinsensitiven Rhinitis ist von diagnostischer Bedeutung. Die Exfoliativzytologie hilft aber auch bei der Differenzierung von bakteriellen, mykotischen, viralen, atrophischen oder toxischen Rhinitiden weiter, sofern sich diese Erkrankungen in einem typischen zytologischen Bild niederschlagen.

Die Zytologie erlaubt die Untersuchung der oberhalb der Basalmembran angesiedelten Zellpopulationen einschl. des respiratorischen Epithels selbst. Unter den Epithelzellen unterscheiden wir Flimmer-, Becher-, Basal-, und Intermediärzellen, deren Verteilung oder morphologische Veränderung Rückschlüsse auf die zugrundeliegende Erkrankung zuläßt. Zwischen den Epithelzellen und dem Nasensekret finden sich physiologischerweise überwiegend neutrophile Granulozyten und einige Monozyten bzw. Makrophagen. Mastzellen und basophile Granulozyten sind bei gesunden Probanden praktisch nicht zu finden, eosinophile Granulozyten machen nicht mehr als 5% der Zellen aus.

Zur Anfertigung einer Exfoliativzytologie stehen zahlreiche Techniken (Abdruck, Absaugtechnik, Brush, Kürette, Watteträger, Lavage, Schneuzpräparat) zur Verfügung, die je nach Fragestellung ausgewählt werden können [19]. Da der zytologische Normalbefund,

also die Verteilung der epithelialen und granulozytären Zellgruppen im Präparat, stark von der Entnahmetechnik abhängig sind, sollte sich der Untersucher auf 1–2 Techniken beschränken, um pathologische Befunde sicher abgrenzen zu können. Die Techniken der Fixierung sowie konventionellen und immunhistochemischen Färbungen sind bei Heppt [249] mit praktischen Anleitungen zusammengefaßt.

Für die Interpretation der zytologischen Befunde muß der Untersucher informiert sein über aktuelle Beschwerden des Patienten, eine evtl. vorausgegangene Kortikosteroidtherapie und das Zeitintervall zwischen Zellsammlung und letzten typischen Rhinitisbeschwerden. Je größer dieses zeitliche Intervall ausfällt, desto eher zeigt der Abstrich einen Normalbefund; auch die Vorbehandlung mit Kortikosteroiden führt zum Verschwinden der entzündlichen Zellinfiltrate.

Für die Diagnose einer allergischen Rhinitis sind insbesondere die Mastzellen, die basophilen und eosinophilen Granulozyten sowie IgE-positive Zellen von Bedeutung [24, 28, 32]. Die Anzahl der eosinophilen Granulozyten nimmt wenige Stunden nach Allergenprovokation deutlich zu, um 24 h nach Allergenkontakt noch immer erhöht zu sein, dann aber wieder abzufallen. Zwei Tage nach dem letzten Allergenkontakt kann daher u.U. keine auffällige Eosinophilie mehr vorhanden sein. Eosinophile sind zudem nicht pathognomonisch für eine allergische Rhinitis; insbesondere bei den aspirinsensitiven Rhinitiden liegt ihre Zahl oft höher als bei den allergischen Formen. Der Anteil der aktivierten, degranulierenden Eosinophilen kann mit Hilfe des monoklonalen Antikörpers EG 2, der gespaltenes, eosinophil-kationisches Protein färbt, abgeschätzt werden.

Von hoher Spezifität ist der Nachweis von IgE-positiven Zellen, die fast ausschließlich bei einer allergischen, inhalativ ausgelösten Rhinitis vorliegen (Abb. 7). Ausnahmen sind seltene Parasiteninfektionen, die allergische Nasennebenhöhlenmykose, ein Hyper-IgE-Syndrom oder symptomlos bleibende Zellen in der Nasenschleimhaut des Neurodermitikers. Im Gegensatz zu den eosinophilen Granulozyten sind IgE-positive Zellen meist über Wochen nach Allergenkontakt nachweisbar; ihre Zahl ist allerdings gering, so daß der Nachweis nur eine mäßige Sensitivität hat.

Das respiratorische Epithel weist nach wiederholter Allergenexposition eine Becherzellhyperplasie auf, die allerdings unspezifisch ist. Die Abgrenzung von toxischen Rhinitiden ist erst nach längerem Verlauf durch auftretende Plattenepithelmetaplasien möglich. Die Untersuchung der epithelialen Zellelemente läßt eher Rückschlüsse auf den Zustand der Schleimhaut zu, während die Komposition der granulozytären Zellelemente oftmals charakteristisch für die Rhinitisform ist.

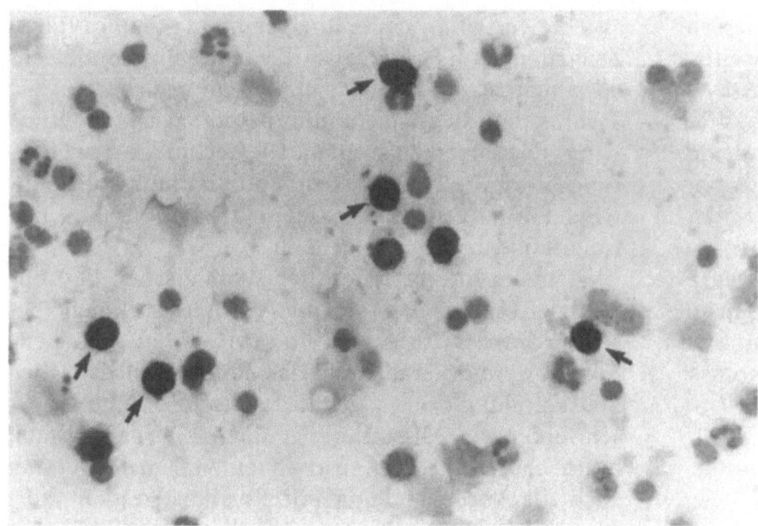

Abb. 7. IgE-positive Zellen in der Exfoliativzytologie bei einem symptomatischen Graspollenallergiker

Die wiederholte Anfertigung zytologischer Präparate z.B. 2, 4 und 8 h nach Allergenprovokation eignet sich zum Nachweis der allergischen Entzündungsreaktion [Spätphasenreaktion]; die klinische Bedeutung eines solchen Nachweises ist allerdings bislang nicht ausreichend validiert.

2.3.5 Provokationstests

Provokationstestungen am Manifestationsorgan stellen die Spitze der diagnostischen Pyramide dar. Ihre Aufgabe ist nicht das breite Screening vieler möglicher Allergene, sondern die Auflösung von Widersprüchen zwischen Hauttest und Anamnese oder die Klarstellung der klinischen Relevanz bei anamnestisch nicht eindeutig abgrenzbaren Allergenen wie z.B. den Hausstaubmilben oder den Schimmelpilzen. Ziel ist es, die Aktualität einer zuvor an der Haut oder durch In-vitro-Methoden festgestellten Sensibilität nachzuweisen und dabei die natürliche Allergenexposition zu reproduzieren.

Im Test wird die natürliche Exposition allerdings quasi im Zeitraffer imitiert, wobei sich die Provokationen in der Regel artefiziell hoher Allergenkonzentrationen bzw. Dosierungen bedienen. Die klinische Fragestellung erfordert die z.B. 8 h währende Exposition des Patienten gegenüber Hausstaubmilben während des Schlafes auf einen Test-zeitraum von 15–30 min zu verkürzen. Die zur Anwendung kommenden Allergenkonzentrationen sind dabei in der Regel rein empirisch festgelegt und so ausgewählt, daß die Gefährdung des Patienten durch die Allergenprovokation möglichst gering gehalten wird. Diese Rahmenbedingungen erklären nach eigenen Untersuchungen das Auftreten falsch-positiver und falsch-negativer Provokationstestungen in etwa 15%.

Die Indikationen zum Provokationstest sind für die verschiedenen Organsysteme vergleichbar [214,215].

1) Unstimmigkeit zwischen Anamnese, Hauttest und/ oder In-vitro-Tests;
2) Nachweis der Aktualität einer Sensibilisierung bei nicht eindeutiger Anamnese;
3) Indikationsstellung zur Karenz- oder Immuntherapie;
4) Nachweis des Zusammenhanges einer beruflichen Exposition mit einer Organerkrankung;
5) Nachweis resorptionsferner Organmanifestationen;
6) Klärung des Reaktionstyps (Sofort- und/oder Spätreaktion).

Für die verschiedenen inhalativen Allergengruppen ergeben sich unterschiedliche Indikationshäufigkeiten, die sich anhand eines Punktesystems (mod. nach Wahn [600]) einschätzen lassen. Dabei muß immer für den jeweiligen Patienten entschieden werden, ob nach dem Ergebnis der bisherigen Diagnostik und dem individuellen Krankheitszustand eine Provokationstestung angezeigt, verzichtbar oder kontraindiziert ist. In Anbetracht der vielfach dokumentierten Diskrepanzen zwischen Hauttest und Provokationstest insbesondere perennialer Allergene und Nahrungsmittelallergene wird der Provokationstest i.allg. zu selten eingesetzt. Man muß sich vor Augen halten, daß eine falsch indizierte Wohnungssanierung erhebliche finanzielle Mittel erfordern kann, eine unnötige Nahrungsmittelkarenz die Lebensqualität des Patienten einschränkt oder eine verzichtbare Hyposensibilisierung die Gesundheit des Patienten möglicherweise sogar gefährdet.

Als Kontraindikationen sind zu nennen:

1) Akute oder chronische Infekte des Organsystems bzw. allergische Reaktionen auch an anderen Organen;

Tabelle 8. Arzneimittelkarenz vor einer Provokationstestung. (Nach [215])

Pharmakon	Karenzfrist
DNCG	3 Tage
Kortikosteroide, nasal	14 Tage
α-adrenerge Substanzen, nasal	1 Tag
Inhalierte Bronchospasmolytika	keine
Kortikosteroide, oral, >10 mg Prednisolon	7 Tage
H_1-Blocker: stark substanzabhängig	1–42 Tage
Nichtsteroidale Analgetika	7 Tage
Zentral wirkende Antihypertensiva (Rauwolfia-Alkaloide, Guanethidin, α-Methyldopa, Clonidin)	21 Tage
Trizyklische Psychopharmaka	21 Tage

2) sonstige Begleit- oder Grunderkrankungen, die eine evtl. notwendige Notfalltherapie erschweren (z.B. kardiovaskuläre Erkrankungen, Lungenemphysem etc.);

3) eine laufende Medikation mit Antiallergika (zur notwendigen Medikamentenkarenz siehe Tabelle 8);

4) Begleittherapie mit Betablockern oder ACE-Hemmern;

5) eine Schwangerschaft;

6) die fehlende Verfügbarkeit von standardisierten Allergenen;

7) ein hoher Sensibilisierungsgrad.

8) Für das Bronchialsystem gilt zusätzlich eine bestehende Hyperreagibilität bzw. relevante Einschränkung der Lungenfunktion als Kontraindikation.

9) Eine Organreaktion auf die Kontrollösung sollte zur Aufschiebung der Allergenprovokation führen, da diese nicht sicher ausgewertet werden kann.

Jede Provokationstestung bedarf einer Negativkontrolle, um falsch-positive Ergebnisse zu vermeiden. Neben der spezifischen Testung mit inhalativen Allergenen sind unspezifische Testmöglichkeiten am Respirationstrakt mit Histamin und Metacholin zum Nachweis einer unspezifischen Hyperreaktivität möglich. Weiterhin wird die Organprovokation zum Nachweis einer Acetylsalicylsäuresensitivität eingesetzt.

Die Reaktionsstärke der Schleimhaut des oberen und unteren Respirationstraktes hängt vom Grad der Sensibilisierung und der organspezifischen Hyperreaktivität ab. Im Einzelfall kann die Reaktionsbereitschaft der Schleimhaut derart übersteigert sein, daß sonst klinisch nicht relevante Allergene bei geringer Sensibilisierung trotzdem zur Organreaktion führen. Die Provokationstestungen sind daher immer in Verbindung mit der Anamnese und den Hauttestungen zu beurteilen.

2.3.5.1 *Der nasale Provokationstest (NPT)*

Für den deutschsprachigen Raum wurden Richtlinien für die Durchführung von nasalen Provokationstests mit Allergenen bei Erkrankung der oberen Atemwege vom Arbeitskreis „Bronchiale und nasale Provokationstests" der Deutschen Gesellschaft für Allergie- und Immunitätsforschung erarbeitet und 1990 veröffentlicht [215]. In anderen europäischen Ländern und insbesondere den USA wird der NPT nicht routinemäßig für die klinische Diagnostik eingesetzt, sondern ist lediglich wissenschaftlichen Fragestellungen und Arzneimittelprüfungen vorbehalten [390].

Der NPT sollte ein einfaches, zeitlich begrenztes und sicheres Verfahren bei hoher Sensitivität und Spezifität darstellen [18, 30, 34, 152]. Da nicht alle Details der Durchführung dieses Tests ausreichend validiert sind, geben die bislang veröffentlichten Richtlinien den derzeitigen Wissenstand wieder. Offene Fragen betreffen die adäquaten Allergenkonzentrationen und Dosierungen, die zu fordernde Allergenqualität, die Notwendigkeit einer Allergentitration, die optimale Technik der Allergenapplikation zur Vermeidung von unspezifischen Irritationen der Schleimhaut, die Frage nach einer beidseitigen oder einseitigen Provokation und schließlich die optimale Evaluierung der Symptome [25, 505].

Vor der Provokation soll sich der Patient an das Raumklima gewöhnen, da die Schleimhaut bereits nach Anstrengung (Treppensteigen oder bei Temperaturwechsel bzw. psychischen Alterationen) ihren Schwellungszustand ändern kann. Vor der Allergenprovokation ist eine Provokation mit einer Kontrollösung durchzuführen, die evtl. in der Allergenlösung enthaltene Konservierungsstoffe und Stabilisatoren in gleicher Menge aufweisen sollte. Nach unserer Erfahrung sind die Allergenkonzentrationen für Provokationstestungen von den Herstellern z.T. absichtlich zu niedrig gewählt, um unerwünschte Nebenwirkungen zu vermeiden. Es ist daher nicht selten zweckmäßig, lyophilisierte Allergene zu benutzen und eigene Titrationsreihen aufzustellen. In der Mehrzahl der Fälle sind die kommerziell angebotenen Allergenlösungen allerdings ausreichend.

Die individuelle Reaktivität der Schleimhaut ist nicht nur von der zurückliegenden Allergenexposition, sondern auch von anderen entzündlichen Erkrankungen, von einer Begleitmedikation oder von chirurgischen Interventionen abhängig. Insbesondere kann die spezifische Reaktivität unmittelbar nach einer Allergenexposition deutlich gesteigert und nach längerem expositionsfreiem Intervall deutlich gemindert sein bzw. auch durch eine Hyposensibilisierung reduziert werden.

Die Applikation des Allergens hat so zu erfolgen, daß eine unspezifische Irritation der Schleimhaut ausgeschlossen ist. Hierfür bietet sich der Allergenspray, die Applikation mit der Eppendorf-Pipette oder auch die Papierscheibentechnik (Disk) an, während Watteträger zu einer starken Schleimhautreizung führen. Wir empfehlen eine einseitige Allergenprovokation auf der besser durchgängigen Nasenseite, wobei beide Nasenseiten rhinomanometrisch kontrolliert werden sollten, um falsch-positive Interpretationen aufgrund eines Nasenzyklus sicher auszuschließen. Bei einer einseitigen allergischen Reaktion kommt es in der Regel reflektorisch ebenfalls zur Obstruktion der anderen Seite, während ein Nasenzyklus zur Abschwellung der nichtprovozierten Seite führen würde.

Die Allergenapplikation erfolgt mittels Spray nach vorheriger Inspiration und Anhalten der Luft und wird von einem Exspirationsmanöver durch die Nase gefolgt, um eine Verteilung des Allergens in den unteren Atemwegen zu verhindern. Ebenso sollte eine Kontamination der Raumluft durch den Sprayvorgang verhindert werden, um nicht unnötig hohe Allergenbelastungen zu erzeugen und sowohl den Patienten als auch das medizinische Personal zu gefährden. Unerwünschte Nebenwirkungen sind bei adäquater Allergenapplikation sehr selten; neben Reizungserscheinungen im Rachen oder einem Uvulaödem kann im Ausnahmefall eine bronchiale Reaktion auftreten.

Zur Symptomevaluierung werden in der Regel Symptomscores eingesetzt, wie sie auch in den oben genannten Richtlinien empfohlen werden. Die Symptomscores können durch die Anwendung von visuell-analogen Skalen (VAS) teilweise verbessert werden, sie ersetzen aber keinesfalls objektive Parameter. Das Zählen der Anzahl der Niesattacken ist eine einfache und verläßliche Methode, um die Irritation der Schleimhaut zu erfassen. Für die Quantifizierung der Nasensekretion bietet sich das Wiegen von Papiertaschentüchern an, die nach der Provokation und der Benutzung durch den Patienten erneut gewogen werden. Die aktive anteriore Rhinomanometrie gilt als Standardtechnik für die Erfassung der Veränderungen der Obstruktion, während andere Techniken wie die akustische Rhinometrie oder Peak-flow-Messungen bislang nicht ausreichend validiert sind. Zusätzlich zu Niesreiz, Sekretion und Obstruktion können Fernsymptome wie Tränenfluß oder Gaumenjucken, Konjunktivitis, Urtikaria oder Husten auftreten und eine organüberschreitende Ausbreitung des Allergens aufzeigen. In Abb. 8 ist ein Ablaufdiagramm eines an unserer Klinik üblichen nasalen Provokationstests zusammen mit den Bewertungskriterien wiedergegeben.

Neben der Sofortreaktion kann auch die Spätphasenreaktion der Nasenschleimhaut erfaßt werden, wobei hierfür bislang keine standardisierten Techniken

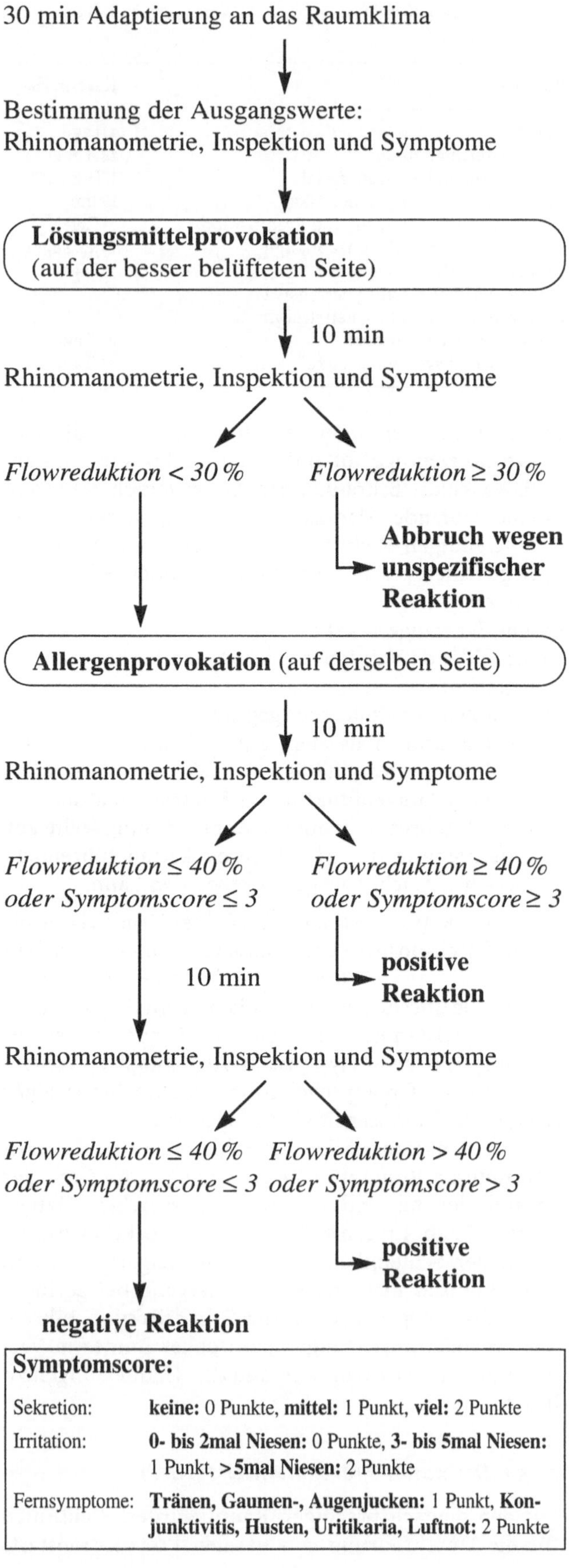

Abb. 8. Ablaufdiagramm des nasalen Provokationstestes und Bewertungskriterien

Symptomscore:	
Sekretion:	**keine:** 0 Punkte, **mittel:** 1 Punkt, **viel:** 2 Punkte
Irritation:	**0- bis 2mal Niesen:** 0 Punkte, **3- bis 5mal Niesen:** 1 Punkt, **>5mal Niesen:** 2 Punkte
Fernsymptome:	**Tränen, Gaumen-, Augenjucken:** 1 Punkt, **Konjunktivitis, Husten, Uritikaria, Luftnot:** 2 Punkte

vorliegen. Unter den Symptomen ist die nasale Obstruktion am ehesten brauchbar, reicht allein aber sicher nicht aus. Inwieweit die Untersuchung von eosinophilen oder basophilen Granulozyten mittels Exfoliativzytologie oder die Messung verschiedener Mediatoren im Nasensekret zur Dokumentation einer allergischen Spätphasenreaktion an der Nase geeignet sind und zu welchem Zeitpunkt nach Provokation diese gemessen werden sollten, ist derzeit Gegenstand der Diskussion [426, 455].

Im Gegensatz zum unteren Respirationstrakt konnte man für die Nase die Untersuchung der unspezifischen Hyperreaktivität nicht ausreichend validieren. Verschiedentlich ist versucht worden, mittels Metacholin, Histamin oder der Insufflation von kalter trockener Luft eine nasale Hyperreagibilität zu dokumentieren, um individuell Patienten von Gesunden zu trennen [437]. Aufgrund erheblicher interindividueller Schwankungen ist dies jedoch nur für Gruppen von Patienten möglich, nicht aber für den einzelnen Patienten. Histamin führt zu einer reflektorischen beidseitigen Sekretion und Obstruktion sowie Niesreiz und kann bei höherer Dosierung zur Flushsymptomatik und zu Husten führen, während Metacholin lediglich einseitig die nasale Sekretion stimuliert. Die Reaktion der individuellen Nasenschleimhaut kann auf die einzelnen Stimuli deutlich unterschiedlich ausfallen, so daß davon auszugehen ist, daß die beiden Stimuli unterschiedliche Aspekte der Hyperreagibilität erfassen.

Stimmt die Anamnese für den oberen und unteren Respirationstrakt überein und fällt der NPT für das fragliche Allergen positiv aus, so kann auf einen bronchialen Provokationstest auch mangels therapeutischer Konsequenzen verzichtet werden. Bei negativem NPT sollte die Allergenexposition in Form eines BPT wiederholt werden [215].

Weniger standardisiert, aber gerade bei beruflichen Allergenen und gutachterlichen Fragestellungen brauchbar ist der arbeitsplatzbezogene NPT. Die Imitation der Arbeitsplatzbedingungen sollte so realistisch wie möglich gestaltet werden, wobei irritative oder toxische Reaktionen durch Vergleichs-untersuchungen an gesunden Kontrollprobanden auszuschließen bzw. zu erkennen sind.

Verschiedene Arbeitsgruppen haben Vorschläge für die nasale Provokation mit Acetylsalicylsäure erarbeitet und die Ergebnisse mit bronchialen oder oralen Provokationen verglichen [486, 610]. Der Vorteil einer nasalen Provokation liegt in der geringeren Gefährdung des Patienten, die teilweise durch die deutlich geringere Dosis von Lysinacetylsalicylsäure erklärbar ist, die z.B. im Vergleich zur oralen Provokation angewendet werden muß. Sensitivität und Spezifität scheinen vergleichbar hoch zu sein; prospektive Studien befinden sich in Vorbereitung.

2.3.5.2 *Der konjunktivale Provokationstest (KPT)*

Genau wie der nasale soll auch der konjunktivale Provokationstest nur durchgeführt werden, wenn der Reaktionsort – in diesem Falle die Bindehaut beider Augen – frei von krankhaften Veränderungen ist [221]. Als negative Kontrollösung wird physiologische Kochsalzlösung mit 0,03% humanem Serumalbumin oder Extraktlösungsmittel verwendet, das einseitig in den unteren Bindehautsack eingetropft wird. Ist nach 15 min im Vergleich zum Kontrollauge keine Reaktion zu erkennen, kann mit Allergenen provoziert werden. Pro Tag sollten höchstens 2 Allergene getestet werden; bis zur nächsten Provokation sollten mindestens 72 h vergehen. Der KPT eignet sich nicht nur zur Testung von Aero- und beruflichen Allergenen, sondern auch bei entsprechendem Verdacht zur Prüfung von Arzneimitteln, insbesondere von Augentropfen. Als Allergenlösungen werden nach Bergmann Provokationstestlösungen 1:10 verdünnt verwendet, während Gronemeyer Pricktestlösungen in einer Verdünnung von 1:10–1:1000 empfiehlt. Nach einer positiven Reaktion sollten die Augen mit Kochsalz ausgespült werden und vasokonstriktorische Augentropfen bzw. topische Antihistaminika eingesetzt werden, um die für den Patienten sonst lästige Symptomatik zu begrenzen.

Vornehmlich in der subjektiven und damit schwer zu standardisierenden Beurteilung des konjunktivalen Provokationstests liegt begründet, daß es noch keine nationalen oder internationalen Richtlinien zur Durchführung und Auswertung gibt [59]. Infolge der Allergenapplikation kommt es innerhalb von 15 min zu Rötungen, Juckreiz, Tränensekretion, Fremdkörpergefühl und Lidschwellung. Bei stärkeren Reaktionen können auch eine Chemosis für mehrere Stunden, eine Photophobia, eine vorübergehende Sehstörung bis hin zu einem Rauhigkeitsgefühl und Schmerzen auftreten. Diese Reaktionen sollten wie oben angegeben durch Ausspülung und Antihistaminikaapplikation kupiert werden. Zur Beurteilung des konjunktivalen Provokationstestes bedient man sich in der Regel einer Einteilung in mehrere Schweregrade, wie sie in Tabelle 9 beispielhaft angegeben ist [221]. Gegegebenenfalls kann das Testergebnis photodokumentiert und damit auch besser vergleichbar gemacht werden.

Im Gegensatz zur Nase führt eine einseitige Provokation nicht zur Mitreaktion des kontralateralen Organes. Daher kann dieses Auge auch gut als Kontrollorgan dienen. Ebenso wie an der Nase sind auch am Auge zelluläre Spätreaktionen beobachtet worden, die ggf. durch oberflächliche Kürettagen und Färbungen für eosinophile Granulozyten nachgewiesen werden können. Mit Histamin und einer hyperosmolaren Glukoselösung kann zudem die unspezifische Hyperreagibilität der Bindehaut getestet werden.

Tabelle 9. Beurteilung des konjunktivalen Provokationstests.
(Nach [60, 221])

Schwache Reaktion (fraglich positiv)	Rötung der Konjunktiva des Lides und der Karunkel, wechselnd starkes Fremdkörpergefühl und Jucken
Mittelstarke Reaktion	Außer den schon beschriebenen Veränderungen eine umschriebene konjunktivale Injektion der Konjunktiva bulbi, Tränenfluß
Starke Reaktion	Ausgeprägte konjunktive Injektion der Konjunktiva bulbi mit Rötung der Konjunktiva des Lides und starkem Jucken, Blepharospasmus
Hochgradige Reaktion	Zusätzliches Ödem der Bulbusbindehaut (Chemosis), Tränenfluß und ausgeprägte Lichtscheu, Blepharospasmus

Der konjunktivale Provokationstest wird in der Regel positiv bei Vorliegen einer Rhinitis/Rhinokonjunktivitis, evtl. aber auch bei Vorliegen eines Asthma ohne Konjunktivitis. Darüber hinaus wurde beschrieben, daß die Bindehäute auch die einzigen Manifestationsorgane einer allergischen Reaktion ohne sonstige Haut- oder nasale Manifestationen sein können (IgE-vermittelt?) [329]. Zur Reproduzierbarkeit des KPT liegen unterschiedliche Angaben vor. Eine entsprechende Kontrolluntersuchung an beiden Augen zeigte eine nur mäßige Übereinstimmung der Provokationsergebnisse beim gleichen Patienten [5]. Vorteile des KPT liegen in der leichten Durchführbarkeit, der fehlenden Notwendigkeit einer apparativen Ausstattung und der relativen Nebenwirkungsarmut, sofern nach positiver Allergenprovokation entsprechend medikamentös interveniert wird.

2.3.5.3 Der bronchiale Provokationstest (BPT)

Vergleichbar dem Nasaltest dient der bronchiale Provokationstest dem Nachweis der Aktualität einer Sensibilisierung vor Karenzmaßnahmen, einer Immuntherapie oder bei Gutachtenfragen [214]. Daneben kann der individuelle Reaktionstyp (Sofortphasen- oder/und Spätphasenreaktion) festgestellt werden. Neben den eingangs für Provokationstestungen genannten Gegenanzeigen gilt eine relevante Einschränkung der Lungenfunktion als weitere wesentliche Kontraindikation [225].

Vor der Applikation des Allergens muß ein Leerversuch durchgeführt und, wenn möglich, die unspezifische bronchiale Reagibilität auf Metacholin oder Histamin bestimmt werden. Dies ermöglicht später die Trennung von allergischer Reaktion und unspezifischer Hyperreagibilität des Bronchialsystems. Das All-

ergen wird als Aerosol in ansteigender Dosierung alle 10–15 min verabreicht, sofern auf die vorangegangene Konzentration keine Reaktion erfolgte. Zusätzlich zur Sofortphasenreaktion wird 4–8 h nach Allergengabe die Spätphasenreaktion (insgesamt als duale Reaktion bezeichnet) gemessen. Nach einem Allergenprovokationstest kann für mehrere Tage eine gesteigerte Reagibilität des Bronchialsystems vorliegen.

Die Provokation wird durch ein Bronchospasmolytikum und ggf. auch die Gabe von Theophyllin und Prednisolon abgebrochen, sobald eine positive Reaktion nachweisbar ist. Unter einer Reihe von möglichen Beurteilungsparametern haben sich folgende Schwellenwerte bei akzeptabler Sensitivität und Sensibilität des Testverfahrens bewährt:

1) Ein Abfall des FEV1 („forced exspiratory volume", Tiffeneau-Test) um 20% und
2) ein bodyplethysmographisch erfaßter Anstieg des spezifischen Atemwegswiderstandes sR_{AW} von 50% bei gleichzeitigem Überschreiten des Schwellenwertes von 2 kPa.

Daneben werden die klinischen Zeichen einer Reaktion als Husten, Stridor und durch den Auskultationsbefund erhoben [246].

Der bronchiale Provokationstest ist auch als arbeitsplatzbezogener Test durchführbar und, sofern er tatsächlich am Arbeitsplatz des Patienten durchgeführt wird, auch sehr realitätsnah. Die fehlende Durchführbarkeit von adäquaten Leerversuchen und die mangelnde Unterscheidbarkeit zwischen irritativen und allergischen Reaktionen sind als Nachteile zu nennen.

Ohne daß auf kontrollierte Studien zurückgegriffen werden könnte, wird angenommen, daß ein positiver Nasaltest bei dem Vorliegen einer den oberen und unteren Atemtrakt umfassenden Anamnese einen Bronchialtest überflüssig macht. Bei negativem Nasaltest oder diskrepanter Anamnese muß eine bronchiale Provokation vorgenommen werden.

2.3.5.4 Der orale Provokationstest, Suchdiäten (OPT)

Die Diagnostik einer Nahrungsmittelallergie und die Abgrenzung von einer Unverträglichkeit ohne immunologischen Pathomechanismus gehört zu den schwierigsten Aufgaben in der Allergologie [638]. Dies hat mehrere Gründe:

1) Die Symptomatik ist uncharakteristisch und setzt verzögert ein, so daß kein direkter Bezug zu dem Allergen hergestellt wird.
2) Hauttestlösungen enthalten nicht die tatsächlich relevanten Allergenmoleküle bzw. sind nicht standardisiert.
3) Positive Pricktestergebnisse sind nur in etwa 50% durch eine orale Provokation zu bestätigen.

4) Auch die Aussagekraft des RAST ist stark von der Allergenqualität abhängig und für die einzelnen Allergene sehr unterschiedlich.
5) Objektivierbare Laborparameter stehen zur Testung nicht zur Verfügung.
6) Der Goldstandard der Diagnostik, die doppelblinde placebokontrollierte Nahrungsmittelprovokation (DBPCFC) ist aufwendig, kann falsch-negativ sein und muß evtl. mehrfach wiederholt werden [83].

Nach der Anamnese, die Verdachtsmomente auf eine Nahrungsmittelallergie ergibt, werden Pricktestungen und RAST-Untersuchungen angeschlossen, um einen zur Anamnese passenden Antikörpernachweis führen zu können oder nach verantwortlichen Allergenen zu suchen [563, 567, 649]. Zur Häufigkeit von Nahrungsmittelreaktionen im Kindes- und Erwachsenenalter wird auf den Abschn. 2.2.3 verwiesen. Gelingt es, verdächtige Allergene zu identifizieren, so kann eine zielgerichtete Eliminationsdiät (Basiskost, Tabelle 10) über 2 Wochen indiziert werden [567]. Danach sollte eine Nachanamnese erfolgen, um den Verdacht auch klinisch zu bestätigen.

Nach erfolgreicher Diät kann die Diagnose dann endgültig durch einen oralen Povokationstest gesichert werden. Hier gibt es offene, einfachblinde und doppelblinde Verfahren, wobei die doppelblinde placebokontrollierte Provokation das geeignetste Verfahren darstellt. Alle 60 min wird nach einer ersten Placebogabe (Talkum oder Laktosetablette) das verdächtige Nahrungsmittel in aufsteigender Dosierung (z.B. 500

Tabelle 10. Allergenarme Basiskost. (Nach [567])

Allergenarme Basiskost	
Mineralwasser (2–3 l täglich)	Zutaten:
Schwarzer Tee (ohne Aromen)	Traubenzucker
Toastbrot (nicht bei Pollenallergie)	Salz
Milchfreie Margarine	wenig Pfeffer
(z.B. Vitazell, Vitaquell)	Pflanzenöl (z.B. Becel)
Eine Sorte Marmelade (von Beeren)	
Reis	
Kartoffeln (nicht bei Pollenallergie)	
Rosenkohl	
Blumenkohl	
Salatgurke	
Spargel	
Lamm	
Putenbrust (nicht bei Hühnerei- und Geflügelallergie)	
Wild (Reh, Kaninchen)	
Weintrauben	

„Quasi Null-Diät"	
Mineralwasser (2–3 l)	
Schwarzer Tee (ohne Aromen)	
Traubenzucker	
(Reis)	

mg–10 g) eingenommen. Die Reaktion in Form von Magen-Darm-Beschwerden, aber auch Rhinitis und Asthma, erfolgt in der Regel innerhalb von 2 h. Auch verzögerte Reaktionen können auftreten, die von der Symptomatik her oft unspezifisch sind und evtl. Wiederholungen des Provokationstestes erfordern. Das zusätzliche Monitoring von Neutrophilen, Eosinophilen oder basophilen Granulozyten sowie Thrombozyten im peripheren Blut und die Aufzeichnungen von Blutdruck und Herzfrequenz können zusätzlich zur Beurteilung herangezogen werden, sind aber als Testverfahren nicht validiert [600].

Die intragastrale Provokation unter endoskopischer Kontrolle, evtl. kombiniert mit einer Biopsie vor und nach Allergengabe, sollte Einzelfällen vorbehalten bleiben.

Für Nahrungsmittelzusätze besteht ebenfalls die DBPCFC zur Verfügung, wobei wegen möglicher asthmatoider Reaktionen eine strenge Überwachung einschließlich Monitoring und ggf. die Durchführung in einer dafür eingerichteten Klinik zu empfehlen sind.

2.4 Therapie

Die Therapie der allergischen Rhinitis hat keineswegs nur die Minderung der akuten Symptomatik, sondern auch die allergische Entzündungsreaktion mit den Folgen der Hyperreagibilität und der Änderung der Immunitätslage des Patienten zum Ziel. Als kausal wäre eine Therapie dann zu bezeichnen, wenn sie entweder die vollständige Elimination der Auslösefaktoren oder die Aufhebung der Reaktionsbereitschaft des Körpers zur Folge hätte. Diese Forderungen werden von Karenzmaßnahmen in einigen Fällen und von der Hyposensibilisierung ansatzweise erfüllt. Die Arzneimitteltherapie wird in der Regel als symptomatische Therapie bezeichnet, obwohl z.B. Glukokortikosteroide auch in die immunologischen Entzündungsprozesse und damit die Reaktionsbereitschaft des Körpers eingreifen können. Und schließlich stehen chirurgische Maßnahmen, vorwiegend minimalinvasive Eingriffe, bei bestimmten Konstellationen zur Verfügung.

Diese 4 Säulen der Rhinitistherapie (Abb. 9) sind keinesfalls als konkurrierende Verfahren zu verstehen, sondern sind je nach Bedarf und Indikation für den individuellen Patienten abzuwägen [23]. Wo Karenzmaßnahmen durchführbar und sinnvoll erscheinen, sollen sie den anderen Maßnahmen vorausgehen. Ziel unserer Therapie muß es sein, die Auswirkungen der allergischen Erkrankung auf das Leben des Patienten, auf dessen Morbidität und Mortalität, aber auch auf dessen Lebensqualität und Arbeitsfähigkeit so gering als möglich zu halten [68, 281]. Dazu gehört vor allem die Eindämmung der Entzündungsreaktion und damit der Se-

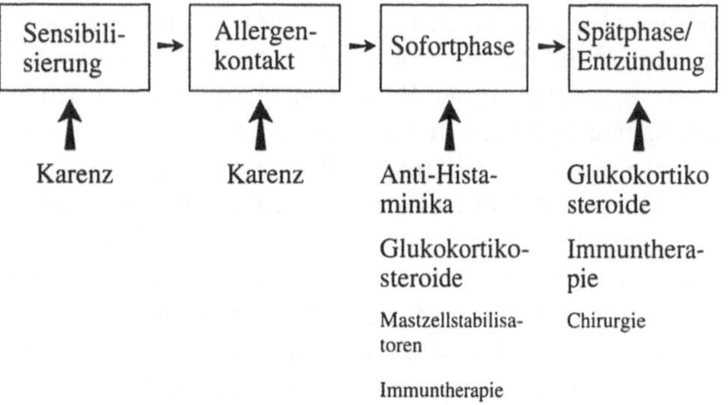

Abb. 9. Therapeutische Möglichkeiten bei der allergischen Rhinitis

kundärschäden an der Nase und den Nachbar- bzw. Fernorganen [29].

2.4.1 Karenzmaßnahmen

So sehr die vollständige Vermeidung des krankheitsauslösenden Allergens anzustreben ist, so schwer und manchmal wenig erfolgreich sind oft die erforderlichen Maßnahmen [502]. Bei den Ratschlägen, die den Patienten zu Karenzmaßnahmen gegeben werden, sollte daher immer ein besonderes Augenmerk auf die Durchführbarkeit und das Verhältnis von Aufwand zum möglichen Erfolg gelegt werden. Insbesondere ist auch auf die möglichst zu vermeidende Einschränkung der Lebensqualität der Patienten zu achten. Eine große Zahl gleichzeitig bestehender Sensibilisierungen können evtl. Karenzmaßnahmen zusätzlich erschweren.

Der Pollenallergiker kann sich über Art, Menge und Zeitpunkt des Pollenfluges anhand von Pollenflugkalendern oder der Vorhersage durch den Polleninformationsdienst informieren. Dabei ist allerdings zu beachten, daß der Pollenflug regional sehr unterschiedlich sein kann und stark von den jeweiligen Witterungsverhältnissen abhängig ist. So erklären sich nicht nur von Jahr zu Jahr veränderte Flugperioden und maximale Pollenkonzentrationen, sondern auch regionale Unterschiede. Bei günstiger Witterung werden die Pollen frühmorgens freigesetzt, steigen mit der sich erwärmenden Luft in die Höhe und werden viele Kilometer weit transportiert, um am späten Nachmittag bis zum Abend wiederum herabzufallen. Dieser Vorgang findet in den im Vergleich zum freien Land überwärmten Großstädten einige Stunden später als in ländlichen Gegenden statt.

Sofern möglich, sollte der Patient seinen Urlaub zur Zeit des erwarteten Pollenfluges in relativ pollenarmen Gebieten, z.B. am Meer oder im Hochgebirge, planen. Heute steht hierfür eine Reihe von Informationsquellen zur Verfügung, aus denen - gegliedert nach den einzelnen Pollenarten - empfehlenswerte Urlaubsregionen entnommen werden können. Für die meisten Pollenallergiker ist dies jedoch kein gangbarer Weg. Das strikte Vermeiden von Aufenthalten im Freien gerade bei schönem Wetter kann dem Allergiker nicht ernsthaft empfohlen werden. Maßnahmen wie das Waschen der Haare vor dem Zubettgehen, die Aufbewahrung der Kleider außerhalb des Schlafzimmers und das Schließen der Schlafzimmerfenster über die Nacht können zumindest die nächtlich einwirkende Pollenmenge reduzieren. Filtersysteme im Auto können lästige Symptome beim Fahren mindern. Patienten mit Allergien gegen pollen-assoziierte Nahrungsmittel sollten diese gerade in der Saison wegen möglicher additiver Effekte vermeiden.

Neben den Pollen ist auch an saisonale Schimmelpilze zu denken, die im Spätsommer und Herbst hohe Konzentrationen in der Luft erreichen können. Für die Planung von Karenzmaßnahmen müßte zudem die Möglichkeit geschaffen werden, z.B. über Temperatursummation oder andere Berechnungsverfahren der Witterung, die Blühperiode und insbesondere den Saisonbeginn und die erwartete Pollenmenge längerfristig vorauszusagen.

Effizientere Möglichkeiten sind für den Hausstaubmilbenallergiker gegeben, wobei zu betonen ist, daß nur eine konsequente Einhaltung der unten genannten Karenzmaßnahmen Erfolge zeigen kann [245, 623]. Milben finden ideale Lebensbedingungen bei Temperaturen um 25 °C und einer hohen Luftfeuchtigkeit; bei 85 rel. % frißt die Milbe z.B. das 10fache verglichen mit 65 rel.%, und produziert auch entsprechend höhere Allergenmengen. Zudem sind sie auf eine ausreichende Nahrungszufuhr in Form von menschlichen Hautschuppen und tierischen Epithelien angewiesen. Hausstaubmilben bevorzugen dabei ruhige und abgedunkelte, nicht dem direkten Sonnenlicht ausgesetzte Lebensräume.

In Höhenlagen ab 1500 m ü.d.M. sind die Lebensbedingungen infolge niedriger Temperatur und Luftfeuchtigkeit so schlecht, daß kaum noch ein Milbenwachstum zu verzeichnen ist. Ein gutes Beispiel hierfür ist Davos; mehrwöchige Aufenthalte sind gerade für Hausstaubmilbenallergiker zu empfehlen, um der ständigen Allergenbelastung zu entgehen und die chronische Entzündung der Atemwege abklingen zu lassen. Für den normalen Haushalt ist die Anschaffung eines Hygrometers zur Kontrolle der relativen Luftfeuchtigkeit, die bei 40–50 rel. % zu halten ist, und der Raumtemperatur - möglichst nicht höher als 18 °C - zu empfehlen [311, 591]. Haustiere sollten ebensowenig wie Hydrokulturen in Schlafzimmern gehalten werden. Schlafzimmer im Erdgeschoß zeigen häufiger eine höhere relative Luftfeuchtigkeit als solche in oberen Stockwerken. Teppichböden sollten vermieden und durch Holz-, Stein- oder PVC-Böden ersetzt werden, wobei auf eine sachgerechte Feuchtigkeitssperre zum Betonboden zu achten ist [237, 327].

Die Milbenallergenkonzentration im Schlafzimmer kann weiterhin dadurch gesenkt werden, daß das Schlafzimmer nur zum Schlafen benutzt wird, „Staubfänger" wie etwa Plüschtiere, schwere Decken oder Vorhänge u.ä. vermieden werden und Polstermöbel durch abwaschbare Leder- oder Holzmöbel ersetzt werden. Da Milben mit den Kleidern aus anderen Räumlichkeiten der Wohnung in Schlafzimmer zurückgebracht werden können, sind entsprechende Maßnahmen auch für das Wohnzimmer und andere Räume zu empfehlen.

Die höchste Milben- und auch Allergenkonzentration wurde allerdings in Matratzen, Kissen und Bettdecken gefunden. Hier sorgt der Patient selbst für eine hohe Feuchte, hohe Temperatur und Nahrung für die Milben, deren Allergen er dann über viele Stunden täglich ausgesetzt ist. Der Schwerpunkt der häuslichen Sanierungsmaßnahmen liegt daher auf der Schlafstätte des Patienten. Ältere Matratzen sollten erneuert werden, wobei darauf zu achten ist, daß die Neuanschaffung nicht selbst Allergenquellen darstellen können; so wird den Milbenallergikern fälschlicherweise häufig eine Latexmatratze empfohlen. Waschbare Materialien sollten Federkissen ersetzen, Bettlaken und Bezüge müssen alle 2 Wochen bei >58 °C gewaschen werden. Die Matratzen, aber auch die Kissen und Zudecken können neuerdings in Umhüllungen („encasing") eingeschlossen werden, die für Allergene und Hautschuppen undurchlässig sind [349]. Das Bettzeug sollte zudem häufig gelüftet und bei sonnigen Tagen im Freien ausgehängt werden.

Heute ist es möglich, die Hauptallergene der Milben im Staub bzw. in der Raumluft zu bestimmen und auch quantitativ zu erfassen. Mit diesen recht aufwendigen Verfahren lassen sich Bereiche oder Gegenstände identifizieren, in denen ein besonders hoher Milbenallergengehalt vorliegt. Annäherungsweise können diese Bereiche aber auch durch den Nachweis von Guanin, einem Bestandteil des Milbenkots, nachgewiesen werden [233, 449]. Hierfür stehen vom Patienten selbst durchzuführende Testsysteme (Acarex®) zur Verfügung [463]. Maßnahmen zur Reduzierung des Milbenallergengehaltes durch sog. Akarizide sind nach heutiger Einschätzung nicht sicher geeignet, den Allergengehalt und die Symptomatik der Patienten deutlich zu reduzieren [266, 282, 517]. Man sollte sie auf jeden Fall durch weitere Maßnahmen [Staubsaugen, Encasing] ergänzen.

Die Konzentration der Hauptallergene Der pI und Der pII korreliert gut mit der Hyperreaktivität der unteren Atemwege, wobei ähnliches für die oberen Atemwege angenommen werden darf [131]. Dies unterstreicht die Bedeutung von Karenzmaßnahmen, auch wenn diese einen erheblichen finanziellen und auch persönlichen Aufwand des Patienten erfordern. Voraussetzung für die Empfehlung umfassender Karenzmaßnahmen muß allerdings die sichere Diagnostik sein, die im Falle der Hausstaubmilben eine nasale Provokationstestung einzuschließen hat.

Intramurales Schimmelpilzwachstum ist an feuchten Wänden, im Keller- und Sanitärbereich, an Fensterbänken, hinter Schränken und Regalen und auch unter dem Fußboden zu beobachten. Auch können verderbliche Nahrungsmittel selbst im Kühlschrank verschiedentlich befallen oder Klima- und Filteranlagen verseucht sein. Im Gegensatz zu der ubiquitären Exposition mit Hausstaubmilben sind solche Funde krankmachender Schimmelpilzbesiedlungen eher selten; sie sollten aber im Verdachtsfall zu Hausbesuchen Anlaß geben. Die sachgerechte Sanierung ist Aufgabe des Fachmannes. Eventuell ist der Umzug in eine trockene Wohnung zu empfehlen.

Bei Tierhaar- und Epithelallergien sind Karenzmaßnahmen deutlich schwieriger durchzuführen, als bisher angenommen. So wurden z.B. Katzenallergien noch Wochen nach einer Abschaffung des Tieres im häuslichen Staub nachgewiesen. Neben der Abschaffung des Tieres sind daher entsprechende Reinigungsmaßnahmen erforderlich. Infolge der hohen Zahl von Haustieren und insbesondere Katzen in deutschen Haushalten ist zudem damit zu rechnen, daß der Allergiker in öffentlichen Verkehrsmitteln und Gebäuden, wie vor allem im Schulen und Kindergärten, z.T. höheren Allergenspiegel ausgesetzt ist, als er dies zuhause mit der eigenen Katze war. Über Kleidungsstücke können dann die Allergene zurück in die Wohnung transportiert werden (derivative Allergene).

Bei den Nahrungsmitteln sind Karenzmaßnahmen oft schwierig und erfordern die Geduld und aktive Mitarbeit des Patienten [569]. In den wenigsten Fällen dürfte es möglich sein, ein einziges Allergen oder eine begrenzte Gruppe von Nahrungsmitteln zu benennen, deren Vermeidung zur Symptomfreiheit des Patienten führt. Um so wichtiger ist es, den Patienten nicht nur eine Negativliste (Verbotsliste), sondern auch eine Positivliste (erlaubte Nahrungsmittel) an die Hand zu geben. Die Führung eines Tagebuches ist zur Überwachung der Karenzmaßnahmen sinnvoll, auch wenn mit einer starken Inkonstanz der Beschwerden zu rechnen ist. Ein Teil der Nahrungsmittelallergien verliert sich mit zunehmendem Alter.

Da Beimengungen zu Nahrungsmitteln, deren Anteil gering ist, nicht gekennzeichnet werden müssen, ist eine Allergenkarenz durch Fertignahrungsmittel kaum durchzuführen. Zusätzlich zu den Allergenen findet sich eine Reihe von Pseudoallergenen, wie Sulfite, Glutamat, Aromen oder Backhilfsmittel in verschiedenen

Nahrungsmitteln, die daneben auch biogene Amine wie Tyramin, Histamin, Serotonin und natürliche Salicylate enthalten können. Dies kann zu eigenständigen Reaktionen, aber auch zu Summationseffekten mit den Allergenen führen. Nahrungsmittel, die unter Zuhilfenahme von Schimmelpilzen hergestellt oder bearbeitet werden, können zudem mit diesen kontaminiert sein. Die Zubereitung frischer Nahrungsmittel kann insbesondere bei polyvalenten Sensibilisierungen notwendig sein, wobei verschiedene Kochbücher für Allergiker Hilfestellungen geben.

Vor allem für vegetabile Allergene und einige Tierprodukte gilt, daß die Denaturierung der Allergene durch Backen und Kochen zur Verträglichkeit der Nahrungsmittel führt [569]. So kann der Milchallergiker u.U. Yoghurt oder Butter ohne Probleme vertragen; die Verträglichkeit ist individuell auszutesten.

Da Irritantien wie Zigarettenrauch, Kälte, chemische Noxen, Gerüche, Stäube und Dämpfe die Symptome einer allergischen Rhinitis verstärken oder zur Hyperreaktivität der Schleimhaut führen können, sollten auch diese unspezifischen Stimuli vermieden werden. Dies schließt insbesondere das Aktiv- und Passivrauchen ein.

2.4.2 Arzneimitteltherapie

Die in den letzten Jahrzehnten entwickelten Antiallergika, die im Laufe ihrer Entwicklung stetig hinsichtlich des Wirkungs- und Nebenwirkungsprofils verbessert wurden, erlauben eine sehr effektive und bedarfsgerechte symptomatische Therapie [27, 90, 103, 109, 121, 455, 650]. Insbesondere die Einführung der topischen Glukokortikosteroide Mitte der 70er Jahre und die Entwicklung der Antihistaminika der sog. zweiten Generation in den frühen 80er Jahren sind als deutliche Fortschritte zu werten. Eine breite Palette verschiedener Substanzgruppen gestattet uns heute eine optimierte Arzneimitteltherapie durch den rationalen und kombinierten Gebrauch der Antiallergika.

Derzeit stehen uns 3 Gruppen von Antiallergika zur Verfügung:

1) die systemischen und topischen Antihistaminika,
2) die Gruppe der sog. Mastzellstabilisatoren und
3) die systemischen und topischen Glukokortikosteroide.

Daneben soll auch kurz auf das Anticholinergikum Ipratropiumbromid sowie weitere, derzeit in klinischen Untersuchungen befindliche Antiallergika der nahen Zukunft eingegangen werden. Die Verschreibung eines oder mehrerer Antiallergika muß dabei nicht nur die Beseitigung der Symptome des Patienten im Auge haben, sondern vielmehr auf die Steigerung der Lebensqualität abzielen. Diese ergibt sich quasi durch Addition von Wirkung und Nebenwirkung: Der Patient erwartet auch unter hoher Allergenexposition ein normales, ebenso uneingeschränktes Leben wie sein nichtallergischer Nachbar führen zu können, ohne dies durch medikamentöse Nebenwirkungen erkaufen zu müssen. Daraus lassen sich etwa die folgenden Forderungen an ein ideales Arzneimittel formulieren: Ein Antiallergikum soll keine oder nur unerhebliche Nebenwirkungen haben, dabei eine hohe Wirksamkeit und ein breites Wirkspektrum besitzen, einen raschen Wirkungseintritt bieten und möglichst nur eine Applikation pro Tag notwendig machen. Diese Forderungen werden allerdings von keinem heute auf dem Markt befindlichen Antiallergikum uneingeschränkt erfüllt, so daß eine individualisierte Therapie notwendig ist, die sich an den Symptomen und den Lebensumständen des Patienten orientieren muß.

2.4.2.1 Antihistaminika

Histamin wurde 1910 identifiziert und in den 20er Jahren als wesentlicher pathogener Mediator allergischer Erkrankungen erkannt [172, 534]. Erst 1966 konnte ein Rezeptor für Histamin gefunden werden, der vornehmlich in den Atemwegen und dem Gastrointestinaltrakt verteilt ist und später als H_1-Rezeptor bezeichnet wurde. Über diesen H_1-Rezeptor verursacht Histamin eine gesteigerte Gefäßpermeabilität sowie -dilatation, Juckreiz und die Kontraktion der Atemwegsmuskulatur. Seine Hauptwirkung entfaltet der Rezeptor aber über vagal-afferente Nerven, was im Bereich der Nase zu Niesreiz und Sekretion nicht nur ipsi-, sondern auch kontralateral führt [171]. Die Stimulation der H_1-Rezeptoren kann dabei wesentliche Anteile der allergischen Reaktion einschl. der Freisetzung von Mediatoren und der Einwanderung inflammatorischer Zellen imitieren. In den 70er Jahren wurde ein zweiter Histaminrezeptor, der H_2-Rezeptor, entdeckt, der vornehmlich im Bereich der Magenschleimhaut, des Uterus sowie des Hirns gefunden werden kann. Die gleichzeitige Anwesenheit von H_1- und H_2-Rezeptoren auf den Gefäßen der Nasenschleimhaut erklärt, warum die Histaminwirkung auf die Gefäße durch einen H_1-Rezeptorantagonisten allein nicht komplett unterbunden werden kann. Schließlich wurde in den 80er Jahren ein weiterer Rezeptor, der H_3-Rezeptor, im Zentralnervensystem gefunden, dessen Aufgabe in einer negativen Regulation der Histaminsynthese und sympathischer Neurotransmitter bestehen könnte. Für die Therapie der allergischen Rhinitis interessieren insbesondere die H_1-Rezeptorantagonisten.

Die ersten H_1-Antagonisten wurden in den 40er Jahren eingeführt, waren aber aufgrund ihrer zahlreichen und beeinträchtigenden Nebenwirkungen – vor allem der Sedation – nur von begrenztem klinischen Wert [496]. Neben der Sedation und anderen nervösen Effekten zeigten diese Arzneimittel aufgrund der mangelnden Selektivität der Rezeptorbindung auch anticholinerge, antiadrenerge und antitryptaminerge Wirkungen. Ein trockener Mund, Husten, Erbrechen und Übelkeit, die Gefahr eines Glaukomanfalls und eine erschwerte Blasenentleerung waren die Folge. Die Substanzen aus der Gruppe der H_1-Antagonisten der ersten Generation, wie Chlorpheniramin, Hydroxyzin und Diphenhydramin, spielen daher für die Behandlung der allergischen Rhinitis keine Rolle mehr; sie werden allerdings wegen ihres sedierenden Effektes noch bei der atopischen Dermatitis oder auch der Notfallbehandlung einer Anaphylaxie eingesetzt.

Die sog. 2. Generation der Antihistaminika weist demgegenüber eine deutlich höhere Rezeptorspezifität, ein um den Faktor 10–100 höhere Wirksamkeit und eine stark reduzierte Nebenwirkungshäufigkeit auf [96, 121, 575]. Die Wirkung tritt in der Regel innerhalb von 1 h nach oraler Gabe ein, hat ein Maximum bei 5–7 h und hält über 12–24 h an. Eine Ausnahme stellt hier das Astemizol dar, dessen Wirkeintritt verzögert und dessen Halbwertzeit auf 9,5–13 Tage verlängert ist. Bei dieser Substanz empfiehlt sich eine einmalig zu verabreichende „höhere Ladungsdosis", um dann mit einer einmal täglichen Gabe fortzufahren. Die anderen Substanzen dieser Gruppe – Terfenadin, Loratadin, Cetirizin und Ebastin – werden einmal täglich eingenommen und wirken rasch.

Insbesondere das Nebenwirkungsprofil hat sich deutlich verbessert [533]. Müdigkeit, mangelnde Aufmerksamkeit oder Störungen der kognitiven Funktionen sind nicht oder kaum häufiger als bei einer Placebotherapie anzutreffen, eine verstärkende Wirkung von Alkohol oder Diazepam läßt sich nicht mehr nachweisen. Allerdings gibt es einzelne Patienten, die auch unter einem Antihistaminikum der 2. Generation vermehrt über Müdigkeit und Konzentrationsschwäche klagen, so daß nach wie vor auf evtl. Gefahren im Straßenverkehr oder bei der Bedienung von Maschinen hingewiesen werden sollte. Empfohlene tägliche Dosierung, Halbwertszeit und Nebenwirkungen der heute auf dem Markt befindlichen Antihistaminika der zweiten Generation sind in Tabelle 11 zusammengefaßt.

Dabei ist zu beachten, daß die Metaboliten der Rezeptorantagonisten ebenfalls wirksam sind und eine verlängerte Halbwertszeit aufweisen können. Lediglich Cetirizin stellt bereits den Metaboliten von Hydroxyzin dar.

Wiederum mit Ausnahme von Cetirizin, das größtenteils unverändert über die Nieren ausgeschieden wird, werden die Antihistaminika in der Leber metabolisiert, wobei dieser Metabolismus von der Aktivität des Zytochrom P 450 abhängig ist [497]. Wird dieser

Tabelle 11. Eine Auswahl von Antihistaminika (*M*: Metabolit)

Generikum	Beispiel	Empfohlene Dosierung	Halbwertszeit
Systemisch Astemizol	Hismanal®	10 mg Tabl. (10 mg), Tropfen	24 h (M: 9,5 Tage)
Cetirizin	Zyrtec®	10 mg Tabl. (10 mg), Saft, Tropfen	9 h
Loratadin	Lisino®	10 mg Tabl. (10 mg), Saft	15 h (M: 33 h)
Terfenadin	Teldane/ -forte®	120 mg Tabl. (60, 120 mg), Susp.	19 h (M: 17 h)
Topisch Azelastin	Allergodil®	2mal tgl. Lösung	15 h (M: 42 h)
Levocabastin	Livocab®	2mal tgl. Suspension 2mal tgl. Augentropfen	35 h

Metabolismus durch eine verminderte Leberfunktion oder die gleichzeitige Gabe von Erythromycin, Ketoconazol bzw. Itraconazol gestört, kann es ebenso wie bei einer Überdosierung zu kardialen Effekten kommen. Insbesondere ist von Terfenadin und Astemizol infolge von Überdosierung oder Leberfunktionsstörungen über Herzrhythmusstörungen in Form von QT-Verlängerungen und ventrikulären Tachyarrhythmien („torsade-de-pointe") berichtet worden. Weltweit sind kürzlich 300 Berichte über Tachykardien und 25 plötzliche Todesfälle unter Antihistaminikatherapie zusammengefaßt worden, wobei sich regelhaft die oben genannten Begleitumstände ursächlich anschuldigen ließen [497]. Daraus lassen sich folgende Regeln ableiten [135]:

1) Die vom Hersteller angegebene Dosierung darf nicht überschritten werden. Eine höhere Dosierung zeigt meist wenig Wirkung auf die Symptome, erhöht aber unverhältnismäßig das Risiko.
2) Bei Patienten mit eingeschränkter Leberfunktion oder bereits bestehenden Herzrhythmusstörungen ist besondere Vorsicht geboten.
3) Die gleichzeitige Gabe von Substanzen, die den Lebermetabolismus der Antihistaminika beeinträchtigen können, soll vermieden werden.
4) Ebenso ist bei synergistischen Interaktionen mit Kaliumkanalblockern (Chinidin, diverse Antibiotika) oder Hypokaliämie Vorsicht geboten.

Diese Zwischenfälle erfordern die Aufmerksamkeit des verschreibenden Arztes. Andererseits muß ihre Zahl aber auch im Licht der Tatsache gesehen werden, daß die Antihistaminika zu den weltweit am häufigsten verschriebenen Arzneimitteln gehören und die Zahl kardiotoxischer Effekte dabei gering ist.

Neuerdings wurden 2 topisch wirksame Antihistaminika eingeführt, die sich durch ein noch günstigeres Nebenwirkungsspektrum bei rascher und hoher Wirksamkeit auszeichnen: Azelastin und Levocabastin. Ihre Wirksamkeit, vor allem aber ihr Wirkeintritt, ist dem der oralen Antihistaminika teilweise überlegen, wobei gleichzeitig die anzuwendende Dosis und damit auch sedierende Effekte deutlich geringer sind. Wie auch die oralen Antihistaminika sind die topischen Substanzen sehr effektiv in der Behandlung von Juckreiz und Niesreiz, effektiv in der Reduzierung der Sekretion, aber fast wirkungslos bei der Beseitigung der Obstruktion der Nasenluftpassage. Daher sind diese Substanzen vor allem für die Patienten geeignet, die vornehmlich unter dem Niesreiz und der Sekretion und weniger unter der Obstruktion leiden. Bei der Anwendung topischer Antihistaminika muß ggf. zusätzlich die Konjunktivitis z.B. durch Antihistaminikaaugentropfen oder DNCG/Nedocromil-Augentropfen behandelt werden.

Eine Vielzahl klinischer Studien lassen die Antihistaminika in ihrer Wirksamkeit etwa zwischen die Mastzellstabilisatoren, denen sie überlegen sind, und die topischen Steroide, denen sie gerade im Hinblick auf die Obstruktion unterlegen sind, einordnen. Um auch dieses letztgenannte Symptom zu behandeln, hat man Kombinationen von Antihistaminikum mit einem α-Sympathomimetikum (Pseudoephedrin) eingeführt, deren Brauchbarkeit für den klinischen Alltag aufgrund der unterschiedlichen Pharmakodynamik diskussionswürdig ist. Als Nebeneffekt konnte allerdings eine zentrale Stimulation beobachtet werden, die einer möglichen sedierenden Restwirkung des Antihistaminikums entgegenwirkte. Alternativ kann zu Beginn der Behandlung die zeitlich begrenzte Gabe eines lokalen a-Sympathomimetikums oder die Kombination des Antihistaminikums mit einem topischen Steroid empfohlen werden.

Neben den H_1-Rezeptor blockierenden Eigenschaften besitzen einige der neueren Antihistaminika zusätzliche antiallergische Wirkungen, die größtenteils in Tiermodellen nachgewiesen wurden, sich aber teilweise auch auf den Menschen übertragen lassen [389]. Hierzu gehören mastzellstabilisierende Effekte, eine verminderte Ausschüttung von Leukotrienen, Prostaglandinen und anderen Zellmediatoren, eine verminderte Chemotaxis von eosinophilen Granulozyten und die Reduzierung von Adhäsionsrezeptoren. Diese vom theoretischen Ansatz her wünschenswerten Effekte sind bezüglich des tatsächlichen klinischen Nutzens für den Patienten bislang nicht ausreichend einzuschätzen. So ist z.B. für Cetirizin bekannt, daß die Substanz in vitro die Synthese von Mediatoren eosinophiler Granulozyten hemmt und in vivo zumindest an der

Haut die Einwanderung dieser Zellen in der allergischen Spätphase signifikant reduziert. Für die Nase konnte bislang ein solcher Effekt weder nachgewiesen noch an einer reduzierten Symptomatik abgelesen werden. Für Terfenadin sind in einem Studienmodell im Vergleich zu Placebo signifikant reduzierte Leukotrienspiegel nach Allergenexposition gemessen worden, woraus man einen positiven Effekt auch auf den Schwellungszustand der Schleimhäute ableiten könnte; klinisch läßt sich dieser Effekt jedoch nicht zeigen. Die zusätzlichen antiallergischen Effekte der Antihistaminika, die in jeweils geeigneten Modellen nachzuweisen sind, erreichen also nicht die Relevanz einer Steroidtherapie und können diese daher auch nicht ersetzen.

Antihistaminika können bereits im Kleinkindalter und auch während der Schwangerschaft bei strenger Indikationsstellung eingesetzt werden, ohne daß teratogene oder anderweitige Effekte auf den Feten zu erwarten wären. Fehlende Zulassungen, z.B. für Säuglinge oder Kleinkinder oder auch während der Schwangerschaft, lassen sich auf die hohen Anforderungen der Gesundheitsbehörden und weniger auf tatsächlich beobachtete Nebenwirkungen zurückführen. Für das Kleinkind- und Kindesalter steht eine ausreichend große Auswahl an Präparaten zur Verfügung.

2.4.2.2 *Cromoglicinsäure und Nedocromil*

Dinatrium-Cromoglycicum [DNCG], kurz als Cromoglykat bezeichnet, unterscheidet sich in vielerlei Hinsicht von den anderen Antiallergika. Die Entdeckung dieser Substanz ging auf den Selbstversuch des Asthmatikers und Arztes Altounyan zurück, der zeigen konnte, daß die prophylaktische Inhalation von Cromoglykat eine Asthmaattacke infolge Allergenexposition verhindern konnte. Die Substanz wirkte nur dann, wenn sie direkt topisch angewendet wurde und ihre Applikation deutlich vor der Allergengabe lag [184]. Die Schwierigkeiten, geeignete Tiermodelle für die Wirksamkeit von Cromoglykat und auch der Nachfolgesubstanz Nedocromil zu finden, erklärt teilweise den großen zeitlichen Zwischenraum von der Entdeckung des Cromoglykats bis zur Entwicklung von Nedocromil. Heute finden beide Substanzen vornehmlich in der Behandlung des Asthmas Anwendung, wobei sie nicht nur bei den allergischen, sondern auch bei den „intrinsischen" Formen dieser Erkrankung eingesetzt werden können.

Rasch wurde klar, daß die Wirkung von Cromoglykat auf Mastzellen sowohl speziesspezifisch als auch organspezifisch recht unterschiedlich ausfiel. Die Histaminfreisetzung aus Mastzellen von einer bronchoalveolären Lavage wird deutlich besser gehemmt als die aus Lungengewebe, während Cromoglykat praktisch keine Wirkung auf Mastzellen aus der Haut oder basophile

Granulozyten aus dem peripheren Blut zeigt. Die Wirkung am Auge ist wiederum deutlich besser als die an der Nase. Diese unterschiedliche Ansprechbarkeit der Gewebe liegt offenbar in der Heterogenität der Mastzellpopulationen begründet, wobei sich zusätzlich aber auch interindividuelle Unterschiede zeigen; einzelne Individuen reagieren am gleichen Organ deutlich besser als andere.

Cromoglykat und Nedocromil haben zusätzliche antientzündliche Wirkungen. Hierzu gehört die Hemmung der Chemotaxis und Mediatorenfreisetzung von eosinophilen Granulozyten, der Aktivierung von neutrophilen Granulozyten und der Freisetzung von Leukotrienen. Eine biochemische Erklärung für diese Effekte scheint in der Blockierung des Kalziumeinstromes in durch IgE stimulierten Zellen zu bestehen. Zusätzlich ließen sich neurophysiologische Mechanismen wie die Hemmung der sensorischen Nervenendigungen („irritant receptors") aufzeigen. Beide Substanzen weisen nach oraler Gabe nur eine geringe Resorption auf, so daß sie nur topisch anzuwenden sind. Ihre Wirkungszeit liegt dabei bei 4–6 h, weshalb eine Applikation 4mal täglich notwendig ist. Lediglich Nedocromil zeigt am Auge auch bei nur 2mal täglicher Gabe eine gute Wirksamkeit. Eine Reihe von Studien bei der allergischen Rhinokonjunktivitis weist darauf hin, daß Nedocromil dem DNCG in seiner Wirksamkeit überlegen ist [55]. Bei regelmäßiger Anwendung gleicht das Wirkungsspektrum qualitativ dem der Antihistaminika, wobei die Symptome Sekretion und Niesreiz aber etwas weniger und lediglich die Obstruktion etwas besser gehemmt werden. Nach einer eigenen Untersuchung setzt die Wirkung von Nedocromil deutlich schneller ein als die von Cromoglykat: Eine Vorlaufzeit von nur 15 min senkte die Anzahl der Niesattacken signifikant gegenüber Placebo.

Der eher mäßige therapeutische Effekt auf der einen Seite und die Notwendigkeit der häufigen Anwendung des Arzneimittels und damit einer hohen Compliance auf der anderen Seite schränken den klinischen Einsatz von Cromoglykat und Nedocromil ein. Erfreulich ist allerdings die geringe Rate von eher geringfügigen Nebenwirkungen, wie etwa einer lokalen Reizung der Schleimhaut mit Niesattacken, evtl. Husten und Nasenbluten. Übelkeit und Erbrechen sowie allergische Reaktionen auf die Substanzen sind sehr selten. Vornehmlich aufgrund des Nebenwirkungsprofils erfreut sich DNCG großer Beliebtheit bei den Pädiatern und Allgemeinärzten, während der Rhinologe den Einsatz dieser Substanz bei geringen bis mittleren Beschwerden und guter Mitarbeit des Patienten indiziert. Bei stärkeren Beschwerden kann auch im Kindesalter auf Antihistaminika bzw. topische Steroide zurückgegriffen werden. Die klinische Bedeutung von oralen DNCG-Gaben bei Nahrungsmittelallergien ist umstritten.

2.4.2.3 Glukokortikosteroide

Die Glukokortikosteroide stellen die stärksten antientzündlichen und antiallergischen Arzneimittel dar. 1949 wurden sie erstmals zur Therapie der Arthritis, 1950 dann zur Behandlung des Asthma eingesetzt. Die Entwicklung dieser Therapieform durch Hensch, Kendall und Reichstein wurde 1950 durch die Verleihung des Nobelpreises geehrt. Mitte der 70er Jahre wurden dann topisch wirksame Substanzen mit geringen systemischen Nebenwirkungen eingeführt und stellten einen weiteren großen Schritt in der Entwicklung der heutigen antiallergischen Therapie dar.

Erst in den letzten zehn Jahren konnte der Wirkungsmechanismus der Glukokortikosteroide auf molekularer Ebene weitgehend aufgeklärt werden, nachdem bereits vorher beobachtet worden war, daß Steroide die Synthese und Freisetzung von Arachidonsäuremetaboliten sowie Lymphokinen und Monokinen (ab etwa 1975) hemmen [491]. Steroide werden zum Transport an Transkortin oder Albumin gebunden, passieren als freies Hormon die Zellmembran und binden schließlich an einen intrazytoplasmatischen Steroidrezeptor. Der Steroid-Rezeptor-Komplex ist in der Lage, in den Zellkern einzudringen und dort an sog. „Glukokortikoid-Response-Elements" (GRE) zu binden, um die Transkription von bestimmten Genen zu aktivieren oder supprimieren. So werden z.B. Lipokortine gebildet, die über eine Hemmung der Phospholipase A_2 die Freisetzung von Arachidonsäuremetaboliten hemmen. Auf direktem Wege wird offenbar die Synthese und Freisetzung verschiedener Wachstumsfaktoren und Zytokine, darunter Interleukin-1 bis IL-6, IL-8, der Granulozyten/Makrophagen-koloniestimulierende Faktor, der Tumornekrosefaktor, Interferon-γ und verschiedene Chemokine, wie z.B. RANTES supprimiert. Diese Wirkeffekte hemmen die Entwicklung einer Entzündungsreaktion auf verschiedenen Ebenen: Nicht nur die Chemotaxis und transendotheliale Migration, sondern auch die Aktivierung und Freisetzung zelltypischer Mediatoren wie z.B. der Leukotriene werden gehemmt [492]. Dies betrifft insbesondere auch die Zytokine der T-Helferzellen vom Typ TH_2, deren Bedeutung für die Regulation allergischer Reaktionen belegt ist. Als weitere Effekte sind die Reduzierung der Gefäßpermeabilität, der Transsudation, der Aktivierung von Fibroblasten und die vermehrte Synthese adrenaler Rezeptoren zu nennen. Die letztgenannten Effekte sind an einer verminderten Fibrosierung des Gewebes und an einer gesteigerten Ansprechbarkeit auf Sympathomimetika abzulesen.

Ebenso vielfältig und potent wie die Wirkungen sind aber auch die möglichen Nebenwirkungen, so daß die Indikation insbesondere zu einem langdauernden Einsatz systemischer Glukokortikosteroide streng zu stellen ist [373, 561]. Anfang der 50er Jahre wurden die möglichen, z.T. schweren Nebenwirkungen der „Wunderdrogen" offensichtlich und haben bis heute zu einer auch von vielen Ärzten kritiklos übernommenen Steroidphobie geführt, die den notwendigen Einsatz dieser Arzneimittel erschwert. Zu den bei kurzzeitiger Gabe von Glukokortikosteroiden möglichen Nebenwirkungen gehören psychische Veränderungen von Depression bis Euphorie, ein gesteigerter Appetit und eine kurzzeitige Suppression der Hypophysen-Nebennierenrinden-Achse. Die länger dauernde Applikation kann bei individuell unterschiedlichen Reaktionsschwellen zur Osteoporose, Bluthochdruck, Hyperglykämie, zu Fetteinlagerungen im Bereich des Nackens, des Kinns und des Abdomens sowie zu einer Muskel- und Hautatrophie und evtl. zum Katarakt führen. Eine längerdauernde Therapie mit Steroiden macht daher eine strenge ärztliche Überwachung und zur Restitution der Hypophysen-Hypothalamus-Achse ein langsames Ausschleichen der Medikation notwendig; ein rascher Entzug der Steroidmedikation kann erhebliche Nebenwirkungen wie Fieber, Übelkeit, Gliederschmerzen und Magenschmerzen bis hin zum Tod des Patienten nach sich ziehen.

Glukokortikosteroide sind stark lipophil und eignen sich daher für die orale, intramuskuläre, intravenöse, subkutane und auch topische Anwendung. Aus dem oben erläuterten Wirkmechanismus (Bindung an intrazytoplasmatische Rezeptoren, Transport in den Zellkern, dort Eingriff in die Transkription) wird ersichtlich, daß auch bei intravenöser oder topischer Gabe der Wirkungseintritt mindestens 15, meistens jedoch 30 min benötigt. Die Entfaltung der vollen klinischen Wirksamkeit kann Stunden bis mehrere Tage beanspruchen. Insbesondere topische Steroide müssen daher regelmäßig verabreicht werden und sind keine Bedarfsmedikamente! Der Patient muß auf die Tatsache eines versetzten Wirkungseintritts erst nach 2–3 Tagen hingewiesen werden, um nicht falsche Hoffnungen zu erwecken.

Für die Therapie der allergischen Rhinitis haben sich insbesondere topische Glukokortikosteroide sehr bewährt, während auf die systemische Gabe weitgehend verzichtet werden kann [108, 386]. Sie ist allenfalls als „Anstoßtherapie" über eine kurze Zeit (bis zu 2 Wochen) als orale Medikation indiziert, während Depotinjektionen m.E. aufgrund der mangelnden Steuerbarkeit und der Gefahr der Suppression der Hpophysen-Nebennierenrinden-Achse weitgehend verzichtbar sind [22].

Zusätzlich zu einer systemischen Anstoßtherapie sind topische Präparate anzuwenden, die die systemische Gabe möglichst bald vollständig ersetzen. Topisch an der Nasenschleimhaut angewendete Präparate entfalten ihre Wirkung (fast) ausschließlich lokal und sind

dann einem raschen Lebermetabolismus („first path effect") unterworfen. Zu möglichen systemischen Nebenwirkungen bei langdauerndem topischem Gebrauch an der Nase liegen kaum Erfahrungen vor; hier müssen wir auf die Beobachtungen bei Langzeittherapie asthmatischer Kinder und erwachsener Personen zurückgreifen. Dabei ist die topische Langzeitanwendung von 800 µg/Tag Beclometasondipropionat mit einer deutlich geringeren Hemmung des Längenwachstums der Kinder behaftet als täglich 2,5 mg Prednison systemisch [10].

Auch die Erkrankung eines mittelschweren bis schweren Asthma bronchiale kann nach neueren Untersuchungen zu einer Hemmung des Längenwachstums führen, die durch die topische Applikation von BDP wiederum aufgehoben werden kann: Kinder mit einem mittelschweren Asthma erreichen bei topischer Langzeittherapie durch Glukokortikosteroide ein normales Längenwachstum. Eine zweite Risikogruppe, Frauen nach der Menopause, sind weniger gut untersucht; hier ist es nicht auszuschließen, daß topische Steroide in höherer Dosierung zu einer eher geringfügigen Verstärkung des Knochenverlustes führen können. Die für die Behandlung der allergischen Rhinitis empfohlenen Dosierungen sind aufgrund ihrer geringen systemischen Aufnahme (bei Fluticason weniger als 1% der topisch applizierten Menge!) nicht geeignet, systemische Nebenwirkungen zu entfalten. Lediglich Dexamethason wird bei topischer Applikation auch in höheren Konzentrationen im Kreislauf des Patienten wiedergefunden.

Während systemische Glukokortikosteroide insbesondere die allergische Spätphasenreaktion hemmen, haben topische Substanzen bei regelmäßiger Gabe nach mehreren Tagen auch eine Hemmung der typischen Symptomatik der Sofortphasenreaktion zur Folge [387, 388]. Sie reduzieren unter diesen Bedingungen sämtliche Symptome der allergischen Rhinitis und unterscheiden sich z.B. von den Antihistaminika dadurch, daß sie vor allem auch zu einer deutlichen Besserung der nasalen Obstruktion führen [556]. Dagegen wirken sie bei topischer Applikation an der Nasenschleimhaut nicht auf die allergische Begleitkonjunktivitis, die deshalb einer gesonderten Therapie bedarf. In mehreren Studien bei der saisonalen und perennialen allergischen Rhinitis waren topische Glukokortikosteroide besser als DNCG und gleich oder besser als Antihistaminika. Ein Charakteristikum der topischen Steroide ist die Hemmung des Einstromes von basophilen und eosinophilen Granulozyten, Mastzellen, Makrophagen und Langerhans-Zellen während der Spätphasenreaktion, wobei auch die Funktion, nicht aber die Zahl der T-Lymphozyten supprimiert wird [322]. Die lokale Unterbindung der Entzündungsreaktion hat offenbar auch Auswirkungen auf das gesamte Immunsystem des

Körpers; Naclerio et al. [390] konnten zeigen, daß die topische Steroidtherapie während der Pollensaison zu einer signifikanten Hemmung der IgE-Synthese führt. Voraussetzung für diese Effekte ist die regelmäßige Applikation.

Idealerweise sollte die Therapie mit topischen Steroiden einige Tage vor der zu erwartenden Symptomatik begonnen werden. Bei bereits bestehender Symptomatik besteht oft die Schwierigkeit, z.B. bei deutlicher Schwellung der Muschelkörper, die Substanz ausreichend in der Nasenhaupthöhle zu verteilen. Der Patient sollte daher zunächst die Nase putzen und bei Applikation des Arzneimittels kurz hochziehen (Sniff). Reicht dies nicht aus, so kann für die ersten Tage ein α-Sympathomimetikum zusätzlich verschrieben werden. Bei stärkeren Beschwerden ist die oben bereits diskutierte „Anstoßtherapie" durch systemische Steroide indiziert.

Für die topische Anwendung stehen heute Dexamethason, Beclometasondipropionat (BDP), Flunisolid, Budesonid, Fluocortinbutyl und Fluticason zur Verfügung (Tabelle 12). Dexamethason hat den Nachteil, eine höhere systemische Resorption zu erreichen und damit evtl. die Hypophysen-Nebennierenrinde-Achse zu beeinflußen. BDP ist seit 1974 in nunmehr mehr als 100 Ländern eingeführt und hat sich als potentes, nebenwirkungsarmes Arzneimittel bewährt. Eine systemische Restaktivität hat nicht zu klinischen Berichten von systemischen Nebenwirkungen geführt. Flunisolid und Budesonid unterscheiden sich hinsichtlich der klinischen Wirkung nicht wesentlich, sind aber stärker als Fluocortinbutyl, das zudem in der Regel häufiger appliziert werden muß. Fluticason hat eine höhere Bindungsaffinität an den Glukokortikoidrezeptor und eine längere Halbwertszeit als die anderen Substanzen, ist potenter als Beclametason und erfordert nur eine einmalige tägliche Gabe. Insgesamt ist die klinische Wirksamkeit der topischen Glukokortikoide höher als die der Antihistaminika und deutlich höher als die der Mastzellstabilisatoren einzuschätzen.

Tabelle 12. Topische Glukokortikosteroide

Generikum	Beispiel	Empfohlene Dosierung
Beclometason (BDP)	Beconase®	2- bis 4mal Spray, Suspension
Budesonid	Pulmicort Topinasal®	2mal Aerosol, Spray
Flunisolid	Syntaris®	2- bis 3mal Lösung
Fluocortinbutyl	Lenen®	2- bis 4mal Pulver
Fluticason	Flutide nasal®	1mal Suspension

Lokale Nebenwirkungen bestehen in einer Irritation und Trockenheit der Schleimhaut bis hin zum Nasenbluten und – in einigen Fällen – einer Septumperforation. Die zunächst befürchtete Ausbildung einer atrophischen Rhinitis ist nach Literaturstudium nicht beobachtet worden. Der Trockenheit und Krustenbildung kann durch die der Steroidapplikation nachfolgende Gabe von pflegenden Nasensalben und Ölen entgegengewirkt werden. Insbesondere die beschriebenen Septumperforationen sind eher auf das Trauma der Septumschleimhaut durch den Spray an sich als durch das Steroid zurückzuführen; in unserem Krankengut haben wir bislang keinen Fall einer Septumperforation unter topischer Steroidmedikation gesehen. Erwähnung soll hier auch ein Fall eines subkapsulären Katarakts nach intranasaler Steroidtherapie finden.

Insgesamt stehen uns insbesondere mit den topischen Steroiden sehr potente und ausgezeichnet verträgliche Arzneimittel zur Therapie der allergischen wie auch anderer Formen der Rhinitis und der Polyposis nasi zur Verfügung. Dies gilt auch (mit Ausnahme von Dexamethason) für das Kindesalter; häufig geäußerte Bedenken wegen möglicher Nebenwirkungen stützen sich nicht auf klinisch belegte Beobachtungen, sondern auf Verunsicherung auf seiten der Ärzte und der Eltern.

2.4.2.4 *Anticholinergika*

Als einziges Anticholinergikum findet an der Nase Ipratropiumbromid Anwendung, das die muskarinartigen cholinergen Rezeptoren blockiert und ausschließlich lokal angewendet werden kann [224, 367]. Vornehmlich in den skandinavischen Ländern wurden gute Erfahrungen mit dieser Substanz gemacht, die allerdings lediglich auf eine gesteigerte Sekretion hemmend wirkt. In Deutschland ist kein speziell für die Nase konzipiertes Medikament auf dem Markt, so daß auf eine Lösung zur Inhalation zurückgegriffen werden muß, die über spezielle Nasenadapter appliziert werden kann.

Die wäßrige Sekretion wird ungeachtet des Stimulus bis auf einen Basislevel, nicht aber darunter, gehemmt [593]. Ipratropiumbromid wirkt bei allergischem wie auch bei viralem Schnupfen und auch bei nerval-reflektorischen Formen der Hyperreaktivität wie z.B. der Skifahrernase. Die mukoziliare Clearance wird nicht beeinträchtigt.

Der Wirkungseintritt ist rasch, die Wirkung hält für etwa 4–8 h an und macht eine etwa 3mal tägliche Gabe notwendig. Andere nasale Symptome außer der Sekretion werden nicht beeinflußt, so daß insbesondere bei der allergischen Rhinitis der Einsatz von Ipratropium als Monotherapie nur selten indiziert ist. Die typischen Nebenwirkungen des Anticholinergikums sind

116   C. Bachert

häufig zu verzeichnen, aber in der Regel tolerabel. Die Folgen der lokalen Anwendung sind Mund-trockenheit und evtl. ein brennendes Gefühl im Bereich von Nase und Mundschleimhaut. Ein Teil des Arzneimittels wird über die Nasenschleimhaut absorbiert, so daß insbesondere bei höherer Dosierung ein Risiko für Patienten mit Engwinkelglaukom und Prostatahypertrophie besteht. Auch Kopfschmerzen können auftreten. Aus den bisherigen Studien kann eine Dosierung von 40 µg bis zu 4mal täglich als Nasenspray empfohlen werden.

2.4.2.5 Zukünftige Entwicklungen

Auf die mögliche Entwicklung von Antagonisten für Adhäsionsrezeptoren oder Zytokine bzw. Chemokine wurde in dem letzten Referat [26] ausführlich eingegangen. Hier soll speziell auf eine Gruppe von Substanzen Bezug genommen werden, die das Spektrum der bisherigen Antiallergika ergänzen und bereichern würde und bereits heute in Phase-III-Studien erprobt wird. Gemeint ist die Gruppe der Leukotrienrezeptorantagonisten bzw. der 5-Lipoxygenaseinhibitoren, wobei die Substanz ICE 204219 (Accolate) am weitesten in der Entwicklung ist [90].

1983 konnten die Leukotriene LTC_4, LTD_4 und LTE_4, die bislang der SRS-A („slow reacting substance of anaphylaxis") zugerechnet wurden, als Mediatoren identifiziert und in ihrem Funktionsspektrum definiert werden. Die Leukotriene werden aus der Arachidonsäure durch die 5-Lipoxygenase und weitere nachfolgende Enzyme stufenweise synthetisiert und bewirken eine gesteigerte Gefäßpermeabilität, eine gesteigerte Sekretion von Schleim aus submukösen Drüsen und eine zelluläre Infiltration vornehmlich durch neutrophile, weniger durch eosinophile Granulozyten (LTB_4). Die genannten Leukotriene sind an der allergischen Sofort- und Spätphasenreaktion der Nasenschleimhaut beteiligt und wiederholt im Nasensekret nachgewiesen worden. Ihnen kommt damit – im Gegensatz zu dem plättchenaktivierenden Faktor (PAF) und den Prostaglandinen D_2 und $F_{2\alpha}$ sowie den Thromboxanen – eine wichtige pathophysiologische Bedeutung zu; spezifische Antagonisten von PAF sowie den Prostaglandinen haben dagegen enttäuscht.

Während nach den bisherigen Studien die Leukotrienantagonisten bei milden bis mäßigen Formen des Asthma ihre Wirksamkeit bei guter Verträglichkeit gezeigt haben, gibt es bislang nur eine Studie zur allergischen Rhinitis [150]. Hier ist allerdings bemerkenswert, daß vornehmlich die nasale Obstruktion gemindert werden konnte, während dies bekanntlich durch Antihistaminika nicht der Fall ist. Hier könnte das Arzneimittelspektrum zur Behandlung der allergischen Rhinitis eine wesentliche Erweiterung erfahren. Weitere Anwendungsbereiche könnte insbesondere die aspi-

rinsensitive Rhinitis bzw. Polyposis nasi darstellen, die sich durch einen hohen Gewebespiegel von Leukotrienen auszeichnen.

2.4.2.6 Stufenschema der Arzneimitteltherapie

Die oben aufgeführten Antiallergika bzw. Symptomatika können durch verschiedene Angriffspunkte im Ablauf der allergischen Reaktion unterschiedliche Wirkprofile, eine unterschiedliche Wirkstärke und schließlich ein differentes Nebenwirkungsspektrum charakterisiert werden. Auch die Pharmakodynamik, insbesondere die Applikationsart und -häufigkeit, unterscheidet sich in den Substanzgruppen, so daß eine Vielzahl von Einzel- und Kombinationstherapien möglich und angebracht sein kann. Dazu kommen noch individuelle Faktoren von seiten des Patienten, wie etwa die berufliche Situation, das Alter, Begleiterkrankungen und eigene Erfahrungen. Es gilt, all diese Faktoren bei der Aufstellung eines individuellen Therapieplanes soweit als möglich zu berücksichtigen.

In Abb. 10 sind die verschiedenen Wirkprofile der Substanzgruppen bewertet. Für eine evtl. Kombination verschiedener Arzneimittel ist es sinnvoll, additive Effekte anzustreben, um die allergische Entzündungsreaktion auf mehreren Ebenen zu hemmen. Die Symptomatik des Patienten kann in geringe, mäßige und starke Beschwerden unterteilt werden, wobei auf die Ausprägung der einzelnen Symptome zu achten ist. Es wird ersichtlich, daß die vorherrschende Symptomatik die Auswahl der Arzneimittel wesentlich beeinflußt.

Unter Berücksichtigung des Wirkprofils und des Nebenwirkungsspektrums als auch der Art und Häufigkeit der Applikation kann aus den vorangegangenen Abbildungen ein Stufenschema der Arzneimittelthera-

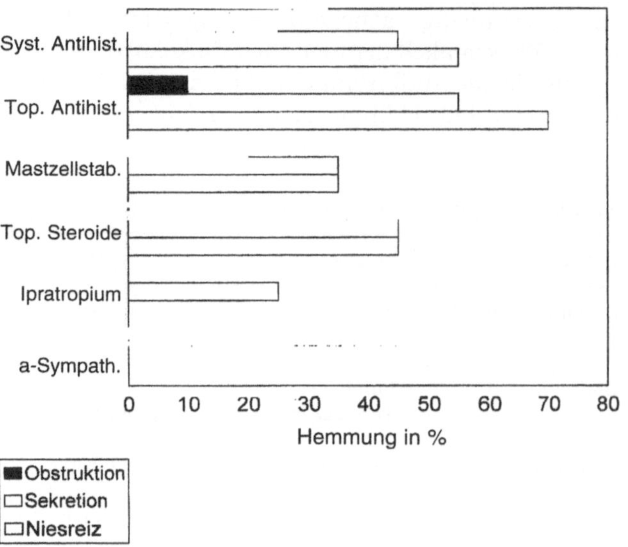

Abb. 10. Wirkprofil verschiedener Antiallergika

pie der allergischen Rhinitis abgeleitet werden, das bei Bedarf um eine Begleitmedikation für die Konjunktivitis erweitert werden kann. Die Kombinationsbehandlung ist dabei einer Dosissteigerung, vor allem bei den Antihistaminika wegen deren begrenzter therapeutischer Breite, vorzuziehen.

2.4.3 Hyposensibilisierung (spezifische Immuntherapie)

Unter der Hyposensibilisierung verstehen wir die wiederholte Applikation von zunehmenden Mengen eines relevanten Allergens bis zum Erreichen einer sog. Erhaltungsdosis mit dem Ziel, die immunologische Reaktionsweise des Patienten zu ändern und damit langfristig Symptomfreiheit bzw. Reduzierung zu erreichen [469]. Diese Therapieform wurde früher hoffnungsvoll als „Desensibilisierung" bezeichnet; inzwischen ist aber klar erwiesen, daß die vollständige Beseitigung der Sensibilisierung des Patienten und eine vollständige Symptomfreiheit nur in wenigen Fällen erreicht werden kann. Im angloamerikanischen Sprachraum wird die Hyposensibilisierung auch als spezifische Immuntherapie bezeichnet, um den Aspekt des Eingreifens in das Immunsystem des Patienten hervorzuheben [285, 402].

Obwohl die Hyposensibilisierung seit Anfang des Jahrhunderts beschrieben und ihre Erfolge durch kontrollierte Studien in den frühen 50er Jahren aufgezeigt wurde [185, 190, 194, 239, 412], wissen wir auch heute noch nicht, welches Wirkprinzip hinter dieser Therapieform steckt. Dies bedeutet, daß nach wie vor keine objektiven Laborparameter zur Verfügung stehen, die den Therapieerfolg voraussagen oder dokumentieren könnten. Dieser Umstand sowie eine Reihe von Berichten unerwünschter Nebenwirkungen bis hin zum Tod einiger Patienten haben dazu geführt, daß die Hyposensibilisierung in einigen Teilen Europas stark zurückgedrängt wurde. Auch die Weiterentwicklung der medikamentösen symptomatischen Therapie hat diese Tendenz verstärkt.

Erst die Charakterisierung der allergischen Reaktion als Entzündungsreaktion und die Einführung moderner molekularbiologischer Techniken zur Untersuchung immunologischer Phänomene haben das wissenschaftliche Interesse vielerorts auf diese Therapieform gelenkt [21, 33, 159]. Heute ist die Hyposensibilisierung bei einem Patienten mit allergischer Rhinitis als prophylaktische Maßnahme zur Hemmung der Entzündungsreaktion und zur Vermeidung einer Organausbreitung [Etagenwechsel] von vielen Autoren und Komitees empfohlen [341, 516]. Parallel dazu gelang die Modifikation der Allergene zu Allergoiden mit dem Ziel, systemische Nebenwirkungen zu reduzieren, die

Anzahl der notwendigen Injektionen zu vermindern und die Effektivität der Behandlung zu erhöhen. Weitere Modifikationen der allergenen Darbietung sind in Entwicklung.

Eine Reihe von nationalen und internationalen Komitees befaßt sich in jährlichen Abständen mit der Optimierung der Immuntherapie [341, 515, 516, 613]. Die oben genannte Diskussion um die Sicherheit und Effektivität schlägt sich dabei in Änderungen der Empfehlungen nieder. Die in diesem Referat gewählte Darstellung richtet sich im wesentlichen nach dem Positionspapier zur Immuntherapie der Europäischen Akademie für Allergologie und Klinische Immunologie aus dem Jahr 1993 [341]. Allen Empfehlungen gemeinsam ist die Forderung, daß die Durchführung der Hyposensibilisierung und die Behandlung ihrer Nebenwirkungen dem allergologisch weitergebildeten bzw. erfahrenen Arzt vorbehalten bleiben soll.

Am Tag der Injektion sind intensive sportliche Aktivitäten, eine starke Beanspruchung des Injektionsarmes, ein heißes Bad und vor allem auch ein vermehrter Allergenkontakt zu vermeiden [288]. Insbesondere bei Pollenallergikern sollte sich die Allergenkarenz auch auf nutritive Allergene mit Kreuzreaktivität erstrecken. Bei Asthmatikern kann vor Injektion eine Peak-flow-Messung vor erneuter Injektion indiziert sein.

Dosismodifikationen sind notwendig bei überschrittenem Zeitintervall zwischen den Injektionen, gesteigerter Lokalreaktion, interkurrenten Infekten oder Impfungen sowie bei systemischen Reaktionen [469]. Bei den heute überwiegend gebräuchlichen Allergoiden sollte keine Dosissteigerung erfolgen, wenn die letzte Injektion länger als 3 Wochen zurückliegt. In der 4. Woche ist eine Reduzierung um 1 Stufe, in der 5. Woche um 2 Stufen usw. empfehlenswert. Bei einer sofortigen Lokalreaktion mit einer Quaddelgröße über 5 cm, bei Kindern über 3 cm, wiederholt man die vorherige Dosis. Systemische Reaktionen sollten dazu Anlaß geben, Nutzen und Risiko einer Hyposensibilisierung nochmals zu überdenken. Gegebenenfalls kann nach deutlicher Dosisminderung vorsichtig weitertherapiert werden [446].

In einigen Zentren wird zur Vermeidung von Lokalreaktionen jeweils vor der Injektion ein Antihistaminikum verabreicht. Andere Autoren fürchten durch diese Maßnahme die Maskierung evtl. sich anbahnender systemischer Reaktionen und raten von der prophylaktischen Antihistaminikagabe ab.

Überwiegend werden die Patienten präsaisonal therapiert, während der Saison wird eine Therapiepause eingelegt. Da der Erfolg einer Hyposensibilisierung jedoch wesentlich von der verabreichten Gesamtdosis abhängig ist, wird teilweise die ganzjährige Hyposensibilisierung empfohlen. Während der Saison soll die Dosis auf $1/3$ der Erhaltungsdosis reduziert und in 14tägigen Abständen verabreicht werden. Die Injektion erfolgt streng extravasal (mehrmalige Aspiration!) in eine angehobene Hautfalte subkutan an der Streckseite des Oberarmes etwa eine Handbreit über dem Olekranon mit einem Einstichwinkel von ca. 400. Dazu wird eine Tuberkulinspritze mit einer kurzgeschliffenen Nadel der Größe 14–18 mit kurzem Schaft verwendet. Zweckmäßig erscheint es, daß der Patient hierzu seinen Oberarm anwinkelt und seine Hand am Beckenkamm abstützt. Nach der Injektion sollte die Injektionsstelle leicht komprimiert werden; ein „Einmassieren" kann evtl. zu einer schnelleren systemischen Verteilung des Allergens führen und ist zu vermeiden. Reicht ein Therapieextrakt nicht aus, so kann eine 2. Therapielösung am gleichen Tage oder nach 2–3 Tagen am anderen Arm appliziert werden, wobei zwischen den Injektionen mindestens 15 min abzuwarten ist.

Es versteht sich von selbst, daß es in der Verantwortung des Arztes liegt, sich vor jeder Injektion von der Richtigkeit der Therapielösung, der Allergenkonzentration und Menge zu überzeugen. Wiederholt sind schwere Nebenwirkungen durch Verwechslungen von Allergenflaschen aufgetreten.

Über die Dauer einer Hyposensibilisierungstherapie liegen mehr empirische Erfahrungen als gesicherte klinische Studien vor. Zum einen besteht die Forderung nach mindestens 2 symptomfreien oder zumindest symptomreduzierten Expositionszeiträumen; zum anderen gibt es Beobachtungen, daß gerade bei den perennialen Allergenen nach 1–2 Jahren Symptomfreiheit nach Beendigung der Therapie wiederum Symptome auftraten [341]. Kontrollierte Studien bei Pollenallergikern haben gezeigt, daß die Wirkung einer 3jährigen Therapie über mindestens 5 weitere Jahre anhält. Trotzdem wird empfohlen, über mindestens 3, besser 5 Jahre präsaisonal zu therapieren und bei perennialen Allergenen evtl. noch länger mit der Erhaltungstherapie fortzufahren. Da der Therapieerfolg an der verabreichten Gesamtdosis zu bemessen ist, sind die Intervalle auch bei Erhaltungstherapie möglichst nicht über 14 Tage auszudehnen. Mindestens einmal im Jahr muß eine Reevaluierung der allergischen Beschwerden des Patienten anhand von Anamnese, Patiententagebüchern oder Provokationstestungen vorgenommen werden, um die laufende Therapie evtl. zu modifizieren.

2.4.3.1 Indikationen und Kontraindikationen

Die Durchführung einer Hyposensibilisierung stellt eine Reihe von Anforderungen an die Diagnostik, das Therapeutikum, den Patienten und den Arzt. Der Entschluß zu einer solchen Therapieform ist daher immer eine individuelle, vom Patienten und vom Arzt zu tragende Entscheidung.

Unabdingbare Voraussetzungen für eine Hyposensibilisierung sind [341, 516]:

1) Nachweis einer IgE-vermittelten allergischen Reaktion auf ein Allergen, das
2) die Krankheitssymptome eindeutig auslöst, zumindest deutlich zur Symptomatik beiträgt.

Damit sind nicht-IgE-vermittelte Erkrankungen von einer Hyposensibilisierung ausgenommen. Dies betrifft auch allergieähnliche Reaktionen an der Nase, bei denen sich IgE-vermittelte Immunantworten weder im Haut- noch im In-vitro-Test nachweisen lassen. Von besonderer Bedeutung ist der klare Bezug zwischen der Sensibilisierung und den Symptomen. Dieser Bezug kann z.B. bei saisonalen Allergenen durch eine genaue Anamnese mit ausreichender Wahrscheinlichkeit hergestellt werden, erfordert aber bei perennialen Allergenen in aller Regel eine nasale Provokationstestung. Die nächste Frage zielt auf die Schwere der Symptomatik und deren Beherrschbarkeit durch Karenz und Arzneimitteltherapie ab. Eine z.B. auf 2–3 Wochen im Jahr begrenzte, nur sporadisch eine Medikation erfordernde und über Jahre konstante Symptomatik bedarf in der Regel keiner Hyposensibilisierung. Dies gilt auch für den Patienten, der durch konsequente Karenzmaßnahmen seine Beschwerden anhaltend auf ein Minimum reduzieren kann. Eine Hyposensibilisierung sollte aber immer dann erwogen werden, wenn Karenzmaßnahmen nicht oder nur bei deutlicher Einschränkung der Lebensqualität durchführbar sind, 3 Wochen oder länger im Jahr arzneimittelbedürftige Beschwerden bestehen oder die Beschwerdesymptomatik über die Zeit zunimmt. Dem Argument, daß nur auf eine Arzneimitteltherapie resistente Beschwerden als Indikation für eine Hyposensibilisierung zu werten seien, können sich viele Autoren dagegen nicht anschließen.

Es gilt, im individuellen Fall jeweils die möglichen Vorteile, aber auch die Risiken und Unannehmlichkeiten einer Hyposensibilisierung abzuwägen. Nach einer Untersuchung von Bousquet (zitiert bei [341]) muß bei etwa 23% jüngerer Patienten mit einer Rhinitis mit der späteren Entwicklung eines Asthma bronchiale gerechnet werden. Dieses Risiko kann durch eine adäquat durchgeführte Immuntherapie offenbar deutlich auf etwa 5% gesenkt werden. Langzeituntersuchungen von arzneimittelbehandelten asthmatischen Kindern haben ergeben, daß etwa 75% der Patienten auch im Erwachsenenalter unter Asthma leiden. Durch eine Hyposensibilisierung gerade im Kindesalter ist dieser Prozentsatz auf etwa 25–30% zu vermindern. Zu dieser Fragestellung fehlt es sicherlich noch an prospektiven Langzeituntersuchungen, die die Verhinderung des sog. Etagenwechsels durch eine Hyposensibilisierung eindeutig nachweisen.

Aus den oben angegebenen Studien läßt sich allerdings mit einiger Sicherheit ableiten, daß in der Gruppe der Kinder und Jugendlichen mit allergischer Rhinitis eine spezifische Immuntherapie früh indiziert werden sollte.

Je früher eine Hyposensibilisierung begonnen wird, desto eher scheint sie erfolgreich zu sein. Hierzu wird angeführt, daß eine beginnende allergische Entzündungsreaktion eher vollständig unterdrückt werden kann als eine bereits über Jahre manifeste Entzündung und daß auch das Risiko schwerer Nebenwirkungen bei einem – noch – niedrigeren Sensibilisierungsgrad deutlich geringer sei. Auch hierzu fehlen prospektive Studien, die den Vorteil einer frühen Behandlung bei noch milder Symptomatik eindeutig aufzeigen würden. Da die Hyposensibilisierung bei Patienten unter dem 5. Lebensjahr mit einer vermehrten Zahl von Nebenwirkungen einhergeht und diese schwieriger als beim Erwachsenen zu behandeln sind, wird die Durchführung der Therapie erst ab dem 5. Lebensjahr empfohlen. Bei Kleinkindern ist zudem die Akzeptanz einer subkutanen Injektionstherapie gering, die respiratorische Reserve begrenzt und das Ansprechen auf Bronchodilatatoren schlecht, so daß sich eine Notfallbehandlung sehr schwierig gestalten kann.

Von der Therapie des Asthma bronchiale hat man gelernt, daß eine Immuntherapie prinzipiell dann zu spät kommt, wenn bereits sekundäre Organveränderungen manifest wurden. Auch im Bereich der oberen Atemwege gelten ähnliche Einschränkungen: So ist z.B. eine chronische Sinusitis durch eine Hyposensibilisierung alleine selten therapierbar, sondern bedarf einer operativen Intervention zusätzlich zur Einleitung der Hyposensibilisierung. Ähnliches gilt für therapieresistente Muschelhyperplasien, vergrößerte hintere Muschelenden oder eine chronische Otitis media.

Von seiten des Patienten muß ausreichende Einsicht in die Notwendigkeit und die praktische Durchführung der Therapie bestehen und die Bereitschaft zur Mitarbeit gegeben sein [7]. Dies setzt eine entsprechende Aufklärung durch den Arzt voraus und kann auch das schriftliche Einverständnis des Patienten notwendig erscheinen lassen. Der Arzt ist gerade zur Vermeidung von Nebenwirkungen darauf angewiesen, daß der Patient nach der Injektion mindestens $\frac{1}{2}$ h unter Aufsicht verbleibt, sportliche Aktivitäten am Tag der Behandlung vermeidet und vor jeder Injektion über zurückliegende Reaktionen, seinen Gesundheitszustand im allgemeinen, evtl. asthmatoide Beschwerden oder über stattgehabte Impfungen informiert. Gerade bei einem Orts- oder Arztwechsel muß der bisherige Verlauf der Hyposensibilisierung ausführlich besprochen werden und sollte daher auch gut dokumentiert sein.

Bei älteren Patienten mit einer länger bestehenden Symptomatik ist der Erfolg der Immuntherapie u.U. geringer. Dabei korreliert der Erfolg besser mit der Dauer der Erkrankung als mit dem biologischen Alter des Patienten. Zugleich kann das Risiko einer schweren anaphylaktischen Reaktion zunehmen und diese kann durch zusätzliche Erkrankungen des Patients (z.B. Herz- oder Nierenerkrankungen) schwieriger zu therapieren sein. Daher ist bei älteren Patienten die Indikation zu einer Immuntherapie strenger zu stellen. Eine generell gültige Altersbeschränkung besteht jedoch nicht.

Auch von seiten des Allergenextrakts sind verschiedene Bedingungen zu erfüllen. Für die Behandlung muß ein geeigneter Extrakt zur Verfügung stehen, dessen Allergenpotenz standardisiert sowie reproduzierbar eingestellt werden kann und der alle relevanten, zumindest aber die Mehrzahl der allergenen Komponenten, beinhaltet. Der Versuch, nur mit den sog. Majorallergenen zu therapieren, war nur bei den Patienten erfolgreich, die nur gegen diese Majorallergene Antikörper gebildet hatten. Für den routinemäßig diagnostizierten Patienten ist eine solche Selektion von Allergenkomponenten daher nicht sinnvoll. Insbesondere für Pollen- und Milbenallergiker ist die Wirksamkeit der Hyposensibilisierung eindeutig nachgewiesen. Zur Therapie bei Tierallergie oder Schimmelpilzallergie ebenso wie bei beruflichen Allergenen liegen deutlich weniger kontrollierte Studien vor; Einzelbeobachtungen lassen aber auch hier die Wirksamkeit der Hyposensibilisierung erkennen, sofern es sich um streng selektionierte Patienten handelt. Die Hyposensibilisierung mit Hausstaub ist obsolet, da die allergenen Lösungen undefinierte Mengen und Zusammensetzungen aus zahlreichen Allergenquellen beinhalten. Eine zumindest theoretische Gefahr geht weiterhin davon aus, daß Hausstaubsammlungen auch menschliche Epithel- und Sekretkomponente enthalten können, die bei den Patienten zu unvorhersehbaren immunologischen Reaktionen führen können.

Es empfiehlt sich, nur solche Hyposensibilisierungslösungen zu verwenden, die sich an dem WHO-Standard orientieren und einer ständigen Kontrolle und Standardisierung unterliegen. Diese Voraussetzungen werden bei den als Fertigarzneimittel angebotenen Lösungen durch das Paul-Ehrlich-Institut überprüft. Bei den nicht in diese Gruppe fallenden Lösungen ist es die Aufgabe des behandelnden Arztes, sich von der Allergenqualität zu überzeugen.

Die subkutane Injektionstherapie ist als Methode der Wahl anzusehen. Alternative Applikationswege wie die orale, die sublinguale oder die nasale Immuntherapie sind in ihrer Wirksamkeit weniger gut bestätigt. Insbesondere die sublinguale und die nasale Applikation befinden sich derzeit noch im Stadium klinischer

Studien und können nicht für den klinischen Gebrauch empfohlen werden. Auch die orale Applikationsform ist trotz einiger positiver Erfahrungsberichte und Studien für die klinische Empfehlung nicht ausreichend validiert [164, 186, 636]. So ist der Anteil des resorbierten Allergens selbst bei magensaftresistenten Darreichungen variabel, eine mögliche Veränderung der Proteinstruktur durch Verdauungsprozesse nicht ausgeschlossen und die Sicherheit der Therapie für den Gebrauch zuhause nicht ausreichend belegt.

Als absolute Kontraindikationen gelten schwerwiegende Leiden wie Kollagenosen, Autoimmunerkrankungen, maligne Erkrankungen, Krankheiten des rheumatischen Formenkreises, eine Enzephalitis oder Thyreoiditis. Anfallsleiden können entgegen früherer Regeln unter medikamentöser Therapie behandelt werden. Ebenso sind Herzerkrankungen und ein schwerer arterieller Hypertonus als Kontraindikation zu nennen, sofern sie die möglicherweise notwendige Anwendung von Adrenalin verbieten.

Psychische Störungen des Patienten, die eine adäquate Mitarbeit nicht ermöglichen, stellen ebenfalls Ausschlußkriterien dar. Akute oder chronische Entzündungsprozesse im Bereich von Nase, Nasennebenhöhlen und Bronchien erfordern vor der Therapie eine medikamentöse oder chirurgische Intervention. Bereits manifeste Erkrankungen der Atemwege einschließlich Emphysem und Cor pulmonale sind durch eine Hyposensibilisierung nicht mehr erfolgreich zu therapieren. Gleiches kann auch für eine chronisch veränderte Schleimhaut mit irreversibler Schädigung im Bereich vom oberen und unteren Atemtrakt gelten.

Eine notwendige Therapie mit β-Blockern oder ACE-Hemmern gilt ebenfalls als Ausschlußkriterium, da eine anaphylaktische Reaktion evtl. schwerer verlaufen und therapierefraktär sein könnte [248]. In vielen Fällen lassen sich diese Arzneimittel allerdings durch andere ersetzen.

Eine Hyposensibilisierung sollte während oder kurz vor einer Schwangerschaft nicht begonnen werden. Die Möglichkeit der Fortführung einer bereits laufenden und gut tolerierten Hyposensibilisierung stand bislang offen. Während nach dem europäischen Positionspapier diese Möglichkeit weiterhin besteht, wurde vom Ärzteverband deutscher Allergologen auch die Weiterführung der Therapie während einer Schwangerschaft in der aktualisierten Fassung der Empfehlungen zur Hyposensibilisierung aus 1995 zu den Kontraindikationen gerechnet [516].

Eine schwere atopische Dermatitis sollte vor Beginn einer Hyposensibilisierung effektiv behandelt werden, da vereinzelt über eine Exazerbation berichtet wurde. Andererseits sind aber auch deutliche Besserungen der atopischen Dermatitis beobachtet worden.

2.4.3.2 Praktische Durchführung

Mit der Festlegung der Zusammensetzung des Therapieextraktes wird eine wesentliche Grundlage für den Erfolg oder Mißerfolg einer Therapie gelegt. Zum einen besteht die Forderung, daß nur Allergene von klinischer Relevanz für den Patienten in den Extrakt aufgenommen werden sollen. Zum anderen gilt die Überlegung, daß maximal 3, idealerweise nur ein Allergen eingearbeitet werden sollte. In der Reduktion liegt ein Schlüssel zum Erfolg, wobei weitere Allergene durch eine parallel laufende oder versetzt beginnende Hyposensibilisierung therapiert werden können. Es sei daran erinnert, daß die kontrollierten Studien, die hohe Erfolgsraten gezeigt haben, nicht nur mit einem stark selektierten Patientengut, sondern auch in aller Regel mit einem optimal ausgewählten, sehr engen Allergenspektrum durchgeführt wurden. Die klinische Erfahrung lehrt uns auf der anderen Seite, daß eine Schrotschußimmuntherapie wenig Aussicht auf Erfolg hat.

Aufgrund der Anamnese und der nasalen Provokationstestung, evtl. ergänzt durch Symptomtagebücher, werden die oder das Hauptallergen(e) diagnostiziert. Grundsätzlich können die Gräserallergene aufgrund ihrer Kreuzreaktivität als Gruppe rezeptiert werden. Saisonale sollten keinesfalls mit perennialen Allergenen vermischt werden, frühblühende sollten von spätblühenden Pollen getrennt werden. Zur Orientierung kann man sich an die von den verschiedenen Herstellern zusammengestellten Fertigarzneimittel halten; sie geben in aller Regel sinnvolle Kombinationen vor.

Kommerziell erhältliche Allergenextrakte werden als wäßrige Lösungen, Semidepotlösungen und Allergoide angeboten. Die wäßrigen Lösungen setzt man heute nur noch mit speziellen Indikationen ein; sie haben den Nachteil einer erhöhten Zahl von systemischen Nebenwirkungen. Semidepotpräparate entstehen durch Adsorption der Allergene an Aluminiumhydroxid, Tyrosin oder Alginat. Gegenüber den wäßrigen Extrakten kann die Frequenz und die Anzahl der Injektionen gesenkt werden, auch die Zahl der systemischen Nebenwirkungen ist deutlich geringer. Ebenso wie bei den Allergoiden sind Intervalle von 2–3 Wochen zwischen den Injektionen üblich. Allergoide können durch Formaldehyd oder Glutaraldehyd modifiziert werden und sind in der Regel durch Adsorption an Aluminumhydroxid oder Tyrosin als Semidepotpräparate erhältlich. Gegenüber den Allergen-Semidepotpräparaten ist die Anzahl der Injektionen bei den Allergoiden wiederum niedriger und wird mit 7–10 Injektionen präsaisonal angegeben. Beim individuellen Patienten können aber durchaus mehr Injektionen erforderlich sein.

Die Dosissteigerung ist nicht schematisch, sondern individuell zu wählen; die von den Herstellern beigefügten Kontrollblätter sind als Empfehlungen zu werten, die allerdings nicht überschritten werden sollten. Bei Patienten mit hohem Sensibilisierungsgrad kann ggf. mit einer niedrigeren Konzentration, der sog. Flasche „0" begonnen werden; bei diesen Patienten ist oft auch eine recht langsame Dosissteigerung notwendig. Auch die Maximal- und Erhaltungsdosis ist individuell zu wählen und liegt ggf. unterhalb der empfohlenen Höchstdosis. Die individuelle Verträglichkeit der Erhaltungsdosis ist für die Endkonzentration entscheidend.

Bei einem Wechsel der Allergenflasche auf eine äquivalente oder höhere Konzentration wird empfohlen, 2–3 Dosisschritte zurückzugehen, da selbst bei vorschriftsmäßiger Aufbewahrung mit einem gewissen Verlust der Allergenität einer Lösung zu rechnen ist. Die Extrakte sind bei 4 °C aufzubewahren. Das Einfrieren ist ebenso wie die Unterbrechung der Kühlkette zu vermeiden, da beides zu einem Verlust der allergenen Potenz führen kann.

Ein Wechsel von Therapielösungen von einem Hersteller zu einem anderen ist nicht sinnvoll und möglicherweise sogar gefährlich, da die Allergenpotenz bei den verschiedenen Präparaten sehr unterschiedlich ist, die verschiedenen Konzentrationseinheiten nur unzuverlässig umzurechnen und auch die allergenen Komponenten in den einzelnen Lösungen nicht einheitlich sind.

Eine Hyposensibilisierung setzt einen engen Kontakt zwischen Arzt und Patient voraus. Vor jeder neuen Injektion ist eine Zwischenanamnese zu erheben, die eine evtl. Änderung der Begleitmedikation, Infekte und andere Erkrankungen, eine evtl. Schwangerschaft, die Schwere der allergischen Symptome der letzten 3 Tage und auch evtl. verzögerte Reaktionen nach der letzten Injektion umfaßt. Innerhalb der ersten 30 min nach Injektion einsetzende allergische Reaktionen werden durch den behandelnden Arzt jeweils auf dem Kontrollblatt dokumentiert. Dabei ist es obligatorisch, daß die Injektionsstelle beurteilt und nach möglichen systemischen Nebenwirkungen gefragt wird, bevor der Patient die Behandlungsräume verläßt. Bei Kindern ist es empfehlenswert, daß über die nächsten 2–3 h die Aufsicht durch eine erwachsene Person gewährleistet ist.

2.4.3.3 *Wirkungsweise, Erfolgs- und Kontrollparameter*

Trotz der langjährigen Erfahrung mit der Hyposensibilisierungstherapie und dem vielfach dokumentierten klinischen Erfolg zumindest für die saisonalen Allergene und die Milben ist das eigentliche Wirkprinzip der spezifischen Immuntherapie nach wie vor unbekannt. Dies hat zur Folge, daß keine Laborparameter für die Erfolgskontrolle einerseits und für die Vorher-

sage eines klinischen Effektes andererseits zur Verfügung stehen. Nach wie vor ist die sorgfältig dokumentierte Symptomatik des Patienten in Verbindung mit dem Arzneimittelverbrauch unter Beachtung der Allergenexposition die einzige Möglichkeit, die Effektivität der Therapie im Einzelfall zu überprüfen. Die folgenden Feststellungen beziehen sich ausschließlich auf die subkutane Hyposensibilisierungsbehandlung mit Pollen- und Milbenallergenen.

Für die klinische Erfassung der Symptomatik sind nach den einzelnen Symptomen aufgegliederte Patiententagebücher, die auch die individuelle Allergenexposition abschätzen lassen, am besten geeignet. Gleichzeitig gilt es, den Arzneimittelverbrauch zu dokumentieren, da Symptomscore und die Einnahme von antiallergischen Medikamenten direkt miteinander zusammenhängen. Symptome und Arzneimittelverbrauch können dann mit den Pollenflugdaten der entsprechenden Saison verglichen werden. Bei Milbenallergien ist zu bedenken, daß durch gleichzeitig durchgeführte Sanierungsmaßnahmen ebenfalls eine Reduzierung der Symptomatik erreicht wird; diese ist dann nicht nur Folge der Hyposensibilisierung. Mindestens einmal im Jahr sollte sich der Arzt eingehend mit der Veränderung der klinischen Symptomatik unter Therapie durch eine gezielte Befragung des Patienten beschäftigen, um aus der Anamnese den Erfolg der Hyposensibilisierung zu überprüfen oder evtl. Veränderungen des Allergenspektrums zu erkennen und weitere diagnostische Maßnahmen zu indizieren. Besondere Beachtung sollte auch der Frage nach einem evtl. Organwechsel bzw. einer Organausbreitung (Etagenwechsel) zukommen.

Die Hyposensibilisierung führt in der Regel zu einer Reduktion der Sofort- und Spätphasenreaktion an der Haut (quantitativer Pricktest im Titrationsverfahren) sowie an der Nasenschleimhaut [125]. An der Nase ist nicht nur ein Rückgang der Symptomatik, sondern auch der freigesetzten Mediatoren wie etwa der Prostaglandine und Histamin als auch der Zytokine (Interleukin-8) und verschiedener Mediatorzellen (eosinophile Granulozyten, IgE-positive Zellen) gesichert worden. Für die Beurteilung der nasalen Reaktivität sind dabei Titrationsverfahren notwendig; anhand einer einzigen Allergenprovokation mit einer vorgegebenen Dosis und Konzentration ist keine erschöpfende Aussage möglich. Die an der Nasenschleimhaut erhobenen Befunde gelten auch für den unteren Respirationstrakt, für den ebenfalls eine Reduzierung chemotaktischer Aktivitäten für eosinophile und neutrophile Granulozyten sowie eine verminderte Freisetzung des Mediators ECP (eosinophil-cationisches Protein) nach Hyposensibilisierung dokumentiert wurde [201, 241, 242, 451].

Früh wurde die Hypothese von den blockierenden IgG-Antikörpern aufgestellt, die bis heute im Mittelpunkt der Diskussion steht. In den ersten Monaten einer Hyposensibilisierung kommt es zum Anstieg der allergenspezifischen IgG-Titer, wobei zunächst vermehrt IgG-Antikörper der Subklasse 1 und später der Subklasse 4 produziert werden [359, 392]. Während die IgG1-Antikörper wiederum langsam abfallen, stellt sich beim allergenspezifischen IgG_4 unter länger dauernder Therapie ein Plateau ein. Bemerkenswert erscheint, daß hohe IgG_4-Titer sowohl mit dem Erfolg als auch in einigen Studien mit dem Mißerfolg einer Hyposensibilisierung korreliert werden konnten [147]. Für den einzelnen Patienten läßt sich aus der Höhe der IgG-Antikörper kein Rückschluß auf die erfolgreiche Durchführung einer Hyposensibilisierung ziehen. Es besteht vielmehr eine Beziehung zwischen der applizierten Allergenmenge und der Höhe des allergenspezifischen IgG; eine niedrigdosierte Allergentherapie führt weder zur klinischen Besserung noch zum Anstieg der IgG-Antikörper. Testverfahren zur Bestimmung von allergenspezifischen IgG-Antikörpern im Serum eignen sich somit nach heutigem Kenntnisstand nicht zur Erfolgskontrolle.

Ebenfalls in den ersten Monaten kommt es zu einem teilweise starken Anstieg der IgE-Antikörper trotz verminderter Reaktivität des Schockorgans [124]. Mit längerdauernder Therapie fällt das allergenspezifische IgE langsam ab und kann Werte unter dem Ausgangswert erreichen. Charakteristisch ist auch das Fehlen der sonst üblichen Erhöhung durch die saisonale Allergenexposition [635]. Auch für das spezifische IgE gilt, daß intraindividuell keine gute Korrelation zum klinischen Erfolg beobachtet werden kann. Versuche, aus der Messung spezifischer IgG- und IgA-Antikörper im Nasensekret therapierter Patienten auf den Erfolg einer Hyposensibilisierung zu schließen, sind ebenfalls fehlgeschlagen.

In neuerer Zeit konnte beobachtet werden, daß die Zahl aktivierter CD 4-positiver T-Lymphozyten im Gewebe des Schockorgans nach Therapie signifikant abnimmt und sich das Verhältnis der TH_1–TH_2-Subpopulationen zugunsten einer TH1-Antwort ändert [159, 160, 586]. Mittels moderner molekularbiologischer Verfahren konnte eine gesteigerte Synthese von Interferon-γ im Gewebe nachgewiesen werden, wobei auch für diese interessante Hypothese kein intraindividueller Zusammenhang zum Therapieerfolg gefunden werden konnte. Interferon-γ gilt als wichtiger Gegenspieler einer TH_2-gesteuerten IgE-Synthese und ist selbst ein Zytokin aus TH_1-Zellen [296, 511].

Weitere Beobachtungen schließen eine verminderte T-Zellproliferation durch Allergene, eine verminderte Freisetzung von Histamin aus basophilen Granulozyten und die mögliche Bildung von antiidiotypischen Antikörpern (Netzwerk nach Jerne) ein. Unklar bleibt bislang, ob es sich hierbei um Begleitphänomene oder

um ursächliche Wirkprinzipien handelt. Insgesamt steht somit kein Laborparameter zur Verfügung, der eine ausreichend hohe Assoziation zum klinischen Ergebnis einer Hyposensibilisierung aufweisen würde und die schwierig zu bewertende Erhebung der klinischen Symptomatik ersetzen könnte. Die Erfassung der allergenbedingten Symptomatik und des Arzneimittelverbrauches in Korrelation zur individuellen Exposition des Patienten stellen damit das Verfahren der Wahl dar.

2.4.3.4 Nebenwirkungen einer Hyposensibilisierungstherapie

Es liegt in der Natur der Sache, daß die subkutane Applikation von Allergen bei sensibilisierten Patienten zu unerwünschten Nebenwirkungen führen kann; eigentliche toxische Effekte durch die Allergenlösungen sind dagegen nicht zu erwarten [222]. Die Nebenwirkungen werden in lokale und systemische Reaktionen unterteilt, die hinsichtlich ihrer Symptomatik und des Intervalls zwischen Injektion und Auftreten der Reaktion weiter differenziert werden können. Lokale Sofortreaktionen treten innerhalb von 30 min auf und gelten als übersteigert, wenn der Quaddeldurchmesser 5 cm überschreitet. Verzögerte lokale Reaktionen können mit oder ohne übersteigerte Sofortreaktion auftreten und, sofern sie vom Patienten als unangenehm empfunden werden, ebenfalls zu einer Dosiswiederholung Anlaß geben. Insbesondere bei aluminiumhydroxidadsorbierten Allergenlösungen kann es vereinzelt zu granulomatösen und pseudolymphomatösen Infiltraten am Injektionsort kommen, die als subkutane Knoten persistierend zu palpieren sind. In der Regel verschwinden sie nach einigen Wochen bis Monaten. Die systemischen Reaktionen können in Organ- und Allgemeinreaktionen weiter differenziert werden.

Mit der Neufassung des Arzneimittelgesetzes 1978 sind Nebenwirkungen als unerwünschte Begleiterscheinungen definiert, die bei dem bestimmungsgemäßen Gebrauch eines Arzneimittels auftreten. Diese sind nach § 62 AMG meldepflichtig; trotzdem muß mit einer gewissen Dunkelziffer gerechnet werden. Die Dunkelziffer, aber auch die Tatsache, daß die Gesamtzahl der behandelten Patienten bzw. Injektionen nicht genau bekannt sind, erschweren die Angabe zur relativen Häufigkeit von systemischen Nebenwirkungen in der täglichen Anwendung. Insbesondere ist es nicht möglich, nach verschiedenen Darreichungsformen bzw. Allergenpräparaten zu differenzieren. Auf die möglichen Gefahren einer Hyposensibilisierung einschl. letaler Komplikationen wurde wiederholt hingewiesen und die Notwendigkeit einer entsprechenden Schulung, nicht nur des behandelnden Arztes, sondern auch des Praxis- und Krankenhauspersonals herausgestellt.

Ebenso muß eine funktionsgerechte Notfallapotheke rasch verfügbar sein und den Empfehlungen der Fachgesellschaften zur Vermeidung und Therapie systemischer Reaktionen Folge geleistet werden.

Von 1957–1986 wurden in Großbritannien insgesamt 357 schwere systemische Reaktionen beobachtet, von denen 26 tödlich endeten. Etwa die Hälfte der systemischen Reaktionen waren anyphylaktische, die andere Hälfte bronchiale Nebenwirkungen. Aufgrund dieser Zusammenstellung hat das Committee on Safety of Medicines 1986 (Großbritannien) gefordert, daß der behandelnde Arzt über eine Notfalleinrichtung verfügen muß und der Patient mindestens 2 h unter medizinischer Kontrolle nach jeder Injektion verbleiben muß. Diese Maßregeln haben erwartungsgemäß zu einer drastischen Reduktion der Hyposensibilisierungen in diesem Land geführt. In einem vergleichbaren Zeitrahmen (1945–1985) wurden in den USA 46 Todesfälle dokumentiert [335]. Der gleiche Autor berichtete 1993 über eine Folgeuntersuchung von 1985–1989 und berichtete über 17 Todesfälle, die nach den Ursachen der Nebenwirkungen weiter analysiert werden konnten [458, 459]. Als Risikopatienten wurden demnach die Allergiker eingestuft, die unter einer erhöhten Sensitivität, unter asthmatischen Beschwerden oder unter vorherigen systemischen Reaktionen gelitten haben. Über die Hälfte der Todesfälle ereignete sich in der Phase der Dosissteigerung oder beim Wechsel der Allergenflaschen [403]. Vier Patienten hatten sich der 30minütigen Beobachtungszeit durch den Arzt entzogen, ein Patient stand aufgrund einer Herzkreislauferkrankung unter β-Blockertherapie. Bis auf eine Reaktion war der Beginn des dann tödlichen anaphylaktischen Schocks innerhalb von 30 min zu verzeichnen. Insgesamt wurde die Anzahl der tödlichen Komplikationen auf 1/2 Mio. Injektionen geschätzt. Eine Zusammenstellung der Häufigkeit systemischer Nebenwirkungen bei der Hyposensibilisierung mit Aeroallergenen aus den Jahren 1937–1986 findet sich bei Ring [469]. Demnach sind bei etwa 0,1–1,1% der Injektionen systemische Nebenwirkungen beobachtet worden, wobei etwa ein Todesfall auf 750 000 Injektionen dokumentiert wurde. Aus dem deutschsprachigen Raum wurde 1990 von Siefert (Paul-Ehrlich-Institut [530]) über Nebenwirkungen bei Hyposensibilisierung berichtet. In den Jahren 1980–1988 wurden insgesamt 22 Todesfälle registriert, die in 16 Fällen auf Fehler des behandelnden Arztes, in 5 Fällen auf Fehler des Patienten und nur in einem Fall auf unvorhersehbare Umstände zurückzuführen waren. Auf 100 000 Injektionen kamen etwa 2–9 Nebenreaktionen entsprechender Schwere.

In den Jahren 1985 und 1986 wurden von 3 Allergenherstellern insgesamt 290 schwere Nebenreaktionen berichtet, von denen 117 eine Klinikeinweisung notwendig machten und 11 tödlich endeten. Allein in 57 Fällen war eine fehlerhafte Injektion vermutet worden, in weiteren 35 Fällen lagen unbeachtete Begleitinfekte und in 27 Fällen eine hohe Sensibilisierung des Patienten vor. In 11 Fällen wurde eine fehlerhafte Dosierung gewählt, die übrigen 160 Fälle sind nicht auswertbar.

Besonders tragisch erscheint, daß die überwiegende Mehrzahl der Nebenreaktionen auf ärztlichen Fehlern beruht, gefolgt von einer mangelnden Mitarbeit des Patienten, wobei Fehler des Herstellers in keinem Falle nachzuweisen waren. Dieser Umstand unterstreicht die Notwendigkeit einer entsprechenden Schulung der allergologisch tätigen Ärzte und einer guten Mitarbeit eines verständigen Patienten. Typische Fehler und Gefahren bei einer Hyposensibilisierungstherapie sind in Tabelle 13 zusammengefaßt. Die konsequente Ausbildung der injizierenden Ärzte hat z.B. dazu geführt, daß in Norwegen seit 1980 keine letalen Zwischenfälle mehr aufgetreten sind. Von Seiten der Allergenhersteller wird angestrebt, die Hyposensibilisierungslösungen durch Modifikationen – z.B. sind hier die Allergoide zu nennen – sicherer zu machen [490].

2.4.4 Minimalinvasive chirurgische Maßnahmen

Chirurgische Interventionen sind selbstverständlich nicht geeignet, die allergische Grunderkrankung zu behandeln. Umgekehrt ist eine allergische Erkrankung aber auch keine Kontraindikation gegen die Durchführung notwendiger chirurgischer Maßnahmen im Bereich der oberen Atemwege. Chirurgische Indikationen können dabei unabhängig von der Allergie oder auch im Zusammenhang mit einer allergischen Erkrankung gegeben sein.

Tabelle 13. Fehler und Gefahren bei einer Hyposensibilisierungstherapie

---

1. Dosis höher als beabsichtigt
- Irrtum beim Aufziehen
- Falsche Flasche (Konzentration), Lagerung
- Neue Flasche

2. Dosis nicht angepaßt (Kurzanamnese!)
- Begleiterkrankung, Begleitmedikation
- Asthmasymptome
- Allergische Symptome (Saison/Therapie)
- Intervallüber-/-unterschreitung
- Patienteninformation und Compliance

3. i.v.-Injektion
- Nicht aspiriert

4. Unzureichende Notfalltherapie
- Arzt nicht anwesend (!)
- Mangelnde Erfahrung
- Fehlende Ausrüstung

An Indikationen sind zu nennen:

1) Zusätzlich zu einer Allergie vorliegende, funktionell relevante Behinderungen der Nasenluftpassage durch Septumdeviationen, Leisten- und Spornbildungen oder einer Rachenmandelhyperplasie, eine Instabilität der Nasenflügelknorpel (Ventilstenosen) oder Veränderungen der äußeren Nase. Insbesondere Spornbildungen, die mit der unteren oder mittleren Muschel Kontakt haben, können zu einer mechanisch-irritativen Hyperreagibilität der Schleimhaut führen und die Symptome der allergischen Rhinitis deutlich verstärken.
2) Folgeerkrankungen einer allergischen Rhinitis, wie z.B. eine chronische Sinusitis oder Otitis media, bedürfen häufig einer chirurgischen Therapie und sind durch konservative Maßnahmen nicht zur Ausheilung zu bringen.
3) Eine infolge langjähriger allergischer Reaktion ausgebildete Muschelhyperplasie oder Vergrößerung der hinteren Muschelenden ist durch eine symptomatische medikamentöse Therapie häufig nicht mehr rückbildungsfähig und sollte einer Muschelverkleinerung, Lateroposition oder Resektion der hinteren Muschelenden zugeführt werden. Auf diesem Wege lassen sich auch Arzneimittel einsparen, so z.B. abschwellende Nasentropfen oder Glukokortikosteroide bei vorwiegend obstruktiven Beschwerden.
4) Eine Polyposis nasi wird auf eine medikamentöse Therapie eingeschließlich einer Hyposensibilisierung nur begrenzt und allenfalls vorübergehend reagieren und sollte daher der funktionellen Nasennebenhöhlenchirurgie zugeführt werden [468].
5) Vor einer Hyposensibilisierung wird häufig eine „Fokussanierung" empfohlen, die auch die operative Behandlung von chronischen Nasennebenhöhlenbeschwerden einschließt.

Obwohl der Erfolg chirurgischer Maßnahmen bei den oben genannten Indikationen dem chirurgisch Tätigen geläufig ist, gibt es kaum kontrollierte Studien zur Unterstützung dieses von konservativen Allergologen angezweifelten Standpunktes. In einer kürzlich veröffentlichten Untersuchung wurde allerdings dokumentiert, daß etwa 40% der präoperativ hyposensibilisierten Patienten die Immuntherapie nach funktionellendoskopischer Nasennebenhöhlenchirurgie infolge postoperativ deutlich reduzierter oder gar fehlender Symptomatik abgebrochen haben [399].

2.4.5 *Arbeitsmedizinische Konsequenzen*

Ist die klinische Relevanz einer Sensibilisierung gegen ein berufliches Allergen nachgewiesen, so stellt die Expositionskarenz auf Dauer die einzige erfolgversprechende Therapiemaßnahme dar. Eine Reduktion der Schadstoffkonzentration durch technische Vorkehrungen, Atemschutzmaßnahmen oder eine verbesserte Absaugung sind den primär-präventiven Maßnahmen zuzuordnen und in der Regel bei manifester Erkrankung nicht mehr ausreichend. Bei Verdacht auf das Vorliegen einer Erkrankung durch berufliche Allergene ist eine entsprechende Meldung an die Berufsgenossenschaften erforderlich. Zur Abwendung des Entstehens einer manifesten Erkrankung oder einer Verschlimmerung kann der Versicherte aufgefordert werden, die gefährdende Tätigkeit zu unterlassen. Die Berufsgenossenschaft stellt hierzu Leistungen nach § 3 der BEKV bereits dann zur Verfügung, wenn eine statistisch erhöhte Möglichkeit des Entstehens und der Verschlimmerung einer Berufskrankheit besteht. In diesen Fällen sind ein Arbeitsplatzwechsel bzw. Umschulungsmaßnahmen anzustreben. Eine Berufskrankheit im Sinne Nr. 4301 BEKV besteht erst dann, wenn die Atemwegserkrankung zur Unterlassung der Tätigkeiten geführt hat, die für die Entstehung, der Verschlimmerung oder das Wiederaufleben der Krankheit ursächlich waren oder sein können. Seit dem 1. 4. 1988 ist die allergische Rhinitis als Berufskrankheit aufgenommen.

2.4.6 *Therapie des anaphylaktischen Schocks*

Eine den ganzen Organismus betreffende Maximalvariante der allergischen Sofortreaktion bezeichnen wir als anaphylaktische Reaktion. Dabei kommen nicht nur die klassischen IgE-vermittelten Sofortreaktionen in Betracht, sondern auch andere Reaktionsweisen, weshalb auch die Bezeichnung der anaphylaktoiden Reaktion gebraucht wird. Hierunter fallen die sog. Immunkomplexanaphylaxie, die Kontaktanaphylaxie und auch nicht immunologisch getriggerte pseudoallergische Reaktionsformen, wie sie z.B. nach der Verabreichung von Röntgenkontrastmitteln, Antibiotika, Analgetika und kolloidalen Volumenersatzmitteln beobachtet werden [13, 472].

Der Gedanke an anaphylaktische Reaktionen drängt sich zunächst im Zusammenhang mit Allergeninjektionen im Rahmen einer spezifischen Immuntherapie oder mit Freilandstichen allergischer Patienten durch Bienen oder Wespen auf. Aber auch durch Nahrungsmittelallergene und ausgedehnten Haut- oder Schleimhautkontakt, seltener auch durch Haut- und Provokationstests, kann es zu anaphylaktischen Reaktionen kommen [605]. Aus eigener Erfahrung kann ich über eine Patientin berichten, die durch Latexkontakt wiederholt anaphylaktische Reaktionen zeigte und dabei auch intensivmedizinischer Therapie bedurfte. Von besonderer Wichtigkeit ist es also, auch bei weniger klaren anamnestischen Bezügen an das Vorliegen einer Anaphylaxie zu denken und andere Krankheitsbilder wie Krampfanfälle, kardiale und zerebrale Synkopen, eine Lungenembolie, eine Bolusaspiration, eine Hypoglykämie, eine Hyperventilation, pharmakologisch-toxische Effekte oder einen hysterischen Anfall abzugrenzen.

Insbesondere für die spezifische Immuntherapie ist eine Reihe von Maßnahmen heute unumgänglich, die der Prävention und der ggf. notwendigen schnellen Intervention dienen [460]. Dazu gehören nicht nur die strenge Indikationsstellung einer solchen Therapie, sondern auch die Erfassung evtl. Begleitmedikation wie β-Blocker und ACE-Hemmer und Begleiterkrankungen, wie das Asthma oder Herzerkrankungen, die individuelle Dosierung nach jeweiliger Anamnese, die korrekte Lagerung und Beschriftung des Präparates, die einwandfreie subkutane Applikation durch einen allergologisch qualifizierten Arzt und das strikte Einhalten einer 30minütigen Überwachungszeit nach der Injektion [470]. Sowohl der Arzt als auch das nichtärztliche Personal müssen evtl. anaphylaktische Reaktionen frühzeitig erkennen können, um durch organisiertes Handeln – dies setzt wiederholte „Trockenübungen" zusammen mit dem Personal voraus – keine kostbare Zeit zu vertun.

Allgemein kann gelten, daß eine anaphylaktische Reaktion um so stärker abläuft, je rascher sie nach Antigenapplikation beginnt. Das Vollbild eines anaphylaktischen Schocks kann bereits innerhalb von Sekunden eintreten, erste Symptome stellen sich allerdings praktisch nie erst nach 20 min oder einem längeren Zeitraum ein. Aus diesem Grunde wurde das Überwachungsintervall nach einer Allergeninjektion in Deutschland auf 30 min festgelegt; zu diesem Zeitpunkt darf der Patient keinerlei systemische Reaktionen aufweisen. Brennen, Juckreiz und Hitzegefühl im Rachen und im Bereich der Zunge, an den Fußsohlen und Handinnenflächen gelten als dringende Alarmsymptome, ebenso wie ein Flush oder eine Urtikaria. Dazu gesellen sich Symptome des Respirationstraktes wie Rhinorrhö, Heiserkeit, ein Glottisödem oder ein Bronchospasmus, des Gastrointestinaltraktes wie Übelkeit, Aufstoßen, gastrointestinale Krämpfe bis hin zur Defäkation und des Herz- und Kreislaufsystems in Form von Tachykardie, Blutdruckschwankungen bis -abfall, Rhythmusstörungen und schließlich Herzstillstand. Dabei kann sich durchaus das Vollbild eines anaphylaktischen Schocks vor dem Ausbruch einer Lokalreaktion und auch ohne die genannten Alarmsymptome entwickeln. Eine inzwischen auch international anerkannte Klassifikation anaphylaktischer Reaktionen wurde 1977 von Ring u. Meßmer [472] vorgelegt und teilt die Symptome von Haut, Abdomen, Respira-

tionstrakt und Herz-Kreislauf-System in 4 Schweregrade ein.

Die einzuleitende Therapie orientiert sich am Schweregrad der Reaktion. Bei einer I.-gradigen Reaktion mit ausschließlichen Hautsymptomen wird nach der Unterbrechung der Allergenzufuhr mit i.v. verabreichten Antihistaminika und einer intravenösen Flüssigkeitssubstitution (funktionstüchtige Braunüle!) die Situation in aller Regel beherrscht. Die Stelle der Allergeninjektion am Arm kann zusätzlich mit Adrenalin umspritzt, die Allergenzufuhr durch Abbinden unterbrochen werden. Eine ständige klinische Kontrolle bis zum Eintreten einer sicheren Besserung ist obligat. Handelt es sich um eine II.-gradige Reaktion, die durch das alleinige Vorhandensein oder das Hinzutreten von Dyspnoe, Heiserkeit, Rhinorrhö, mäßiger Tachykardie und Hypotension sowie abdominellen Krämpfen gekennzeichnet ist, empfiehlt sich die zusätzliche i.v.-Gabe von Glukokortikosteroiden. Beim Vorherrschen respiratorischer Beschwerden ist ergänzend ein β_2-adrenerges Dosieraerosol und ein Theophyllinpräparat langsam intravenös zu verabreichen. Derartige Reaktionen rechtfertigen darüber hinaus die tiefe subkutane oder intramuskuläre Gabe von Adrenalin.

Die Gabe von Adrenalin und eine ausreichende Flüssigkeitsubstitution stellen die Eckpfeiler der Therapie bei einem beginnenden bzw. manifesten anphylaktischen Schock dar. Kortikosteroide benötigen mindestens 15–30 min zur Entfaltung ihrer Wirkung und sind daher, ebenso wie Antihistaminika, im Schock initial nicht gerechtfertigt und keinesfalls ausreichend. Kardiale Rhythmusstörung, insbesondere bei älteren Patienten, bis hin zum Kammerflimmern sind auf die Adrenalingabe beobachtet worden; trotzdem werden die Risiken dieser Medikation ebenso wie das Wirkpotential von Glukokortikosteroiden meist überschätzt. Die klassischerweise angewendete meist langsame (über mehrere Minuten) intravenöse Gabe von 1–3 ml einer zusätzlich 1:10 verdünnten Suprareninlösung 1:1000 unter ständiger Kontrolle der Kreislaufparameter kann alternativ durch eine tiefe intramuskuläre Gabe von 0,3–0,5 ml einer nicht zusätzlich verdünnten 1:1000-Lösung ersetzt werden. Weitere Injektionen können bei Bedarf im Abstand von 3–5 min vorgenommen werden, da mit einer raschen Metabolisierung von Adrenalin zu rechnen ist. Erst danach sollte im Bedarfsfall eine i.v.-Gabe wie oben geschildert erfolgen. Diese Vorgehensweise der tiefen intramuskulären Adrenalingabe bietet mehrere Vorteile, allen voran die rasche Applizierbarkeit und die Tatsache, nicht durch eine langsame i.v.-Gabe aufgehalten und an weiteren therapeutischen Schritten gehindert zu werden.

Als nächster Schritt ist die Flüssigkeitssubstitution erforderlich, wobei trotz evtl. anaphylaktischer Reaktionen z.B. auf HAES (Quote 8:10 000) kolloidale

Lösungen verwendet werden sollten. Kolloidale Lösungen haben den Vorteil eines hohen onkotischen Potentials und gehen weniger rasch ins interstitielle Gewebe verloren; sie wären damit kreislaufunwirksam. Im Bedarfsfall können nachfolgend zusätzlich Elektrolytlösungen verabreicht werden.

Zusätzlich kann der Patient jetzt in die Schocklage gebracht werden und eine Kombination von H_1- und H_2-Antihistaminika sowie bei Bedarf Sauerstoff über eine Maske verabreicht bekommen. Bei Atemnot werden 1–2 Hübe eines α-adrenergen Dosieraerosols gegeben, evtl. auch als Subkutaninjektion. Zusätzlich erfolgt eine langsame i.v.-Gabe von Theophyllin über 15 min. Eine weitere Medikation ergibt sich aus dem Einzelfall; bei β-Blockertherapie kann 1–2 mg Glukagon als Antidot gespritzt werden, bei adrenalinrefraktären Situationen ist Dopamin hilfreich.

Die Therapie des Herz-Kreislauf- und Atem-Stillstandes schließlich erfolgt nach der bekannten A-B-C-D-Regel. Nach Freimachen der Atemwege – evtl. ist eine Intubation oder eine Tracheotomie erforderlich – schließt sich die Beatmung an. Die Sicherung der Kreislauffunktion erfolgt durch die klassische Herzmassage im Wechsel mit der Atemspende, wobei nach derzeit gültigen Empfehlungen bei Durchführung ohne einen Helfer ein Verhältnis von 15:2, mit einem Helfer von 5:1 anzustreben ist. Sofern nicht schon vorab verabreicht, ist die i.v.-Gabe von 5–10 ml Adrenalin in der 1:10 000-Verdünnung anzuschließen. Sollte es aufgrund der Zentralisation nicht gelingen, einen venösen Zugang zu legen, kann Adrenalin auch über den Tubus intratracheal oder über die Schleimhaut des unteren Respirationstraktes durch ein Dosieraerosol erfolgen. Alle Patienten, die eine Reaktion der Grade III und IV überstanden haben, müssen mindestens für weitere 24 h stationär überwacht werden, da in Einzelfällen auch noch nach 12h Spätsymptome auftreten können.

Ein anaphylaktischer Schock ist immer ein dramatisches Ereignis und nur dann erfolgreich zu behandeln, wenn die notwendigen Notfallmedikamente und Instrumentarien vorhanden und Arzt sowie Hilfspersonal durch vorherige Übungen auf den Notfall vorbereitet sind. Weitaus dramatischer empfindet der allergische Patient allerdings eine anaphylaktische Reaktion, mit der er ohne Anwesenheit eines erfahrenen Arztes rechnen muß. Dies trifft insbesondere für Nahrungsmittelallergiker und Insektengiftallergiker zu. Manche Nahrungsmittelallergiker spüren die aufkommende allergische Reaktion an einer 1- bis 2minütigen Aura, die den Einsatz der Notfallmedikamente anmahnt. Als Notfallapotheke sollte der Patient immer ein schnellwirkendes Antihistaminikum sowie ein Glukokortikosteroid bei sich tragen, wobei flüssige Zubereitungen in Saft- und Sirupform besser als Tabletten

Tabelle 14. Notfallset für Bienengift- und Nahrungsmittelallergiker

Adrenalinfertigspritze	z.B. Fast-Jekt®	Anwendung üben!
b-adrenerges Dosieraerosol	z.B. Berotoc®	3–4 Hübe
Orales Antihistaminikum	z.B. Tavegil®	2 Tbl./40 ml Sirup
Orales Kortikosteroid Kombination von Antihistaminikum + Kortikosteroid	z.B. Celestamine N 0,5 liquidum (30 ml)	

zu schlucken sind und rascher resorbiert werden (Tabelle 14).

Intramuskulär zu verabreichende Adrenalinfertigspritzen stellen eine äußerst effiziente Methode der notfallmäßigen Selbstbehandlung dar, da sie auch durch die Kleidung in den Oberschenkel appliziert werden können. Um einem verfrühten unnötigen und damit gefährlichen Einsatz vorzubeugen, muß der Patient im Umgang mit Fertigspritzen trainiert und eingewiesen sein; in der Regel empfiehlt sich die Verschreibung von Adrenalinfertigspritzen nur für solche Patienten, die in der Anamnese bereits eine schwere Reaktion erlebt haben. Ergänzend können 3–4 Hübe eines β-adrenergen Dosieraerosols inhaliert werden. Die Selbstbehandlung ersetzt keinesfalls die schnellstmögliche Klinikeinweisung bzw. adäquate ärztliche Therapie.

2.4.7 Alternative Therapieformen

Trotz der Errungenschaften der Medizin auf dem Gebiet der allergischen Erkrankungen ist die Schulmedizin nicht immer in der Lage, die Bedürfnisse der Patienten vollständig zu erfüllen. Emotionale Faktoren und das Bedürfnis nach Mystik einerseits und einer hochmodernen Apparatemedizin andererseits erklären den Erfolg vieler nicht wissenschaftlich gesicherter Methoden aus den Bereichen Homöopathie, Phytotherapie, Eigenbluttherapie, Elektroakupunktur, Bioresonanz usw. Gemeinsam ist diesen Verfahren, daß sie nicht durch kontrollierte Studien validiert sind, auf biochemisch oder physikalisch nicht nachvollziehbaren Theorien beruhen, von der Darstellung von Einzelerfolgen leben und tatsächlich den sehr wohl bekannten Placeboeffekt ausnutzen [422].

Die Verfechter dieser Methoden verstecken sich oft hinter der Behauptung, man könne z.B. homöopathische Heilmethoden nicht kontrolliert untersuchen, da die Behandlung ja patientenbezogen und nicht diagnosebezogen erfolge. Die Validierung dieser Verfahren wird dabei oft den Schulmedizinern überlassen und nicht von denjenigen durchgeführt, die den Anspruch auf Wirksamkeit erheben. Die Schulmediziner wiederum sehen erst in letzter Zeit die Notwendigkeit, sich mit diesen Außenseitermethoden auseinanderzusetzen; entsprechende kontrollierte Studien werden allerdings in den nächsten Jahren zur Verfügung stehen. Unkonventionelle apparative Methoden in der Allergiediagnostik und Therapie wurden letztens aus der Sicht von Physikern oder Elektroingenieuren beleuchtet [105] und als Täuschung bzw. Unsinn bloßgestellt. Um gesundheitliche Schäden beim Patienten z.B. durch die Verzögerung einer notwendigen Therapie zu verhindern, muß wie auch für schulmedizinische Therapieformen gefordert werden, daß diese Verfahren vor einer Anwendung einer Prüfung ihrer Wirksamkeit unterzogen werden.

3 Pseudoallergische Erkrankungen der oberen Atemwege

Als pseudoallergisch sind solche Erkrankungen zu bezeichnen, die mit allergieähnlichen Symptomen einhergehen, ohne daß ein immunologischer bzw. allergischer Pathomechanismus vorliegt. Es handelt sich dabei um eine individuelle, nicht vorhersehbare Reaktion auf Arzneimittel oder Xenobiotika bei normaler Dosierung. Der fälschlicherweise häufig gebrauchte Begriff der Intoleranz bezeichnet eine infolge Überempfindlichkeit auftretende individuelle Reaktion im Sinne einer pharmakologischen Toxizität.

3.1 *Epidemiologie und Pathophysiologie „NARES" (nichtallergische Rhinitis mit Eosinophiliesyndrom), aspirinsensitive Rhinitis und Polyposis nasi*

Zur Häufigkeit pseudoallergischer Erkrankungen der oberen Atemwege liegen nur wenige, in der Regel an einem selektionierten Krankengut durchgeführte Untersuchungen vor [142, 357, 552, 558, 604]. In der Gruppe der Asthmatiker wurden bei 9–44% – im Mittel etwa bei 20% – der Patienten eine pathologische Reaktion auf Acetylsalicylsäure beschrieben. Dies würde einer kumulativen Prävalenz von 1–2% in der Gesamtbevölkerung entsprechen. Selektioniert man die Patienten mit Asthma und anamnestischen Hinweisen auf eine ASS-Sensitivität, so läßt sich in etwa 78% die Diagnose einer Pseudoallergie durch eine orale Provokationstestung bestätigen. Schapowal fand unter 2564 Patienten mit dem Symptomen einer perennialen Rhinitis in 6,4% eine ASS-Sensitivität [488, 495]. Bei den Patienten

mit einer Polyposis nasi stieg diese Zahl auf 15% (n = 1099). Besteht neben den Nasenpolypen ein Asthma, so wird die Häufigkeit einer ASS-Reaktion auf etwa 40% geschätzt. Zwischen 36 und 70% der Patienten mit einer ASS-Sensitivität entwickeln Nasenpolypen [495, 510, 520].

Von den Reaktionen der Atemwege sind die urtikariellen Erkrankungen abzutrennen, die bei 0,2–0,6% unselektionierter gesunder Patienten zu beobachten sind. Unter den Patienten mit einer Urticaria oder einem Angioödem ist in 21–30% eine Aspirin-Sensitivität zu diagnostizieren [522]. Obwohl in einzelnen Familien Häufungen einer Erkrankung mitgeteilt wurden, sind genetische Faktoren nicht gesichert.

ASS-sensitive Patienten mit Atemwegssymptomen weisen charakteristischerweise eine Sekreteosinophilie auf, ohne daß eine allergische Erkrankung ursächlich nachgewiesen werden könnte [336]. Dieses Phänomen wurde im Bereich der Nase als NARES bezeichnet: nichtallergische Rhinitis mit Eosinophiliesyndrom. Ob allein durch die vorgenannten Kriterien – Sekreteosinophilie bei fehlendem Allergienachweis – ein eigenständiges Krankheitsbild zu beschreiben ist, erscheint fragwürdig [381]. Möglicherweise handelt es sich dabei auch um die Vorstufe einer ASS-sensitiven Rhinitis bzw. Polyposis nasi [377, 378, 573]. Settipane et al. [522] fanden unter 142 Patienten mit einer perennialen Rhinitis in 15% eine Sekret-Eosinophilie ohne Allergennachweis; in einer eigenen Untersuchung an 120 Rhinitispatienten konnte in keinem Fall ein NARES gesichert werden.

Eine Aspirinsensitivität ist selten auch bei Kindern zu beobachten, beginnt ansonsten aber im mittleren Lebensalter [174, 211]. Sie entwickelt sich häufig nach Atemwegsinfektionen oder einer allergischen Rhinitis und geht einem manifesten Asthma oftmals Jahre voraus [558]. Das Vollbild einer ASS-Sensitivität mit kortisonpflichtigem Asthma und einer Polyposis nasi oder zumindest einer chronischen Rhinosinusitis wird im angloamerikanischen Sprachraum als Samter-Syndrom [485], im romanischen Sprachraum als Widal-Lermoyez-Syndrom bezeichnet [624]. Hat sich einmal ein Asthma entwickelt, scheint dies lebenslang bestehen zu bleiben.

Die Aspirin-Sensitivität ist als eine nichtvorhersagbare Arzneimittelreaktion zu bezeichnen, die sich von den vorhersagbaren Nebenwirkungen der Acetylsalicylsäure wie Gastritis, Ulkusleiden, Nephritis, Hepatitis, Erythema multiforme, Gerinnungsstörungen oder dem Stevens-Johnson-Syndrom abtrennen lassen. Als toxische, ausschließlich bei hohen Dosen auftretende Reaktionen sind zudem die metabolische Azidose und der Tinnitus bekannt. Die auf einer individuellen Empfindlichkeit beruhenden, nichtvorhersagbaren Reaktionen lassen sich in vier Typen trennen [471, 521, 551]:

1) Neuauftreten oder Verschlimmerung einer Urtikaria sowie eines Angioödems,
2) Neuauftreten oder Verschlimmerung einer Rhinokonjunktivitis oder eines Asthmas,
3) seltene anphylaktische Reaktionen, die oft nur durch ein bestimmtes nichtsteroidales Antiphlogistikum auszulösen sind, und
4) eine sehr seltene hypersensitive Pneumonitis.

Im Rahmen dieses Referates soll nur auf die Reaktion der Atemwege eingegangen werden.

Meist besteht vorher eine Entzündung der Atemwege, so daß die ASS-Sensitivität als eine erworbene Reaktion aufgefaßt werden kann. Dies hat zu der von Szczeklik [560] formulierten Hypothese einer viralen Infektion als Wegbereiter dieser Erkrankung geführt. Auch an der Nase sind Virusinfektionen als Vorläufer einer chronischen eosinophilen Rhinitis und einer nachfolgenden ASS-Sensitivität vermutet worden. Eine allergische Rhinitis kann der Erkrankung vorausgehen oder in 20–40% gleichzeitig nachweisbar sein. Trotz einzelner Beobachtungen einer IgE-vermittelten Hautreaktion auf einzelne Antiphlogistika ist eine allergische Typ-I-Reaktion nicht gesichert worden [316, 434]. Die ASS-Sensitivität gilt als nichtallergische Erkrankung [604]. Bemerkenswert erscheint allerdings, daß einzelne Individuen nur gegen eine der verwandten Substanzen reagieren, obgleich alle Substanzen aus der Gruppe der NSAID (nichtsteroidale Antiphlogistika) eine Hemmung der Zyklooxygenase zur Folge haben.

Der Pathomechanismus der ASS-Sensitivität ist bislang nicht vollständig aufgeklärt. Die attraktivste Hypothese wurde bereits 1971 von Vane [585] in einer Hemmung der Zyklooxygenase und damit der Prostaglandinsynthese gefunden. Die Hemmung dieses Enzyms führt zu einer Umleitung des Arachidonsäuremetabolismus über die 5-Lipoxygenase und somit zu einer Überproduktion von Leukotrienen, die als Entzündungsmediatoren und chemotaktische Faktoren wirken. Leukotriene führen zur Bronchokonstriktion, zur Vasodilatation sowie zu einer gesteigerten Sekretion. Nach ASS-Exposition sind erhöhte Leukotrienkonzentrationen im Urin, im Nasensekret und in Nasenpolypen gefunden worden, während gleichzeitig eine verminderte Prostaglandinkonzentration dokumentiert wurde [116, 180, 312, 419]. Der ebenfalls nachgewiesene Anstieg von Histamin und Tryptase weist auf eine zusätzliche Mastzellaktivierung hin [181, 260]. Die charakteristische Gewebseosinophilie könnte auf die chemotaktische Aktivität der Leukotriene zurückzuführen sein [17]. Eigene Untersuchungen weisen zumindest in Nasenpolypen auf eine gesteigerte Synthese von Interleukin-5, einem wesentlichen Faktor für die Aktivierung und das Überleben eosinophiler Granulozyten bei aspirinsensitiven Patienten, hin [26].

Nicht nur der Acetylsalicylsäure, sondern auch anderen Substanzen aus der Gruppe der nichtsteroidalen Antiphlogistika wie Indomethazin, Diplophenac, Ibuprofen oder Phenylbutazon u.a. ist die Hemmung der Zyklooxygenase gemeinsam [31, 546, 550]. Dies erklärt die häufig beobachteten, nicht aber zwangsläufig auftretenden Kreuzreaktivitäten zu anderen Substanzen aus dieser Arzneimittelgruppe [552]. Etwa 5–6% der Patienten reagiert zudem auf Paracetamol, so daß vor dessen Empfehlung als Ausweichpräparat eine Provokationstestung durchgeführt werden muß. Eine Kreuzreaktivität zu nichtacetylierten Salicylaten besteht nicht. Die in einigen Fällen zu beobachtende Reaktion auf Tartrazin, Azofarbstoffe, Sulfite oder Glutamat wird von einigen Autoren nicht als Kreuzreaktivität anerkannt, zumal diese Xenobiotika nicht regelhaft zur Hemmung der Zyklooxygenase führen. Obgleich deren Hemmung eine attraktive Hypothese darstellt und auch weitere Befunde, z.B. eine Störung der Thrombozytenfunktion oder eine Veränderung des Komplementsystems, erhoben werden konnten, ist die Pathogenese der ASS-Sensitivität nicht geklärt. So bleibt unverstanden, warum die bei allen Patienten auftretende Hemmung der Zyklooxygenase nur bei einem kleinen Teil zu der beschriebenen Symptomatik führt.

Die aspirinsensitive Rhinitis ist abzugrenzen von der sog. gustatorischen Rhinitis, bei der es durch eine cholinerge Stimulation, z.B. durch stark gewürzte Speisen, zu einer wäßrigen Sekretion kommt, die durch Atropin zu hemmen ist [453, 518]. Diese Reaktion geht nicht mit einer Mastzelldegranulation einher. Eine Rhinitis, ein Bronchospasmus, aber auch anaphylaktoide Reaktionen sind wiederholt auf die Einnahme von Sulfiten zurückgeführt worden, die bei der Herstellung von Nahrungs- und Arzneimitteln zur Konservierung und Frischhaltung eingesetzt werden. Hier sind IgE-vermittelte Reaktionen neben einer cholinergen Antwort und einem Defekt des Enzyms Sulfitoxydase als mögliche Ursachen gefunden worden [518]. Hohe Sulfitkonzentrationen kommen in Weißwein, Meeresfrüchten, Ananas und vornehmlich getrockneten Nahrungsmitteln wie z.B. Kartoffelchips vor [397]. Etwa 40% der Asthmatiker sollen eine Sulfitunverträglichkeit aufweisen.

3.2 Diagnostik und Therapie

Die Symptome der pseudoallergischen Erkrankungen des Atemtraktes gleichen den allergischen: Husten, Bronchospasmus, Tränenfluß, nasale Sekretion und Obstruktion treten wenige Minuten bis ca. 2 nach Exposition auf. Nur bei etwa $1/3$ der Patienten mit einer ASS-Sensitivität ist die Anamnese richtungsweisend für die Diagnose, während die Mehrzahl der Patienten den Zusammenhang zwischen Arzneimitteleinnahme und Symptomatik nicht herzustellen vermag. An die Möglichkeit einer Pseudoallergie sollte der Hals-Nasen-Ohrenarzt immer dann denken, wenn zu einer therapierefraktären Rhinitis eine Polyposis nasi oder ein Asthma besteht oder Hinweise aus der Arzneimittelanamnese des Patienten zu entnehmen sind. Neuerdings hat sich die Exfoliativzytologie, insbesondere die Feststellung einer Sekreteosinophilie, als hilfreich in der Diagnosestellung erwiesen [19]. Vor allem bei dem Rezidiv einer Polyposis nach Nasennebenhöhlenchirurgie sollte nach einer ASS-Sensitivität gefahndet werden, da die Pseudoallergie mit einer erhöhten Rezidivrate einhergeht [523, 538].

Trotz mehrfacher Ansätze ist bislang kein Labortest zur Diagnosesicherung verfügbar, die Durchführung von Hauttestungen ist nicht sinnvoll. Die Diagnose wird ausschließlich über eine Provokationstestung gestellt, wobei verschiedene Applikationswege gewählt werden können [142, 353, 357, 488]. Als Standardverfahren gilt die orale Provokation als 1- oder 2-Tagesschema mit einer steigenden Dosierung von 30–650 mg. Da hierbei wiederholt schwere bronchiale und auch anaphylaktoide Reaktionen beobachtet worden sind, sollte eine orale Provokation unter stationären Bedingungen und unter Bereithaltung entsprechender Therapiemöglichkeiten durchgeführt werden. 1977 wurde die inhalative Provokation mit Lysinacetylsalicylsäure durch Bianco et al. [69] eingeführt und mehrfach modifiziert. Die hierbei verabreichten Konzentrationen liegen mit maximal 25 mg deutlich unter denen einer oralen Provokation. Die bronchiale Provokation kann inzwischen als ausreichend validiert gelten und zeichnet sich durch deutlich weniger Nebenwirkungen als der orale Test aus [123, 494]. Auch für die Nase sind inzwischen schon Provokationsschemata angegeben worden [429, 486, 487]. Nach einer Provokation schließt sich regelmäßig eine Refraktärphase von etwa 24–48 h an, die man sich auch für die Therapie zunutze macht [442, 647].

Zur Therapie der Pseudoallergie bieten sich ähnlich wie bei der Allergie die Karenz, die „Hyposensibilisierung" – hier als adaptive Desaktivierung bezeichnet –, die Arzneimitteltherapie sowie die Chirurgie als funktionell-endoskopische Nasennebenhöhlenchirurgie an [263, 325, 344, 358]. Die Vermeidung nichtsteroidaler Antiphlogistika ist dabei nach entsprechender Austestung ein erreichbares therapeutisches Ziel, während das Meiden von salicylathaltigen Nahrungsmitteln aufgrund der bestehenden Kreuzreaktivitäten kaum mit ausreichender Konsequenz durchführbar ist. Die aspirinsensitive Rhinitis und Nasenpolypen sprechen gut auf topische und systemische Steroide an, wobei sich neben der Symptomatik auch die Sekreteosinophilie als Kontrollparameter eines Therapieerfolges eignet. Nach systemischer Anstoßtherapie wird man den Patienten auf eine topische Erhaltungsdosis einstellen. Es ist zu erwarten, daß in naher Zukunft Leukotrienrezeptorantagonisten oder 5-Lipoxygenase-Inhibitoren für die Therapie der Pseudoallergie eingesetzt werden können [134, 150, 391].

Bereits 1922 wurde erstmals beobachtet, daß eine orale Provokation mit Acetylsalicylsäure zu einer zeitlich begrenzten Refraktärphase und damit Beschwerdefreiheit führte [624]. Diese Beobachtung wurde zu einem therapeutischen Ansatz als sog. adaptive Desaktivierung ausgebaut. Das Prinzip der Therapie besteht in einer allmählichen Steigerung und schließlich in der täglichen Gabe einer Erhaltungsdosis von 500–1000 mg ASS. Nachdem zuvor Studien an kleineren Fallzahlen vorgenommen wurden, haben Sweet et al. 1990 eine Untersuchung an 107 Patienten vorgelegt [557]. Die Autoren konnten zeigen, daß eine über mindestens 2 Jahre durchgeführte Therapie zu einer signifikanten Reduktion der Krankenhaus- und Notfalleinweisungen, der Anzahl der antibiotikapflichtigen Infektionen, der Anzahl der Polypektomien und schließlich zu einer Verbesserung des Geruchssinnes führten. Gleichzeitig konnte die Gabe von Kortikosteroiden eingeschränkt werden. Wurde die Therapie unterbrochen, so bestand für weitere 2–5 Tage, maximal bis zu 7 Tagen, ein Schutz; bei nachfolgender Exposition traten die Symptome wie vor der Therapie erneut auf. Wird unter der laufenden Therapie ein Refraktärstatus erreicht, so gilt dieser nicht nur für Acetylsalicylsäure, sondern auch für die anderen nichtsteroidalen Antiphlogistika. Dies konnte u.a. durch Messungen der Leukotrien- und Histaminfreisetzungen im Nasensekret nach Provokation bestätigt werden, die im Gegensatz zu vor der Therapie nicht mehr anstiegen. Neuerdings wurden erste Erfolge in der Therapie der aspirinsensitiven Polyposis nasi durch die topische Behandlung mit Lysin-ASS berichtet [210].

Vornehmlich gastritische Beschwerden zwangen etwa 20% der Patienten innerhalb des ersten Jahres zum Abbruch der Therapie. In weiteren Fällen kam es zu urtikariellen Reaktionen der Haut oder zu Komplikationen infolge der erhöhten Blutungsneigung z.B. während einer Schwangerschaft, so daß diese Therapieform insgesamt als potentiell nebenwirkungsreich angesehen werden muß. Die Indikation zur adaptiven Desaktivierung sollte daher auf Patienten mit einem durch Kortikosteroide nicht zu kontrollierenden Asthma oder mit einer Rezidivpolyposis beschränkt werden.

4. Irritativ-toxisch bedingte Erkrankungen der Atemwegsschleimhäute

Bei den irritativ-toxischen Erkrankungen der oberen Atemwege handelt es sich um primär nichtimmunologische, unspezifische oder toxische Reaktionen auf Stoffe aus der Arbeitswelt und der umbauten oder nichtumbauten Umwelt. Auf die kanzerogene Wirkung einzelner Stoffe kann nicht erschöpfend eingegangen werden.

4.1 Epidemiologie, pathophysiologische Vorstellungen und Symptome

Epidemiologische Daten zu dem Formenkreis der irritativ-toxischen Atemwegserkrankungen liegen für die oberen Atemwege kaum vor. Insbesondere gilt dies für durch Umweltschadstoffe ausgelöste Erkrankungen u.a., da die akuten und chronischen Symptome solcher Einwirkungen bislang nicht ausreichend charakterisiert sind. Aus den bislang vorliegenden tier- und humanexperimentellen Studien lassen sich auch im Kontext mit den im letzten Jahrzehnt veröffentlichten epidemiologischen Studien keine gesicherten Rückschlüsse ziehen [318, 620]. Einzelne Daten aus Episoden extremer Exposition (z.B. „Los Angeles-Smog") werden im folgenden noch diskutiert.

Bei den Berufserkrankungen stehen die registrierten irritativ-toxischen Reaktionen insbesondere der Nasenschleimhaut weit hinter den allergischen Erkrankungen zurück. So wurde 1990 über lediglich 4 anerkannte Fälle berichtet, bei denen die Nasenschleimhaut als Schädigungsort einer Berufserkrankung Nr. 4302 erwähnt wurde [77]. Im Jahr 1993 waren es lediglich 5 Fälle, bei denen auch die oberen Atemwege so stark geschädigt waren, daß dies als Nebendiagnose aufgenommen wurde. Allerdings ist die Zahl der unter dieser Ziffer anerkannten Berufserkrankungen insgesamt in den letzten Jahren deutlich gestiegen: Während 1978–1982 zusammen nur 103 Fälle nach BK-Nr. 4302 anerkannt wurden, waren es im Jahr 1990 allein bereits 166 [77]. Als betroffene Berufe sind vornehmlich Maler und Lackierer, Metallverarbeiter und Schlosser sowie die Arbeiter in der chemischen und kunststoffverarbeitende Industrie zu nennen. Die verursachenden Stoffe anerkannter Berufskrankheiten nach BK 4302 aus 1993 sind in Tabelle 15 aufgeführt.

Für 1990 wurden insgesamt 35 weitere Manifestationen von Berufserkrankungen für den oberen Atemtrakt dokumentiert, im einzelnen 7 Fälle durch Chrom (BK 1103), 2 Fälle durch Kohlenmonoxid (BK 1201), 3 Fälle durch Halogenkohlenwasserstoffe (BK 1302), 6 Fälle durch Benzol (BK 1303), 1 Fall durch Nitro- oder

Tabelle 15. Chemisch-irritative und toxisch-obstruktive Atemwegserkrankungen. Anerkannte Berufskrankheiten 1993 nach BK 4302

Rang	Verursachender Stoff	Anzahl	[%]
1	Zyanate	23	10,0
2	Schweiß- und Schneidrauche	18	7,9
3	Löse- und Verdünnungsmittel	13	5,7
4	Friseurstoffe	11	4,8
5	Kunststoff(hilfs-)produkte	9	3,9
6	Lacke, Farben	8	3,5
7	Desinfektionsmittel	4	1,7
	Zusammen	86	37,6
	Insgesamt	229	100,0

Aminoverbindungen des Benzols (BK 1304), 3 Fälle durch Fluor (BK 1308) und schließlich 13 Fälle durch Alkyl- oder Aryloxide (BK 1310). In praktisch allen Fällen bestanden zusätzliche, die Symptomatik meist beherrschende Symptome anderer Organsysteme, so daß man den Eindruck gewinnen könnte, daß die irritativ-toxischen Erkrankungen der Nasenschleimhaut bzw. der oberen Atemwege keine wesentliche Rolle spielen. Dabei ist allerdings zu bedenken, daß unter der BK-Nr. 4302 die Rhinitis nicht aufgeführt ist und damit auch nicht anerkannt werden kann.

Dieser Bewertung der oberen Atemwege widersprechen zahlreiche Beobachtungen, wonach die Nase gerade durch niedermolekulare Stoffe aus der Arbeitswelt häufig Jahre vor den unteren Atemwegen erkrankt und von einigen Autoren deshalb als „Frühwarnorgan" bezeichnet wird [580]. Dies gilt sowohl für Hölzer, Isozyanate und Säureanhydride als auch für Metallsalze (Platin, Vanadium, Chrom, Nickel, Kobalt) und Metalloide, für Persulfate (Amoniumpersulfat, Friseurberuf) und viele andere Einzelstoffe. Das Erkrankungsmuster ähnelt den allergisierenden Stoffen, auch wenn bei den niedermolekularen Arbeitsstoffen in der Mehrzahl der Betroffenen keine immunologische Reaktion nachgewiesen werden kann. Winkler hat von 1976–1991 durchgeführte Studien in unterschiedlichen Betrieben an insgesamt 3239 Untersuchten zusammengefaßt und dort in 33,6% eine chronische Rhinitis, teilweise kombiniert mit einer Pharyngolaryngitis, und in ca. 9% eine Hyposmie gefunden [629, 630, 631]. Einschränkend muß bemerkt werden, daß die Untersuchung keine Bereinigung von Störfaktoren wie z.B. dem Rauchverhalten erfahren hat und auch keine Kontrollgruppe eingeschlossen wurde; die Zahl der tatsächlich durch die berufliche Exposition Erkrankten ist daher kaum abzuschätzen.

Auch die pathophysiologischen Vorgänge sind deutlich weniger verstanden als z.B. die allergischer Erkrankungen [395]. Übereinstimmend werden von vielen Autoren morphologische Veränderungen des Atemwegsepithels beschrieben, wobei es zunächst zu einer Flimmerzelldegeneration mit einer entsprechenden Störung der mukoziliaren Clearance und schließlich zu Plattenepitelmetaplasie kommen soll [629, 631]. Diese kann schließlich in eine Dysplasie, möglicherweise auch in einen Krebs übergehen. Auch Veränderungen der Zusammensetzung des Nasensekrets sind beobachtet worden. Neben einer z.T. deutlichen Leukozytose finden sich Makrophagen mit Einschlußkörpern und eine vermehrte Besiedlung durch Bakterien, insbesondere im Stadium der Dekompensation bzw. der Atrophie der Schleimhaut [249]. Die morphologischen Veränderungen des Atemwegsepithels sind Ausdruck einer Entzündungsreaktion, die mit einer Steigerung der Reaktivität der Schleimhaut einerseits und mit einer gehäuften Infektanfälligkeit andererseits einhergehen. Neben diesen zellulären Veränderungen ist eine herabgesetzte Erregungschwelle nervaler Rezeptoren beobachtet worden, die vornehmlich über sog. C-Fasern den N. vagus und schließlich den Hirnstamm afferent erreichen [580]. Diese nervale Stimulation hat z.B. Niesreiz oder Hustenattacken zur Folge. Bei weitergehenden toxischen Schäden des respiratorischen Epithels kommt es schließlich zu Ulzerationen, zum Verlust der epithelialen Barriere und zur Epistaxis. Inwieweit konstitutionelle Gegegebenheiten zu der Ausprägung der pathophysiologischen Veränderungen der Schleimhaut beitragen – ein Mangel an sekretorischem Immunglobulin, an α-1-Antitrypsin, eine Störung der Zilienfunktion oder der Sekretzusammensetzung könnten hier maßgebend sein – ist spekulativ.

Ausmaß und Ausprägung der respiratorischen Symptome sind von der Konzentration und der Einwirkdauer des Schadstoffes abhängig. Hier können wir akute von chronischen und reversible von irreversiblen Schädigungsmustern unterscheiden [302]. Zunächst stehen Symptome der Reizung der oberen und meist auch unteren Atemwege, der Augen sowie des Rachens mit Schwellung, Sekretion, Husten und Auswurf im Vordergrund. Die Patienten berichten über Schnupfen oder grippeähnliche Symptome, wie dies z.B. für das Metalldampffieber (24-Stunden-Grippe) typisch beschrieben wurde. Nach Monaten oder Jahren überwiegen dann die Symptome der Schleimhautatrophie wie Trockenheit, Verborkung und vermehrte Epistaxis. Hyp- und Anosmien können in Abhängigkeit von dem jeweiligen Schadstoff bereits nach akuter, häufig jedoch erst nach chronischer Exposition auftreten und sind in der Regel irreversibel.

Neben den Symptomen der oberen Atemwege beherrschen häufig Symptome weiterer Organsysteme das Erkrankungsbild, was die geringe Zahl der erwähnten Schädigungen der oberen Luftwege in den Dokumentationen der Berufsgenossenschaften erklärt. Die Schadstoffe können direkte Wirkungen am Atemtrakt verursachen, über diesen lediglich aufgenommen werden oder sowohl den Atemtrakt als auch andere Organsysteme schädigen. Dabei sind akute von chronischen und reversible von irreversiblen Schäden zu unterscheiden.

4.2 Auswahl schädigender Noxen

Die Zahl der möglichen Gefahrstoffe aus der Arbeits- und Umwelt ist unüberschaubar. Etwa 70.000 chemische Produkte begleiten uns in unserem täglichen Leben. Eine Auswahl wichtiger Gefahrenstoffe soll daher herausgestellt werden:

1) die vornehmlich niedermolekularen, irritativ-toxisch wirkenden Stoffe, die obstruktive Atemwegserkrankungen verursachen (BK 4302),
2) die Metalle und Metalloide (BK 1101–1110),
3. die Lösemittel und Schädlingsbekämpfungsmittel sowie sonstige chemische Stoffe (BK 1301–1311),
4. weitere anorganische und organische Stäube, die zur Erkrankung der Atemwege und der Lunge führen können (BK 41 und 42),
5. sowie Gefahrenstoffe aus der umbauten und nicht-umbauten Umwelt, hierunter die anorganischen Gase, die Schwebstäube, die organischen Komponenten sowie insbesondere die Verkehrs- und Zigarettenrauchemissionen.

Die Schadstoffe können aufgrund ihrer Quelle in Außenluft-, Innenluft- und Berufsstoffe getrennt werden, wobei diese Trennung aus didaktischen Gründen sinnvoll erscheint, Überschneidungen aber keinesfalls ausschließt (s. auch Abschn. 4.2.2). Die einzelnen Noxen werden der Gruppe zugeordnet, in der sie in relevanten Konzentrationen zu finden sind.

4.2.1 Außenluftverunreinigungen
(nicht umbaute Umwelt)

Als Außenluftverunreinigungen kommen u.a. anorganische Gase und Schwebstäube in Frage. Unter den anorganischen Gasen wie Schwefeldioxid, den Stickstoffoxiden, Ozon, Kohlenmonoxid und -dioxid, den Schwefelwasserstoffen, den Halogenen, den Fluorwasserstoffen, dem Chlor und den Chlorwasserstoffen sowie dem Ammoniak soll speziell auf SO_2, NO_x und O_3 eingegangen werden. Die Schwebstäube setzen sich aus Metallen, Säurebildnern und mehr als 120 verschiedenen organischen Komponenten zusammen. Von besonderem Interesse sind hier Stäube mit einem Teilchendurchmesser von weniger als 10 μm (PM 10).

Als Leitsubstanz für die Luftverschmutzung wurde in den vergangenen Jahrzehnten häufig *Schwefeldioxid* gemessen. SO_2 wird in großen Mengen mit den Feuerungsabgasen emittiert, die bei der Kohle- und Erdölverbrennung entstehen. Weitere Emissionsquellen sind in der metallverarbeitenden Industrie und der chemischen Industrie, z.B. bei der Zellstoff- oder Schwefelsäureherstellung zu suchen. Letztere haben jedoch in der Regel nur lokale Bedeutung. Besondere Bekanntheit hat dieses Gas durch Smogepisoden in verschiedenen Großstädten der Welt erlangt [618, 619]. Erwähnt sei hier der Londoner Smog der 5oer Jahre, der mit einer signifikanten Zunahme der Mortalität einhergegangen ist (Typ Wintersmog) [243].

SO_2 ist ein leicht lösliches Gas, das sich rasch in schweflige Säure umwandelt und am Auftreffort, z.B. im Nasen- und Rachenraum, verbleibt. Es stellt ein Reizgas für die oberen Atemwege und die Augen dar und erhöht die Häufigkeit akuter Atemwegserkrankungen des gesamten Atemtraktes [14, 128, 216]. Die Geruchsschwelle liegt bei 1,3–2,9 mg/m³, Reizungen der Bindehaut, der Rachen- und Nasenschleimhaut sowie schließlich Niesreiz und Tränenfluß treten ab etwa 7–27 mg/m³ auf [166]. Für die Lunge konnte gezeigt werden, daß etwa 10% der Bevölkerung – ungeachtet bereits bestehender Erkrankungen der Atemwege – eine besondere Empfindlichkeit gegenüber SO_2 aufweisen und bereits ab 0,3–1,3 mg/m³ mit einem Anstieg des Atemwegswiderstandes reagieren können [270].

In großen epidemiologischen Studien konnten oberhalb von 24-h-Mittelwerten über 500 µg/m³ Auswirkungen auf die Mortalität und die Häufigkeit akuter Atemwegserkrankung bei Erwachsenen festgestellt werden [35, 148, 447]. Bei Kindern kann dieser Wert bei etwa 200 µg/m³ liegen. Die Ausprägung der Symptome ist von der Menge ventilierter Luft und damit von der körperlichen Belastung des Individuums abhängig [526]. Bei einer kombinierten Exposition gegenüber SO_2 und O_3 scheinen sich keine synergistischen, sondern nur additive Effekte zu ergeben [244]. So kommen Wichmann et al. 1990 bei groß angelegten Querschnitt- und Längsschnittuntersuchungen zu dem Schluß, daß die Luftschadstoffe insgesamt eher einen kleinen, teilweise aber signifikanten Beitrag zu den Erkrankungen Pseudokrupp und obstruktive Bronchitis bei Kindern leisten [615, 616, 617]. Die Bedeutung von Individualfaktoren bzw. metereologischen und viralen Einflüssen waren deutlich stärker ausgeprägt. Die Interpretation der Ost-West-Vergleichsstudien zum Einfluß von Schadstoffen auf infektiöse Erkrankungen einerseits und allergische Erkrankungen andererseits wurde bereits in Abschn. 2.1.3 gegeben.

Nach Koltai [301] führt eine Exposition von Kindern durch Schwefeldioxid zur Schwellung der Nasenschleimhäute und zu einer zellulären Infiltration, die in Nasenlavagen nachgewiesen wurde. Konzentrationsabhängig (2,5–12,5 µg/m³) konnte zudem eine Abnahme der ziliären Schlagfrequenz an isolierten menschlichen Epithelzellen nachgewiesen werden [223, 465]. Längere Expositionszeiten und höhere Belastungen verursachen zudem ein Trockenheitsgefühl und möglicherweise eine Zunahme der Atemwegsinfekte.

Stickstoffoxide entstehen vor allem bei Verbrennungsvorgängen z.B. durch den Kraftfahrzeugverkehr, Kraftwerke, bei der Erdgasverbrennung und bei Syntheseprozessen in der chemischen Industrie. Vornehmlich im Innenraumluftbereich spielt neben dem Kochen und Heizen das Rauchen von Zigaretten eine große Rolle [603]. Während Stickstoffmonoxid (NO) ein relativ inertes Gas ist, können die Atemwege durch Stickstoffdioxid (NO_2) gereizt werden. Dabei scheinen die schädlichen Effekte aber deutlich unter denen des SO_2 zu liegen [480]. Im Bereich der unteren Atemwege ist eine transitorische Überempfindlichkeit durch NO_2 beobachtet worden [42]. An isolierten respiratorischen Zellen des Menschen konnte auch nach zweistündiger Exposition mit 15 mg/m³ NO_2 keine Minderung der Zilienschlagfrequenz festgestellt werden [464]. In einer kürzlich veröffentlichten prospektiven Kohortenstudie an 1200 Kindern fanden die Autoren keine Korrelation der NO_2-Exposition mit der Zahl oder Dauer von Atemwegserkrankungen.

Ozon ist unter den anorganischen Gasen am besten untersucht [594]. Es ist ein natürlicher Bestandteil der atmosphärischen Luft, dessen Konzentration stark von metereologischen und klimatischen Bedingungen abhängt. Es wird durch einen photochemischen Prozeß aus Vorläufergasen – organisch-chemischen Gasen und Stickstoffoxiden – unter geeigneten Bedingungen gebildet und teilweise durch reduzierende Gase wie SO_2 sowie Kohlen- und NO wiederum abgebaut. Diese „Ozonfänger" in schadstoffbelasteten Großstädten sind in der Lage, die Ozonkonzentration zu mindern, während sie in den Randgebieten – z.B. in sog. „Reinluftgebieten" – deutlich höher liegen kann. Ozon ist die relevanteste Komponente des sog. Sommersmogs vom „Typ Los Angeles" [40, 508]. Während Ozon üblicherweise in umbauten Räumen deutlich niedriger konzentriert ist als in der Außenluft, kann es vereinzelt im Arbeitsbereich z.B. bei Schweißvorgängen zu stark erhöhten Konzentrationen kommen.

Ozon ist ein starkes Oxydationsmittel und wirkt direkt am Auftreffort [320]. So kommt es im Bereich der Atemwege zu einer Schädigung der Zellmembranen und zu entzündlichen Reaktionen mit nachfolgenden funktionellen Einschränkungen [305]. In den unteren Atemwegen ist eine entzündliche Migration neutrophiler Granulozyten, die Freisetzung verschiedener Zytokine und schließlich die Stimulierung der Alveolarmakrophagen beobachtet worden [144, 306, 539]. Klinisch korrelierten diese Veränderungen mit einer Zunahme der Bronchialempfindlichkeit und einer Reduzierung der Lungenfunktionsparameter [309]. Epidemiologische Untersuchungen haben gezeigt, daß mit einer mehrstündigen Exposition von 160–300 µg/m³ eine Erhöhung des Atemwegswiderstandes, über 240 µg/m³ auch eine Zunahme von Asthmaanfällen verbunden sein kann. Es ist allerdings schwierig, die Ozonwirkung global zu charakterisieren, da diese im Einzelfall nicht nur von der Dauer und der Stärke der Exposition, sondern auch von dem Atemzugvolumen des Individuums, von der Temperatur und der Feuchte der Luft, von vorangegangenen Expositionen oder von Interaktionen mit anderen Schadstoffen abhängig ist. Zur möglichen Wirkung einer chronischen Exposition können derzeit keine Aussagen gemacht werden. Ähnlich wie bei SO_2 gibt es auch für Ozon eine nicht näher zu definierende Risikogruppe von etwa 10% der Bevölkerung [594]. In diese Gruppe fallen sowohl Lungengesunde als auch Asthmatiker. Ein weiteres Charakteristikum der Ozonexposition ist die Möglichkeit der Adaptation des Körpers: Nach etwa 4 Tagen ist trotz wiederholter äquivalenter Exposition nur noch eine reduzierte oder gar keine Reaktion der klinischen und zellulären Parameter festzustellen. Ob diese Adaptation in der Lage ist, nachhaltig vor chronischen Schäden zu schützen, bedarf der weiteren Untersuchung.

Die Geruchsschwelle für Ozon liegt bei 40–50 µg/m³, ab 200 µg/m³ kann es zu Tränenreiz, Husten und Atembeschwerden kommen [191, 212]. Eine 4stündige Exposition von 1000 µg/m³ führt zu einer 3,5fachen Zunahme von Granulozyten auf der Schleimhautoberfläche sowohl bei Gesunden als auch bei allergischen Patienten [218, 219, 306]. Gleichzeitig wird die Reaktivität der Nasenschleimhaut auf Metacholin erhöht [36]. Morphologische Schäden des respiratorischen Epithels sind allerdings nicht beobachtet worden [106]. Die Frage, ob eine vorherige Ozonexposition eine nachfolgende Allergenprovokation verstärkt, ist teilweise negativ, teilweise positiv beantwortet worden [38, 374, 431]. Dies wäre insofern von Relevanz, als hohe Ozonwerte in der Außenluft in der Regel auch mit hohen Pollenkonzentrationen assoziiert sind.

Je nach Wetterlage ist in Deutschland mit etwa 10–50 Tagen im Jahr zu rechnen, an denen Ozonwerte von über 120 µg/m³ gefunden werden. Höchstwerte wurden mit 550 µg/m³ 1981 in Köln, mit 410 µg/m³ 1982 in Mannheim und mit 370 µg/m³ 1990 in Mühlheim gemessen. In der Industriestadt Ludwigshafen z.B. gab es 1988 40 Tage mit Konzentrationen oberhalb von 180 µg/m³ und 11 Tage über 240 µg/m³. In Los Angeles waren es im gleichen Zeitraum 141 Tage mit über 240 µg/m³, 68 Tage mit über 400 µg/m³ und immerhin noch 5 Tage mit Werten über 700 µg/m³. In dieser Stadt konnte beobachtet werden, daß bei etwa 300 µg/m³ ver-

mehrt Augenreizungen, ab 530 µg/m³ vermehrt Hustenattacken auftraten. Die in Deutschland gemessenen Werte sind demgegenüber nicht geeignet, direkt mit Symptomen korreliert zu werden. So liegt die Korrelation von Atemwegssymptomen zur Tagesdurchschnittstemperatur in aller Regel höher als die zu Ozonwerten oder zur Dichte an Kraftfahrzeugen. Das nicht nur von Laien geäußerte „Giftbedrohungsempfinden" (Toxikopie) steht hierzu in deutlichem Gegensatz [52, 299, 304].

Insbesondere reagible Individuen sollten bei höheren Ozonwerten eine sportliche oder spielerische Aktivität im Freien unterlassen. Funktionelle Beeinträchtigungen sind dann auch für diese Individien meist nicht wahrnehmbar.

Möglicherweise wichtiger als SO_2, NO_x und O_3 könnte der Schwebstaub sein, insbesondere der Anteil mit einem Teilchendurchmesser von weniger als 10 µm (PM 10) [2, 149]. In einer Beobachtung aus Erfurt 1980–1989 ergab sich eine Steigerung der täglichen Mortalität um 10% durch hohe SO_2-Werte, aber um 22% durch hohe PM-10-Werte [547]. Neben der Mortalität stieg auch die Morbidität, gemessen an Krankenhausaufenthalten, Lungenfunktionsstörungen und Symptomen bei Asthmatikern an. Auch amerikanische Studien an Erwachsenen und Schulkindern belegen die mögliche Bedeutung dieser Schwebstaubfraktion, wobei auch Symptome der oberen Atemwege auftraten. Die Belastung der Nasenschleimhaut mit PM 10 führt zu einer unspezifischen entzündlichen zellulären Reaktion [240].

4.2.2 Berufliche Schadstoffe (Arbeitswelt)

Es bietet sich an, zur Einteilung der Schadstoffe der Liste der Berufskrankheiten zu folgen. Demnach können Metalle und Metalloide (BK-Nr. 1101–1110), Lösemittel, Schädlingsbekämpfungsmittel und sonstige chemische Stoffe (BK-Nr. 1301–1311), anorganische und organische Stäube (BK Ziff. 41 und 42) sowie allergisierende und chemisch-irritativ oder toxisch wirkende Stoffe (BK 4302) zu funktionellen oder morphologischen Veränderungen der Schleimhaut der oberen Atemwege führen, ohne daß diese in jedem Falle als Berufskrankheiten anzuerkennen sind.

Auf die chemisch-irritativ oder toxisch wirkenden Stoffe wurde bereits im Rahmen der beruflichen Allergene (Abschn. 2.2.4) eingegangen, da diese Arbeitsstoffe z.T. auch allergisch bedingte Atemwegserkrankungen verursachen. Es sei hier nochmals betont, daß Erkrankungen der Nase sowie der Nasennebenhöhlen in der BK Nr. 4302 nicht inbegriffen sind, obwohl Langzeitschäden durch diese Arbeitsstoffe eindeutig auch für den oberen Atemtrakt gezeigt wurden.

Die in Tabelle 16 aufgeführten Metalle und Metalloide können bei akuter oder chronischer Exposition zu Reizungen der Atemwegs- und Augenschleimhaut, grippeähnlichen Symptomen und schließlich zu Pharyngitiden führen [274]. Insbesondere Chrom in seiner 6wertigen Verbindung und Arsenverbindungen sowie Cadmium verursachen teilweise tiefgreifende Ulzerationen und Septumperforationen [276, 524]. Vanadium und anorganische Phosphorverbindungen trocknen die Schleimhaut aus und können zu Nasenbluten führen. Für Chrom, Cadmium und Blei sind irreversible Hyp- bzw. Anosmien beschrieben. Chrom- und Cadmiumverbindungen können bei hoher akuter Exposition zu über 24 h andauernden grippeähnlichen Symptomen mit einer deutlichen Beeinträchtigung des Allgemeinzustandes führen, dem sog. „Metalldampffieber". Für die meisten der aufgeführten Metalle und Metalloide sind zudem eine erhöhte Zahl von Infekten und Nasennebenhöhlenerkrankungen beschrieben worden. Chrom- und Arsenverbindungen sind zudem als Kanzerogene bekannt.

In die Gruppe der Lösemittel und Pestizide sowie sonstiger chemischer Stoffe gehören die Alkohole, die halogenierten Kohlenwasserstoffe, Benzol und seine Homologe, die aromatischen Nitro- und Aminoverbindungen, die Schwefelkohlenstoffe, Aldehyde, Ketone und viele mehr. Während bei akuter Exposition die narkotische Wirkung sowie die Hepato-, Kardio-, Neuro- und Hämatotoxizität im Vordergrund stehen, können chronische Expositionen in geringeren Konzentrationen im Bereich der oberen Atemwege zu Reizungen, Plattenepithelmetaplasie, Trockenheit, Infektanfälligkeit und eventuell Epistaxis führen [339]. Für Fluor und die Alkyl-Aryl-Sulfide sind darüber hinaus Verätzungen und Ulzerationen sowie hämorrhagische Ödeme beschrieben worden (Tabelle 17).

Tabelle 16. Respiratorische und andere Symptome durch Metalle und Metalloide

BK-Nr.	Substanz	Symptome der oberen Atemwege	Sonstige Symptome/Erkrankungen
1101	Blei	Anosmie	Nervenparese, Bleisaum, Bleikolorit, Schrumpfniere, Enzephalopathie
1102	Quecksilber	Reizerscheinungen, Verätzungen	Zentralnervöse Störungen, Nierenfunktionsstörungen
1103	Chrom (v.a.b-wertige Verbindungen)	Schleimhautreizung, Ulzerationen, Septumperforationen, Hyp-/Anosmie	Chromatlungenkrebs, Hautekzeme, Zementekzem, hämorrhagische Nephritis
1104	Kadmium	akut nach Latenz Tracheitis, „Grippe", chron. Athrophie, Ulzerationen, Anosmie	Gelbfärbung der Zahnhälse, Lungenemphysem, Nierenfunktionsstörungen, Osteoporose, krebserzeugend
1105	Mangan	Reizerscheinungen	Manganismus (Parkinson-ähnliche Erkrankungen) Manganpneumonie
1106	Thallium	Hyperämie, Rhinopharyngitis	Polyneuropathie, psychotisches Syndrom, Haarausfall, Nierenfunktionsstörungen, Stomatitis
1107	Vanadiumoxide	Reizerscheinungen, Schnupfen, Heiserkeit, Trockenheit, Epistaxis	Chronische Bronchitis, Pneumonie, Ekzeme (allergisch)
1108	Arsenverbindungen	Reizerscheinungen, Ulzerationen, Septumperforation	Diarrhö, Schädigungen von Haut, Nerven, Leber, Herz, Blut und Stoffwechsel, kanzerogen
1109	Phosphor (anorganische Verbindungen)	Reizungen, Nekrosen, Blutungen	Durchfall, Leber- und Nierenschäden, Knochennekrosen, Krampfzustände, Lungenödem, Tod
1110	Beryllium	Nasopharyngitis, Schnupfen	Lungenfibrose, Bronchopneumopathie, Kontaktdermatitis, Nierenfunktionsstörungen

Tabelle 17. Respiratorische Symptome durch Lösemittel, Pestizide und sonstige chemische Stoffe

BK-Nr.	Substanzgruppe	Symptome der oberen Atemwege
1302	Halogenkohlenwasserstoffe	Rhinitis, Trockenheit, Infektanfälligkeit, Pharyngitis, Konjunktivitis
1303	Benzol und Homologe	Schleimhautreizung, Trockenheit, Epistaxis
1304	Nitro- oder Aminoverbindungen der Benzole und Homologe	Schleimhautreizung
1306	Methylalkohol/Formaldehyd	Rhinopharyngitis, Trockenheit, Konjunktivitis, Hyposomie
1308	Fluor und seine Verbindungen	Verätzung, hämorrhagisches Ödem, Hyposmie
1310	Halogenisierte Alkyl., Aryl- oder Alkylaryloxide	Reizwirkung, Asthma, Konjunktivitis
1311	Halogenisierte Alkyl-, Aryl- oder Alkylarylsulfide	Reizwirkung, Asthma, Verätzung, Ulzerationen (Latenzzeit)

Stoffe aus der Gruppe der Halogenkohlenwasserstoffe wie das Pentachlorphenol (PCP), die polychlorierten Biphenyle (PCB) sowie das Lindan (γ-Hexachlorcyclohexan (HCH)) haben in den letzten Jahren als fungizide und insektizide Komponenten in Holzschutzmitteln oder Abdichtmassen auf sich aufmerksam gemacht. Gamma-HCH gilt dabei als wesentlicher Auslöser des „Holzschutzmittelsyndroms", das durch Haut- und Schleimhautreizungen, katarrhalische Beschwerden und eine erhöhte Infektneigung charakterisiert ist. Daneben sind Hauterkrankungen wie eine Kontaktdermatitis oder eine Chlorakne durch PCP bekannt geworden. Aufgrund der akuten Toxizität von PCP mit möglicher Todesfolge ist dessen Anwendung in Innenräumen seit 1986 verboten, seit 1989 wird die Herstellung nur noch in Ausnahmefällen genehmigt. Die klinische Relevanz von Minimalemissionen aus Möbeln oder Holzwänden ist unklar.

Benzol, Toluol, Styrol, Aceton sowie Nitro- und Aminoverbindungen des Benzols können zu Schleimhautreizungen mit Trockenheit und Expistaxis, in einzelnen Fällen auch zu Asthmaattacken Anlaß geben. Diese im Benzin und in Lacken befindlichen Stoffe führen daneben zu einer zentralen Erregung und zur Sucht, was zu einer wiederholten Exposition führen kann.

Methanol und verwandte Substanzen wie das Formaldehyd oder Acetaldehyd verursachen eine Reizung der Augen und der oberen Atemwege sowie Husten und Bronchitis, vereinzelt auch Riechstörungen. Auf Formaldehyd sind darüber hinaus allergische Sensibilisierungen bekannt, während die Humankanzerogenität nicht erwiesen ist. Die Geruchsschwelle liegt bei 0,05–1 mg/m^3, die Reizschwelle unwesentlich darüber. Neben der beruflichen Exposition muß an die Ausdünstung von Spanplatten als Quelle einer Innenraumluftbelastung gedacht werden. Besonders exponiert sind Laboranten anatomischer Institute: die Irritation von Augen, Nasen- und Rachenschleimhaut überwiegt dabei deutlich Symptome der unteren Atemwege [6].

Organische Phosphorverbindungen können zu akuten Reizungen und Verätzungen der Schleimhaut führen. Ähnliches ist für Fluorverbindungen bekannt. Die Aryl-, Alkyl- sowie Arylalkyloxide bzw. -sulfide sind aus den Unfällen in der BASF 1953 sowie Seveso 1976 bekannt. Während als Akuteffekte z.T. schwere Verätzungen und Ulzerationen der Atemwegsschleimhäute beobachtet wurden, steht als Dauerfolge eine Chlorakne im Vordergrund.

Unter den Erkrankungen durch anorganische und organische Stäube sind, obgleich für die oberen Atemwege nicht anerkannt, Schleimhautreizungen, Atrophien und Epistaxis sowie Septumperforationen beschrieben worden [409, 443]. Dabei gleichen die nasalen Symptome in der Regel denen durch Metalle und Metalloide. Hierzu sind Aluminium, Thomasmehl, Hartmetalle, Kobalt, Nickel, Selen, Titandioxid, Zinn und metallische Kupferdämpfe zu rechnen, die darüber hinaus Hyp- oder Anosmien verursachen können. Nickel gilt zudem als human kanzerogen [461].

Besonders schwere Formen der Laryngo-Pharyngo-Tracheitis sind vereinzelt nach Exposition gegenüber Ammoniak, Chlorwasserstoffen und Acrolein berichtet worden.

4.2.3 Innenluftverunreinigungen (umbaute Umwelt)

Prinzipiell können die Schadstoffe aus der Außenluft und die beruflichen Stoffe auch in der Innenraumluft gefunden werden. Für einige der Schadstoffe sind die Konzentrationen dabei in Innenräumen höher als in der Außenluft oder wirken auf den Menschen über längere Zeit ein [602]. Insbesondere Kleinkinder und ältere Menschen verbringen oft über 90% des Tages in geschlossenen Räumlichkeiten.

Die Meßwerte für Stickstoffoxide, Schwefeldioxid und Schwebestäube liegen in der Regel bei 40–60% der Außenluftkonzentrationen, wobei zusätzliche Quellen wie Straßenverkehr oder besondere industrielle Emittenten die Konzentrationen deutlich erhöhen können. Als Quelle weiterer Schadstoffe sind das Zigarettenrauchen und die Ausdünstung aus Bauprodukten bzw. der Raumausstattung zu nennen [366]. Hohe Stickstoffoxidwerte können bei der Benutzung von Erdgas für das Kochen und Heizen gemessen werden und teilweise Außenluftkonzentrationen übersteigen [9]. Unter dem Begriff VOC („volatile organic compounds") werden hunderte von flüchtigen organischen Verbindungen unterschiedlicher Quelle zusammengefaßt [243, 295].

Der Zigarettenrauch setzt sich aus mehr als 2500 verschiedenen Stoffen zusammen, u.a. sind Stickstoffoxide, Blausäure, Nitrosamine, Kohlenmonoxid, Formaldehyd, polyzyklische aromatische Kohlenwasserstoffe (PAH) wie z.B. Benzo(a)pyren, Benzol, Vinylchlorid, Nickel, Nikotin, Acrolein und Schwebstaub zu messen. Über 50 der Stoffe sind als kanzerogen bekannt, wobei deren Konzentration im Nebenstromrauch (Passivrauchen) höher als im Hauptstromrauch liegen können [119]. Zigarettenrauch führt zur Reizung von Atemwegen und Bindehaut sowie zu einem Anstieg der Symptome Husten, Auswurf, Luftnot und Bronchitiden bei Kindern rauchender Eltern [39, 115, 178, 231, 234, 448]. Der toxische Effekt von Zigarettenrauch beruht dabei vornehmlich auf Kohlenmonoxid, Nikotin, Stickstoffoxiden und Blausäure. Bei chronischer Exposition kommt es zu einer Störung der ziliaren Funktion, zu einer Basal- und Becherzellhyperplasie und schließlich zu einer Plattenepithelmetaplasie und einer Depression der Makrophagenfunktion.

Während die Auswirkungen eines chronischen Tabakkonsums auf den Raucher selbst hinlänglich bekannt sind, sind die gesundheitlichen Schäden bei Passivrauchern noch nicht endgültig abzuschätzen [275, 544, 578, 608].

Hohe Konzentrationen von VOC's können, insbesondere bei gleichzeitig bestehender hoher Raumtemperatur über 26 °C, zu einer reaktiven nasalen Obstruktion führen [375]. Bereits eine Exposition von mehreren Stunden hat bei Probanden eine granulozytäre Entzündungsreaktion der Nasenschleimhaut sowie der Konjunktiva verursacht [295, 308].

Als weitere Emissionsquellen insbesondere für Lösemittel und Pestizide sind Spanplatten (Formaldehyd), Farben und Lacke (Lösemittel), imprägniertes Holz (PCP und γ-HCH) sowie Teppichböden (Toluol, Styrol) zu nennen [95, 414]. Dabei kann die Ausdünstung langsam und über Jahre hinweg erfolgen, wobei ein Zusammenhang mit geklagten respiratorischen Symptomen durch Schadstoffmessungen am Patienten oder in den Räumlichkeiten nachzuweisen wäre.

4.2.4 Das „sick building syndrome" (SBS)

In den letzten 15 Jahren wurde in der Fachliteratur wiederholt über Beschwerden von Personen berichtet, die auf einen Aufenthalt in neuen oder renovierten (Büro-)Gebäuden zurückgeführt werden [57, 98, 400]. Nach Schätzungen der Weltgesundheitsorganisation sollen etwa 30% der Beschäftigten unter unspezifischen Symptomen der oberen Atemwege und Allgemeinsymptomen leiden [16]. Etwa die Hälfte dieser Symptome bezieht sich auf eine verstopfte Nase, auf ein Trockenheitsgefühl in Nase und Rachen, eine Reizung der Augen sowie Kopfschmerzen, Müdigkeit, seltener Übelkeit, Antriebsarmut, Konzentrations- und Schlafstörungen, Schwindelgefühl. In Abgrenzung zur BRI („building-related illness"), einem definierten Krankheitsbild wie etwa dem Befeuchterfieber, dessen Ursache im allgemeinen herauszufinden ist und das einzelne Individuen betrifft, handelt es sich bei dem SBS („sick building syndrome") um eine Massenphänomen. Von einem SBS kann ausgegangen werden, wenn über 20% der Beschäftigten unter den vorgenannten Symptomen leiden [512, 513].

Die Ursachen der Symptome können immunologischer, infektiöser oder irritativ-toxischer Natur sein [514]. Neben Allergenen kommen also auch Bakterien, bakterielle Toxine, Viren oder Pilze in Frage, die möglicherweise über raumlufttechnische Anlagen (RLT) in einem Gebäude verteilt werden können. Neben diesen biologischen Faktoren sind weitere physikalische (Temperatur, Luftfeuchtigkeit, Lärm), chemische (Formaldehyd, Kohlenmonoxid, VOC u.a.) und psychologische Faktoren zu analysieren. Verschiedene Untersuchungen haben auf folgende prädisponierende Faktoren betroffener Gebäude hingewiesen:

1. Leichtbauweise,
2. gute Abdichtung, geringe Ventilation,
3. raumlufttechnische Anlagen, vor allem bei mangelhafter Wartung,
4. textile Fußbodenbeläge und
5. hohe Raumtemperaturen.

Der Einfluß psychosozialer Faktoren ist u.a. daran abzulesen, daß der Anteil symptomatischer Patienten mit höherer Qualifizierung abnimmt [91]. Einzelne Schadstoffe konnten nur in den wenigsten Fällen für die Symptome der Mitarbeiter verantwortlich gemacht werden. Zunächst sollte durch Umfragen bzw. Fragebogen versucht werden, Krankheitssymptome zu charakterisieren und erkrankte Personen zu lokalisieren, bevor in einem zweiten Schritt eine Wartung der raumlufttechnischen Anlagen (sofern vorhanden) durchgeführt wird. Messungen evtl. Schadstoffkonzentrationen sind nachgeschaltet [179, 334, 545].

4.2.5 Multiples chemisches Sensitivitätssyndrom (MCS)

Abschließend sei auf ein Syndrom hingewiesen, welches als Multiorganerkrankung charakterisiert ist und auf einer erworbenen Hyperreagibilität gegenüber chemischen Substanzen beruhen soll [129]. Nach einer akuten oder chronischen Exposition gegenüber einer chemischen Substanz sollen bei erneuter Exposition gegenüber geringen Mengen meist riechender Stoffe irritative Symptome der Atemwegsschleimhaut sowie zentralnervöse und gastrointestinale Beschwerden provoziert werden. Nasale Symptome stehen im Vordergrund, die Schleimhaut habe ein typisches kopfsteinpflasterartiges Aussehen sowie blasse Areale mit akzentuierten Blutgefäßen [363]. Eindeutig auf das Syndrom zu beziehende Krankheitszeichen oder Laborveränderungen sind bislang nicht beschrieben, ebensowenig ist ein Nachweis einer immunologischen oder toxischen Grundlage des Beschwerdebildes erbracht worden. Relativ häufig sind Frauen mit höherem Bildungsniveau betroffen, psychische Erkrankungen treten vermehrt als Ursache oder Folge in Erscheinung [479].

Von den Verfechtern des MCS wird auf die Hypothese einer neurogenen Entzündung verwiesen. Nach dem derzeitigen Kenntnisstand ist die Existenz eines solchen Syndroms ebenso wie der postulierten Untergruppen RADS („reactive airway dysfunction syndrome") oder RUDS („reactive upper-airway dysfunction syndrome") als spekulativ zu bezeichnen [364, 564, 633].

4.3 Spezielle Diagnostik, Prävention und Therapie

Die Berufsanamnese hat besonders ausführlich zu erfolgen, um einen zeitlichen und örtlichen Bezug zu einer möglichen Schadstoffexposition herstellen zu können. Die Symptome sind so genau wie möglich zu erfassen. Oft besteht zumindest zu Beginn der Erkrankung eine [relative] Symptomfreiheit über das Wochenende oder Urlaubsperioden. Eine ausführliche Eigenanamnese und die Fragen nach vorangegangenen operativen oder medikamentösen Behandlungen dient dem Aufspüren sonstiger Erkrankungen oder Expositionen.

Der Verdacht auf eine Schadstoffeinwirkung wird das Bemühen zur Folge haben, den verantwortlichen Stoff ausfindig zu machen. Häufig kann der Patient selbst diesen Schadstoff nicht benennen und bringt eine Reihe irrelevanter Proben zur Untersuchung mit. Erst die Hilfestellung des betriebsärztlichen Dienstes, der Produktionsstätte oder der Arbeitsmediziner können evtl. zur Identifikation führen. Wichtig sind Fragen nach der Häufung von an den gleichen Symptomen erkrankten Personen in bestimmten Betriebsbereichen.

Zur Basisdiagnostik gehören neben einer kompletten HNO-ärztlichen Untersuchung die Endoskopie der oberen Atemwege sowie der Allergietest mit der Frage einer Verursachung oder Verstärkung der bestehenden Symptomatik. Bildgebende Verfahren und funktionsdiagnostische Methoden (s. Referat Deitmer], wie die Rhinomanometrie, der Saccharintest und die Olfaktometrie, ergänzen die Diagnostik. In letzter Zeit hat sich die Exfoliativzytologie der Nasenschleimhaut für die Differenzierung irritativ-toxischer von allergischen Erkrankungen bewährt.

Inhalative Testungen sind bei irritativ-toxischen Schadstoffen nur eingeschränkt indiziert und setzen eine fundierte Erfahrung des Untersuchers voraus, um Komplikationen zu vermeiden. Kontrolluntersuchungen an asymptomatischen Probanden sind oft sinnvoll. Als allerdings wenig standardisiertes Verfahren kann der arbeitsplatzbezogene Provokationstest eingesetzt werden. Liegt danach noch immer der Verdacht auf eine irritativ-toxische Schleimhauterkrankung nahe, so steht eine Reihe von Nachweisverfahren zur Verfügung, welche die Aufnahme des Schadstoffs oder dessen biochemische Wirkung belegen. Eine Reihe von Schadstoffen oder ihre Metabolite sind im Vollblut, Serum, Urin, Fettgewebe oder bei chronischer Exposition in den Haaren und den Fingernägeln nachzuweisen. Dies gilt z.B. für Blei, Thallium, Arsen, Cadmium, Chrom, Mangan und einer Reihe von Lösemitteln und Pestiziden. Andere Schadstoffe, so z.B. das Formaldehyd, können wegen einer kurzen Halbwertszeit im Blut oder Urin nicht zuverlässig nachgewiesen werden.

Raumluftanalysen ergänzen das diagnostische Spektrum. Die Indikation zur Messung sowie die Interpretation der Meßergebnisse erfordern eine profunde Kenntnis des Untersuchers.

Krankheitszeichen an weiteren Organsystemen können charakteristisch für einen bestimmten Schadstoff sein und erfordern die Zusammenarbeit mit anderen Fachdisziplinen.

Die Reduktion der Schadstoffkonzentrationen durch technische Vorkehrungen oder der Austausch gefährdender Arbeitsstoffe durch unbedenkliche stellen ebenso wie arbeitsmedizinische Vorsorgeuntersuchungen wirkungsvolle primär-präventive Maßnahmen dar. Prädisponierte oder bereits an Atemwegserkrankungen leidende Personen sind nicht geeignet, dem Kontakt chemisch-irritativer oder toxischer Arbeitsstoffe ausgesetzt zu werden. Die frühzeitige Erkennung einer Berufserkrankung ist von wesentlicher Bedeutung, da im Falle einer bereits eingetretenen bronchialen Erkrankung Persistenz oder Progredienz überwiegen. Hier sei nochmals die Bedeutung der Nase als Alarmorgan betont. Wenn die von einem Arbeitsstoff ausgehende Gefahr nicht zu beseitigen ist, sind Maßnahmen nach § 3 BeKV einzuleiten, wobei bereits die statistisch erhöhte Möglichkeit des Entstehens oder der Verschlimmerung einer Berufskrankheit für die Einleitung geeigneter Maßnahmen ausreichend ist. Für obstruktive Atemwegserkrankungen durch allergisierende oder irritativ-toxische Stoffe gilt, daß diese erst als Berufserkrankung anerkannt werden können, wenn sie zur Unterlassung aller Tätigkeiten im Gefahrenbereich geführt haben. Dies bedeutet die Berufsaufgabe oder Umschulung [177, 328].

Die symptomatische Behandlung einer allergischen Rhinitis folgt den Regeln anderer inhalativer Allergien. Zur Behandlung chemisch-irritativer oder toxischer Rhinitiden bieten sich wegen der begleitenden Entzündungsreaktion und der nachfolgenden Hyperreaktivität topische Glukokortikosteroide neben schleimhautpflegenden Maßnahmen an.

5 Wertung und Ausblick

Die Affektionen des oberen Respirationstraktes gehören, insbesondere wenn man die akuten hinzunimmt, zu den häufigsten Erkrankungen des Menschen überhaupt. Die Lebenszeitprävalenz der chronischen Affektionen der Nasenschleimhaut kann heute mit ca. 30% angegeben werden, wobei allergische und nichtallergische Erkrankungsformen in etwa gleich häufig vorkommen. Die hieraus resultierende Morbidität des einzelnen Patienten einerseits und der volkswirtschaftliche Schaden andererseits sind immens.

Die Prävalenz der allergischen Rhinitis hat in den letzten Jahrzehnten eindeutig zugenommen, wobei dafür Umweltfaktoren verantwortlich gemacht werden können, insbesondere wenn man die sich ändernden Lebensgewohnheiten unter dem Begriff „Umwelt" subsumiert. Der HNO-Arzt muß sich auf die Betreuung dieser Patienten durch den Erwerb spezieller Kenntnisse in der Pathophysiologie, Diagnostik und Therapie allergischer Erkrankungen vorbereiten. Auch die irritativ-toxischen Erkrankungsbilder der oberen Atemwege gewinnen zunehmend an Bedeutung, wobei der Patient verschiedenartigen Schadstoffen durch seine berufliche Tätigkeit, aber auch durch Belastungen der Innenraum- und Außenraumluft exponiert sein kann. Der Otorhinolaryngologe muß sich deshalb vermehrt mit den organbezogenen Schäden einer Einwirkung von Metallen und Metalloiden, Lösemitteln, Pestiziden und sonstigen chemischen Stoffen auseinandersetzen und den Patienten eine interdisziplinäre Hilfestellung anbieten. Es gilt, an der Evaluierung und Charakterisierung neuer Krankheitsentitäten wie dem „sick building syndrome" (SBS) und der multiplen chemischen Sensitivität (MCS) und ggf. deren Behandlung und Therapie bzw. Prävention mitzuwirken.

Neben den allergischen haben auch die pseudoallergischen Erkrankungen von Nase und Nasennebenhöhlen große Bedeutung in unserem Fachgebiet. Die Aspirin-sensitive Rhinitis und Polyposis nasi erfordern neben chirurgischen Maßnahmen konservative Therapiestrategien.

Dem HNO-Arzt fällt die Aufgabe zu, die durch Umweltstoffe bedingte Entzündung der oberen Atemwege als frühe Manifestation einer generalisierten Atemwegserkrankung zu erkennen und adäquat zu behandeln, um einer Organausbreitung mit oft irreversiblen Schäden im Bereich der unteren Atemwege zuvorzukommen. Hierzu bedarf es in erster Linie einer intensiven Grundlagen- und klinischen Forschung, die speziell in den Bereichen Umwelt- und Berufserkrankungen zu verstärken ist.

Literatur

1. Aalberse RC, van der Gaag R, Van Leeuwen J (1983) Serologic aspects of IgG$_4$ antibodies. I. Prolonged immunization results in an IgG$_4$-restricted response. J Immunol 130:722
2. Abbey DE, Hwang BL, Burchette RJ, Vancuren T, Mills PK (1995) Estimated long-term ambient concentrations of PM 10 and development of respiratory symptoms in a nonsmoking population. Arch Environ Health 50:139–152
3. Äberg N (1989) Asthma and allergic rhinitis in Swedish conscripts. Clin Exp Allergy 19:59–63
4. Adams WK (1975) Long-term effects on the health of men engaged in the manufacture of toluene diisocyanate. Brit J Ind Med 32:72–78
5. Aichane A, Campbell AM, Chanal I, et al. (1993) Precision of conjunctival provocation tests in right and left eyes. J Allergy Clin Immunol 92:49–55
6. Akbar-Khanzadeh F, Vaquerano MU, Akbar-Khanzadeh M, Bisesi MS (1994) Formaldehyde exposure, acute pulmonary response, and exposure control options in a gross anatomy laboratory. Am J Ind Med 26:61–75
7. Albegger K (1990) Aktuelle Aspekte der Hyposensibilisierung. HNO 38:233–241
8. Albegger K (1992) Unspezifische endonasale Entzündungen. In: Kastenbauer E (Hrsg.) Oto-Rhino-Laryngologie in Klinik und Praxis, Bd 2. Thieme, Stuttgart New York, S 176–216
9. Alberts WM (1994) Indoor air pollution: NO, NO$_2$ Co,and CO$_2$. In: Allergy and Clinical Immunology. Mosby, St. Louis, pp 289–295
10. Allen DB, Mullen ML, Mullen B (1994) A meta-analysis of the effect of oral and inhaled corticosteroids on growth. J Allergy Clin Immunol 93:967–976
11. Allergy Practice Forum (1992) Guidelines for the diagnosis of occupational asthma. Clin Exp Allergy 22:103–108
12. Allphin AL, Strauss M, Abdul KF (1991) Allergic fungal sinusitis: problems in diagnosis and treatment. Laryngoscope 101:815–820
13. Amornmarn L, Bernard L, Kumar N, Bielory L, Newark NJ (1992) Anaphylaxis admissions to a university hospital. J Allergy Clin Immunol 89(1, 2):349
14. Andersen L, Lundquist GR, Jensen PL, Proctor F (1974) Human response to controlled levels of sulfur dioxide. Arch Environ Health 28:31–39
15. Andrae S, Axelson O, Bjorksten B, Fredriksson M, Kjellman N-IM (1988) Symptoms of bronchial hyperreacti-vity and asthma in relation to environment factors. Arch Dis Child 63:473–478
16. Apter A, Bracker A, Hodgson M, Sidman J, Wing-Yan L (1994) Epidemiology of the sick building syndrome. In: Allergy and clinical immunology. Mosby, St. Louis, pp 277–288
17. Arm JP, O'Hickey SP, Spur BW (1989) Airway responsiveness to histamine and leukotriene E4 in subjects with aspirin-induced asthma. Am Rev Respir Dis 140:148
18. Bachert C (1987) Untersuchungen zur Reproduzierbarkeit des intranasalen Provokationstests. Laryngorhinootologie 66:157–160
19. Bachert C (1991) Allergische Erkrankungen der Nase und Nasennebenhöhlen - Zytologische Befunde und Nasensekretveränderungen. In: Schlenter WW (Hrsg): HNO Aktuell. Schnetztor, Konstanz, S 19–27
20. Bachert C (1991) Die chronische Rhinosinupathie – allergische Genese? Allergologie 14:3–12
21. Bachert C (1994) Immunpathogenetische Aspekte der allergischen Rhinitis. Allergologie 17:179–182
22. Bachert C (1994) Wirkung und Nebenwirkung der Kortikosteroide. HNO 42:528–529
23. Bachert C (1995) Rhinitis allergica. In: Merk HF, Schmutzler W (Hrsg) Prinzipien antiallergischer Therapie. Wissenschaftl Verlagsges, Stuttgart (im Druck)
24. Bachert C (1995) Exfoliativzytologie unter Verwendung immunhistochemischer Techniken. In: Heppt W (Hrsg.) Nasenzytologie. Springer, Berlin Heidelberg New York Tokyo, S 107–124
25. Bachert C (1995) Critical evaluation of methods in allergy diagnosis – nasal provocation test (NPT). In: Ring J, Behrendt H (eds) New Trends in Allergy (in press)
26. Bachert C (1995) Die Schleimhaut der oberen Atemwege – Zur Pathophysiologie der Entzündung. Eur Arch Otorhinolaryngol [Suppl I]:155–220

27. Bachert C, Colberg C (1990) Gegenwärtiger Stand der symptomatischen Therapie bei der allergischen Rhinitis. HNO 38:1–6

28. Bachert C, Ganzer U (1987) Die Darstellung IgE-assoziierter Zellen in der atopischen Nasenschleimhaut mit Hilfe der Immunperoxidase-Methode. Laryngorhinootologie 66:573–576

29. Bachert C, Ganzer U (1991) Allergische Rhinitis: Zellen und Mediatoren in der Sofort- und Spätphase. Teil 1und 2. Otorhinolaryngologia Nova 1:46–52, 69–74

30. Bachert C, Keilmann A (1988) Zur Sensitivität und Spezifität der intranasalen Provokation. Laryngorhino-Otologie 67: 57–60

31. Bachert C, Wagenmann M (1993) Aspirin-Intoleranz. HNO 41:16–17

32. Bachert C, Prohaska P, Pipkorn U (1990) IgE positive mast cells on the human nasal mucosal surface in response to allergen Eexposure. Rhinology 28:149–158

33. Bachert C, Hauser U, Prem B, Rudack C, Ganzer U (1995) Proinflammatory cytokines in allergic rhinitis. Eur Arch Otorhinolaryngol 252:44–49

34. Bachmann W, Bachert C (1994) Der Nasaltest. In: Fuchs E, Schulz KH (Hrsg.) Manuale allergologicum. Dustri, München-Deisenhofen

35. Barnes PJ (1994) Air pollution and asthma. Postgrad Med J 70:319–325

36. Baroody F, Fitzgerald T, Raford P, Willes S, Naclerio R, Bascom R (1991) Effect of ozone on nasal methcholine challenge of allergic and nonallergic subjects. Am Rev Respir Dis 143:A93

37. Bascom R (1993) Air pollution. In: Mygind N, Naclerio RM (eds) Allergic and non-allergic rhinitis. Clinical aspects. Munksgaard, Copenhagen, pp 32–45

38. Bascom R, Naclerio RM, Fitzgerald TK, Kagey-Sobotka A, Proud D (1990) Effect of ozone inhalation on the response to nasal challenge with antigen of allergic subjects. Am Rev Respir Dis 142:594–601

39. Bascom R, Kulle T, Kagey-Sobotka A, Proud D (1991) Upper respiratory tract environmental tobacco smoke sensitivity. Am Rev Respir Dis 143:1304–1311

40. Bates DV, Sizto R (1988) The Ontario air pollution study: identification of the causative agent. Environ Health Perspect 79:69–72

41. Batschelet E, Klunker W, Schnyder UW, Storck H (1958) Die Häufigkeit atopischer Erkrankungen in Zürich. Schweiz Med Wochenschr 40:1109–1113

42. Bauer MA, Utell MJ, Morrow PE, Speers DM, Gibb FR (1986) Inhalation of 0,30 ppm nitrogen dioxide potentiates exercise-induced bronchospasm in asthmatics. Am Rev Respir Dis 134:1203–1208

43. Bauer PC (1989) Obstruktive Atemwegserkrankungen durch allergisierende Stoffe. In: Konietzko J, Dupuis H (Hrsg) Handbuch der Arbeitsmedizin. ecomed, Lands-berg, S 1–25

44. Baur X (1984) Acute airway obstruction followed by hypersensitivity pneumonitis in an Isocyanate (MDI) worker. J Occup Envir Med 26:285–287

45. Baur X (1990) Berufsbedingte Atemwegsallergien. Fortschr Med 108:232–234

46. Baur X (1990) Inhalative Allergene und Irritantien am Arbeitsplatz. Allergologie 13:134–139

47. Baur X (1993) Berufsbedingte Atemwegserkrankungen allergischer, chemisch-irritativer und toxischer Genese. In: Baur X, Nolte D (Hrsg) Arbeits- und umweltbedingte Lungen- und Bronchialerkrankungen. Dustri, München-Deisenhofen, S 154–160

48. Baur X, Fruhmann G, Haug B, Rasche B, Reiher W, Weiss W (1986) Role of aspergillus amylase in baker's asthma. Lancet I:43

49. Baur X, Jäger D, Engelke T, Rennert S, Czuppon AB (1992) Latexproteine als Auslöser respiratorischer und systemischer Allergien. Dtsch Med Wochenschr 117:1269–1273

50. Baur X, Fruhmann G, Lange JH, Norpoth K, Remberger K, Woitowitz HJ (1993) Rundtischgespräch. In: Baur X, Nolte D (Hrsg) Arbeits- und umweltbedingte Lungen- und Bronchialerkrankungen. Dustri, München-Deisenhofen, S 268

51. Becker S, Koch T, Philipp A (1991) Untersuchungen zur allergischen Genese von rezidivierenden Paukenergüssen und Adenoiden bei Kleinkindern. HNO 39:182–184

52. Behrendt H, Ring J (1995) Neue Aspekte zur Ozon-Diskussion. Allergo J 4:213–214

53. Behrendt H, Friedrichs KH, Kainka-Stänicke F, Darsow U, Becker W, Tomingas R (1991) Allergens and pollutants in the air – a complex interaction. In: Ring U, Przybilla B (eds) New trends in allergy III. Springer, Berlin Heidelberg New York Tokyo, S 467–478

54. Behrendt H, Krämer U, Dolgner R, et al. (1993) Elevated levels of total serum IgE in East German children: atopy, parasi-tes, or pollutants? Allergo J 2:31–40

55. Bellioni P et al. (1988) A double-blind group comparative study of nedocromil sodium in the treatment of seasonal allergic rhinitis. Rhinology 26:281–287

56. Bent JP, Kuhn FA (1994) Diagnosis of allergic fungal sinusitis. Otlaryngol Head Neck Surg 111:580–588

57. Berardi BM, Leoni E, Marchesini B, Cascella, Raffi GB (1991) Indoor climate and air quality in new offices: effects of a reduced air-exchange rate. Int Arch Occup Environ Health 63:233–239

58. Bergmann KC, Müsken H (1992) Durchführung und Bewertung des Pricktests. Allergo J 1:56–60

59. Bergmann KC, Müsken H (1993) Durchführung und Bewertung des Reibtests. Allergo J 2:71–73

60. Bergmann KC, Müsken H (1993) Durchführung und Bewertung des konjunktivalen Allergentests. Allergo J 5:274–276

61. Bergmann KC, Müsken H (1993) Durchführung und Bewertung des Scratchtests. Allergo J 1:55–56

62. Bergmann KC, Müsken H, Ring J (1993) Durchführung und Bewertung des Epikutantests. Allergo J 4:50–52

63. Bergmann KE, Bergmann RL, Bauer CP, et al. (1993) Atopie in Deutschland. Dtsch Ärztebl 90:B956–B960

64. Bergmann KE, Kjellman NMI, Bergmann RL, Wahn U (1994) Epidemiologie allergischer Erkankungen im Kindesalter. In: Wahn U, Seger R, Wahn V (Hrsg.) Pädiatrische Allergologie und Immunologie. Fischer, Stuttgart Jena New York, S 104–115

65. Bernstein IL (1972) Enzyme allergy in populations exposed to long-term, low-level concentrations of household laundry products. J Allergy Clin Immunol 49:219–237

66. Bernstein IL (1982) Isocyanate-induced pulmonary diseases: a current perspective. JACI 70:24–31

67. Bernstein JM (1992) The role of IgE-mediated hyper-sensitivity in the development of otitis media with effusion. Otolaryngol Clin North Am 25:197–211

68. Bernstein JA (1993) Allergic rhinitis. Helping patients lead an unrestricted lif. Postgrad Med 93:124–128

69. Bianco S, Robuschi M, Petrigni G (1977) Aspirin induced tolerance in aspirin-dependent asthma detected by a new challenge test. M Med Sci 5:129–132

70. Bindslev-Jensen C (1992) Respiratory reactions induced by food challenges in adults. Pediatr Allergy Immunol 3:201–205

71. Bindslev-Jensen C (1993) Food Allergy and Intolerance. In: Mygind N, Nacleiro RM (Hrsg) Allergic and non allergic rhinitis. Clinical Aspects. Munksgaard, Copenhagen, S 46–50

72. Bindslev-Jensen C, Skov PS, Madsen F, Poulsen LK (1994) Food allergy and food intolerance – what is the difference? Ann Allergy 72:317–320

73. Bircher AJ, Van Melle G, Halle E, et al (1994) IgE to food allergens are highly prevalent in patients allergic to pollens, with and without symptoms of food allergy. Clin Exp Allergy 24:367

74. Björksten B (1995) How to Improve Allergy Prevention – a critical analysis. ACI News 7:4–9

75. Björksten B, Kjellman NI (1990) Perinatal environmental factors influencing the development of allergy. Clin Exp Allergy 20:3–8

76. Björkssten F, Suoniemi I, Koski V (1980) Neonatal birch pollen contact and subsequent allergy to birch pollen. Clin Allergy 10:585–591

77. BK-DOK (1990) Dokumentation des Berufskrankheiten-Geschehens in der Bundesrepublik Deutschland. Schriftenreihe des Hauptverbandes der gewerblichen Berufsgenossenschaften

78. Blainey AD, Ollier S, Cundell D, Smith RE, Davies RJ (1986) Occupational asthma in a hairdressing salon. Thorax 41:42–50

79. Boccafogli A, Vicentini L, Camerani A, Cogliati P, D'Ambrosi A, Scolozzi R (1994) Adverse food reactions in patients with grass pollen allergic respiratory di-sease. Ann Allergy 73:282–284

80. Bock SA (1987) Prospective appraisal of complaints of adverse reactions to foods in children during the first 3 years of life. Pediatrics 79:683–688

81. Bock SA (1992) Respiratory reactions induced by food challenges in children with pulmonary disease. Pediatr Allergy Immunology 3:188–195

82. Bock SA, Atkins FM (1989) The natural history of peanut allergy. J Allergy Clin Immunol 83:900–904

83. Bock SA, Atkins FM (1990) Patterns of food hypersensitivity during sixteen years of double-blind, placebo-controlled food challenges. J Pediatr 117:561–567

84. Bock SA, Sampson HA (1994) Food allergy in infancy. Pediatr Clin North Am 41:1047–1067

85. Bock SA, Sampson HA, Atkins FM, et al. (1988) Double-blind placebo-controlled food challenge (DBPCFC) as an office procedure: A manual. J Allergy Clin Immunol 82:986–997

86. Bolm-Audorff U, Bienfait HG, Burkhard J, Bury AH, Merget R, Pressel G, Schultze-Werninghaus G (1992) Prevalence of respiratory allergy in a platinum refinery. Int Arch Occup Environ Health 64:257–260

87. Bonini S, Magrini L, Rotiroti M, Ronchetti P, Onorati P (1994) Genetic and environmental factors in the changing incidence of allergy. Allergy 49:6–14

88. Bousquet J (1995) Target organs – the lung. In: Ortolani C (eds) Atlas on mechanisms in adverse reactions to food, Suppl 20. Munksgaard, Copenhagen, pp 53–56

89. Bousquet J, Chanez P, Michel FB (1991) The respiratory tract and food hypersensitivity. In: Metcalfe DD, Sampson H (eds) Food allergy. Blackwell, pp 139–149

90. Bousquet J, Dhivert H, Michel FB (1994) Current trends in the management of allergic diseases. Allergy 49 [Suppl 18]:31–36

91. Boxer PA (1990) Indoor air quality: a psychosocial perspective. J Occ Med 32:425–428

92. Bräbäck L, Kälvesten L (1991) Urban living as a risk factor for atopic sensitization in Swedish school-children. Pediatr Allergy Immunol 2:14–19

93. Bresser H, Uslar Dv, Rakoski J (1994) Pferdeserumpräparate für Pferdehaarallergiker – welche Vortestungen sind sinnvoll? Allergologie 17:490

94. Broder I, Higgins MW, Mathews KP, Keller IP (1974) The epidemiology of asthma and hay fever in a total community: Techumseh, Michigan. J Allergy Clin Immunol 53:127–138

95. Broder I, Corey P, Cole P, Lipa M (1988) Comparison of the health of occupants and characteristics of houses among control homes and homes insulated with urea formaldehyde foam. II. Initial health and house varia-bles and exposure-response relationships. Environ Res 45:156–178

96. Broide D (1995) Clinical studies with cetirizine in allergic rhinitis and chronic urticaria. Allergy 50:31–34

97. Burge PS, Harries MG, O'Brien I, Pepys J (1980) Bronchial provocation studies in workers exposed to the fumes of electronic soldering fluxes. Clin Allergy 10:137–149

98. Burge S, Hedge A, Wilson S, Bass JH, Robertson A (1987) Sick building syndrome: a study of 4373 office workers. Ann Occup Hyg 31:493–504

99. Burr ML (1993) (Hrsg.) Epidemiology of Clinical Allergy. Karger, Basel

100. Burr ML, Fehily AM, Stott NC, Merrett TG (1985) Food allergic asthma in general practice. Hum Nutr Appl Nutr 39:349–355

101. Burrows B, Halonen M, Lebowitz MD, Knudson RJ, Barbee RA (1982) The relationship of serum immunoglobulin E, allergy skin tests, and smoking to respiratory disorders. J Allergy Clin Immunol 70:199–204

102. Businco L, Dreborg S, Einarsson R, et al. (1993) Hydrolysed cows'milk formulare. Pediatr Allergy Immunol 4:101–111

103. Busse W (1988) New directions and dimensions in the treatment of allergic rhinitis. J Allergy Clin Immunol 82:890–900

104. Butcher BT, Bernstein IL, Schwartz HJ (1989) Guidelines for the clinical evaluation of occupational asthma due to small molecular weight chemicals. JACI 84:834–838

105. Cap F (1995) Bemerkungen eines Physikers zur Bioresonanz. Allergologie 18:253–257

106. Carson JL, Collier AM, Henshaw NG, Smith CA, Hu SC (1985) Response of human ciliated respiratory epithelium to brief in vivo ozone exposure: an ultrastructural study. Environ Res 37:212–2227

107. Catsch A (1943) Korrelationspathologische Untersuchungen (6). Z Menschl Vererbungs Konstitutionsl 26:218–240

108. Cauwenberge P van (1989) The use of systemic corticosteroids in the treatment of rhinitis. In: Mackay IS (ed) Rhinitis. Royal Soc Med, London, pp 199–204

109. Cauwenberge P van (1992) Recent development of anti-allergic drugs. Rhinol [Suppl 14]:67–71

110. Center for Disease Control (1990) Asthma – United States, 1980–1987. MMWR 39:493–497

111. Chan-Yeung M, Desjardins A (1992) Bronchial hyperresponsiveness and level of exposure in occupational asthma due to Western red cedar (Thuja plicata). Am Rev Respir Dis 146:1606–1609

112. Chan-Yeung M, Malo IL (1994) Aetiological agents in occupational asthma. Eur Respir J 7:346–371

113. Chan-Yeung M, MacLean L, Paggiaro PL (1987) Follow-up study of 232 patients with occupational asthma caused by western red cedar (Thuja plicata). J Allergy Clin Immunol 79:792–796

114. Chapman MD, Platts-Mills TAE (1980) Purification and characterization of the major allergen from Dermatophagoides pteronyssinus-antigen P1. J Immunol 125:587

115. Charlton A (1984) Children's coughs related to parental smoking. Br Med J 288:1647–1649

116. Christie PE, Tagari P, Ford-Hutchinson AW, et al. (1991) Urinary LTE4 concen-trations increase after aspirin challenge in aspirin-sensitive asthmatic subjects. Am Rev Respir Dis 143:1025–1029

117. Chua KY, Stewart GA, Thomas WR, et al. (1988) Sequence analysis of cDNA coding for a major house dust mite allergen, Der P 1: homology with cysteine proteases. J Exp Med 167:175

118. Cleare MJ, Hughes EG, Jacoby B, Pepys J (1976) Immediate (type I) allergic responses to platinum compounds. Clin Allergy 6:183–195

119. Coggins CRE, Fouillet XLM, Lam R, Morgan KT (1980) Cigarette smoke induced pathology of the rat respiratory tract: a comparison of the effects of the particulates and vapour phases. Toxicology 16:83

120. Cookson WOCM, Sharp PA, Faux JA, Hopkin JM (1989) Linkage between immunoglobulin E responses underlying asthma and rhinitis and chromosome 11q. Lancet I:1292–1295

121. Corey JP (1993) Advances in the pharmacotherapy of allergic rhinitis: second-generation H1–receptor antagonists. Otolaryngol Head Neck Surg 109:584–592

122. Costabel U, Teschler H, Guzman J, Bauer PC, Friedrichs KH, Konietzko N (1993) Diagnostische Wertigkeit der bronchoalveolären Lavage bei arbeits- und umweltbedingten Lungenerkrankungen. In: Baur X, Nolte D (Hrsg) Arbeits- und umweltbedingte Lungen- und Bronchialerkrankungen. Dustri, München-Deisenhofen, S 205–216

123. Coté J, Kennedy S, Chan-Yeung M (1990) Outcome of patients with cedar asthma with continuous exposure. Am Rev Respir Dis 141:373–376

124. Creticos PS et al. (1984) Dose response of IgE and IgG-antibodies during ragweed immunotherapy. J Allergy Clin Immunol 73:94–104

125. Creticos PS, Marsh DG, Proud D, et al. (1989) Responses to ragweed-pollen nasal chal-lenge before and after immunotherapy. J Allergy Clin Immunol 84:197–205

126. Crobach MJ, Kaptein AA, Kramps JA, Hermans J, Ridderikhoff J, Mulder JK (1994) The Phadiatop test compared with RAST, with the CAP system; proposal for a third Phadiatop outcome: „inconclusive". Allergy 49:170–176

127. Croner S, Kjellman N-IM (1990) Development of atopic disease in relation to family history and cord blood IgE levels. Eleven-year follow-up in 1654 children. Pediatr Allergy Immunol 1:14–20

128. Csicsaky M, Krämer U, Ottenwälder H (1982) Wirkungen von Schwefeloxiden auf den Menschen. Umwelthygiene 15:97–125

129. Cullen MR (1987) The worker with multiple chemical hypersensitivities: an overview. State Art Rev Occup Med 2:655–659

130. Cullinan P, Lowson D, Nieuwenhuijsen MJ, et al. (1994) Work related symptoms, sensitisation, and estimated exposure in workers not previously exposed to laboratory rats. Occup Environ Med 51:589–592

131. Custovic A, Taggart SC, Woodcock A (1994) House dust mite and cat allergen in different indoor environments. Clin Exp Allergy 24:1164–1168

132. Czuppon AB, Rennert S, Engelke T, Meyer HE, Heber M, Baur X (1993) The rubber elongation factor of rubber trees (Hevea brasiliensis) is the major allergen in latex. J Allergy Clin Immunol 92:690–697

133. Dahlen B, Zetterström O (1990) Comparison of bronchial and per oral provocation with aspirin in aspirin-sensitive asthmatics. Eur Respir J 3:527.

134. Dahlen B, Margolskee DJ, Zetterström O, Dahlen SE (1993) Effect of the leukotriene receptor antagonist MK-0679 on baseline pulmonary function in aspirin sen-sitive asthmatic subjects. Thorax 48:1205–1210

135. Darsow U (1994) Unerwünschte Reaktionen auf H$_1$-Antagonisten: Welche Patienten sind gefährdet? Allergo J 3:427–428

136. Darsow U, Vieluf D Ring J (1995) Atopy patch test with different vehicles and allergen concentrations: an ap-proach to standardization. J Allergy Clin Immunol 95:677–684

137. Daul CB, Morgan JE, Hughes J, et al. (1988) Provocation-challenge studies in shrimp-sensitive individuals. J Allergy Clin Immunol 81:1180

138. Davies JE (1986) Occupational asthma caused by nickel salts. J Soc Occ Med 36:29–31

139. Davies RJ, Ollier S, Cundell DR (1989) Drug treatment for nasal allergy. Clin Exp Allergy 19:559–568

140. Debelic M (1988) Allergiediagnostik: in-vivo- und in-vitro-Verfahren. In: Schultze-Werninghaus G, Debelic M (Hrsg) Asthma, Grundlagen – Diagnostik – Therapie. Springer, Berlin Heidelberg New York Tokyo, S 202–217

141. Debelic M (1994) In-vitro-Tests, Radio-Immuno-Assay, Enzym-Immuno-Assay. In: Fuchs E, Schulz KH (Hrsg) Manuale alergologicum. Dustri, München-Deisenhofen

142. Delaney JC (1976) The diagnosis of aspirin idiosyncrasy by analgesic challenge. Clin Allergy 6:177

143. Devalia JL, Campbell AM, Sapsford RJ (1993) Effect of nitrogen dioxide on synthesis of inflammatory cytokines expressed by human bronchial epithelial cells in vitro. Am J Respir Cell Mol Biol 9:271–279

144. Devlin RB, McDonnell WF, Mann R, et al. (1989) Exposure of humans to ambient levels of ozone for 6 hours causes cellular and biochemical changes in the lung. Am J Respir Cel Mol Biol 4:72–81

145. Diaz-Sanchez D, Dotson AR, Takenaka H, Saxon A (1994) Diesel exhaust particles induce local IgE production in vivo and after the pattern of IgE messenger RNA isoforms. J Clin Invest 94:1417–1425

146. Diller WF (1990) Quantitative Noxenabhängigkeiten beim Berufsasthma. Allergologie 13:140–144

147. Djurup R, Malling HJ (1987) High IgG$_4$ antibody level is associated with failure of immunotherapy with inhalant allergens. Clin Allergy 17:459–468

148. Dockery DW, Ware JH, Ferris BG, Speizer FE, Cook NR (1982) Change in pulmonary function in children associated with air pollution episodes. J of Air Poll Control Ass 32:937–942

149. Dockery DW, Schwartz J, Spengler JD (1992) Air pollution and daily mortality: associations with particulates and acid aerosols. Environ Res 59:362–373

150. Donnelly AL, Glass M, Minkwitz MC, Casale TB (1995) The Leukotriene D4–receptor Antagonist, ICI 204, 219, relieves symptoms of acute seasonal allergic rhinitis. J Resp Crit Care Med 151:1734–1739

151. Dosman JA, Graham BL, Hall D, Loon Pv, Bhasin P, Froh F (1987) Respiratory symptoms and pulmonary function in farmers. J Occup Med 29:38–43

152. Doyle WJ, Skoner DP, Seroky JT, Fireman P (1995) Reproducibility of the effects of intranasal ragweed challenges in allergic subjects. Ann Allergy Asthma Immunol 74:171–176

153. Dreborg S, Foucard T (1983) Allergy to apple, carrot and potato in children with birch pollen allergy. Allergy 38:167

154. Dreborg S, Bjorksten B, Sampson H (1993) Use of hydrolyzed cow's milk formulae for prevention of early sensitization and signs of atopy must be further documented. Pediatr Allergy Immunol 4:99–100

155. Drexler H, Raithel HJ (1995) Berufsbedingte allergische Atemwegserkrankungen. Sonderdruck Therapiewoche, Braun, Karlsruhe, S 3–7

156. Dreyling G (1976) Pflanzen-Datei. Allergopharma Joachim Ganzer, Reinbek

157. Du Buske LM (1993) Introduction: basophil histamine release and the diagnosis of food allergy. Allergy Proc 14:243–249

158. Duff AL, Pomeranz ES, Gelber LE, et al. (1993) Risk factors for acute wheezing in infants and children: viruses, passive smoke, and IgE antibodies to inhalant allergens. Pediatrics 92:535–540

159. Durham SR (1995) New insights into the mechanisms of immunotherapy. Eur Arch Otorhinolaryngol 251 [Suppl. 1]:64–67

160. Durham S, Varney VA, Gaga M, et al. (1991) Immunotherapy and allergic inflammation. Clin Exp Allergy 21:206–210

161. Durham SR, Ying S, Varney VA, et al. (1992) Cytokine messenger RNA expression for IL3, IL4, IL5 mucosa after local allergen provocation: relationship to tissue eosinophilia. J Immunol 148:2390–2394

162. Ebner C, Birkner T, Valenta R, et al. (1991) Common epitopes of birch pollen and apples. Studies by Western and Northern blot. J Allergy Clin Immunol 88:588

163. Edfors-Lubs MI (1971) Allergy in 7000 twin pairs. Acta Allerg (Kbh) 26:249

164. Editorial (1994) Local immunotherapy is not documented for clinical use. Allergy 49:299–301

165. Eichler G, Merget R, Kulzer R, et al. (1994) Allergierisiko durch Natrium- oder Ammoniumpersulfat? Querschnittstudie in einem Chemiebetrieb. Allergo J 3:33 (abstract)

166. Englert N (1992) Schwefeldioxid. In: Wichmann HE, Schlipköter HW, Füllgraf G (Hrsg.) Handbuch der Umweltmedizin. ecomed, Landsberg

167. Enzmann H (1980) Allergische Spätreaktionen in der Nase. Fortschr Med 19:745–751

168. Enzmann H, Waldherr R (1980) Histologische Schleimhautveränderungen bei der Allergie des Typ IV in der Hals-Nasen- und Ohrenheilkunde. Allergologie 3:117–122

169. Enzmann H, Waldherr R, Carls C (1986) Provokation von zellvermittelten (späten, kontaktallergischen) Reaktionen in der Nase. Allergologie 9:324–329

170. Erikson NE (1984) Clustering of foodstuffs in food hypersensitivity. An inquiry study in pollen allergic patients. Allergol Immunopathol 12:28

171. Estelle F, Simons R (1989) H_1-receptor antagonists: Clinical pharmacology and therapeutics. J Allergy Clin Immunol 84:845–848

172. Estelle F, Simons R, Simons KJ (1993) Antihistamines. In: Middleton E, Reed CE, Ellis EF (eds) Allergy. Principles and Practice. Mosby-Year Book, St. Louis, S 856

173. Estlander T, Kanerva L, Tupasela O, Keskinen H, Jolanki R (1993) Immediate and delayed allergy to nickel with contact urticaria, rhinitis, asthma and contact derma-titis. Clin Exp Allergy 23:306–310

174. Estrada Rodriguez JL, Florido Lopez JF, et al. (1993) Asthma in children and ASA intolerance. J Investig Allergol Clin Immunol 3:315–320

175. Evans R (1993) Epidemiology and natural history of asthma, allergic rhinitis, and atopic dermatitis. In: Middleton E, Reed CE, Ellis EF, Adkinson NF, Yunginger JE, Busse WW (eds) Allergy. Principles and practice. Mosby-Year Book, St. Louis, pp 1109–1136

176. Fabbri LM, Danieli D, Crescioli S, et al. (1988) Fatal asthma in a toluene diisocyanate sensitized subject. Am Rev Respir Dis 137:1494–1498

177. Feldmann H (1992) Begutachtung. In: Kastenbauer E (Hrsg) Nase, Nasennebenhöhlen, Gesicht, Mundhöhle und Pharynx, Kopfspeicheldrüsen, Bd 2. Thieme, Stuttgart New York, S 445–448

178. Fergusson DM, Horwood LJ (1985) Parental smoking and respiratory illness during early childhood: A six-yearlongitudinal study. Pediatr Pulmonol 1:99–106

179. Fernandez-Caldas E, Trudeau WL, Ledford DK (1994) Environmental control of indoor biologic agents. In: Allergy and clinical immunology, vol 94. Mosby, St. Louis, pp 404–412

180. Ferreri NR, Howland WC, Stevenson DD (1988) Release of leukotrienes, prostaglandins, and histamine into nasal secretions of aspirin-sensitive asthmatics during reaction to aspirin. Am Rev Respir Dis 137:847–854

181. Fischer AR, Rosenberg MA, Lilly CM, et al. (1994) Direct evidence for a role of the mast cell in the nasal response to aspirin in aspirin-sensitive asthma. J Allergy Clin Immunol 94:1046–1056

182. Fleming DM, Crombie LD (1987) Prevalence of hay fever in England and Wales. Br Med J 294:279–283

183. Flood DFS, Blofeld RE, Bruce CF, Hewitt JI, Juniper CP (1985) Lung function, atopy, specific hypersensitivity, and smoking of workers in the enzyme detergent industry over 11 years. Brit J Ind Med 42:43–50

184. Foreman JC, Pearce FL (1993) Cromolyn and nedocromil. In: Middleton E, Reed CE, Ellis EF (eds) Allergy. Principles and practice. Mosby-Year Book, St. Louis, p 926

185. Frank E (1994) Retrospektive Untersuchung über die Hyposensibilisierungsbehandlung von Milbenallergikern mit Novo-Helisen Depot. Allergologie 17:154–159

186. Frank E (1995) Was kann die orale Hyposensibilisierung leisten? Allergologie 18:239–245

187. Franz JT, Masuch G, Müsken H, Bergmann KC (1993) Entwicklung und Entwicklungsstadien der Vorratsmilbe, Lepidoglyphhus destructor: Rasterelektronenmikroskopische Untersuchungen. Allergo J 2:55–60

188. Franz JT, Masuch G, Müsken H, Bergmann KC (1995) Untersuchungen zur Vorratsmilbenfauna von Bauernhöfen in Nordrhein-Westfalen: Ostwestfalen. Allergologie 18:25–30

189. Franz R, Hilz B, Grübl A, Bauer CP (1995) Allergische Typ-I-Reaktion auf Latex als Ursache schwerer intraoperativer Komplikationen bei zwei mehrfach operierten Kindern. Allergo J 3:153–155

190. Frew AJ (1994) Conventional and alternative allergen immunotherapy: do they work? are they safe? Clin Exp Allergy 24:416–422

191. Frischer TM, Kuehr J, Pullwitt A, Meinert R, Forster J, Studnicka M, Koren HS (1993) Ambient ozone causes upper airway inflammation in children. Am Rev Respir Dis 148:961–964

192. Fritzsch C, von Mutius E, Weiland SK, Röll G, Magnussen H (1994) Prävalenz asthmatischer und allergischer Erkrankungen bei Schulkindern – ein Vergleich zwischen Leipzig und München. Allergo J 3:11–16

193. Fuchs E (1987) Häufige allergische Erkrankungen der Luftwege am Arbeitsplatz. In: Schriftenreihe der Bundesanstalt für Arbeitsschutz. Wirtschaftsverlag NW, Bremerhaven, S 85

194. Fuchs E (1988) Die subkutane Hyposensibilisierung (Immuntherapie). In: Fuchs E, Schulz KH (Hrsg) Manuale allergologicum. Dustri, München-Deisenhofen

195. Fuchs E (1992) Allergie – was tun? Piper, München Zürich

196. Fuchs E (1994) Die Allergene – Spektrum und Vorkommen (Typ I). In: Fuchs E, Schulz KH (Hrsg) Manuale allergologikum. Dustri, München-Deisenhofen

197. Fuchs E, Gronemeyer W (1994) Hautproben. In: Fuchs E, Schulz KH (Hrsg) Manuale alergologicum. Dustri, München-Deisenhofen

198. Fuchs E, Schulz KH (1990) Manuale allergologicum. Ein Lehr- und Nachschlagebuch. Dustri, München-Deisenhofen

199. Fuchs T (1994) Latex Allergy. JACI 93:951–952

200. Fuchs T (1995) Gummi und Allergie. Dustri, München-Deisenhofen

201. Furin MJ, Norman PS, Creticos PS, et al. (1991) Immunotherapy decreases antigen-induced eosinophil cell migration in-to the nasal cavity. J Allergy Clin Immunology 88:27–32

202. Gall H, Kalveram KJ, Forck G, et al. (1994) Kiwi fruit allergy: a new pollen-associated food allergy. J Allergy Clin Immunol 94:70

203. Gandevia B, Milne J (1970) Occupational asthma and rhinitis due to Western red cedar (Thuja plicata) with special reference to bronchial reactivitiy. Brit J Industr Med 27:235–244

204. Gelfand HH (1963) Respiratory allergy due to chemical compounds encountered in the rubber, lacquer, shellac, and beauty culture industries. J Allergy 34:374–381

205. Gerrard JW, Heiner DC, Ko CG, Mink J, Meyers A, Dosman JA (1980) Immunoglobulin levels in smokers and non-smokers. Ann Allergy 44:261–262

206. Gervais P, Ghaem A, Eloit C (1985) Occupational allergic rhinitis. Rhinology 23:92–98

207. Gewerbliche Berufsgenossenschaften (1992) BK-DOK 90, Schriftenreihe des Hauptverbandes der gewerblichen Berufsgenossenschaften. Selbstverlag, St. Augustin

208. Gewerbliche Berufsgenossenschaften (1994) Geschäfts- und Rechnungsergebnisse der gewerblichen Berufsgenossenschaften 1993. Selbstverlag, St. Augustin

209. Gewerbliche Berufsgenossenschaften, Dr. Butz (1995) St. Augustin (persönl Mitt)

210. Giampiero P, Paolo B, Eleonora N, et al. (1991) Intranasal treatment with lysine acetylsalicylate in patients with nasal polyposis. Ann Allergy 67:588–592

211. Giraldo B, Blumenthal MN, Spink WW (1969) Aspirin intolerance and asthma: a clinical and immunological study. Ann Intern Med 71:479

212. Golden JA, Boushey HA (1978) Bronchial hyperirritability in healthy subjects after exposure to ozone. Am Rev Respir Dis 118:287–294

213. Goldman AS, Anderson JR, Sellers WA, Saperstein S, Kniker WT, Halpern SR (1963) Milk Allergy I. Oral chal-lenge with mild and isolated milk proteins in allergic children. Pediatrics 32:425–443

214. Gonsior E (1994) Bronchialtest.In: Fuchs E, Schulz KH (Hrsg) Manuale alergologicum. Dustri, Deisenhofen

215. Gonsior E, Bachert C, Berdel D, et al. (1990) Richtlinien für die Durchführung von nasalen Provokationstests mit Allergenen bei Erkrankungen der oberen Luftwege. Allergologie 13:53–55

216. Goren AI, Hellmann S (1988) Prevalence of respiratory symptoms and diseases in schoolchildren living in a polluted and in a low polluted area in Israel. Environ Res 45:28–37

217. Gourley DS, Whisman BA, Jorgensen NL, Martin ME, Reid MJ (1990) Allergic Bipolaris sinusistis: clinical and immuno-pathologic characteristics. J Allergy Clin Immunol 85:583–591

218. Graham ED, Koren HS (1990) Biomarkers of inflammation in ozone-exposed humans. Comparison of the nasal and bronchalveolar lavage. Am Rev Respir Dis 142:152–161

219. Graham ED, Henderson FW, House D (1988) Neutrophil influx measured in nasal lavages of humans exposed to ozone. Arch Environ Health 43:228–233

220. Grammer LC, Patterson R, Zeiss CR (1989) Guidelines for the Immunologic Evaluation of Occupational Lung Disease. JACI 84:805–814

221. Gronemeyer U (1994) Der konjunktivale Provokationstest (CPT). In: Fuchs E, Schulz KH (Hrsg) Manuale allergologicum. Dustri, München-Deisenhofen

222. Gronemeyer W (1978) Methoden, Durchführung und Nebenreaktionen bei der De-(Hypo-)sensibilisierungsbehandlung. Atemw Lungenkrankh 4:19–26

223. Grose EC, Gardner DE, Miller FJ (1980) Response of ciliated epithelium to ozone and sulfuric acid. Environ Res 22:377–385

224. Gross NJ, Boushey HA, Gold WM (1993) Anticholinergic agents. In: Middleton E, Reed CE, Ellis EF (eds) Allergy. Principles and practice. Mosby-Year Book, St. Louis, S 941

225. Guidelines for the Diagnosis and Management of Asthma (1991) U.S. Department of Health and Human Services Publication 91–3042

226. Haahtela T, Jaakonmaki I (1981) Relationship of allergen-specific IgE antibodies, skin prick tests and allergic disorders in unselected adolescents. Allergy 36:251–256

227. Hader S, Kühr J, Urbanek R (1990) Sensibilisierung auf 10 wichtige Aeroallergene bei Schulkindern. Monatsschr Kinderheilkd 138:66–71

228. Hage-Hamsten Mv, Johansson S (1992) Storage mites. In: Experimental & applied acarology, Special issue: House Dust Mites 16:117

229. Hagy GW, Settipane GA (1969) Bronchial asthma, allergic rhinitis and allergy skin tests among college students. J Allergy 45:323–332

230. Hagy GW, Settipane GA (1976) Risk factors for the development of asthma and allergic rhinitis: A 7–year follow-up of college students. J Allergy Clin Immunol 58:330–336

231. Hal CB, Gala CI, Magill FB, Leddy JP (1984) Long-term prospective study in children after respiratory syncy-tial virus infection. J Pediatr 105:358–364

232. Halken S, Host A, Nilsson L, Taudorf E (1995) Passive smoking as a risk factor for development of obstructive respiratory disease and allergic sensitization. Allergy 50: 97–105

233. Hallas TE, Yi X, Schou C (1993) Does guanine concentration in house-dust samples reflect house-dust mite exposure? Allergy 48:303–305

234. Harlap S, Davies AM (1974) Infant admissions to hospital and maternal smoking. Lancet I:529–532

235. Hartmann AL (1986) Berufsallergien bei Bäckern. Dustri, München-Deisenhofen

236. Hartwick RW, Batsakis JG (1991) Sinus aspergillosis and allergic fungal sinusitis. Ann Otol Rhinol Laryngol 100:427–430

237. Harving H, Korsgaard J, Dahl R (1994) Clinical efficacy of reduction in house-dust mite exposure in specially designed, mechanically ventilated „healthy" homes. Allergy 49:866–870

238. Hattevig G, Björksten B (1993) Environmental factors in the development of allergy. In: Schatz M, Zeiger RN (eds) Asthma and allergy in pregnancy and early in-fancy. Dekker, New York, pp 395–411

239. Haugaard L, Dahl R, Jacobsen L (1993) A controlled dose-response study of immunotherapy with standardized, partially purified extract of house dust mite: Clinical efficacy and side effects. J Allergy Clin Immunol 91:709–722

240. Hauser R, Elreedy S, Hoppin JA, Christiani DC (1995) Upper airway response in workers exposed to fuel oil ash: nasal lavage analysis. Occup Environ Med 52:353–358

241. Hauser U, Bachert C, Ganzer U (1992) Die Hyposensibilisierung führt zur Hemmung von Entzündungszellen. Eur Arch Otorhinolaryngol [Suppl II]:159–160

242. Hauser U, Bachert C, Frank E (1995) Hemmung des Einstroms von Entzündungszellen in die Nasenschleimhaut durch die allergenspezifische Immuntherapie. Allergo J 4:164–171

243. Hausknecht R (1960) Air pollution effects reported by California residents from the California Health Survey. State of California, Dept of Public Health, S 1–55

244. Hazucha M, Bates DV (1975) Combined effect of ozone and sulphur dioxide on human pulmonary function. Nature 257:50–51

245. Heide van der S, Monchy de JG, Vries de K, Brugging TM, Kauffman HF (1994) Seasonal variation in airway hyper-responsiveness and natural exposure to house dust mite allergens in patients with asthma. J Allergy Clin Immunol 93:470–475

246. Heise D, Schlimmer P, Vogt J (1993) Integrierende Beurteilung der Lungenfunktion bei restriktiven und obstruktiven Lungenkrankheiten. In: Baur X, Nolte D (Hrsg) Arbeits- und umweltbedingte Lungen- und Bronchialerkrankungen. Dustri, München-Deisenhofen, S 226–245

247. Helbling A (1994) IgE-vermittelte Inhalationsallergie auf Pilzsporen. Allergologie 17:530

248. Hepner MJ, Ownby DR, Anderson JA, Rowe MS, Sears-Ewald D, Brown EB (1990) Risk of systemic reactions in patients taking beta-blocker drugs receiving allergen immunotherapy injections. J Allergy Clin Immunol 86:407–411

249. Heppt W (1995) Zytologie der Nasenschleimhaut. Springer, Berlin Heidelberg New York Tokyo

250. Hide DJ, Guyer BM (1983) Cow's milk intolerance in Isle of Wight infants. Br J Clin Pract 37:285–287

251. Hill DJ, Firer MA, Shelton MJ, Hosking CS (1986) Manifestations of milk allergy in infancy: Clinical and immunological findings. J Pediatr 109:270–276

252. Hinze S, Bergmann KC (1995) Rinderhaarasthma: Symptomatik und Verlauf. Allergo J 4:97

253. Hodgson M, Hal Levin H, Wolkoff P, Farmington C (1994) Volatile organic compounds and indoor air. In: Allergy and Clinical immunology. Mosby, St. Louis, pp 296–303

254. Homburger HA, Katzmann JA (1993) Methods in laboratory immunology - Principles and in-terpretation of laboratory tests for allergy. In: Midd-leton E, Reed CE, Ellis EF (eds) Allergy, principles and practice. Mosby-Year-Book, St. Louis, Spp 5554–5572

255. Homburger HA, Mauer K, Sachs MI (1986) Serum IgG$_4$ concentrations and allergen-specific IgG$_4$ antibodies compared in adults and children with asthma and nonallergic subjects. J Allergy Clin Immunol 77:427–429

256. Hoppe A, Müsken H, Bergmann KC (1995) Allergische Erkrankungen durch Katzenallergen. Allergologie 18:65–74

257. Horak F, Jäger S (1979) Die Erreger des Heufiebers. Urban & Schwarzenberg, München Wien Baltimore

258. Horak F, Jäger S, Toth J (1993) Klinische Reflexionen zur Aggressivitätssteigerung der Birkenpollen. Atemw Lungenkrkh 19:91–93

259. Hosemann W, Baenkler W (1987) Pathogenese der polypösen Rhinopathie. Allergologie 10:194–198

260. Hoseman W, Baenkler HW, Günther F (1990) ASA-induced release of histamine from nasal mucous membranes in analgesic intolerance and polyposis nasi. Rhinology 28:231–238

261. Host A (1995) Target organs – The nose. The sinuses. The ear. In: Ortolani C (eds) Atlas on mechanisms in adverse reactions to food, suppl 20. Munksgaard, Copenhagen, pp 57–68

262. Host A, Halken S (1990) A prospective study of cow milk allergy in Danish infants during the first three years of life. Allergy 455:587–596

263. Howland WC, Mathison DA, Bell DN (1986) Effect of sinus surgery on asthma. J Allergy Clin Immunol 77:161

264. Huang SK, Marsh DG (1993) Immunogenetics-of allergic disease. In: Middleton E, Reed CE, Ellis EF, et al. (eds) Allergy. Principles and practice. Mosby-Year Book. St. Louis, pp 60–72

265. Hurst DS (1994) Allergy management of refractory serous otitis media. Otolaryngol Head Neck Surg 102:664–669

266. Huss RW, Huss K, Squire EN, et al. (1994) Mite allergen control with acaricide fails. J Allergy Clin Immunol 94:27–32

267. In-vitro-Arbeitsgruppe des Ärzteverbandes Deutscher Allergologen (ÄDA) (1994) IgE-Streifentest in der Hausarztpraxis? Allergo J 5:239–240

268. Ipsen H, Klysner SS, Larsen JN, et al. (1993) Allergenic extracts. In: Middleton E, Reed CE, Ellis EF (eds) Allergy. Principles and Practice. Mosby-Year-Book, St. Louis, pp 529–553

269. Ishizaki T, Koizumi K, Ikemory R, Ischiyama Y (1987) Studies of prevalence of Japanese cedar pollinosis among the residents in a densely cultivates area. Ann Allergy 58:265–270

270. Islam MS, Ulmer WT (1979) Untersuchungen zur Schwellenkonzentration von Schwefeldioxyd bei besonders Gefährdeten. Wissenschaft und Umwelt 41–47

271. Iwens P, Clement PA (1994) Sinusitis in allergic patients. Rhinology 32:65–67

272. Jäger L, Schlenvoigt G (1994) Allergiediagnostik mit IgE specific screen (CMG). Allergo J 5:243–250

273. Jager D, Engelke T, Rennert S, Czuppon AB, Baur X (1993) Stepwise diagnosis of respiratory latex allergy. Pneumologie 47:491–496

274. Jansen G, Haas J (1991) Kompendium der Arbeitsmedizin. TÜV Rheinland

275. Jöckel KH, Knauth CH (1992) Passivrauchen. In: Wichmann HE, Schlipköter HW, Füllgraf G (Hrsg) Handbuch der Umweltmedizin. ecomed, Landsberg

276. Johansen M, Overgaard E, Toft A (1994) Severe chronic inflammation of the mucous membranes in the eyes and upper respiratory tract due to work-related exposure to hexavalent chromium. J Laryngol Otol 108:591–592

277. Johansson SGO (1993) Quantification of IgE antibody; aspects on quality and economy. Allergo J 2:129–134

278. Joliat TL, Weber RW (1991) Occupational asthma and rhino-conjunctivitis from inhalation of crystalline bovine serum albumin powder. Ann Allergy 66:301–304

279. Jung-Der W, et al. (1988) Occupational Asthma due to TDI. Am J Ind Med 14:73–78

280. Juniper EF, Guyatt GH (1991) Development and testing of a new measure of health status for clinical trials in rhinoconjunctivitis. Clin Exp Allergy 21:77–83

281. Juniper EF, Guyatt GH, Dolovich J (1994) Assessment of quality of life in adolescents with allergic rhinocon-junctivitis: Development and testing of a questionnaire for clinical trials. J Allergy Clin Immunol 93:413–421

282. Kalra S, Crank P, Hepworth J, Pickering CA, Woodcock AA (1993) Concentrations of the domestic house dust mite allergen Der P I after treatment with solidified benzyl benzoate (Acarosan) or liquid nitrogen. Thorax 48:10–13

283. Kaneko S, Shimada K, Horiuchi H, et al. (1980) Nasal allergy and air pollution. Otorhinolaryngol (Tokyo) 23 [Suppl 4]:270

284. Kanerva L, Vaheri E (1993) Occupational allergic rhinitis in Finland. Arch Occup Environ Health 64:565–568

285. Kay AB (1989) Allergen injection immunotherapy (hyposensitization). Clin Exp Allergy 19:591–596

286. Kemeny DM, Urbanek R, Ewan P (1989) The subclass of IgG antibody in allergic disease. II. The IgG subclass of antibodies produced following natural exposure to dust mite and grass pollen in atopic and non-atopic individuals. Clin Exp Allergy 19:545–551

287. Kentner M, Valentin H (1986) Atemtraktallergisierende Substanzen in der Arbeitswelt. arbeitsmedizin aktuell 19:193–209

288. Kersten W (1981) Parenterale Hyposensibilisierung. Allergologie 4:212–218

289. Kersten W, von Wahl PG (1994) Allergische Atemwegserkrankungen in der holzverarbeitenden Industrie. Allergologie 17:55–60

290. Kissling S, Wuthrich B (1993) Follow-up of atopic dermatitis after early childhood. Hautarzt 44:569–573

291. Kivity S, Dunner K, Marian Y (1994) The pattern of food hypersensitivity in patients with onset after 10 years of age. Clin Exp Allergy 24:19–22

292. Kjellman NM (1976) Predictive value of high IgE levels in children. Acta Paediatr Scand 65:465–469

293. Kjellman NM (1977) Atopic disease in seven-year-old children. Acta Paediatr Scand 66:465–471

294. Kjellman NM (1981) Effect of parental smoking on IgE level in children. Lancet I:993–994

295. Kjergard SK, Molhave L, Pederson OF (1991) Human reactions to a mixture of indoor air volatile organic compounds. Atmosp Environ 25:1417–1426

296. Kleine-Tebbe J, Kunkel G (1994) Wirkungsweise der allergenspezifischen Immuntherapie bei inhalativen Allergien vom Soforttyp. Allergo J 3:260–265

297. Kleinhans D, Ranneberg KM (1989) Sofortreaktionen durch Ammoniumpersulfat in Blondierpulvern. Allergologie 12: 353–354

298. König W, Pfeifer P, Schönfeld W, Knöller J (1987) Immunpathologie des oberen Respirationstraktes. In: Archiv für Ohren-, Nasen- und Kehlkopf-heilkunde, Supplement I. Springer Berlin, S 1

299. Kofler W (1988) Toxikopie und andere Mechanismen zur Bedrohungsbewältigung. Sozial-medizinische Werkstattberichte 6:3–13

300. Koh YY, Lim HS, Min KU, Min YG (1994) Airways of allergic rhinitics are ‚primed‘ to repeated allergen inhalation challenge. Clin Exp Allergy 24:337–346

301. Koltai PJ (1994) Effects of air pollution on the upper respiratory tract of children. Otolaryngol Head Neck Surg 111:9–11

302. Konietzko J, Dupuis H (1989) Handbuch der Arbeitsmedizin. ecomed, Landsberg

303. Kopp M, Kühr J, Frischer T, Karmaus W (1995) Allergische Sensibilisierung in der ersten Lebensdekade. Dtsch Ärzteblatt 92:B1667–B1673

304. Koren HS, Bromberg PA (1995) Is ozone a risk factor in „environmental asthma"? Allergo J 4:215–218

305. Koren HS, Devlin RB, Graham DE, Mann R, McDonnell WF (1989) The inflammatory response in human lung exposed to ambient levels of ozone. In: Schneider T (eds) Atmospheric ozone research and its policy implications. Elsevier, Amsterdam pp 745–743

306. Koren HS, Devlin RB, Graham DE, et al. (1989) Ozone-induced inflammation in the lower airway of humans. Am Rev Respir Dis 139:407–415

307. Koren HS, Hatch GE, GrahamDE (1990) Nasal lavage as a tool in assessing acute inflammation in response to inhaled pollutants. Toxicology 60:15–25

308. Koren HS, Graham DE, Devlin RB (1992) Exposure of Humans to a Volatile Organic Mixture. III. Inflammatory response. Arch Environ Health 47:39–44

309. Koren HS, Becker S, Bromberg PA, Devlin LB (1993) Time- and dose-dependent cellular and biochemical changes in response to ozone exposure. In: Mohr U (ed) Advances in controlled clinical inhalation studies. Springer, Berlin Heidelberg New York Tokyo, pp 169–183

310. Korsgaard J (1983) Mite asthma and residency. A case-control study on the impact of exposure to house-dust mites in dwellings. Am Rev Respir Dis 128:231

311. Korsgaard J (1988) Milbenasthma und Hausbau in Dänemark. Allergologie 11:286–290

312. Kowalski ML, Sliwinska KM, Igarashi Y (1993) Nasal secretions in response to acetylsalicylic acid. J Allergy Clin Immunol 91:580–598

313. Krämer U, Behrendt H, Dolgner E, et al. (1991) Auswirkung der Umweltbelastung auf allergologische Parameter bei 6jährigen Kindern. In Ring J (Hrsg) Epdidemiologie allergischer Erkrankungen. Vieweg, München, S 165–178

314. Krämer U, Altus C, Behrendt H, et al. (1992) Epidemiologische Untersuchungen zur Auswirkung der Luftverschmutzung auf die Gesundheit von Schulanfängern. Forum Städte-Hygiene 43:82–87

315. Kraus G (1993) Obstruktive Atemwegserkrankungen im Friseurhandwerk. Atemw Lungenkrkh 19:63–66

316. Krilis S, Gregson RP, Basten A (1981) Investigation of the possible involvement of IgE antisalicyloyl antibodies in patients with urticaria. Int Arch Allergy Appl Immunol 64:293

317. Kunz B, Ring J, Dirschedl P (1989) Effect of maternal smoking during pregnancy on the development of atopic diseases in the child. J Invest Dermatol 92:465

318. Kup W (1985) Industrial nasal problems. Rhinology 23:99–100

319. Kurvits J (1991) Neue Berusallergene im RAST. Allergologie 14:42–50

320. Lahmann E (1992) Anorganische Gase. In: Wichmann HE, Schlipköter HW, Füllgraf G (Hrsg) Handbuch der Umweltmedizin. ecomed, Landsberg

321. Lange HJ (1993) Chronische Bronchitis und Lungenemphysem als Rentenursachen bei Untertagetätigen. In: Baur X, Nolte D (Hrsg) Arbeits- und umweltbedingte Lungen- und Bronchialerkrankungen. Dustri, München-Deisenhofen, S 132–153

322. Larsen GL (1985) Late-Phase reactions. Observation on the pathogenesis and prevention. J Allergy Clin Immunol 76: 665–669

323. Lau S, Falkenhorst G, Weber A (1989) High mite-allergen exposure increases the risk of sensitization in atopic children and young adults. J Allergy Clin Immunol 84:718

324. Lavaud F, Prevost A, Cossard C, Guerin L, Bernard J, Kochmann S (1995) Allergy to latex, avocado pear, and banana: Evidence for a 30 kd antigen in immunoblotting. J Allergy Clin Immunol 2:557–564

325. Lawson W (1991) The intranasal ethmoidectomy: an experience with 1077 procedures. Laryngoscope 101:367

326. Lebowitz MD, Knudson RJ, Burrows B (1975) Tucson epidemiologic study of obstructive lung disease. Am J Epidemiol 102:137

327. Leen MG, O'Connor T, Kelleher C, Mitchell EB, Loftus BG (1994) Home environment and childhood asthma. Ir Med J 87:142–144

328. Lehnert G (1992) Arbeitsmedizinische Gesichtspunkte bei Erkrankungen der oberen Atem- und Schluckwege – Berufskrankheiten, Arbeitsunfälle, sozialrechtliche und gutachterliche Aspekte. In: Kastenbauer E (Hrsg) Nase, Nasennebenhöhlen, Gesicht, Mundhöhle und Pharynx, Kopfspeicheldrüsen. Bd 2. Thieme, Stuttgart New York, S 430–443

329. Leonardi A, Battista MC, Gismondi M, Fregona IA, Secchi AG (1993) Antigen sensitivity evaluated by tear-specific and serum-specific IgE, skin tests, and conjunctival and nasal provocation tests in patients with ocular allergic disease. Eye 7:461–464

330. Leuenberger P, Schwartz J, Ackermann-Liebrich U (1994) Passive smoking exposure in adults and chronic respiratory symptoms. Am J Respir Crit Care Med 150:1221–1228

331. Liappis N (1993) Evaluation des Immuno CAP-Fluoreszenzenzymimmunoassays zur Bestimmung von Gesamt-IgE und spezifisches IgE-Antikörpern. Allergo J 2:133–136

332. Linna O, Kokkonen J, Lukin M (1992) A 10-year prognosis for childhood allergic rhinitis. Acta Paediat 81:100–102

333. Liss GM, Bernstein DI, Moller DR, Gallagher JS, Stephenson IH, Bernstein IL (1988) Pulmonary and immunologic evaluation of foundry workers exposed to methylene diphenyldiisocyanate (MDI). J Allergy Clin Immunol 82:55–61

334. Lockey RF (1994) Building- and home-related complaints and illnesses: Summary statement. In: Allergy and clinical immunology. Mosby, St. Louis, p 423

335. Lockey RF, Benedict LM, Turkeltaub PC, Bukantz SC (1987) Fatalities from immunotherapy (IT) and skin testing (ST). J Allergy Clin Immunol 79:660–677

336. Loewe G, Slapke J, Kunath H (1985) Nasal polyposis, bronchial asthma and analgesic intolerance. Rhinology 23:19–26

337. Löwenstein H (1978) Charakterization and chemical modification of three major allergens of horse hair and dandruff. Int Arch Allergy Immun 57:349

338. Luck W, Nau H (1985) Nicotine and cotinine concentrations in serum and urine of infants exposed via passive smoking or milk from smoking mothers. J Pediatr 107:816

339. Lundqvist GR, Yamagiwa M, Pederson OF, Nielsen GD (1992) Inhalation of Diethylamine – Acute Nasal Effects and Subjective Response. Am Ind Hyg Assoc J 53:181–185

340. Lutz H, Enzmann H, Heppt W (1993) Diagnostik beruflich-inhalativer Kontaktallergie mit HNO-Manifestation. Allergologie 16:198–202

341. Malling HJ, Weeke B (1993) Immunotherapy. Position Paper. Allergy 14:9–36

342. Malo IL, Cartier A, Doepner M, Nieboer E, Evans S, Dolovich J (1982) Occupational asthma caused by nickel sulfate. J Allergy Clin Immunol 69:55–59

343. Malo IL, Cartier A, Gagnon G, Evans S, Dolovich J (1985) Isolated late asthmatic reaction due to nickel antibody. Clin Allergy 15:95–99

344. Manning ME, Stevenson DD (1991) Aspirin sensitivity: a distressing reaction that is now often treatable. Postgrad Med 90:227

345. Manning SC, Mabry RL, Schaefer SD, Close LG (1993) Evidence of IgE-mediated hypersensitivity in allergic fungal sinusitis. Laryngoscope 103:717–721

346. Manz DA (1977) Gewerbliche Schäden der oberen Atemwege. In: Berendes J, Link R, Zöllner F (Hrsg) Hals-Nasen-Ohren-Heilkunde in Klinik und Praxis, Bd 1: Obere und untere Luftwege. Thieme, Stuttgart, S 17. 1–17.45

347. Mapp CE, Corona PC, De Marzo N, Fabbri L (1988) Persistant asthma due to isocyanates. A follow-up-study of subjects with occupational asthma due to toluene diisocyanate (TDI). Am Rev Respir Dis 137:1326–1329

348. Marek W, Potthast J, Marczynski B, Karaoglu K, Baur X (1993) Isocyanatinduzierte bronchiale Hyperreaktivität und Gentoxizität. In: Baur X, Nolte D (Hrsg) Arbeits- und umweltbedingte Lungen- und Bronchialerkrankungen. Dustri, München-Deisenhofen, S 161–190

349. Marks GB, Tovey ER, Green W, Shearer M, Salome CM, Woolcock AJ (1994) House dust mite allergen avoidance: a randomized controlled trial of surface chemical treatment and encasement of bedding. Clin Exp Allergy 24:1078–1083

350. Marsh DG, Huang SK (1991) Molecular genetics of human immune responsiveness to pollen allergens. Clin Exp Allergy 21:168–172

351. Marsh DG, Lockhart A, Holgate ST (1993) The genetics of asthma. Blackwell, Oxford

352. Maternowski CJ, Mathews KP (1962) The prevalence of ragweed pollinosis in foreign and native students at a midwestern university and its implications concerningmethods for determining the inheritance of atopy. J Allergy 33:130–140

353. Mathison DA, Stevenson DD (1979) Hypersensitivity to nonsteroidal anti-inflammatory drugs: indications and methods for oral challenge. J Allergy Clin Immunol 64:669

354. Matsumura Y (1970) The effects of ozone, nitrogen dioxide, and sulfur dioxide on the experimentally induced allergic respiratory disorder in guinea pigs: I. The effect on sensitization with albumin through the airway. Am Rev Respir Dis 102:430–437

355. Matsumura Y (1970) The effects of ozone, nitrogen dioxide, and sulfur dioxide on the experimentally induced allergic respiratory disorder in guinea pigs: II. The effects of ozone on the absorption and the retention of antigen in the lung. Am Rev Respir Dis 102:438–443

356. May CD (1983) Immunologic versus Toxic Adverse Reactions to Foodstuffs. Ann Allergy 51 (II):267–268

357. McDonald JR, Mathison DA, Stevenson DD (1972) Aspirin intolerance in asthma, detection by oral challenge. J Allergy Clin Immunol 50:198

358. McFadden EA, Kany RJ, Fink JN (1990) Surgery for sinusitis and aspirin triad. Laryngoscope 100:1043

359. McHugh SM, Lavelle B, Kemeny DM, Patel S, Ewan PW (1990) A placebo-controlled trial of immunotherapy with two extracts of Dermatophagoides pteronyssinus in allergic rhinitis, comparing clinical outcome with changes in antigen-specific IgE, IgG, and IgG subclasses. J Allergy Clin Immunol 86:521–532

360. Medcalfe DD, Samson HA (1990) Workshop on experimental methodology for clinical studies of adverse reactions to foods and food additives. J Allergy Clin Immunol 86:421–442

361. Meerepol E, Frost J, Pugh L, Roberts J, Ogden JA (1995) Latex allergy in children with myelodysplasia: a survey of Shriners Hospitals. J Pediatr Orthop 13:1–4

362. Mehrhoff F (1993) Lungen- und Bronchialerkrankungen aus berufsgenossenschaftlicher Sicht. In: Baur X, Nolte D (Hrsg) Arbeits- und umweltbedingte Lungen- und Bronchialerkrankungen. Dustri, München-Deisenho-fen, S 260–267

363. Meggs WJ (1993) Rhinolaryngoscopic examination of patients with the multiple chemical sensitivity syndrome. Archives of Environmental Health 48:14–18

364. Meggs WJ (1994) Rads and ruds – the toxic induction of asthma and rhinitis. Clin Toxicol 32:487–501

365. Meister R (1988) Luftschadstoffe als Auslöser oder Ursache von Hyperreagibilität und Asthma? In: Schultze-Werninghaus G, Debelic M (Hrsg) Asthma. Springer, Berlin Heidelberg New York Tokyo, S 177–189

366. Meltzer EO (1990) Air pollution and the upper respiratory tract. In: Naspitz CK, Tinkelman DG (eds) Childhood Rhinitis and Sinusitis. Dekker, New York Basel, pp 63–87

367. Meltzer EO (1992) Intranasal anticholinergic therapy of rhinorrhea. J Allergy Clin Immunol 90:1055–1064

368. Meredith SK, McDonald JC (1994) Work-related respiratory disease in the United Kingdom, 1989–1992: report on the SWORD project. Occup Med 44:183–189

369. Merget R (1995) Asthma und Rhinopathie durch Berufssubstanzen. In: Heppt W, Bachert C (Hrsg) Praktische Allergologie für HNO-Ärzte. Springer, Berlin Heidelberg New York Tokyo (im Druck)

370. Merget R, Reineke M, Rückmann A, Bergmann EM, Schultze-Werninghaus G (1994) Nonspecific and specific bronchial responsiveness in occupational asthma due to platinum salts after allergen avoidance. Am J Respir Crit Care Med 150:1146–1149

371. Michel FB, Bousquet J, Greillier P (1980) Comparison of cord blood immunoglobulin E concentrations and maternal allergy for the prediction of atopic diseases in infancy. J Allergy Clin Immunol 65:422–426

372. Middleton E, Reed CE, Ellis EF, Adkinson NF, Yunginger JW, Busse WW (1993) Allergy. Principles and practice. Mosby, St. Louis

373. Möllmann HW, Barth J (1993) Konzepte zur Glukokortikoid-Behandlung bei obstruktiven Atemwegserkrankungen. Der Bay Int 13:26–44

374. Molfino NA, Wright SC, Katz I, Tario S, Silverman F (1991) Effect of low concentrations of ozone on inhaled allergen responses in asthmatic subjects. Lancet 338:199–203

375. Molhave L, Liu Z, Jorgensen AH, Pederson OF, Kaergaard SK (1993) Sensory and physiological effects on humans of combined exposures to air temperatures and volatile organic compounds. Indoor Air 3:155–169

376. Moller DR, Brooks SM, Bernstein DI, Cassedy K, Enrione M, Bernstein IL (1986) Delayed anaphylactoid reaction in a worker exposed to chromium. J Allergy Clin Immunol 77: 451–456

377. Moneret-Vautrin DA, Hsieh V, Wayoff M, Guyot JL, Mouton C, Maria Y (1990) Nonallergic rhinitis with eosinophilia syndrome a precursor of the triad: nasal polyposis, intrinsic asthma, and intolerance to aspirin. Ann Allergy 64:513–518

378. Moneret-Vautrin DA, Jankowski R, Wayoff M (1991) Clinical and pathogenic aspects of NARES. Rev Laryngol Otol Rhinol 112:41–44

379. Müller W, Ferlinz R (1988) Allergische Reaktionen auf proteolytische Waschmittelenzyme. Allergologie 11:13–15

380. Müsken H, Bergmann KC (1992) Vorratsmilben: Biologie, Sensibilisierung, klinische Bedeutung. Allergologie 15:189–196

381. Mullarkey MF (1991) Eosinophilic nonallergic rhinitis and vasomotor rhinitis. In: Settipane GA (ed) Rhinitis. Ocean Side Publ, Rhode Island, pp 169–172

382. Mumcuoglu YK (1988) Biologie und Ökologie der Hausstaubmilben. Allergologie 11:223–228

383. Muranaka M, Suziki K, Koizumi K, et al. (1986) Adjuvant activity of diesel-exhaust particles for the production of IgE antibody in mice. J Allergy Clin Immunol 77:616–623

384. Mutius von E, Wjst M, Dold S, Reitmeir P, Stiepel E, Lehmacher W (1991) Praevalenz atopischer Erkrankungen in Deutschland. EAACI, 26.–29. 05. 1991, Zürich

385. Mygind N (1989) Grundriß der Allergologie. Steinkopff, Darmstadt

386. Mygind N (1993) Glucocorticosteroids and rhinitis. Allergy 48:476–490

387. Mygind N (1995) Progress in the drug management of allergic rhinitis. Eur Arch Otorhinolaryngol 252:68–72

388. Naclerio RM (1992) Inhibition of mediator release during the early reaction to antigen. J Allergy Clin Immunol 90:715–719

389. Naclerio RM (1993) The effect of antihistamines on the immediate allergic response: a comparative review. Otolaryngol Head Neck Surg 108:723–730

390. Naclerio RM, Norman PS, Fish JE (1993) In vivo methods for the study of allergy. In: Middleton E, Reed CE, Ellis EF (eds) Allergy. Principles and practice. Mosby-Year-Book, St. Louis, S 595–613

391. Nakagawa T, Gershwin ME (1993) Immunotherapy of Allergic Diseases. Int Arch Allergy Immunol 102:117–120

392. Nakagawa G, Mijamoto T (1985) The role of IgG_4 as blocking antibodies in asthmatics and in bee keepers. Int Arch Allergy Appl Immunol 77:204–209

393. Nakagawa T, Kozeki H, Katagiri J (1987) Changes of house dust mite-specific IgE, IgG, and IgG subclass antibodies during immunotherapy in patients with perennial rhinitis. Int Arch Allergy Appl Immunol 82:95–98

394. Nasser SM, Bell GS, Foster S, et al. (1994) Effect of the 5-lipoxygenase inhibitor ZD2138 on aspirin-induced asthma. Thorax 49:749–756

395. Naumann HH, Helms J, Herberhold C, Kastenbauer E (1992) Oto-Rhino-Laryngologie in Klinik und Praxis. Thieme, Stuttgart New York

396. Newman LJ, Platts-Mills TA, Phillips CD, Hazen KC, Gross CW (1994) Chronic sinusitis. Relationship of computed tomographic findings to allergy, asthma, and eosinophilia. JAMA 271:363–367

397. Nicklas RA (1989) Sulfites: A review with emphasis on biochemistry and clinical application. Allergy 10:349–356

398. Niordson AM (1981) Nickel sensitivity as a cause of rhinitis. Contact Dermat 7:273–274

399. Nishioka GJ, Cook PR, Davis WE, McKinsey JP (1994) Immunotherapy in patients undergoing functional endoscopic sinus surgery. Otolaryngol Head Neck Surg 110: 406–412

400. Norbäck D, Edling C (1991) Environmental, occupational, and personal factors related to the prevalence of sick building syndrome in the general population. Br J Industr Med 48:451–462

401. Norgaard A, Bindslev-Jensen C (1992) Egg and milk allergy in adults. Diagnosis and characterization. Allergy 47: 503

402. Norman PS (1988) Immunotherapy for nasal allergy. J Allergy Clin Immunol 81:992–996

403. Norman PS, Metre van TH (1990) The safety of allergenic immunotherapy. J Allergy Clin Immunol 85:522–525

404. Norman PS, Lichtenstein LM, Ishizaka K (1973) Diagnostic tests in ragweed hay fever: a comparison of direct skin tests, IgE antibody measurements, and baso-phil histamine release. J Allergy Clin Immunol 52:210–214

405. Norpoth K (1993) Gentoxizität von Umwelt- und Berufsnoxen. In: Baur X, Nolte D (Hrsg) Arbeits- und umweltbedingte Lungen- und Bronchialerkrankungen. Dustri, München-Deisenhofen, S 191–204

406. Novembre E, Veneruso G, Sabatini C (1987) Incidence of asthma caused by food allergy in childhood. Pediatr Med Chir 9:399–404

407. Novey HS, Habib M, Wells ID (1983) Asthma and IgE antibodies induced by chromium and nickel salts. J Allergy Clin Immunol 72:407–412

408. Novey HS, Bernstein IL, Mihalas LS, Terr AI, Yunginger JW (1989) Guidelines for the clinical evaluation of occupational asthma due to high molecular weight (HMW) allergens. JACI 84:829–833

409. Ödkvist, Edling C, Hellquist H (1985) Influence of vapours on the nasal mucosa among industry workers. Rhinology 23:121–127

410. Oertmann C, Bergmann KC (1993) Atemwegserkrankungen bei Arbeitern im Holzgewerbe. Allergologie 16:334–340

411. Ohman JL (1978) Allergy in man caused by exposure to mammals. JAMA 172:1403

412. Ohman JL (1990) Allergen immunotherapy in asthma: Evidence for efficacy. J Allergy Clin Immunol 84:133–137

413. Ohman JL, Lowell FC, Bloch KJ (1974) Allergens of mammalian origin. III. Properties of a major feline allergen. J Immunol 113:1668

414. Ohnsorge P (1991) Bei „chronisch-rezidivierenden Infekten des Atemtraktes" differentialgiagnostisch Holzschutzmittelintoxikation erwoben? Laryngol Rhinol Otol 70:556–558

415. O'Neil C, Helbling AA, Lehrer SB (1993) Allergic reactions to fish. Clin Rev Allergy 11:183–200

416. Onorato J, Merland N, Terral C, Michel FB, Bousquet J (1986) Placebo-controlled double-blind food challenge in asthma. J Allergy Clin Immunol 78:1139–1146

417. Ortolani C (1995) Definition of adverse reactions to food. In: Ortolani C (ed) Atlas on mechanisms in adverse reactions to food. Munksgaard, Copenhagen, suppl 20. Ann Allergy 59: 106–112

418. Ortolani C (1995) Atlas on mechanisms in adverse reaction to food. Allergy 50 [Suppl 20]

419. Ortolani C, Mirone C, Fontana A, et al. (1987) Study of mediators of anaphylaxis in nasal wash fluids after aspirin and sodium metabisulfite nasal provocation in intolerant rhinitic patients. Ann Allergy 59:106–112

420. Ortolani C, Ispano M, Pastorello E, Bigi A, Ansaloni R (1988) The oral allergy syndrome. Ann Allergy 61 (II): 47–52

421. Ortolani C, Pastorello EA, Farioli L, et al. (1993) IgE-mediated allergy from vegetables allergens. Ann Allergy 71:470

422. Ostendorf GM (1995) Unkonventionelle apparative Methoden in der Allergietherapie. Allergologie 18:221–227

423. Owen MJ, Baldwin C, Baldwin S, Swank PR, Pannu AK, Hohnson DL, Howie VM (1993) Relation of infant feeding practices, cigarette smoke exposure and group child care to the onset and duration of otitis media with effusion in the first two years of life. J Pediatric 123:702–710

424. Paci A, Migliaccio P, Crimaldi G, Samueli S, Orsolini G, Palmieri P (1994) Food allergy in children. Diagnostic difficulties, doubts and depressions. Pediatr Med Chir 16:187–191

425. Park HS, Lee MK, Kim BO, Lee KJ, Roh JH, Moon YH, Hong CS (1991) Clinical and immunologic evaluations of reactive dye-exposed workers. J Allergy Clin Immunol 87:639–649

426. Pastorello EA, Riario-Sforza GG, Incorvaia C, Segala M, Fumagalli M, Gandini R (1994) Comparison of rhinomanometry, symptom score, and in-flammatory cell counts in assessing the nasal late-phase reaction to allergen challenge. J Allergy Clin Immunol 93:85–92

427. Pastorello EA, Incorvaia C, Ortolani C (1995) Target organs – the mouth and pharynx. In: Ortolani C (ed) Atlas on mechanisms in adverse reactions to food, suppl 20. Munksgaard, Copenhagen, pp:41–46

428. Pastorello EA, Ortolani C, Farioli L, et al. (1995) Allergenic cross-reactivity among pech, apricot, plum, and cherry in patients with oral allergy syndrome: an in vivo and in vitro study. J Allergy Clin Immunol (im Druck)

429. Patriarca G, Nucera E, DiRienzo V, Schiavino D, Pellegrino S, Fais G (1991) Nasal provocation test with lysine acetylsalicylate in aspirin-sensitive patients. Ann Allergy 67:60–62

430. Pauli G, Tenabene A (1988) Guanin und Milbenallergengehalt von Hausstaubproben. Allergologie 11:216–219

431. Peden DB, Setzer RW, Devlin RB (1995) Ozone exposure has both a priming effect on allergen-induced responses and an intrinsic inflammatory action in the nasal airways of perennially allergic asthmatics. Am J Respir Crit Care Med 151: 1336–1345

432. Pedersen PA, Weeke ER (1981) Allergic rhinitis in Danish general practice. Allergy 36:375–379

433. Perdu D, Lavaud F, Cossart C, et al. (1992) Enzyme washing powders: the risk of occupational sensitiza-tion, has it disappeared? Rev Mal Resp 9:443–444

434. Phils JA, Perlmutter L (1974) IgE mediated and non-IgE mediated allergic type reactions to aspirin. Acta Allergol 29:474

435. Pichler WJ, Stich O (1993) Nahrungsmittelallergien bei Pollensensibilisierungen Teil II. Allergologie 16:494

436. Pilz J, Rakoski J (1995) Bedeutung des Geburtsmonates für die Erkrankung an Rhinoconjunctivitis allergica und Neurodermitis constitutionalis atopica. Allergologie 18:7–12

437. Pipkorn U, Bisgaard H, Wihl JA (1992) Nasal provocation testing and lavage technique. In: Mygind N, Pipkorn U (eds) Allergic and vasomotor rhinitis. Munksgaard, Copenhagen, S 149–164

438. Platts-Mills TAE (1993) Indoor allergens. Aerobiology of inhalant allergens. In: Middleton E, Reed CE, Ellis EF, et al. (eds) Allergy. Principles and practice. Mosby-Year Book. St. Louis, pp 514–529

439. Platts-Mills TAE, Tovey ER, Mitchel EB, et al. (1982) Reduction of bronchial hyperactivity during prolonged allergen avoidance. Lancet II:675

440. Platts-Mills TAE, Hayden ML, Chapman MD, et al. (1987) Seasonal variation in dust mite and grass-pollen allergens in dust from the houses of patients with asthma. J Allergy Clin Immunol 79:781

441. Plebani M, Borghesan F, Faggian D (1995) Clinical efficiency of in vitro an in vivo tests for allergic diseases. Ann Allergy Asthma Immunol 74:23–28

442. Pleskow WW, Stevenson DD, Mathison DA (1982) Aspirin desensitization in aspirin-sensitive asthmatic patients: clinical manifestations and characterization of the refractory period. J Allergy Clin Immunol 69:11

443. Plinkert PK, Plinkert B (1993) Schleimhautschadensliste für den oberen Aerodigestivtrakt durch chemisch irritative, toxische und allergisierende Umweltstoffe. HNO 41:102–115

444. Porter CV, Higgins RL, Scheel LD (1975) A retropective study of clinical, physiologic and immunologic changes in workers exposed to toluene diisocyanate. Am Ind Hyg Ass J 36:159–165

445. Pravettoni V, Schilke ML, Farioli L, Zanussi C (1993) IgE-mediated allergy from vegetable allergens. Ann Allergy 71:470–476

446. Przybilla B, Ring J (1991) Hyposensibilisierung. Internist 32:606–611

447. Pukander J, Luotonen J, Timonen M, Karmer P (1985) Risk factors affecting the occurence of acute otitis media among 2–3 year old urban children. Acta Otolaryngol 100:260

448. Pullan CR, Hey CN (1992) Wheezing, asthma, and pulmonary dysfunction 10 years after infection with respiratory syncytial virus in infancy. Br Med J 284:1665–1669

449. Quoix E, Le Mao J, Hoyet C, Pauli G (1993) Prediction of mite allergen levels by guanine measurements in house-dust samples. Allergy 48:306–309

450. Rachelefsky GS, Goldberg M, Katz RM, et al. (1978) Sinus disease in children with respiratory allergy. J Allergy Clin Immunol 61:310–314

451. Rak S, Hakanson L, Venge P (1990) Immunotherapy abrogates the generation of eosinophil and neutrophil chemotactic acitivity during pollen season. J Allergy Clin Immunology 86:706–713

452. Raphael GD, Hauptschein-Raphael M, Kaliner M (1989) Gustatory rhinitis: a syndrome of food-induced rhinorrhea. J Allergy Clin Immunol 83:110–115

453. Raphael GD, Hauptschein-Raphael M, Kaliner MA (1991) Gustatory rhinitis. In: Settipane GA (ed) Rhinitis. Ocean Side Publ, Rhode Island, pp 191–196

454. Rasanen L, Kuusisto P, Penttila M, Nieminen M, Savolainen J, Lehto M (1994) Comparison of immunologic tests in the diagnosis of occupational asthma and rhinitis. Allergy 49: 342–347

455. Rasp G (1993) Therapie der allergischen Rhinitis. Laryngorhinootologie 72:373–378

456. Rasp G, Bujia J (1994) Diagnosis of allergic rhinitis by determining of tryptase and eosinophil cationic protein in nasal secretions. Acta Otorhinolaringol Esp 45:437–440

457. Ree Rv, Fernandez-Rivas M, Cuevas M, Wijngaarden Mv, Aalberse R (1995) Pollen-related allergy to peach and apple: An important role for profilin. J Allergy Clin Immunol 95:726

458. Reid MJ, Lockey RF, Turteltaub PC, Platts-Mills TAE (1990) Fatalities from immunotherapy (IT) and skin testing (ST). J Allergy Clin Immunology 85(1, 2):180

459. Reid MJ, Lockey RF, Turteltaub PC, Platts-Mills TA (1993) Survey of fatalities from skin testing and immunotherapy 1985–1989. J Allergy Clin Immunol 92:6–15

460. Reismann RE (1993) Diagnosis and management of anaphylaxis. Info Medix Cassette No. F 130–372 A+B of the 50th anni-versary meeting of the American Academy of Allergy and Immunology, Chicago, Illinois, 11.–17. 03. 1993

461. Reith AK, Reichborn-Kjennerud S, Aubele M, Jutting U, Gais P, Burger G (1994) Biological monotoring of chemical exposure in nickel workers by imaging cytometry (ICM) of nasal smears. Anal Cell Pathol 6:9–21

462. Remberger K (1993) Begutachtungsproblematik aus der Sicht des Pathologen. In: Baur X, Nolte D (Hrsg) Arbeits- und umweltbedingte Lungen- und Bronchialerkrankungen. Dustri, München-Deisenhofen, S 246–259

463. Ridout S, Twiselton R, Matthews S, Stevens M, Matthews L, Arshad SH, Hide DW (1993) Acarasan and the Acarex test in the control of house dust mite allergens in the home. Br J Clin Pract 47:141–144

464. Riechelmann H, Kienast K, Schellenberg J, Mann WJ (1994) An in vitro model to study effects of airborne pollutants on human ciliary activity. Rhinology 32:105–108

465. Riechelmann H, Maurer J, Kienast K, Hafner B, Mann WJ (1995) Respiratory epithelium exposed to sulfur dioxide – functional and ultrastructural alterations. Laryngoscope 105:295–299

466. Riedel F (1988) Schadstoffe als Wegbereiter allergischer Atemwegserkrankungen. Allergologie 11:319–320

467. Riedel F, Kramer M, Scheibengogen C, Rieger CHL (1988) Effects of SO2 exposure on allergic sensitization in the guinea pig. J Allergy Clin Immunol 82:527–534

468. Rieth H (1983) Pilz-Datei. Erläuterungen zu einigen allergologisch wichtigen Dermatophyten, Hefen und Schimmelpilzen. Allergopharma J Ganzer, Reinbek

469. Ring J (1987) Spezifische Hyposensibilisierung. Wirkungsmechanismen, Erfolge und Probleme. Allergologie 10:392–403

470. Ring J (1992) Anaphylaxie (anaphylaktoide Reaktionen) In: Ring J (Hrsg) Angewandte Allergologie, 2. Aufl. MMV Medizinverlag, München, S 103–111

471. Ring J (1993) Pseudo-allergische Arzneimittelreaktionen. In: Fuchs E, Schulz KH (Hrsg) Manuale allergologicum. Dustri, München-Deisenhofen

472. Ring J, Messmer K (1977) Incidence and severity of anaphylactiod reactions to colloid volume substitutes. Lancet I:466–468

473. Ronchetti R, Bonci E, Cutrera R (1992) Enhanced allergic sensitization related to parental smoking. Arch Dis Child 67:496–500

474. Rosenhall L (1982) Evaluation of intolerance to analgetics, preservatives and food colorants with challenge tests. Eur J Resp Dis 63:410

475. Rudolph R, Kunkel G, Blohm M, et al. (1981) Zur Häufigkeit und klinischen Bedeutung von Allergien gegen Tierepithelien. Allergologie 4:230

476. Rüdiger W (1988) Allergische Erkrankungen im Hals-Nasen-Ohren-Fachgebiet. In: Fuchs E, Schulz KH (Hrsg) Manuale alergologicum. Dustri, München-Deisenhofen

477. Ruokonen J, Paganus A, Lehti H (1982) Elimination diets in the treatment of secretory otitis media. Int J Pediatr Otorhinolaryngol 4:39–46

478. Rusznak C, Devalia JL, Davies RJ (1994) The impact of pollution on allergic disease. Allergy 49:21–27

479. Salvaggio JE (1994) Psychological aspects of „environmental illness", „multiple chemical sensitivity", and building-related illness. In: Allergy and Clinical Immunology. Mosby, St. Louis, pp 366–370

480. Samet JM, Lambert WE, Skipper BJ, et al. (1993) Nitrogen dioxide and respiratory illnesses in infants. Am Rev Respir Dis 148:1258–1265

481. Sampson HA (1988) IgE-mediated food intolerance. J Allergy Clin Immunol 81:495–504

482. Sampson HA (1989) Food allergy (review).J Allergy Clin Immunol 84:1062–1067

483. Sampson HA (1990) Adverse Reactions to Foods. In: Middleton E, Reed CE, Ellis EF (eds) Allergy. Principles and Practice. Mosby-Year-Book, St. Louis, pp 1661–1668

484. Sampson HA, Mendelson L, Rosen JP (1992) Fatal and near-fatal anaphylactic reactions to food in children and adolescents. N Engl J Med 327:380–384

485. Samter M, Beers RFJ (1968) Intolerance to aspirin. Ann Intern Med 68:975–981

486. Schapowal A, Schmitz-Schumann M, Szczeklik A, Bruijnzeel P, Hansel T, Virchow C (1990) Lysine-aspirin nasal provocation and anterior rhinomanometry for the diagnosis of aspirin-sensitive asthma. Atemw Lungenkrh 16:1–5

487. Schapowal AG, Hansel TT, Markendorf A, Schmitz-Schumann M (1991) Nasal provocation for the diagnosis of aspirin-sensitive asthma. Am Rev Respir Dis 143:143–146

488. Schapowal A, Schmitz M (1992) Provokationstests bei aspirinsensitivem Asthma und aspirinsensitiver Rhinosinusitis. Orale, inhalative und bronchiale Provokation. Allergologie 15:158–164

489. Schata M, Jorde W (1989) Allergische Erkrankungen durch Schimmelpilze. Dustri, München-Deisenhofen

490. Scheiner O (1992) Recombinant Allergens: Biological, immunological and practical aspects. Int Arch Allergy Immunol 98:93–96

491. Schleimer RP (1993) Glucocorticosteroids – Their mechanisms of action and use in allergic diseases. In: Middleton E, Reed CE, Ellis EF (eds) Allergy. Principles and practice. Mosby-Year Book, St. Louis, S 893

492. Schleimer RP, Bochner BS (1994) The effect of glucocorticoids on human eosinophils. J Allergy Clin Immunol 94:1202–1213

493. Schlenter WW, Mann W (1982) Die allergische Genese der chronischen Sinusitis. Laryng Rhinol Otol 61:228–230

494. Schmitz-Schumann M, Schapowal A (1992) Intrinsic Asthma und Analgetika-Asthma-Syndrom. Phänomenologie und Ätiologie. Atemw Lungenkrkh 18:2–11

495. Schmitz-Schumann M, Juhl E, Costabel U (1985) Analgesic asthma-provocation challenge with acetylsalicylic acid. Atemw Lungenkrkh 10:479

496. Schmutzler W (1988) Grundlagen der Arzneimittel-Therapie. In: Fuchs E, Schulz KH (Hrsg) Manuale allergologicum. Dustri, München-Deisenhofen

497. Schmutzler W (1994) Unerwünschte Wirkungen der H_1-Antihistaminika. Allergol J 3:442–450

498. Schrander JJP, van den Bogart JPH, Forget PP, et al. (1993) Cow's milk protein intolerance in infants unter 1 year of age: A prospective epidemiological study. Eur J Pediatr 152:640–644

499. Schulz KH, Fuchs T (1994) Epikutantest (mit Liste ausgewählter Kontaktallergene). In: Fuchs E, Schulz KH (Hrsg) Manuale allergologicum. Dustri, München-Deisenhofen

500. Schultze-Werninghaus G (1981) Atemwegserkrankungen durch Soforttypallergie gegen Tierepithelien. Allergologie 4:298–303

501. Schultze-Werninghaus G (1988) Prävalenz des Asthmas. In: Schultze-Werninghaus G, Debelic M (Hrsg) Asthma. Springer, Berlin Heidelberg New York Tokyo, S 3–9

502. Schultze-Werninghaus G (1988) Allergenkarenz bei inhalativer Allergie. In: Fuchs E, Schulz KH (Hrsg) Manuale allergologicum. Dustri, München-Deisenhofen

503. Schultze-Werninghaus G (1994) Anamnese. In: Fuchs E, Schulz KH (Hrsg) Manuale alergologicum. Dustri, München-Deisenhofen

504. Schultze-Werninghaus G, Merget R (1991) Berufsbedingte Atemwegsallergien vom Soforttyp. Internist 32:587–595

505. Schumacher M, Borum P, Bachert C, Wihl JA (1992) Fireside Conference: Nasal provocation test. Rhinology 14:242–246

506. Schwab W (1965) Die Berufsschäden der oberen Luftwege und des oberen Speiseweges. Archiv Ohren-, Nasen- und Kehlkopfheilkunde 185:243–378 (Kongreßbericht)

507. Schwarting HH (1986) Das berufsbedingte allergische Bronchialasthma in der Landwirtschaft und im Holzgewerbe. Allergologie 9:474–478

508. Schwartz J, Dockery DW, Neas LM, et al. (1994) Acute effects of summer air pollution on respiratory symptom reporting in children. Am J Respir Crit Care Med 150:1234–1242

509. Schwietz LA, Gourley DS (1992) Allergic fungal sinusitis. Allergy Proc 13:3–6

510. Sears MR (1992) Epidemiology. In: Barnes PJ, Rodger IW, Thomson NC (eds) Asthma. Basic mechanisms and clinical management. Acad Press, London, pp 1–19

511. Secrist H, Chelen CJ, Wen Y, Marshall JD, Umetsu DT (1993) Allergen immunotherapy decreases interleukin-4 production in CD4 T-cells from allergic individuals. J Exp Med 178:2123–2130

512. Seifert B (1991) Das „sick building"-Syndrom. Öff. Gesundh Wes 53:376–382

513. Seifert B (1992) Innenräume. In: Wichmann HE, Schlipköter HW, Füllgraf G (Hrsg) Handbuch der Umwelt-medizin. ecomed, Landsberg

514. Seltzer JM (1994) Building-related illnesses. In: Allergy and clinical immunology. Mosby, St. Louis, pp 351–361

515. Sennekamp J, Kersten W, Fuchs E, Hornung B (1990) Empfehlungen zur Hyposensibilisierung mit Allergenextrakten (Stand: Februar 1990) Allergologie 13(5):185–188

516. Sennekamp J, Kersten W, Hornung B (1995) Empfehlungen zur Hyposensibilisierung mit Allergenextrakten (Aktualisierte Fassung 1995). Allergol J 4:205–210

517. Sette L, Comis A, Marcucci F, Sensi L, Piacentini GL, Boner AL (1994) Benzyl-benzoate foam: effects on mite allergens in mattress, serum and nasal secretory IgE to Dermatophagoides pteronyssinus, and bronchial hyperre-activity in children with allergic asthma. Pediatric Pulmonol 18:218–217

518. Settipane GA (1987) The restaurant syndromes. Allergy 8:39–46

519. Settipane GA (1991) Nasal polyps. In: Settipane GA (ed) Rhinitis. Ocean Side Publ, Rhode Island, pp 173–184

520. Settipane GA, Chafee FH (1987) Nasal polyps. Am J Rhinol 1:119–126

521. Settipane GA, Pudupakkam RK (1975) Aspirin intolerance. III. Subtypes, familial occurrence, and cross-reactivity with tartrazine. J Allergy Clin Immunol 56:215

522. Settipane RA, Constantine HP, Settipane GA (1980) Aspirin intolerance and recurrent urticaria in normal adults and children. Allergy 35:149

523. Settipane GA, Chafee FH, Klein DE (1982) A critical evaluation of aspirin challenge in patients with nasal polyps. J Allergy Clin Immunol 69:148

524. Shaham J, Rosenboim J, Ophire D, Mikullsky Y, Jucha E, Ribak J (1993) The correlation between blood and urine level of cadmium and nasal and paranasal si-nuses disorders. Int Arch Occup Environ Health 65:91–93

525. Shapiro GG (1985) Role of allergy in sinusitis. Pediatr Infect Dis 4:55–58

526. Shepard D, Saisho A, Nadel J, Boushey H (1981) Exercise increases sulfur dioxide-induced bronchoconstriction in asthmatic subjects. Am Rev Respir Dis 123:486–491

527. Shirakawa T, Kusaka Y, Fujimura N, et al. (1989) Occupational asthma from cobalt sensitivity in workers exposed to hard metal dust. Chest 95:29–37

528. Shirakawa T, Kusaka Y, Fuijimura N, Kato M, Heki S, Morimoto K (1990) Hard metal asthma; cross immunological and respiratory reactivity between cobalt and nickel? Thorax 45:267–271

529. Sibbald B, Rink E (1990) Birth month variation in atopic and non-atopic rhinitis. Clin Allergy 20:285–288

530. Siefert G (1990) Nebenwirkungen bei Hyposensibilisierung. Allergologie 13:150–155

531. Simon RA (1986) Sulfite sensitivity. Ann Allergy 56:281–288

532. Simon RA, Stevenson DD (1993) Adverse reactions to food and drug additives. In: Middleton E, Reed CE, Ellis EF, et al. (eds) Allergy. Principles and practice. Mosby-Year Book. St. Louis, pp 1687–1704

533. Simons FER (1989) H1-receptor antagonists: Clinical pharmacology and therapeutics. J Allergy Clin Immunol 84: 845–861

534. Simons FER (1995) A new classification of H_1-receptor antagonists. Allergy 50:7–11

535. Sjösted L, Willers S (1989) Predisposing factors in laboratory animal allergy: a study of atopy and environmental factors. Am J Ind Med 16:199–208

536. Skarpaas IJK, Gulsvik A (1985) Prevalence of bronchial asthma and respiratory symptoms in schoolchildren in Oslo. Allergy 40:295

537. Slater J (1992) Allergic reactions to natural rubber. Ann Allergy 68:203–212

538. Slavin RG, Cannon RE, Friedman WH (1980) Sinusitis and bronchial asthma. J Allergy Clin Immunol 66:250

539. Smith CE, Koren HS, Graham DG, Johnson DA (1993) Mast cell tryptase is increased in the nasal and bronchoalveolar lavage fluids of humans after ozone exposure. Inhal Tox 5:117–127

540. Smith JM (1988) Epidemiology and natural history of asthma, allergic rhinitis, and atopic dermatitis. In: Middleton E, Reed C, Ellis EF, et al. (eds) Allergy. Principles and practice, Mosby-Year Book, St. Louis, pp 891–929

541. Smith JM (1991) Epidemiology of allergic rhinitis. In: Settipane GA (ed) Rhinitis. Oceanside Publ, Rhode Island

542. Smith JM (1993) Epidemiology. In: Mygind N, Naclerio RM (eds) Allergic and non-allergic rhinitis. Clinical aspects. Munksgaard, Copenhagen, pp 15–22

543. Smith TA (1980) Amines in food. Food Chem 6:129–200

544. Sommerville SM, Rona RJ, Chinn S (1988) Passive smoking and respiratory conditions in primary school children. J Epidemiol Community Health 42:105–110

545. Spaul WA (1994) Environmental control of chemical indoor air quality agents. In: Allergy and clinical immunology. Mosby, St. Louis, pp 401–403

546. Spector SL, Wangaard CH, Farr RS (1979) Aspirin and concomitant idiosyncrasies in adult asthmatic patients. J Allergy Clin Immunol 64:500–506

547. Spix C, Heinrich J, Dockery D, et al. (1993) Air pollution and daily mortality in Erfurt, east Germany, 1980–1989. Environ Health Perspect 101:518–526

548. Sporik R, Holgate ST, Platts-Mills TAE, et al. (1990) Exposure to house dust mite allergen (Der p I) and the development of asthma in childhood: prospective study. N Engl J Med 323:502

549. Stammberger H (1992) Spezifische Entzündungen der äußeren und inneren Nase sowie der Nebenhöhlen. In: Naumann HH, Helms J, Herberhold C, Kastenbauer E (Hrsg) Oto-Rhino-Laryngologie in Klinik und Praxis. Bd 2. Thieme, Stuttgart New York, S 151 ff

550. Stevenson DD (1984) Diagnosis, prevention, and treatment of adverse reactions to aspirin and nonsteroidal antiinflammatory drugs. J Allergy Clin Immunol 74:617

551. Stevenson DD, Simon RA (1993) Sensitivity to aspirin and nonsteroidal antiinflammatory drugs. In: Middleton E, Reed CE, Ellis EF, et al. (eds) Allergy. Principles and Practice. Mosby, St. Louis, pp 1747–1765

552. Stevenson DD, Mathison DA, Tan EM (1975) Provoking factors in bronchial asthma. Arch Intern Med 135:777

553. Stevenson DD, Pleskow WW, Simon RA (1984) Aspirin-sensitive rhinosinusitis asthma: a double blind cross-over study of treatment with aspirin. J Allergy Clin Immunol 73:500

554. Stich O, Pichler WJ (1993) Nahrungsmittelallergien bei Pollensensibilisierungen, Teil I. Allergologie 16:288

555. Stix E (1977) Pollen und Sporen als Luftverunreinigungen. Aerobiologie und einige ihrer Anwendungsgebiete. Berichte 1/77 des Umweltbundesamtes

556. Storms WW (1995) Treatment of seasonal allergic rhinitis with fluticasone propionate aqueous nasal spray: review of comparator studies. Allergy 50 [Suppl 23]: 25–29

557. Sweet JM, Stevenson DD, Mathison DA (1990) Long term effects of aspirin (ASA) desensitization treatment for ASA sensitive patients with asthma. J Allergy Clin Immunol 85:59–65

558. Szczeklik A, Gryglewski RJ, Czerniawska-Mysik G (1977) Clinical patterns of hypersensitivity to nonsteroidal anti-inflammatory drugs and their pathogenesis. J Allergy Clin Immunol 60:296

559. Szczeklik A (1983) Anti-cyclo-oxygenase agents and asthma. J Asthma 20:23

560. Szczeklik A (1988) Aspirin induced asthma as a viral disease. Clin Allergy 18:15

561. Talar-Williams C, Sneller MC (1994) Complications of corticosteroid therapy. Eur Arch Otorhinolaryngol 251:131–136

562. Taylor SL, Stratton JE, Nordlee JA (1989) Histamine poisoning (scombroid fish poisoning): an allergy-like intoxication. Clin Toxicol 27:225–240

563. Terho EO (1994) Diagnosis of food allergy Nord Med 109: 238–241

564. Terr AI (1994) Multiple chemical sensitivities. In: Allergy and clinical immunology. Mosby, St. Louis, pp 362–365

565. Terrahe K (1985) Die hyperreflektorische Rhinopathie. HNO 33:51–56

566. Terrahe K, Potrafke T (1992) Die Wirkung von inhalativen Umweltschadstoffen auf die Schleimhaut der oberen Luftwege. HNO 40:153–157

567. Thiel C (1988) Asthma durch Nahrungsmittel und Zusatzstoffe In: Schultze-Werninghaus G, Debelic M (Hrsg) Asthma, Grundlagen – Diagnostik –Therapie. Springer, Berlin Heidelberg New York Tokyo, S 166–173

568. Thiel C (1988) Nahrungsmittelallergien bei Pollenallergikern (sogenannte pollenassoziierte Nahrungsmittelallergien). Allergologie 11:397–410

569. Thiel C (1988) Allergenkarenz bei nutritiver Allergie. In: Fuchs E, Schulz KH (Hrsg) Manuale allergologicum. Dustri, München-Deisenhofen

570. Thiel C (1994) Allergische Reaktionen am Verdauungs-trakt: Diagnose, Therapie. In: Fuchs E, Schulz KH (Hrsg) Manuale alergologicum. Dustri, München-Deisenhofen

571. Thomas P, Lukacs A, Rueff F, Przybilla B (1995) Intraoperative Anaphylaxie durch Naturlatex bei einem dreijährigen Jungen. Dtsch Med Wochenschr 120:609–612

572. Thomson N, Kirkwood E, Lever R (1990) Handbook of clinical allergy. Blackwell, Oxford

573. Tos M, Sasali Y, Ohmisli M, Larsen PL, Drake-Lee AB (1991) Pathogenesis of nasal polyps. Rhinology [Suppl 14]:181–185

574. Tosti A, Melino M, Lahanca M, Ragazzi R (1987) Immediate hypersensitivity to nickel. Contact Dermatitis 15:95

575. Townley RG (1992) Antiallergic properties of the second-generation H_1 antihistamines during the early and late reactions to antigen. J Allergy Clin Immunol 90:720–725

576. Treudler R, Kitay M, Rudolph R, Kunkel G (1995) Assoziation von Ragweed-Allergie und Beifuß-Sensibilisierung bei Berliner Heuschnupfenpatienten. Allergol J 4:267

577. Turner KJ, Dowse GK, Steward GA, Alpers MP, Woolcock AJ (1985) Prevalence of asthma in the South Fore people of the Okapa district of Papua New Guinea. Int Arch Allergy Appl Immunol 77:158–162

578. US Department of Health, Education and Welfare (1979) Smoking and health, a report of the Surgeon General. Publ (PHS) 79–50066

579. Valentin H, Lehnert G, Petry H, Weber G, Wittgens H, Woitowitz HJ (1985) Arbeitsmedizin: Berufskrankheiten. Thieme, Stuttgart New York

580. Valentin, Lehnert G, Petry H, et al. (1985) Arbeitsphysiologie und Arbeitshygiene. Grundlagen für Prävention und Begutachtung. Thieme, Stuttgart New York

581. Vandervort R, Shama SK (1974) Isocyanates in plastics manufacturing. Trans Ann Meeting ACGIH, pp 115–123

582. Van Lee Uwen BH, Martinson ME, Webb GC, Young IG (1989) Molecular organization of the cytokine gene cluster, involving the human IL-3, IL-4, IL-5 and GM-CSF genes on human chromosome 5. Blood 73:1142–1148

583. Van Metre TE, Marsh DG, Adkinson NF (1986) Dose of cat(Felis domesticus) allergen 1 (Fel d 1) that inducesasthma. J Allergy Clin Immunol 78:62

584. Van Schnyder UW (1960) Neurodermatitis Asthmarhinitis. Karger, Basel

585. Vane JR (1971) Inhibition of prostaglandin synthesis as mechanism of action for aspirin-like drugs. Nature 231: 232

586. Varnay VA, Hamid QA, Gaga M, et al. (1993) Influence of grass pollen immunotherapy on cellular infiltration and cytokine mRNA expression during allergen-induced late-phase cutaneous responses. J Clin Invest 92:644–651

587. Varonier HS (1970) Prevalence of allergy among children and adolescents in Geneva, Switzerland. Respiration 27:115

588. Varonier HS, De Haller J, Schopfer C (1984) Prevalence de l'allergic chez les enfants et les adolescents. Helv Paediatr Acta 39:129–136

589. Venables KM, Tee RD, Hawkins ER, et al. (1988) Laboratory animal allergy in a pharmaceutical plant. Brit J Ind Med 45:660–666

590. Venables KM, Upton JL, Hawkins ER, et al. (1988) Smoking, atopy and laboratory animal allergy. Brit J Ind Med 45-667-671

591. Verhoeff AP, van Strien RT, van Wijnen JH, Brunekreef B (1995) Damp housing and childhood respiratory symptoms: the role of sensitization to dust mites and mo ds. Am J Epidemiol 141:103–110

592. Voorhorst R, Spieksma FThM, Varekamp H (1967) The house dust mite (Dermatophagoides pteronyssinus) and the allergens it produces: identity with the house dust allergen. J Allergy 39:325

593. Wagenmann M, Baroody FM, Jankowski R, et al. (1994) Onset and duration of inhibition of ipratropium bromide nasal spray on metacholine induced nasal secretions. Clin Exp Allergy 24:288–290

594. Wagner M (1992) Anorganische Gase – Ozon. In: Wichmann HE, Schlipköter HW, Füllgraf G (Hrsg) Handbuch der Umweltmedizin. ecomed, Landsberg

595. Wahl R (1992) In-vitro-Methoden der Allergiediagnostik. Atemw Lungenkrkh 18:37–40

596. Wahl R (1993) (1993) Allergie ganz einfach. Dustri, München-Deisenhofen

597. Wahn U (1980) Möglichkeiten und Grenzen der allergeninduzierten Histaminfreisetzung aus Leukozyten als In-vitro-Technik für die Allergologie. Allergologie 3:364–368

598. Wahn U (1986) Das atopische Syndrom. Internist 27:381–387

599. Wahn U (1994) Basophilendegranulation und Histaminfreisetzung als Methoden für die Allergie-Diagnostik. In: Fuchs E, Schulz KH (Hrsg) Manuale alergologicum. Dustri, München-Deisenhofen

600. Wahn U, Siraganian RP (1981) Kreuzreaktivität gegenüber Säugetier-Allergenen. Allergologie 4:282

601. Waitzmann AA, Birt BD (1994) Fungal sinusitis. J Otolaryngol 23:244–249

602. Wanner HU, Monn Ch, Schäppi G (1994) Luftschadstoffmessung: Vergleich zwischen Innen- und Außenluft. Allergol J 3:266–272

603. Ware JH, Dockery DW, Spiro A III, Speizer FE, Ferris BG (1984) Passive smoking, gas cooking, and respiratory health of children living in six cities. Am Rev Respir Dis 129:366–374

604. Weber RW, Hoffman M, Raine DA (1979) Incidence of broncho-constriction due to aspirin, azo dyes, non-azo dyes, and preservatives in a population of perennial asthmatics. J Allergy Clin Immunol 64:32

605. Wedner J (1993) Symposium on Anaphylaxis for the prac-ticing Allergist. Info Medix Cassette No. F 130–11 A+B of the 50th anni-versary meeting of the American Academy of Allergy and Immunology, Chicago/Ill, 11.–17. 03. 1993

606. Weeke ER (1987) Epidemiology of hay fever and perennial allergic rhinitis. Monogr Allergy 21:1–20

607. Weichmann M, Bauer CP (1993) Vergleich von CAP System, Allergopharma-ELISA-Test und Visagnost® Allergol J 2:143–147

608. Weiss ST, Tager IB, Schenker M, Speizer FE (1983) The health effects of involuntary smoking. Am Rev Respir Dis 128:933

609. Welinder H, Nielsen J, Gustavsson C, Bensryd I, Skerfving S (1990) Specific antibodies to methyltetrahydrophthalic anhydride in exposed workers. Clin Exp Allergy 20:639–645

610. Wellbrock M, Mertens J, Cornelius M, Brasch J (1993) Intranasale Provokation mit Lysin-Acetylsalicylsäure. HNO 41:577–581

611. Werner H (1992) Mykologie. In: Werner H (Hrsg) Medizinische Mikrobiologie. de Gruyter, Berlin New York

612. White WG, Sugden E, Morris MJ, Zapata E (1980) Isocyanate-induced asthma in a car factory. Lancet 5:756–760

613. WHO/IUIS working group (1989) The current status of allergen immunotherapy (hyposensitisation). Allergy 44:369–379

614. Wichmann HE (1995) Environment, life-style and allergy: the German answer. Allergo lJ 4:315–316

615. Wichmann HE, Schlipköter HW (1990) Kindliche Atemwegserkrankungen und Luftschadstoffe. Dtsch Ärztebl C87:1533–1546

616. Wichmann HE, Schlipköter HW (1990) Kindliche Atemwegs-erkrankungen und Luftschadstoffe, Teil I. Dtsch Ärztebl 87:1801–1808

617. Wichmann HE, Schlipköter HW (1990) Kindliche Atemwegs-erkrankungen und Luftschadstoffe, Teil II. Dtsch Ärztebl 87:1809–1815

618. Wichmann HE, Müller W, Allhoff P (1986) Untersuchung der gesundheitlichen Auswirkungen der Smogsituation im Januar 1985 in Nordrhein-Westfalen. Abschlußbericht. Im Auftrag des Ministers für Arbeit, Gesundheit und Sozia-les des Landes Nordrhein-Westfalen, Düsseldorf

619. Wichmann HE, Müller W, Allhoff P, et al. (1989) Health effects during a smog episode in West Germany in 1985. Environ Health Persp 79:89–99

620. Wichmann HE, Schlipköter HW, Fülgraff G (1992) Handbuch der Umweltmedizin. ecomed, Landsberg

621. Wickern GM (1993) Fusarium allergic fungal sinusitis. J Allergy Clin Immunol 92:624–625

622. Wickman M, Nordvall SL, Pershagen G (1992) Risk factor in early childhood for sensitization to airborne allergens. Allergy 47:39

623. Wickmann M, Nordvall SL, Pershagen G, Korsgaard J, Johansen N, Sundell J (1994) Mite allergens during 18 month of intervention. Allergy 49:114–119

624. Widal MF, Abrami P, Lermeyez J (1922) Anaphylaxie et idiosyncrasie. Presse Med 30:189

625. Wiebe V (1993) Arbeits- und umweltbedingte Lungen- und Bronchialerkrankungen: Bildgebende Verfahren. In: Baur X, Nolte D (Hrsg) Arbeits- und umweltbedingte Lungen- und Bronchialerkrankungen. Dustri, München-Deisenhofen, S 217–225

626. Wilhelmson B, Jernudd Y, Ripe E, Holmberg K (1984) Nasal hypersensitivity in wood furniture workers. Allergy 39:586–595

627. Willers S, Svenonius E, Skarping G (1991) Passive smoking and childhood asthma. Allergy 36:330–334

628. Wilson N, Silverman M (1985) Diagnosis of food sensitivity in childhood asthma. J R Soc Med 5 [Suppl]:11–16

629. Winkler U (1989) Bedeutung des Mundrachenraumes unter arbeitsmedizinischen Aspekten. HNO-Praxis 14:187–191

630. Winkler U (1991) Beeinflussung der oberen Luftwege durch irritative Schadstoffexposition – Funktionsdiagnostik, arbeitsmedizinische Tauglichkeit, Begutachtung. Klin Med 46:53–56

631. Winkler U (1992) Umweltschäden an den Schleimhäuten der oberen Luftwege. In: Ganz H, Schätzle W (Hrsg) HNO Praxis Heute. Springer, Berlin Heidelberg New York, Tokyo, S 141–168

632. Wittig HJ, McLaughlin ET, Leifer KL, Belloit JD (1978) Risk factors for the development of allergic diseaseanalysis of 2190 patients records. Ann Allergy 41:84–88

633. Wolf C (1995) Umweltallergie – Multiple chemical sensitivity. Allergologie 18:420–424

634. World Health Organization/IUIS (1995) Allergen nomenclature. Special article. J Allergy Clin Immunol 96:5–14

635. Wortmann F (1988) Theoretische Grundlagen der Hyposensibilisierungs-Behandlung (sHS). In: Fuchs E, Schulz KH (Hrsg) Manuale allergologicum. Dustri, München-Deisenhofen

636. Wortmann F (1988) Die orale Hyposensibilisierung (oH). In: Fuchs E, Schulz KH (Hrsg) Manuale allergologicum. Dustri, München-Deisenhofen

637. Wright AL, Holberg C, Martinez FD, Taussig LM (1991) Relationship of parental smoking to wheezing and nonwheezing lower respiratory tract illnesses in infancy. J Pediatr 118:207–214

638. Wüthrich B (1983) Stellenwert von Hauttest und Serologie (RAST) in der Diagnostik der Nahrungsmittel-Allergien. Allergologie 5:177–184

639. Wüthrich B (1989) Epidemiology of the allergic diseases: Are they really on the increase? Intern Arch Allergy Appl Immunol 90:3–10

640. Wüthrich B (1993) Adverse reactions to food additives. Ann Allergy 71:379–384

641. Wüthrich B, Schnyder UW, Henauer SA, Heller A (1986) Häufigkeit der Pollinosis in der Schweiz. Ergebnisse einer repräsentiven demoskopischen Umfrage unter Berücksichtigung anderer allergischer Erkrankungen. Schweiz Med Wochenschr 116:909–917

642. Wüthrich B, Braun-Fahrländer C, Gasser I (1994) Prevalence of positive skin prick tests, asthma and pollinosis in Swiss school children (SCARPOL-Study). Allergy Clin Immunol News [Suppl 2]:168
643. Wüthrich B, Schindler C, Leuenberger P, Ackermann-Liebrich U (1995) SAPALDIA-Team: Prevalence of atopy and pollinosis in the adult population of Switzerland (SAPALDIA-Study). Int Arch Allergy Appl Immunol 106:149–156
644. Wüthrich B, SAPALDIA- und SCARPOL-Team (1995) Allergologische Ergebnisse der Schweizer Umwelt-Allergie-Studien (SAPALDIA und SCARPOL). Allergologie 18:212
645. Young S, Le Souef PN, Geelhoed CG (1991) The influence of a family history of asthma and parental smoking on airway responsiveness in early infancy. N Engl J Med 324:1168–1173
646. Yunginger JW, Sweeney KG, Sturner WQ, et al. (1988) Fatal food-induced anaphylaxis. JAMA 260:1450–1452
647. Zeiss CR, Lockey RF (1976) Refractory period to aspirin in a patient with aspirin-induced asthma. J Allergy Clin Immunol 57:440
648. Zenner HP (1987) Allergologie in der Hals-Nasen-Ohren-Heilkunde. Springer, Berlin Heidelberg New York Tokyo
649. Zenner HP (1987) Diagnostik und Therapie allergischer Erkrankungen der Schleimhaut des oberen Respira-tionstraktes. In: Terrahe K (Hrsg) Archiv für Ohren-, Nasen- und Kehlkopfheilkunde, Suppl. I, Springer, Berlin, S 85
650. Zenner HP (1993) Praktische Therapie von Hals-Nasen-Ohren-Krankheiten. Schattauer, Stuttgart
651. Zenner HP (1993) Allergologie in der Hals-Nasen-Ohren-Heilkunde. Springer, Berlin Heidelberg New York Tokyo

Danksagung: Für ihre wertvolle Mitarbeit danke ich Frau Dr. S. Röseler, Herrn Dr. U. Hauser und Herrn Dr. M. Wagenmann aus der HNO-Universitätsklinik Düsseldorf (Direktor: Prof. Dr. U. Ganzer) sowie Herrn Dr. G. A. Wiesmüller, Herrn Dr. H. Lichtnecker und Herrn Dr. N. Biermann aus dem Medizinischen Institut für Umwelthygiene in Düsseldorf (Direktor: Prof. Prof. h.c. Dr. H. W. Schlipköter). Mein sonderer Dank gilt auch Frau R. Dufrenne für die sorgfältige Erledigung der Schreibarbeiten.

European Archives of   Suppl. 1996/I
Oto-Rhino-Laryngology
© Springer-Verlag 1996

Die endonasale Chirurgie der Nasennebenhöhlen – Konzepte, Techniken, Ergebnisse, Komplikationen, Revisionseingriffe

W. Hosemann
HNO-Universitätsklinik Regensburg (Direktor: Prof. Dr. J. Strutz), F.-J. Strauß-Allee 11, D-93042 Regensburg

Die Kunst des Fortschritts besteht darin, inmitten des Wechsels Ordnung zu bewahren
und inmitten der Ordnung den Wechsel aufrecht zu erhalten.
(Alfred N. Whitehead)

Inhaltsverzeichnis

1 Einleitung

Warum der Mensch Nasennebenhöhlen besitzt, ist unklar: Die physiologische Bedeutung der Nasennebenhöhlen ist seit der Antike Anlaß für Spekulationen. Eine Gewichtsreduktion des Schädels, eine Beeinflussung der Stimmqualität, eine bessere Befeuchtung und Erwärmung der eingeatmeten Luft, eine potentielle Vergrößerung der Regio olfactoria, eine Stoßdämpfung zum Schutz oder eine thermische Isolation des Zentralnervensystems wurden diskutiert. Es wurde den Nebenhöhlen eine besondere architektonische Aufgabe beim Aufbau des Gesichtsskelettes zugewiesen, und sie würden als Relikte der Evolution resp. als unzweckmäßig luftgefüllte Hohlräume angesehen. Ein möglicher evolutionärer Vorteil der Ausbildung von Nebenhöhlen liegt also derzeit noch völlig im dunkeln [251]. Im Gegensatz zu diesen Spekulationen stellen die Nasennebenhöhlenerkrankungen, zuvorderst die chronischen Entzündungen, schon immer ein ganz konkretes therapeutisches Problem dar [380, 629, 822]. 5–12% der Bevölkerung leiden unter den Beschwerden einer chronischen Sinusitis [140, 447]. Diese Patienten sind in ihrer Lebensführung häufig erheblich eingeschränkt [250]. Unsere Fachgesellschaft hat sich aus diesen Gründen mehrfach bereits ausdrücklich oder am Rande mit Fragen der Nasennebenhöhlenchirurgie im Rahmen von Referaten auseinandergesetzt: Ein erstes Referat über Nasennebenhöhleneiterungen erfolgte 1923 durch Manasse, Halle und Hajek. Unfallverletzungen der Nasennebenhöhlen wurden 1954 von Seiferth sowie 1968 von Kley vorgestellt. 1974 berichtete Boenninghaus über die Chirurgie der Frontobasis. Von Draf wurde 1982 ein Referat über die chirurgische Behandlung entzündlicher Erkrankungen der Nasennebenhöhlen vorgelegt, diagnostische Aspekte wurden im gleichen Jahr von Steiner abgehandelt. Die vorliegende Arbeit basiert auf dem Referat von Draf. Unter Beschränkung auf die endonasale, optisch gestützte Chirurgie sollen die Ausführungen von 1982 ergänzt, erweitert und aktualisiert werden. Ein besonderes Augenmerk wird auf die Sichtung der neueren Literatur gelegt.

Eine Reihe von Monographien ist zum Thema der vorliegenden Arbeit in jüngerer Zeit erschienen (**Draf** 1978 [152]; **Messerklinger** 1978 [531]; **Rice u. Schaefer** 1988, 1993 [666]; **Wigand** 1989 [864]; **Stammberger** 1991 [760]; **Terrier** 1991 [800]; **Denecke et al.** 1992 [135a]; **Klossek u. Fontanel** 1992 [415]; **Lusk** 1992 [474]; **Anand** 1993 [11]; **Levine u. May** 1993 [452]; **Mehta** 1993 [528]; **Stammberger u. Hawke** 1993 [763]; **Paulsen** 1995 [622]; **Messerklinger u. Naumann** 1995 [534]; **Donald et al.** 1995 [150]). Das breite Spektrum der unterschiedlichen operativen Konzepte und der konkreten chirurgischen Schritte wird durch diese Werke eindrucksvoll und ausreichend dargestellt. Die vorliegenden Ausführungen sollen eine aktuelle „Zusammenschau" der Konzepte und Techniken mit einer Übersicht der neuen Literatur ermöglichen, sie bieten keinen Ersatz für die Lektüre der genannten Werke. In den aufgeführten Referaten, Operationslehren und Monographien sind die Wurzeln der endonasalen Chirurgie ausführlich dargelegt worden. Väter und Wegbereiter der modernen endonasalen Chirurgie sind demnach **H. Heermann, Messerklinger, Wigand, Draf** sowie **Stammberger, Terrier, Kennedy** und viele andere mehr [340, 762, 825]. Arbeiten von Buiter, Friedrich, Grünberg, Hellmich, Herberhold, Illum, v. Riccabona, Rosemann, Timm u.v.a. haben diese Entwicklungen gefördert. Einen erheblichen Aufschwung nahm die Nebenhöhlenchirurgie in den letzten 12 Jahren, nachdem Kennedy die entsprechende Technik bei Messerklinger, Wigand und Draf kennenlernte und ab 1984 in den Vereinigten Staaten für eine rasche Propagation der Messerklinger-Schule Anlaß gab [825]. Der Ausdruck „functional endoscopic sinus surgery" (FESS oder FES) wurde von Kennedy et al. 1985 eingeführt [393]. Der Autor dieser Abhandlung bittet um Verständnis, daß auf eine adäquate Würdigung aller Verdienste der genannten Autoren im vorliegenden Zusammenhang verzichtet werden muß.

Die moderne endonasale endoskopische Chirurgie beruht auf einer systematischen Erforschung der Mikroanatomie und Physiologie. Hier haben Anatomen, Physiologen und Kliniker wie z.B. van Alyea, Dixon, Grünwald, Hajek, Halle, Hartmann, Heymann, Hilding, Ingal, Kasper, Keros, Killian, Lothrop, Messerklinger, Mosher, Mouret, Neivert, Ohnishi, Onodi, Proetz, Schaefer, Siebenmann, Uffenorde, Whitnall, Yankauer und Zuckerkandl in den letzten 100 Jahren eine Reihe von Standardwerken und herausragender Einzelarbeiten vorgelegt. Eine zusammenfassende Darstellung findet sich bei Lang [427]. Im vorliegenden Text können leider nur wenige allgemein-anatomische Hinweise Aufnahme finden. Die endonasale Nebenhöhlenchirurgie hat sich u.a. aus der Kieferhöhlenendoskopie und -chirurgie entwickelt. Die diesbezüglichen Operationsschritte wurden im Referat von Draf [153] ausführlich berücksichtigt. Im vorliegenden Zusammenhang wird auf endonasale Kieferhöhlenoperationen nur noch in einem verminderten Umfang eingegangen. Keine Berücksichtigung finden Eingriffe in der Nasenhaupthöhle ohne Beteiligung der Nebenhöhlen (z.B. Muschelplastik), aufgenommen wird die Tränenwegschirurgie und die Chirurgie der Choanalatresie. Konservative therapeutische Konzepte zur akuten Sinusitis werden nicht vorgelegt. Sofern nicht ausdrücklich anderweitig ausgeführt, beziehen sich die folgenden Ausführungen auf Eingriffe bei der therapieresistenten Sinusitis paranasalis.

2 Grundlagen und Konzepte der endonasalen Nebenhöhlenchirurgie

2.1 Chirurgische Aspekte der Pathophysiologie chronischer Sinusitiden

Mit hoher Wahrscheinlichkeit haben wir es bei der chronischen Sinusitis paranasalis mit einer Reihe unterschiedlicher Verlaufsformen differenter Genese zu tun (Abb. 1). Das Spektrum dieser chronischen Erkrankungen beinhaltet z.B. die umschriebene, chronisch-rezidivierende Sinusitis paranasalis auf dem Boden einer definierbaren anatomischen Engstelle. Eine Maximalform stellt die diffuse Polyposis nasi et sinuum z.B. im Rahmen einer Analgetika-Asthma-Trias dar. Für akute Sinusitiden und den zuerst genannten Anteil der chronischen Entzündungen wurden die pathophysiologischen Wirkprinzipien in den letzten Jahrzehnten erfolgreich untersucht, der aktuelle Kenntnisstand wird im Referat von Deitmer [133] wiedergegeben. Demgegenüber liegt die kausale und formale Pathogenese der Polyposis nasi et sinuum noch weitgehend im dunkeln.

Im Zentrum der Entstehung umschriebener Formen der chronisch-rezidivierenden Sinusitis paranasalis stehen Störungen der Mikroanatomie v.a. als Engstellen oder pathologische Kontaktstellen der Schleim-

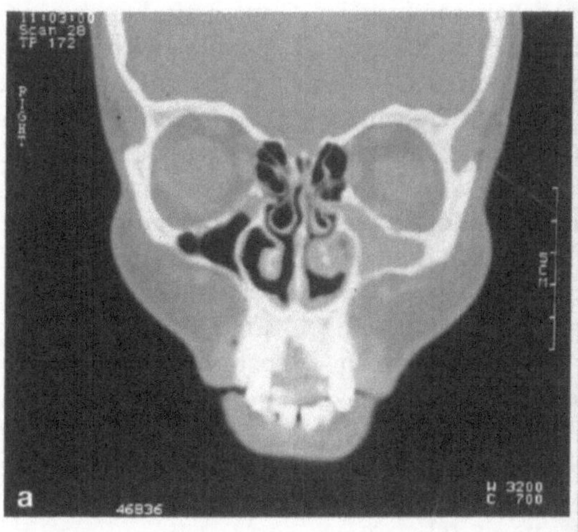
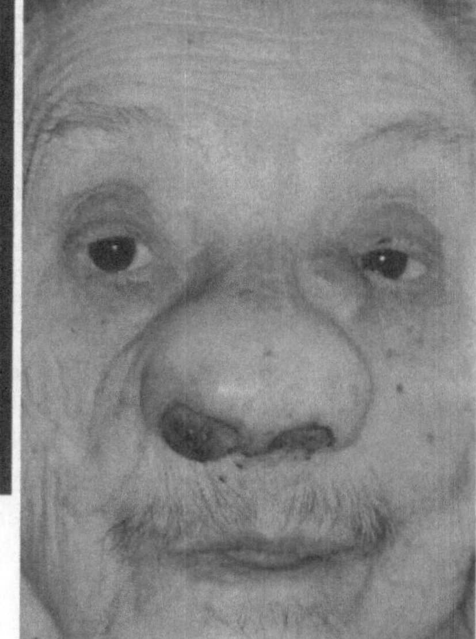

Abb. 1 a, b. Spielarten der chronischen Sinusitis paranasalis. **a** Koronares CT einer chronischen Sinusitis, ausgelöst durch eine Engstelle (nach medial gekanteter Processus uncinatus sowie Concha bullosa beidseits) im mittleren Nasengang. **b** 91jährige Patientin mit dem Extrembefund einer Polyposis nasi. Sekundäre Tränensackmukozele links

haut. Diese treten bevorzugt im Bereich der zentralen ostiomeatalen Einheit im mittleren Nasengang auf mit der Folge einer Störung von muköziliärer Selbstreinigung und Ventilation der funktionell abhängigen Nasennebenhöhlen (Abb. 3). Der funktionelle Begriff „ostiomeatale Einheit" geht auf Naumann [581] zurück. Unter der ostiomeatalen Einheit versteht man das anatomische Areal lateral der anterioren 2/3 der mittleren Nasenmuschel mit dem Processus uncinatus, dem Hiatus semilunaris, der Bulla ethmoidalis, den übrigen vorderen Siebbeinzellen und dem Recessus frontalis sowie dem Ostium maxillare. Die Kieferhöhle und die Stirnhöhle sind dem vorderen Siebbein funktionell nachgeordnet. Engstellen werden in ihrer Auswirkung potenziert durch Störungen der muköziliären Clearance, über Gewebskontakte oder über entzündliche Zellreaktionen mit Freisetzungen von Mediatoren und Zytokinen. Eine mikrobielle Besiedelung, Fehlsteuerungen des transepithelialen Flüssigkeitsstromes oder einwandernde Entzündungszellen führen im Zusammenspiel mit den vorgenannten Faktoren zu einem Circulus vitiosus mit einer Ostiumblockade, gefolgt von Veränderungen des Milieus in den abhängigen Nebenhöhlen und weiterer Schleimhautkongestion.

Die Diagnose einer chronisch-therapieresistenten Sinusitis beruht auf einer Zusammenschau der spezifischen Anamnese und der Beschwerden des Patienten, des endoskopischen Aspektes der inneren Nase und des Zustandes der funktionell abhängigen Nebenhöhlenschleimhaut. Der Funktionszustand der Mukosa wird üblicherweise mit der Kongestion gleichgesetzt und in bildgebenden Verfahren (CT oder MR) bestimmt.

Bei umschriebenen Erkrankungsformen beruht die chirurgische Therapie im Prinzip auf einer Identifikation und der gezielten Ausschaltung anatomischer Engstellen. Offensichtlich irreversibel geschädigte Schleimhautanteile werden zugleich entnommen. Der verbliebenen Nebenhöhlenmukosa soll nach Optimierung von Ventilation und Drainage die Möglichkeit zur Selbstheilung eingeräumt werden.

Welche mikroanatomischen Engstellen oder pathologische anatomische Varianten lassen sich definieren?

In der folgenden Übersicht werden die häufigsten anatomischen Variationen, die der Literatur nach für die Auslösung oder Unterhaltung einer chronischen Sinusitis paranasalis verantwortlich gemacht werden können, zusammengefaßt. Die Anatomie der Nasennebenhöhlen ist vielfältig und nahezu individuell. Dementsprechend ist die Liste möglicher Engstellen offen [404, 405]. Die Diagnose einer spezifisch wirksamen Enge kann nur auf der Grundlage reichhaltiger Erfahrungen in der Mikroanatomie und mit Kenntnis einiger klinischer Gesetzmäßigkeiten im Einzelfall gestellt

---

Anatomische Varianten, die eine Sinusitis paranasalis begünstigen
- *Septumdeviation:* Konvexität, Septumsporn [758]
- *Variation der mittleren Nasenmuschel:* Concha bullosa; paradoxe Wölbung oder Knickbildung; Oppression des mittleren Nasenganges [170, 366, 368, 469, 578, 765]
- *Variation des Processus uncinatus:* Knickbildung v.a. nach medial oder nach lateral, anterior; Fehlstellung nach Fraktur; Kontakt mit der mittleren Nasenmuschel; Pneumatisation des Prozessus [170, 366, 368, 469, 758, 765, 885]
- *Variation der Bulla ethmoidalis:* Form- oder Größenvariante [366, 368, 469, 758]
- *Variation des Agger nasi:* Pneumatisation mit Oppression des Recessus frontalis [366, 469]
- *Haller-Zelle* [366, 368, 469]

---

werden. So ist allein das Vorhandensein einer Concha bullosa nicht mit einer Engstellenbildung gleichzusetzen, sie wird bei über 14–50% der Bevölkerung angetroffen [100, 170, 458, 892]. Erst die individuelle Form und eine kritische Gesamtgröße kann in Zusammenwirken mit den anatomischen Nachbarstrukturen eine chirurgisch relevante Engstelle darstellen [58, 886, 892]. Konkret scheint erst die Pneumatisation der unteren Abschnitte einer Concha media pathogenetisch bedeutsam zu werden [60, 817]. Für Haller-Zellen gilt ähnliches, sie treten prinzipiell bei 10% (8–20%) der Bevölkerung auf [170, 366]. Die Veränderungen der Mikroanatomie sind z.T. komplex und miteinander verknüpft. So wurden von Earwaker [170] 6 unterschiedliche Typen eines veränderten ostiomeatalen Komplexes unterschieden. Für alle anatomischen Siebbeinvariationen gilt, daß CT-Reihenuntersuchungen bislang kaum in der Lage sind, ihre pathogenetische Bedeutung eindeutig zu belegen und Schwellenwerte der Signifikanz festzulegen [60, 88, 458, 459, 885]. Viele Varianten sind auch bei Gesunden nachzuweisen [469]. In Tabelle 1 wird das Vorkommen anatomischer Varianten bei Patienten mit Beschwerden einer Nebenhöhlenentzündung aufgeschlüsselt. Tabelle 2 faßt die Ergebnisse mehrerer Untersuchungen an Gesunden, bei Patienten mit chronischer Sinusitis und bei Kindern zusammen.

Auch die Nasenseptumdeviation führt oberhalb einer kritischen Größe und Lage zu einer Häufung von Nasennebenhöhlenentzündungen [88, 459, 636]. Besonders wirksam scheint eine Deviation in Höhe der ostiomeatalen Einheit zu sein [885]. Eine Septumdeviation ist häufiger mit weiteren anatomischen Varianten des Siebbeines verknüpft [469]. In Assoziation mit einer Septumdeviation wurden Verschattungen des vorderen und hinteren Siebbeines beobachtet [88], ebenso Verschattungen im Nebenhöhlensystem der Gegenseite [885]. Darüber hinaus sind entzündliche Schleimhautveränderungen in den Nasennebenhöhlen häufiger mit einer Nasenmuschelhyperplasie vergesellschaftet [636].

Tabelle 1. Häufigkeit anatomischer Varianten bei Patienten mit Beschwerden einer Nasennebenhöhlenentzündung (Kennedy und Zinreich [392])

Anatomische Variante	Häufigkeit bei Patienten mit Beschwerden [%]
Concho bullosa	36 (in 44% der Fälle bilateral)
Sepumdeviation	21
Paradox gekrümmte mittlere Nasenmuschel	15
Haller-Zellen	10
Große Bulba ethmoidalis	8
Lateral deviierter Proc. uncinatus	3
Pneumatisierter Proc. uncinatus	0,4

Tabelle 2. Inzidenz anatomischer Varianten der Nasennebenhöhlen bei Gesunden (G) und bei Patienten mit chronischer Sinusitis (P) resp. bei Kindern (K)

	Lloyd [458]	Stoney et al. [786]	Lloyd et al. [459]	April et al. [14]
Concha bullosa	14 (G)	30 (P)	24 (P)	19 (K, P)
paradoxe mittl. Nasenmuschel	17 (G)	24 (P)	15 (P)	7 (K, P)
Haller-Zelle	2 (G)	7 (P)	15 (P)	18 (K, P)
Agger-nasi-Zelle	3 (G)	15 (P)	14 (P)	–

Aus den radiologischen Untersuchungen zur Häufung der Engstellen läßt sich ableiten, daß anatomische Engstellen nur einen der vielen Faktoren beim Zustandekommen einer chronischen Sinusitis paranasalis darstellen [389, 458]. Das Konzept der ostiomeatalen Einheit resp. der Engstellenchirurgie kann nicht auf alle Formen der chronischen Sinusitis uneingeschränkt Anwendung finden [192]. Auf der anderen Seite muß sich nicht jede Engstelle im CT vordergründig zu erkennen geben. Einige individuelle Faktoren und Varianten können nur durch eine gründliche endoskopische Untersuchung ausfindig gemacht werden [760].

Über radiologisch oder endoskopisch dargestellte Engstellen lassen sich v.a. die hyperplastischen Pansinusitiden nicht aufklären. Für die Entstehung von Nasenpolypen müssen andere Bedingungen gelten. Viele Polypen haben ihren Stiel außerhalb möglicher Engstellen in oberflächlichen Anteilen des mittleren Nasenganges. Auch hier werden unterschiedliche Formen des Polypenwachstums beobachtet bis hin zur diffusen Durchsetzung des gesamten Nebenhöhlensystems [431].

Die Nasennebenhöhlen sind auf eine ungestörte Sekretdrainage und eine unbehinderte Ventilation angewiesen. Mukoziliären Transportstraßen verlaufen in festgelegten Bahnen aus Stirn- und Kieferhöhle sowie den vorderen Siebbeinzellen über den „Flaschenhals" der ostiomeatalen Einheit in den mittleren Nasengang. Störfaktoren (Entzündungen, anatomische Variationen mit Engstellen und sekundärer Mukositis) manifestieren sich am häufigsten im Bereich des anterioren Siebbeines. Sie führen sekundär zu einer behinderten Drainage der abhängigen Nebenhöhlen und somit zu einem rhinogenen oder zentrifugalen Ausbreitungsmuster der Erkrankung. Werden die zugrundeliegenden pathogenetischen Faktoren beseitigt, so kann sich die Schleimhaut der peripheren Nebenhöhlenabschnitte dank einer wiederhergestellten Ventilation und mukoziliären Drainage auch ohne weitergehende Eingriffe erholen [763].

Das funktionelle Konzept der ostiomeatalen Einheit hat sich in den röntgenologischen Untersuchungen bestätigt: Die funktionelle Abhängigkeit der peripheren Nebenhöhlen vom mittleren Nasengang konnte in den Reihenuntersuchungen bestätigt werden [585]. Eine stärkere Verschattung von Stirn- oder Kieferhöhle war stets mit einer Mukosaschwellung im vorgeschalteten Nebenhöhlensystem (anteriores Siebbein, Recessus frontalis, Infundibulum ethmoidale) verknüpft [168]. Obstruktionen im mittleren Nasengang führten zu einer Häufung von Verschattungen der abhängigen Stirn- und Kieferhöhlen [281, 459]. Insbesondere zwischen Infundibulum ethmoidale und der benachbarten Kieferhöhle ließ sich dieser Zusammenhang darstellen [60]. Umschriebene Verschattungen im Siebbeinzellsystem ohne Reaktionen in den benachbarten Nebenhöhlen treten nicht selten bei Gesunden auf und haben dann keine pathologische Bedeutung [458].

Die Reventilation entzündeter Nebenhöhlen hat sich auch in *Tierversuchen* als der zuverlässigste Garant einer Spontanheilung der Mukosa erwiesen [449]. Müssen irreversibel veränderte Schleimhautareale entnommen werden, so schließt sich die respiratorische Wunde mit Wiederherstellung der alten mukoziliären Transportstraßen [46, 317]. Diese funktionelle Restitution erweist sich im Tierversuch jedoch oft als minderwertig. Die Zahl der zilientragenden Zellen nimmt ab, die ziliäre Transportrate sinkt [43, 549]. Darüber hinaus kommt es durch Abtragungen der Siebbeinzellen im Tierversuch an Jungtieren zu einer gewissen Reduktion des Wachstums des gleichseitigen Gesichtsschädels [481]. Aus den genannten Gründen werden im Rahmen der Engstellenchirurgie die leicht veränderten Schleimhautareale der peripheren Nebenhöhlen nach Optimierung von Ventilation und Drainage der Selbstheilung überlasssen. Leider gelingt es intraoperativ nicht zuverlässig, dem endoskopischen Aspekt nach zwischen reversiblen und irreversiblen Veränderungen der Schleimhaut zu unterscheiden [488].

2.1.1 Respiratorische Allergie und chronische Sinusitis

Generell weisen Patienten mit einer respiratorischen Allergie vom Soforttyp nur relativ selten oder in geringem Umfang Verschattungen der Nebenhöhlen auf [344, 459]. Eine nasale Allergie kann jedoch insbesondere bei Kindern mit radiologischen Veränderungen der Nasennebenhöhlenmukosa verknüpft sein, sie kann Schübe einer *akut-rezidivierenden Sinusitis* auslösen [41, 229]. Dementsprechend verbessert eine spezifische Hyposensibilisierung die Aussichten auch der operativen Behandlung. Die Eingriffe können minimiert werden, Rezidiveingriffe werden seltener [704].

Auf der anderen Seite ist die Rolle der Allergie bei der *chronisch-hyperplastischen Sinusitis* noch umstritten. Die Inzidenz der saisonalen Rhinitis ist bei Patienten mit einer Polyposis nasi nicht erhöht [163, 411]. Bei der Mehrzahl dieser Patienten verlaufen Hauttest und Serologie negativ, auch im Vergleich zu Kontrollgruppen [585, 722]. Nur vergleichsweise selten (in 6%) müssen bei Allergikern Nebenhöhleneingriffe bei Polyposis nasi erfolgen [127]. Die Prävalenz von Nasenpolypen ist bei Patienten mit und ohne eine Rhinitis allergica gleich [349]. Aus diesen Angaben wird geschlossen, daß eine IgE-vermittelte Reaktion keinen wesentlichen Anteil an der Pathogenese der chronisch-hyperplastischen Sinusitis besitzt [163, 411]. Eine spezifische Hyposensibilisierung vor oder nach einem Siebbeineingriff hat keinen sicheren Einfluß auf Synechien, Polypenrezidive oder Ostiumstenosen [194, 349, 738].

Die zuletzt genannte Einschätzung bleibt jedoch nicht unwidersprochen. So wurden von anderen Autoren in etwa 40% positive Hautteste bei Patienten mit Polyposis beobachtet [208, 349]. Möglicherweise begünstigen die beobachteten Epithelschäden der hyperplastischen Mukosa die Resorption von Allergenen [345]. Vor allem die Hausstaubmilbenallergie wird bei Sinusitispatienten gehäuft angetroffen [349, 690, 703]. Im Polypengewebe können darüber hinaus andere IgE-Antikörper nachgewiesen werden, die sich einer serologischen Untersuchung oder dem Nachweis im Hauttest entziehen [208]. Verschiedene Autoren haben gute Erfahrungen mit einer antiallergischen Behandlung ihrer Patienten nach einem Nebenhöhleneingriff gemacht [113, 144, 864].

Zusammengefaßt ergeben sich in der Literatur widersprüchliche Ansichten und Befunde über die Rolle der Typ-I-Allergie in der Pathogenese der Polyposis nasi. Zumindest die saisonale Allergie dürfte keine wesentliche pathogenetische Rolle spielen. Für die spezielle Diagnostik der Sinusitis ist bedeutsam, daß eine Gewebeeosinophilie in der Nase keinen Rückschluß auf das Bestehen einer respiratorischen Allergie zuläßt [127].

2.1.2 Analgetikaintoleranz und chronische Sinusitis

Etwa 10% (6–35%) der Patienten mit einer Polyposis nasi leiden unter einer Analgetikaintoleranz [72, 197, 556, 620]. Diese Unverträglichkeit bezieht sich auf alle nichtsteroidalen Antirheumatika. Während bei einer einfachen, chronisch-hyperplastischen Sinusitis die Männer bevorzugt betroffen sind, so überwiegen weibliche Patienten insbesondere bei der Aspirintrias (Kombination aus einem Asthma bronchiale, Analgetikaintoleranz und chronischer Sinusitis) [188]. Es werden verschiedene Reaktionsformen der Analgetikaintoleranz beobachtet; der Bronchospasmus ist mit Abstand die häufigste Form.

Eine Intoleranz entwickelt sich meist über ein Vorstadium der eosinophilen Rhinitis, nach dem 40. Lebensjahr wird die Intoleranz manifest [464]. Über 90% dieser Patienten weisen eine Verschattung im Röntgenbild der Nebenhöhlen auf [782]. Im Hauttest reagieren die Patienten meist nicht auf übliche saisonale und perenniale Allergene [187].

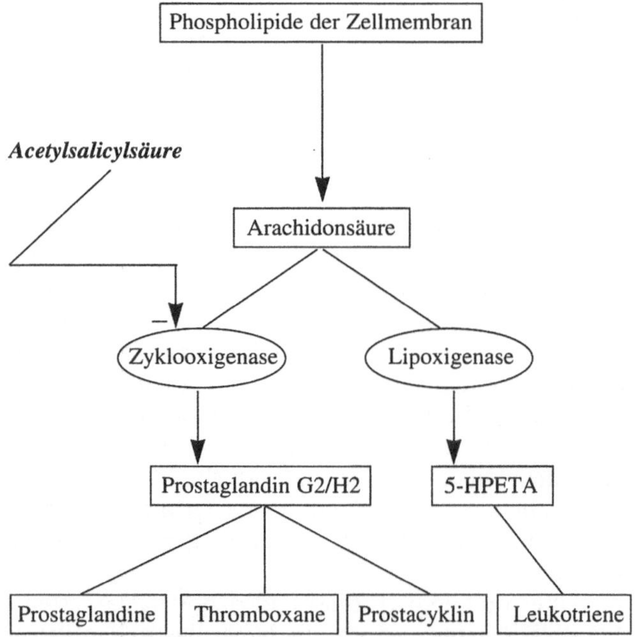

Abb. 2. Stoffwechsel der Eikosanoide (Prostaglandine, Prostazyklin, Thromboxane, Leukotriene), vereinfachtes Schema nach Stevenson [782]. Die Zyklooxigenase ist wesentlicher Bestandteil der Prostaglandinsynthase. Sie wird durch Acetylsalicylsäure und andere Nichtsteroidale Antirheumatika (NSAID – „*n*onsteroidal *anti-i*nflammatory *d*rugs") gehemmt. Folge ist eine Begünstigung des alternativen Stoffwechselweges über die unbeeinflußte Lipoxigenase. Es werden vermehrt Leukotriene mit histaminähnlicher und leukotaktischer Wirkung gebildet. Dieser Mechanismus wird für die pulmonale Reaktion des Patienten mit Analgetikaasthma verantwortlich gemacht. Darüber hinaus wird ihm eine Rolle in der Pathogenese der chronischen Sinusitis zugeschrieben. *5-HPETA:* 5-Hydroperoxieicosatetraensäure

Als Wirkmechanismus der Analgetikaintoleranz wird derzeit eine Inhibition der Zyklooxigenase im Abbau von Membranphospholipiden angenommen (Abb. 2). Es kommt zu einem bevorzugten Abbau der Arachidonsäure über die unbeeinflußte Lipoxigenase mit der Folge einer Verschiebung im Gesamtprofil der Metaboliten zugunsten der Leukotriene [83, 782].

Die Assoziation von Asthma bronchiale, Polyposis nasi und Analgetikaintoleranz ist 25mal häufiger als statistisch zu erwarten [702]. Patienten mit Intoleranz und Polyposis leiden meist unter einer schweren Verlaufsform der Sinusitis (s. 4). Unreflektierte Gaben von nichtsteroidalen Antirheumatika bei Patienten mit einer Intoleranz können zu erheblichen Nebenwirkungen mit medikolegalen Folgen führen [424a]. Die Intoleranz ist aus diesen Gründen für den Rhinologen von besonderer Bedeutung. Die Aufklärung der Pathobiochemie könnte zu einem Schlüssel für das Verständnis der Polyposis nasi werden. Eine medikamentöse Beeinflussung der biochemischen Regelkreise würde Wege einer medikamentösen Begleittherapie der chronischen Sinusitis eröffnen. Durch die adaptative Desaktivierung ergeben sich bereits heute erste therapeutische Konsequenzen (s. 8.6).

Ein In-vitro-Test der Intoleranz ist bislang nicht eingeführt. Zur Diagnostik steht bei leerer Anamnese derzeit nur der orale oder inhalative Provokationstest zur Verfügung. Diese Testmethoden sind aufwendig, mit z.T. ernsten Nebenwirkungen ist zu rechnen. Ein standardisiertes Testverfahren liegt noch nicht vor [677, 782, 783].

Bei der Behandlung von Patienten mit chronischer Sinusitis und Hinweisen auf eine Analgetikaintoleranz in der Anamnese sollten nichtsteroidale Antirheumatika strikt vermieden werden. Dies betrifft prinzipiell alle Wirkstoffe, auch das eher verträgliche Paracetamol. Bei Patienten mit einer leeren Anamnese, mit Asthma und einem unauffälligen Nebenhöhlen-CT ist eine Intoleranz unwahrscheinlich. Das gleiche gilt in geringerem Umfang auch für Patienten mit einer eindeutigen Rhinitis allergica. Hat ein Patient in den letzten 2 Monaten eine Tablette nichtsteroidaler Antirheumatika folgenlos eingenommen, so kann von einer Toleranz der Präparate ausgegangen werden [83, 782].

2.2 Konzepte der endonasalen Chirurgie

2.2.1 Indikation zur endonasalen Nasennebenhöhlenchirurgie

Im Vordergrund der Indikation zur endonasalen Nebenhöhlenchirurgie steht die therapieresistente, *chronische Sinusitis paranasalis*. Sie ist gekennzeichnet durch anhaltende Befunde und Beschwerden über ei-

nen Zeitraum von 2–3 Monaten, ungeachtet einer adäquaten konservativen Behandlung. Eine Sonderform der chronischen Sinusitis mit meist eindeutiger Operationsindikation stellt die diffuse Polyposis nasi et sinuum dar. Die *chronisch rezidivierende Sinusitis* macht sich in periodischen Episoden einer akuten Sinusitis mit einer vollständigen Ausheilung im jeweiligen Intervall bemerkbar [473]. Je nach Beschwerden und Frequenz der Schübe ist bei Ausbleiben eines dauerhaften konservativen Behandlungserfolges die chirurgische Sanierung angezeigt. Therapieresistente Verschattungen der Nebenhöhlen im CT ohne begleitende Symptomatik bedürfen je nach Anamnese und endoskopischem Befund eines diagnostisch-therapeutischen Eingriffes. In Einzelfällen kann auch bei einem unauffälligen endoskopischen Aspekt oder bei radiologisch lufthaltigen Nebenhöhlen, wie z.B. bei Verdacht auf eine rezidivierende Barosinusitis, ein Eingriff indiziert sein. Das Spektrum der möglichen Leitsymptome und Beschwerden bei Nebenhöhlenentzündungen ist breit; es reicht von Kopf- und Gesichtsschmerzen, behinderter Nasenatmung über die nasale und postnasale Sekretion bis hin zu okulären, pharyngealen, bronchialen und mittelohrbezogenen Symptomen.

Für alle endonasalen Eingriffe wird das operative Vorgehen nach einer gründlichen Anamnese und sorgfältiger Endoskopie der inneren Nase auf der Grundlage einer adäquaten Bildgebung geplant. In den Behandlungsplan wird die notwendige Nachpflege mit einbezogen. Im Bereich der chirurgischen Therapie unkomplizierter Fälle von Sinusitis hat die endonasale Operationstechnik Zugänge von außen völlig verdrängt. Gleiches gilt für die sakkalen und postsakkalen Tränenwegsstenosen. In den letzten Jahren wurde darüber hinaus das Spektrum der Indikationen ständig erweitert (s. unten). Hier werden oftmals die Grenzen einer allgemeingültigen Indikation zur endonasalen Chirurgie erreicht. Das individuelle Vorgehen wird in diesen Fällen durch die Anatomie und Pathologie, durch die individuelle Erfahrung und Ausrüstung des Operateurs und durch den informierten Patienten bestimmt.

Im Falle der Polyposis nasi wird von einigen Autoren die Polypektomie als Ersteingriff bevorzugt [432]. Allein durch eine z.T. hochdosierte systemische und topische Kortikoidtherapie soll ein weitergehender operativer Nebenhöhleneingriff in der Hälfte der Fälle vermieden resp. verschoben werden können [810]. In Verbindung mit einer Polypektomie soll die Kortisongabe bei 65% der Patienten eine anhaltende Beschwerdebesserung bis zu 4 Jahre bewirken können [432]. In Einzelfällen mit einer umschriebenen Polypenbildung an externen Teilstrukturen des Siebbeines ist der Erfolg einer Polypektomie nachvollziehbar. In über 70% der Fälle werden jedoch innerhalb von 24 Monaten Rezidivpolypen beobachtet [620, 621]. Durch die wiederholte Polypektomie wird einer anhaltenden Narbenbildung Vorschub geleistet. Diese führt zu einer Maskierung wichtiger Landmarken, einem erhöhten intraoperativen Blutverlust und einer eingeschränkten Prognose bei Vorliegen einer Hyposmie [322]. Prinzipiell hat eine angemessene Siebbeinoperation auch nach vorangegangener Polypektomie noch eine gute Heilungschance [174].

2.2.2 Konzepte der endonasalen Chirurgie bei chronischen Nasennebenhöhlenentzündungen

Generell wird in der jüngeren Literatur die Schonung der respiratorischen Schleimhaut befürwortet und das große Ausmaß möglicher Spontanheilungen sekundär veränderter Schleimhautareale unterstrichen. Im Vordergrund aller im folgenden vorgestellter chirurgischer Verfahren steht daher die mukosaschonende Chirurgie mit Reventilation der Nebenhöhlen und Regeneration der mukoziliären Reinigung [763, 860]. Darüber hinaus haben sich jedoch unterschiedliche Ansätze der endonasalen Nebenhöhlenoperation entwickelt.

Engstellenchirurgie („functional endonasal sinus surgery" = FESS)

Definierte mikroanatomische Engstellen des Siebbeines v.a. im anterioren mittleren Nasengang können die mukoziliäre Drainage und Ventilation der nachgeschalteten Nasennebenhöhlen nachhaltig stören. Über einen pathophysiologischen Circulus vitiosus aus lokaler Kongestion und Irritation kann sich diese Entzündung chronifizieren und zentrifugal ausbreiten. Ein Großteil der chronischen Sinusitiden läßt sich auf einen derartigen Pathomechanismus zurückführen. Zur Therapie bedarf es im geeigneten Falle allein der Ausschaltung der genannten Engstellen mit einer zurückhaltenden Exzision grob-hyperplastischer Schleimhautfoci. Messerklinger [531] hat mit seinen Untersuchungen zum Selbstreinigungsmechanismus der Nebenhöhlen diese endoskopische Engstellenchirurgie geprägt. Unter endoskopischer Führung werden die genannten Engstellen dargestellt und gezielt beseitigt. Ziel ist eine Optimierung von Ventilation und Drainage. Schleimhautreaktionen der nachgeschalteten Nebenhöhlen werden einer spontanen Restitution überlassen. Der operative Eingriff wird nach Maßgabe der intraoperativ erhobenen Befunde ausgeführt. Das Endoskop besitzt hierbei gleichzeitig eine diagnostische und eine therapeutische Funktion [757, 759].

Die Operationsrichtung ist vornehmlich von anterior nach posterior gerichtet. Je nach Erfordernis erfolgt in Teilbereichen auch eine retrograde Dissektion entlang der Schädelbasis [392].

Der Umfang eines Eingriffes wird durch die präoperative CT und den endoskopischen Befund intra operationem festgelegt. Die Ausführung der Eingriffe wird zusätzlich vorgegeben durch wahrscheinliche oder nachgewiesene mikroanatomische Engstellen auf der Grundlage einer minutiösen Kenntnis der Mikroanatomie. Der Eingriff am Siebbein findet sein Ende, wenn alle im CT sichtbaren Schleimhautveränderungen aufgedeckt und saniert wurden. Die Eröffnung einer angrenzenden „Schicht" von Siebbeinzellen mit normaler Schleimhaut stellt diesen Umstand sicher [389]. Der Versuch einer weitergehenden Herstellung reproduzierbarer anatomischer Verhältnisse wird bewußt nicht unternommen. Es entstehen individuelle Operationshöhlen. Vorteil des Vorgehens ist ein minimales Trauma durch den Eingriff. Nachteilig für die Erfolgsbeurteilung und Vergleichbarkeit der Operationen ist eine fehlende oder nur geringere Standardisierung des Vorgehens.

Bei der Engstellenchirurgie spielen die Schleimhautreaktionen in Keilbeinhöhle, Kieferhöhlen und Stirnhöhle für die konkrete operative Planung gewöhnlich eine geringere Rolle. Die Keilbeinhöhle wird nur dann eröffnet, wenn deren Schleimhaut am Erkrankungsprozeß definitiv in einem stärkeren Umfang teilnimmt. In ähnlicher Weise ist eine Indikation zur kompletten endoskopischen Kontrolle der Kieferhöhlen auch bei einer radiologisch nachgewiesenen Mukositis nicht zwingend vorgeschrieben. Manipulationen in der Kieferhöhle werden in jedem Fall auf ein Mindestmaß beschränkt [389]. Einige Autoren legen einen zweiten Zugang transoral an, um den operativen Zugang via mittlerer Nasengang klein halten zu können [389, 763]. Andere Autoren legen trotz im übrigen gleichartiger Operationstechnik endonasalen Kieferhöhlenfenster von 1,5 · 2 cm an [450]. Auch im Bereich des Stirnhöhlenzuganges werden Manipulationen möglichst vermieden. Liegt eine nassive und diffuse Polyposis vor, so können einzelne Polypen im Zugang zur Stirnhöhle belassen werden, um hier keine Schleimhautschäden mit sekundärer Narbenstriktur zu provozieren. Diese Polypen werden ggf. später ambulant abgetragen [389]. Eine ähnliche Zurückhaltung wie gegenüber der Kieferhöhle und Stirnhöhle wird gegenüber Septumdeviationen ausgeübt. Diese werden nur dann in das operative Behandlungskonzept aufgenommen, wenn sie einer endoskopischen Manipulation mit dem 4-mm-i.D.-Endoskop im Weg stehen. Der Eingriff am Septum wird in diesen Fällen z.T. vorangestellt. Bleiben Beschwerden nach diesem Eingriff, so folgt die Siebbeinoperation einige Wochen später. Nur im Falle massiver polypöser Veränderungen werden Septumkorrektur und Nebenhöhleneingriff in derselben Sitzung ausgeführt [765].

Es ergeben sich bei fortgeschrittenen Erkrankungsformen fließende Übergänge von der umschriebenen Engstellenchirurgie zur kompletten Ausräumung des gesamten Siebbeinkompartimentes. Schwerpunkt der Engstellenchirurgie bleibt jedoch der limitierte Eingriff mit Orientierung an der Mikroanatomie des Nebenhöhlensystems. Das bevorzugte optische Hilfsmittel stellt die Geradeausoptik (0°) dar.

Endonasale Nebenhöhlensanierung

Ein globales Behandlungskonzept der Nasennebenhöhlen wurde von Wigand [864] vorgestellt. Eine bestimmte Reihe chirurgischer Teilschritte wird in Anlehnung an die pathophysiologischen Engstellen in Kenntnis der örtlichen Mikroanatomie ausgeführt.

Prinzipiell wird eine bestimmte Arbeitsrichtung nicht vorgegeben. Bei einem weitergehenden Siebbeineingriff erfolgt jedoch oft eine frühzeitige Sphenoidotomie [862]. Dach und Seitenwand der Keilbeinhöhle lassen sich anschließend bei der posterior-anterioren Präparation als Landmarke nutzen. Durch Abtragung von Septen, Lösen von Narben und Begradigen von Überhängen entstehen oft Wundhöhlen oder Kompartimente definierter Ausdehnung. Einer derartigen funktionellen Kompatimentchirurgie entspricht insbesondere die anterior-posteriore Siebbeinoperation mit dem Mikroskop. Vorteile dieser Technik sind ein gewisser Standard der Eingriffe, eine Überschaubarkeit endoskopischer Befunde postoperativ mit einer erleichterten Erfolgsbeurteilung und verbesserter Vergleichbarkeit. Nachteilig ist ein manchmal größeres Gewebetrauma durch den Eingriff, entstehen doch die Kompartimente erst durch eine umfangreichere Ablation von Zellsepten.

Durch eine geradlinige Erweiterung der einzelnen Operationsschritte wird ein universelles Behandlungsverfahren für alle Formen der umschriebenen und diffusen Sinusitis angestrebt. Auf dieser Grundlage ist die stattgehabte Weiterentwicklung der Indikationen zur endonasalen Chirurgie insbesondere im Bereich der Rhinobasis möglich geworden.

Große Bedeutung hat die Sanierung der gesamten Nase, daher werden stets flankierende Maßnahmen wie z.B. die Septumkorrektur oder eine Muschelplastik in den Heilungsplan mit einbezogen. Im gleichen Sinne werden auch periphere Anteile der Nebenhöhlen dem Sanierungskonzept unterworfen. Eine Ausgrenzung schlecht erreichbarer oder vermeintlich funktionell bedeutungsloser Erkrankungsareale wird unterlassen. Grenzen werden nur durch technische Unzulänglichkeiten vorgegeben. Grob-pathologische Schleimhautveränderungen in Kieferhöhle, Keilbeinhöhle oder Stirnhöhle werden demnach im Bedarfsfall ebenso konsequent endonasal angegangen wie solche im vorgeschalteten Siebbeinabschnitt. Bei umschriebenen Engstellen resp. Mukosaherden bleibt das Prinzip einer „Isthmuschirurgie" [863] erhalten. Diffuse Umbauprozesse der Schleimhaut führen jedoch zwangsläufig zu einem vergleichsweise ablativen operativen Vorgehen. Diesem Umstand wird durch eine systematische Einbeziehung einer intensiven endoskopischen Nachbehandlung in den Therapieplan getragen.

2.2.3 Anatomische Prinzipien, Signifikanz von Schleimhautreaktionen im CT bei Erwachsenen und Kindern

Die Form des Siebbeines entspricht einer gekürzten Pyramide mit posterior gelegener Basis. Diese Pyramide ist 4–5 cm lang, 2,5–3 cm hoch, anterior 0,7 und posterior 1,5 cm breit [427, 569]. Kaudal ist das Siebbein etwa 1 cm breiter als kranial [894].

Das Siebbein setzt sich pro Seite aus 2–10 vorderen und 2–6 hinteren Zellen zusammen [4, 28, 142, 799]. Beide Zellkompartimente werden anatomisch und funktionell durch die Grundlamelle der mittleren Nasenmuschel getrennt. Die weiteren Lamellen bzw. deren Rudimente (Proc. uncinatus, Bulla ethmoidalis, Grundlamelle der oberen Nasenmuschel) haben vergleichsweise geringere Bedeutung (Abb. 3). Die a.-p.-Lage und sogar die Form der Grundlamelle der mittleren Nasenmuschel wird durch die unterschiedliche Größe der anterioren und posterioren Zellkompartimente und die Architektur ihrer Zellen bestimmt [788]. Zur Untergliederung der Siebbeinzellen wird eine Reihe von Klassifikationssystemen angegeben [2, 4, 28, 293]. Entscheidend für die Einteilung jeder Siebbeinzelle ist ihr Ursprung, der durch die Lage des Zellostiums bestimmt werden kann [4]. Endoskopisch und mittels CT sind die einzelnen Ostien jedoch insbesondere bei erkrankten Siebbeinen meist nicht zu erkennen. Auch die Grundlamelle der mittleren Nasenmuschel läßt sich in vivo oft nicht gut darstellen [801]. Diese Umstände schränken den klinisch-praktischen Nutzen der genannten Klassifikationen z.B. im Hinblick auf eine Standardisierung der operativen Eingriffe leider erheblich ein.

Zur Siebbeinanatomie sind aus funktioneller Sicht für den Operateur die folgenden Stichpunkte zu beachten:

- Der Processus uncinatus ist 14–22 mm lang und meist bis 5 mm breit. Rudimentär ist er in 9%, in 3% soll er fehlen [579]. Das Ostium maxillare erreicht man über den Hiatus semilunaris in der Mehrzahl der Fälle im Bereich der posteroinferioren Hälfte des Processus [427].

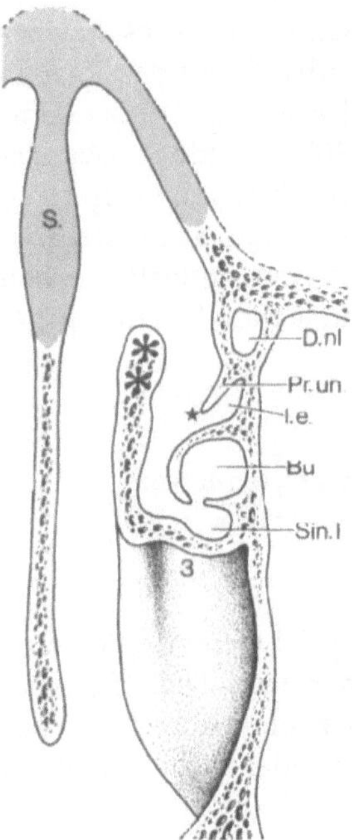

Abb. 3. Axialer Schnitt durch das Siebbein mit Darstellung der wichtigsten Strukturen des vorderen Siebbeines. (Nach Stammberger [760]). Der Processus uncinatus entspricht der ersten, die Bulla der zweiten Grundlamelle. Die wichtigste Lamelle ist die 3., die Grundlamelle der mittleren Nasenmuschel *(3)*. Diese Lamelle trennt vorderes und hinteres Siebbein funktionell und anatomisch. Der Hiatus semuluniaris inferior entspricht dem Eingang in das Infundibulum ethmoidale. Er kommt durch die gedachte kürzeste Verbindung zwischen der Kante des Processus uncinatus (*) und der benachbarten Bulla zustande. Das Infundibulum ethmoidale wird in axialen Schichten V-förmig dargestellt. In Analogie wird der Zugang zum Sinus lateralis (Recessus suprabullaris et retrobullaris) als Hiatus semilunaris superior bezeichnet. **:** Vertikale Lamelle der mittleren Nasenmuschel, D.nl.: Ductus nasolacrimalis, Pr.un.: Processus uncinatus, I.e.: Infundibulum ethmoidale, Bu.: Bulla ethmoidalis, Sin.l.: Sinus lateralis, S.: Septum nasi

- Die Stirnhöhle mündet am häufigsten direkt in den Recessus frontalis oder oberhalb des Infundibulum ethmoidale. Eine Drainage direkt in das Infundibulum ethmoidale erfolgt mit 14% nur vergleichsweise selten [6, 378].
- In etwa 40% werden akzessorische Ostien im mittleren Nasengang beobachtet [142]. Bei Jugendlichen sind sie seltener. Diese sekundären Ostien können zu pathologischen Kreisläufen des Mukoziliarapparates führen [760].
- In die Stirnhöhle vorgeschobene Siebbeinzellen treten als Bullae frontales in etwa 10% der Fälle auf. Es bestehen begrifflich fließende Übergänge zu akzessorischen Stirnhöhlen [427]. Eine Duplikatur der Ausführungsgänge kann zu Fehleinschätzungen bei der operativen Wiederbelüftung führen. Ähnliches gilt für dorsale Siebbeinzellen, die sich in etwa 14% über die gleichseitige Keilbeinhöhle erstrecken können [31].

- Bei jedem 5. Patienten wachsen Siebbeinzellen in das Orbitadach als supraorbitale Zellen ein [462]. Diese Zellen sind unterschiedlich groß. Eine exakte operative Exploration der Zell-Lumina über einen endonasalen Zugang kann erschwert sein.

Gefahren für den Operateur lassen sich durch Beachtung der folgenden anatomischen Details minimieren:

- Ohnishi [602] beschreibt 5 Stellen, an denen das Siebbeindach Dehiszenzen oder knöcherne Schwachstellen aufweisen kann:
  1. Mediale Wand der Siebbeinhöhle (Fortsetzung der mittleren Muschel über das Niveau der Lamina cribrosa)
  2. Entlang des N. ethmoidalis anterior
  3. Gegend um den Ursprung der mittleren Nasenmuschel
  4. Anterolaterale Begrenzung der Siebbeinzellen
  5. Gegend um das Foramen des N. ethmoidalis posterior.

  Dehiszenzen im Bereich der A. ethmoidalis anterior treten häufiger auf bei einer ausgeprägten Pneumatisation von Stirnhöhle und supraorbitalen Siebbeinzellen [553]. Eine besondere Bedeutung besitzt die Region des anterioren Siebbeindaches am medialen Durchtrittspunkt der vorderen Siebbeinarterie [364]. Keros [401] unterscheidet verschiedene Typen im Hinblick auf die Größenordnung des Niveauunterschiedes von Lamina cribrosa und Siebbeindach (Abb. 4): Typ 1 mit 1–3 mm Differenz (Vorkommen: 12%) und Typ 2 mit 4–7 mm (Vorkommen: 70%). Bei Typ 3 liegt die Siebbeinplatte 8–16 mm unterhalb des Siebbeindaches (Vorkommen: 18%). Die mediale Lamelle der mittleren Nasenmuschel stellt die mediale Grenze der Resektion bei einer Ethmoidektomie dar. Häufiger können in der kranialen Lamelle Rinnen zur Aufnahme von olfaktorischen Fasern beobachtet werden. Eine Darstellung dieser Rinnen erleichtert die Orientierung [389].

- Hintere obere Siebbeinzellen können eine unterschiedlich innige Beziehung zum Sehnerven aufweisen, sie können ihn als sog. Onodi-Zellen (sphenoethmoidale Zelle) medial, oben und unten mehr oder minder in sich aufnehmen. Charakteristisch ist eine pyramidenförmige sphenoethmoidale Zelle mit Orientierung der Pyramidenspitze in Richtung des Sehnerven [365]. Eine Onodi-Zelle findet sich je nach Schärfe der begrifflichen Definition in 40% der Fälle (12–51%) [365, 881]. Der Knochen ist über dem Sehnerven oftmals dünn, in 3–12% liegen Dehiszenzen vor [365, 487, 719].

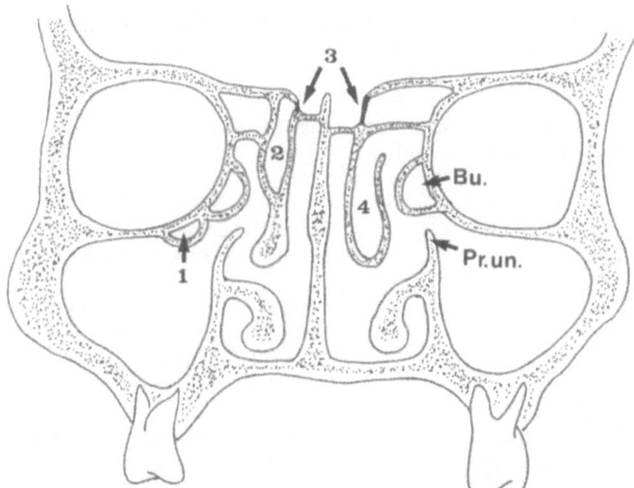

Abb. 4. Koronarer Schnitt durch das Siebbein mit Darstellung der wichtigsten Strukturen des vorderen Siebbeines. (Nach Stammberger et al. [766]). Der Processus uncinatus *(Pr. un.)* entspricht dem Residuum der 1. Grundlamelle. Anterior hat der Fortsatz Kontakt mit dem Tränenbein, der Schädelbasis oder der Lamina papyracea. Die Bulla ethmoidalis (Bu.) entsteht durch eine Pneumatisation der 2. Grundlamelle. Zwischen beiden Strukturen liegt der Hiatus semilunaris (s. Abb. 3). *1:* Infraorbitale Siebbeinzelle (Haller-Zelle). *2:* Interlamelläre Zelle, *3:* unterschiedliche Formen des Siebbeindaches nach Keros, *4:* Concha bullosa

- In der Keilbeinhöhlenseitenwand stellen sich N. opticus und A. carotis interna meist gemeinsam dar. Mechanisch leistet der bedeckende Knochen in 22% keinen wesentlichen Widerstand [397]. Beide Strukturen können z.T. kräftig vorgewölbt sein. Sofern sich eine Erhebung des N. maxillaris abzeichnet, ist meist auch eine Erhebung des N. vidianus zu beobachten. Knochenlücken über der A. carotis interna werden zu etwa 5% (0,3–8%) beobachtet [224, 607, 365, 719]. Das Dach der Keilbeinhöhle ist etwa 3 mm höher als das Dach des Siebbeines [5].
- Die Lamina papyracea stellt keine plane Fläche dar, sie ist meist individuell in der sagittalen und axialen Ebene gekrümmt [669]. Die Konvexität liegt jeweils medial. Die Kontur von Siebbein und Keilbeinhöhle in der axialen Schichtung läßt sich auf der Ebene des Sehnerven in unterschiedliche Typen einteilen. Mit $^2/_3$ ist die faßförmige Kontur am häufigsten. Die größte Breite wird in diesen Fällen im hinteren Siebbeindrittel gemessen [424].
- Medial der anterioren mittleren Nasenmuschel ist die Lamina cribrosa relativ dick. Dorsal nimmt ihre Stärke ab [674]. Das Siebbeindach wird im Gegensatz hierzu dorsal dicker [605].
- Die A. ethmoidalis anterior ist eine verläßliche anatomische Struktur [429]. An der Schädelbasis liegt sie 1–2 mm dorsal des Überganges zwischen Stirnhöhlenhinterwand und Siebbeindach [157]. Auch in

der kranialen Verlängerung des Vorderrandes der Bulla ethmoidalis läßt sich die Arterie aufsuchen [364]. Bei einer ausgedehnten supraorbitalen Pneumatisation ist die Arterie über 1 mm unter das Niveau der Schädelbasis „gehängt" [159, 566]. Die Arterie stellt eine wichtige Landmarke bei der Stirnhöhleneröffnung dar. Die vordere Siebbeinarterie liegt in der Frontalebene dorsal des Augapfels. Anterior und inferior der Arterie ist der orbitale Fettmantel relativ dick, posterior und inferior ist er dünn [674].
Die posteriore Siebbeinarterie liegt häufiger in Knochen eingebettet. Sie kann bei der Identifikation der Schädelbasis helfen [389]. Sie hat ein stärkeres Kaliber als die vordere Arterie [605]. Zu $^1/_3$ werden akzessorische Siebbeinarterien beobachtet [429].

- Das Foramen sphenopalatinum liegt in einer variablen Nachbarschaft meist unmittelbar hinter dem dorsalen Ansatz der mittleren Nasenmuschel [427].
- Eine Hypoplasie der Kieferhöhle kann zu einer Ausbuchtung des mittleren Nasenganges und zu einer teilweise Verschmelzung mit der Facies orbitalis maxillae führen. Eine Fensterung im mittleren Nasengang gefährdet in diesen Fällen die Orbita [271].
- Eine Symmetrie der gesamten Siebbeinpneumatisation beider Seiten wird nur selten beobachtet [142]. Das posteriore Siebbein beider Seiten ist häufiger [31], die mittlere Nasenmuschel [89, 170] und die Keilbeinhöhle nur selten symmetrisch ausgebildet [275, 719]. Von einer Seitenasymmetrie verschont bleibt die Choane [325]. Diese stellt eine wichtige Landmarke bei Eröffnung der Keilbeinhöhle und zum Abschätzen von Tiefe und Höhe in den dorsalen Nasenabschnitten dar.

Für viele Teilstrukturen des Siebbeines sind keine offiziellen Nomina anatomica festgelegt. Zwischenzeitig wurde der Versuch unternommen, eine einheitliche Namensgebung zu initiieren [766]. Demzufolge muß z.B. ein Infundibulum ethmoidale von einem Infundibulum frontale und einem Infundibulum maxillare anatomisch und begrifflich unterschieden werden. Auf Eigennamen sollte verzichtet werden. Haller-Zellen sollten demnach als infraorbitale Siebbeinzellen und Onodi-Zellen allgemein als sphenoethmoidale Zellen bezeichnet werden (Abb. 4). Auf eine spezifische Definition der Onodi-Zelle in Abhängigkeit von dem Ausmaß der Prominenz des N. opticus wird verzichtet.

Lage von Schleimhautveränderungen bei chronischer Sinusitis

Die Verteilung der Schleimhautreaktionen auf die einzelnen Kompartimente der Nasennebenhöhlen spiegelt natürlich die unterschiedliche Pathophysiologie der

Tabelle 3. CT-Untersuchung von Patienten mit Nebenhöhlenbeschwerden. Topographische Verteilung der Schleimhautreaktionen (Kennedy und Zinreich [392])

Lokalisation der Schleimhautschwellung	Anteil aller Patienten mit Beschwerden [%]	Anteil der Patienten mit Beschwerden und einem positiven Röntgenbefund [%]
Vorderes Siebbein	78	93
Kieferhöhle	66	79
Stirnhöhle	34	41
Hinteres Siebbein	31	38
Keilbeinhöhle	16	22
(keine Schleimhautschwellung)	16	

Tabelle 4. Topographie entzündlicher Veränderungen der Nebenhöhlenschleimhaut bei Patienten mit chronischer Sinusitis paranasalis (P), bei Kindern (K) und nach erfolglosen Eingriffen (R)

	Stoney et al. [786] [%]	Weber et al. [840] [%]	April et al. [14] [%]	King et al. [409] [%]
Anteriores Siebbein	58 (P)	83 (P)	85 (K)	81[a] (R)
Kieferhöhle	78 (P)	64 (P)	89 (K)	98 (R)
Stirnhöhle	35 (P)	24 (P)	63 (K)	37 (R)
Posteriores Siebbein	37,5 (P)	44 (P)	57 (K)	81[a] (R)
Keilbeinhöhle	21,5 (P)	21 (P)	39 (K)	51 (R)

[a] Vorderes und hinteres Siebbein nicht getrennt.

einzelnen Sinusitisformen wider. So werden bei einer eher diffusen Polyposis nasi das vordere Siebbein zu 100%, die Kieferhöhle in 96%, das hintere Ethmoid in 91%, die Stirnhöhle in 87% und die Keilbeinhöhle in 74% betroffen [840]. Eine Übersicht über die Mukositis bei Patienten mit Nebenhöhlenbeschwerden gibt Tabelle 3, einen Vergleich verschiedener Autoren Tabelle 4. In jedem Falle sind vorderes Siebbein und Kieferhöhle am häufigsten betroffen [103, 459, 890]. In Übereinstimmung mit den mukoziliären Transportstraßen können bestimmte Muster der Nebenhöhlenverschattungen abgegrenzt werden (Tabelle 5).

Signifikanz von Schleimhautveränderungen in den bildgebenden Verfahren

Untersuchungsreihen an Nebenhöhlen, die im CT oder MR bei Patienten mit anderweitigen Grunderkrankungen zwangsläufig miterfaßt wurden, geben Auskunft über eine relativ hohe Rate an klinisch stummen Schleimhautreaktionen: 20% (11–63%) der „Neben-

Tabelle 5. Muster der Nasennebenhöhlen-Verschattung im CT bei Patienten mit Verdacht auf chronische Nasennebenhöhlenentzündung (Babbel et al. [22])

Muster der Verschattung	Relative Häufigkeit[a] [%]	Beschreibung
Infundibulärer Typ	26	Infundibulum ethmoidale und gleichseitige Kieferhöhle betroffen
Ostiomeataler Typ	25	Mittlerer Nasengang und benachbarte Nebenhöhlen (anteriores Siebbein, Kieferhöhle, Stirnhöhle) betroffen
Recessus-sphenoethmoidalis-Typ	6	Posteriore Siebbeinzelle und/oder Keilbeinhöhle betroffen
Polyposis-Typ	10	Irreguläre Verschattung des ges. Nebenhöhlensystems
Unklassifizierbarer Typ	24	–

[a] 27% keine Verschattung; Mehrfachnennungen möglich.

höhlengesunden" weisen Verschattungen in einem stark unterschiedlichen Ausmaß auf [112, 167, 201, 281, 344, 458, 647]. Eine Abhängigkeit im Muster der Verschattungen oder ihrer Häufigkeit vom Alter der erwachsenen Patienten wird nicht gefunden [167, 281]. Am häufigsten liegen diese Schleimhautverdickungen im Bereich des Siebbeines, gefolgt von Kieferhöhle, Keilbeinhöhle und Stirnhöhle [458]. Andere Untersucher sehen die Kieferhöhle häufiger [112] oder deutlich seltener betroffen [201].

Die Rate nachgewiesener Verschattungen ist bei „gesunden" Patienten mit einer Nebenhöhlenentzündung in der Anamnese deutlich erhöht [88, 281]. Die Jahreszeit hat angeblich keinen Einfluß [112]. Aktuelle Beschwerden weisen meist auf größere Schleimhautherde: Mukosaareale von über 3 mm Stärke sind diesbezüglich signifikant. Sie sind häufig mit Beschwerden der Patienten verbunden. Periphere Schleimhautschwellungen von unter 3 mm Stärke bleiben meist klinisch stumm. Retentionszysten finden sich gleich häufig bei Patienten mit und ohne Beschwerden [647].

Aufgrund dieser Untersuchungen muß die klinische Bedeutung geringgradiger Verschattungen der Nasennebenhöhlen in Zweifel gezogen werden. Vor Durchführung einer radiologischen Nebenhöhlendiagnostik sollten flüchtige und nichtsignifikante Veränderungen der Mukosa durch eine adäquate medikamentöse Vorbehandlung angegangen werden (s. unten).

Radiologie bei Kindern

Die Häufigkeit zufälliger Verschattungen der Nasennebenhöhlen ist bei gesunden Kindern noch größer als bei Erwachsenen. Der Prozentsatz liegt für Kinder unter 13 Jahren bei 50% [138], für Kinder unter einem Jahr bei 72% [244]. Oberhalb von 13 Jahren werden die Verschattungen seltener [138]. Treten Beschwerden auf, so wird radiologisch meist eine deutlich stärkere Schleimhautreaktion als bei Erwachsenen beobachtet [14]: Im Alter zwischen 6 und 9 Jahren weist die Hälfte der Kinder mit Nebenhöhlenbeschwerden einen gravierenden radiologischen Befund auf [344]. Die zufälligen Mukosarekationen gesunder Kinder werden etwa gleich häufig in Kieferhöhle (32%) und Siebbein (31%) beobachtet, seltener in der Keilbeinhöhle (17%) [138, 448]. Ein Asthma bronchiale hat wahrscheinlich keinen direkten Einfluß auf die Häufung der Mukositis [14, 448]. Zurückliegende Infekte führen jedoch zu einem erhöhten Prozentsatz von Verschattungen auch nach der klinischen Ausheilung [244]. Die geschilderten Beobachtungen lassen es angeraten erscheinen, Röntgenschichtbilder bei Kindern nur in der Zusammenschau von klinischen und radiologischen Befunden zu bewerten.

Mikroanatomische Varianten sind bei Kindern in der gleichen Häufigkeit anzutreffen wie bei Erwachsenen. Eine Ausnahme stellen Septumdeviationen dar, sie werden seltener beobachtet [14]. Auch die Häufigkeit der Concha bullosa soll erst mit zunehmendem Alter steigen [824]. Prinzipiell ist eine pneumatisierte mittlere Muschel bei Kindern in 63%, eine paradoxe Krümmung des Muschelkörpers in 71% mit einer Nebenhöhlenverschattung verknüpft [545].

Eine besondere Beziehung besteht am wachsenden Schädel zwischen einer lateralen Deviation des Processus uncinatus und der Kieferhöhlenpneumatisation: Die genannte Deviation wird bei 55% der jungen Patienten mit einer Kieferhöhlenhypoplasie beobachtet [545]. Bolger et al. [59] unterscheiden in dieser Hinsicht 3 Typen einer Kieferhöhlenhypoplasie:

1. Normal entwickelter Proc. uncinatus, ausgeformtes Infundibulum ethmoidale, geringe Kieferhöhlenhypoplasie;
2. hypoplastischer oder fehlender Proc. uncinatus, fehlendes oder hypoplastisches Infundibulum und erhebliche Kieferhöhlenhypoplasie mit Totalverschattung des Restlumens;
3. fehlender Proc. uncinatus, massive Kieferhöhlenphypoplasie.

Eine chronische Nebenhöhlenentzündung als solche hat keinen Einfluß auf das Wachstum der Kieferhöhle [14].

2.3 Präoperative Untersuchungen des Patienten

2.3.1 Körperliche Untersuchung, Endoskopie

Vor jedem Eingriff an den Nasennebenhöhlen erfolgt eine allgemeine fachärztliche Untersuchung des Patienten. Sie ergänzt die Endoskopie der inneren Nase, die routinemäßig vor und nach Dekongestion der Schleimhäute mit Optiken unterschiedlicher Blickablenkung ausgeführt werden sollte. Eine Dokumentation der erhobenen Befunde ist selbstverständlich, entsprechende Endoskopieformulare wurden erarbeitet [360].

Im Krankengut einer spezialisierten Abteilung rechnet man bei der präoperativen Endoskopie mit einer bilateralen diffusen Polyposis bei 28% der Sinusitis-Patienten. Eine umschriebene Polyposis des mittleren Nasenganges wird bei 31% beobachtet. Ein großer Anteil der Patienten (41%) weist endoskopisch keine freie Polyposis auf. Die Endoskopie erlaubt demzufolge meist keine verläßliche Aussage über die Ausdehnung der Erkrankung [389]. In einer Reihe von Fällen kann sie selbst bei fortgeschrittenen Nebenhöhlenentzündungen enttäuschen [862]. Zur Ausdehnungsbestimmung der Erkrankung sind die präoperativen bildgebenden Verfahren (CT/MR) und der intraoperative Befund maßgebend [389]. In anderen Fällen läßt sich jedoch durch die Endoskopie die gestörte Mikroanatomie oder z.B. das Weichgewebe analysieren, welches den mittleren Nasengang verlegt. Es gelingt, einen pathologischen Befund des CT durch eine Endoskopie zu belegen und pathogenetisch einzuordnen. Selten wird ein signifikant pathologischer Befund endoskopisch erhoben, der sich nicht in einem CT niederschlägt [580, 826].

Erst die kombinierte Auswertung der Bildgebung (CT/MR) und der Endoskopie führt zur effektiven Diagnostik und Indikationsstellung. Nicht jeder pathologische Schleimhautkontaktpunkt muß bereits zu radiologisch nachweisbaren Mukosareaktionen geführt haben [95]. Größte Bedeutung kommt der exakten Anamnese zu [739]: Bei jedem 20. Patienten wird die Indikation zur Nebenhöhlenoperation trotz eines unauffälligen Röntgenbefundes (CT) und trotz einer unauffälligen Endoskopie der inneren Nase vordringlich auf der Grundlage der spezifischen Anamnese und der konservativen Therapiebemühungen gestellt [110, 443].

Einige Autoren führen routinemäßig vor einem Nebenhöhleneingriff zusätzlich eine Allergietestung, eine Titerbestimmung von IgE und IgA sowie einen Nasenabstrich aus [337]. Bei Kindern mit einer chronisch-rezidivierenden oder chronischen Sinusitis erfolgt neben der allergologischen Untersuchung ein Schweißtest zum Ausschluß einer Mukoviszidose, eine Bestimmung der Immunglobuline und der Immunglobulinklassen sowie eine Schleimhautbiopsie zur Frage einer ziliären Dyskinesie [832].

2.3.2 *Radiologische Untersuchung, CT*

Die Durchführung einer präoperativen CT vor einem weitergehenden Eingriff am Siebbein gilt als Standard. Die CT soll helfen, den Erkrankungsherd zu beschreiben und anatomische Landmarken, Aberrationen und Gefahrenzonen präoperativ darzustellen. Der Operateur muß die Aufnahmen persönlich auswerten, die Bilder müssen im Operationsraum zur Verfügung stehen [356]. Es ist dessen ungeachtet nicht gesichert, ob sich durch eine routinemäßige Anfertigung präoperativer CT-Schichten die Rate an operativen Komplikationen senken läßt [398].

Über Technik und Befunde des Nebenhöhlen-CT liegt eine eigene Monographie von Shankar et al. [725] vor. Zur konkreten Ausführung der Röntgenuntersuchung bestehen in der Literatur stark unterschiedliche Ansichten. Eine axiale Schichtung besitzt Vorteile in der Darstellung der Stirnhöhlenvorder- und Hinterwand, in der Darstellung des Infundibulum frontale und in der Abbildung der lateralen Keilbeinhöhlenwand im Übergang zum dorsalen Siebbein [170, 326]. Für das vordere Siebbein ist der koronare Strahlengang vorzuziehen, er stellt die Mikroanatomie des mittleren Nasenganges und die Schädelbasis am besten dar und ist dem Operateur auf Anhieb vertraut [392]. Bei 5% der Erwachsenen und bei 10% der Kinder stößt die besondere Lagerung des Patienten jedoch auf Schwierigkeiten. Artefakte durch Zahnfüllungsmaterial stören die Beurteilung der wesentlichen antomischen Strukturen im vorderen Siebbein nur in wenigen Fällen [14, 52]. Die koronaren Schichtungen werden von der Stirnhöhle bis zur Keilbeinhöhle gefahren, axiale Schichten von der Oberkieferbezahnung bis zur suprasellären Region. Kontrastmittel sollte nicht routinemäßig gegeben werden. Die Gabe ist angezeigt bei Verdacht auf operative oder entzündliche Komplikationen, bei Tumoren, Gefäßerkrankungen oder vaskulären Anomalien [884].

Eine Reihe von Autoren rät zur präoperativen Schichtung sowohl in der axialen als auch in der koronaren Ebene [164, 330, 840]. Die erhöhte Strahlenbelastung läßt sich durch eine axiale Schichtung mit multiplanarer Rekonstruktion reduzieren [157]. Im gleichen Sinne kann nach Ausführung einer koronaren Schichtung die ergänzende axiale Darstellung auf wenige Schichten durch die Keilbeinhöhle begrenzt werden [170, 171]. Üblich ist eine Hochauflösungstechnik in Verbindung mit Dünnschichten [631, 725]. Die bevorzugte Schichtdicke liegt allgemein bei 2(–4) mm [157, 263, 765, 889]. Einige Autoren wählen für die koronare Schichtung der Stirnhöhle und des dorsalen Siebbeines eine größere Schichtdicke als für das anteriore Ethmoid [21, 170, 171, 884]. Der Tischvorschub liegt meist bei 3 oder 4 mm. Je nach gewählter Schichtdicke entstehen überlappende Schichten für multiplanare Rekonstruktion. Die Fensterbreite liegt bei routinemäßiger Darstellung der Nebenhöhlen bei 1500–2000 (4000) HU, zentriert um einen Wert von +100 bis +300 HU (–250 bis +700 HU) [189, 263, 418, 480, 751, 884, 889, 890]. Tabelle 6 faßt einige Empfehlungen der Literatur zusammen.

Eine besondere Technik der exakten Darstellung des Stirnhöhlenzuganges im CT haben Duvoisin et al. [169] angegeben. Sie bleibt besonderen Fragestellungen vorbehalten.

Eine komplette CT-Schichtung in einer Ebene besteht aus bis zu 30 Schichtbildern [418]. Die *Strahlenbelastung* für die Augenlinse sollte gerade bei axialer Schichtung nicht unterschätzt werden [459, 731]. In grober Annäherung erfordert eine übliche CT-Untersuchung etwa 4% der akuten Strahlendosis einer Kataraktbildung [731]. Das sog. „Low-dose-CT" reduziert die Dosis durch eine Variation der pysikalischen Parameter ohne wesentlichen Informationsverlust [500]. Dosis, Untersuchungszeit und Kosten werden durch das Screening-Sinus-CT oder Mini-CT-Serien gesenkt [21, 96, 171, 751, 852, 853]. Mit limitierten CT-Schichten

Tabelle 6. Empfehlungen zur routinemäßigen Darstellung der Nasennebenhöhlen im CT

Autor	Ebene	Schichtdicke	Vorschub	Fensterbreite (Knochen)	Zentrum	Fensterbreite (Weichteil)	Zentrum
Wigand [864]	koronar (axial)	2 mm	5 mm	–	–	–	–
Zinreich et al. [893]	koronar	3 mm	3 mm	1500 HU (2000 HU)	+300 HU (–200 HU)	–	–
Kösling et al. [418]	koronar (axial)	3–4 mm	3–4 mm	3200 HU	+700 HU	–	–
Evans u. Shankar [189]	koronar (axial)	4 mm	3–4 mm	2000 HU	–250 HU	300 HU	+65 HU

lassen sich etwa 80% der Erkrankungsherde erfassen. Veränderungen der knöchernen Mikroanatomie oder einzelne Sekretspiegel werden jedoch häufiger übersehen. Aus diesem Grunde sind diese Schichten eher für Wiederholungsuntersuchungen geeignet [264].

Mini-CT-Serie nach White et al. [852]
- Drei koronare Schichten:
  1. Stirnhöhle mit Ductus nasofrontalis;
  2 vorderes Siebbein mit mittlerem Nasengang;
  3. hinteres Siebbein mit Recessus sphenoethmoidalis.
- Eine axiale Schicht: Keilbeinhöhle und Siebbein in Mitte der kraniokaudalen Ausdehnung.

Die beobachtete Häufung flüchtiger, nichtsignifikanter Verschattungen im Nebenhöhlensystem Gesunder sind Anlaß, eine spezifische *Vorbehandlung* zu empfehlen. Durch eine systemische antibiotische Therapie in Verbindung mit abschwellenden Nasentropfen, topischen Kortikosteroiden und evtl. Mukolytika sollen die reversiblen Mukosaveränderungen bei den Patienten mit Verdacht auf eine chronische Sinusitis vor Durchführung der CT zurückgedrängt werden. Die Dauer der Vorbehandlung liegt meist bei 2 (2–4) Wochen. Ein orales Breitspektrumantibiotikum wird bevorzugt, oft ein Cephalosporin. Antihistaminika und Dekongestiva werden begleitend oral oder als Spray verabreicht. Einige Autoren geben zusätzlich über 4 Tage je 20 mg Prednison oral. Eine topische Behandlung erfolgt mit einem Kortikosteroidspray. Mukolytika werden z.T. obligatorisch, z.T. fakultativ gegeben [177, 218, 443, 631]. Auch bei Kindern wird eine derartige antibiotische Vorbehandlung zusammen mit einem topischen Steroidspray und einer topischen Dekongestion empfohlen [263, 476, 812]. Die Dauer der antibiotischen Therapie liegt zwischen 2 und 4 Wochen, in einigen Fällen werden Kortikosteroide in geringer Dosis auch systemisch gegeben [476, 812].

Unmittelbar vor der CT-Untersuchung geben einige Untersucher einen abschwellenden Nasenspray und achten auf eine Reinigung durch Schneuzen [21].

CT-Diagnostik der chronischen Sinusitis:
medikamentöse Vorbehandlung bei Kindern. (Nach [476])
- Orales Antibiotikum: z.B. Amoxicillin-Clavulansäure, Cefaclor
- Topisches Kortikosteroid; z.B. Beclomethason-Spray (ab 7. Lebensjahr)
- Dauer der Vorbehandlung: 4 Wochen
- Terminierung des CT: bei langer Sinusitisanamnese nach Ablauf der Vorbehandlung; bei leerer Anamnese Behandlung beenden und beobachten, CT bei Wiederauftreten der Beschwerden und nach erneuter Vorbehandlung

---

Die geschilderte Vorbehandlung unterdrückt falschpositive Schleimhautreaktionen. Bei bis zur Hälfte der Patienten sollen Beschwerden und Befunde so günstig auf die Therapie ansprechen, daß der Eingriff zurückgestellt werden kann [194, 812]. Bei anderen Patienten dürfte die Vorbehandlung jedoch dazu führen, daß sich signifikante Schleimhautreaktionen vorübergehend zurückbilden und Belege zur Genese der Beschwerden verwischt werden [110].

Eine *Auswertung* der CT-Schichten vor Nasennebenhöhleneingriffen sollte stets auch durch den Operateur vorgenommen werden [356]. Spezielle Auswertbögen wurden entwickelt, die wichtigsten Stichpunkte werden in der nachfolgenden Übersicht aufgeführt [786].

Stichpunkte zur radiologischen Auswertung präoperativer CT-Schichten bei Verdacht auf chronische Sinusitis [786]
- *Nebenhöhlen:* Schleimhautveränderungen?
- *Drainagewege:* Sekretretention?
- *Laterale Nasenwand:* strukturelle Veränderungen?
- *Nasenseptum, knöchernes Mittelgesicht:* strukturelle Veränderungen?
- *Residuen von Voreingriffen:* Neoostien, Teilabtragungen, Narben?
- *Gefährdung bei Eingriffen:* Prominenz und Bedeckung von Sehnerv und A. carotis interna, tiefstehende Lamina cribrosa, Form und Stärke der Lamina papyracea

---

Mehrere Autoren berichten über eine mangelnde Übereinstimmung zwischen den radiologischen und intraoperativen Befunden [126, 171, 442, 482, 490]. Diskrepanzen werden in 18 resp. 60% beobachtet. Meist (13%, 20%, 85%) wird der Befund im CT unterschätzt, besonders betroffen sind Erkrankungsherde im posterioren Siebbein. Bei Kindern werden häufiger Erkrankungsherde des Recessus frontalis übersehen [443]. Allein durch das zeitliche Intervall zwischen radiologischer Dokumentation und Operation sollen diese Unterschiede in vielen Fällen nicht erklärt werden können.

Nach Eingriffen am Nebenhöhlensystem kommt es je nach Ausmaß des Gewebetraumas zu radiologisch nachweisbaren Narben. Diese nehmen 4–6 Wochen postoperativ im Gegensatz zur Schleimhaut kein Kontrastmittel mehr auf. Freigelegter Knochen z.B. über der Lamina papyracea reagiert mit einer knöchernen Verdickung [746, 747]. Die röntgenologische Abgrenzung von Narben, Schleimhautschwellungen und Herden einer Reinfektion bereitet nicht selten Schwierigkeiten. Häufiger kommt es zu einer falsch-positiven Befundung [52, 381].

Sonderfälle der radiologischen Diagnostik

Besondere Probleme können sich in der diagnostischen Abgrenzung von Tumoren gegenüber chronischen Entzündungen ergeben. Die Polyposis nasi soll im CT oft ein typisches radiologisches Muster bilden aus einem randständigen Schleimhautsaum mit Auflagerung von Schleim niederer Dichte (10–15 HU) und mit Anschnitten des Polypenstromas als bogigem Streifen von Weichgewebsdichte [748]. Bei der Mukoviszidose wird insbesondere in der Kieferhöhle häufig eine expandierende „Pseudomukozele" nachgewiesen: Eine hypodense Schleimhaut umgibt eine hyperdense Füllung aus hochviskösem Schleim [116]. Verläßlich sind diese Kriterien nicht. Domäne der CT ist die Darstellung der knöchernen Architektur und evtl. von Destruktionen [422]. Ohne Nachweis einer Knochenzerstörung kann die Diagnose eines Tumors unmöglich sein [746]. Knochenarrosionen können jedoch nicht nur von Tumoren, sondern auch von Polypen, Mukozelen und Mykosen hervorgerufen werden [746, 750]. In diesen Fällen stellt das MR eine wichtige Ergänzung dar. Diese dient zur Darstellung von Orbita, Dura, Hirn, des Sinus cavernosus und der A. carotis [422]. Ein Tumor kann häufig gegenüber begleitenden Weichgewebsschwellungen und Sekretretentionen abgegrenzt werden. Knöcherne oder knorpelige Tumoren stellen sich nicht oder schlecht dar [96, 97]. Eine Abgrenzung von invertierten Papillomen gegenüber epithelialen Malignomen gelingt meist nicht [886].

In der Routinediagnostik der Nasennebenhöhlenentzündungen besitzt das MR nicht die erste Präferenz. Bei Verdacht auf eine regionale oder intrakranielle entzündliche Komplikation bietet das MR mit Kontrastverstärkung durch Gadolinium ebenfalls wertvolle ergänzende Informationen. Fehlinterpretationen können bei der Beurteilung proteinreicher Sekrete z.B. im Rahmen einer mykotischen Sinusitis auftreten: Sehr proteinreiche Sekrete führen zu einer Signalarmut im T_1- und T_2-gewichteten Bild und können durch ihre hypointense Darstellung u.U. dem Nachweis entgehen [749, 884].

Im Notfall, z.B. bei einer Visusminderung im Zusammenhang mit einer Nebenhöhlenoperation, sollte zunächst umgehend ein CT erfolgen. Diese Aufnahmen können schnell und zuverlässig ausgeführt werden, Artefakte durch Augenbewegungen sind selten. Gleiches gilt für iatrogene Schädelbasisverletzungen [884].

2.3.3 Geruchstest

Bei der chronisch-hyperplastischen Sinusitis kommt es in 14–76% zu einer Störung des Geruchsempfindens. Besonders betroffen sind Patienten mit einer Analgetikaintoleranz [804]. Einschränkungen des Geruchssinnes sind häufiger, als den subjektiven Angaben des Patienten nach zu vermuten. Oft ist eine Einschränkung der Diskrimination schon nachzuweisen, während das Schwellenriechvermögen noch ungestört ist [134, 765].

Aufgrund dieser Umstände ist die Durchführung eines präoperativen Geruchstests aus diagnostischen Gründen sinnvoll und aus medikolegalen Gründen anzuraten [114, 337, 770, 864]. Dringend empfohlen wird sie bei Patienten aus besonderen Berufsgruppen (Köche, Parfümeure).

Wigand [864] und Yamagishi et al. [878] haben ein spezielles Olfaktogramm vorgelegt.

2.3.4 Bereitstellung von Blutersatzstoffen, Eigenblutspende

Auf den üblichen Blutverlust bei Durchführung endonasaler Nebenhöhleneingriffe wird unter 7.2.2 eingegangen. Aufgrund eines u.U. relevanten Blutverlustes sollte bei ausgedehnteren Eingriffen die Vorbereitung für eine Bluttransfusion getroffen werden. Einige Autoren empfehlen die Bereitstellung von Erythrozytenkonzentraten [147, 157, 862]. In jedem Fall sollten Blutersatzstoffe notfallmäßig bereitstehen.

Die organisatorische und rechtliche Frage nach einer Eigenblutspende kann derzeit noch nicht abschließend beantwortet werden. Vorläufigen Verlautbarungen der Fachgesellschaften zufolge ist eine Eigenblutspende dann indiziert, wenn die Wahrscheinlichkeit ihrer perioperativen Verwendung bei mehr als 5% liegt. Von einer Eigenblutspende ist u.a. abzuraten, wenn eine eitrige Infektionserkrankung mit der Möglichkeit einer Kontamination der Konserve gegeben ist [238]. Die Wahrscheinlichkeit der Nutzung von Eigenblut liegt auch bei ausgedehnten Nebenhöhleneingriffen unter 5%. Eine purulente Sinusitis kann als eitrige Infektion zählen. Aus diesen Gründen muß Patienten mit einer chronischen Sinusitis die präoperative Eigenblutspende nicht zwingend angeboten werden.

2.3.5 Medikamentöse Vorbehandlung

Die Indikation zur operativen Therapie der chronischen Sinusitis wurde unter 2.2.1 angesprochen. Vor Durchführung des CT als Grundlage der Indikationsstellung wird häufiger eine medikamentöse Vorbehandlung ausgeführt, um flüchtige Reaktionen der Nebenhöhlenschleimhäute zu unterdrücken (s. 2.3.2).

Unmittelbar vor dem Eingriff wird häufiger eine erneute medikamentöse Behandlung angesetzt. Eine eitrige Komponente der Sinusitis wird antibiotisch vorbehandelt. Kortikosteroide bewirken eine Reduktion auffälliger Schleimhauthyperplasien und Polypen. Der operative Eingriff wird hierdurch erleichtert. Auch postoperativ sollen die Polyposispatienten von einer längeren Rezidivfreiheit profitieren [411]. Die empfohlene Kortikosteroiddosis liegt bei einer Polyposis zwischen 40 und 100 mg Prednison über 1–2 Wochen [411, 450]. Zur perioperativen Therapie von Asthmabeschwerden oder zur Reduktion allergischer Schleimhautschwellungen wird eine geringere Dosis gegeben.

Medikamentöse Vorbereitung auf die Nasennebenhöhlenchirurgie bei chronischer Sinusitis
- *Bei Anhalt für eitrige Sinusitis:* orales Antibiotikum für 1–3 Wochen (Ampicillin-Calvulansäure; Trimethoprim-Sulfametoxazol; Clarithromycin)
- *Bei Anhalt für eine Allergie:* Prednison (20–30 mg)
- *Bei Polyposis nasi:* Prednison (5 Tage 60 mg; 5 Tage 30 mg; 5 Tage 15 mg)
- *Bei steroidpflichtigem Asthma bronchiale:* Steroiddosis für einige Tage erhöhen [165, 194, 389, 411, 504]

2.3.6 Augenärztliche Untersuchung

Vor allen weitergehenden Eingriffen an den Nasennebenhöhlen ist eine augenärztliche Voruntersuchung anzuraten [114, 408, 770]. Pelausa et al. [624] schildern den Rechtsfall einer subjektiven Minderung der Sehkraft nach einem Siebbeineingriff und betonen die forensische Bedeutung einer präoperativen augenärztlichen Untersuchung, u.a. mit Bestimmung der Sehschärfe mit Sehhilfe, dem Farbsehen und dem Gesichtsfeld. Unterstrichen wird dieses Konzept durch die eigene gutachterliche Erfahrung, daß Patienten präoperativ oft keine oder eine ungenügende Auskunft geben über gravierende ophthalmologische Grunderkrankungen [321]. Der mögliche Umstand, in Nähe eines letzten sehenden Auges zu operieren, muß bei Planung und Ausführung eines Eingriffes unbedingt Beachtung finden. Bei bestimmten Augenerkrankungen wie z.B. bei einem Glaukom oder einem Zustand nach Linsenimplantation besitzen gewohnte Manipulationen wie z.B. eine okuläre Massage zur Therapie eines orbitalen Hämatomes ein hohes ophthalmologisches Risiko [408].

2.4 Die ärztliche Aufklärung

Auf allgemeine Gesichtspunkte zur ärztlichen Aufklärung (Zeitpunkt, Dokumentation, Sprachprobleme, Terminologie, ärztliches Verhalten) wird in diesem Zusammenhang nicht eingegangen.

Einen besonderen Aspekt der endonasalen Nebenhöhlenchirurgie stellen die delikaten anatomischen Nachbarschaftsbeziehungen dar. Sie können zu einer Vielzahl gravierender chirurgischer Komplikationen oder Nebenwirkungen führen. Im Vordergrund der Indikation zur endonasalen Nebenhöhlenchirurgie steht die therapieresistente Sinusitis paranasalis, eine nur selten vital bedrohliche Erkrankung. Im Hinblick auf diesen Umstand und die möglichen Folgen eines Eingriffes sind an die ärztliche Aufklärung besonders harte Maßstäbe anzulegen. Fatale Komplikationen wie z.B. eine Erblindung müssen eindeutig angesprochen werden [770]. Zur Indikationsstellung sollte ein konservativer Behandlungsversuch erfolgen und dokumentiert sein. Stichpunkte zum ärztlichen Aufklärungsgespräch werden zusammenfassend in der folgenden Übersicht aufgeführt. Ein spezifisches Formular für die Aufklärung haben Draf u. Weber [157] sowie Hosemann u. Kühnel [310] entwickelt.

Für den Fall von Komplikationen wird der Patient über notfallmäßige Eingriffe von außen informiert. Im Grenzbereich der Indikation zur endonasalen Chirurgie z.B. bei Tumoren muß der Patient informiert und einverstanden sein, daß sich während des Eingriffes Gesichtspunkte ergeben können, die eine Fortführung der Operation über einen Zugang von außen notwendig erscheinen lassen.

Stichpunkte zur ärztlichen Aufklärung bei endonasalen Siebbeineingriffen [310]
- Blutung, Nachblutung,
- Mißerfolg, Nachoperationen,
- Alternative Behandlung,
- Wundheilungsstörung, Verwachsungen,
- Infektion durch Blutkonserven (Hepatitis, Aids),
- Gefühlsstörungen/Nervenschmerzen an Gaumen, Zähnen oder Gesicht,
- Tränenträufeln,
- Riechstörung,
- Zunahme oder erstmaliges Auftreten asthmatischer Beschwerden,
- Liquorfistel (Abfließen von Hirnwasser),
- Knocheneiterung,
- Augenmuskel- oder Sehnervenverletzung,
- Hirnhautentzündung,
- Einblutung in Schädel oder Hirn.

---

3 Technik der endonasalen, optisch gestützten Chirurgie

3.1 Narkosetechnik, Lagerung

Die Auswahl der Narkosetechnik wird vom Ausmaß des beabsichtigten Eingriffes, von Gegebenheiten des Patienten, von prinzipiellen Vorlieben des Operateurs resp. des Anästhesisten und von organisatorischen Umständen bestimmt.

Eine Vollnarkose ist bei Kindern oder ängstlichen Patienten vorzuziehen. Sie wird kombiniert mit einer Gabe lokaler Anästhetika in Verbindung mit Dekongestiva.

Eingriffe in Lokalanaesthesie benötigen weniger Operationszeit und sind meist von einer geringeren Blutung als in Vollnarkose begleitet. Ein Einfluß auf die Rate der Komplikationen ist umstritten (s. 7.1).

3.1.1 Lokale Anästhesie

Die Domäne der lokalen Anästhesie im Bereich der Nasennebenhöhlen liegt bei umschriebenen Eingriffen, die u.U. ambulant ausgeführt werden können. Prinzipiell können jedoch auch größere Eingriffe in lokaler Anästhesie erfolgen mit einer i.v. Sedation und Überwachung von Kreislauf und O_2-Sättigung. Von einer Gabe von Atropin wird häufiger abgeraten [763].

Eine Übersicht der üblichen Präparate für die lokale Anästhesie wird nachfolgend gegeben. Am gebräuchlichsten sind 10% Kokain und 2% Tetracain für die lokale Anwendung und 1% Lidocain mit 1 : 100 000 Epinephrin für Injektionen.

Übersicht der gebräuchlichsten Präparate für die lokale Anästhesie bei endonasalen Nasennebenhöhleneingriffen

Topische Anwendung:
- 5% Kokain [763]
- 10% Kokain [763]
- 2% Tetracain mit Epinephrin 1 : 1 000 (Mischen im Verh. 5 : 1) [756, 763]
- 4% Lidocain mit Epinephrin 1 : 25 000 [450]
- 10% Lidocain mit Epinephrin 1 : 100 000 [185]

Injektion:
- 1% Lidocain mit 1 : 100 000 Epinephrin [389, 756]
- 2% Lidocain mit 1 : 100 000 Epinephrin [185, 215]

Orale/i.m. Medikation:
- u.a. Diazepam, Fentanyl; Midazolam, Pethidin/Promethazin

Eine Reihe vergleichender Untersuchungen wurde ausgeführt: In Kombination mit Epinephrin wird Kokain (5%) vom Patienten bei Eingriffen in lokaler Anästhesie im Vergleich zu Lidocain (5%) als wirksamer empfunden [358]. Für sich genommen hat Kokain (10%) eine geringere abschwellende Wirkung als Oxymetazolin (0,1%) [867]. Lidocain (4%) mit Oxymetazolin (0,05%) erwiesen sich im Hinblick auf Anästhesie und Vasokonstriktion einer Gabe von Kokain (4%) überlegen [795]. In Kombination mit Oxymetazolin ist Tetracain (1%) wirksamer als Lidocain (2%) [594].

Die Rezeptur einer 10%igen Kokainhydrochloridlösung lautet: Kokainhydrochlorid 0,5; Aqua conservans ad 5,0. Kokain wird mit feuchten, armierten Tupfern lokal aufgebracht. Die Dosis muß auf 100–150 mg pro Seite der Nase begrenzt bleiben [358, 389]. Die Tupfer sollten mindestens 10 min in situ bleiben. Zusätzlich kann eine Injektion mit 1% Lidocain mit Epinephrin (1 : 100 000) vorgenommen werden [389]. Die Zahl der Einstiche sollte gering gehalten werden, um einer lästigen Blutung aus Stichkanälen vorzubeugen. Injektionen erfolgen im vorderen mittleren Nasengang unter den Ansatz des Processus uncinatus bis zum Übergang in die Concha inferior und in den Ansatz der vorderen mittleren Muschel, bei Bedarf auch in das

Foramen sphenopalatinum und den Canalis palatinus major [389, 562, 763]. Eine transfaziale Infiltration des Foramen ethmoidale anterius et posterius wird von Ohnishi et al. [703] angegeben. Bei mehr als 2000 Eingriffen wurden als örtliche Reaktion stets eine Ptosis und gelegentlich Ekchymosen, temporäre Diplopien oder Ödeme beobachtet. Auch wenn weitergehende Komplikationen nicht mitgeteilt wurden, kann zu einer derartigen Ergänzung der Lokalanästhesie allgemein nicht geraten werden. In den zuvor beschriebenen Fällen bleibt die eingespritzte Menge meist unter 1,5 ml [763]. Andere Autoren verbrauchen mit zusätzlichen Injektionen am Septum bis zu 6 ml [215, 604]. Nach Injektionen verdünnter Epinephrinlösung steigt der Plasmaadrenalinspiegel nach etwa 4 min mehr oder minder stark an, ohne daß klinisch wesentliche Kreislaufreaktionen beobachtet werden [357].

In örtlicher Betäubung wird meist mit dem Endoskop, selten mit dem Mikroskop operiert [144]. Der Einsatz selbsthaltender Spekula scheint auch in lokaler Anästhesie prinzipiell möglich zu sein [36, 616]. Er ist jedoch ungebräuchlich. Der Spateldruck und die Fixation des Instrumentes machen meist eine Vollnarkose notwendig.

Bei Eingriffen in örtlicher Narkose muß das postnatale Abfließen von Blut und Sekret beachtet werden. Zum Schutz vor einer Aspiration können z.B. spezielle Ballonkatheter in den Nasopharynx eingebracht werden [509].

3.1.2 Intubationsnarkose

Größere Eingriffe wie z.B. eine komplette Sphenoethmoidektomie oder Eingriffe bei Kindern werden meist in Vollnarkose ausgeführt. Zur Abschwellung der nasalen Mukosa und zur Reduktion des erwarteten Blutverlustes wird eine Reihe von Maßnahmen empfohlen. Eine Übersicht folgt nachstehend. Zu achten ist auf eine Hypopharynxtamponade des narkotisierten Patienten [157, 862]. Die Auswahl der Narkoseverfahren muß den Einsatz von Epinephrin im Operationsgebiet berücksichtigen [147].

Bei Erwachsenen werden z.B. 2 ml einer 10%igen Kokainlösung mit Streifen in die Nase eingebracht. Maximal werden 2 ml = 200 mg verabreicht [154]. Zusätzlich erfolgen Injektionen mit 1% Lidocain mit 1:120 000 Epinephrin [157]. Die Injektionsstellen entsprechen denen bei örtlicher Betäubung. Zusätzlich können der N. infraorbitalis und der N. nasoplatinus am Foramen incisivum unterspritzt werden [159]. Einige Autoren verzichten auf die zusätzlichen Lokalinjektionen [8].

Bei Kindern wird je nach Alter eine 2- oder 4%ige Kokainlösung eingebracht. Die maximale Dosis beträgt 4 mg/kg KG [263]. In einer vergleichenden Untersuchung zeigte die lokale Gabe von 0,05% Oxymetazolin im Vergleich mit einer Anwendung von 4% Kokain oder Phenylephrin 0,25% ein günstigeres Verhältnis von Wirkung und Nebenwirkung [668]. Einige Autoren injizieren zusätzlich 0,3–1 ml Lidocain mit 1 : 100 000 Epinephrin [476].

Ergänzende Lokalbehandlung bei Eingriffen am Nebenhöhlensystem in Vollnarkose

Erwachsene:
- Epinephrin 1 : 1000 (Spitztupfer vor Anwendung ausdrücken; Epinephrin-Stammlösung nie injizieren) [173, 864]
- 10% Kokain (Streifeneinlage) [159]
- 4% Kokain (Streifeneinlage) [53, 732]
- 1% Lidocain mit Epinephrin 1 : 120 000 (Injektion) [157, 159]
- 1% Prilocain mit Epinephrin 1 : 200 000 (Injektion) [679]

Kinder:
- 2% Lidocain mit 1 : 100 000 Epinephrin (Injektion) [443]
- 1% Lidocain mit 1 : 100 000 Epinephrin (Injektion) [81, 476]
- 0,05% Oxymetazolin (Streifen) [668]
- 4% Kokain (Neurowatte) [443]
- 2% Kokain (Neurowatte) [81]

Eine Blutdrucksenkung des Patienten wird von einigen Autoren generell befürwortet [289, 858, 862], von anderen abgelehnt [337]. Bei Anwendung des Verfahrens wird ein arterieller Mitteldruck von 60–80 mmHg angestrebt. Zu beachten sind die entsprechenden Kontraindikationen wie z.B. Herzinsuffizienz, Koronarinsuffizienz, Hypertonie, Hirngefäßarteriosklerose, ausgeprägte Anämie sowie schwere Lungenfunktionsstörungen. Ein adäquates Monitoring mit EKG, arteriellem Mitteldruck, Körpertemperatur, Blutgasen, Hämoglobin/Hämatokrit ist notwendig [8, 147, 289, 858].

3.1.3 Lagerung

Die Lagerung des Patienten, die Anordnung der Instrumente und optischen Hilfsmittel mit der Position von Patient, Chirurg, Anästhesist und Instrumentierschwester wird bei Eingriffen an den Nasennebenhöhlen sehr unterschiedlich gehandhabt.

Einige Autoren bevorzugen ein Anheben des Kopfteiles um 10–40° bis hin zur halbsitzenden Stellung [8, 29, 36, 213, 215, 289, 474, 858]. Blut und Sekret sollen vom Operationsgebiet nahe der Schädelbasis ablaufen können, die Lagerung soll zur Blutdrucksenkung beitragen. Andere Operateure verzichten auf den angehobenen Kopfteil des Patienten und lagern nahezu horizontal, um in bequemer Körperhaltung kraniale und kaudale Anteile der inneren Nase gleichermaßen optisch kontrollieren zu können [622, 763, 864]. Der Kopf des Patienten wird nach Bedarf sogar zeitweise überstreckt und zum Operateur gewendet. Heermann verwendet eine spezielle, in allen Richtungen bewegliche

und fixierbare Kopfstütze [858]. In den meisten Fällen steht oder sitzt der Operateur nahe der rechten Schulter des Patienten. Linkshänder sitzen oder stehen spiegelverkehrt [542]. Stammberger ordnet bei endoskopischen Eingriffen einen Instrumententisch über dem Oberkörper des Patienten an. Er dient der Ablage und gleichzeitig als Armstütze für den Operateur (Abb. 5a). Beim Operieren über den Monitor wird eine Videoeinrichtung oberhalb des Patienten plaziert. Abstand und Ausrichtung des Monitors werden so gewählt, daß ein Operieren in entspannter Körperhaltung möglich ist. Bei Eingriffen in Narkose ohne Fernsehkette steht die Instrumentierschwester an gleicher Stelle (Abb. 5b) [760]. Wigand verzichtet auf eine Instrumentierhilfe und positioniert die Instrumente dem freien Zugriff nach um den Kopf des Patienten (Abb. 5c) [864]. Beim mikroskopgestützten Operieren muß der Mikroskopfuß dem Operateur gegenüber gestellt werden (Abb. 5d) [622]. Aufwendig ist ein intraoperativer Wechsel, bei dem der Operateur mit Mikroskop stets gegenüber der operierten Seite steht [337, 839].

Die Augen des Patienten sollten nicht abgedeckt werden. Eine Einblutung in die Lider, ein Exophthalmus, Pupillenveränderungen oder etwaige Bewegungen der Weichteile bei intranasalen Manipulationen müssen von Operateur und Assistenzpersonal stets beobachtet werden können. Gleichzeitig muß durch entsprechende Maßnahmen (z.B. Pflaster auf dem Oberlid, transparente Salbe) eine narkosebedingte Keratitis e lagophthalmo verhindert werden. Im Notfall muß eine Fortsetzung des Eingriffes auch von außen erfolgen können. Der Beatmungstubus des Patienten sollte gut fixiert werden, er darf beim Instrumentieren nicht stören [147, 864].

Vibrissae im Naseneingang werden häufig vor dem Eingriff gekürzt [154, 864]. Andere Chirurgen unterlassen diese Maßnahme [763].

3.2 Allgemeine Gesichtspunkte zur Operationstechnik, flankierende Maßnahmen, Operationsdauer

Die endonasale Nebenhöhlenchirurgie besteht aus einer Vielzahl unterschiedlicher operativer Einzelschritte. Diese werden je nach Art und Ausmaß der Erkrankung und in Abhängigkeit vom gesetzten Operationsziel miteinander kombiniert.

Die *Resektion der Processus uncinatus* mit einem Sichelmesser, dem Doppelelevatorium oder einem über die Fläche gebogenen Messerchen ist der seit langem bekannte erste Schritt zur Eröffnung des vorderen Siebbeines [407]. In Richtung einer anterioren Ethmoidektomie folgt die *Abtragung der Bulla ethmoidalis*. Meist wird zunächst eine kleinere Öffnung in der Bullavorderwand angelegt. Es folgt die Abtragung des

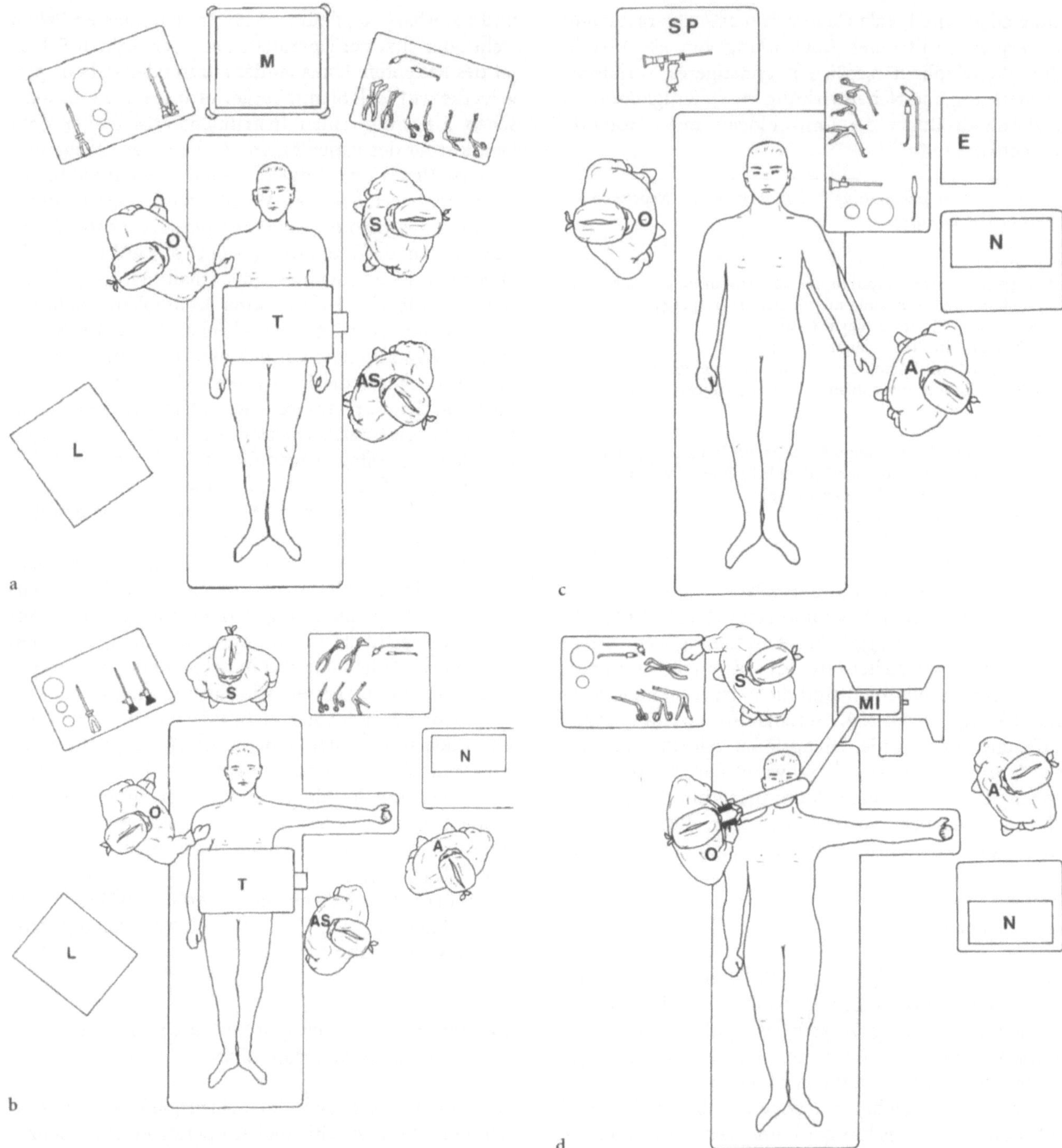

Abb. 5 a–d. Lageplan bei Nasennebenhöhlenoperationen. **a** Endoskopische Eingriffe in örtlicher Betäubung (Stammberger [760]). **b** Endoskopische Eingriffe in Vollnarkose (Stammberger [760]). **c** Endoskopische Eingriffe mit der Spül-Saug-Optik (Wigand [864]). **d** Mikroskopische Eingriffe (Paulsen [622]). Eine Minderzahl der Operateure wechselt die Seite und positioniert das Mikroskop jeweils gegenüber dem aktuellen Operationsgebiet [337]. *A* Anästhesist; *AS* Assistenz; *E* Basisgerät zur bipolaren Koagulation; *L* Lichtquelle; *M* Monitor; *MI* Mikroskop; *N* Narkosegerät; *O* Operateur; *S* Schwester; *SP* Spül-Saug-Optik (Lichtquelle und Wasserzufuhr nicht abgebildet); *T* zusätzlicher Tisch zur Armstütze

Bullawulstes, ggf. mit Darstellung der Lamina papyracea und der anterioren Schädelbasis. Dorsal kann anschließend die *Grundlamelle der mittleren Nasenmuschel medial und inferior kontrolliert durchstoßen* werden. Auch hier gilt das Prinzip der anterior-posterioren Präparation, die nächste Schicht ethmoidaler Zellen an sicherer Stelle zu eröffnen und den eröffneten Hohlraum im Anschluß schrittweise durch eine kontrollierte Abtragung eindeutiger Zellsepten in die Operationshöhle einzugliedern. Mehr oder minder zwangsläufig und gefahrlos stößt man hierbei auf wichtige Randstrukturen wie die Lamina papyracea und die Schädelbasis mit der vorderen Siebbeinarterie. Eine *Concha bullosa wird vertikal gespalten* und der laterale Anteil vorsichtig abgetragen, ohne die verbleibende vertikale Lamelle zu brechen. Anterior muß zum besseren Einblick in Siebbein oder Stirnhöhle und zur Ventilation erkrankter Zellen häufiger der *Agger nasi abgestanzt* werden [215]. Eine weitere Destabilisierung der mittleren Nasenmuschel und eine z.T. ungünstige Narbenbildung muß hierbei beachtet werden [461, 566, 763]. Auf die Fensterung von Kiefer-, Stirn- und Keilbeinhöhle wird unten eingegangen.

Bei ausgedehnten Siebbeineingriffen wird vielfach einer großzügigen *Teilresektion der mittleren Nasenmuschel* bis hin zur subtotalen Exzision das Wort geredet [215, 382, 732, 808, 862]. In einer Concha bullosa oder in interlamellären Zellen können sich chronische Entzündungsherde als Ausgang von Rezidivpolypen verbergen [406, 544]; die Rate postoperativer Synechien wird durch entsprechende Resektionen gesenkt [426]. Auf das Riechvermögen scheint das Ausmaß der Resektion keinen Einfluß zu haben [322], jedoch werden vermehrte Krustenbildungen befürchtet [197]. Für evtl. Nachfolgeeingriffe fehlt eine wichtige Landmarke [289]. Andere Chirurgen resezieren daher nur das dorsale Drittel oder die dorsale Hälfte mit ihrer Anheftung an der lateralen Nasenwand [8, 864]. Wiederum andere Autoren propagieren die maximale Schonung des Muschelgewebes [175, 392]. Eine erhaltene, aber frakturierte vertikale Lamelle der Concha media nach einer Ethmoidektomie hat postoperativ die Tendenz zur Lateralisierung mit narbigen Synechien und sekundären Drainagedefiziten [663]. Dieser Nachteil muß bedacht werden bei der Empfehlung, die Nasenmuschel intraoperativ routinemäßig z.B. mit dem selbsthaltenden Spekulum nach medial zu verlagern [8, 154, 157, 562]. Gerade bei ausgedehnten Eingriffen wird es sinnvoll sein, die mittlere Nasenmuschel zunächst möglichst zu schonen und als Landmarke zu nutzen, um sie je nach Befunden und Struktur abschließend im nötigen Ausmaß zu kürzen [661, 808]. Nur in etwa 10% der fortgeschrittenen Erkrankungsfälle wird die Muschel hierbei verlorengehen [157].

Flankierende Maßnahmen bei der endonasalen Chirurgie der chronischen Sinusitis betreffen die Korrektur des deviierten Nasenseptums und die Reduktion der vergrößerten unteren Nasenmuscheln. In Einzelfällen kann in gleicher Sitzung auch eine Rhinoplastik ausgeführt werden [807]. Relativ häufig wird der Nebenhöhleneingriff im Sinne einer globalen Sanierung mit einer anterioren Turbinoplastik und dem Abschlingen hinterer Enden verbunden [8, 563, 839, 864]. Dem gleichen Ziel dient die großzügige Indikation einer Septumkorrektur bei etwa 40% (17–61%) der Patienten [9, 157, 197, 305, 443]. Sie beseitigt einen erwiesenen Faktor der Sinusitis [20, 215, 409, 562, 679, 862]. Da gleichzeitig Platz für die chirurgischen Manipulationen geschaffen wird, werden häufiger auch nicht deviierte Septen „mobilisiert" [679, 798, 864]. Andere Operateure sehen sich selten zu beiden Eingriffen gezwungen. Die unmittelbare postoperative Heilung wird ohne Eingriff am Septum begünstigt [414]. Eine Septumkorrektur wird daher nur dann indiziert, wenn die Bewegungsfreiheit mit dem 4-mm-Endoskop wesentlich eingeschränkt ist [760].

Zur intraoperativen Orientierung verwendet eine Reihe von Operateuren einen Meßstab mit der Spina nasalis anterior als Referenz [522, 788]. In einem Winkel von 30° zum Nasenboden soll die Keilbeinhöhlenvorderwand in 7 cm Tiefe liegen [175, 215, 512]. Hajek [271] hat bereits 1926 einen Wert von 6–7 cm angegeben.

Den sehr unterschiedlichen operativen Vorgehensweisen in der Literatur entsprechen stark abweichende Angaben zur *Operationsdauer*. Von erfahrenen Chirurgen werden für eine vollständige und minutiöse Dissektion aller Nasennebenhöhlen beider Seiten zusammen mit flankierenden operativen Maßnahmen knapp 2 (1–3) h veranschlagt [8, 124, 144, 215, 242, 501, 603, 773, 780, 862]. Für die funktionelle Engstellenchirurgie liegen die Angaben entsprechend niedriger. Die Operationszeit soll auch bei massiver Polyposis mitunter nur 25 min pro Seite betragen [756]. Prinzipiell werden Eingriffe in örtlicher Betäubung kürzer gehalten resp. benötigen weniger Operationszeit [242]. Revisionseingriffe benötigen je nach Art und Umfang meist weniger [441], manchmal jedoch gleiche oder deutlich längere Operationszeiten wie die genannten vollständigen Dissektionen.

Zur Dauer der Eingriffe bei Kindern werden keine abweichenden Angaben gemacht [164, 263, 440, 668].

3.2.1 Siebbeinchirurgie mit dem Endoskop (anterior-posteriore Technik)

Einleitend wird bei der anterior-posterioren Operationstechnik eine „Infundibulotomie" mit Resektion der Processus uncinatus ausgeführt (Abb. 6 a–c). Die-

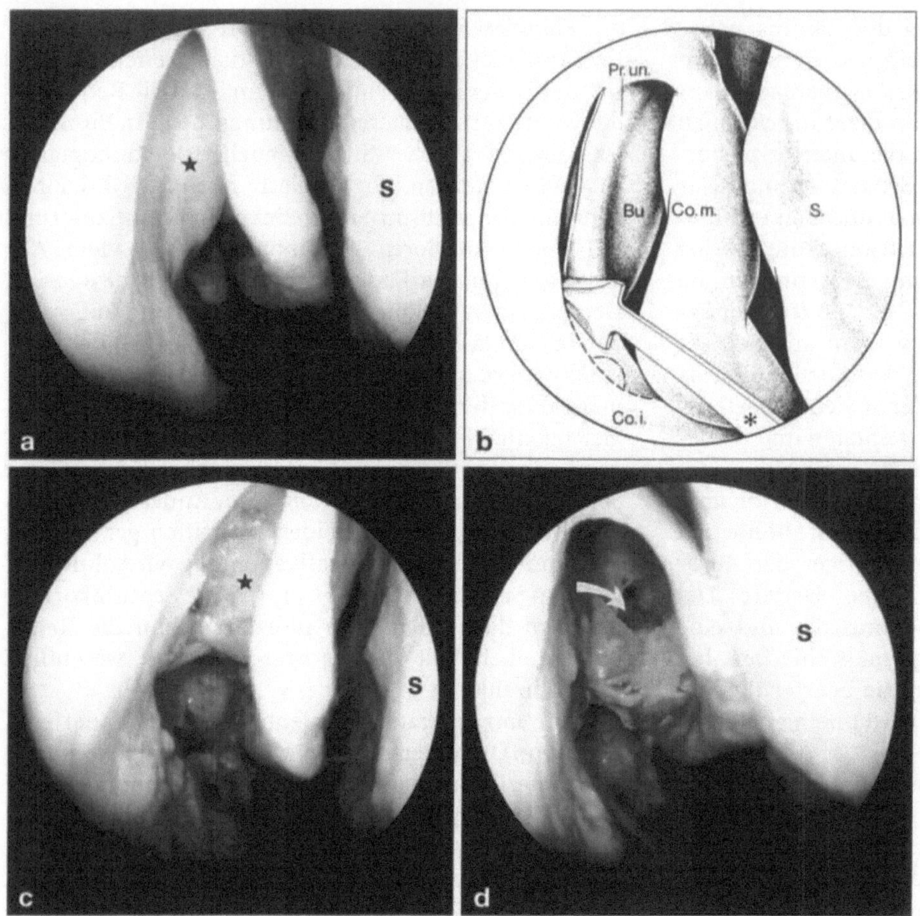

Abb. 6 a–d. Teilschritte der anterior-posterioren, endonasalen Siebbeinoperation (anatomisches Präparat, rechte Seite). **a** Ausgangsbefund: Rechte Nasenhaupthöhle mit Septum, mittlerer Nasenmuschel und Processus unicinatus (*). *S* Nasenseptum. **b** Mit einem gebogenen Ritzmesser (*) (oder einem Sichelmesser) wird der Processus uncinatus umschnitten und extrahiert. Die weitere Schnittführung ist *gestrichelt* eingezeichnet, das verdeckte Ostium maxillare mit *Strichpunkten*. Der vordere Ansatz des Processus uncinatus kann durch Abtasten oder durch einem vorsichtigen Zug an seiner freien Kante bestimmt werden. *Co.i.* untere Nasenmuschel (Concha inferior); *Co.m.* mittlere Nasenmuschel (Concha media); *Pr.un.* Processus uncinatus. **c** Nach Abtragen des Processus uncinatus und nach breiter Fensterung der Kieferhöhle im mittleren Nasengang wird der Aufblick auf die Bulla ethmoidalis (*) frei. **d** Die Bulla ethmoidalis ist abgetragen, die Grundlamelle der mittleren Nasenmuschel dargestellt. Durch eine Perforation der Grundlamelle *(Pfeil)* wird eine Inspektion des posterioren Siebbeines vorgenommen

ser Eingriff eröffnet dem Chirurgen das Siebbein. Der Eingriff wird anschließend schrittweise in Anlehnung an die pathologischen Befunde und die Anatomie des Patienten erweitert. Das Ostium der Kieferhöhle wird exploriert und ggf. vorzugsweise auf Kosten der vorderen Fontanelle erweitert. Es folgt die Eröffnung und das Abtragen der Bulla ethmoidalis und die Identifikation der Schädelbasis. Der Recessus frontalis wird exploriert und der Zugang zur Stirnhöhle observiert. Eine breite Eröffnung des Stirnhöhlenzuganges erfolgt nur bei einem fortgeschrittenen und irreversiblen Umbau der frontalen Mukosa oder anderen Stirnhöhlenerkrankungen. Durch die Grundlamelle der mittleren Nasenmuschel wird das posteriore Siebbein eröffnet (Abb. 6 d) und nach Bedarf abgetragen. Die vertikale Lamelle der mittleren Muschel wird geschont. Die Keilbeinhöhle eröffnet man wie die Stirnhöhle im Bedarfsfall. Ihre Fensterung erfolgt transethmoidal. Eine Septumkorrektur ist nur dann erforderlich, wenn die Deviation einer Handhabung des Endoskopes im Wege steht. Isolierte Septumsporne können endoskopisch abgetragen werden. Größere Manipulationen in der Kieferhöhle werden oft über eine zusätzliche transorale Punktion der Kieferhöhlenvorderwand vorgenommen. Schrittweise läßt sich der Eingriff bis hin zur kompletten Kieferhöhlen-, Siebbein-, Keilbeinhöhlebeinhöhlenausräumung mit Stirnhöhlenfensterung („Pansinusoperation") erweitern.

Als wichtige Landmarke dient die mediale Wand der Orbita. Sie wird relativ frühzeitig freigelegt. Die 2. Landmarke stellt die Schädelbasis dar, sie wird an der kranialen Bulla oder im dorsalen Siebbeinzellsystem aufgesucht. Von hier kann die Schädelbasis schrittweise auch in posterior-anteriorer Richtung exploriert werden [388, 389, 763].

3.2.2 Siebbeinchirurgie mit dem Spül-Saug-Endoskop (posterior-anteriore Technik)

Ein Spül-Saug-Endoskop für die endonasale Nebenhöhlenchirurgie wurde von Wigand [859] vorgestellt. Die Spülung an der Endoskopspitze hält die Optik frei von Blut oder Sekret. Die ununterbrochene Sicht bewährt sich besonders bei Einsatz der 70°-Optik und bei Manipulationen in entlegenen Anteilen des Operationsgebietes. Domäne der Operation mit dem Spül-Saug-Endoskop sind Eingriffe bei einer polypösen

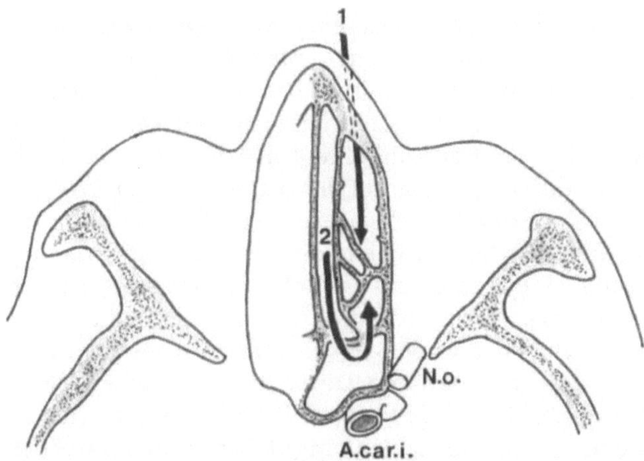

Abb. 7. Siebbein im axialen Schnitt: Prinzip der anterior-posterioren *(1)* und der posterior-anterioren *(2)* Operationstechnik bei der Ethmoidektomie. Aus diagnostischen Gründen und zur Erweiterung des Zuganges erfolgt bei der diffusen Sinusitis i.a. einleitend eine anteriore Ethmoidektomie *(1)*. Ist die Entscheidung zur posterioren Siebbeinausräumung nach Perforation der 3. Grundlamelle gefallen, ist ein Wechsel der Operationsrichtung ratsam. Die breit freigelegte Keilbeinhöhlenvorderwand wird medial eröffnet. Die posterior-anteriore Komplettierung des Eingriffes führt in ihrer Präparationsrichtung *(2)* weg vom Sehnerven und der A. carotis interna

Pansinusitis sowie Eingriffe in der Kieferhöhle und im Zugang zu resp. in der Stirnhöhle [862].

Pansinusoperationen werden in Vollnarkose ausgeführt. Der 1. Schritt ist eine Polypektomie, der 2. eine noch umschriebene anterior-posteriore Abtragung der Siebbeinzellen mit Exzision des Processus uncinatus (Abb. 7). Nach einer Resektion der dorsalen Anheftung der mittleren Nasenmuschel kann die Keilbeinhöhlenvorderwand breit dargestellt werden. Es folgt die Eröffnung der Keilbeinhöhle über die Pars nasalis ihrer Vorderwand und die Freilegung des Siebbeindaches von dorsal nach ventral (Abb. 8 a, b). Im Anschluß werden die lateralen Zellzüge über der Lamina papyracea entfernt und der Stirnhöhlenzugang unter optischer Kontrolle freigelegt und breit eröffnet (Abb. 8c). Die Kieferhöhle wird im mittleren Nasengang auf Kosten der anterioren und posterioren Fontanelle breit gefenstert. Exakte endoskopgestützte Manipulationen in Kiefer- und Stirnhöhle erfordern ein spezielles Instrumentarium wie z.B. schlanke und langstielige, gekrümmte Doppellöffel. Die vertikale Lamelle der mittleren Nasenmuschel wird zunehmend geschont [862, 864].

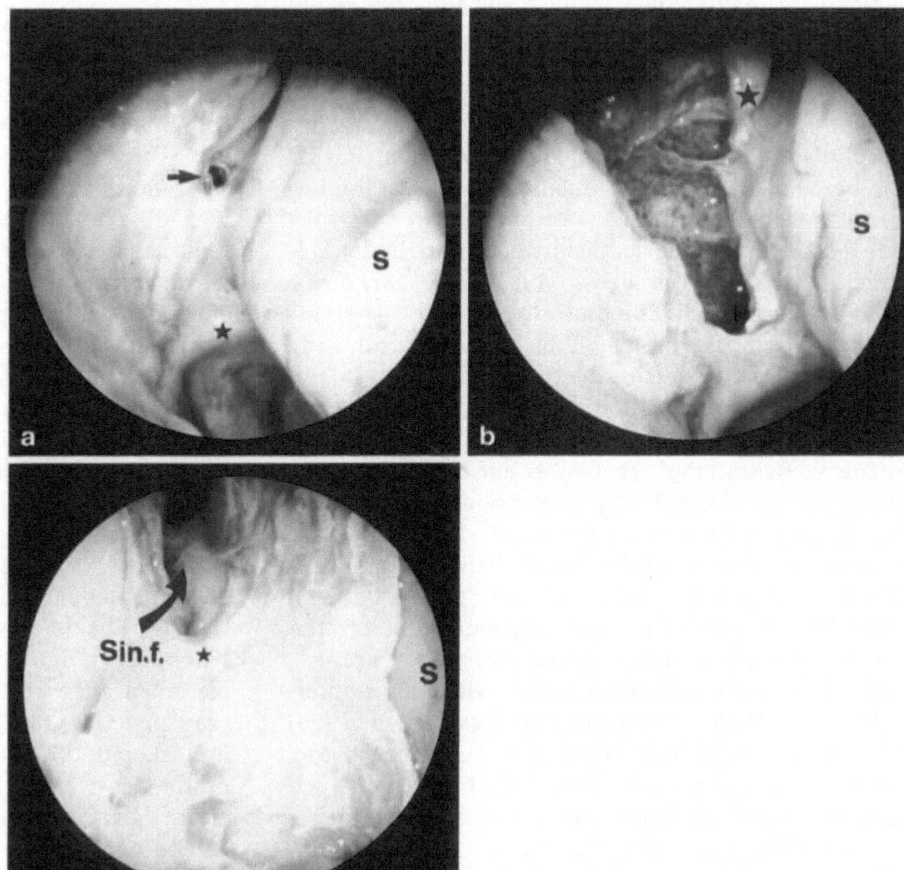

Abb. 8 a–c. Teilschritte der posterior-anterioren, endonasalen Siebbeinoperation (anatomisches Präparat, rechte Seite). **a** Perforation (Pfeil) der Keilbeinhöhlenvorderwand transnasal, etwa 10 mm oberhalb der Choane (*). *S* Nasenseptum. **b** Erweitern des Fensters mit Abtragen des posterioren Siebbeines lateral der oberen Nasenmuschel (*). **c** Nach Ausräumen der Schädelbasis von posterior nach anterior läßt sich ein breiter Zugang in die Stirnhöhle *(Sin. f.)* anlegen. *: A. ethmoidalis anterior

Das Präparieren in posterior-anteriorer Richtung ist Bestandteil vieler Teileingriffe am Siebbein, so z.B. der Exploration des Stirnhöhlenzuganges. Häufig wird auch die anteriore Rhinobasis über eine Eröffnung größeren und blander posteriorer Siebbeinzellen retrograd aufgesucht. Im Rahmen von Eingriffen am posterioren Siebbein wie bei der Pansinusoperation liegt der Vorzug einer frühzeitigen, medianen Sphenoidotomie in der günstigeren Arbeitsrichtung abseits gefährdeter Strukturen der lateralen Keilbeinhöhlenwand (Abb. 7).

3.2.3 Mikroskopgestützte Siebbeinchirurgie

Das Mikroskop bietet gegenüber Endoskopen den Vorteil eines stereoskopischen Sehens und der Arbeitsmöglichkeit mit beiden Händen. Das Mikroskop wird außerhalb des Operationsgebietes positioniert, der Blick wird durch Sekret und Blut nicht wesentlich gestört. Nachteilig ist die Beschränkung auf die Blickrichtung geradeaus. Dieser Nachteil wirkt sich bei Eingriffen in Kieferhöhle und Stirnhöhle aus. Hier kommen Endoskope entsprechender Blickablenkung zusätzlich zum Einsatz. Ein Mitbeobachtertubus (oder eine Videokamera) kann ohne Behinderung des Operateurs ständig mitgeführt werden, eine wichtige Bereicherung für den Lernenden.

H. Heermann [284] berichtete bereits 1958 über seine 2-jährigen Erfahrungen mit der Verwendung des binokularen Mikroskopes in der endonasalen Chirurgie bei Operationen am Tränensack, bei Ausräumungen des Siebbeines und der Stirnhöhlenoperation sowie der Unterbindung der Siebbeinarterien. In der Folgezeit wurde die Technik v.a. von Prades [641] sowie von J. Heermann [286] und Dixon [143] weiterentwickelt. Das Spektrum der Eingriffe wurde frühzeitig bis hin zur Dekompression des N. opticus erweitert [36].

Das Mikroskop wird mit einer Linse von 300 mm, seltener von 250 mm Brennweite ausgerüstet. Heermann u. Neues [289] legen Wert auf eine balanzierte Aufhängung, so daß der Operateur sein Mikroskop mit Kopfbewegungen steuern kann. Der Einblick in das Operationsgebiet wird durch eine Reihe selbsthaltender Spekula gewährleistet. Mehrere Spekula besitzen ungleiche Branchen, z.T. mit Zähnelung zur Arretierung in der lateralen Nasenwand [29, 36, 143, 144, 156, 679]. Die Position der Instrumente wird durch unterschiedliche Haltesysteme am Kopf des Patienten [29] oder besser durch eine Gliederkette fixiert [154, 679, 732]. Das Spekulum kann auch vom Assistenten [337] oder zeitweise vom Operateur [154] gehalten werden.

Der Operateur sitzt in den meisten Fällen. Eine Indikation zur Septumkorrektur wird i.allg. großzügig gestellt. Die mittlere Nasenmuschel wird im Anschluß

medialisiert und das Nasenspekulum plaziert. Die bevorzugte Arbeitsrichtung unter dem Mikroskop ist zunächst anterior-posterior. Die vorderen Siebbeinzellen werden eröffnet, längs der mittleren Nasenmuschel wird bis zur Keilbeinhöhle präpariert. Die Übersicht kann durch den Einsatz der 4-mm-Diamantfräse mit Beschleifen des Agger nasi sowie des Processus frontalis maxillae bis auf Ebene der Lamina papyracea und durch eine Darstellung der Tränenwege gesteigert werden [157]. Nach Eröffnung der Keilbeinhöhle ist es möglich, das dorsale Siebbeindach von posterior nach anterior zu präparieren. Durch die zusätzliche Verwendung des Endoskopes (Spül-Saug-Endoskop; vorwiegend 30°, 70° Blickablenkung) können die im Geradeausblick des Mikroskopes weniger eindeutig oder garnicht sichtbaren Bereiche des laterlaen Siebbeines, der Lamina papyracea, des Kieferhöhlenzuganges oder die Lumina von Stirn- und Kieferhöhle dargestellt und saniert werden. In $^1/_3$ der Fälle soll allein der Einblick durch das Mikroskop ausreichen [8]. Zum Abschluß des Eingriffes kann der Siebbeinschacht mit dem Diamanten geglättet werden [30, 144, 154, 157, 337, 679, 798].

3.3 Technische Modifikationen

3.3.1 Operation über Monitor

Bei Verwendung des Mikroskopes kann routinemäßig ein Videosystem installiert werden. Die assistierende Schwester, Assistenten und ärztliche Gäste können den Operationsvorgang so genau verfolgen. Der gleiche Vorteil ist beim endoskopischen Operieren durch den Aufsatz einer Kamera zu erzielen. Mit Kamera, Leitung und Überzug kann sich die Handlichkeit und das Gewicht der Gerätekombination jedoch ungünstig verändern. Eine schlechtere Handhabung führt zu einem vermehrten Gewebetrauma [392]. Prinzipiell kann der Rhinochirurg bei endoskopischen Eingriffen über einen zwischengeschalteten Lichtteiler oder direkt über den Monitor operieren [90]. Die Haltung des Operateurs ist bei Eingriffen via Monitor entspannt, er ermüdet weniger. Das Videobild kann beliebig optisch verändert oder vergrößert werden [537, 604]. Das Gesicht des Patienten mit seinen „äußeren Landmarken" bleibt stets im Blickfeld. Nach Abdunkelung gibt der Lichtschein durch den Schädel wie bei einer Diaphanoskopie einen äußeren Eindruck von der Lage der Endoskopspitze [873, 874]. May [515] läßt einen Assistenten Endoskop und Kamera halten, wodurch das Operieren mit beiden Händen möglich ist. Der jüngere Assistent erfährt gleichzeitig einen schrittweisen Einstieg in die Operationstechnik. In 10% muß der Eingriff jedoch wegen einer eingeschränkten Sicht z.B. aufgrund von Blutungen konventionell mit der Stirnlampe ergänzt oder fortgeführt werden [514]. Das Monitorbild ist derzeit noch dem direkten Einblick in das Okular optisch unterlegen [514]. Moriyama verwendet zum Ausgleich stärkere Optiken mit einem Außendurchmesser von 5–6 mm [562].

3.3.2 *Chirurgie mit Stirnlampe und (Spül-Saug-)Endoskop*

Auch in der neueren Literatur findet sich eine Reihe von Autoren, die die endonasale Operationstechnik ohne optische Hilfsmittel anwendet [213, 346, 741, 781]. Die Vorteile der optischen Hilfen sind jedoch unbestreitbar. Sie haben eine diagnostische Funktion und tragen zur Sicherheit des Eingriffes bei. Sie gestatten die exakte Einschätzung der Mikroanatomie und die Ausführung von Manipulationen in unübersichtlichen Bereichen. Hierdurch können sie helfen, den Eingriff auf der Grundlage der erhobenen Befunde zu beschränken oder ihn gezielt auszudehnen. Endoskop und/oder Mikroskop sind heute zum unverzichtbaren Hilfsmittel bei der endonasalen Chirurgie geworden.

Auf der anderen Seite bietet die Sicht mit dem unbewaffneten Auge unter bestimmten Bedingungen gewisse Vorteile: Durch die optische Verzeichnung im Endoskop können einzelne anatomische Details wie eine Concha bullosa oder interlamelläre Zellen falsch eingeschätzt werden [763] (Abb. 4). Das Endoskop erlaubt nur eine eingeschränkte Tiefenwahrnehmung aufgrund einer ungewohnten oder fehlenden Schattenbildung [93]. Der gleichzeitige Blick auf räumlich getrennte Landmarken und ihre Beziehung geht im Endoskop ebenso verloren wie der simultane Blick auf das äußere Gesicht [600]. Eine Reihe von Manipulationen wie z.B. die gezielte Blutstillung von Ästen der A. sphenopalatina mit einer bipolaren Pinzette läßt sich häufig einfacher unter Kontrolle mit der Stirnlampe ausführen [514, 796a].

Die genannten Gesichtspunkte veranlassen einige Rhinologen, endoskopische Eingriffe am Siebbein unter gleichzeitiger Verwendung der Stirnlampe auszuführen [382, 435, 808, 874]. Durch den Wechsel der Sicht mit Endoskop und unbewaffnetem Auge wird ein rationelles, sicheres und gründliches Arbeiten angestrebt. Mehrere Autoren nehmen zusätzlich eine Lupenbrille mit 2- bis 3-facher Vergrößerung zu Hilfe [400, 809].

3.3.3 *Instrumente*

Die Auswahl der Instrumente wird sehr von der persönlichen Vorliebe des Operateurs diktiert. In den letzten Jahren hat sich ein Trend zu scharfen, schneidenden Instrumenten zuungunsten der Faßzangen mit ih-

rer weniger kontrollierbaren, eher flächenhaften Gewebsabtragung ergeben [562]. Weitere Neuentwicklungen betrafen Instrumente mit kombinierten Funktionen oder schlanke Instrumente für Manipulationen in entlegenen oder schwer zugänglichen Arealen des Operationsgebietes.

Als optische Hilfen stehen das Mikroskop sowie Endoskope von meist 4 mm Durchmesser mit unterschiedlichen Abwinkelungen der Sehachse (gebräuchlich sind 0,25/30° sowie 70°) oder wahlweise eine Videokamera mit oder ohne Lichtteiler resp. eine Gliederoptik zur Verfügung. Bei Kindern werden Endoskope mit 2,7 mm Durchmesser eingesetzt. Für größere Endoskope werden unterschiedliche Spül- oder Spül-Saug-Schäfte angeboten [859]. Verschieden gebogene und lange Sauger dienen dem Freihalten des Operationsgebietes von Sekret und Blut. Die Resektion des Processus uncinatus wird meist mit einem Sichelmesser ausgeführt. Teilabtragungen von Muschelgewebe erfordern eine Nasenschere. Weitere Gewebsabtragungen erfolgen mit unterschiedlich gewinkelten Faßzangen (z.B. nach Blakesley-Wilde, Takahashi, Wigand), Knochenstanzen (z.B. nach Hajek oder Kerrison) oder einem Conchotom (z.B. nach Grünwald, Hartmann oder Moriyama). Bei Manipulationen in Nähe der Keilbeinhöhle sollen Instrumente mit einem aufgebrachten Maßstab nützlich sein. Für eine Kieferhöhleneröffnung stehen rückwärtsschneidende Stanzen (z.B. nach Ostrom oder Stammberger) zur Verfügung. Das Ostium naturale kann mit einer speziellen Sonde identifiziert werden. Manipulationen in der Kieferhöhle können nur mit speziellen, schlanken Faßzangen oder Doppellöffeln suffizient ausgeführt werden. Ähnliche Instrumente finden auch Verwendung zur Chirurgie im Recessus frontalis resp. der Stirnhöhle. Auf weitere Instrumente zur Stirnhöhleneröffnung (scharfe Löffel, Raspatorien, Sonden) wird noch hingewiesen. Eine Kombination von Faßzange mit Saugung erleichtert das Operieren mit einer Hand [395, 587]. Es bleibt fraglich, ob spezielle Miniaturbohrer z.B. bei Eröffnung einer Bulla ethmoidalis Vorteile erbringen [234]. Mit rotierenden Nylonfäden als Bohreraufsatz werden Ödemkissen in der Kieferhöhle angegangen [596]. Der N. infraorbitalis ist hierbei gefährdet. Eine Fülle technischer Ratschläge soll die Handhabung der verschiedenen Instrumente erleichtern [355]. So werden z.B. Endoskope mit Halterungen versehen [878]. Aus Einmalartikeln sind u.a. besondere Spüleinrichtungen konstruiert worden [128, 420, 685].

3.3.4 *Endonasale Laserchirurgie*

Die Anwendung des Lasers in der endonasalen Chirurgie beschränkt sich aufgrund apparativer und physikalischer Gegebenheiten derzeit meist auf die Behandlung des M. Osler und die vasomotorische Rhinopathie resp. die Reduktion hyperplastischer Nasenmuscheln. Auf diese Eingriffe im Bereich der Nasenhaupthöhle soll hier nicht detailliert eingegangen werden. Die Laserchirurgie der Tränenwege wird separat besprochen.

Prinzipiell bietet der Einsatz des Lasers in der Nase die Vorteile des blutungsarmen Operierens, eines nur geringen reaktiven Ödems, nur geringer postoperativer Beschwerden und einer kurzen Verweilzeit im Krankenhaus. Der Laser ermöglicht ggf. auch Eingriffe bei Patienten mit Blutgerinnungsstörungen. Für die Nebenhöhlenchirurgie werden vor allem Argon, Holmium/YAG-, Nd/YAG- und KTP-Laser eingesetzt. Sie kommen mit flexiblen Lichtleitern zur Anwendung. Durchgeführt werden Eröffnungen der Keilbeinhöhle, Exzisionen einer Concha bullosa, Kieferhöhlenfensterungen und Polypenabtragungen. Narbengewebe kann exzidiert werden, kleinere Tumoren werden abgetragen. Bei der Therapie von Nasenpolypen ist in jedem Fall ein größerer Zeitaufwand einzukalkulieren. Es fehlt das taktile Feedback für den Operateur und die Kontrolle über evtl. Tiefenwirkungen in delikaten Arealen. Erste fatale Komplikationen sind bekannt geworden [662]. Unter den derzeitigen technischen Gegebenheiten kommt daher eine weitergehende Laserchirurgie bei einer diffusen Polyposis nicht in Frage.

Konkrete Erfahrungen bestehen mit dem CO_2-Laser bei Abtragung von Polypen oder gut zugänglichen Papillomen und bei Auflösung von Synechien. Die mitgeteilte Rezidivrate der Papillome erscheint jedoch nicht akzeptabel [733].

Mit dem Argonlaser können Kieferhöhlenfenster durch Ausschneiden oder durch Verdampfung angelegt werden [446]. Im Tierversuch kam es zu einer merklichen Heilungsverzögerung [243].

Der Nd:YAG-Laser wird zur postoperativen Behandlung von Schleimhauthyperplasien z.B. im Bereich der Kieferhöhle verwendet [563]. Gewebsabtragungen erwiesen sich im Tierversuch als vergleichsweise weniger präzise [379].

Je nach Leistung, Dauer und Fläche der Einwirkung kann der KTP-Laser schneiden, koagulieren oder vaporisieren. Mit diesem Laser werden Synechien nach Voreingriffen schonend gelöst und Fensterungen der Kieferhöhle ausgeführt [445, 449, 780]. Kleinere und feste Polypen können karbonisiert, größere Polypen oder Choanalpolypen blutarm abgetragen werden [392, 445, 450]. In Einzelfällen wurden neben intranasalen Hämangiomen auch invertierte Papillome angegangen [449]. Zur Stillung frischer Blutungen ist der KTP-Laser nicht geeignet [392]. Eine Concha bullosa kann berührungsfrei gespalten werden. Die Lichtleitfaser wird in einen Sauger oder in eine spezielle Endoskopmantelung aufgenommen [392, 449].

Der besondere Vorzug des Holmium:YAG-Lasers besteht in der Ablation von Knochen mit einer gleichzeitigen Koagulation von Weichgewebe. Explosionsartige Verdampfungen oder Flammenschläge müssen durch eine konstante Spülung verhindert werden. Darüber hinaus ist die Wundheilung etwas verzögert und die reaktive Bildung von Granulationsgewebe vermehrt [726]. Dieser Laser wird zur Reduktion großer Polypen, zur Abtragung des Processus uncinatus sowie von Knochenkanten, zur Eröffnung der Bulla und zur Erweiterung des Kieferhöhlenostiums eingesetzt. Zur Blutstillung ist auch der Homium:YAG-Laser nicht geeignet, bei einer stärkeren Blutung ist sein Einsatz nicht möglich [247, 385, 389, 727].

3.4 Spezielle Teileingriffe am Siebbein, die endonasale Pansinusoperation

Das System der operativen Teileingriffe am Siebbein wurde unter 3.2 bereits vorgestellt. Nur wenige Mitteilungen der Literatur haben spezielle, darüber hinausgehende operative Maßnahmen zum Gegenstand:

Weniger als 2% der Sinusitiden werden durch eine lokalisierte Mukositis in einer Concha bullosa ausgelöst. Das Behandlungsprinzip durch die schonende endonasale Drainage hat bereits Hajek [271] beschrieben. Bouton et al. [67] berichten über 8 Fälle einer erkrankten Concha bullosa, die endoskopisch-chirurgisch durch eine Teilabtragung der lateralen Knochenschale therapiert wurden. Die Concha bullosa kann monströse Ausmaße annehmen [880]. Auch in diesen Fällen erbringt die umsichtige Abtragung unter endoskopischer Kontrolle eine Heilung. Cannon [91] unterscheidet 4 verschiedene Eingriffe an einer Concha bullosa:

1) Laterale Marsupialisation;
2) mediale Marsupialisation;
3) Quetschung;
4) transversale Exzision.

Uneingeschränkt nachvollziehbar ist nur die Empfehlung einer sagittalen Spaltung mit Exzision der lateralen Anteile. Auf ein geeignetes Instrumentarium bei der Spaltung ist zu achten, um eine Fraktur der vertikalen Knochenlamelle sicher zu vermeiden. Eine horizontale Teilresektion der Muschel kann als Therapie in Erwägung gezogen werden, wenn die Ventilation des lateralen mittleren Nasenganges sichergestellt ist [663].

Agger-nasi-Zellen sind außerordentlich häufig. Je nach Größe können sie die Stirnhöhlendrainage einschränken. Eine alleinige Abtragung der kaudalen Zellwände (Marsupialisation) genügt in diesen Fällen nicht. Der erhaltene „Dom" dieser Zelle kann Ursache einer persistierenden Sinusitis frontalis bleiben. Kuhn et al. [425] beschreiben die Abtragung derartiger Agger-Zellen unter Schonung der Mukosa des Recessus frontalis und des Ostium frontale. Ein schlanker, gebogener scharfer Löffel wird zwischen Schädelbasis und Dom der Agger-Zelle eingeführt und drückt die Zellwand nach kaudal. Zellsepten werden unter Sicht mit kleinen Doppellöffeln abgetragen.

Die vollständige Siebbeinausräumung mit Eröffnung der Keilbein-, Stirn- und Kieferhöhle wird als Pansinusoperation bezeichnet. Der Eingriff wird erforderlich, wenn eine diffuse chronische Sinusitis mit Beteiligung aller Nasennebenhöhlen vorliegt. Die Operation besteht aus einer Kombination aller Teilschritte, wie unter 3.2 beschrieben.

3.5 Eingriffe an der Kieferhöhle

Optisch gestützte Eingriffe an der Kieferhöhle haben bereits eine längere Tradition, sie wurden in ihren verschiedenen Varianten mit ihren Ergebnissen bereits von Draf [153] abgehandelt. Die folgenden Ausführungen beschränken sich auf einige aktuelle Ergänzungen.

3.5.1 Die endonasale Kieferhöhlenfensterung

Die *Fensterung im mittleren Nasengang* wird meist mit einer Exzision des Processus uncinatus eingeleitet. Im Rahmen der Engstellenchirurgie wird anschließend das natürliche Ostium der Kieferhöhle mit einer feinen gebogenen Knopfsonde ausgetastet. Die Anatomie des Ostium maxillare ist variabel, als Landmarken dienen der kraniale Ansatz der unteren Nasenmuschel, die anteriore und kaudale Resektionskante des Processus uncinatus und der Wulst des Ductus nasolacrimalis. Das Aufsteigen von Luft- oder Sekretblasen aus dem Ostium bei Betasten der Fontanellen kann die Richtung vorgeben [763]. Eine separate Punktion der Kieferhöhle mit einer Wasserspülung wird zur Identifikation des Ostium naturale kaum notwendig werden [51]. Beabsichtigt der Operateur, das Ostium maxillare unter Erhalten seiner muköziliären Transportfunktion zu erweitern und sind eine ausgedehnte endoskopische Kontrolle oder Manipulationen in der Kieferhöhle nicht vonnöten, so kann das Ostium naturale mit dem scharfen Löffel oder der rückwärtsschneidenden Stanze auf Kosten der anterioren Fontanelle anterior-inferior erweitert werden. Der Tränenweg muß geschont werden. Die Schleimhaut der dorsokranialen Ostiumlippe bleibt erhalten, es entstehen funktionsfähige Neoostien von 4–6 mm Durchmesser [389, 476]. Diese Ostien bleiben in bis zu 98% offen [394, 765]. Prinzipiell ist bei mehr als 2,5–3 mm Durchmesser mit einer erhaltenen Funktion zu rechnen [19, 765]. Um einer narbigen Stenose zusätzlich vorzubeugen, kann Schleimhaut aus der Kieferhöhle über die entstande Wunde geführt werden [391]. In 17% der Fälle stößt die beschriebene Erweiterung des Ostium naturale auf Schwierigkeiten: Das Ostium bleibt schwer lokalisierbar, es liegen Vernarbungen nach Voreingriffen vor, der Knochen ist örtlich verdickt, oder eine Blutung behindert die Sicht [394].

Liegt ein Ostium accessorium im mittleren Nasengang vor, so empfiehlt sich bei der Fensterung die Vereinigung zu einem gemeinsamen, größeren Neoostium. Unproduktiven, kreisförmigen Mukoziliarströmen durch 2 Ostien in und aus der Kieferhöhle kann hierdurch vorgebeugt werden [763].

Kleine Neoostien gestatten weder eine vollständige endoskopische Kontrolle der Kieferhöhle noch gezielte Gewebsabtragungen im Inneren des Sinus maxillaris. Aus diesem Grund werden von anderen Chirurgen auf Kosten der vorderen und hinteren Fontanellen überwiegend Neoostien von etwa 1 · 2 cm angelegt [157, 369, 500, 661, 787, 864]. Die 45° aufwärts gebogene, spitze Siebbeinzange wird dorsal unmittelbar über der unteren Nasenmuschel nach lateral durch die Fontanelle geführt [864]. Alternativ kann der Schnitt zur Infundibulotomie infero-posterior verlängert werden, so daß der Processus uncinatus zusammen mit Anteilen des Ostium naturale und der dorsalen Fontanelle nach medial verlagert, kaudal ausgelöst und unter Sicht entfernt werden kann [444]. Das flächenhafte Ablösen oder Ausreißen der Kieferhöhlenmukosa muß vermieden werden [474, 763]. Kranial muß die Orbita und anterior der Tränenweg respektiert werden. Große Vorsicht ist bei einer partiellen Verschmelzung des mittleren Nasenganges mit dem Orbitalfortsatz des Oberkiefers geboten [271]. Die Erweiterung der initialen Öffnung geschieht vornehmlich mit der rückwärts schneidenden Stanze. Bei einer maximalen Fensterung werden Anteile der vertikalen Lamelle des Gaumenbeines bis zum Foramen sphenopalatinum mitentfernt [217]. Eine Erweiterung auf Kosten benachbarter Anteile der unteren Nasenmuschel ist ebenso möglich wie die Fusion mit einem unteren Fenster durch den Muschelkörper hindurch [240, 800]. Bei einer reduzierten Fensterung können aus der dorsalen Fontanelle mit einem horizontalen Scherenschlag 2 Schleimhautlappen gebildet werden, die nach kranial und kaudal umgeschlagen werden [394]. Eine etwas aufwendigere Schleimhautplastik wird von Wigand gelegentlich ausgeführt. Nach Abtragen des nasalen Schleimhautblattes und sternförmiger Inzision der basal entblößten Kieferhöhlenmukosa im Bereich der posterioren Fontanelle kann die Kieferhöhlenmukosa unter Wahrung ihrer muköziliären Transportstraßen in Richtung der Nasenhaupthöhle geschlagen werden [864a]. Größere Neoostien bleiben in bis zu 97% der Fälle strukturell erhalten

[129, 130, 314, 369]. Die Kieferhöhlenmukosa soll sich in annähernd dem gleichen Prozentsatz erholen können [369]. Stenosen der Neoostien entwickeln sich langsam über einen Zeitraum von über 2 Jahren [129, 130]. Zwischen der verbliebenen Größe des Neoostiums und Beschwerden der Patienten besteht ein gewisser Zusammenhang [683]. Bei Patienten über 40 Jahren, bei einer ausgeprägten und purulenten Sinusitis oder einer Polyposis nasi sowie bei einer respiratorischen Allergie sollen die Operationsergebnisse weniger günstig ausfallen [129, 130, 646].

Die Auswirkungen einer Fensterungsoperation auf die mukoziliäre Reinigung der Kieferhöhle wurden in einer Reihe von Tierversuchen analysiert. Es ergibt sich kein einheitliches Bild. Hilding [295] zeigte, daß die Anlage eines Fensters in Nähe des natürlichen Ostiums sich funktionell nachteilig auf die Gesamtdrainage auswirkte. Eine Fensterung abseits vom Ostium naturale hat keine gleichartige Störung der Selbstreinigung zur Folge [209, 295, 391]. Selbst wenn sich ein Fenster abseits im unteren Nasengang sekundär wieder verschließen sollte, bleibt dies oft ohne Folgen [209]. Andere Untersucher haben bei Sinusitis maxillaris mit einer Antrostomie im unteren Nasengang und mit einer Fensterung in Nähe des Ostium naturale gleichartige Ausheilungsergebnisse erzielt [42]. Der Mukoziliarapparat von Schleimhautläppchen behält seine Schlagrichtung auch nach einer Verlagerung der Mukosa bei [597]. Operative Erweiterungen des natürlichen Ostiums selbst können die ziliäre Drainage der Kieferhöhle empfindlich stören [391, 628].

Die Fensterung im unteren Nasengang

Eine alleinige Fensterung der Kieferhöhle im unteren Nasengang vernachlässigt den Umstand, daß die meisten Entzündungen der Kieferhöhle rhinogen über einen pathologischen Herd im Bereich der vorgeschalteten ostiomeatalen Einheit entstehen. Auch strömungsphysikalisch gilt die inferiore Meatotomie als vergleichsweise ungünstig [573]. Neoostien im unteren Nasengang nehmen nur in einem geringeren Umfang an der mukoziliären Drainage der Kieferhöhle teil [78, 219, 222, 314]. Andererseits können kleinere Irritationen des mittleren Nasenganges durchaus erst sekundär von der Kieferhöhle her entstehen [77, 764]. Allein die Beseitigung des Herdes in der Kieferhöhle würde eine Ausheilung der ostiomeatalen Einheit nach sich ziehen. In Übereinstimmung hiermit wird bei Erwachsenen und bei Kindern klinisch über gute subjektive Ergebnisse der inferioren Meatotomie berichtet [15, 314, 613]. Die zusätzliche Fensterung im unteren Nasengang kann indiziert sein, wenn pathologische Herde in der Kieferhöhle auf andere Weise nicht instrumentell erreicht werden können. Bei Vorliegen einer ziliären Dyskinesie oder bei Verdacht auf eine anderweitige mukoziliäre Insuffizienz besitzt die inferiore Meatotomie als passive „Überlaufdrainage" ihre Berechtigung [765, 798, 808]. Das gleiche gilt für Patienten nach einer Orbitadekompression mit Verlegung des mittleren Nasenganges [667]. Bei Kieferhöhlenprozessen, die sich nicht als Sekundärfolge einer Erkrankung des mittleren Nasenganges deuten lassen, kann eine Fensterung im unteren Nasengang zur Schonung der ostiomeatalen Einheit beitragen [77]. Eine Größe des Fensters von 1 · 0,5 bis 1 · 2 cm wird angestrebt [465]. In speziellen Einzelfällen mit isolierten Herden in der Kieferhöhle werden auch temporäre Fenster angelegt [657]. Bekanntermaßen besitzen Fenster im unteren Nasengang eine stärkere Tendenz zur narbigen Stenose oder zur Synechiebildung [153, 314]. Innerhalb der ersten 5 postoperativen Wochen kommt es zu einer durchschnittlichen Reduktion des Zuganges um etwa $^{1}/_{4}$ [447]. Ein Verschluß wird in 5–23% der Fälle beobachtet [467, 613, 653]. Mit ihm muß bei jüngeren Patienten, bei lokalen Infektionen und bei einer ungenügenden initialen Fenstergröße gerechnet werden [465, 468]. Durch Einlage von Platzhaltern über etwa 6 Wochen oder durch eine Reduktion der benachbarten unteren Nasenmuschel kann einer Stenose vorgebeugt werden [79, 158, 842]. Oftmals profitieren die Patienten jedoch ungeachtet eines narbigen Verschlusses von dieser Fensterung [468].

3.5.2 Die endonasale Kieferhöhlenoperation

Nach Anlage kleiner Neoostien der Kieferhöhle sind diagnostischen oder therapeutischen Maßnahmen in der Kieferhöhle selbst enge Grenzen gesetzt. Die überwiegende Anzahl der Kieferhöhlenentzündungen ist Folge einer Erkrankung des vorgeschalteten Siebbeines. Eine Reihe von Autoren verzichten daher in vielen Fällen auf spezielle Manipulationen im Sinus maxillaris und erwarten eine Spontanheilung von Schleimhauthyperplasien resp. den Verbleib klinisch und funktionell belangloser Mukosaherde [369, 389]. Andere führen im Bedarfsfall eine zusätzliche transorale Endoskopie der Kieferhöhle aus mit einer gleichzeitigen transnasalen Instrumentierung [390, 394, 514]. Eine darüber hinausgehende Kombination von optisch gestützten endonasalen Eingriffen mit einer transoralen Chirurgie der Kieferhöhle [732, 739] widerspricht bei einer unkomplizierten Sinusitis chronica allen Grundsätzen der funktionserhaltenden Nebenhöhlenchirurgie.

Die Anlage größerer Neoostien gestattet es dem Operateur, mit Optiken ausreichender Blickablenkung (70 oder 30°) nahezu alle Recessus der Kieferhöhle auszuleuchten und mit gekrümmten Faßzangen und Löffeln zu erreichen. Eine Ausnahme stellen große palatinale Buchten oder der Recessus prälacrimalis dar. Hier kann eine Erweiterung des Fensters oder ein zweites Neoostium notwendig werden [562, 679, 861]. Sie erlaubt auch die Abtragung größerer Granulome und Entzündungsherde [499]. Flächenhafte Hyperplasien können mit einem rotierenden Nylonfaden (Sinabrasio nach Herberhold) skarifiziert werden [595]. Eine Schädigung des N. infraorbitalis muß hierbei vermieden werden.

Werden evtl. Erkrankungsherde oder prädisponierende Faktoren im mittleren Nasengang bedacht und gleichzeitig therapiert, so weist die endonasale Kieferhöhlenoperation eine hohe globale Erfolgsrate auf [744, 861]. Nach adäquater Bildgebung und entsprechenden Beschwerden lohnen sich Revisionen selbst nach vorangegangenen radikalen, transoralen Eingriffen [866]. Nicht immer hält der postoperative endoskopische Befund jedoch mit dem subjektiven Urteil des Patienten Schritt [351]. In einigen Fällen werden sogar durch die Fensterung sekundäre Veränderungen der Kieferhöhlenschleimhaut induziert [316].

3.5.3 Der Choanalpolyp

Einleitend erfolgt bei Choanalpolypen die endoskopische Darstellung des Polypenstieles im mittleren Nasengang. Die Angaben zur Herkunft des Polypen sind uneinheitlich. Meist wird der Stiel durch ein Ostium accessorium zu verfolgen sein, seltener durch das Ostium naturale. Über eine anteriore Ethmoidektomie mit Anlage eines größeren Fensters im mittleren Nasengang entsteht eine bessere Sicht. Ostium naturale und akzessorische Ostien verbindet man zu einem gemeinsamen Fenster. Früher oder später wird der Polypenstiel im nasalen Anteil scharf durchtrennt und der Polyp je nach Größe über Nase oder Pharynx extrahiert. Der Stumpf des Polypen muß anschließend mit einer geeigneten Optik (Endoskop, 70° Blickablenkung) über den mittleren Nasengang in der Kieferhöhle exakt lokalisiert werden. Meist liegt er im Bereich der posterioren oder medianen Kieferhöhlenwand [370, 763]. Der Eingriff wird mit der gezielten Exzision des Polypenstieles abgeschlossen. Gelingt diese nicht über die mittlere Meatotomie, so wird ein zusätzliches Fenster im unteren Nasengang angelegt. Bei ¹/₄ der Patienten erfordert eine begleitende chronische Sinusitis die Ausweitung des endonasalen Eingriffes am Siebbein [370].

Rezidive sollten bei Anwendung einer optisch kontrollierten Operationstechnik die Ausnahme sein. Die Rate liegt zusammengenommen bei 7% (0–25%) [109, 181, 370, 462]. Einige Autoren empfehlen nach Abschluß des Eingriffes eine transorale Kontrollendoskopie. Hierdurch sollen sich häufiger kleine Reste des Polypenstieles oder zusätzlich versteckte Kieferhöhlenzy-

sten darstellen und gezielt beseitigen lassen. Andere Autoren entfernen den Polypenstiel prinzipiell transoral und versuchen, die Strukturen des mittleren Nasenganges ungeachtet einer exakten Polypenextraktion zu schonen [763]. An der Basis des Polypen entstehen nach der Abtragung manchmal kleine Zysten [462].

3.6 Die endonasale Keilbeinhöhlenchirurgie

Zu den anatomischen Grundlagen, dem Operationsprinzip und den spezifischen Gefahrenpunkten einer Keilbeinhöhleneröffnung wird auf das Referat von Draf [153] verwiesen. Die Keilbeinhöhle kann prinzipiell transseptal, transethmoidal, transnasal, transantral und transpalatinal erreicht werden. Bei endonasalen Routineeingriffen führt man die Sphenoidotomie jedoch allgemein über das Siebbein (durch die Pars ethmoidalis der Vorderwand, d.h. lateral) oder über die Nasenhaupthöhle (durch die Pars nasalis der Vorderwand, d.h. medial) aus. Das transseptale Vorgehen ist nur in Ausnahmefällen indiziert. Die folgenden Ausführungen beziehen sich auf die genannten Routineeingriffe. Die Möglichkeit endoskopischer Eingriffe an der Hypophyse [352, 718] sei erwähnt.

Anatomisch unterscheidet man je nach Ausdehnung der Pneumatisation einen konchalen, präsellären und sellären Typ der Keilbeinhöhle. Eine rudimentäre Pneumatisation (konchaler Typ) wird in etwa 3% (0–8%) der Fälle angetroffen, eine extensive Pneumatisation in 14%. Meist die Pneumatisation beider Seiten ähnlich ausgeprägt; über ein schräg stehendes Septum sinuum sphenoidalium kommt es in der Mehrzahl der Fälle zur Dominanz einer Seite [31, 275, 719]. Mit zunehmender Pneumatisation wird der Knochen über vitalen Strukturen der lateralen Keilbeinhöhlenwand ausgedünnt [93]. Die knöcherne Bedeckung ist über der A. carotis in 90% und über dem N. opticus in 80% unter 0,5 mm stark [224]. Klinisch wichtig ist ihre Biomechanik: Einem tastenden Instrument wird in jedem 5. Fall kein wesentliches Hindernis entgegengesetzt [397]. Dehiszenzen werden über dem Sehnervenverlauf in 3–12% und über der A. carotis in etwa 5% (0,3–8%) beschrieben [365, 583, 607, 719].

Der Verlauf der A. carotis in der Keilbeinhöhlenwand läßt sich nach Kainz et al. [367] in 5 verschiedene anatomische Formen einteilen. Bei 78% ist eine anteriore Vorwölbung der Arterie vorhanden, in 25% auch eine zweite, posteriore. Die stärker gewundenen Arterienverläufe sind im Alter häufiger und zwangsläufig mit einer stärkeren Vorwölbung des Gefäßes verbunden. Dieser Vorsprung kann ventral bis zu 4 mm, dorsal bis zu 7 mm betragen. Eine ähnliche Vorwölbung des Sehnerven wird in 8–50% der Fälle beobachtet [31, 137].

Zu 14% schiebt sich eine dorsale Siebbeinzelle kranial in die Keilbeinhöhle hinein [31]. Derartige Zellen können zu Fehlbeurteilungen beim Versuch einer transethmoidalen Fensterung führen.

Aufgrund der geschilderten anatomischen Variabilität und der delikaten Nachbarschaftsbeziehungen muß vor jedem Eingriff an der Keilbeinhöhle eine suffiziente Röntgendiagnostik (CT) erfolgen. Die axiale Schichtung ist für die speziellen Belange der Keilbeinhöhlenchirurgie vorzuziehen [93].

Die Keilbeinhöhlenschleimhaut ist bei einer chronischen Pansinusitis in etwa der Hälfte der Fälle (19–74%) polypös verändert [232, 313, 840]. Eine Sphenoidotomie ist in diesen Fällen Bestandteil des sanierenden Eingriffes. Die Eröffnung der Keilbeinhöhle hat bei der chronischen Pansinusitis auch eine diagnostische Funktion wegen der bekannten Unstimmigkeiten zwischen Bildgebung und intraoperativem Befund. Andere Operateure stellen die Indikation zur Sphenoidotomie restriktiv und sehen Eingriffe an der Keilbeinhöhle bei dem gleichen Krankengut nur in ⅓ der Fälle als gerechtfertigt an [367, 562]. Im Rahmen von posterior-anterioren Siebbein- oder Schädelbasiseingriffen nach Wigand [864] kann auch eine nicht erkrankte Keilbeinhöhle eröffnet werden. Dieser Teileingriff sichert dem Operateur mit dem Planum sphenoidale und der Keilbeinhöhlenseitenwand wichtige Landmarken für die weiteren Operationsschritte.

Vergleichsweise seltene Indikationen für Eingriffe an der Keilbeinhöhle sind Mukopyozelen, Liquorfisteln, Mykosen, die Extraktion von Fremdkörpern, Biopsien und die Exzision von Tumoren oder eine Dekompression des N. opticus.

Die Eröffnung der Keilbeinhöhle kann nach einer anterior-posterioren Siebbeinausräumung unter optischer Kontrolle transethmoidal vorgenommen werden. Aus Sicherheitsgründen wird hierbei eine Perforation der medianen und inferioren Pars ethmoidalis der Vorderwand ausgeführt. Der Weg längs der Lamina papyracea zielt auf den Sehnerven und muß vermieden werden. Diese gefährliche Orientierung nach lateral-superior wird durch die Anordnung pyramidenförmiger sphenoethmoidaler Zellen oftmals scheinbar vorgegeben [8, 389, 760, 763].

Andere Rhinochirurgen bevorzugen den Zugang über die Nasenhaupthöhle und versuchen einleitend, das Ostium sphenoidale im oberen Drittel der nasalen Vorderwand zu sondieren. Der Knochen ist hier relativ dünn, eine Erweiterung des Ostiums dementsprechend leicht [92]. Gelingt die Sondierung nicht, wird eine Perforation der Pars nasalis paramedian und inferior vorgenommen [153, 772]. In Nähe der Choane wird der Knochen stärker [93]. Unter Beachtung dieses Umstandes kann eine einfache und sichere Perforation paramedian 10–12 mm oberhalb der Choane ausgeführt werden [864] (Abb. 9).

Die Anatomie der Keilbeinhöhlenvorderwand ist variabel. Die Breite der Pars ethmoidalis und der Pars nasalis sowie die Knochenstärke sind Schwankungen unterworfen [325]. Aus diesen Gründen machen einige Chirurgen den operativen Zugang vor der örtlichen Anatomie resp. dem CT-Befund abhängig. Große Keilbeinhöhlen sind relativ gefahrlos über das Siebbein zugänglich. Kleine Höhlen werden günstiger über die Nasenhaupthöhle eröffnet [416]. Eine mediane Eröffnung über das Rostrum der Keilbeinhöhle dürfte nur im Ausnahmefall notwendig sein [689, 711]. Bei unklaren anatomischen Verhältnissen ist eine möglichst vollständige Darstellung der nasalen und ethmoidalen Anteile der Vorderwand und eine transnasale Fensterung anzuraten. Neoostien sollten möglichst groß angelegt werden. Die beschriebenen Gesichtspunkte gelten für Erwachsene und für Kinder.

Zur Orientierung bei der Sphenoidotomie hat Mosher bereits 1902 eine Reihe spezieller Messungen vorgenommen. Stellt man ein Instrument im Winkel von 30° gegen den anterioren Nasenboden auf, soll die Keilbeinhöhlenvorderwand mit dem Ostium in 7 cm Tiefe gelegen sein [175, 211, 666, 772]. Diese Meßwerte sind nicht unproblematisch [325]: Die Strecke vom Naseneingang zur Vorderwand und Hinterwand der Keilbeinhöhle ergibt z.T. sich überschneidende Meßwertreihen [87]. Lucente u. Schoenfeld [463] geben nach exakter Messung für die Strecke von der knöchernen Apertur bis zum Ostium sphenoidale 5,5 cm und einen Winkel von 41° an. Bei Abweichungen der Winkelmessung um 10° ist bei Anwendung der üblichen Abstandswerte bereits die Schädelbasis gefährdet [512].

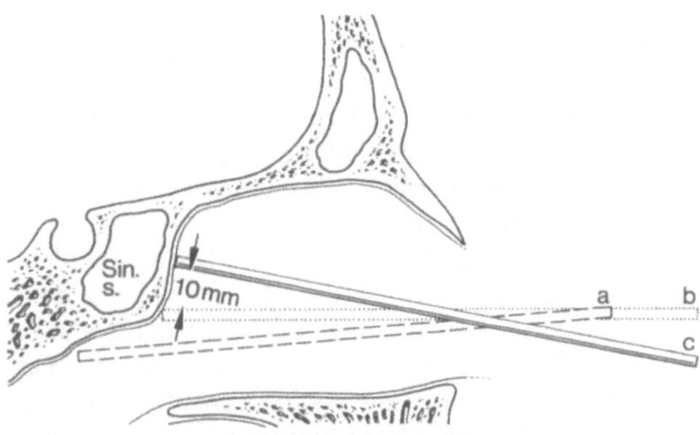

Abb. 9. Fensterung der Keilbeinhöhlenvorderwand nach Wigand [864]. Mit einem stumpfen Instrument (z.B. gerader Sauger) wird die Keilbeinhöhlenvorderwand aus Richtung des Nasenrachens abgetastet und identifiziert *(a–c)*. 10 mm kranial der Choane erfolgt eine Eröffnung mit dosiertem Druck. *Sin.s.* Keilbeinhöhle (Sinus sphenoidalis)

Aus diesem Grunde ist ein Bezug auf regionale Landmarken vorzuziehen. Die verläßlichste Landmarke im hinteren Abschnitt der Nasenhaupthöhle ist die Choane [157, 325]. Einleitend muß der Operateur ggf. durch Teileingriffe an Siebbein oder Nasenseptum für eine gute Sicht sorgen [550]. Eine Frakturierung der mittleren und oberen Nasenmuschel nach lateral kann hierbei vermieden werden. Der dorsale Ansatz der Concha media wird abgetrennt. Anschließend kann mit der Stanze in den Recessus sphenoethmoidalis eingegangen und das dorsale Siebbein umsichtig eröffnet werden. Ist so Platz geschaffen, läßt sich die Keilbeinhöhle unter optischer Kontrolle oder mit der Stirnlampe 10 mm oberhalb der Choane sicher eröffnen. Dieser Zielpunkt kann durch ein Abtasten der Vorderwand, vom Nasenrachen kommend, leicht aufgesucht werden (Abb. 9). Die Sphenoidotomie nimmt man mit einer Sonde, einer geschlossenen Zange oder dem Sauger vor [864]. Muß mehr Kraft aufgewendet werden, so kann das stumpfe Ende des Doppelelevatoriums von Nutzen sein. Sein leicht abgewinkeltes Ende wird beim Druck auf die Keilbeinhöhlenvorderwand in Richtung des Nasenseptums gehalten, um ein evtl. Abweichen am Septum zu bremsen. Bei Orientierungsschwierigkeiten ermöglicht die Diamantfräse eine verhältnismäßig risikoarme Eröffnung der Keilbeinhöhle [144, 145, 157]. Durch Anwendung der geschilderten Operationstechnik erübrigen sich laterale Röntgenübersichtsbilder zur Orientierung intra operationem [87]. Nach der Eröffnung können innerhalb der Keilbeinhöhle die nötigen Manipulationen unter Sicht mit Mikroskop oder Endoskop vorgenommen werden. Manipulationen in ausladenden Recessus laterales erfordern den Einsatz von Endoskopen mit ausreichender Blickablenkung [453]. Bei Mukozelen ist der Eingriff mit einer breiten Fensterung (Marsupialisation) abgeschlossen [773, 800]. Die Keilbeinhöhlenmukosa besitzt bei endoskopischen Nachuntersuchungen im Vergleich zur Kieferhöhlenschleimhaut generell eine deutlich günstigere Ausheilungstendenz [457].

Das spezifische Risiko einer transethmoidalen Keilbeinhöhlenfensterung besteht vor allem in der Gefärdung von Sehnerv und A. carotis interna. Eine Blutung aus Ästen der A. sphenopalatina (A. nasalis posterior medialis, A. septi nasi) kann lästig werden. Die Blutstillung gelingt mit der bipolaren Koagulationspinzette, selten ist der monopolare Sauger oder die Diamantfräse notwendig [157, 864].

3.7 Die Revisionsoperation bei chronischer Sinusitis

Unterschiede in der Dauer und Art der Nachbeobachtung, in der Definition eines Heilungserfolges und der Rezidivpolyposis, der Abgrenzung ambulanter Manipulationen von Revisionseingriffen und in der Indikation zur Nachoperation spiegeln sich in den divergenten Angaben der Literatur über Revisionseingriffe bei der chronischen Sinusitis paranasalis wider.

Revisionseingriffe stehen meist 1 Jahr nach dem Ersteingriff zur Diskussion [215, 441, 586]. In anderen Fällen sind jedoch Zeiträume von 3 (2–4) Jahren üblich [586, 698, 781, 798]. Die unterschiedlichen Operationstechniken spielen in diesem Zusammenhang keine Rolle [586]. Im Vordergrund stehen unerwünschte Narbenbildungen vor allem zwischen Nasenmuschel und lateraler Nasenwand, neu aufflammende Herde der Sinusitis oder Stirnhöhlenbeschwerden. Die Rezidivpolyposis manifestiert sich erwartungsgemäß meist im Bereich des Siebbeines, Prädilektionsstelle für verbleibende oder neue Krankheitsherde ist der Recessus frontalis [392, 425, 739, 804]. Auch die Kieferhöhle kann ungeachtet einer ausreichenden Ventilation zum Ausgangspunkt neuer Beschwerden werden [214].

Vor einem Revisionseingriff sollte stets ein erneuter gründlicher konservativer Therapieversuch unternommen werden, sofern nicht der Befund von vornherein eine derartige Therapie als aussichtslos erscheinen läßt. Mit einer antibiotischen Behandlung von 2–4 Wochen und einer kurzzeitigen Gabe systemischer Steroide liegen Empfehlungen wie bei Ersteingriffen vor [114]. Zur unmittelbar präoperativen Vorbehandlung gelten ebenfalls übliche Empfehlungen (siehe 2.3.2 und 2.3.5). Auf eine sehr intensive Nachbehandlung ist besonderer Wert zu legen.

Eine suffiziente Röntgendiagnostik (CT) ist Voraussetzung zur Revisionsoperation (s. 2.3.2). In den postoperativen Aufnahmen kommt es infolge von Narbenbildungen häufiger zu falsch-positiven Befunden [381].

Mitunter ist die technische Durchführung von Revisionseingriffen relativ einfach. In anderen Fällen können jedoch delikate und zeitaufwendige Manipulationen erforderlich werden. Stichpunkte zur Einschätzung der präoperativen Anatomie und zu intraoperativen Landmarken geben die folgenden Übersichten.

Anatomische Gesichtspunkte für Revisionsoperationen bei chronischer Sinusitis [113]
- Ausdehnung und Vollständigkeit der Voreingriffe,
- Vorhandensein von Resten der mittleren/oberen Nasenmuschel,
- Lage und Zustand der anatomischen Zugänge zur Kieferhöhle, Keilbeinhöhle und Stirnhöhle,
- Lage und Zustand gefährdeter anatomischer Strukturen (Fossa olfactoria, Lamina papyracea, Keilbeinhöhlenseitenwand und Sehnerv).

Landmarken für die endonasale Revisionschirurgie [519]
- *Crista lacrimalis posterior:* Bogenförmiger Übergang in ein evtl. Rudiment der anterioren mittleren Nasenmuschel,
- *Anterior-superiore Anheftung der mittleren Nasenmuschel:* Begrenzung des Operationsfeldes nach medial,
- *Fenster im mittleren Nasengang:* Hilfe beim Aufsuchen der Lamina papyracea. Der Verlauf des Oberrandes (medianer Orbitaboden) hilft beim Auffinden der Keilbeinhöhle,
- *Lamina papyracea:* Begrenzung des Operationsfeldes nach lateral,
- *Septum nasi,*
- *Bogen der Choane:* Zusammen mit dem Nasenseptum Hilfe bei der Keilbeinhöhlenfensterung durch die mediale und inferiore Vorderwand.

Das konkrete technische Vorgehen und das Instrumentarium unterscheiden sich nicht prinzipiell von dem bei Ersteingriffen. Die Ausführung sollte nicht zu zögerlich geplant werden [68]. Für die Präparation im hinteren Siebbein ist zu empfehlen, zunächst die Keilbeinhöhle aufzusuchen und nach Sicherung weiterer Landmarken eine Präparation von dorsal nach ventral vorzunehmen. Der Umgang mit der mittleren Muschel wird durch ihre Struktur vorgegeben. Eine polypöse Degeneration kann zu einer großzügigen Kürzung zwingen. Ein Saum der Muschel sollte als wichtige Landmarke stehen bleiben.

Die Komplikationsrate von Rezidiveingriffen ist global dieselbe wie bei Ersteingriffen. Der Prozentsatz an Komplikationen steigt jedoch signifikant, wenn die mittlere Nasenmuschel bereits fehlt [828].

4 Ergebnisse der endonasalen Nasennebenhöhlenchirurgie bei chronischer Sinusitis

Eine übersichtliche, vergleichende Mitteilung von Ergebnissen der Chirurgie bei der chronischen Sinusitis wird durch mehrere Umstände erschwert: Den unterschiedlichen Zusammenstellungen liegen Patienten mit differenten Sinusitisformen zugrunde (z.B. anatomische Engstellen, anteriore Ethmoiditis, chronischdiffuse Pansinusitis), oft auch Kollektive mit Unterschieden in Alter und Geschlechtsverteilung. Nicht selten wird über Patienten mit unterschiedlichen Grunderkrankungen berichtet (z.B. Asthma, Allergie, Analgetikaintoleranz, Mukoviszidose), deren Einfluß auf den Operationserfolg noch nicht ausreichend bekannt ist. Darüber hinaus sind weder die aktuellen Eingriffe noch evtl. Voreingriffe und die Befunde standardisiert oder vergleichbar. Das gleiche trifft für die Technik und Planung der jeweiligen Nachuntersuchungen zu. An Nachuntersuchungen nehmen Patienten in einem sehr unterschiedlichen Prozentsatz teil, nach mehreren

Jahren oft allenfalls die Hälfte [742]. Fern bleiben sollen eher Patienten mit geringen oder keinerlei Beschwerden [741].

Es ist das Verdienst einer Reihe von Autoren, nach einer oft langjährigen Spezialisierung die Effektivität der endonasalen Siebbeinchirurgie in ihrer persönlichen Statistik belegt zu haben. Demgegenüber sollten jedoch auch diejenigen Ergebnismitteilungen eine besondere Beachtung finden, die aus der routinemäßigen Arbeit verschiedener Operateure einer Ausbildungsklinik entstanden und so auf einem unterschiedlichen Stadium von Ausbildung und Spezialisierung beruhen [842].

Bei der Beschreibung postoperativer Befunde mit einer oft willkürlichen Unterscheidung von Schleimhauthyperplasien und (Rezidiv)-Polypen muß in Erinnerung gerufen werden, daß nach Definition der allgemeinen Pathologie als Polyp „jede über die Oberfläche hinausragende Gewebsvermehrung" bezeichnet wird [56]. Clement et al. [103] nennen Polypen alle „abgerundeten Strukturen der Schleimhaut".

Die einzelnen Symptome der Patienten sprechen unterschiedlich auf die Operation an. Je länger die Beschwerden bestanden, desto weniger günstig fällt das subjektive Operationsergebnis aus [304]. Das Ausmaß der Erkrankung im präoperativen CT steht in keinem Verhältnis zur subjektiven Besserung [250, 506], wahrscheinlich aber in einem umgekehrten Verhältnis zur lokalen Heilungschance [389]. So soll z.B. der Befall der Keilbeinhöhle bei einer diffusen Sinusitis mit einer weniger günstigen Ausheilungschance verbunden sein [506]. Allein die Größe von Nasenpolypen läßt jedoch keinen Rückschluß auf den möglichen Operationserfolg zu [450]. Diffus-hyperplastische Entzündungen scheinen weniger günstig zu liegen als Formen der blanden Polyposis. Patienten mit einer Analgetikaintoleranz weisen auch subjektiv geringere Heilungsquoten auf [313]. Andere Untersucher haben einen derartigen Einfluß der Intoleranz auf den subjektiven Erfolg ebensowenig beobachtet wie einen Unterschied zwischen einer Polyposis und einer chronischen Sinusitis [470]. In sehr vielen Fällen stimmen die subjektiven Angaben der Patienten über den Operationserfolg nicht mit dem postoperativen endoskopischen Aspekt überein [313, 394, 563, 698, 765]. Sie haben oft auch keinen Bezug zum speziellen Typ der Nebenhöhlenentzündung [165] und zum Ausmaß des Eingriffes [394]. Mit der Zeit kommt es postoperativ zu einer allmählichen Abnahme des subjektiven Operationserfolges [698]. Nicht alle Operateure haben diese Erfahrung gemacht [107, 324]. Dennoch werden aufgrund entsprechender Beobachtungen Nachuntersuchungsintervalle von etwa 3 (–7) Jahren gefordert [698, 732]. Befundermittlungen früher als 6 Monate postoperativ sind in jedem Fall sinnlos [510].

4.1 Subjektive Resultate

4.1.1 Subjektive Resultate der Chirurgie mit Stirnlampe

Es mag aus heutiger Sicht überraschen, daß Eingriffe am Nebenhöhlensystem ohne optische Hilfsmittel bei Patienten mit chronischer Sinusitis der Literatur nach ausgesprochen respektable Heilungsergebnisse erzielen. Subjektiv ergibt die Operation mit der Stirnlampe in vielen Fällen gleiche Resultate wie die endoskopische Chirurgie [206]. Tabelle 7 führt eine Reihe entsprechender Arbeiten auf.

4.1.2 Subjektive Resultate der optisch gestützten Chirurgie, Besserung von Einzelsymptomen

In größeren Übersichten ergeben sich bei der optisch gestützten Nasennebenhöhlenchirurgie meist Erfolgsquoten von etwa 80% [659, 804]. Eine Übersicht gibt Tabelle 8.

Genauere Analysen stellen diesen günstigen Zahlen jedoch die folgenden Feststellungen zur Seite: Auch wenn bis zu 91% der Patienten angeben, der Eingriff sei ein Erfolg gewesen, so führen doch gleichzeitig weniger als 50% an, daß sie keine Symptome mehr hätten [506]. Auch wenn in einer anderen Untersuchung 88% der Patienten von einem Erfolg des Eingriffes reden, bedürfen doch gleichzeitig 42% dieser Patienten einer weiteren Behandlung ihrer Nebenhöhlen [739].

Die einzelnen Symptome der Patienten mit einer chronischen Sinusitis sprechen unterschiedlich auf den operativen Eingriff an:

Eine bestehende *Nasenatmungsbehinderung* wird vielen Untersuchungen zufolge zu etwa 90% gebessert [313, 337, 563]. Diesem Prozentsatz liegen verschiedene Eingriffe und v.a. eine unterschiedliche Häufung von Begleiteingriffen an Nasenmuscheln und Septum zugrunde. Teilresektionen der mittleren Nasenmuschel verbessern die Nasenluftpassage [111]. In manchen Fällen ist trotz einer subjektiv verbesserten Nasenatmung bei Messung mit der aktiven anterioren Rhinomanometrie prä- und postoperativ kein Unterschied zu erkennen [472]. Im Vergleich von Patienten mit alleiniger Fensterung im unteren Nasengang und Patienten nach Ethmoidektomie läßt sich vermuten, daß es ein Gefühl der Nasenobstruktion gibt, das durch pathologische Prozesse im mittleren Nasengang ausgelöst wird und sich nach Beseitigung dieser Herde trotz einer im wesentlichen unveränderten Geometrie der Nase zurückbildet [470].

Kopf- und Gesichtsschmerzen sprechen auf den Eingriff gut an; der Prozentsatz einer Besserung liegt bei etwa 80% (69–93%) [232, 305, 313, 337, 470]. Ein Druckgefühl über dem Gesicht hat mit über 90% Besserung eine sehr gute Prognose [305]. Kopfschmerzen benötigen nach einem Nebenhöhleneingriff oftmals 3–6 Wochen bis zu ihrer Rückbildung [413].

Einer Reihe weiterer Beschwerden der Patienten wird in der Literatur weniger Beachtung geschenkt.

Tabelle 7. Subjektive Resultate der Nasennebenhöhlenchirurgie ohne optische Hilfsmittel

Autor	Anzahl Patienten (Alter) Anzahl der Eingriffe	Eingriff	postoperative Nachbeobachtung	Resultat subjektiv	Rezidive
Reusch [658]	275 Patienten	Ethmoidektomie	?	84% Heilung	
Dixon [141]	125 Patienten (14–70 Jahre)	komplette Ethmoidektomie	3,5 Jahre	94% voll zufrieden 4% zufrieden 2% unzufrieden	27% Rezidiv
Friedmann et al. [215]	50 Patienten	komplette Ethmoidektomie	6 Mo. bis 4 Jahre		8% Rezidiv
Eichel [174]	46 Patienten	meist komplette Ethmoidektomie	3,8 Jahre	83% Heilung oder Besserung	
Stevens u. Blair [781]	87 Patienten 230 Eingriffe	meist komplette Ethmoidektomie	6 Mo. bis 11 Jahre	75% Erfolg	25% Rezidiv
Friedman u. Katsantonis [212]	1178 Eingriffe	komplette Ethmoidektomie	?		15% Rezidiv
Sogg [741]	146 Patienten 276 Eingriffe	unterschiedliche Siebbeineingriffe	6–13 Jahre	73% Heilung nichtpolypöser Sinusitis 66% Heilung polypöser Sinusitis	16% Rezidiv
Friedman et al. [216]	14 Patienten	komplette Ethmoidektomie	?	?	29% Rezidiv
Lawson [434]	90 Patienten (21–81 Jahre) 166 Eingriffe	komplette Ethmoidektomie	3,5 Jahre	73% Erfolg	

Tabelle 8. Subjektive Resultate der Nasennebenhöhlenchirurgie mit optischen Hilfsmitteln

Autor	Patienten (P) Seiten (S)	Eingriff	Postoperatives Intervall	Resultat	Bemerkung
Kennedy u. Zinreich [392]	95 (S)	endosk. Operation (Umfang?)	9 Monate	92% beschwerdefrei oder gebessert	
Schaefer et al. [696]	100 (P)	endosk. Operation (Umfang?)	5 Monate	83% verbessert 10% rez. Sinusitis 7% idem	
Levine [450]	221 (P)	endosk. Operation (Umfang?)	17 Monate	88% Erfolg bei Polyposis 80% Erfolg bei chron. Sinusitis	
Stammberger u. Posawetz [765]	500 (P)	endosk. Operation (Umfang?)	8 Monate bis 10 Jahre	85% Erfolg 6% Besserung 4,2% geringe Besserung 4,6% keine Besserung (schlechter)	
Moriyama et al. [563]	62 (P), 102 (S)	endosk. Operation (Umfang?)	?	73% Erfolg	
Schaitkin et al. [698]	91 (P)	endosk. Operation (Umfang?)	36–52 Monate	91% Besserung auch noch nach Jahren	
Lund u. MacKay [470]	650 (P)	endosk. Operation (Umfang)?	6 Monate	9% Heilung 87% Besserung 11% idem 2% schlechter	
Kennedy [389]	120 (P)	endosk. 108 Sphen. 74 Eth. 42 ant. Eth.	18 Monate	85% deutl. Besserung 12,5% geringe Besserung 2,5% idem/schlechter	
Wigand [862]	84 (P)	endosk. Pansinus-Op.	12 Monate	83% beschwerdefrei	
Gammert [232]	37 (P)	endosk. Pansinus-Op.	bis 5 Jahre	65% beschwerdefrei 19% gebessert 16% idem	
Hosemann et al. [313] (Wigand [864])	220 (P)	endosk. Pansinus-Op.	4,3 Jahre	48,6% geheilt 33,2% gebessert 12,3% idem 5,9% schlechter	
Draf. u. Weber [157]	170 (N)	mikro-endosk. Pansinus-Op.	20–120 Monate	89% beschwerdefrei oder gebessert. Gemischte Klassifikation:* Grad 1: 40%, Grad 2: 52%, Grad 3: 8%	15 verschiedene Operateure

Abkürzungen: *endosk.:* endoskopischer Eingriff; *Umfang?:* Eingriffe von unterschiedlicher Ausdehnung; *idem:* gleichbleibende Beschwerden; *rez:* rezidivierend; *Sphen:* komplette Sphenoethmoidektomie; *Eth.:* komplette Ethmoidektomie; *ant. Eth.:* anteriore Ethmoidektomie; *: Klassifikation nach [157]

Dessen ungeachtet werden z.B. *Halsbeschwerden,* eine *Infektanfälligkeit* oder Symptome im Bereich von Auge und Ohr mit Prozentsätzen von 70–80% günstig beeinflußt [864].

Etwa 23% der Patienten mit einer chronischen Sinusitis leiden unter einer Einschränkung des Geruchssinnes [765]. Das gestörte *Geruchsvermögen* spricht relativ gut auf einen gezielten Nebenhöhleneingriff an. Bei etwa 75% ist postoperativ mit einer Besserung zu rechnen [134, 221, 305, 322, 337, 417, 712, 765, 863]. Eine Verschlechterung des Geruchssinnes betrifft etwa 8% der Patienten, überwiegend jedoch solche mit vorbe-

stehender Hyposmie. Bei 1% tritt postoperativ erstmals eine Anosmie auf [134, 322]. Den Berichten über markante Verbesserungen des Geruchssinnes liegen Eingriffe unterschiedlicher operativer Schulen zugrunde. Nicht alle Autoren haben jedoch gleich gute Erfahrungen gemacht: In einzelnen Mitteilungen liegt der Erfolg nur bei etwa 25% (17–41%) [30, 232, 563, 604].

Zur Erhaltung des wiedergewonnenen Geruchssinnes kann es notwendig werden, postoperativ Kortikosteroide zumindest topisch zu verabreichen [347]. Nicht immer sind diese Präparate ausreichend wirksam [183]. Für eine erneute postoperative Verschlechterung des Geruchsvermögen sind meist eine Synechie, ein Schleimhautödem respektive Rezidiv- oder Residualpolypen verantwortlich [134]. Die Größe der verbliebenen mittleren Nasenmuschel hat auf das postoperative Riechen bei Patienten mit chronischer Pansinusitis keinen unmittelbaren Einfluß, eher die postoperative Zugänglichkeit der Rima olfactoria. In die gleiche Richtung deutet die Beobachtung, daß Patienten mit einer oder mehreren Polypektomien in der Anamnese und entsprechenden Narben eine eingeschränkte Prognose für eine Erholung des Geruchssinnes besitzen [322]. Schlechter ist die Aussicht auch für Patienten mit einer Analgetikaintoleranz [804].

Bei routinemäßigen Eingriffen wird die Riechspalte intraoperativ meist nicht tangiert. Yamagishi et al. [878] führen jedoch spezielle Manipulationen in der Riechspalte aus unter Kontrolle durch ein Endoskop mit 1,5 mm Durchmesser. Durch das Abtragen kleiner Polypen soll sich ein eingeschränkter Geruchssinn besonders gut erholen können. Durch Einlage einer Silastikschiene wird einer septoturbinalen Synechie vorgebeugt. Die Ergebnisse liegen jedoch mit einer subjektiven Besserung von 70% und einer Besserung im Geruchstest von 80% nach 6 Monaten im Bereich der übrigen Mitteilungen.

Eine vergleichsweise fragliche Prognose besitzt die *postnasale Sekretion* der Patienten [20, 160, 472]. Die prozentualen Angaben der Literatur über eine postoperative Besserung schwanken zwischen 25 und 92% [232, 304, 305, 313, 337, 563, 739]. Eine deutliche Sprache spricht der Umstand, daß 72% der Patienten, die sich nach einem Nebenhöhleneingriff in ihrem Befinden nicht gebessert fühlen, gerade dieses Symptom beklagen [450]. Oft wird die Anzahl der Patienten, die über Nasenlaufen klagen, auch durch weitergehende Eingriffe nur wenig beeinflußt [160]. Etwa 14% der Patienten weisen postoperativ eine auffallend dicke, muköse Nasensekretion auf [586]. Die Persistenz derartiger Befunde und Beschwerden kann Ausdruck eines bleiben-

den Umbaues der Nasenschleimhaut insbesondere im Bereich der Drüsen und des Mukoziliarapparates sein. Für diese Annahme spricht der Umstand, daß bei Patienten mit einer langen Anamnese eine postoperative Besserung immer unwahrscheinlicher wird [304]. Unmittelbar postoperativ können sich vorübergehende Besserungen ergeben [698, 808]. Immunologische und allergologische Untersuchungen verlaufen meist ergebnislos [468, 586]. Durch die langfristige postoperative Gabe von Erythromycin soll sich eine Befundbesserung erzielen lassen [567].

4.2 Objektive Resultate bei Polyposis nasi et sinuum

Die Ergebnisse einer endoskopischen Nachbeobachtung des Operationsgebietes bei Patienten mit chronischer Sinusitis sind in Tabelle 9 zusammengefaßt.

Der endoskopische Aspekt ist bei Patienten nach einem unschriebenen Nebenhöhleneingriff in etwa 77% postoperativ normal. Nach Eingriffen bei einer polypösen Sinusitis kann eine restlose und vollständige Ausheilung jedoch nur bei etwa 24% beobachtet werden (Abb. 10, 26). Diese Patienten mit einer fortgeschrittenen Schleimhauterkrankung weisen postoperativ zusätzlich häufiger eine Ostiumstenose der Kieferhöhle (7%) oder Stenosen im Recessus frontalis (27%) auf [389]. In größeren Zusammenstellungen wird eine Rezidivpolyposis des Siebbeines in etwa 20% erwähnt [804]. Bei Patienten mit einer Analgetikaintoleranz steigt der Prozentsatz auf bis zu 50% [336]. Die präoperative Ausdehnung (das Stadium) der Erkrankung beeinflußt die Rezidivrate [382]. Ein endoskopischer Normalbefund der Kieferhöhlenschleimhaut kann nach einer Pansinusoperation in 60% (56–72%) erhoben werden. In den übrigen Fällen werden meist flächenhafte Hyperplasien und Zysten, seltener ausgeformte Polypen beobachtet [313, 842]. Werden Infektherde im vorderen Siebbein operativ angegangen und

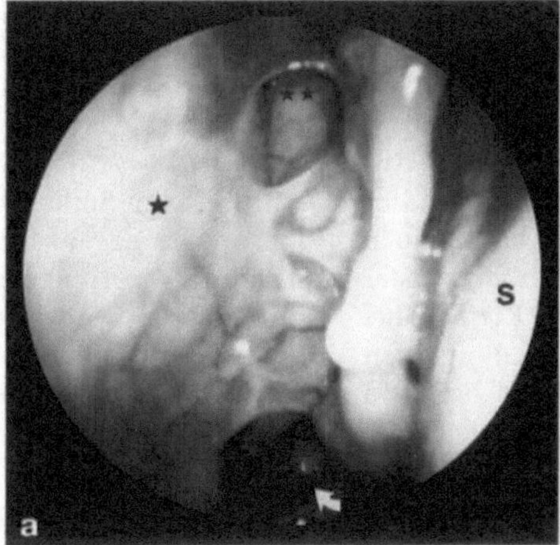
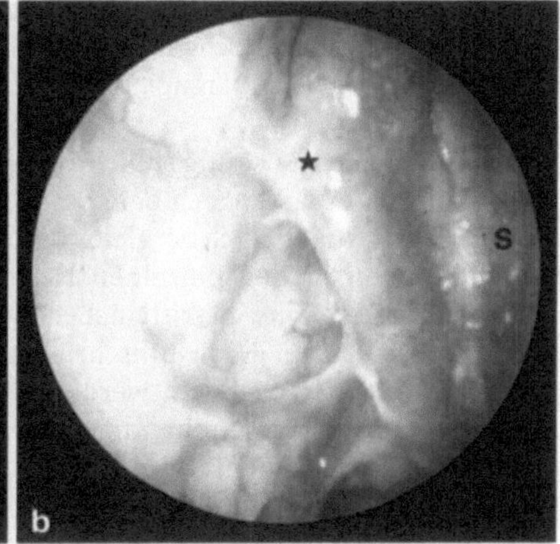

Abb. 10 a, b. Endoskopische Bestandsaufnahme nach einer Pansinusoperation bei chronisch-diffuser Sinusitis (jeweils rechte Seite).
a Günstiges Ausheilungsergebnis mit Einblick in die Keilbeinhöhle *(Pfeil)* und die Stirnhöhle (**) nach 4 Monaten. *: Lamina papyracea. *S:* Nasenseptum. **b** Ungünstiges Ausheilungsergebnis: Eine Lateralisation und Vernarbung (*) der vertikalen Lamelle der mittleren Nasenmuschel engt den Zugang zum anterioren Recessus frontalis und der Stirnhöhle ein

Tabelle 9. Objektive (endoskopische) Resultate von Nasennebenhöhleneingriffen bei chronischer Sinusitis

Autor	Patienten [n]	Eingriff	Postoperatives Intervall	Resultat (Endoskopie)
Bagatella u. Mazzoni [29]	30	mikroskop. Ethmoidektomie	3 Jahre	86% normale Mukosa 14% Hyperplasien keine Rezidivpolypen
Bagatella u. Mazzoni [30]	155	mikroskop. Ethmoidektomie	1–10 Jahre	59% Ausheilung 22% kleine Polypen 19% große Polypen
Silverstein u. McDaniel [732]	31	mikroskop. Ethmoidektomie	2,4 Jahre	90% ohne Polypen
Amedee et al. [10]	325	mikroskop. Ethmoidektomie	2 Jahre	22,5% Rezidivpolypen
Teatini et al. [798]	a) 78	a) mikroskop. Ethmoidektomie	a) >2 Jahre	a) 60% ohne Polypen; 25% Rezidivpolypen medikamentös therapierbar; 14% Mukositis oder Rezidiv mit op. Revision
	b) 22	b) mikroendosk. Ethmoidektomie	b) 1 Jahr	b) 86% frei von Polypen; 14% Rezidiv
Weber u. Draf [842]	170	mikroendosk. Ethmoidektomie	20–120 Monate	Siebbeinschleimhaut: 56% reizlos 19% Hyperplasie 25% Polypen
Kennedy [389]	120	endoskop. Ethmoidektomie oder Teileingriffe	18 Monate	44,9% Anzeichen für verbliebene Erkrankungsherde (22,7% der Pat. ohne Polyposis, 42,3% der Pat. mit Polyposis, 76,5% der Pat. mit diffuser Polyposis)
Gammert [232]	37	endoskop. Ethmoidektomie	–5 Jahre	73% Ausheilung 11% kleine Polypen 16% große Polypen
Friedrich u. Terrier [223]	22	endoskop. Ethmoidektomie	20 Monate	52% Ausheilung 32% kleine/wenige Polypen 16% umschriebene Polyposis
Hosemann et al. [313] (Wigand [864])	90	endoskop. Ethmoidektomie	4,3 Jahre	52% Ausheilung 30% Hyperplasien 18% Rezidivpolypen
Jankowski et al. [351]	50	endoskop. Ethmoidektomie	18 Monate	Siebbeinmukosa: 40% normal 38% lokale Ödeme 11% asymptomat. Rezidiv 11% symptomat. Rezidiv

Abkürzungen: *mikroskop./endoskop./mikroendosk.* mikroskopisch/endoskopisch/mikroskopisch und endoskopisch gestützter Eingriff.

wird dabei die Kieferhöhle allein im mittleren Nasengang gefenstert, so darf mit einer spontanen Rückbildung gravierender maxillärer Schleimhauthyperplasien nur in einer Minderzahl der Fälle gerechnet werden [351, 457]. Auf die Schwierigkeiten der postoperativen radiologischen Diagnostik wurde hingewiesen (s. 2.3.2).

Ungeachtet eines häufig subjektiv verbesserten Allgemeinzustandes lassen sich bei postoperativen radiologischen Kontrollen auch vergleichsweise häufig noch Verschattungen in den einzelnen Nebenhöhlensystemen nachweisen. Dies betrifft neben der Kieferhöhle auch die Stirnhöhle. Nach umschriebenen Eingriffen am vorgeschalteten Siebbein werden frontal bei etwa 8% persistierende Schleimhautherde beobachtet [206, 351, 818]. Bei einem anderen Patientenkollektiv mit diffuser Sinusitis weist die Stirnhöhle andererseits trotz einer gezielten operativen Drainage postoperativ noch

in 71% mehr oder minder deutliche Verschattungen auf [326]. In bis zu 70% der Fälle zeigen sich auch nach einer kompletten Ethmoidektomie postoperativ stehengebliebene Siebbeinzellen [351]. Eine Bewertung der postoperativen radiologischen Befunde muß individuell unter Einbeziehung von Klinik und Endoskopie vorgenommen werden.

Strittig ist die Ursachenanalyse von Rezidiven der chronischen Sinusitis. Während verschiedene Autoren besonders darauf hinweisen, daß eine minutiöse Abtragung von Knochengraten und Septen intraoperativ unterlassen werden sollte [763], führen andere neuerliche Entzündungsherde der Mukosa auf eine ungenügende Begradigung der Operationshöhle zurück [425]. Für eine ungenügende Ausheilung der Kieferhöhlenschleimhaut wird vor allem nach Teilresektionen ein übersehener Herd im vorderen Siebbein verantwortlich gemacht [744]. Umgekehrt können Schleimhauteiterungen nach kompletter Ethmoidektomie im gesamten Operationsgebiet von einer ungenügend sanierten Kieferhöhle ihren Ausgang nehmen [798].

Auf den unterschiedlichen, längerfristigen Heilungsverlauf wurde bereits hingewiesen. Rezidive werden meist nach Ablauf eines Jahres, jedoch auch noch bis zu 7 Jahre nach dem Eingriff beobachtet [382, 732]. Die Mehrzahl der Patienten weist jedoch erfreulicherweise einen über Jahre stabilen Heilungsverlauf auf [471].

Nicht jede Rezidivpolyposis muß einem operativen Eingriff zugeführt werden. Je nach Umfang und den anatomischen Verhältnissen gelingt es in bis zu 84%, ambulant eine Ätzung oder Abtragung erfolgreich auszuführen [9].

Der Mukoziliarapparat kann sich nach Siebbeineingriffen nachweislich erholen. Postoperative Messungen ergaben eine Zunahme der ziliären Schlagfrequenz [371, 472].

4.3 Problematik der Qualitätssicherung, Standardisierung und Ergebnisdokumentation

Die chronische Nasennebenhöhlenentzündung weist eine Reihe unterschiedlicher Spielarten auf. Die einzelnen Formen der Sinusitis sind in ihrem natürlichen Krankheitsverlauf, ihrer Pathogenese und Abgrenzung noch weitgehend unbekannt. Ohne eine allgemein akzeptierte Methode der Klassifikation von Befunden und Eingriffen einschließlich deren Resultate wird es auch in Zukunft schwer möglich sein, die unterschiedlichen chirurgischen Behandlungsansätze vergleichend zu beurteilen. Die beschriebenen Probleme bei der heutigen Analyse von Ergebnismitteilungen lassen die Entwicklung einer Klassifikation von Eingriffen, Befunden und Beschwerden prinzipiell wünschenswert erscheinen.

Ein Klassifikationssystem sollte mehrere Anforderungen erfüllen: Es muß für die klinischen Belange präzise, klar und einfach sein. Das System muß eine klinische Relevanz besitzen und eine reproduzierbare Einteilung erlauben. Es sollte dennoch umfassend und vollständig sein, d.h. nur wenige unklassifizierbare Fälle hinterlassen. Ein Stagingsystem von CT-Befunden sollte für Radiologen und HNO-Ärzte verwendbar sein. Im folgenden wird eine Reihe der derzeit diskutierten Vorschläge zur Klassifikation aufgeführt.

4.3.1 Klassifikation der präoperativen Befunde und Begleitfaktoren

Die vorgestellten Ansätze zur Klassifikation beziehen sich auf die chronische und die chronisch-rezidivieren-

de Sinusitis. Kriterien zur klinischen *Definition der chronischen Sinusitis* sowie wichtige *Grunderkrankungen und Begleitfaktoren* der Patienten werden in den beiden nachfolgenden Übersichten zusammengefaßt. Zusammen mit Alter, Geschlecht und chirurgischer Anamnese der Patienten bilden sie die Grundlage für eine standardisierte Ergebnisanalyse.

Kriterien der chronischen Sinusitis (Lund et al. [473])

Bei Erwachsenen
- 8 Wochen persistierende Symtome und Befunde

oder
- 4 Episoden einer rezidivierenden, akuten Sinusitis im Jahr, jede von wenigstens 10 Tagen Dauer

in Verbindung mit
- persistierenden Veränderungen im CT 4 Wochen nach einer medikamentösen Vorbehandlung ohne dazwischenliegenden Infektschub.

Bei Kindern
- 12 Wochen persistierende Symptome und Befunde

oder
- 6 Episoden einer rezidivierenden, akuten Sinusitis im Jahr, jede von wenigstens 10 Tagen Dauer

in Verbindung mit
- persistierenden Veränderungen im CT 4 Wochen nach einer medikamentösen Vorbehandlung ohne dazwischenliegenden Infektschub.

Wichtige Grunderkrankungen und Begleitfaktoren bei Patienten mit chronischer und rezidivierender akuter Sinusitis.
(Mod. nach Lund et al. [473])

- Gestörte mukoziliäre Reinigung (z.B. primäre ziliäre Dyskinesie, Young-Syndrom),
- Asthma,
- Analgetikaintoleranz,
- Mukoviszidose,
- Immundefekte,
- Atopie,
- Sonderformen der lokalen Entzündung (Mykose, allergische Pilzsinusitis; Churg-Strauß-Syndrom),
- Diabetes mellitus,
- Schwere anderweitige Grunderkrankungen (z.B. generalisierte oder lokale Tumoren, spezifische Entzündungen),
- Sonstiges: Nikotinabusus.

Zum Stadium der chronischen Sinusitis anhand des präoperativen CT wird eine Reihe unterschiedlicher *radiologischer Klassifikationssysteme* in der Literatur vorgestellt [103, 165, 206, 216, 248, 473, 585]. Die folgende Übersicht gibt ein Beispiel. Die Systeme von Friedman et al. [216] und von Eichel [177] sind ähnlich, sie beziehen sich auf das CT nach einer adäquaten medikamentösen Vorbehandlung und berücksichtigen die Reversibilität der Schleimhautveränderungen. Die erstgenannten Autoren sehen eine gute Korrelation zwischen Stadium und Wahrscheinlichkeit eines Rezidives posttherapeutisch. Die Einteilung nach Kennedy [389] differiert unwesentlich. Sie beruht auf einer Kombination der radiologischen Befunde mit der intraoperativen Endoskopie. Die radiologischen Klassifikationen basieren auf der Annahme, daß die Ausdehnung der chronischen Sinusitis den derzeit einzigen prognostischen Parameter der Erkrankung darstellt [389]. Wichtige klinische Parameter wie die Analgetikaintoleranz können sich in dieser Klassifikation nur über eine fortgeschrittene Erkrankung ausdrücken.

Stadium einer chronischen Sinusitis im CT (Gliklich u. Metson [248])
- Stadium 0: Normale Verhältnisse (Schleimhaut stets unter 2 mm dick)
- Stadium 1: Alle unilateralen Erkrankungen oder anatomische Aberrationen
- Stadium 2: Bilaterale Erkrankung, auf Siebbein oder Kieferhöhle beschränkt
- Stadium 3: Bilaterale Erkrankung, mindestens eine Keilbeinhöhle oder Stirnhöhle betroffen
- Stadium 4: Pansinusitis

Eine einfache *Klassifikation endoskopischer Befunde* wurde von Kennedy [389] vorgestellt: Es werden lediglich nichtpolypöse Erkrankungen, eine Polyposis des mittleren Nasenganges und die diffuse Polyposis unterschieden. Eine weitergehende Stadieneinteilung mit Unterscheidung verschieden fortgeschrittener Formen der Polyposis stammt von Levine [450] oder von Lund et al. [473].

Gliklich u. Metson [249] versuchten, das *Befinden des Patienten* vor und nach therapeutischen Eingriffen zu klassifizieren. Im Vergleich erwies sich eine Abfrage von Symptom und zeitlichem Verlauf (Dauer der Beschwerden und der Therapie im Intervall der letzten 8 Wochen) der alleinigen Eruierung von Symptomen in einer graduierten Skala als überlegen. Lund et al. [676] geben ein Punktesystem der Symptome an. Rosenfeld [676] verwendet zur Ergebnisanalyse bei Eingriffen an Kindern ein Punktesystem, das die Beurteilung der Eltern zusammenfaßt mit dem veränderten Allgemeinbefinden und der Besserung von Leitsymptomen.

Komplexe Klassifikationssysteme bestehen aus radiologischen, endoskopischen und klinischen Befunden. Ein Beispiel wird nachfolgend gegeben. Auch wenn die Autoren eine Übereinstimmung von Stadium und Prognose der Erkrankung feststellen [698], dürfte einer breiten Verwendung der Klassifikation doch die Vielfältigkeit der Parameter im Wege stehen. Das gleiche gilt für andere, ähnlich komplexe Systeme [235, 469, 510]. In einfach strukturierten Einteilungen dienen als Parameter die Ausdehnung der Befunde (umschriebene: diffuse Erkrankung), der Typ der Erkrankung (Infektion: Polyposis) und die Begleitfaktoren (Asthma: fehlendes Asthma) [434].

Klassifikation der chronischen Sinusitis.
(Nach Schaitkin et al. [698]).

I. *Anatomische Variationen*
- Turbinoseptale Deformität (Feststellung durch prä- oder intraoperative Endoskopie nach Dekongestion):
  TS1: mediale und laterale Fläche der mittleren Nasenmuschel einsehbar
  TS2: Mittlere Nasenmuschel von medial durch Septum z.T. verdeckt
  TS3: Mittlere Nasenmuschel von medial durch Septum vollständig verdeckt
  TS4: Septum spießt in laterale Nasenwand ein
- Engstelle im Infundibulum ethmoidale durch folgende Variationen:
  Paradoxe Krümmung der mittleren Nasenmuschel;
  Concha bullosa,
  Lateralisierter Proc. uncinatus,
  Bulla ethmoidalis,
  Haller-Zelle,
  Agger-nasi-Zelle (eingeengter Recessus frontalis),
  (andere Variationen, Kombinationen).

II. *Hyperplastische Schleimhauterkrankung* (Endoskopie und/oder CT) mit Verdickung der Mukosa und Sekretretention.

III. *Chronisch-purulente Infektion* (Anamnese, Endoskopie, CT; intraoperativer Befund).

IV. *Polypen.*

4.3.2 Klassifikation und Standardisierung der operativen Therapie

Ein festgelegtes System chirurgischer Maßnahmen würde insbesondere nach Teileingriffen am Siebbein wertvolle Dienste bei der Dokumentation, der Qualitätssicherung und der vergleichenden Ergebnismitteilung leisten. Eine derartige Klassifikation der endonasalen Interventionen stößt jedoch auf prinzipielle Schwierigkeiten. So strebt die Engstellenchirurgie grundsätzlich und ausdrücklich eine gewebeschonende und individuelle Wiederherstellung von Ventilation und Drainage der Nasennebenhöhlen an. Dieses therapeutische Prinzip ist mit einer starren Festlegung von operativen Teilschritten nicht vereinbar.

Chirurgische Eingriffe, die am Siebbeinzellsystem definierte anatomische Kavitäten hinterlassen, würden als „funktionelle Kompartimentchirurgie" prinzipiell auch eine Klassifikation der operativen Teileingriffe zulassen. Angesprochen werden hierbei eher Eingriffe der Nebenhöhlensanierung nach Wigand und die mikroskopgestützten Operationen. Unterschieden werden könnten die nachfolgende aufgeführten Eingriffe. Lund et al. [473] haben nach Ausklammern der beschriebenen Schwierigkeiten ein einfaches Punktesystem vorgestellt.

Eingriffe zur Sanierung der Nebenhöhlen
A. Infundibulotomie
B. Anteriore Siebbeinoperation
  a) mit/ohne Stirnhöhlenfensterung,
  b) mit/ohne Kieferhöhlenfensterung.
C. Dorsale Siebbeinoperation
  a) mit/ohne Keilbeinhöhlenoperation.
D. Komplette Siebbeinoperation
  a) mit/ohne Stirnhöhlenfensterung,
  b) mit/ohne Kieferhöhlenfensterung,
  c) mit/ohne Keilbeinhöhlenoperation.

Nach anatomischen und funktionellen Gesichtspunkten hinterläßt die anteriore Ethmoidektomie der obigen Klassifikation eine definierte operative Kavität. Die anatomischen Grenzen sind mit der vertikalen Lamelle der mittleren Nasenmuschel, der Lamina papyracea, der Rhinobasis und der Grundlamelle der mittleren Nasenmuschel vorgegeben. Leider sind derartige Festlegungen mit der individuellen Anatomie nicht vereinbar: In 14% führen z.B. posteriore Siebbeinzellen zu einer Auslenkung der Grundlamelle der mittleren Nasenmuschel nach anterior bis in den Bullawulst. Bei einer Abtragung der Bulla ethmoidalis würde meist unwissentlich bereits die Grenze zur posterioren Siebbeinexploration überschritten [324].

Ein praktikables System der Klassifikation von Siebbeineingriffen in Vereinigung der unterschiedlichen operativen Schulen kann aus den dargelegten methodischen Gründen derzeit nicht entwickelt werden.

4.3.3 *Definition des Heilungserfolges*

In der *subjektiven Ergebnisanalyse* unterscheiden die verschiedenen Autoren unterschiedliche Stufen der Befundbesserung neben dem gleichbleibenden Befinden und gewöhnlich einer Gruppe mit Zunahme der Beschwerden. Kennedy [389] gibt 3 Klassen von subjektiver Besserung des Befindens an: keine Verbesserung (unter 25%), geringe Verbesserung (25–50%), deutliche Besserung (über 50%). Eine Ergebnisgraduierung von Schaitkin et al. [698] bezieht evtl. Maßnahmen, die postoperativ zur Erzielung des Behandlungszieles notwendig werden, mit in die Gesamtbeurteilung ein (s. Übersicht).

In einer *Einteilung der endoskopischen Befunde* unterscheiden Uchida u. Sugita [816] die normale Wundheilung neben einer Heilung mit verstärkter Entzündung, verstärkter Narbenbildung oder beidem. Im Rahmen ihrer umfassenden Analyse bewerten Lund u. Mackay [469] das Vorhandensein oder Fehlen von Polypen, Sekretion, Ödem sowie Vernarbungen resp. Adhäsionen und eine Krustenbildung mit 0–2 Punkten.

Ergebnisgraduierung nach Nasennebenhöhleneingriffen
bei chronischer Sinusitis (Schaitkin et al. [698])
Postoperative Symptome (minimales Intervall 3 Jahre)
I.   Symptomfrei (bestmögliches Resultat)
II. Symptomfrei mit zusätzlicher Behandlung (zweitbestes Resultat)
    A. Medikamentöse Behandlung
    B. Operative Revision
III. Besserung (Verbesserung von 3 Leitsymptomen) ohne zusätzliche Behandlung
IV. Besserung mit zusätzlicher Behandlung
    A. Medikamentöse Behandlung
    B. Operative Revision
V.   Keine Besserung oder Verschlechterung (kein Ansprechen auf weitere Behandlung)
VI. Keine Nachuntersuchung möglich („lost for follow up")

Von Draf u. Weber wurde 1992 [157] eine Klassifikation der Heilungsergebnisse nach Eingriffen an den Nasennebenhöhlen vorgestellt, die auf einer Zusammenfassung der endoskopischen und der klinischen Befunde beruht. Diese *objektive/subjektive Graduierung* wurde 1995 verbessert [160] und wird nachfolgend vorgestellt.

Subjektiv/objektive Ergebnisgraduierung nach Eingriffen an den Nasennebenhöhlen (Draf et al. [160])
• Grad 1a: Beschwerdefreiheit, lokaler Befund unauffällig,
• Grad 1b: Beschwerdefreiheit, lokaler Befund pathologisch,
• Grad 2a: Geringe Beschwerden, lokaler Befund unauffällig,
• Grad 2b: Geringe Beschwerden, lokaler Befund pathologisch,
• Grad 3a: Deutliche Beschwerden, lokaler Befund unauffällig,
• Grad 3b: Deutliche Beschwerden, lokaler Befund pathologisch.

---

5 Ergebnisse bei definierten Patientengruppen

5.1 *Die Revisionsoperation*

Global werden bei der chronischen Sinusitis etwa in 10% (3–15%) Zweiteingriffe erforderlich [68, 107, 214, 305, 313, 337, 441, 470, 739, 862, 864]. Der Prozentsatz hängt ab vom speziellen Patientenkollektiv mit seinen unterschiedlichen Risikofaktoren, von der Nachbeobachtungszeit, von der Bereitschaft des Patienten und des Operateurs und nicht zuletzt von einer abgrenzenden Definition ambulanter „touch up procedures" gegenüber echten Revisionseingriffen. Bei einer Polyposis nasi mit gleichzeitiger Intoleranz muß man in fast der Hälfte der Fälle mit einem Rezidiv innerhalb von 3 Jahren rechnen [336]. Bei Kindern liegt der Prozentsatz an Nachoperationen bei 8% [441].

Bis zu $^1/_3$ (6–49%) der Patienten haben vor ihrer Aufnahme in ausgewiesenen Kliniken bereits andere Eingriffe an den Nasennebenhöhlen ausführen lassen [313, 389, 443, 450]. Angaben über Voroperationen an der Kieferhöhle nach Caldwell-Luc dürften derzeit zahlenmäßig zurückgehen.

Das subjektive Operationsergebnis unterscheidet sich bei Revisionseingriffen nicht wesentlich von Ersteingriffen, es liegt bei etwa 80% Besserungen [174, 304, 441]. In anderen Untersuchungen erwies es sich mit 72% Besserungen bei Erwachsenen und 66% bei Kindern als vergleichsweise weniger günstig [443]. Besondere Beachtung verdient eine Untergruppe von Patienten, die auch postoperativ trotz reizloser Lokalbefunde noch über Kopfschmerzen klagt. Vor dem Eingriff ist diese spezielle Patientengruppe nicht zu erkennen. Meist soll es sich um Frauen handeln [586].

Quo ad sanationem soll die Revisionsoperation eine ungünstigere Prognose besitzen [389, 698, 765]. Je nach Befund werden in bis zu 50% weitere Maßnahmen notwendig, die jedoch ggf. auch ambulant durchgeführt werden können [175].

Ein besonderes Problem stellen Rezidive der diffusen, chronisch-hyperplastischen Sinusitis dar. Die Wahrscheinlichkeit eines Rezidives hängt von besonderen Grunderkrankungen ab, darüber hinaus von der Länge der Krankengeschichte und vom Alter der Patienten bei der Erstmanifestation. Junge Patienten mit diffuser Sinusitis haben eine schlechte Heilungsaussicht [175]. Patienten mit einer Analgetikaintoleranz sind durch eine besondere Rezidivneigung gekennzeichnet [163, 175]. Gleiches soll auch oder ausschließlich für Asthmatiker gelten [175, 215, 216, 434]. Bis zu 80% der nachoperierten Patienten haben Asthma, 60% eine Analgetikaintoleranz [175]. Andere Faktoren, die in eine Beziehung mit Rezidiven gebracht werden, sind das atopische Ekzem oder ein leimartiges Sekret in den Nebenhöhlen [163, 175].

5.2 *Patienten mit einer Allergie vom Soforttyp*

Eine respiratorische Allergie stellt für sich keine Indikation zur Durchführung einer Operation an den Nasennebenhöhlen dar. Der aufgrund einer anderweitigen Indikation durchgeführte Eingriff kann jedoch auch Allergiesymptome lindern. Die besten Resultate ergeben sich bei Patienten mit anatomischen Engstellen und einer Allergie, die präoperativ auf eine medikamentöse antiallergische Behandlung gut ansprachen [765]. Oft liegt bei diesen Patienten eine rezidivierende Sinusitis vor, während das CT im Intervall eine blande Mukosa aufweist [110].

Auf die subjektiven Ergebnisse einer Nebenhöhlenoperation bei Patienten mit einer ausgedehnteren Sinusitis hat eine Allergie keinen Einfluß [313, 765]. Die perenniale Allergie wird jedoch für gehäufte Synechien postoperativ verantwortlich gemacht. Die Rezidivrate der Polyposis soll bei Allergikern höher sein [349, 646,

723, 724, 741], wobei diese Ansicht nicht von allen Autoren geteilt wird [389]. Der Effekt einer perioperativen Hyposensibilisierung auf die Ausheilung der Sinusitis ist noch umstritten [738]. In jedem Fall sollte den Patienten eine kombinierte operative und medikamentöse Therapie angeboten werden [41].

Eine operative Sanierung der Nasennebenhöhlen kann sich günstig auf eine bestehende Allergie auswirken. Jedes 5. allergische Kind mit einer Sinusitis benötigte nach einer adäquaten Chirurgie keine spezifisch antiallergische Therapie mehr [618]. Der Prozentsatz liegt bei Erwachsenen sogar bei bis zu 40% [588, 698].

5.3 *Patienten mit Asthma bronchiale*

Etwa 30% der Patienten mit einem Asthma bronchiale leiden unter einer chronischen Sinusitis paranasalis [557, 645]. Durch konventionelle Röntgenverfahren werden bei bis zur Hälfte der Asthmatiker auffällige Befunde im Bereich der Nebenhöhlen erhoben [50]. Der Prozentsatz steigt mit der Präzision der Diagnostik. Auch bei Asthmatikern mit fehlenden oder geringen nasalen Beschwerden können durch CT-Schichtungen der Nasennebenhöhlen bei über $^2/_3$ Verschattungen nachgewiesen werden [630].

Auf der anderen Seite besteht bei einer unterschiedlich großen Gruppe (8–60%) unserer Patienten mit einer Polyposis nasi auch ohne eine manifestes klinisches Asthma bronchiale ein hyperreagibles Bronchialsystem [151, 315, 345, 546]. 20% der Patienten mit einer Polyposis nasi leiden gleichzeitig unter Asthma bronchiale [163, 557]. In einem selektionierten Krankengut spezialisierter Kliniken kann der Prozentsatz entsprechend weiter steigen [389]. Patienten mit einer chronisch-polypösen Sinusitis leiden meist unter dem nichtallergischen Asthma bronchiale des Erwachsenen [163]. Sie weisen in annähernd der Hälfte der Fälle einen positiven Hauttest überwiegend auf perenniale Allergene auf, ein klinisches Korrelat dieser Tests fehlt jedoch häufig [72, 345].

Die Sinusitis des Patienten mit einem Asthma ist oft relativ symptomarm, in annähernd der Hälfte der Fälle werden keine spezifischen Beschwerden geäußert [735]. Rhinologische Eingriffe mit dem Ziel einer Verbesserung der Lungenfunktion stehen unter einer anhaltenden Kritik unserer Nachbardisziplinen [706]. Die HNO-ärztliche Behandlung der Patienten mit Asthma bronchiale geschieht daher in erster Linie nach rhinologischen Gesichtspunkten. Die Indikation zum operativen Eingriff und die Ausführung der Operation folgt den bereits geschilderten Empfehlungen.

5.3.1 Rhinologische und pulmologische Operationsergebnisse bei Asthmatikern

In der Besprechung von Therapieergebnissen beim Asthmatiker sollten Kinder und Erwachsene, Patienten mit akuten und chronischen nasalen Infekten sowie Patienten mit rein exogenem Asthma und solche mit endogenen oder gemischten Formen unterschieden werden. Die nachfolgenden Ausführungen beziehen sich auf den Erwachsenen mit chronischer Sinusitis und einem endogenen/gemischten Asthma bronchiale.

Globale Angaben des Patienten über den Operationserfolg beziehen sich vordergründig meist auf die Beeinflussung der rhinologischen Beschwerden durch den Eingriff. Diesen subjektiven Daten zum Operationserfolg sollten Ergebnisse der Endoskopie des Operationsgebietes zur Seite gestellt werden. Einer separaten Untersuchung bedürfen die Veränderungen der pulmonalen Situation des Asthmatikers nach dem Eingriff. Der rhinologische Operationserfolg stimmt nicht immer mit den pulmonalen Veränderungen überein [72]. Genaue Analysen der eigentlichen Asthmabeschwerden sind aufwendig, bei Einsatz differenzierter Lungenfunktionsprüfungen bedürfen sie einer prospektiven Untersuchungsreihe mit Standardisierung der antiasthmatischen Therapie und wiederholten Testungen über einen längeren postoperativen Zeitraum. Die Bildung von Kontrollgruppen der Therapie ist methodisch nicht möglich.

Endoskopische Nachuntersuchungen beim Asthmatiker weisen im Lokalbefund keine Besonderheiten auf. Der Asthmapatient leidet häufig unter einer fortgeschrittenen Form der chronisch-hyperplastischen Sinusitis, dementsprechend ist das lokale Ausheilungsergebnis oft eingeschränkt [389]. Ob ein Asthma bronchiale darüber hinaus Patienten mit ungünstiger Ausheilungstendenz der Nasenschleimhäute kennzeichnet, wird kontrovers diskutiert und erscheint eher fraglich [389, 434]. Eine konstante Beziehung zwischen dem Aspekt des Operationsgebietes und der pulmonalen Situation besteht postoperativ nicht [315].

Tabelle 10. Chronische Sinusitis und Asthma bronchiale: Auswirkungen unterschiedlicher Nebenhöhleneingriffe auf die Lungenfunktion

Autor	Patienten (Alter)	Eingriff	Postoperatives Intervall	Ergebnis	Ergänzung
Brown et al. [72]	101 Patienten mit ASA-Trias (10–74 Jahre)	Polypektomie[a]	12 Monate	Klinik: 32% besser 53% idem 15% schlechter	60% Nasenwege post-op. frei
Drake-Lee et al. [161]	58 Patienten (14–81 Jahre)	Polypektomie	?	Klinik: 37% besser 60% idem 3% schlechter	
Settipane et al. [723]	8 Patienten	Polypektomie	3 Monate	Lungenfunktion unverändert	
Jäntti-Alanko et al. [348]	34 Patienten	Polypektomie	48 Monate	Klinik: 59% besser 29% idem 12% schlechter	
Juntunen et al. [363]	15 Kinder (9 Jahre)	Caldwell-Luc	97 Monate	Klinik: 100% besser	FEV1 post-op. durchschnittl. 80%
Werth [850]	22 Patienten	Caldwell-Luc	24 Monate	Klinik: 100% besser	Steroide „deutlich reduziert oder abgesetzt". Notfallbehandl. seltener
English [187]	205 Patienten mit ASA- (91% Erwachsene)	Caldwell-Luc[a]	6–156 Monate	Lungenfunktion 98% besser 2% idem 0% schlechter	Steroide in 84% reduziert
Slvain et al. [736]	33 Patienten (17–72 Jahre)	variabel, Ethmoidektomie	?	Klinik: 85% besser	10/33 Pat. post-op. ohne Steroide
Howland et al. [327]	44 Patienten	variabel, Ethmoidektomie	12 Monate	Klinik: 57% besser 38% idem 5% schlechter	3/4 der Pat.: post-op. Reduktion von Med./Behandlg.

Abkürzungen/Ergänzungen: *ASA-Trias:* Asthma + chronische Sinusitis + Analgetikaintoleranz; [a]: zusätzlich Eingriffe am Siebbein endonasal; *idem:* gleichbleibende Befunde; *Klinik:* klinische Untersuchung (Bewertung anhand einer Patientenbefragung, des Medikamentenverbrauches, von Krankenhausaufenthalten etc.); *Med./Behandlg.:* Medikamente oder Behandlung; *FEV1:* forciertes Exspirationsvolumen (1 s); *variabel:* unterschiedliche Eingriffe, unklare Op-Technik.

Eine Veränderung der Lungenfunktion des Asthmatikers nach einem operativen Eingriff an den Nasennebenhöhlen wird oft über Angaben zum subjektiven Befinden oder über die Frequenz der lungenfachärztlichen Behandlungen resp. über die Veränderungen im Medikamentenverbrauch erfaßt. Zwischen den subjektiven Angaben des Patients und den Ergebnissen einer Lungenfunktionsprüfung besteht jedoch nur eine geringe Übereinstimmung [552]. Derartige Untersuchungen mit einer systematischen Standardisierung des Medikamentenverbrauches und wiederholten Untersuchungen der Lungenfunktion sind jedoch selten. Die neueren Literaturmitteilungen werden in den Tabellen 10 und 11 zusammengefaßt. Es ergibt sich eine Verbesserung des Asthma bronchiale nach der Nebenhöhlensanierung in einem unterschiedlichen Umfang bei etwa 70% der Patienten [765]. Günstig reagieren auch die Patienten mit einer alleinigen Hyperreagibilität der Bronchien ohne manifestes Asthma. In einem z.T. hohen Prozentsatz (25–100%) normalisiert sich die bronchiale Reaktion postoperativ [151, 315, 546].

Eine exakte Analyse und Quantifizierung der Effekte einer Nebenhöhlenoperation beim Asthmatiker wird erschwert durch Schwierigkeiten in der Standardisierung der Therapie über einen längeren Zeitraum

Tabelle 11. Chronische Sinusitis und Asthma bronchiale: Auswirkungen der endonasalen Nasennebenhöhlenchirurgie auf die Lungenfunktion

Autor	Patienten	Eingriff	Postoperatives Intervall	Ergebnis	Ergänzung
Parsons u. Phillips [618]	24 Kinder	endonasale Siebbeinteilresektion	22 Monate	Klinik: 88% besser 12% idem	Notfallbehandlung zu zu 79% post-op. reduziert
Nishioka et al. [589]	20 Patienten (16–72 Jahre)	endonasale Siebbeinteilresektion	12 Monate	Klinik: 95% besser	90% nasale Obstruktion präop.
Friedman et al. [215]	50 Patienten	endonasale Ethmoidektomie	6–36 Monate	Klinik: 93% Kortison reduziert	100% nasale Obstruktion präop.
Slavin et al. [737]	31 Patienten (21–71 Jahre) 18/31 ASA-Trias	endonasale Ethmoidektomie	3–60 Monate	Klinik: 66% besser 66% Steroide abgesetzt 19% Rezidiv der Polyposis	
Mings et al. [552]	31 Patienten	endonasale Ethmoidektomie	2 Jahre	Klinik: 65% besser	100% nasale Obstruktion präop. 38% Rezidivpolyposis nach 5 Jahren
Hosemann et al. [313] (Wigand [864])	51 Patienten	endonasale Ethmoidektomie	4,3 Jahre	Klinik: 18% geheilt, 39% gebessert 23% idem 20% schlechter	
Hosemann et al. [315]	13 Patienten (27–75 Jahre)	endonasale Ethmoidektomie	12 Monate	Lungenfunktion/ Mediation: 77% besser 15% idem 8% schlechter	
v. Ilberg [336]	32 Patienten	endonasale Ethmoidektomie	36 Monate	Klinik: 50% besser	
Jankowski et al. [353]	30 Patienten	endonasale Ethmoidektomie	18 Monate	Lungenfunktion/ Klinik: 91% besser 9% idem	
Korchia et al. [419]	25 Patienten	endonasale Ethmoidektomie	1 Jahr	Klinik: 66% idem 29% besser 5% schlechter	Lungenfunktion 100% idem
Manning et al. [495]	14 Kinder (3,5–13 Jahre)	endonasale Ethmoidektomie	12 Monate	Lungenfunktion 100% idem Medikation: 86% besser 14% idem	5/14 Kinder setzen Steroide postop. ab

Abkürzungen/Ergänzungen: s. Tabelle 10.

und durch die zusätzliche rhinologische Medikation nach dem Eingriff. Kontrollgruppen der chirurgischen Therapie lassen sich nicht bilden. Eine Klassifikation der Lokalbefunde und die Standardisierung der chirurgischen Therapie ist noch nicht üblich. Nase und Nebenhöhlen müssen beim Asthmatiker u.U. getrennt betrachtet werden: Die überwiegende Merheit der Asthmatiker mit einer chronischen Sinusitis leidet unter einer behinderten Nasenatmung. Unbestritten kommt einer wiederhergestellten Nasenluftpassage des Asthmatikers eine große Bedeutung zu. Sie erfolgt im Rahmen der Nebenhöhlensanierung ggf. durch flankierende operative Maßnahmen. Der spezifische Beitrag des Eingriffes am Nebenhöhlensystem läßt sich anschließend bei diesen Patienten nur noch schwer bestimmen. Eingriffe zur alleinigen Wiederherstellung der Nasenatmung wie z.B. die Septumkorrektur [598], Chonchotomie [608] oder Polypektomie (Tabelle 10) können zwar respektable Besserungen der Lungenfunktion erzielen; sie werden in ihrem Effekt jedoch durch die kombinierte Sanierung der Nase und der Nebenhöhlen übertroffen (Tabelle 11).

Aus rhinologischer Sicht ist beim Asthmatiker mit therapieresistenter chronischer Sinusitis daher die endonasale Nasennebenhöhlensanierung mit Wiederherstellung der Nasenatmung indiziert. Transorale/transfaziale Eingriffe sind bei unkomplizierten Krankheitsverläufen ebensowenig zu rechtfertigen wie eine Polypektomie. Eine übergroße Zurückhaltung bei dem operativen Eingriff erbringt weniger günstige Ergebnisse [176, 353, 646].

In einigen Fällen ist eine ungünstige Entwicklung der Lungenfunktion im Zusammenhang mit einem Nasennebenhöhleneingriff festzustellen. Die Zahlen der Literatur streuen erheblich [197]. In unserem eigenen Patientengut beobachteten wir eine Verschlechterung der Lungenfunktion bei einer exakten Lungenfunktionsprüfung 1 Jahr postoperativ in 8% der Fälle [319]. Bei einer globalen Befragung der Patienten in einem unterschiedlichen Intervall postoperativ lag diese Quote mit 20% jedoch deutlich höher [313]. Stets muß der Spontanverlauf des Asthma bronchiale gegen eine jährliche Reduktion der pulmonalen Leistung abgewogen werden [819].

Der Erfolg eines Eingriffes läßt sich anhand der unterschiedlichen präoperativen Asthmabeschwerden wahrscheinlich nicht ablesen [72]. Die Gefahr eines ungünstigen Verlaufes soll bei Patienten über 40 Jahren, bei Patienten ohne eine respiratorische Allergie und vor allem bei Patienten mit einer Analgetikaintoleranz oder mehreren Voroperationen in der Anamnese höher sein [460, 556, 701].

Verschlechtert sich das Asthma bronchiale nach einem Eingriff der Nebenhöhlen, muß ein begleitendes Rezidiv der Sinusitis ausgeschlossen werden. In einem Teil der Fälle läßt sich eine Beziehung zwischen Rezidivsinusitis und Asthmaverschlechterung nachweisen [187]. Für einen derartigen Zusammenhang spricht die grobe allgemeine Übereinstimmung der Frequenz von Rezidivpolypen und von postoperativ verschlechterten Lungenfunktionswerten. Neben einer Verschlechterung bestehender Beschwerden kann das Asthma bronchiale auch erstmals nach einer Nebenhöhlenoperation auftreten. Bei unseren Patienten trat 1–4 Jahre nach dem Eingriff in 4% der Fälle ein Asthma auf [197]. Kann dieses Asthma dem Eingriff angelastet werden? Dagegen spricht der Spontanverlauf beider Erkrankungen, der am besten für die Aspirintrias untersucht wurde. Demnach tritt das Asthma meist, aber nicht immer, vor der Sinusitis klinisch in Erscheinung [620]. Etwa 60% der Patienten leiden zuerst unter Asthma, dann unter einer Sinusitis. Bei je 20% tritt die Sinusitis vor dem Asthma auf bzw. werden beide Erkrankungen gleichzeitig diagnostiziert [432, 434]. Nasenpolypen werden der Literatur nach durchschnittlich 2–13 Jahre später als das Asthma diagnostiziert [163, 432]. Allgemein ist davon auszugehen, daß etwa 7% der Patienten mit einer Polyposis in ihrem späteren Krankheitsverlauf ein Asthma entwickeln werden [557]. Wird diese Sinusitis einer frühzeitigen operativen Behandlung zugeführt, so entspräche das postoperative Auftreten von Asthma dem natürlichen Krankheitsverlauf ohne kausalen Bezug zur Operation. Dessen ungeachtet sollten bei einem neu aufgetretenen Asthma bronchiale stets die Nase und Nebenhöhlen einer genauen Untersuchung im Hinblick auf ein Rezidiv der chronischen Sinusitis unterworfen werden.

5.3.2 Beziehung zwischen oberen und unteren Luftwegen

Die Pathophysiologie der Beziehung zwischen einer chronischen Sinusitis und einem Asthma bronchiale ist derzeit noch unzureichend geklärt. Es ist vor allem der sinubronchiale Reflex von Bedeutung, der durch die Stimulation von Rezeptoren des N. trigeminus in Nase und Nebenhöhlen wirksam werden soll [383, 384, 593, 598, 599, 707]. Auch pharyngeale Reflexe können eine Rolle spielen [672]. Ein wichtiger Faktor ist sicher in vielen Fällen die Mundatmung des Asthmatikers bei einer chronischen Sinusitis. Die nasale Filter- und Befeuchtungsleistung fällt aus, die bronchialen Schleimhäute werden unphysiologisch belastet [729]. Als 3. Faktor käme eine kanalikuläre, deszendierende Infektion resp. Invasion von Bakterien, aktivierten Entzündungszellen oder Immunozyten oder von Mediatoren als postnasale Sekretion des Sinusitispatienten in Frage [7, 49, 210, 341, 574]. Weniger gebräuchlich ist die Unterstellung einer Reabsorption von Mediatoren aus den entzündeten Nebenhöhlen mit Wirkung auf die Bronchien auf dem Blutwege [50] oder einer verstärkten β-adrenergen Blockade im Bronchialsystem bei Sinusitis [730, 790].

Eine Reihe von Untersuchungen kann zur Aufklärung der sinubronchialen Pathophysiologie herangezogen werden. Auf die Bedeutung der Nasenatmung für die Lungenphysiologie wurde vielfach hingewiesen [599]. Eine inapparente Aspiration von Flüssigkeit aus Nase oder Mund in den Tracheobronchialbaum ist in vielen Fällen belegt worden [7, 335]. In anderen Fällen gelang der Nachweis einer bronchialen Aspiration von Nebenhöhlensekret jedoch nicht [32]. Durch Abstriche aus den oberen Luftwegen oder Punktionen der Trachea ließ sich auch die direkte bakterielle Invasion der unteren Luftwege nicht eindeutig nachweisen [49, 210]. Die Nebenhöhlen der Asthmatiker sind oft nur unwesentlich mikrobiell besiedelt [50]. In einer aktuellen Reihe von Tierversuchen wurde dessen ungeachtet erneut auf die Bedeutung einer kraniokaudalen kanalikulären Ausbreitung pathogenetischer Faktoren beim sinubronchialen Syndrom hingewiesen [341]. Möglicherweise spielen Mediatoren hierbei eine wichtige Rolle, sind sie doch bei der chronischen Sinusitis im Nasensekret in höherer Konzentration nachzuweisen [341, 785].

5.4 Patienten mit Analgetikaintoleranz, „Asthma-Trias"

Patienten mit der pulmonalen Reaktionsform einer Analgetikaintoleranz und einer Polyposis nasi leiden in einem hohen Prozentsatz gleichzeitig unter einem Asthma bronchiale, man spricht zusammengefaßt von einem Analgetika-Asthma-Syndrom, der Asthmatrias oder der Aspirintrias. Im durchschnittlichen Krankengut mit chronischer Sinusitis machen diese Patienten etwa 7% der Fälle aus. Diese Patienten mit einer Intoleranz leiden in über 80% der Fälle unter einer stark fortgeschrittenen, chronisch-hyperplastischen Sinusitis [389].

Eine besondere Bedeutung kommt Patienten mit einer Intoleranz deshalb zu, da sie von einer stark erhöhten Rate an Polyposisrezidiven betroffen sind [163, 175] (s. 4.1, 4.2 und 5.1). Die hohe Rezidivrate mag vorwiegend Ausdruck des fortgeschrittenen Krankheits-"Stadiums" sein [389]. Nach operativen Eingriffen darf bei diesen Patienten nicht mit einer völligen Beschwerdefreiheit gerechnet werden [698]. Eine ausgedehnte operative Sanierung führt jedoch eher zum (ggf. zeitweiligen) Erfolg als umschriebene Eingriffe [524]. Wegen der Rezidivneigung sollte eine intensive Begleittherapie bis hin zur adaptativen Desaktivierung erwogen werden (s. 8.6).

5.5 Patienten mit Mukoviszidose

Die Lebenserwartung von Patienten mit einer Mukoviszidose ist in den letzten Jahren von unter 10 Jahren auf durchschnittlich 28 Jahre gestiegen. Auch bei älteren Kindern und Erwachsenen muß (selten) mit der Erstdiagnose einer Mukoviszidose gerechnet werden [803, 857]. Die konventionelle Diagnostik basiert auf dem Schweißtest. Im Einzelfall kann eine DNS-Analyse notwendig werden [410].

Radiologisch weisen die Patienten fast ohne Ausnahme Verschattungen der Nebenhöhlen auf, die Stirnhöhle ist meist nicht ausgebildet. Eine gute Pneumatisation der Nebenhöhlen spricht gegen eine Mukoviszidose. Das Stadium der Sinusitis ist fortgeschrittener als bei anderen Patienten. Mikroanatomische Veränderungen wie eine Concha bullosa fehlen meist. Zu etwa 50% liegt eine Polyposis nasi et sinuum vor [14, 116, 570].

Nicht immer ist die Sinusitis mit gravierenden Beschwerden verbunden. Die Nebenhöhlenentzündung kann jedoch die Lebensqualität dieser Patienten erheblich einschränken. Bei etwa $^1/_3$ der Patienten stellen Nasenatmungsbehinderung und purulente Rhinorrhoe ein ernstes gesundheitliches Problem dar [116]. Entzündliche Komplikationen sind vergleichsweise selten.

Eine Indikation zum operativen Eingriff ist bei persistierenden nasalen Beschwerden oder bei rezidivierenden Infekten gegeben. Die Verschattung im Röntgenbild allein stellt keine zwingende Indikation zum Eingriff dar [121, 122]. Ein konservativer Therapieversuch mit Kortikosteroiden kann helfen, Zeit zu gewinnen [570]. Bei Patienten vor einer Lungentransplantation wird auf eine Sanierung der Nebenhöhlen als Reservoir von Pseudomonaden Wert gelegt [126].

Eine alleinige Polypektomie ist nicht hilfreich, Rezidive treten zu 90% nach spätestens $1^1/_2$ Jahren auf [117, 162]. Im Vordergrund der operativen Therapie stehen heute die endonasalen Sanierungsoperationen. Meist wird eine anteriore Ethmoidektomie in Verbindung mit einem endonasalen Kieferhöhleneingriff ausgeführt. Die mittlere Muschel wird gekürzt, um eine postoperative Spülung der Kieferhöhle zu erleichtern. Aus dem gleichen Grunde wird die Indikation zur Septumkorrektur eher großzügig gestellt. Die Akzeptanz der Eingriffe ist gut. Subjektiv werden hohe Besserungsraten erzielt [121, 122, 126, 590]. Mittelfristig muß mit gravierenden Rezidiven der Polyposis bei 40% gerechnet werden. Die Eltern sind in diesem Sinne zu beraten [117, 590]. Verschattungen im CT werden sich nur unvollständig zurückbilden. Nach wie vor sind therapiepflichtige Sinusitisschübe zu erwarten [121]. Besonders problematisch sind immunsupprimierte Patienten nach einer Lungentransplantation [470]. Generell lassen sich jedoch durch ausreichend dimensionierte Eingriffe oft beschwerdefreie Intervalle von mehreren Jahren erzielen [812]. Radikale Eingriffe sollen angeblich weniger Rezidive nach sich ziehen [570]. Eine Zusammenstellung der Literatur enthält Tabelle 12.

Präoperativ sollte eine ausreichende stationäre Vorbehandlung erfolgen, um das pulmonale anästhesiologische Risiko bei Kindern gering zu halten. Nach sekundären Blutgerinnungsstörungen auf Grund eines Vitamin-K-Mangels ist zu fahnden [333]. Empfohlen wird eine orale prophylaktische Gabe von Vitamin K am Tag vor dem Eingriff. Eine perioperative antibiotische Behandlung (1. präop.–2. postop. Tag) ist sinnvoll. Bei Mukoviszidosekranken sind häufiger Pseudomonas aeruginosa, Staphylococcus aureus oder Haemophilus influenzae im Bereich der Nebenhöhlen nachweisbar. Die Auswahl der Antibiose muß diesem Umstand Rechnung tragen. Einige Autoren geben präoperativ systemisch über 10–14 Tage Prednison in einer Dosis von 2 mg/kg [618].

Der Eingriff wird meist in Vollnarkose ausgeführt. Die Operationszeit ist aus pulmologischer Sicht möglichst gering zu halten [126]. Eine Nasentamponade wird oft vermieden oder nur für einen Tag eingelegt [122, 126].

Der Nachbehandlung kommt bei Kindern mit Mukoviszidose besondere Bedeutung zu. In typischen Fällen ist eine erneute Keimbesiedelung des Operationsgebietes mit Pseudomonaden zu erwarten. Zur gezielten antibakteriellen Therapie werden die Nebenhöhlen über einen Verweilkatheter in der Kieferhöhle 3mal täglich gespült. Der Spüllösung wird täglich 3mal 40 mg Tobramycin zugesetzt. 10 Tage nach dem Eingriff entfernt man den Katheter. Im Rahmen ambulanter Nachuntersuchungen erfolgen weitere Spülungen alle 2–4 Wochen mit temporären Kathetern. Bei akuten Entzündungsschüben wird die Lokalbehandlung erneut intensiviert. Durch diese Kombinationstherapie (ESSAL: „*endoscopic surgery with serial antimicrobial lavage*") läßt sich die Rezidivrate der Polyposis deutlich senken [570, 571]. Zur Spülung werden auch zahnärztliche Wasserspüler („water pik" mit Ansatzstück) empfohlen; in die letzten 50 ml der Spülflüssigkeit gibt man 20 mg Tobramycin. Nachwachsende Polypen können ambulant z.B. mit dem rotierenden Messer entfernt werden [125].

McArthur et al. [478] berichten über einen Patienten mit einem Hurler-Scheie-Syndrom (Mukopolysaccharidose I H/S) und einer massiven Polyposis nasi

Tabelle 12. Resultate der Nasennebenhöhlenchirurgie bei chronischer Sinusitis in Verbindung mit einer Mukoviszidose

Autor	Patienten	Alter	Eingriff	Postoperat. Intervall	Ergebnis	Ergänzung
Crockett et al. [117]	40	8,4 Jahre	a) Polypektomie b) endonasale Ethmoidekt. + Caldwell-Luc	4,3 Jahre	a) 89% Rezidive b) 35% Rezidive	
Duplechain et al. [164]	14	11,3 Jahre	endoskop. Siebbeinteilresektion		– weniger Tage krank – Sekretion zu 75% besser – URI zu 61% besser	
Cuyler [121]	7	9 Jahre	endoskop. Siebbeinteilresektion	2,9 Jahre	100% Besserung	2/7 Revision nach 2,5 bzw. 3 Jahren
Davis et al. [131]	6	6–22 Jahre	endoskop. Marsupialisation von Mukozelen	3 Monate	Nasenatmung gebessert, Riechfunktion besser	
Jones et al. [359]	17	10 Jahre	Ethmoidek.	29 Monate	gebessert: – nasale Obstruktion, – Sekretion 100% der Patienten zufrieden	Kopfschmerz, Husten, Mundgeruch nicht gebessert Krankenhausbehandlg. postop. nicht seltener
Lund u. Mackay [470]	28	?	endoskop. NNH-Op.	6 Monate	54% besser 46% idem	
Thaler et al. [803]	2	36, 39 Jahre	endoskop. NNH-Op.			Erwachsene!
Davidson et al. [126]	37	?	endoskop. NNH-Op.	?	„Mehrheit" subjektiv gebessert	
Moss u. King [571]	32	23 Jahre (3–33)	endoskop. KH-Antrostomie. zusätzl. oft klass. Eingriffe	12 Monate	19% Revisionen	ESSAL
Nishioka et al. [590]	26	12 Jahre	endoskop. NNH-Op.	34 Monate	Besserung der einzelnen Symptome in 37–70%	Rezidivpolyposis in 46%

Abkürzungen: *Ethmoidekt.*: Ethmoidektomie; *NNH-Op.*: Nebenhöhleneingriff unterschiedlicher Ausdehnung; *klass. Eingriffe*: v.a. transorale Eingriffe; *URI*: Infekte des oberen Respirationstraktes („*upper respiratory tract infection*"); *ESSAL*: Operation mit spezieller Spülbehandlung der Kieferhöhle („*endoscopic surgery with serial antimicrobioal lavage*"), s. Text.

et sinuum. Eine endonasale Ethmoidektomie erbrachte eine erhebliche Verbesserung des Allgemeinbefindens ohne wesentliche perioperative Beeinträchtigung.

5.6 Patienten mit einem Syndrom der unbeweglichen Zilien

Patienten mit einem nachgewiesenen Syndrom der unbeweglichen Zilien („dyskinetic cilia syndrome") werden z.T. in den Ergebnismitteilungen der Chirurgie bei Kindern mit aufgeführt [263].

Parsons u. Grene [617] berichten über 3 Kinder mit einer primären ziliären Dyskinesie. Die Diagnose erfolgte durch eine bronchiale Biopsie. Ein Kind wurde umschrieben operiert, 2 Kinder weitergehend durch eine bilaterale Sphenoethmoidektomie mit Fensterung im unteren Nasengang. Es kam zu einer deutlichen Besserung der Gesundheit mit Abnahme der Frequenz ärztlicher Behandlungen. Die Nachbeobachtung beträgt etwa 30 Monate.

5.7 Endonasale Nebenhöhlenchirurgie bei Kindern

Chronische Nasennebenhöhlenentzündungen bei Kindern beruhen z.T. auf definierbaren Grunderkrankungen wie einer Mukoviszidose, einer primären ziliären Dyskinesie oder einem Immundefekt. Nach Ausschöpfen der konservativen Maßnahmen ist in Abhängigkeit von Befunden und Beschwerden die operative Behandlung indiziert. In gleichem Sinne unstrittig ist die Indikationsstellung zur operativen Therapie des Choanalpolypen.

Zur Diskussion Anlaß geben die übrigen Fälle einer chronischen oder rezidivierenden akuten Sinusitis bei Kindern.

Kindliche Sinusitiden sind nicht ungewöhnlich, die Rate an klinisch stummen Verschattungen im CT oder MR ist hoch (s. 2.2.3). Eine Sinusitis ist bei Kindern meist selbstlimitiert. Die Inzidenz nimmt jenseits eines Alters von 7–8 Jahren ab. Bis zu 95% der chronisch-eitrigen Rhinitiden heilen nach dieser Zeit spontan aus [611, 638]. Aus diesen Gründen wird eine äußerste Zurückhaltung gefordert gegenüber Nebenhöhleneingriffen bei Kindern, die nicht an einer Polyposis, an Mukozelen oder entzündlichen Komplikationen leiden. Eine sorgfältige, längerfristige und ggf. wiederholte konservative Therapie auf der Grundlage mikrobiologischer Untersuchungen [476, 638] (s. 2.3.2) ist angezeigt. Auch Kinder mit einem Immundefekt sollten zunächst medikamentös behandelt werden (s. 5.9). Eine allergologische Begleituntersuchung wird ebenso angeraten wie der Ausschluß vergrößerter Adenoide, einer Muschelhyperplasie oder Septumdeviation [493].

Allein durch eine Adenotomie und/oder eine Konchotomie können bis zu 80% der Sinusitiden zur Ausheilung gebracht werden [332, 475, 613, 676]. Die Größe der Adenoide ist pathogenetisch von umstrittener Bedeutung; der Effekt einer Adenotomie ist im Einzelfall nicht voraussagbar [228, 475, 529].

Rosenfelt [676] schlägt einen stufenartigen Therapieplan bei Kindern mit chronischer Sinusitis vor. In erster Linie erfolgt eine über bis zu 6 Wochen dauernde antibiotische Therapie (Cefuroxim, Cefixim, Amoxicillin-Clavulanat oder Clindamycin). Über 2 Monate wird anschließend eine Prophylaxe mit der halben Dosis am Abend ausgeführt. Sind die Adenoide vergrößert, so erfolgt eine Adenotomie. Erst im Anschluß daran wird die endoskopische Nebenhöhlenchirurgie diskutiert. Von anderen Autoren wurden ähnliche Konzepte zur medikamentösen Therapie vorgelegt [273, 440, 776].

Der Stufentherapieplan macht deutlich, daß auch bei rezidivierenden akuten, nichtpolypösen Sinusitiden des Kindes im Einzelfall ein Nebenhöhleneingriff indiziert werden muß. Prinzipiell ergibt sich keine untere Altersgrenze für die endonasale Chirurgie [273].

Bei Eingriffen an Kindern muß eine Reihe anatomischer Details beachtet werden. Auch beim Neugeborenen sind Processus uncinatus, Hiatus semilunaris und Bulla ethmoidalis bereits ausgebildet, so daß sie sich als Landmarke nutzen lassen. Die Lagebeziehung dieser Strukturen ändert sich mit dem Wachstum nicht. Die Siebbeinzellen sind zahlenmäßig meist komplett und weisen noch verdickte interzellulare Septen auf. Die Weite des Siebbeines nimmt linear mit dem Alter zu, sie beträgt im 1. Lebensjahr anterior durchschnittlich 4 mm. Im Alter von etwa 7 Jahren kommt es zu einer verstärkten Pneumatisation der Stirnhöhle, der Kieferhöhlenboden erreicht die Mitte des unteren Nasenganges. Der Meatus inferior stößt laterokaudal auf spongiösen Knochen. Zahnanlagen können in unmittelbarer Nähe liegen. Kieferhöhlenfensterungen oder Spülungen via Meatus inferior sollten daher bis zu diesem Alter unterbleiben. Die Biomechanik des Gewebes ist bei Kindern verändert, die Strukturen sind oft fragil. Manipulationen unter der Concha inferior können den Muschelkörper zusammen mit dem Processus uncinatus nach kranial und lateral verlagern mit der Folge einer Enge im Infundibulum ethmoidale. Der Processus uncinatus liegt bei Kindern in unmittelbarer Nachbarschaft zur Orbita. Dieser Umstand muß bei einer Infundibulotomie und bei einer Kieferhöhlenfensterung im mittleren Nasengang bedacht werden. Die Pneumatisation der Nebenhöhlen ist erst bei Kindern im Alter von 12–14 Jahren nahezu komplett. Bei Eingriffen in der Wachstumsphase wurde in Tierversuchen postoperativ ein retardiertes Wachstum der ossären Strukturen beobachtet. Gleichartige Veränderungen treten im Einzelfall auch bei Kindern auf, ohne daß es zu merklichen Konturveränderungen im äußeren Gesicht kommt [481, 776, 820, 869].

Die Ausführung der Eingriffe unterscheidet sich bei Kindern und Erwachsenen in einigen Punkten. Eine örtliche Betäubung ist für Kinder ungeeignet. Der Umfang der Operation wird bei Kindern möglichst beschränkt, das posteriore Siebbein und die Keilbeinhöhle sollten nur bei gravierenden Veränderungen angegangen werden [440, 776]. Eine Exploration des Stirnhöhlenzuganges ist nur selten nach ausreichender Darstellung im CT indiziert. Eine (limitierte) Septumkorrektur wird ausnahmslos restriktiv indiziert. Die mittlere Nasenmuschel sollte nur sparsam gekürzt werden. Eine Fraktur der vertikalen Muschellamelle ist wegen der erschwerten Nachpflege bei einer postoperativen Lateralisation unbedingt zu vermeiden. Mikroanatomische Variationen spielen in der Pathogenese einer Sinusitis im allgemeinen erst bei älteren Kindern eine Rolle [824]. Bei endoskopischen Eingriffen und engen Verhältnissen wird man auf eine Spül-Saug-Einrichtung verzichten und bei sehr schmalen Nasen auf das Endoskop mit 2,7 mm Durchmesser zurückgreifen.

Dennoch bereitet die Präparation bei 27% der Kinder intraoperativ gewisse Schwierigkeiten wegen der Enge in Verbindung mit diffusen Blutungen [870]. Auf eine abschließende Tamponade des Operationsgebietes wird gern verzichtet [263]. Einige Autoren spritzen Methylprednisolon in die untere Nasenmuschel und füllen die Operationshöhle mit Salbe (Antibiotikum mit Kortikosteroid) [263, 440].

Die lokale Nachpflege bei Kindern ist deutlich erschwert. Zur Synechiprophylaxe kann eine Silastikfolie zwischen Lamina papyracea und vertikaler Lamelle der mittleren Nasenmuschel eingebracht werden. Sie wird durch eine Naht für 10 Tage bis 3 Wochen am Septum fixiert [164, 476]. Das Entfernen der Folien bedarf einer neuen Kurznarkose. Die Mehrzahl der Autoren empfiehlt eine 2. Narkose ohnedies zur gründlichen Pflege des Operationsgebietes 2–3 Wochen postoperativ [443]. Auf eine begleitende antiallergische Therapie ist bei entsprechender Konstellation zu achten.

Eingriffe an den Nebenhöhlen bei Kindern führen in über 85% zum Erfolg [164, 263, 676]. Kopfschmerzen sind bei Kindern ein häufiges Symptom, sie bessern

Tabelle 13. Resultate der endonasalen Nasennebenhöhlenchirurgie bei Kindern mit chronischer Sinusitis

Autor	Patienten (mittl. Alters)	Operation	Nachbeobachtung	Ergebnis	Ergänzung
Gross et al. [263]	54 Kinder (3–15 Jahre)	endoskopische Teilresektion	3–13 Monate	92% Erfolg	
Lusk u. Muntz [476]	31 Kinder (6,6 Jahre)	endoskopische Teilresektion	12 Monate	71% Heilung 23% Besserung 6% idem 0% Verschlechterung	7 Kinder benötigen mehr als 1 Eingriff
Duplechain et al. [164]	32 Kinder (3,8–16,9 Jahre)	?	?	88% Besserung	14 Kinder mit Mukoviszidose
Küttner et al. [424 b]	57 Kinder (5–15 Jahre)	unterschiedl. endoskopische Eingriffe	6–18 Monate	89% Eltern zufrieden	
Lazar et al. [440]	210 Kinder (14 Monate bis 16 Jahre)	endoskopische Teilresektion	18 Monate	79% Erfolg 88% Eltern zufrieden	8% Revisionen
Halton u. Cannon [273]	58 Kinder (4,5 Kinder)	endoskopische Teilresektion	7,4 Monate	86% Besserung 7% keine Besserung	
Parsons u. Phillips [618]	52 Kinder (7,4 Jahre)	endoskopische Teilresektion	21,8 Monate	83% Eltern zufrieden 5% unzufrieden 12% unsicher	
Michel [541]	112 Kinder (8,6 Jahre)	endoskopische Teilresektion KH-Fensterung	48,6 Monate	95,9% Erfolg	
Wolf et al. [870]	124 Kinder (12 Jahre)	endoskopische Teilresektion	?	41% voller Erfolg 46% Erfolg 13% Mißerfolg	53 Kinder mit Polyposis nasi, 4 Immundefekte, 3 Mukoviszidose, 2 Kartagener-Syndrom
Bolt et al. [62]	21 Kinder mit Polyposis (13,5 Jahre)	endoskopische Teilresektion	27 Monate	77% subjektiver Erfolg 52% endoskop. Heilung	Revisionen: endoskop. Heilung nur in 36%
Stankiewicz [776]	77 Kinder (1–18 Jahre)	unterschiedl. endoskopische Eingriffe	42 Monate	38% Heilung 55% Besserung 7% keine Besserung resp. Verschlechterung	Nachschau: 50% Stenose KH-Ostium; 30% Granulation oder Synechie

Abkürzungen: *idem:* gleichbleibender Befund; *endoskop.:* Kontrolle durch Endoskopie.

sich in bis zu 96% [618, 870]. Eine weitergehende Bewertung des postoperativen Befindens wird meist über die Angaben der Eltern vorgenommen. Eine völlige Ausheilung sämtlicher Beschwerden und Symptome wird nur seltener zu erzielen sein [676]. Wie bei Erwachsenen ergibt sich oft ein unterschiedliches Bild in der subjektiven Beurteilung von Patient (oder Eltern) und dem endoskopischen Befund der Nachschau [62]. Tabelle 13 zeigt eine entsprechende Zusammenstellung. Generell ist bei Kindern mit einer günstigen Heilungstendenz zu rechnen [541]. Rezidive können jedoch kurzfristig nach dem Eingriff auftreten [812]. Fenster im unteren Nasengang verschließen sich bei Kindern schneller als bei Erwachsenen [468, 576]. Auch im mittleren Nasengang werden relativ häufig Ostiumstenosen oder Granulationen beobachtet [776].

5.8 Mykotische Sinusitis

Die pilzbedingten Sinusitiden können wie folgt eingeteilt werden:

- Myzetom,
- chronisch-indolente Sinusitis,
- allergische Pilzsinusitis,
- invasive Pilzsinusitis.

Alle *nichtinvasiven Formen der Pilzsinusitis* sind prinzipiell für eine endonasale Chirurgie geeignet. Sie werden ohne begleitende systemische antimykotische Therapie operativ angegangen.

Eine Pilzsinusitis wird am häufigsten in der Kieferhöhle beobachtet, gefolgt von Keilbeinhöhle, Siebbein und Stirnhöhle. Zur präoperativen Diagnostik ist bei fehlenden Hinweisen für eine Gewebeinvasion das CT ausreichend. In 3/4 der Fälle läßt sich die Diagnose im präoperativen CT schon vermuten, in etwa 50% werden metalldichte Strukturen nachgewiesen [755, 891]. Im MR scheint für Myzetome eine verminderte Signalintensität im T1- und eine stark verminderte Intensität im T2-Bild charakteristisch zu sein. Endoskopisch zeigen sich bei Kieferhöhlenmykosen Eiterstraßen, Polypen oder amorphes Material im mittleren Nasengang, z.T. besteht auch ein Normalbefund [236].

Die Operation wird nach Maßgabe der Ausdehnung des Krankheitsherdes in der beschriebenen Technik endonasal ausgeführt. Bei einer Kieferhöhlenmykose können die Pilzmassen über eine breite Fensterung im mittleren Nasengang gewöhnlich problemlos extrahiert werden. Das Fenster kann auf Kosten der oberen Anteile der Concha inferior nach kaudal erweitert werden, eine zusätzliche Fensterung im unteren Nasengang ist selten notwendig [240]. Durch den Einsatz gebogener Faßzangen und Sauger unter Kontrolle mit geeigneten Winkeloptiken kann eine zusätzliche

transorale Endoskopie der Kieferhöhle oder ein transoraler Zugang vermieden werden [755]. Wichtig ist in jedem Fall, die Pilzmassen vollständig zu entfernen; andernfalls droht ein Rezidiv. Dies gilt auch für in die Kieferhöhle verschleppte Wurzelfüllungen, die Auslöser für eine Pilzbesiedelung sein können [152]. Die entnommenen Gewebeproben sollten in Hinblick auf eine mykotische Invasion untersucht werden.

Die Pilzsinusitis wird meist durch Aspergillus fumigatus, weniger häufig durch Mischkulturen oder Cladosporium resp. Penicillium ausgelöst [755].

Die Wundheilung nach den entsprechenden Eingriffen soll überdurchschnittlich gut sein [389]. Andere Autoren berichten das Gegenteil [409]. Die lokale Nachpflege entspricht üblichen Sinusitiden mit einer Abtragung obturierender Krusten und Borken. Auf eine lokale Behandlung mit Antimykotika kann gewöhnlich verzichtet werden [38, 761]. Eine routinemäßige radiologische Kontrolle ist nicht erforderlich. In etwa 13% muß mit Nachoperationen gerechnet werden [755].

Eine Sonderstellung nimmt die *allergische Pilzsinusitis* ein. Sie macht etwa 2–7% der chronischen Sinusitiden aus, meist sind jüngere Patienten betroffen [115, 186].

Klinisch besteht in 2/3 der Fälle eine Polyposis nasi, eine Atopie mit positivem Hauttest auf Pilzantigene, laborchemisch eine periphere Eosinophilie und ein erhöhtes Gesamt-IgE. Spezifische IgG- und IgE-Antikörper auf Pilzantigene treten im Serum vermehrt auf. Ein Drittel bis zur Hälfte der Patienten leidet unter einem Asthma bronchiale. Intranasal findet sich ein zähes, grünliches Sekret voller eosinophiler Granulozyten. In Sekretproben lassen sich direkt oder über eine Kultur Pilze (oft Aspergillus oder Alternaria, Bipolaris, Curvularia) nachweisen. Der mikrobiologische Nachweis kann enttäuschen. Im CT werden häufig Läsionen mit einer Knochenauflösung insbesondere im Bereich der Siebbeinsepten und der medialen Kieferhöhlenwand beobachtet, nicht selten kommt es zu orbitalen oder ophthalmologischen Begleitsymptomen. Die Diagnose wird durch die charakteristische histologische Trias aus Gewebeeosinophilie, Charcot-Leyden-Kristallen und eine nichtinvasive Mykose gesichert [106, 115, 186, 678, 831].

Die Therapie besteht in der restlosen endonasalen Entfernung des allergischen Muzins zusammen mit den Polypen. Die Behandlung sollte durch eine systemische Kortikoidgabe ergänzt werden [106]. Dauer und Dosis dieser Behandlung sind noch umstritten. Es werden z.B. 0,5 mg/kg/Tag Prednison für 2 Wochen rezeptiert, gefolgt von einer alternierenden Gabe alle 2 Tage über 3–6 Monate. Im Anschluß wird ausschleichend dosiert. Ein kürzerer Behandlungszeitraum wird von anderer Seite für ausreichend gehalten. Bei geringgradigen Läsionen soll bisweilen die alleinige Gabe von Kortikoiden auch ohne operativen Eingriff ausreichen. In einer entsprechenden Fallbeschreibung wurden 60 mg Prednison über 2 Wochen verabreicht. Nach der operativen Behandlung erfolgt die Lokaltherapie mit Steroidspray oder Salben und die übliche Nachpflege mit Salzwasserspülungen, Abtragungen von Borken etc. Eine systemische Gabe von Antimykotika ist gewöhnlich nicht nötig. Gelegentlich wird Amphotericin B lokal verabreicht. Rezidive der Erkrankung sollen häufig sein. Daher ist eine sorgfältige postoperative Kontrolle geboten [115, 186, 678].

5.9 Übrige Sonderfälle

Vorwiegend bei jüngeren Patienten mit therapierefraktärer Sinusitis muß nach einer gewissenhaften Ausschaltung anderer Faktoren auch an einen *Immundefekt* gedacht werden. Verdächtig sind Patienten mit einer hohen Frequenz von Sinusitiden, Pharyngitiden sowie Pneumonien und anderweitigen pyogenen Infekten. Oft sind bereits Nebenhöhleneingriffe erfolgt und nutzlos geblieben. In anderen Fällen mußte ungeachtet einer fachärztlichen Ursachenforschung mehr oder minder ununterbrochen eine konservative Therapie der Sinusitis erfolgen [637, 720]. Das Muster der Sinusitis im CT unterscheidet sich bei Immundefekten nicht von dem anderer Patienten [477].

Eine Übersicht über ergänzende Untersuchungen bei Patienten mit einer chronischen oder chronisch-rezidivierenden Sinusitis und Verdacht auf einen Immundefekt gibt die folgende Übersicht. Die Möglichkeiten zur Diagnostik subtiler Immunmangelzustände sind derzeit noch beschränkt, da eine standardisierte Provokation nur mit einer begrenzten Anzahl von Antigenen ausgeführt werden kann. Im Regelfall liegt die spezielle Diagnostik in der Hand des Immunologen.

Ergänzende Untersuchungen bei Sinusitispatienten mit Verdacht auf Immundefekt. (Nach [637, 720])
Orientierende Untersuchungen:
- Allergologische Untersuchung, Test der verzögerten Immunantwort,
- Differentialblutbild,
- Serumimmunglobuline quantitativ.
Weitergehende Untersuchungen:
- IgG-Subklassen; Komplement C3 und C4, totales hämolytisches Komplement,
- Granulozytenfunktionstest,
- B- und T-Lymphozytenpopulationen,
- Immunantwort auf spezifische Provokation (Proteinantigen, Polysaccharide) (ab 3. Lebensjahr).

Meist liegt Immundefekten, die sich mit einer Sinusitis als Leitsymptom manifestieren, ein humoraler Immundefekt zugrunde. Am häufigsten ist der IgA-Mangel [440, 637]. Andere Untersucher sahen bei 1/3 der Patienten Defekte der IgG-Subklassen, meist einen Mangel an IgG3 [690].

Im Vordergrund der Behandlung von Patienten mit bewiesenen Immundefekten steht eine medikamentöse Therapie. Bleibt die Behandlung erfolglos, ist je nach Maßgabe von Beschwerden, Befunden und Symptomen ein endonasaler Eingriff zu diskutieren. Die chirurgische Behandlung sollte stets durch eine konservative Begleittherapie ergänzt werden [637].

Eine antimikrobielle Therapie erfolgt nach einer mikrobiellen Diagnostik und sollte bei Sinusitisschüben langfristig über 4 Wochen geplant werden. In einigen Fällen wird zu einer antibiotischen Prophylaxe z.B. mit Amoxicillin oder Trimethoprimsulfamethoxazol über die Wintermonate geraten. Bei schweren Verlaufsformen wird je nach Diagnose zusätzlich die Gabe von i.v. Immunglobulinen (400 mg/kg KG, Erhaltungsdosis von 200 mg/kg KG alle 3–4 Wochen) angeraten.

Die günstigsten Behandlungsresultate werden bei Kindern mit transienten Immundefekten gesehen [191, 477, 637]. Postoperativ wird generell von einer deutlichen Besserung der Befunde in etwa 60% (45–83%) der Fälle berichtet [477, 495, 720]. Revisionsoperationen haben eine vergleichsweise schlechtere Heilungsaussicht.

Zu besonders schweren Sinusitiden können Immunmangelzustände bei Tumorerkrankungen oder AIDS führen. Sieht man sich nach Abwägung aller Umstände zu einer chirurgischen Sanierung gezwungen, so muß im Einzelfall abgewogen werden, ob sich der Erkrankungsherd durch einen endonasalen Eingriff beherrschen läßt. Bei mykotischen Sinusitiden muß mit einer Gewebeinvasion gerechnet werden. Transorale und transfaziale Eingriffe sind in der Mehrzahl der Fälle angezeigt. Die Endoskopie kann im Rahmen einer engmaschigen postoperativen Wundpflege wertvolle Dienste leisten [856].

Das *Churg-Strauss-Syndrom* kann sich klinisch durch eine rezidivierende chronische Sinusitis manifestieren. Weitere Symptome und Befunde bestehen aus einem Asthma bronchiale, einer Eosinophilie mit Werten über 10% im Differentialblutbild, einer Neuropathie und aus pulmonalen Infiltraten. Krankheitsherde fallen durch ein eosinophiles Infiltrat auf. Die endonasale chirurgische Therapie der Sinusitis ist Teil eines umfassenden Behandlungsplanes [813].

Varney et al. [823] berichten über die endonasale Nebenhöhlenchirurgie bei 3 Patienten mit einem *„yellow nail syndrome"*. Leitsymptome sind Beinödeme, eine gelbliche Verfärbung der langsam wachsenden Nägel und Pleuraergüsse auf der Grundlage einer Hypoplasie der abführenden Lymphgefäße. Eine Fülle weiterer Beschwerden kann mit dem „yellow nail syndrome" vergesellschaftet sein, darunter auch eine chronische

Sinusitis. Eine Spontanremission der Befunde kommt vor. Meist spricht die Sinusitis beim „yellow nail syndrome" auch auf eine medikamentöse Behandlung ungenügend an. Bei den 3 Fällen kam es nach der Nebenhöhlensanierung zu einer anhaltenden Besserung der lokalen Symptome, in 2 Fällen auch der übrigen Befunde des Syndromes.

Novak u. Makek [595] berichten über die erfolgreiche endonasale Chirurgie bei Patienten mit einem *Migränekopfschmerz*. Sofern ein endonasaler Auslöser der Kopfschmerzen durch einen Ausschaltungsversuch mit Abschwellung und Anästhesie durch Pinselung der Schleimhaut mit Kokain belegt werden konnte, ergaben sich Erfolgsraten der kombinierten operativen Behandlung mit Septumkorrektur, Abtragungen der mittleren Muschel und einer Teilethmoidektomie von 90%.

6 Erweitertes Spektrum der optisch gestützten endonasalen Chirurgie

6.1 *Endonasale Chirurgie bei Epistaxis*

Eine Blutstillung im Naseninneren wird von den meisten Rhinochirurgen routinemäßig mit einer bipolaren Elektrokoagulation durch geeignete, schlanke und lange Pinzetten ausgeführt [144, 864]. Die gleichen Operationstechniken stehen auch zur Versorgung von Patienten mit dem Leitsymptom „Nasenbluten" zur Verfügung. Bei kräftigen Blutungen aus den dorsalen Abschnitten der Nasenhaupthöhle ist ein endonasaler operativer Eingriff indiziert, wenn anatomische Anomalien, eine Septumdeviation oder Ausmaß und Häufigkeit der Blutung eine wirkungsvolle Behandlung mittels Nasentamponade verhindern. Eine allgemeine Blutungsneigung muß diagnostisch ausgeschlossen oder therapeutisch angegangen werden, ebenso eine arterielle Hypertonie.

Die Blutungsquelle der posterioren Epistaxis liegt meist im Bereich der proximalen Äste der A. sphenopalatina und des venösen nasopharyngealen Plexus. Topographisch betrifft dies den Bereich des dorsalen mittleren Nasenganges und des Meatus inferior mit Nasenboden sowie die Keilbeinhöhlevorderwand und das Septum nasi. Auch die vordere Concha media und die kaudale Fläche der unteren Nasenmuschel werden genannt [498, 876].

Eine stärkere Blutung erschwert die Behandlung durch ein ständiges Verschmutzen der Endoskopspitze. Hier empfiehlt sich der Einsatz von Mikroskop, Spül-Saug-Endoskop oder einfach der Stirnlampe. Eine Reduktion der Blutung zur besseren Sicht wird durch die zeitweise Einlage von epinephringetränkten Tupfern vorgenommen [864] (s. Übersicht auf S. 172, 173).

Die Indikation zur Septumkorrektur sollte im Zweifelsfall großzügig gestellt werden. Nach Abtragen des dorsalen Stumpfes der mittleren Nasenmuschel kann eine gezielte Elektrokoagulation im Bereich des Foramen sphenoplatinum mit einer bipolaren Pinzette oder der monopolaren Saugkoagulation vorgenommen werden. Je nach Bedarf wird eine Teilethmoidektomie ausgeführt. Über eine Lateralfrakturierung der unteren Nasenmuschel kann zusätzlich Platz gewonnen werden. H. Heermann hat bereits 1958 über die endonasale, mikroskopgestützte Unterbindung der Siebbeinarterien berichtet. Im Anschluß an eine Ethmoidektomie können die Arterien in ihren knöchernen Kanälen mit der monopolaren Nadel koaguliert werden. Die A. sphenopalatina kann beidhändig präpariert und unter Sicht koaguliert oder mit einem Clip versorgt werden [75, 298, 644].

Nach Abschluß größerer Eingriffe zur Blutstillung empfiehlt sich eine Tamponade des Operationsgebietes für 48 h. Eine monopolare Verkochung im Bereich der dorsalen lateralen Nasenwand kann über eine Schädigung des N. palatinus major ein zeitweises Taubheitsgefühl am Gaumen nach sich ziehen.

Zur Therapie leichterer Blutungen wird über den Einsatz flexibler Endoskope berichtet. Eine Blutstillung erfolgt in diesen Fällen z.B. durch Ätzung mit Silbernitrat, das Auflegen von Hämostyptika oder Einspritzen von Lidocain mit Adrenalin [63, 525, 642]. Eine Vollnarkose ist nicht notwendig. Etwas kräftigere Blutungen werden unter dem starren Endoskop (2,7- oder 4-mm-Optik mit 0° oder 25/30° Blickablenkung) mit einer Saugkoagulation angegangen. Die Saugerspitze wird den Erfordernissen nach leicht gebogen [498, 606, 876].

6.2 *Endonasale Chirurgie bei Fremdkörpern*

Die optisch gestützten, endonasalen Operationsverfahren erlauben eine schonende und exakte Extraktion von Fremdkörpern aus dem Bereich der Nasennebenhöhlen auf der Grundlage einer genauen radiologischen Lokalisation. Die Indikation zur Fremdkörperentfernung sollte daher auch bei beschwerdefreien Patienten großzügig gestellt werden, um späteren Entzündungen, Rhinolithen oder Neuralgien vorzubeugen.

Der Fremdkörper wird unter optischer Kontrolle aufgespürt und unter Wahrung oder Wiederherstellung von Ventilation und Drainage der benachbarten Nebenhöhlen extrahiert. Die chirurgischen Teilschritte entsprechen denjenigen üblicher Siebbeineingriffe. Im Einzelfall wird man sich beim endoskopischen Aufspüren einer Gewehrkugel von Blutspuren oder Straßen der Zerstörung leiten lassen.

Einzelmitteilungen liegen in der Literatur vor über die endonasale Entfernung von Luftgewehrkugeln, Granatsplittern, ektopen Zähnen und von Fliegenlarven [24, 108, 149, 261, 554, 577, 841].

6.3 Endonasale Stirnhöhlenchirurgie

Die endonasale Stirnhöhleneröffnung hat eine lange Tradition. 1890 erfolgten bereits Eingriffe über den medianen Stirnhöhlenboden von Schaeffer [697], 1899 Berichte von Spiess [753], 1905 von Fletcher Ingals [200], 1906 von Halle [272] und 1907/1908 von Good [256, 257]. Frühzeitig wurde eine Fülle spezieller Instrumente entwickelt (z.B. Stirnhöhlenraspel nach Good oder neuerdings Schaefer und Wigand; Stirnhöhlenlöffel nach Schaeffer, Wagener oder neuerdings Kuhn-Bolger, Stirnhöhlenbohrer nach Halle, Fletcher Ingals, Spiess oder Watson-Williams; Platzhalter nach Good oder Fletcher Ingals).

Eine Indikation zur endonasalen Operation der Stirnhöhle besteht bei der signifikanten Beteiligung des Sinus frontalis an einer rezidivierenden, eitrigen oder polypösen Sinusitis und bei orbitalen Komplikationen mit Ausgang von der Stirnhöhle. Weitere Indikationen sind median gelegene Mukopyozelen der Stirnhöhle, seltener median gelegene Osteome oder ein Barotrauma. Bei einer Beteiligung des Ductus nasofrontalis an einer zentralen Mittelgesichtsfraktur kann die endonasale Stirnhöhleneröffnung zu einer Reduktion der äußeren Inzisionen führen.

Eine relative Indikation besteht bei wiederholten Rezidiven nach einer suffizienten endonasalen Therapie, eine Kontraindikation bei weit lateral oder kranial gelegenen Mukopyozelen und Osteomen sowie bei entzündlichen Osteolysen der Stirnhöhlenhinterwand. Eine endoskopische Zweiwegeoperation mit einem „reduzierten Zugang von außen" kann in Grenzfällen der Indikation Anwendung finden [154, 159, 305, 863, 864]. Die folgenden Ausführungen beziehen sich auf die unkomplizierte chronische Sinusitis frontalis.

Bei einer diffusen chronischen Sinusitis paranasalis muß man mit einer Beteiligung der Stirnhöhlenschleimhaut in etwa 30% der Fälle rechnen, in 10% liegt eine totale Verschattung vor (s. 2.2.3) [537, 866]. In Abhängigkeit von der individuellen Architektur des Ductus nasofrontalis werden auch bei umschriebenen Erkrankungen des ostiomeatalen Systems in $^{1}/_{3}$ Reaktionen der Stirnhöhlenmukosa beobachtet [833]. Die Indikation zur optisch kontrollierten, endonasalen Eröffnung der Stirnhöhle ist bei diesen unterschiedlichen Formen der Sinusitis frontalis im Einzelfall umstritten: Stammberger u. Hawke [763] vermeiden weitmöglichst die Eröffnung und beschränken sich auf eine Reventilation des vorgeschalteten Recessus frontalis in der

Hoffnung auf eine Spontanregeneration der Stirnhöhlenschleimhaut. Schaefer [693] sowie Toffel et al. [808] führen eine Fensterung der Stirnhöhle auch bei einer diffusen Sinusitis nur dann aus, wenn sich im CT signifikante Schleimreaktionen zeigen. Wigand [864] empfiehlt die routinemäßige Eröffnung der Stirnhöhle im Rahmen der kompletten Ethmoidektomie.

Drei Faktoren bestimmen die Indikation zur Stirnhöhlenoperation bei einer chronischen Sinusitis:

1) Sekundäre, geringgradige Beteiligungen der Stirnhöhlenmukosa an einer Erkrankung des anterioren Siebbeines stellen keine Indikation zur Stirnhöhlenfensterung dar. Signifikante Erkrankungsherde sollten direkt operativ angegangen werden.
2) Enge anatomische Verhältnisse im Stirnhöhlenzugang mit einer kräftigen Spina nasalis superior führen zu Schwierigkeiten bei der Schaffung eines ausreichend großen und dauerhaften Zuganges. Die Verhältnisse können am CT im voraus abgeschätzt werden. Ist die Fensterung erschwert, sollte die Indikation überdacht oder eine erweiterte Stirnhöhlenoperation in Erwägung gezogen werden.
3) Die Symptomatik des Patienten gibt Hinweise zur Indikationsstellung. Der Patient muß bereit sein, an regelmäßigen Nachuntersuchungen und lokalen Therapiemaßnahmen teilzunehmen.

Eine generelle Voraussetzung für die endonasale Stirnhöhlenoperation ist die Darstellung der Stirnhöhlenanatomie im CT. Eine hochauflösende axiale Schichtung im Knochenfenster ist sinnvoll und ausreichend. Bei Bedarf können multiplanare Rekonstruktionen ergänzend ausgeführt werden.

Mikroanatomisch weist der Stirnhöhlenzugang eine Reihe bedeutsamer Variationen auf [6, 427]. Diese spielen pathophysiologisch eine große Rolle, sind jedoch am erkrankten Siebbeinzellsystem nicht immer nachzuvollziehen und bestimmen daher nur selten die Indikation und das chirurgische Vorgehen.

Die A. ethmoidalis anterior stellt eine der wichtigsten anatomischen Landmarken bei der endonasalen Stirnhöhlenoperation dar. Sie liegt in der frontalen Ebene der Vorderwand der Bulla ethmoidalis direkt unter oder etwas abgesetzt von der Schädelbasis. Unmittelbar anterior ist oft noch eine letzte Siebbeinzelle gelegen. In über 70% der Fälle ist die Darstellung der Arterie zweifelsfrei möglich [655]. Der Stirnhöhlenzugang findet sich meist anterior-medial [389, 864]. In der Stirnhöhle oder im Stirnhöhlenzugang können unterschiedliche „frontale Zellen" angetroffen werden. Bent et al. [48] unterscheiden 4 Typen:

1) Zelle oberhalb des Agger nasi im Bereich des Recessus frontalis;
2) Ansammlung von Zellen im Bereich des Recessus frontalis oberhalb des Agger nasi;

3) eine große Zelle stülpt sich als „bulla frontalis" vom Recessus frontalis in die Stirnhöhle ein;
4) isolierte Zelle inmitten der Stirnhöhle.

Anhand der präoperativen CT-Schichtung und einer exakten endoskopischen Kontrolle intraoperativ muß im Erkrankungsfall entschieden werden, welcher Zelltyp vorliegt und ob diese Zellen oder die verbleibenden Stirnhöhlenkompartimente sicher und ausreichend von endonasal abgetragen oder drainiert werden können [48, 648]. Im Tierversuch erwies sich die Mukosa in der Stirnhöhle als ausgesprochen vulnerabel, eine Schädigung führte zu prominenten Narbensegeln mit einer Einschränkung der mukoziliären Drainage [294]. Zirkuläre Schleimhautschädigungen führten bei ¼ der Patienten zu einem völligen Verschluß des Stirnhöhlenzuganges durch Narbensegel [297]. Diese Untersuchungen müssen bei der Planung von Eingriffen im Stirnhöhlenzugang bedacht werden.

6.3.1 Endonasale Stirnhöhlenfensterung über den natürlichen Zugang

Eingriffen am Stirnhöhlenzugang wird meist eine anteriore Ethmoidektomie mit Abtragen der Agger-nasi-Zellen und Darstellung des Ansatzes der mittleren Nasenmuschel medial, der Lamina papyracea lateral und der Rhinobasis mit vorderer Siebbeinarterie kranial vorangestellt [664]. Der Kopf der mittleren Nasenmuschel wird zurückgenommen [279]. Andere Autoren raten zu einer Schonung der Bulla ethmoidalis [461] oder des Agger nasi [566]. In einer Arbeitsrichtung streng nach anterior wird die Schädelbasis anterior der vorderen Siebbeinarterie mit einem gebogenen scharfen Löffel vorsichtig abgetastet. Zellsepten werden unter Schonung der umgebenden Mukosa abgetragen. Jeder Schritt der Präparation muß optisch kontrolliert werden. Hier bewährt sich das Spül-Saug-Endoskop mit 70° Blickablenkung. Oft wird das Infundibulum frontale nahezu zwanglos nahe am Ansatz der mittleren Muschel eröffnet, 2–4 mm anterior der vorderen Siebbeinarterie. Knochenausläufer der Spina nasalis superior werden abschließend abgetragen. Hierbei sollte es gelingen, die Schleimhaut im dorsalen Stirnhöhlenzugang zu erhalten.

Ein Neoostium der Stirnhöhle von mindestens 4 mm Durchmesser wird angestrebt [644, 666, 739, 864]. Technisch möglich sind Zugänge von bis zu 15 mm [318, 695]. Zur Erweiterung bedient man sich spezieller Instrumente wie gebogener scharfer Löffel oder Raspartorien. Kleinere Ostien führen häufiger zu einer Stenose [664]. Fletcher Ingals [200] und Watson-Williams [836] haben aus diesem Grund bereits 1905 bzw. 1933 mit Bohrer oder Raspel Öffnungen von 5–7 mm hergestellt. Einige Autoren versuchen, die kleineren

Neoostien durch Einlage eines Platzhalterröhrchens von etwa 3,5–4 mm Durchmesser offenzuhalten. Der Katheter kann durch einen gebogenen Sauger oder über einen Führungsdraht in die Stirnhöhle vorgeschoben und kaudal am Septum fixiert werden. Äußere Inzisionen zur Einlage einer Silikonschiene [220] sollten vermieden werden. Die Platzhalter bleiben für 6 (3–8) Wochen in situ [220, 278, 279, 537, 627, 695].

Bei unklaren anatomischen Verhältnissen gelingt die endonasale Fensterung möglicherweise unter Kontrolle durch ein Endoskop, welches über eine Beck-Bohrung in den Sinus frontalis vorgeschoben wird [154, 305, 864]. Good [256] wies bereits 1907 seinen Assistenten an, bei Manipulationen im Stirnhöhlenzugang einen Finger in den medialen Augenwinkel zu legen, um ein Erreichen der Orbita frühzeitig zu bemerken. Ein intraoperatives Röntgenübersichtsbild des seitlichen Schädels wurde zur Lokalisationshilfe bereits 1899 von Spiess [753] angegeben, es wird auch heute noch propagiert [511, 537]. Die zuletzt genannten Empfehlungen bleiben außergewöhnlichen Umständen vorbehalten.

Manipulationen in der Stirnhöhle sind durch die Länge, Biegung und Stärke der Instrumente trotz entsprechender Neuentwicklungen mehr oder minder enge Grenzen gesetzt [566]. Eine weitergehende endonasale Stirnhöhlenchirurgie ist derzeit nicht möglich [862].

Ergebnisse der endonasalen Stirnhöhlenoperation faßt Tabelle 14 zusammen. Eine Befragung über das spezifische subjektive Operationsergebnis ist erschwert, da der Stirnhöhleneingriff bei chronischer Sinusitis meist nur einen Teil der operativen Sanierung mehrerer Nebenhöhlen darstellt. Im Vordergrund steht daher die endoskopische Nachuntersuchung. Nach Eröffnung der Stirnhöhle muß man in jedem Fall mit einer narbigen Reduktion des Neoostiums rechnen. Der Durchmesser des Neoostiums nimmt in den ersten Monaten von durchschnittlich 5,6 mm auf 3,5 mm ab. Eine weitere Abnahme nach mehreren Monaten ist z.B. bei lokalen Entzündungen möglich. Besonders kritisch sind die Fälle mit einem intraoperativen Durchmesser von unter 5 mm [316, 326, 537].

Wird eine Eröffnung der Stirnhöhle intraoperativ ausgeführt, so muß man in etwa ⅓ der Fälle mit einer fehlenden Sondierbarkeit nach Abschluß der Wundheilung rechnen [313]. Durch eine intensive Präparation am Stirnhöhlenzugang intraoperativ läßt sich der Prozentsatz auf 19% reduzieren. Der Zugang zur Stirnhöhle wird postoperativ häufig durch eine narbige Stenose des Recessus frontalis abseits des Neoostiums erzeugt. Zur Prophylaxe sollte die vertikale Lamelle der mittleren Nasenmuschel geschont und nicht frakturiert werden. Gleichzeitig hilft eine Reduktion am Kopf der Concha media [326].

Tabelle 14. Ergebnisse der endonasalen Stirnhöhlenoperation über den natürlichen Zugang

Autor	Anzahl der Stirnhöhlen	Operationstechnik	Postoperatives Intervall	Resultate	Ergänzung
Friedrich [221]	7	endoskop. Erweiterung Ostium naturale	13 Monate	7/7 Stirnhöhlen frei	Silastikschienung des Ductus nasofrontalis über kleinen externen Zugang
Perko [627]	7	endoskop. Erweiterung Ostium naturale	11 Monate	6/7 Pat. beschwerdefrei 7/7 Ostium offen	isolierte Fälle von Sinusitis frontalis
Schaefer u. Close [695]	36	endoskop. Erweiterung Ostium naturale	16 Monate	58% beschwerdefrei 31% erneut 1x Sinusitis 3% idem 8% schlechter	Silastik-Röhrchen eingelegt bei einem Zugang von unter 6 mm
Wigand u. Hosemann [865]	162	endoskop. Erweiterung Ostium naturale, z.T. mit Diamant-Bohrer	3,5 Jahre	40% Ostium einsehbar 28% Ostium sondierbar 32% Ostium nicht sondierbar	
Metson [537]	7	endoskop. Erweiterung Ostium naturale	19–24 Monate	6/7 Ostien blieben offen 1/7 Ostien stenosiert	
Moriyama et al. [566]	105	endoskop. Erweiterung Ostium naturale	6–42 Monate	73,4% Ostium weit offen 17,1% Ostium eingeengt 9,5% Ostium verlegt durch Polypen/Granula	Kein knöcherner Verschluß des Ostiums beobachtet
Draf et al. [160]	72 (471)	endoskop. Darstellung des Stirnhöhlenzuganges (Draf Typ I)	5 Jahre	Schleimhaut: 55,6% unauffällig 11,1% Polypen 33,3% „pathologisch"	
Hosemann et al. [326]	201	endoskop. Erweiterung Ostium naturale	13 Monate	81% Ostium sondierbar 71% post-op. Stirnhöhlen verschattet	Ostien <5mm haben schlechtere Prognose

Abkürzungen: *idem:* gleichbleibender Gesundheitszustand.

Postoperative CT-Kontrollen zeigen nach der Stirnhöhlenfensterung in 71% noch verbliebene oder neue Verschattungen. Diese Herde können trotz eines offenen Stirnhöhlenzuganges bestehen bleiben. Patienten mit einer Analgetikaintoleranz sind besonders betroffen. Umgekehrt wird ein Teil der postoperativ nicht mehr sondierbaren Stirnhöhlen sich dennoch in der CT-Kontrolle als lufthaltig darstellen. Eine eindeutige Korrelation mit lokalen Beschwerden besteht in beiden Fällen nicht. Selbst Patienten mit einer postoperativen Totalverschattung und einer fehlenden Sondierbarkeit sind oft beschwerdefrei [279, 326, 351]. Die zuletzt genannten Fälle müssen dennoch als Fehlschlag gewertet werden und bedürfen einer sorgfältigen Kontrolle. Ein Drainageröhrchen sollte regelmäßig abgesaugt und ggf. gespült werden. Bei bis zu 43% der Patienten mit liegenden Stirnhöhlenkathetern kommt es zu therapiepflichtigen lokalen Beschwerden [329].
Als Nebenwirkung muß man nach beschränkten Eingriffen im Bereich der ostiomeatalen Einheit in etwa 1,5% postoperativ mit dem Auftreten von Stirnhöhlenentzündungen rechnen [537].

6.3.2 *Erweiterte endoskopische Stirnhöhlenchirurgie, Mediandrainage nach Draf*

Draf hat den operativen Zugang zur Stirnhöhle systematisch erweitert und unterscheidet 3 Typen einer endonasalen Stirnhöhlenoperation [155, 160] (Abb. 11):

- *Typ 1: Die einfache Drainage.* Sie wird bei einer üblichen Siebbeinausräumung nach Abtragen von Zellsepten im Bereich des anterioren Recessus frontalis hergestellt. Die kaudale Mündungszone des Ductus nasofrontalis [427] wird hierbei abgetragen. Der kraniale Stirnhöhlenzugang (Ostium frontale) und seine Schleimhaut bleiben unberührt (s. 6.3.1). Indiziert ist dieser Zugang bei einer nur geringfügigen Beteiligung der Stirnhöhlenschleimhaut an einer Pansinusitis.
- *Typ 2: Die erweiterte Drainage.* Sie kommt zustande durch ein Abtragen des Stirnhöhlenbodens vom natürlichen Zugang nach median bis zum Nasenseptum. Es entsteht ein Neoostium von der Lamina papyracea bis zum Septum nasi. Ausgeführt wird dieser Eingriff bei einer relevanten Mukositis der Stirn-

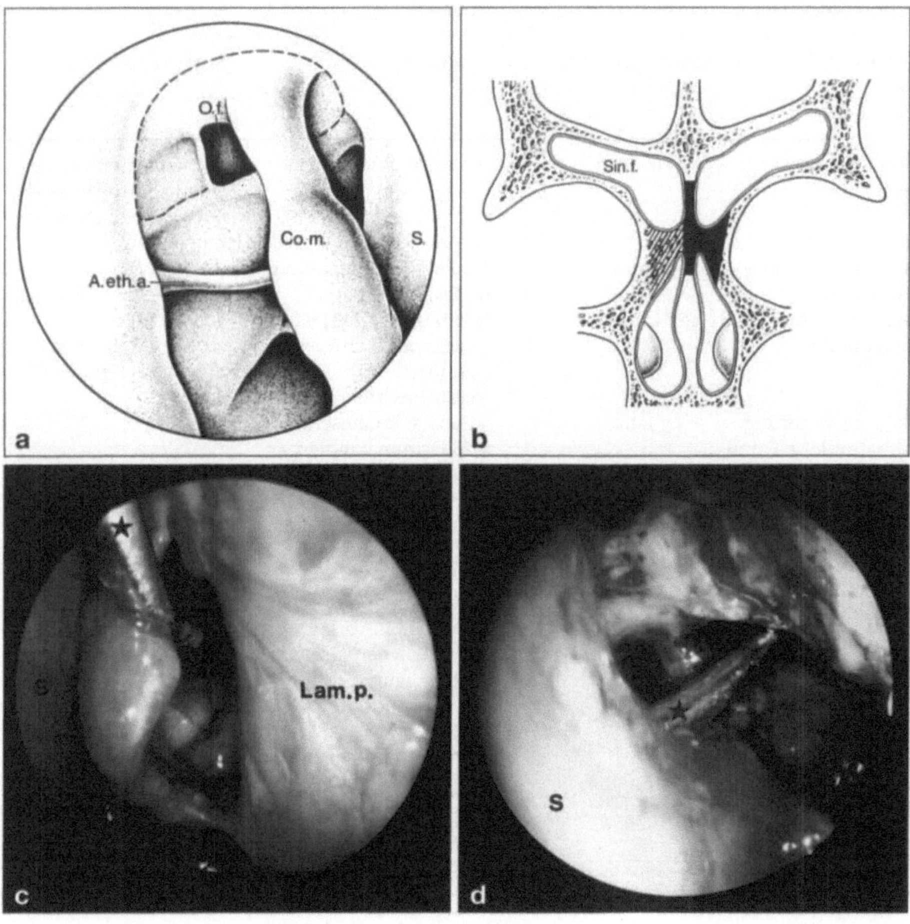

Abb. 11 a–d. Einfache und erweiterte endonasale Stirnhöhlenchirurgie. **a** Endoskopischer Einblick in den rechten Stirnhöhlenzugang nach Ausräumen des vorderen Siebbeines mit Darstellung der Schädelbasis und der vorderen Siebbeinarterie (A. eth. a.). Die einfache Drainage des Stirnhöhlenzuganges (Draf I) ergibt sich durch Abtragen der kaudalen Mündungssonde des Ductus nasofrontalis. Das Ostium frontale (O. f.) bleibt mit seiner Schleimhaut erhalten. *Gestrichelte Linie:* Erweiterter Zugang zur Stirnhöhle (Draf II). Typ III ist in diesem Schema nicht darstellbar. Co. m.: mittl. Nasenmuschel, S: Nasenseptum. **b** Frontaler Schnitt durch den Schädel zur Darstellung der erweiterten endonasalen Stirnhöhlenchirurgie. *Schraffiert:* Erweiterung des Stirnhöhlenzuganges nach Draf (II). *Dunkel unterlegt:* Zusätzliche Erweiterung nach Draf (III). *Sin.f.:* Stirnhöhle. **c** Endoskopie 3 Monate nach einer endonasalen Stirnhöhlenfensterung nach Draf (Typ II) bei einer chronischen Sinusitis frontalis. Einblick in die linke Stirnhöhle mit dem 70°-Endoskop. Die Fensterung erstreckte sich bis zum gleichseitigen Septum nasi. *:* gebogener Kieferhöhlensauger. *Lam.p.:* Lamina papyracea. **d** Endoskopie 3 Tage nach einer endonasalen Stirnhöhlenfensterung nach Draf (Typ III) bei einer chronischen Sinusitis frontalis: Einblick in die linke Stirnhöhle mit dem 70°-Endoskop. Über die rechte Nasenhaupthöhle wird ein Sauger (*) in die linke Stirnhöhle geführt. Das Septum sinuum frontalium ist z.T. abgetragen. *S:* Nasenseptum

höhle z.B. im Rahmen einer Mukoviszidose, einer ziliären Dyskinesie oder bei Mukopyozelen oder orbitalen Komplikationen sowie beim Stirnhöhlenbarotrauma.

- *Typ 3: Die endonasale Mediandrainage.* Der erweiterte Zugang wird hierbei unter Resektion von Anteilen des kranialen Septums sowie des kaudalen Septum interfrontale bis zur Lamina papyracea der Gegenseite hin vergrößert. Das Neoostium drainiert beide Stirnhöhlen. Eine endonasale Mediandrainage ist nach Draf indiziert bei Stirnhöhlenrevisionen (insbesondere bei vorangegangenen Operationen von außen), bei orbitalen Komplikationen mit Ausgang von der Stirnhöhle und nach Voroperation sowie bei endokraniellen Komplikationen mit Ausgang von der Stirnhöhle ohne Knochendefekte.

Bei den aufgeführten Stirnhöhlenoperationen nach Draf werden der Agger nasi und Teile des Processus frontalis maxillae mit dem Diamantbohrer unter dem Mikroskop abgetragen und der Tränensack dargestellt. Der Übergang von Stirnhöhlenvorderwand zum Stirnhöhlenboden wird lateral vom Kopf der mittleren Muschel schrittweise nach anterior und kranial ausgedünnt. Mit dem Finger kann im medialen Augenwinkel von außen entgegengetastet werden, um ein vollständiges Abtragen des Knochens frühzeitig erkennen zu können. Man identifiziert das Infundibulum frontale und trägt die anterioren Siebbeinzellen ab. Die Diamantfräse wird in überschaubare Lücken des Infundibulum eingeführt und ziehend über den Knochen nach anterior geführt. Es wird darauf geachtet, daß der Stirnhöhlenzugang allseits knöchern begrenzt ist und daß die Schleimhaut an mindestens einer Seite erhalten bleibt. Nach Abschluß der Mediandrainage kann ein Gummifingerling in die Stirnhöhle vorgeschoben werden [155, 160].

Eine Reihe von Autoren verwendet den Diamantbohrer zur Erweiterung des Stirnhöhlenzuganges meist im Sinne einer Drainage vom Typ II nach Draf [265, 279, 511, 863]. Die mit dem Bohrer erweiterten Ostien verhalten sich bei der Wundheilung wie die konventionell eröffneten, sie waren bei einer Nachuntersuchung in 40% einsehbar, in 30% nur sondierbar und in weiteren 30% weder einsehbar noch sondierbar [865].

Eine Sonderform der endonasalen Mediandrainage haben Close et al. [105] vorgestellt. Einleitend wird eine endonasale Ausräumung des vorderen Siebbeines beider Seiten mit Fensterung der Stirnhöhle in üblicher Weise ausgeführt. Anschließend wird ein 2 · 2 cm großes Segment vom anterioren-superioren Nasenseptum exzidiert. Die Resektion erfolgt direkt unterhalb des Stirnhöhlenbodens, anterior der mittleren Muscheln sowie der natürlichen Stirnhöhlenzugänge. Jetzt können beide Stirnhöhlenzugänge über eine Nasenhaupthöhle endoskopisch kontrolliert werden. Über die andere Nasenseite wird der Bohrer eingeführt. Der mediane Stirnhöhlenboden wird weggenommen und das Septum interfrontale weit nach kranial reseziert. Dorsal bleibt eine Knochenspange erhalten, sie schützt die erhaltenen natürlichen Stirnhöhlenzugänge mit ihrer Schleimhaut. Becker et al. [33a] verwenden ein Bohrersystem mit integrierter Saugung für Mediandrainagen ohne eine derartige Knochenspange. May und Schaitkin [518a] unterscheiden in Anlehnung an Draf 4 Typen der endonasalen Stirnhöhleneingriffe (NFA = nasofrontale approach Typ 1–4).

Ergebnisse der erweiterten endonasalen Stirnhöhlenchirurgie faßt Tabelle 15 zusammen.

6.4 *Endonasale Dekompression des N. opticus*

Die endonasale Dekompressionsoperation des Sehnerven bei Frakturen im Bereich des Canalis opticus dürfte auf R. Takahashi [792], Tsutsumi [815] und Fujitani [225] zurückgehen. Fujitani [226] berichtete 1974 über 16 Fälle mit einem endonasalen Zugang ohne optische Hilfen. Wie die meisten Autoren, hat Fujitani [227] im weiteren Verlauf das Mikroskop zuhilfe genommen. Belal erwähnt 1978 [36, 37] bereits die Verwendung des Mikroskopes für den endonasalen Zugang [36].

Der Sehnerv kann rhinochirurgisch transfazial oder endonasal freigelegt werden. Der endonasale Zugang besitzt den bekannten Vorteil einer Schonung der Gesichtsweichteile und der knöchernen Stützstrukturen. Der Sehnerv muß nicht tangential angegangen werden wie bei transfazialen Eingriffen, sondern kann in einem Winkel von etwa 60° unter optischer Kontrolle durch Mikroskop oder Endoskop dargestellt werden. Das besondere Problem der Dekompressionsoperation bei indirekten traumatischen Optikusschäden liegt in der Indikationsstellung. Eine Übersicht über die Differentialindikation geben Chilla [94] und Stoll [784] sowie Jorissen u. Feenstra [361]. Eine endonasale Dekompression ist zu diskutieren bei:

- radiologischem Nachweis einer Fraktur oder Einengung des Canalis N. optici,
- Verdacht auf Ödem, Hämatom, Gefäßspasmus im Bereich des Canalis N. optici, Erblindung des einzig sehenden Auges resp. beidseitige Erblindung,
- ausbleibendem Erfolg einer hochdosierten Kortikoidtherapie nach 24 h Beobachtungszeit,
- posttraumatisch zunehmendem, partiellen Visusverlust oder Gesichtsfeldausfall,
- sekundär auftretenden Stauungszeichen oder Papillenschwellung am Augenhintergrund bei sonst unauffälligem Auge,
- gegebener Operabilität, wenn ein neurochirurgischer Zugang nicht aus anderen Gründen erforderlich ist,
- vorliegendem CT (endonasaler Zugang technisch möglich) und erfahrenem Operateur,

Tabelle 15. Resultate der erweiterten endonasalen Stirnhöhlenchirurgie

Autor	Op.-Technik	Anzahl Eingriffe	Postoperatives Intervall	Heilung Stirnhöhlen-zugang	Kompli-kationen	Sonstiges
Close et al. [105]	Mediandrainage	11	5,8 Monate	100%	1 Liquorfistel	bei 5/11 Pat. zusätzlich kleine äußere Inzision
Draf et al. [160]	a) erweiterte Drainage (Typ 2) b) Median-drainage (Typ 3)	a) 128 b) 57	5 Jahre	unauffällig/Polypen/pathologisch: a) 61,7%/14,8%/23,5% b)67%, 9,1%, 23,9%	?	
Har-El u. Lucente [279]	a) einfache Drainage b) erweiterte Drainage c) Median-drainage	a) 16 b) 5 c) 1	10–50 Monate	1/22 Patient mit Verschluß des Ostiums 2/22 Patienten Verschattung im CT bei freiem Zugang	–	bei 1/22 Pat. zusätzlich kleine äußere Inzision
Gross et al. [265]	Mediandrainage („endonasale Op. nach Lothrop")	10	7 Monate	100%	–	
Becker et al. [33a]	Mediandrainage	14	9 Monate	100%	–	spezielles Bohrer-System
Weber et al. [843a]	a) erweiterte Drainage b) Mediandrainage	a) 96 b) 43	51 Monate 34 Monate	70% Reventilation 76% Reventilation		

- Fehlen gravierender Verletzungen am Bulbus,
- unter folgenden Ausschlußkriterien: Durchtrennung des Sehnerven, totale Ischämie des Auges; Schädigung proximal/distal des Sehnervenkanals; Trauma älter als z.B. 7 Tage, besonders bei primärer Amaurose.

Voraussetzung für eine endonasale Dekompressionsoperation des Sehnerven ist die ausreichende Darstellung der regionalen Anatomie in einem axialen Dünnschicht-CT. Ein gering pneumatisiertes Nebenhöhlensystem wie beim konchalen Typ der Keilbeinhöhle kann ein endonasales Vorgehen unmöglich machen. Ist das Keilbein intakt, so lassen sich im Zweifelsfall durch ein zusätzliches MR intranervale Hämatome oder Ödeme nachweisen. Der Operateur muß eine genaue Kenntnis der örtlichen Mikroanatomie besitzen.

Der Sehnervenkanal ist etwa 10 mm lang. Proximal ist die Wandstärke mit etwa 0,2 mm gering, hier kann der Knochen auch ohne Beschleifen oft mit dem Elevatorium abgehoben werden. Distal entsteht durch eine Verdickung des Knochens auf 0,6 mm das Tuberculum nervi optici („optic ring"), eine wichtige Landmarke. Da der Kanal im Bereich dieses Ringes eng ist, muß hier eine Dekompression mit dem Bohrer vorsichtig, aber auch vollständig ausgeführt werden [270, 427, 428, 487].

Der laterale Übergang von Siebbein zur Keilbeinhöhle variiert in seiner Anatomie. Dies betrifft auch Ort und Ausprägung der Vorwölbung des Canalis N. optici. In 80% der Fälle grenzt der Sehnervenkanal medial an die Keilbeinhöhle. In den übrigen Fällen ist eine dorsale Siebbeinzelle medial über den Sehnervenkanal geschoben. Der Annulus tendineus hat eine variable Beziehung zum dorsalen Siebbein [428, 881].

Eine weitere wichtige Landmarke ist der dorsale Orbitatrichter mit seinem natürlichen Übergang in den Sehnervenkanal. Eine gedachte Linie zwischen dem Austrittspunkt der vorderen und hinteren Siebbeinarterie im Bereich der kranialen Lamina papyracea zielt in Richtung des N. opticus. In 16% liegt die A. ophthalmica inferolateral im Bereich des Canalis N. optici. Sie ist in diesen Fällen bei einer Schlitzung der Optikusscheide gefährdet. Führt man diese Spaltung durch, muß ein besonderes Augenmerk auf die Durchtrennung des relativ dicken Geweberinges an Tuberculum opticum und Annulus tendineus gelegt werden.

Eine umfassende Untersuchung des Verletzten ist oft wegen eines eingeschränkten Bewußtseins nicht möglich. In diesen Fällen entfällt die Prüfung von Gesichtsfeld und Visus. Zur Indikationsstellung werden dann eine ausreichende Röntgendiagnostik (CT) und die Spiegelung des Augenhintergrundes mit Prüfung der direkten und konsensuellen Lichtreaktion, neuerdings auch visuell evozierte Potentiale, herangezogen [361, 794].

Nur bei ¹/₄ der indirekten Verletzungen des Sehnerven werden Frakturen des Canalis N. optici radiologisch nachgewiesen [361].

Die endonasale Dekompression des N. opticus beginnt mit einer Ausräumung des Siebbeines. Üblich ist eine Vollnarkose, wenngleich über Eingriffe in örtlicher Betäubung berichtet wird [226]. Eine Fensterung der Kieferhöhle im mittleren Nasengang wird bis auf das Niveau der Kieferhöhlenrückwand nach dorsal erweitert. Bei mikroskopgestützten Eingriffen wird das Operationsgebiet mit selbsthaltenden Sperrern exponiert. Die gesamte Keilbeinhöhlevorderwand wird abgetragen. Der Übergang des Orbitatrichters in den Canalis N. optici wird dargestellt. Vom dorsalen Orbitatrichter her wird der Knochen über Orbita und Sehnerv unter dem Mikroskop mit dem Diamatbohrer ausgedünnt oder enttrümmert. Auf eine gute Spülung und Kühlung des Operationsgebietes ist zu achten. Eine sichere Methode besteht nach Aurbach [17, 18] darin, den Bohrer schrittweise vom hinteren/oberen/medialen Ausläufer der Kieferhöhle in Richtung des vorderen/oberen/lateralen Anteils der Keilbeinhöhle zu führen. Nach Ausdünnen des Knochens wird die letzte Knochenlamelle von der Periorbita z.B. mit einem Tellermesser der Ohrchirurgie abgehoben. Der freigelegte Periorbitastreifen dient anschließend als Leitschiene. Längs dieser Leitschiene trifft man dorsal auf den Canalis N. optici ohne Gefahr einer Verletzung der benachbarten A. carotis. Der Knochen über dem Sehnerven wird erneut ausgedünnt und abgehoben und der Nerv auf etwa 7 mm Länge freigelegt. Im Bedarfsfall wird eine Schlitzung der Nervenscheide vorgenommen [487, 489, 791]. Abschließend wird der Sehnerv mit kortisongetränkter Gelatine oder Kollagenflies abgedeckt. Ein kleines Liquorleck kann zusätzlich mit Kollagenflies oder einem autologen Schleimhautläppchen abgeklebt werden. Das Operationsgebiet wird für 2 Tage locker tamponiert. Für eine Woche erfolgt eine systemische Therapie mit Kortikoiden und einem Antibiotikum, ggf. mit neurotropen Vitaminen. Zur lokalen Pflege wird das Operationsgebiet in üblicher Weise schonend gereinigt und gespült [17, 18, 226, 489, 791].

Stammberger [761] verwendet das Endoskop zur Dekompression des Nerven. Er trägt nach Ausräumung des Siebbeines und breiter Fensterung der Keilbeinhöhle die Lamina papyracea der Orbitaspitze über 7–10 mm ab. Der Knochen des Canalis N. optici wird mit einer speziellen Endofräse ausgedünnt. Die letzte Knochenschale wird mit einem Dissektor in bis zu 180° des medialen Umfanges abgehoben. Eine Schlitzung der Nervenscheide erfolgt nur bei ausdrücklicher Indikation durch den Ophthalmologen.

Die Fallzahl der endonasalen Dekompressionsoperationen ist gering und die Indikationsstellung oft sehr unterschiedlich. Eine vergleichende Ergebnisanalyse ist daher kaum möglich. Eine spontane Wiederkehr des Sehvermögens kann nach einem indirekten Trauma des Sehnerven in etwa 34% erwartet werden. Eine Therapie mit hochdosierten Kortikoiden (z.B. Methylprednisolon 30 mg/kg KG, anschließend 15 mg/kg KG alle 6 Stunden über 1 Tag) erbringt in etwa 60% Besserungen. Der Prozentsatz von Verbesserungen des Sehens (Visus und/oder Gesichtsfeld) liegt nach einer operativen Dekompression ebenfalls bei etwa 60% (0–100%) [226, 227, 361, 791]. Die Kombinationstherapie von Operation und Kortikoidbehandlung soll die besten Ergebnisse bringen.

Die postoperative Erholung des Sehvermögens benötigt oft 3–4 Wochen. Die Prognose ist bei einer primären Amaurose schlechter. Von diesem Parameter abgesehen, ergibt sich keine geregelte Beziehung zwischen dem posttraumatischen Sehvermögen und dem

Resultat der Dekompression. Der Nachweis einer Fraktur des Sehnervenkanales hat keinen Einfluß auf die Prognose. Eine operative Versorgung am ersten Tag nach dem Trauma oder innerhalb der ersten Woche führt zu besseren Ergebnissen [361].

Über die Notwendigkeit einer Schlitzung der Nervenscheide bestehen unterschiedliche Ansichten. Mann et al. [491] führen diesen Teileingriff routinemäßig aus und berichten über ein Optikusscheidenhämatom, welches sich nach Schlitzen der Nervenscheide entleerte. Das präoperative CT war unauffällig gewesen.

Zu einer Visusminderung kann es auch durch Mukopyozelen im dorsalen Siebbein kommen [565]. Pathogenetisch wirken sich der Druck auf den Nerven oder ein Übergreifen der Entzündung aus. Die Mukozelen werden endonasal marsupialisiert wie die übrigen Mukopyozelen (Abb. 12).

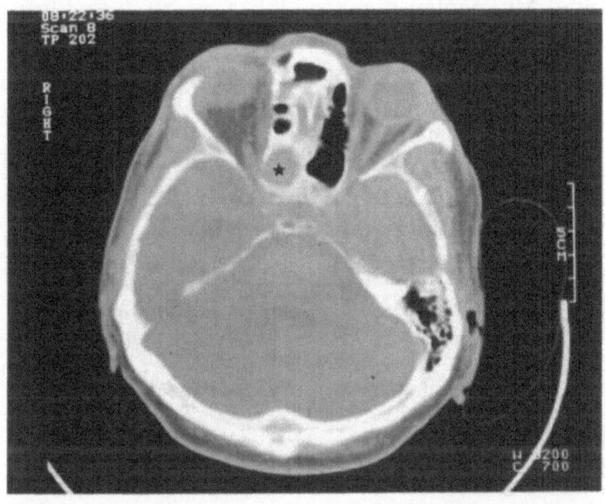

Abb. 12. Endonasale Chirurgie im Bereich des N. opticus. Axiales CT einer sphenoethmoidalen Pyozele (*) mit sukzessiver Erblindung. Behandlungsbeginn 8 Tage nach vollständigem Visusverlust. Nach Marsupialisation der Zele besserte sich der Visus innerhalb von 14 Tagen allmählich und unvollständig auf 0,3

6.5 Endonasale Chirurgie entzündlicher Komplikationen

Mit wenigen Ausnahmen können *Mukopyozelen* des Siebbeines und der Keilbeinhöhle endonasal operativ angegangen werden. Das gleiche gilt für median gelegene Stirnhöhlenmukopyozelen, sofern das knöcherne Stützgerüst trotz evtl. Verletzungen oder Voreingriffe einen Zugang technisch ermöglicht und einen Kollaps des geschaffenen Zuganges verhindert (Abb. 13).

Das Operationsprinzip besteht in einer breiten Drainage zur Nasenhaupthöhle hin (Marsupialisation), eine komplette Exzision der Mukosa ist nicht notwendig. Die operativen Teilschritte richten sich nach Lage und Ausdehnung der Mukozele, sie entsprechen den üblichen endonasalen Eingriffen. Goodyear [258] empfahl bereits 1944, Mukozelen des vorderen Siebbeines und der kaudalen Stirnhöhle über eine anteriore Ethmoidektomie zu drainieren und den ausgelenkten, per-

Abb. 13 a, b. Endonasale Chirurgie von frontoethmoidalen Mukopyozelen. **a** Koronares CT eines 23jährigen Patienten mit einer frontoethmoidalen Mukopyozele links (*). **b** Einblick in die Stirnhöhle mit dem 70°-Endoskop nach Eröffnen der Mukopyozele. Eitriges Sekret fließt ab (*)

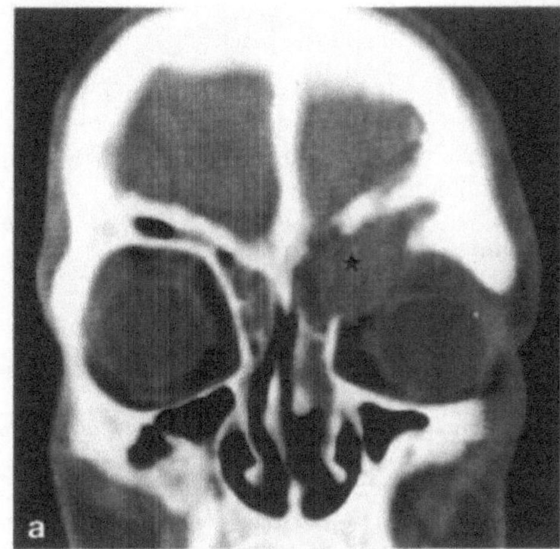

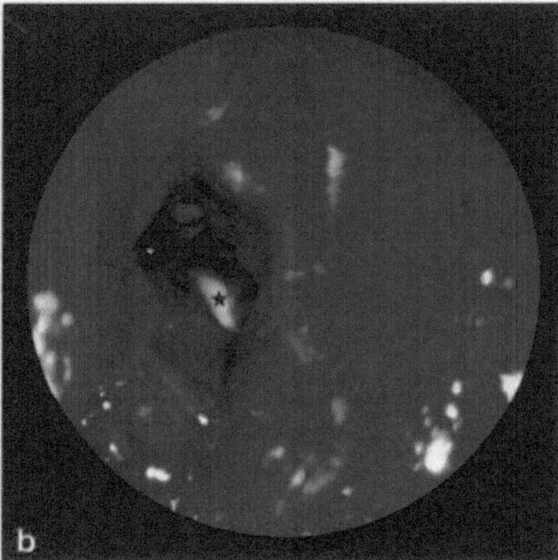

gamentartigen Knochen im medialen Augenwinkel mit dem Daumen von außen in die richtige Form zu pressen.

Eine knöcherne Erosion der Stirnhöhlenwände durch die Mukopyozele stellt heute keine Kontraindikation für die endonasale Operationstechnik dar. Auch intrakraniell oder in die Orbita wachsende Mukozelen lassen sich über einen endonasalen Zugang beherrschen [42, 278, 395, 761]. Das gleiche gilt für Pyozelen mit einer Destruktion der Stirnhöhlenvorderwand. Ein präfrontaler Abszeß wird über eine Stichinzision abgelassen, der übrige Eingriff erfolgt endonasal [173, 320]. Mukozelen des dorsalen Siebbeines mit Visusminderung werden notfallmäßig endonasal angegangen. Ist der Visusverlust komplett und besteht er über mehr als 24 h, so ist die Prognose deutlich reduziert [564]. Eine ideale Indikation zur endonasalen Therapie stellt eine große Mukozele in einer Concha bullosa dar [25]. Rudert [680] berichtet über eine riesige Mukozele im Bereich von Kieferhöhle, Siebbein und Keilbeinhöhle mit Ausdehnung in die hintere Schädelgrube. Die Marsupialisation gelang vornehmlich durch einen endonasalen Eingriff.

Kleine, narbig abgeschottete, laterale Kieferhöhlenmukozelen nach transoraler Voroperation stellen den Operateur oft vor technische Probleme. Dennoch ist ein endonasaler Versuch der Marsupialisation ratsam. Läßt sich eine ausreichende Drainage nicht herstellen, kann in gleicher Sitzung transoral vorgegangen werden. Große Kieferhöhlenmukozelen werden durch eine übliche Fensterungsoperation saniert. Im Einzelfall muß ein sekundärer Enophthalmus nach Verlust des knöchernen Orbitabodens ergänzend von außen angegangen werden [33].

Von besonderer Bedeutung ist eine gründliche und längerfristige Nachpflege des Operationsgebietes. Stirnhöhlenmukozelen werden gelegentlich über ein Drainageröhrchen nachbehandelt [278]. Einer Stenose des Stirnhöhlenzuganges kann auch durch die erweiterte Stirnhöhlenoperation nach Draf vorgebeugt werden [155]. Die Ergebnismitteilungen der Literatur werden in Tabelle 16 zusammengefaßt. Bekanntermaßen benötigen Mukozelen oft 15–25 Jahre bis zu ihrer klinischen Manifestation [564, 565]. Diese Zeiträume müssen bei den Berichten über rezidivfreie Intervalle im Auge behalten werden.

Tabelle 16. Ergebnisse der endonasalen Marsupialisation von Mukopyozelen der Nasennebenhöhlen

Autor	Anzahl Patienten	Zahl und Lage der Mukozelen	Operationstechnik	Nachbeobachtung	Resultat
Kennedy et al. [395]	18	11mal Stirnhöhle 5mal Siebbein 2mal Keilbeinhöhle	endoskopisch	17 Monate	2/11 Stirnhöhlen von außen nachoperiert
Levine [450]	4	4mal Siebbein	endoskopisch	17 Monate	100% Erfolg
Draf [154]	26	26mal Stirnhöhle	mikroskopisch-endoskopisch	?	?
Hosemann et al. [320]	18	18mal Stirnhöhle	endoskopisch	11 Monate	subjektiv 100% Heilung/ Besserung endoskop. in 81% Erfolg 11% von außen nachoperiert
Serrano et al. [717]	8	2mal Keilbeinhöhle 2mal Kieferhöhle 4mal Stirnhöhle und Siebbein	endoskopisch	10 Monate bis 4 Jahre	100% Erfolg
Moriyama et al. [564]	25 Patienten mit Visusminderung	9mal Keilbeinhöhle 5mal Siebbein 11mal Mischform	endoskopisch	?	100% endonasale Marsupialisation in 8/25 Fällen gravierende Visusbesserung
Moriyama et al. [565]	47	41mal Siebbein 8mal Keilbeinhöhle	endoskopisch	1 bis 10 Jahre	100% Erfolg
Kennedy [399]	7	1mal Siebbein 3mal Stirnhöhle 3mal Siebbein-Stirnhöhle	endoskopisch, Schleimhaut im Siebbein komplett entfernt, Stirnhöhlenkatheter für 3–6 Wochen	18 Monate	2/7 Patienten von außen nachoperiert 1/7 Patient endonasal nachoperiert
Har-El [278]	2	Stirnhöhle mit intrakranieller Ausdehnung	endoskopisch	12, 42 Monate	beide Patienten beschwerdefrei
Benninger u. Marks [42]	15	Siebbein/Keilbeinhöhle mit intrakranieller/orbitaler Ausdehnung	endoskopisch, 2/15 ergänzend transfazialer Eingriff	20 Monate	2/15 Rezidiv, erfolgreich endonasal nachoperiert

In Einzelfällen wird der endonasale Eingriff Teil im kombinierten Therapiekonzept schwerer *akut-entzündlicher Komplikationen der Sinusitis*. Hierunter fällt die endonasale Therapie des Entzündungsherdes als Teilbehandlung von Patienten mit einer rhinogenen Thrombose des Sinus cavernosus. Der Eingriff erfolgt nach Einleiten einer intensiven antibiotischen Therapie z.B. mit Cefotaxim und Metronidazol. Die Behandlung wird 3 Wochen lang postoperativ fortgesetzt. Unter Beachtung der Kontraindikationen werden zusätzlich 7500 IE Heparin/6 h gegeben [196, 882].

Bei der frontalen Osteomyelitis kann ein entzündlicher Fokus endonasal ausgeschaltet werden. Durch die Herdsanierung in Verbindung mit einer intensiven postoperativen Antibiose von 4–6 Wochen Dauer lassen sich Eingriffe von außen oft ersetzen oder an Umfang reduzieren [173, 280, 761].

Patienten mit einer entzündlichen endokraniellen Kompliktion bei Sinusitis frontalis können nach Einleiten einer konservativen antimikrobiellen Therapie und nach Ausschluß eines Knochendefektes der Stirnhöhlenhinterwand im CT einer endonasalen Nebenhöhlensanierung zugeführt werden [155].

Gerber et al. [239] berichten über ein Kind mit Epiduralabszeß des Planum sphenoidale bei einer Sinusitis. Die operative Therapie bestand in einer endonasalen Nebenhöhlenoperation, verbunden mit der endoskopischen Drainage des Abszesses unter dem Röntgenbildwandler. Mit einem Sauger wurde der Abszeß über eine Öffnung des Planum sphenoidale abgesaugt. Nach zusätzlicher antibiotischer Therapie erfolgte die Ausheilung.

6.6 Endonasale Orbitachirurgie

Rhinogene entzündliche Komplikationen der Orbita werden nach ihrer Entwicklung und Ausdehnung eingeteilt in das entzündliche Orbitaödem, die orbitale Periostitis, den subperiostalen und intraorbitalen Abszeß sowie die Orbitalphlegmone mit Gefahr einer sekundären Thrombose des Sinus cavernosus. Auf Diagnostik und Prinzipien der Therapie ist Stammberger [761] eingegangen.

Die Diagnose wird nach einer HNO-ärztlichen und ophthalmologischen Untersuchung auf der Grundlage eines CT mit Kontrastmittel oder eines MR gestellt. Subperiostale Abszesse werden im CT häufiger übersehen, da sie radiologisch z.T. schwer von einem entzündlich verdickten Periost unterschieden werden können [101, 185, 276]. Oft handelt es sich bei den Patienten um Kinder. Eine chirurgische Behandlung ist nach erfolgloser systemischer Antibiose über 24 h bei anhaltendem oder fluktuierendem Fieber, bei zunehmenden lokalen Befunden oder bei radiologischem

Nachweis eines Abszesses oder einer Gasbildung indiziert. Beim subperiostalen Abszeß wird in einigen Fällen noch ein befristeter konservativer Therapieversuch für gerechtfertigt gehalten [761]. Die endonasale Operationstechnik unter mikroskopischer und/oder endoskopischer Kontrolle ist zur Sanierung vorzuziehen. Je nach den anatomischen Gegebenheiten wird hierbei für die Endoskopie eine 4-mm- oder 2,7-mm-Optik (z.B. Geradeausoptik, 30 oder 70° Blickablenkung; Spül-Saug-Handgriff) eingesetzt.

Über einen endonasalen Eingriff bei einem *subperiostalen Abszeß* berichtet bereits Gamble 1933 [230]. Bei median gelegenen subperiostalen Abszessen wird eine mehr oder minder ausgedehnte Ethmoidektomie als Zugangsoperation und zur Beseitigung der entzündlichen Ausgangsherde ausgeführt. Hartnäckige Schleimhautblutungen verlangen die Einlage von getränkten Tupfern (Epinephrin 1 : 1000 oder 0,05% Oxymetazolin). Die Lamina papyracea wird dargestellt und unter optischer Kontrolle abgetastet. Häufig können entzündliche Durchtrittspforten an einer Verfärbung des Gewebes, einer Dehiszenz oder Konsistenzveränderung erkannt werden. Der Bulbusdrucktest (siehe 7.1) hilft, Dehiszenzen in der Lamina papyracea zu lokalisieren. Bei entsprechendem Verdacht wird die Lamina papyracea unter Sicht mit einem Elevatorium eierschalenartig abgehoben und entfernt. Ein subperiostaler Abszeß kann hierdurch schonend und ausreichend drainiert werden. Das orbitale Periost bleibt prinzipiell erhalten. Ergeben sich jedoch Hinweise für eine weitergehende entzündliche Infiltration, so kann es mit dem Sichelmesser unter Sicht zur Diagnostik und Therapie örtlich geschlitzt werden. Stellt die Stirnhöhle den Ausgangspunkt der Entzündung dar, so wird sie von endonasal eröffnet. Kann der Abszeß in einem solchen Fall nicht ausreichend von endonasal drainiert werden, so genügt meist eine minimale Augenbraueninzision zur Entlastung [81, 155, 185, 190, 233, 494].

Intraorbitale Abszesse wurden endonasal bereits von Seiffert 1930 [715] operiert. Seit Einführung optischer Hilfen ist die Indikation zum operativen Vorgehen in Abhängigkeit von Lage und Größe des Abszesses sowie den Begleitfaktoren prinzipiell großzügig zu stellen. Lokalisierte mediane Abszesse lassen sich auf dem endonasalen Operationsweg gut beherrschen [761, 871]. Die Siebbeinzellen der betroffenen Seite werden meist komplett von endonasal ausgeräumt, die Lamina papyracea wird dargestellt. Unter optischer Kontrolle fährt man mit einem geeigneten Elevatorium vorsichtig unter die Lamina papyracea und trägt sie stückweise ab. Die intakte Periorbita wird mit einem Skalpell oder einem stark gekrümmten Sichelmesser an geeigneter Stelle von posterior nach anterior geschlitzt. Mit dem stumpfen Kieferhöhlensauger kann unter minimalem Sog die Orbita exploriert und der Abszeß drainiert werden (Abb. 14). Zur optischen Kontrolle bewährt sich hierbei das Spül-Saug-Endoskop nach Wigand [859] mit einer Blickablenkung von 70°. Nach Sicherstellung einer ausreichenden Drainage werden die weiteren chirurgischen Teilschritte individuell beispielsweise auf Schwierigkeiten der Nachpflege junger Patienten abgestellt. Ist das Ostium naturale maxillae erkrankt oder intraoperativ nicht sicher zu erhalten, so empfiehlt sich eine großzügige Fensterung der Kieferhöhle. Die vertikale Knochenlamelle der Concha media kann zurückgenommen, eine Fraktur sollte jedoch vermieden werden. Über die Notwendigkeit der operativen Exploration des Stirnhöhlenzuganges muß im Einzelfall entschieden werden [871].

Die postoperative Erholung der Kinder verläuft gewöhnlich erstaunlich schnell [190]. Eine Tamponade wird möglichst nur 24 h in situ belassen. Kurzfristig sollte unbedingt eine postoperative Kontrolle durch den Ophthalmologen erfolgen. Die präoperativ angesetzte, systemische Antibiotikatherapie wird fortgesetzt, Kontrollen erfolgen über Inspektion, Endoskopie, wiederholte Abstriche und den Verlauf üblicher Laborparameter. Abhängig vom Alter des Patienten, seiner Mitarbeit und vom Lokalbefund müssen bei Kindern 1 oder sogar 2 Termine zur Pflege des Wundgebietes in Narkose vereinbart werden.

Nach Ausschöpfen der konservativen Behandlungsmöglichkeiten (Steroide, Radiatio, evtl. immunsuppressive Therapie mit Cyclosporin A oder Plasmapherese) kann bei Patienten mit einer fortschreitenden *endokrinen Ophthalmopathie* mit und ohne Neuropathie des N. opticus die endonasale Dekompression der Orbita diskutiert werden. Erste Erfahrungsberichte stammen von Kennedy et al. [396] sowie Michel et al. [543]. Behandlungsziel ist eine Reduktion der Proptosis

mit Therapie einer Keratitis und die Erhaltung oder Besserung des Sehvermögens. Eine erweiterte Indikation bezieht sich auch auf eine therapieresistente orbitale Kongestion, Schmerzen und schwere kosmetische Beeinträchtigungen [492]. Selten wird eine übermäßig starke Knochenbildung am Orbitaboden den endonasalen Eingriff verhindern [396].

Ein einzeitig-beidseitiger Eingriff ist üblich; selten werden die beiden Augenhöhlen um eine Woche zeitlich versetzt angegangen [538]. Die Indikation stellt man gemeinsam mit dem Ophthalmologen, Internisten und Radiotherapeuten. Grundlage ist eine augenärztliche und HNO-ärztliche Bestandsaufnahme mit einer suffizienten radiologischen Diagnostik (koronares CT, MR). Die Aufklärung des Patienten sollte eine Verschlechterung bestehender Doppelbilder, evtl. ophthalmologische Nachoperationen und eine Visusabnahme ansprechen. Eine Sehschulung ist für alle Patienten postoperativ wichtig. In Vollnarkose erfolgt unter endoskopischer oder mikroskopischer Kontrolle eine komplette Ethmoidektomie mit großzügiger Fensterung von Stirnhöhle und Keilbeinhöhle. Eine maximale Fensterung der Kieferhöhle wird im mittleren Nasengang ausgeführt. Zur Sicherstellung der Kieferhöhlendrainage nach dem erwarteten Fettgewebsprolaps kann eine zusätzliche inferiore Meatotomie ausgeführt werden. Wenn nötig, wird das Nasenseptum korrigiert. Die mittlere Nasenmuschel wird oft total reseziert [538, 543]. Mit einem Raspatorium, einem gewinkelten Löffel oder Nervenhäkchen kann die dargestellte Lamina papyracea unter Sicht abgehoben und entfernt werden. Eine besondere Bedeutung hat die Dekompression im dorsalen Augentrichter bis zum Tuberculum N. optici. Bei Bedarf ist eine Dekompression des Sehnervenkanales anzuschließen. Der knöcherne Orbitaboden wird

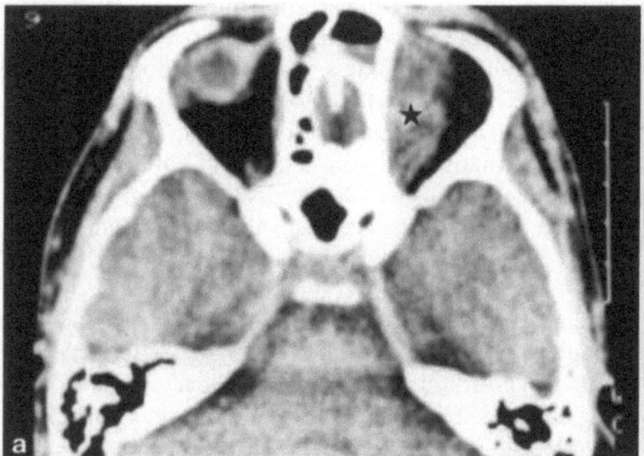
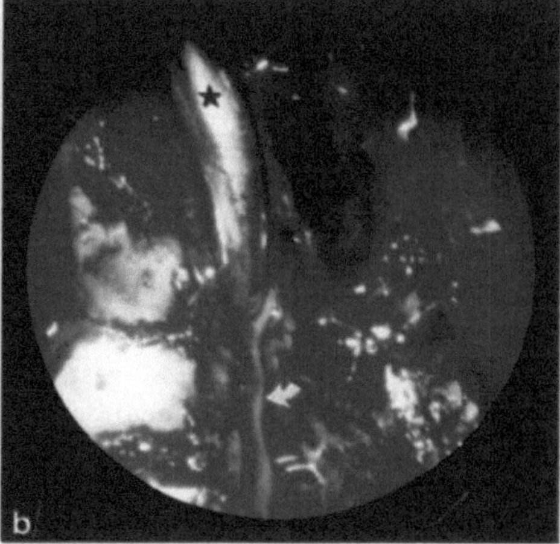

Abb. 14 a, b. Endonasale Chirurgie eines intraorbitalen Abszesses bei einer 13jährigen Patientin. **a** Axiales CT: intraorbitaler Abszeß rechts (*): **b** Blick mit dem 70°-Endoskop auf die entblößte rechte Periorbita und den Stirnhöhlenzugang nach einer Ethmoidektomie mit Fensterung von Stirn- und Kieferhöhle. Der stumpfe Sauger (*) drainiert den intraorbitalen Abszeß, eitriges Sekret fließt ab *(Pfeil)*

aus Richtung der Lamina papyracea bis zum N. infraorbitalis weggenommen. Im anterior-kranialen Recessus frontalis bleiben Anteile der knöchernen Orbitawand stehen zur Stabilisation des Stirnhöhlenzuganges. Um ein zu starkes Absinken des Auges zu verhindern, lassen Michel et al. [543] gelegentlich medial einen Rest des Knochens stehen. Generell wird die freigelegte Periorbita mit einem stark gekrümmten Sichelmesser von posterior nach anterior in mehreren gleichförmigen Schnitten geschlitzt (Abb. 15). Die Augenmuskeln sind hierbei zu schonen. Fibröse Bänder am Periost müssen unter Sicht aufgelöst werden. Selten wird die Periorbita exzidiert [403]. Jetzt quillt das orbitale Fett in Siebbeinschacht und Kieferhöhle vor. Es atrophiert postoperativ spontan. Mehrere Autoren tragen überschüssige Fettanteile unter optischer Kontrolle ab [492, 538]. Der endonasale Eingriff wird von Mann et al. [492] in den meisten Fällen durch eine transmaxilläre inferiore Dekompression oder durch eine laterale Entlastung über einen bifrontalen Zugang ergänzt. Verschiedene andere Kombinationen der Zugänge werden angegeben [396, 403].

Sofern nicht ganz auf eine Tamponade des Operationsgebietes verzichtet wird, erfolgt sie für nur 24 h.

Der Patient wird oral antibiotisch abgedeckt. Die Entlassung aus der stationären Behandlung erfolgt z.T. bereits am 1.–3. postoperativen Tag [396, 492, 538, 543]. Die Nachpflege des Operationsgebietes sollte schonend unter Zuhilfenahme des Endoskopes erfolgen.

Bei über 75% der Patienten mit einer Ophthalmopathie und gleichzeitiger Optikusneuropathie bessert sich das Sehvermögen postoperativ. Ein Zusammenhang zwischen dem Rückgang des Exophthalmus und der Verbesserung des Visus besteht nicht [396, 538, 543]. Die Proptosis wird bei einer alleinigen endonasalen Dekompression um durchschnittlich 4 mm (1,5–4,5 mm) reduziert, bei Kombination mit anderen Zugängen um fast 6 mm (3,5–7 mm). Das endgültige Operationsergebnis läßt sich erst nach etwa 6 Monaten bestimmen. Zwischen dem Ausmaß der präoperativen Proptosis und der erzielten Reduktion besteht kein eindeutiger Zusammenhang [396, 492, 538, 543]. Patienten mit einer Keratitis können durchweg von ihren Beschwerden befreit werden [396]. Zwei Drittel der Patienten mit präoperativen Doppelbildern beklagen eine Zunahme der Beschwerden nach dem Eingriff. Seltener wird eine Diplopie gebessert. Bei $^1/_3$–$^1/_4$ der Patienten muß postoperativ erstmals mit dem Auftreten von

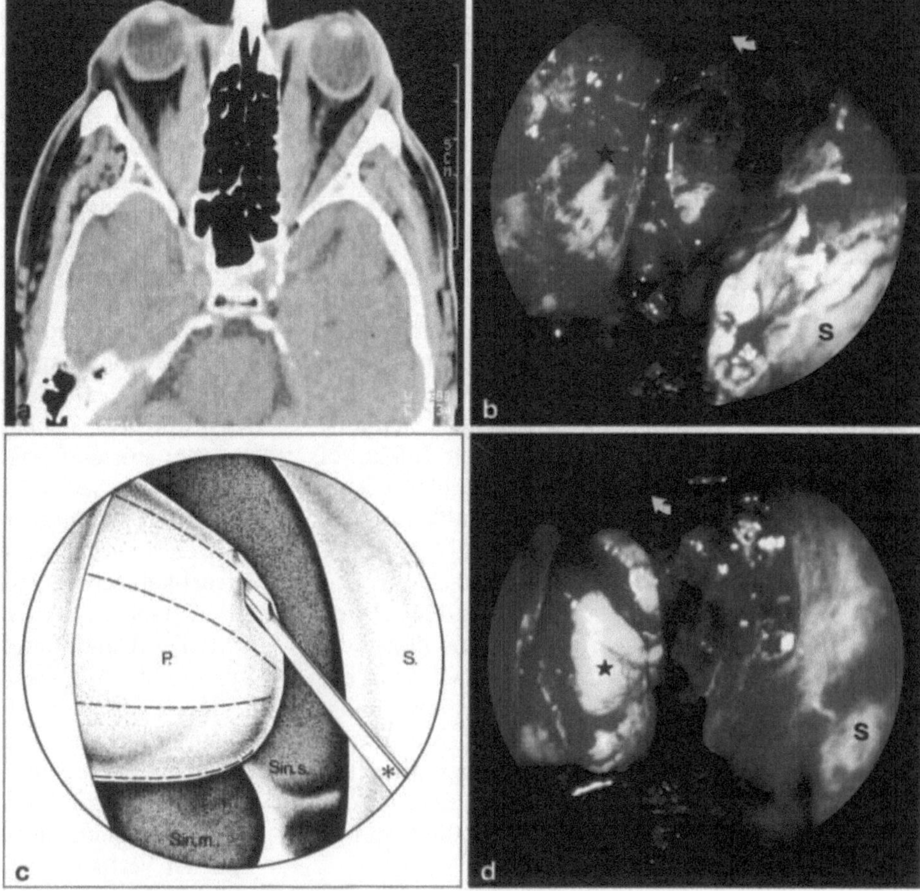

Abb. 15 a–d. Endonasale Dekompression der Orbita bei endokriner Orbitopathie: 54jähriger Patient mit zunehmender Visusminderung rechts trotz Radiotherapie und Kortikosteroidgabe. Die beidseitige endonasale mediale Orbitadekompression ergab zusammen mit einer lateralen Dekompression von außen einen schrittweisen Anstieg des Visus rechts von 0,03 auf 0,5. Die Werte der Hertel-Exophthalmometrie besserten sich rechts um 5,5 und links um 3,5 mm. Eine Schieloperation erfolgte sekundär. **a** Präoperatives CT. Die geraden Augenmuskeln sind spindelig aufgetrieben. **b** Einblick in die rechte Nasenhaupthöhle nach einer kompletten Ethmoidektomie mit Darstellung der Schädelbasis. *Pfeil:* Stirnhöhlenzugang; *:* freigelegte Periorbita. **c** Nach einem Abtragen der Lamina papyracea bis hin zum N. infraorbitalis und nach einem Auffräsen des distalen Canalis N. optici wird die Periorbita *(P)* von posterior nach anterior mit dem Sichelmesser (*) mehrfach geschlitzt. Begonnen wird mit dem am meisten kranial gelegenen Schnitt. *S:* Nasenseptum; *Sin.m.:* Kieferhöhle (Sinus maxillaris); *Sin.s.:* Keilbeinhöhle (Sinus sphenoidalis) **d** Operationsgebiet nach den ersten Inzisionen der Periorbita. Fett (*) quillt in den Siebbeinschacht. *Pfeil:* Stirnhöhlenzugang

Doppelbildern gerechnet werden [396, 492, 538, 543]. Der beschriebene endonasale Zugang führt zu einem geringeren Absinken des Bulbus im Vergleich zu einer transantralen Abtragung des Orbitabodens [538].

Ein größerer Prozentsatz (39%) der Patienten leidet phasenweise postoperativ unter einer Sinusitis paranasalis, die jedoch auf eine konservative Therapie gut anspricht [492]. In Einzelfällen werden nach transmaxillärer Dekompression Mukopyozelen der Kieferhöhle oder des Siebbeinschachtes beobachtet. Die Therapie erfordert im ersten Fall eine Kieferhöhlenoperation mit Fensterung im unteren Nasengang. Das mittlere Drittel der unteren Nasenmuschel kann mitreseziert werden, um das Neoostium vom unteren bis zum Ostium naturale des mittleren Nasenganges zu erweitern [302].

Auf *mediane Orbitafrukturen* wird unter 6.12 eingegangen.

6.7 *Endonasale Tränenwegschirurgie*

Über eine endonasale Tränenwegsoperation berichtet Caldwell bereits 1893 [86]. Die untere Nasenmuschel wurde hierbei z.T. reseziert und der Ductus nasolacrimalis von kaudal bis zum Tränensack verfolgt. Die heutige endonasale Operationstechnik mit einer Fensterung des Saccus lacrimalis stützt sich auf die Angaben von West [851]. Die optisch gestützten Eingriffe gehen auf H. Heermann [284] zurück. Vorteile des endonasalen Vorgehens sind das Vermeiden einer äußeren Inzision, eine minimale Blutung im Operationsgebiet und eine kurze Operationszeit. Entzündungen der Nebenhöhlen sollen eine Rolle bei der Entstehung von Tränenwegsstenosen spielen. Durch den endonasalen Zugang wird es möglich, derartige Veränderung im angrenzenden Nebenhöhlensystem in gleicher Sitzung anzugehen. Die Indikation zum endonasalen Eingriff besteht bei nachgewiesenen sakkalen und postsakkalen Tränenwegsstenosen mit entsprechenden Beschwerden einschließlich der Restenosen nach endonasalen und transfazialen Eingriffen. Aktive Infekte bis hin zum Tränenwegsabszeß stellen nach Einleiten einer konservativen Therapie keine Kontraindikation dar, der Krankheitsverlauf wird sogar verkürzt [269, 844].

Vor dem Eingriff sollte eine gründliche augenärztliche Untersuchung erfolgen, desgleichen eine Rhinoskopie mit Endoskopie und eine diagnostische Sondierung und Spülung der Tränenwege [532]. Oft wird eine Dakrozystorhinographie empfohlen. Die röntgenologische Diagnostik kann als Dakrozystorhinographie oder als digitale Subtraktionsdakrozystographie [834] erfolgen. Für gutachterliche Fragen nach einer iatrogenen Tränenwegsstenose ist die Kombination von CT und Dakrozystographie nützlich [505].

Die endonasale Tränenwegsoperation wird in lokaler Narkose oder in Vollnarkose ausgeführt (s. 3.1.1 und 3.1.2). Gegenbenenfalls in Kombination finden Endoskop, Mikroskop und Stirnlampe Verwendung. Einleitend wird die Schleimhaut des Naseninneren gründlich abgeschwollen. In 10% der Fälle ist eine Septumkorrektur notwendig, um das Operationsfeld ausreichend zu exponieren [847]. Der Kopf der mittleren Nasenmuschel sollte im Zweifelsfall zurückgenommen werden. Jetzt wird anterior des mittleren Muschelkopfes über dem Processus frontalis maxillae ein Schleimhautstück von 15 · 8 mm exzidiert. Die Exzision kann auch elektrochirurgisch vorgenommen werden [354]. Das Anlegen spezieller Schleimhautläppchen erscheint nicht nötig. Man trägt den freigelegten Knochen mit dem 4-mm-Meißel oder dem Diamantbohrer ab, so daß der Saccus lacrimalis mit dem Ductus nasolacrimalis freiliegt. Zur Orientierung kann der Arm einer Bajonettpinzette in die Nase eingeführt werden. Wenn der 2. Pinzettenarm dem Canthus medialis außen aufliegt, weist der 1. Arm auf die Lage des Saccus lacrimalis von innen [778]. Kaltlicht, von außen an den medialen Augenwinkel gehalten, kann die Orientierung im Naseninneren ebenso unterstützen [523]. Zum gleichen Zweck werden entsprechend dünne Lichtleitfaser über die kleinen Tränenwege in den Tränensack vorgeschoben („retina light pipe"; „Endo-Illuminator" der Fa. Storz) [255, 503, 652, 654]. Das Knochenfenster sollte relativ groß gewählt werden und bis zum Fundus reichen; die Traumatisierung des Weichgewebes ist so gering wie möglich zu halten. Unregelmäßige Knochen- und Schleimhautkanten werden begradigt. In $^1/_5$–$^1/_2$ der Fälle überlagern anteriore Siebbeinzellen den oberen Anteil des ableitenden Tränenweges in einem wechselnden Ausmaß [806, 854], so daß zwangsläufig eine Eröffnung des vorderen Siebbeines erfolgt. Über ein Tränenpünktchen wird die Metallsonde der Tränenwegsschienung (z.B. Guibor Intubationsset) vorgeschoben. Die Sonde spannt die mediale Schleimhaut der Tränenwege endonasal auf (Abb. 16). An dieser Stelle wird mit dem Sichelmesser in den Tränensack eingegangen; sukzessiv wird eine Abtragung der medialen Anteile von Saccus und Ductus vorgenommen. Eine sorgfältige Exploration des eröffneten Tränensackes ist notwendig, um eine ausreichende Drainage möglicher Divertikel sicherzustellen und um Konkremente nicht zu übersehen. Die Spitze der Metallsonde wird anschließend endonasal ergriffen und nach außen geführt (Abb. 16d). Das 2. Tränenpünktchen wird mit der 2. Sonde geschient. Beide Schlauchenden werden intranasal verknotet, mit Fadenmaterial verknüpft oder durch einen kleinen Gefäßklip miteinander fixiert.

Draf beschreibt eine Modifikation des Eingriffes nach Veis, Claus und Güttich für den Fall enger anatomischer Verhältnisse [153, 844]. Hierbei wird die Crista piriformis dargestellt und ein 1,5 cm breites Segment aus dem Processus frontalis maxillae in Richtung des Tränensackes entfernt. Der Tränenweg wird mehr von vorn eröffnet.

Auch Revisionen vorangegangener Eingriffe nach West oder Toti lassen sich endonasal in lokaler Narkose oder Vollnarkose ausführen. Die Sonde wird über die kleinen Tränenwege vorgeschoben und beult in diesen Fällen eine Narbenplatte endonasal aus. Die Narbe wird mit einem Sichelmesser oder dem kleinen Skalpell auf eine Fläche von 10 mm Ø umschnitten und exzidiert. Gewinkelte Faßzangen ergreifen jeweils Gewebe in Nachbarschaft zur Sondenspitze und helfen bei der Exposition und Exzision. Nach Freilegen der Sondenspitze kann der neueröffnete Tränensack mit der 70°-Optik inspiziert und der Zugang erweitert werden. Bei Stenosen im Bereich des Ductus communis wird eine trichterförmige Narbenplatte zusammen mit dem stenotischen Gangsegment exzidiert, der Narbenzug hält das Neoostium offen [288, 536]. Die Intubation der Tränenwege geschieht in üblicher Weise.

Eine Nasentamponade wird oft einseitig für nur 24 h eingelegt. Die Silikonschläuche verbleiben für 6 oder besser 8 Wochen, sie werden ambulant unter en-

doskopischer Kontrolle gezogen. Bei Ersteingriffen verzichten einige Autoren auf das Legen einer Tränenwegsschienung [844, 858]. Bei Revisionen wird andererseits eine Schienung über bis zu 6 Monate empfohlen [536, 610].

Eine endonasale Dakryozystorhinostomie läßt sich in unproblematischen Fällen ambulant ausführen. In Abhängigkeit von den stattgehabten Begleitbegriffen wird eine Entlassung jedoch später, am 1.–4. postoperativen Tag, erfolgen [491, 535, 539, 844, 847, 848]. Das intraoperativ gewonnene Gewebe sollte histologisch untersucht werden. In jedem Fall empfiehlt sich die bioptische Kontrolle verdächtiger Erkrankungsherde, um Tumoren oder spezifische Entzündungen nicht zu übersehen.

Eine Reihe von Autoren berichtet über die *laserchirurgische Dakryozystorhinostomie*. Vorteil ist eine relative Blutarmut beim Operieren, die ambulante Eingriffe ermöglicht. Aufwendig ist der notwendige Laserschutz für Patient und Personal. Eine längere Operationszeit muß einkalkuliert werden, sie kann bei videogestützten Lasereingriffen durchschnittlich über 100 min betragen [539]. Durch die geeignete Auswahl der physikalischen Parameter und eine sorgfältige

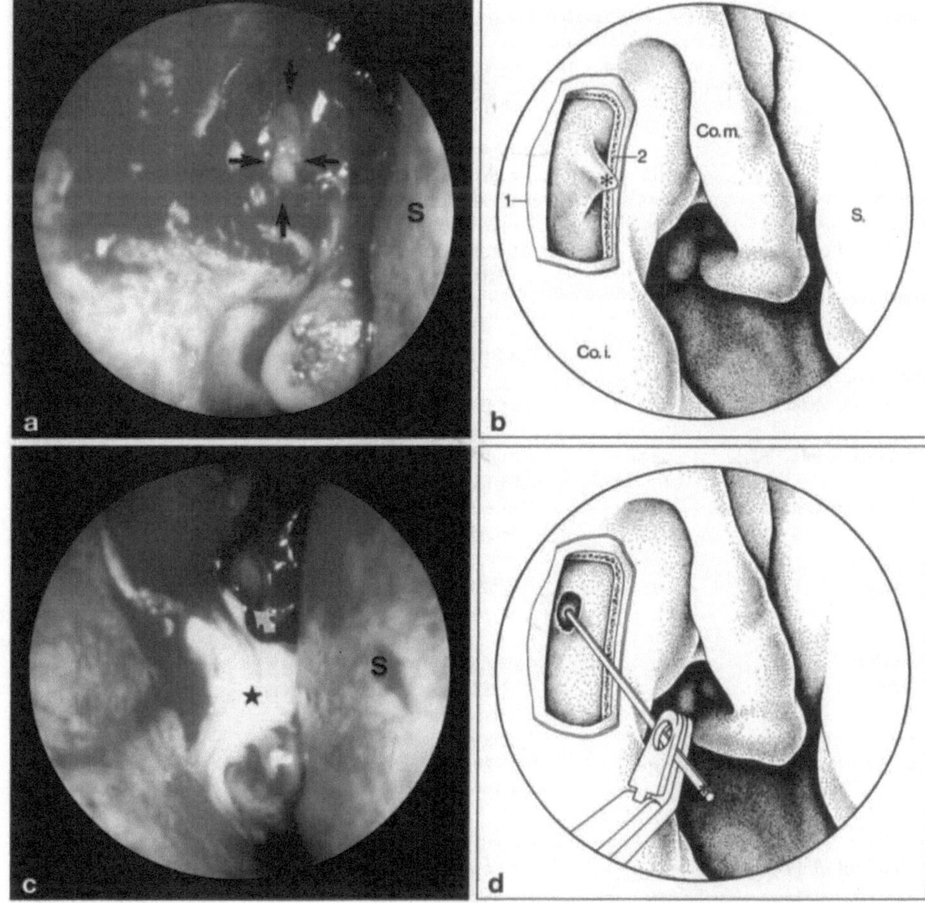

Abb. 16 a–d. Endonasale Tränenwegschirurgie. **a** Aufblick auf die laterale Nasenwand rechts nach Exzision eines Rechteckes der Mukosa und nach Abmeißeln des korrespondierenden Knochens über dem Saccus und Ductus nasolacrimalis. *Pfeile:* Defektränder (Erweiterung sinnvoll). **b** Fensterung der rechten lateralen Nasenwand über dem kranialen Saccus und Ductus nasolacrimalis (1 Schleimhautresektion; 2 mit Meißel oder Diamant geschaffenes Knochenfenster mit Freilegung des Tränennasenganges). Eine Sonde (*) wird über die kleinen Tränenwege vorgeschoben und markiert den Ort der Inzision des Tränensackes durch Aufspannen der Ductuswand. *S:* Nasenseptum; *Co.i.:* untere Nasenmuschel (Concha inferior); *Co.m.:* mittlere Nasenmuschel (Concha media). **c** Nach Inzision fließt das Tränensackempyem (*) ab. *Pfeil:* Sondenspitze. **d** Nach Reinigen und Absaugen werden die Tränenwegssonden (*) über das obere und untere Tränenpünktchen vorgeschoben, nacheinander mit der Faßzange ergriffen und ausgeleitet. Abschließend werden sie intranasal miteinander fixiert oder verknotet und gekürzt

chirurgische Technik muß eine verstärkte Narbenbildung infolge thermischer Schäden vermieden werden [875].

Bei Lasereingriffen wird der Tränensack durch Einführen schlanker Lichtleitfasern i.S. einer Diaphanoskopie endonasal lokalisiert. Mit dem CO_2- oder KTP-Laser [255, 654], Argon-Laser [66, 503] oder Holmium:YAG-Laser [539, 652, 875] werden anschließend unterschiedliche große Neoostien (5 mm Ø bis 15 · 20 mm) von endonasal angelegt. Auch Konjunktivorhinostomien werden ausgeführt [503]. Auf eine Tamponade kann postoperativ oft verzichtet werden, meist erfolgt jedoch eine langfristige Tränenwegsschienung.

Von der Ophthalmologie wurde die „translakrimale Laser-Dakryozystorhinostomie" entwickelt [98]. Schlanke, flexible Lichtleiter werden über die kleinen Tränenwege von außen in den Saccus lacrimalis eingeführt. Über diese Fasern wird die mediale Wand des Saccus mit dem Laser abgetragen und eine Fistel zur Nase hergestellt. Der Eingriff wird endoskopisch von der Nase her überwacht. In ersten Berichten liegen die Erfolgsraten bei 50–75%. Dakryolithen stellen eine Kontraindikation dar [98, 508, 632].

Eine spezielle Nachbehandlung wird nach endonasalen Eingriffen an den Tränenwegen meist nicht für notwendig erachtet [834]. Oft ist nur eine einmalige Spülung nach dem Eingriff nötig [844]. Das Operationsgebiet kann in üblicher Weise endonasal gepflegt werden. Nach laserchirurgischen Eingriffen wird ein kortikoidhaltiges Nasenspray gegeben [66, 654].

Ergebnisse der endonasalen Tränenwegschirurgie werden in Tabelle 17 zusammengefaßt. Auffällig ist das vergleichsweise weniger günstige Abschneiden Laser-gestützter Eingriffe. Eine Reihe der Laser-Operationen muß konventionell fortgesetzt werden [66]. Nach einem Fehlschlag sollte kein neuer Versuch mit dem Laser unternommen werden [539]. Die Erfolgsrate liegt zusammengefaßt bei etwa 85%. Patienten mit einer posttraumatischen Stenose, Revisionen nach Toti-Operationen und Patienten, die ihre Tränenwegsschienung frühzeitig verlieren, haben eine reduzierte Erfolgsaussicht [848]. Patienten mit ektatischen Tränenwegen, Dakryolithen oder Empyemen haben eine sehr gute Prognose [496, 844]. Die einzig wesentliche Komplikation der Eingriffe ist eine Periorbitaverletzung in etwa 6% der Fälle. Sie bleibt gewöhnlich ohne Folgen [844].

Einige Patienten beobachten nach dem Eingriff ein Durchblasen von Luft im medialen Augenwinkel beim Schneuzen. Ein gesundheitliches Problem stellt dieses Symptom kaum dar [855].

Tabelle 17. Ergebnisse der endonasalen Tränenwegschirurgie

Autor	Anzahl der operierten Tränenwege	Stenosetyp (Eingriff)	Ergebnisse	Ergänzung
Taylor et al. [797]	18	Erstoperation	80% Erfolg	
Metson [535]	5	5 Revisionen	100% Erfolg	
Metson [536]	13	13 Revisionen	75% Erfolg	
Orcutt et al. [610]	8	5 Revisionen, 3 iatrogene Verletzungen	86% Erfolg	
Weber et al. [844]	123	prä-intra- und postsakkale Stenosen	82% Erfolg	
Mann et al. [491]	23	20 Erstoperationen 2 Revisionen	96% Erfolg	
Walther et al. [834]	103	?	87% Erfolg	
Weidenbecher et al. [847]	56	45 Erstoperationen 11 Revisionen	86% Erfolg	
Wiegosz et al. [858]	a) 594 b) 45	a) sakkal/postsakkal b) Ductus communis	a) 98% Erfolg b) 84% Erfolg	
Gutiérrez-Ortega et al. [269]	20	nur dilatierte Saccus lacrimales operiert	100% Erfolg	in 50% postoperativ Entzündung am Neoostium endonasal
Gonnering et al. [255]	15	Erstoperationen	100% Erfolg (Nachbeobachtg. z.T. noch mit Schienung)	CO_2-Laser in 3 Fällen, KTP-Laser in 12 Fällen verwendet
Reifler [654]	19	Erstoperationen	68% Erfolg	KTP-Laser
Whittet et al. [855]	19	18 Erstoperationen, 1 Revision	95% Erfolg	z.T. CO_2-Laser
Woog et al. [875]	40	Erstoperationen	82% Erfolg	Holmium-Laser
Boush et al. [66]	46	Erstoperationen	70% Erfolg	Argon-Laser
Metson et al. [539]	46	27 Erstoperationen, 13 Revisionen 6 Konjunktivorhinostomien	85% Erfolg	Holmium-Laser *cave:* 4/4 Nachoperationen mit dem Laser waren erfolglos
Gleich et al. [247]	5	Erstoperationen	80% Erfolg	Holmium-Laser

Die postoperative Endoskopie ergibt keine befriedigende Übereinstimmung mit evtl. Restbeschwerden. Auch nach großzügiger Knochenabtragung resultieren relativ kleine Neoostien [454]. Öffnungen von 1–2 mm Durchmesser sind funktionell ausreichend. In Nähe des Ostiums kann sich insbesondere nach Einsetzen einer Tränenwegsschienung eine Granulation ausbilden, die den Tränenabfluß behindern kann. Sie wird ambulant endoskopisch abgetragen [65, 536, 660, 848, 875].

Eine *endonasale Dakryozystozele des Neugeborenen* führt zu einer meist gelblichen Zyste unter der unteren Nasenmuschel, oft zusätzlich zu einer Auftreibung im Bereich des inneren Lidwinkels der gleichen Seite. Mit der 2,7-mm-Optik oder dem Mikroskop läßt sich der prolabierte Tränenwegshydrops in örtlicher Betäubung im unteren Nasengang lokalisieren und durch eine Inzision oder Marsupialisation beseitigen. Häufig sind mehrere Engstellen der Tränenwege vorhanden. Eine genaue Diagnostik und eine enge Kooperation mit dem Augenarzt ist wichtig. Péloquin et al. [625] berichten über die Behandlung von 4 Dakryozystozelen. Wir haben ebenfalls 4 Fälle endoskopisch ambulant beseitigt. Eine postoperative Tränenwegsschienung wie bei Hulka et al. [334] war nicht notwendig.

6.8 Endonasale Tumorchirurgie

Auch vor Einführung der optischen Hilfen wurden Tumoren des Naseninneren bereits in Einzelfällen endonasal abgetragen oder abgeschlungen [172]. Über den beschränkten Nutzen einer endonasalen Chirurgie von Malignomen bestand jedoch in dieser Zeit kein Zweifel, wenngleich Einzelmitteilungen derartiger Eingriffe vorliegen [572].

Gegenstand des vorliegenden Kapitels ist eine optisch gestützte, endonasale Chirurgie von Tumoren mit einer onkologisch korrekten Resektion unter optischer Kontrolle, im Bedarfsfall mit Entnahme definierter Geweberandproben. Die Geschwülste werden endonasal unter optischer Kontrolle zerteilt und abgetragen, eine En-bloc-Resektion wird nicht angestrebt. Voraussetzung für dieses Vorgehen ist eine adäquate präoperative Bildgebung, nicht selten wird eine Kombination von CT und MR sinnvoll sein [97, 422, 886]. Weitere Voraussetzungen sind eine histologische Diagnose und ein geeignetes Instrumentarium. Nützlich sind zur Ergänzung feine und langstielige Instrumente ähnlich den Tellermessern und Raspatorien der Ohrchirurgie. Ein Bohrer mit langem Schaft sollte bereitstehen. Eine exakte Ausleuchtung auch entlegener Winkel des Operationsgebietes muß durch Mikroskope und/oder Endoskope mit ausreichender Blickablenkung (25/30°, 70°; Spül-Saug-Schaft) gewährleistet sein. Von seiten des Operateurs ist eine gründliche Kenntnis der Mikroanatomie und eine reichhaltige Erfahrung in der endonasalen Chirurgie zu fordern [156]. Der Patient muß über die Vorgehensweise unterrichtet werden, er muß einer möglichen Erweiterung oder Ergänzung des Eingriffes mit Zugang von außen oder transoral zustimmen. Eine besondere Bedeutung besitzt die langfristige, z.T. lebenslange Nachkontrolle des Operationsgebietes mit dem flexiblen oder starren Endoskop (Abb. 17).

Der endonasale Eingriff vermeidet äußere Inzisionen sowie Gewebemobilisationen und bietet dennoch onkologisch die gleichen Gewebsabtragungen „vor Ort" wie die klassische Chirurgie. Die Belastung für den Patienten ist oft überraschend gering, dementsprechend ist die Akzeptanz groß. Dessen ungeachtet markiert die endonasale Tumorchirurgie den sensiblen Grenzbereich der Differentialindikation zur endonasalen oder klassischen Chirurgie. In ganz besonderer Weise gilt dies für Malignome. Der operative Zugang wird in jedem Einzelfall neu abgewogen. Eine unsachgemäße Ausdehnung der Indikationen zur endonasa-

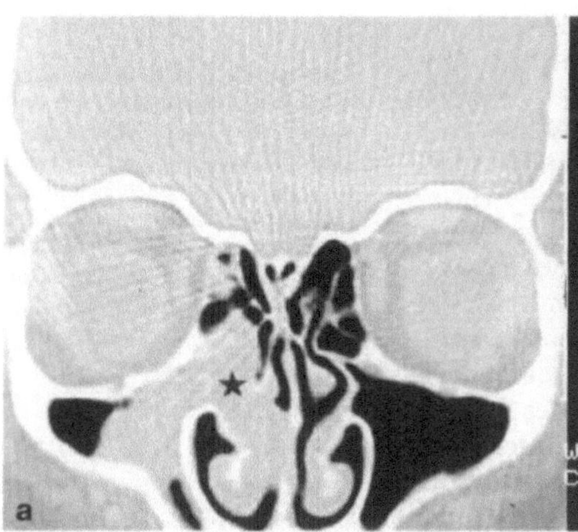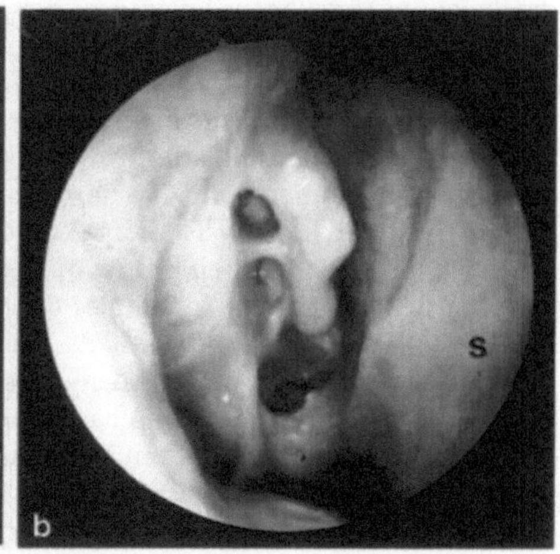

Abb. 17 a, b. Endoskopische Nachuntersuchung: Zustand nach endonasaler Chirurgie eines invertierten Papillomes. **a** Präoperatives koronares CT einer 46jährigen Patienten mit einem invertierten Papillom des rechten mittleren Nasenganges (*). **b** Kontrollendoskopie 8 Monate nach einem endonasalen Eingriff mit Abtragen der Lamina papyracea: reizloses Operationsgebiet

len Chirurgie muß vor dem Hintergrund kosmetisch akzeptabler klassischer Verfahren vermieden werden [85, 578].

6.8.1 Endonasale Chirurgie gutartiger Tumoren

Vor dem operativen Eingriff muß eine gründliche Endoskopie nach maximaler Abschwellung der Schleimhäute erfolgen. Hierbei lassen sich erste Schlüsse über die Ausdehnung und Wuchsform des Tumors ziehen. Die effektive Tiefeninfiltration wird durch CT und MR belegt. Nicht selten wächst die Geschwulst schmalbasig exophytisch, wird aber durch polypöse Begleitentzündung in ihrer Ausdehnung überschätzt. Vor dem Eingriff wird die Tumorentität bioptisch gesichert. Großzügige Gewebsentnahmen werden hierbei vermieden, um eine exakte endoskopische Beurteilung der Tumorgrenzen durch Narben und Entzündung nicht zu verwischen. Der endonasale operative Eingriff bei Geschwülsten gliedert sich in die folgenden Teilschritte (Abb. 18):

- Exposition des Operationsgebietes,
- Darstellen der Tumorgrenzen,
- Abtragen exophytischer Tumoranteile,
- Exzision des Tumorstieles mit Sicherheitsabstand,
- Entnahme von Randproben.

Zunächst wird das Operationsgebiet optimal exponiert. Eine Septumkorrektur wird großzügig indiziert und durch Begleiteingriffe z.B. an der unteren Muschel ergänzt. Durch Einsetzen des selbsthaltenden Sperrers hat der Operateur mit Mikroskop beide Hände zur Verfügung [156]. Jetzt kann der Tumor durch eine optisch kontrollierte Abtragung sekundärer Entzündungsherde einschließlich benachbarter Nebenhöhlenanteile umfahren und in seiner Ausdehnung festgelegt werden. Tumoren im mittleren Nasengang verlangen meist eine komplette Ethmoidektomie, die Nasenmuscheln werden bei einer entsprechenden Lage zum Tumor großzügig gekürzt oder abgetragen. Bei gestielten Tumoren erfolgt ggf. auch schon früher ein Abtragen exophytischer Tumoranteile, um die Tumorbasis zweifelsfrei darstellen zu können. Liegen die Tumorgrenzen vor Augen, wird die Indikation zur endonasalen Chirurgie nochmals überprüft. Die Tumorresektion wird komplettiert durch die vollständige Auslösung der Geschwulst zusammen mit einem Saum gesunden Gewebes. Bei Bedarf werden Anteile des Septum nasi, der medialen Kieferhöhlenwand mit der unteren Nasenmuschel, des Keilbeinhöhlenbodens, des Gaumenbeines oder der knöchernen Frontobasis und des Tränenbeines mit der Stanze oder dem Diamantbohrer abgetragen. Muß der Ductus nasolacrimalis eröffnet oder reseziert werden, so sollte das Neoostium wie bei der

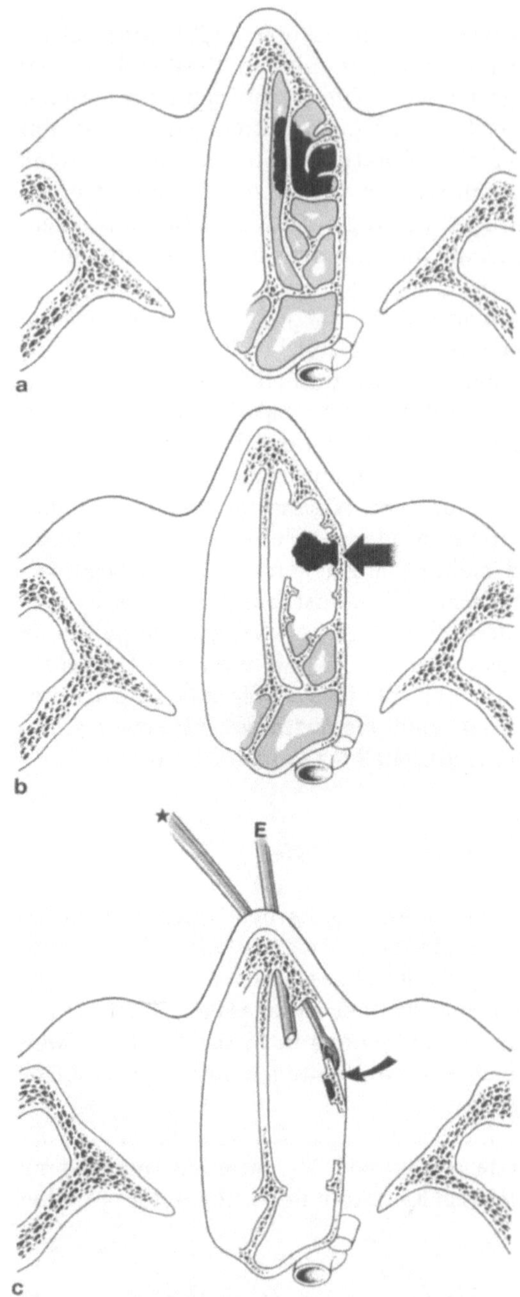

Abb. 18 a–c. Teilschritte einer endonasalen Siebbeinoperation bei benignen Tumoren. **a** Axialer Schnitt durch ein Siebbeinzellsystem mit einem Tumor (invertiertes Papillom, *schwarz*) und einer sekundären Begleitsinusitis *(grau)*. **b** Darstellung der Tumorbasis *(Pfeil)* nach Teilethmoidektomie mit Abtragen exophytischer Tumormassen. **c** Exzision der Tumorbasis unter ständiger endoskopischer Kontrolle, Mitnahme der Lamina papyracea *(Pfeil)* als Sicherheitszone. Die Periorbita wird geschont. Komplettieren der Ethmoidektomie. *E* Endoskop; * schlanker scharfer Löffel

endonasalen Tränenwegsoperation geschient werden. Die Lamina papyracea läßt sich eierschalenartig wie beim subperiostalen Abszeß abtragen. Abschließend werden Randproben entnommen. Der entblößte Knochen kann mit dem Bohrer nachgeschliffen werden.

Eine endonasale Tumorresektion ist nur dann zu akzeptieren, wenn die sorgfältig und selbstkritisch entnommenen Randproben tumorfrei sind und wenn um die Tumorbasis ein ähnlich breiter Saum gesunden Gewebes entfernt werden konnte wie bei konventionellen Eingriffen.

Die Komplikationen unterscheiden sich nicht von Eingriffen bei chronischer Sinusitis.

Domäne der endonasalen Tumorchirurgie sind Geschwülste des Nasenseptums, der unteren Nasenmuschel und der medialen Anteile des Siebbeines, des mittleren Nasenganges und der Keilbeinhöhle. Je nach Tumorentität sind auch Geschwülste der lateralen und kranialen Siebbeingrenzen und des maxilloethmoidalen Überganges endonasal beherrschbar. Eine weitergehende Tumorausdehnung in Richtung der Kieferhöhle läßt sich durch einen ergänzenden transoralen Eingriff beherrschen [303]. Eine Beteiligung des Infundibulum frontale verlangt je nach Tumorhistologie und Anatomie einen erweiterten endonasalen Stirnhöhleneingriff [155] oder einen limitierten Zugang von außen [154, 864]. Kleinere Resektionen der Dura können auch endonasal vorgenommen werden, die Defektdeckung entspricht der Versorgung von Liquorfisteln [155].

In der Literatur liegen Berichte vor über mikroskopgestützte endonasale Eingriffe bei median gelegenen, kleineren Stirnhöhlenosteomen mit Basis an der Stirnhöhlenhinterwand oder im Infundibulum und bei Angiofibromen [155] (Abb. 19). Andere Autoren schaffen bei Osteomen im Stirnhöhlenzugang zusätzlich einen reduzierten Zugang von außen [82, 713]. Über rein endonasale Eingriffe mit dem Endoskop wird bei einem Nebenhöhlenhamartom [802], einem Riesenzellgranulom oder einem Schwannom der mittleren Nasenmuschel [55, 417] sowie einem Chondromyxoidfibroms [342] berichtet. Ein Schwannom wurde unter endoskopischer Kontrolle aus dem retromaxillären Raum exzidiert [415].

Aufgrund des relativ häufigen Vorkommens, einer meist gutartigen Histologie, jedoch möglicher fataler Verlaufsformen, nimmt das *invertierte Papillom* eine Sonderstellung ein.

Werden endonasale Siebbeineingriffe ohne optische Hilfen ausgeführt, so muß oft über inakzeptable Rezidivraten berichtet werden (Tabelle 18). Papillome des Nasenseptum sind hiervon ausgenommen [74]. Im folgenden werden Tumoren der übrigen Nasenhaupthöhle, der Nebenhöhlen und insbesondere des mittleren Nasenganges angesprochen. Übereinstimmend wird berichtet, daß die invertierten Papillome oft exophytisch wachsen und einen relativ schmalen Tumorstiel aufweisen, der durch eine z.T. kräftige sekundäre

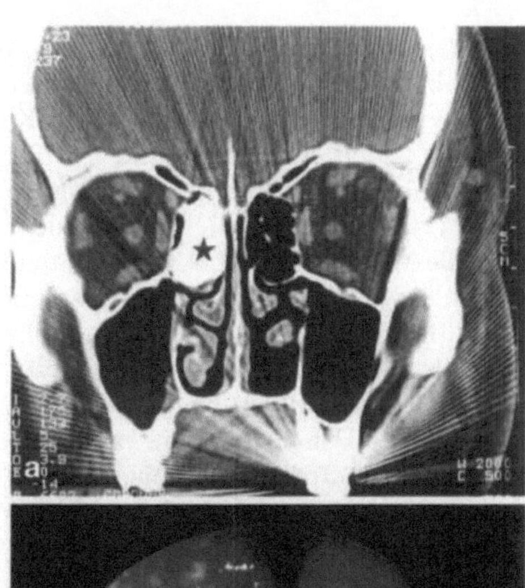
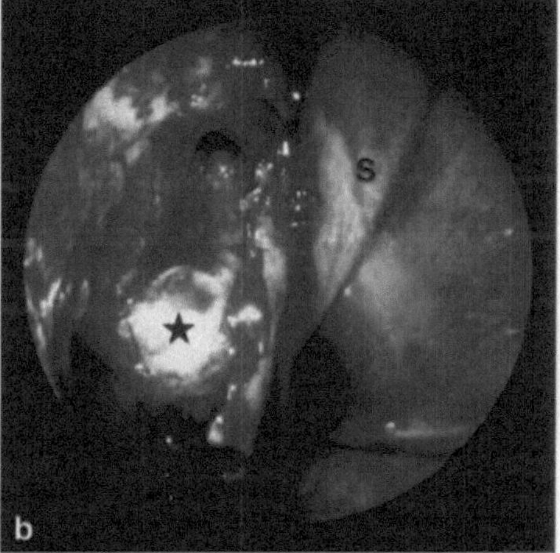
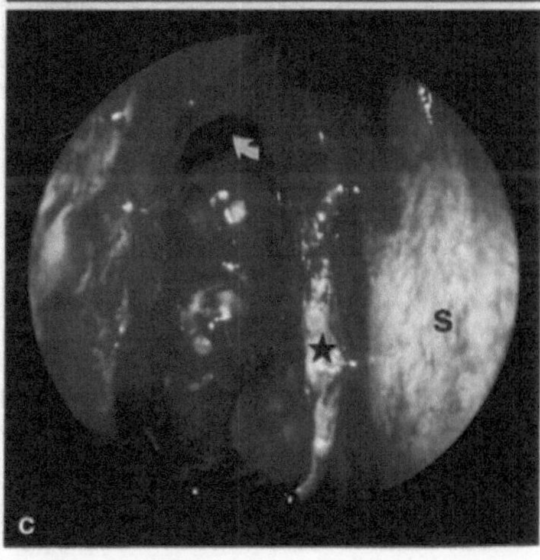

Abb. 19 a–c. Endonasale Chirurgie von benignen Tumoren. **a** Koronares CT eines Osteomes (*) im Bereich des rechten vorderen Siebbeins bei einem 29jährigen Patienten. **b** Exposition des Tumors (*) im Rahmen einer anterioren Ethmoidektomie. **c** Einblick in das Siebbein nach Mobilisation und Extraktion des Tumors. Die vertikale Lamelle der mittleren Muschel (*) ist erhalten, der Stirnhöhlenzugang *(Pfeil)* ist frei

Begleitsinusitis verdeckt wird [371, 436, 437, 438]. Auch die Ausdehnung in den Nasenrachen wird häufig nur vorgetäuscht [371]. Prinzipiell gelten daher die geschilderten Gesichtspunkte zur Indikationsstellung und Therapie [350] (Abb. 20). Im Einzelfall wird über den

Einsatz des KTP-Lasers berichtet [449]. Vorsicht ist geboten bei Tumoren mit Ausdehnung in supraorbitale Zellen oder in periphere Anteile der Kieferhöhle, bei perilakrimalen Ausläufern und bei Tumorzapfen im Stirnhöhlenzugang und der Rima olfactoria [371]. Kamel [373] beschreibt die transnasale endoskopische mediale Maxillektomie für Tumoren der medialen Kieferhöhlenwand. Kontraindiziert ist ein endonasaler Eingriff in jedem Fall bei einer mangelnden Übersicht über die Tumorgrenzen, wenn Tumorausbreitung oder Anatomie eine Einhaltung der genannten Regeln nicht zulassen, bei einer Invasion extranasaler Strukturen mit maligner Transformation. Rezidive treten meist innerhalb von 24 Monaten auf [830]. Während eine Reihe von Autoren von endonasalen Rezidivopera-

tionen abraten [371, 436], wird von anderer Seite eine endonasale Nachoperation ausdrücklich befürwortet [777, 830]. Dies betrifft auch Rezidive nach einer lateralen Rhinotomie [74].

6.8.2 Endonasale Chirurgie von Malignomen

In stark eingeschränktem Ausmaß gelten die Gesichtspunkte der endonasalen Tumorchirurgie auch für Malignome. An die Wahl des endonasalen Zuganges ist in diesen Fällen jedoch eine besondere Verantwortung geknüpft. Nur Tumoren, die mit einem breiten Sicherheitsabstand in allen Dimensionen reseziert werden können, sind geeignet. Kontraindiziert sind im allge-

Tabelle 18. Ergebnisse der endonasalen Chirurgie des invertierten Papilloms

Autor	Patienten	Größe/Lage der Tumore	Operations-technik	Postoperatives Intervall Rezidive	Ergänzung
Cummings u. Godman [120]	22 Patienten	?	*keine optische Hilfe* Polypektomie, Ethmoidektomie	2 Jahre 73% Rezidive	
Lawson et al. [436]	4 Patienten	?	*keine optische Hilfe* endonasale Ethmoidektomie	24 Monate	
Weissler et al. [830]	112 Patienten	?	*keine optische Hilfe*	ca. 1 Jahr, 71% Rezidive	
Lawon et al. [438]	15 Patienten	Septum, untere Nasenmuschel, mittlerer Nasengang	keine optische Hilfe? z.T. ergänzend transorale Op.	6 Jahre; 20% Rezidive	Zwei zusätzl. Pat. mit Rezidiv nach klass. Op. endonasale Nachoperation
Stammberger [754]	15 Patienten	mittlerer Nasengang, Siebbein	endoskop.	Nachbeob.: ? 20% Rezidive	
Hoffman et al. [303]	1 Patient	post. Septum	mikroskop.	60 Monate rezidivfrei	3 weitere Fälle mit zusätzlicher transoraler/transfazialer Chirurgie
Benninger et al. [45]	1 Patient	?	endoskop.	36 Monate rezidivfrei	66% Rezidive bei Operation ohne Endoskop (n = 6)
Kamel [371]	2 Patienten	Kieferhöhle, N-Haupthöhle, Nasopharynx	endoskop.	23 Monate rezidivfrei	1 weiterer Fall mit zusätzlicher transoraler Chirurgie
Waitz u. Wigand [830]	27 Patienten	Siebbein, Schädelbasis, Keilbeinhöhle, Stirnhöhlenzugang	endoskop.	46 Monate 17% Rezidive	8 weitere Fälle mit zusätzlicher transoraler Chirurgie
Stankiewicz u. Girgis [777]	10 Patienten	N-Haupthöhle, Siebbein, Keilbeinhöhle, med. KH-Wand	endoskop.	36 Monate 33% Rezidive	5 weitere Fälle mit zusätzlicher transoraler Chirurgie
McCary et al. [521]	7 Patienten	Lat. Nasenwand, Rec. frontalis, Kieferhöhle	endoskop.	19 Monate rezidivfrei	
Buchwald et al. [74]	5 Patienten	Lat. Nasenwand Siebbein, Kieferhöhle	endoskop.	24 Monate rezidivfrei	zusätzl. 6 Rezidive nach lat. Rhinotomie erfolgreich end. op.
Kamel [373]	17 Patienten	a) (n = 8) lat. Nasenwand; b) (n = 9) med. Kieferhöhle	endoskop. (9mal endoskop. „mediale Maxillektomie")	a) 43 Monate rezidivfrei b) 28 Monate rezidivfrei	

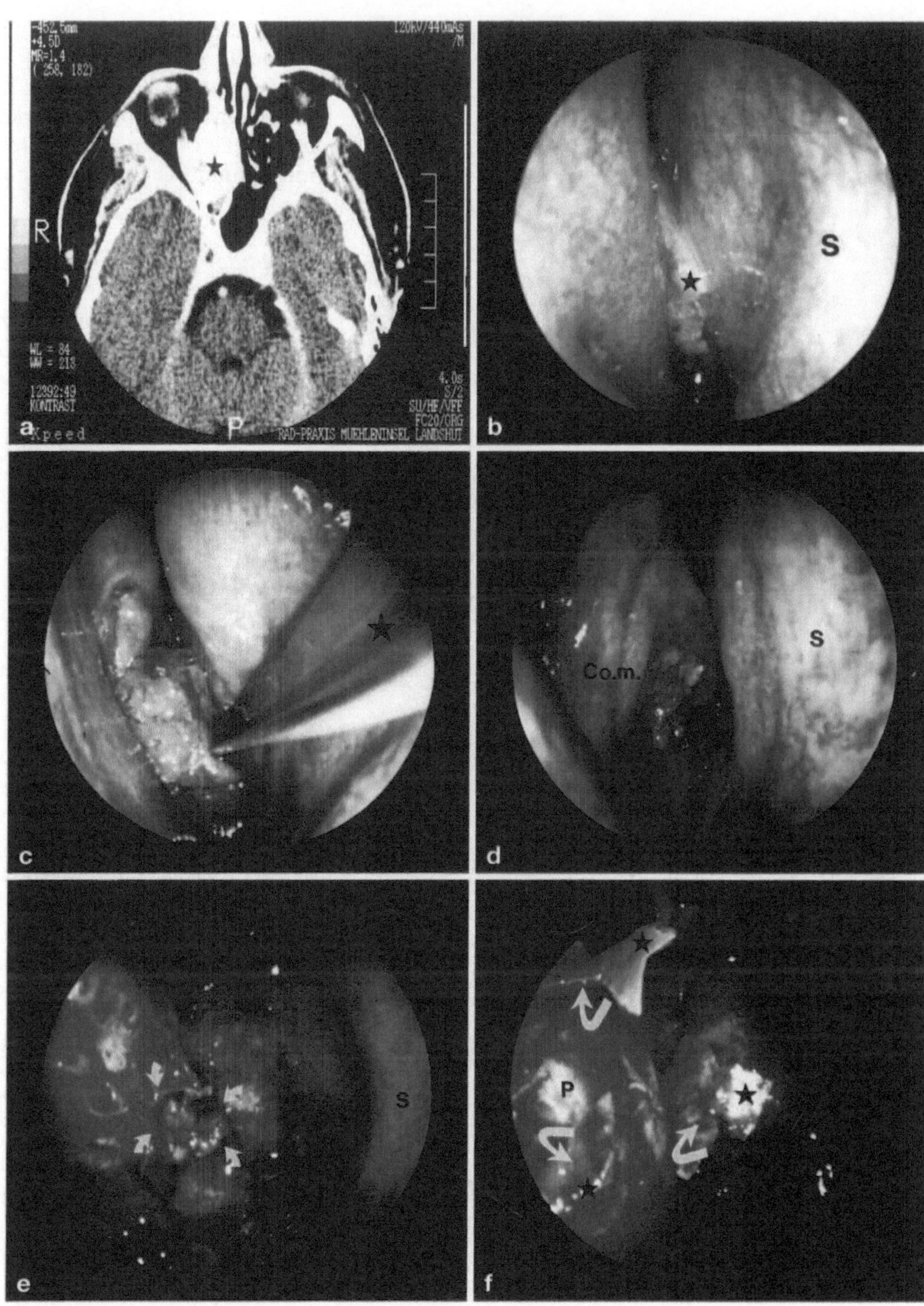

Abb. 20 a–f. Endonasale Chirurgie eines invertierten Papillomes des rechten Siebbeines bei einem 44jährigen Patienten. **a** Axiales CT mit Darstellung der Tumormassen (*). **b** Endoskopischer Aspekt der rechten Nasenhaupthöhle vor der Septumkorrektur. * Tumor. **c** Endoskopischer Aspekt nach einer Septumkorrektur (* Spekulum): Tumormassen oberhalb der Concha inferior. **d** Nach Abtragen exophytischer Tumoranteile läßt sich der Tumor in den oberen Nasengang verfolgen. Die mittlere Muschel wurde durch das Papillom nach laterokaudal gedrückt. **e** Nach weiterem Abtragen exophytischer Tumoranteile und nach einer großzügigen Resektion des Siebbeines läßt sich der Tumorstiel *(Pfeile)* im Bereich der kranialen lateralen Lamina papyracea darstellen. **f** Der Tumorstiel wird zusammen mit der Lamina papyracea abgetragen. Aus Demonstrationszwecken wird die Lamina (*) eierschalenartig abgehoben und aufgestellt *(Pfeile)*. Die Stücke werden im Anschluß entnommen. Unter optischer Kontrolle kann der Tumorstiel abgetragen werden. Die Periorbita *(P)* wird geschont

meinen Malignome mit Infiltration z.B. des Nasenbodens, der Kieferhöhle, der Schädelbasis, der Orbita, des retromaxillären Raumes, der Fossa pterygopalatina und des Nasenrachens. Bestimmte Tumorentitäten wie das Aesthesioneuroblastom eignen sich nur in den seltensten Fällen für eine endonasale Operation.

Arnhold-Schneider u. Minnigerode [16] haben 1986 2 Fälle von Siebbeinkarzinom bei älteren Patienten vorgestellt, die durch eine endonasale Siebbeinaus-

räumung beherrscht wurden. Die Nachbeobachtungszeit betrug 10 bzw. etwa 2 Jahre. Stammberger [754] schildert die erfolgreiche endonasale endoskopische Operation eines entarteten invertierten Papillomes. In einer kleineren Zusammenstellung berichten Hosemann u. Wigand [312] über die erfolgreiche endonasale Chirurgie von 2 Karzinomen, 2 Sarkomen, 1 malignen Histiozytom und 1 Ästhesioneuroblastom bei einer Nachbeobachtung von 11–24 Monaten (Abb. 21). Draf

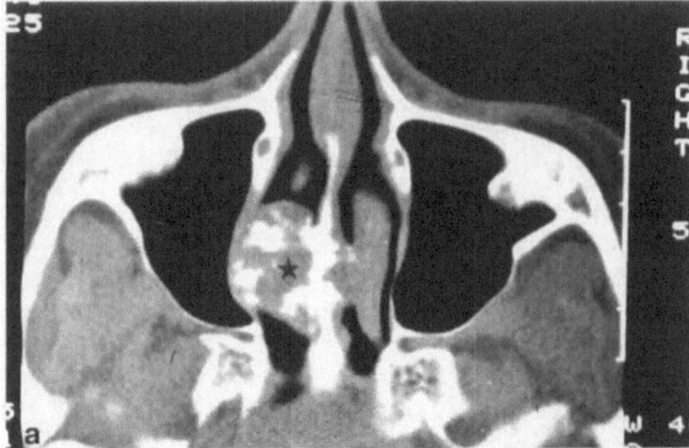

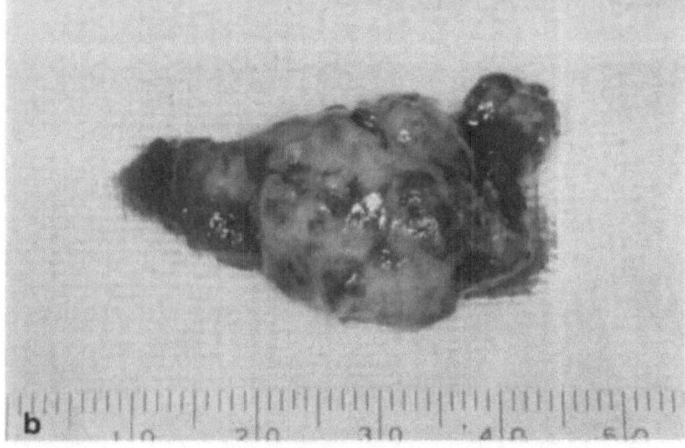

Abb. 21 a, b. Endonasale Chirurgie eines Chondrosarkomes des Vomer bei einer 51jährigen Patienten. **a** Axiales CT mit dem Tumor (*). **b** Operationspräparat. Weitere Nachresektionen erfolgten endonasal unter endoskopischer Kontrolle

[156] schildert die endonasale mikroskopgestützte Resektion eines Siebbeinkarzinomes und eines Ästhesioneuroblastomes mit einer tumorfreien Nachbeobachtung von 1¹/₂ Jahren.

6.8.3 Biopsien, Palliativoperationen

Unklare Gewebsvermehrungen im Bereich von Nase und Nasennebenhöhlen werden unter optischer Kontrolle bioptisch gesichert. Im Einzelfall betrifft dies auch Tumoren der medialen Orbita oder des retromaxillären Raumes [81]. Als Zugangsoperation erfolgt je nach Sachlage z.B. eine Teilethmoidektomie, in den zuletzt genannten Fällen auch eine Teilentfernung des Orbitabodens, der Lamina papyracea oder der dorsalen Kieferhöhlenwand. Entsprechende Eingriffe können vom HNO-Arzt auch zur schonenden Gewebsgewinnung bei Hypophysentumoren angeboten werden [670]. Vorteile bietet die Endoskopie auch bei therapeutischen Eingriffen an der Hypophyse [231, 290, 877].

In desolaten Fällen kann über eine palliative endonasale Tumorabtragung dem Patienten ein Zugewinn an Lebensqualität verschafft werden [156]. Vor Bestrahlungen bei Oberkieferkarzinomen beugen endonasale Fensterungsoperationen einem Sekretverhalt mit sekundärer Entzündung vor.

6.9 Endonasale Schädelbasischirurgie

Die endonasale Versorgung von *Liquorfisteln* geht auf Hirsch [301] zurück. Durch den Einsatz moderner optischer Hilfen kann der Duradefekt endonasal oft sehr gut dargestellt, der Defektrand präzise und gewebeschonend präpariert und das Transplantatmaterial exakt plaziert werden. Das Riechvermögen des Patienten bleibt in Abhängigkeit von der Lokalisation der Hirnhautöffnung postoperativ erhalten [319].

Die spezielle Diagnostik der frontalen Liquorfisteln hat Stammberger 1993 [761] detailliert geschildert. Bei einer nachgewiesenen rhinobasalen Liquorrhoe besteht eine absolute Indikation zum operativen Verschluß. Eine generelle Zurückhaltung mit Abwarten von bis zu 12 Tagen ist nicht ratsam [451, 524, 615, 775, 828].

Für einen endonasalen Defektverschluß sind kleinere und mittelgroße Defekte der Rhinobasis, d.h. Fisteln im Bereich von Keilbeinhöhle, Foveae ethmoidales und Lamina cribriformis geeignet. Weiter kranial gelegene Defekte der Stirnhöhlenrückwand entziehen sich dem endonasalen Zugriff. Fisteln an der horizontalen Frontobasis und der Keilbeinhöhle sind sehr gut mit dem Mikroskop einstellbar. Defekte in lateralen oder kaudalen Recessus der Keilbeinhöhle können gelegentlich nur mit Endoskopen einer entsprechenden Blickablenkung befriedigend dargestellt werden [10, 614, 615].

Nach endoskopischer (Flureszeinprobe) oder radiologischer (CT, Zisternographie) Ortung des Defektes erfolgt ein unterschiedlich dimensionierter Nebenhöhleneingriff als Zugangsoperation. Die Foveae ethmoidales werden über eine übliche Ethmoidektomie, die Keilbeinhöhle über eine breite Fensterung dargestellt. Bei Bedarf wird das Defektareal enttrümmert und die Fistel mit Endoskop oder Mikroskop exakt dargestellt (Abb. 22). Man schiebt die Schleimhaut im Bereich der Fistel um 5 mm ab oder entfernt sie. Es folgt der Verschluß des Defektes, wobei sehr unterschiedliche Vorgehensweisen empfohlen werden. Ist der Defekt unter 10 mm Ø, so reicht eine weichgewebige Abdeckung aus. Größere Öffnungen müssen nach Meinung von Mattox u. Kennedy [507] zusätzlich mit einer knöchernen Stütze versehen werden. Knochen oder Knorpel wird aus Septum oder Nasenmuscheln entnommen. Teilweise werden zusammengesetzte Mu-

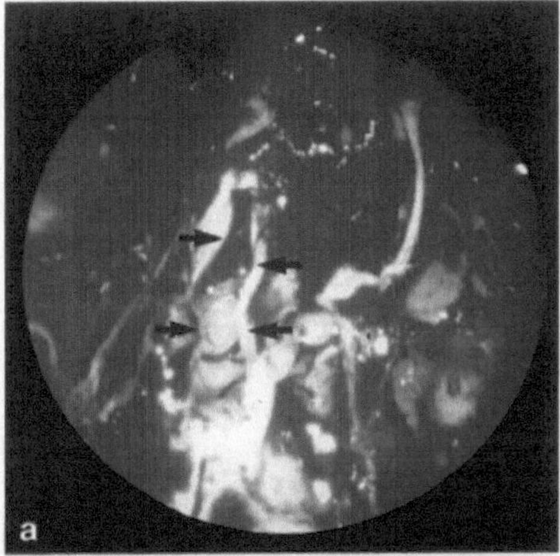

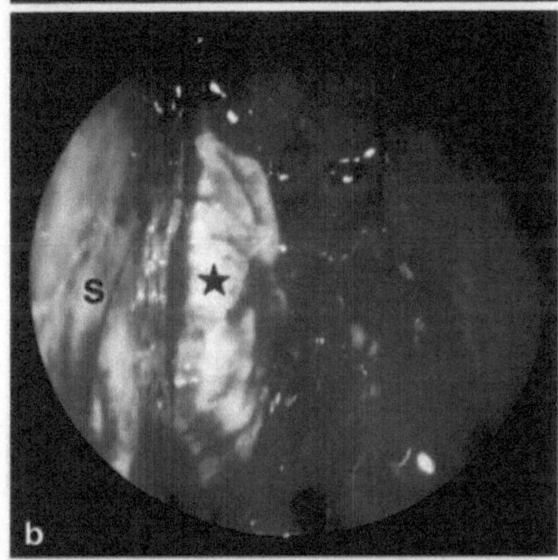

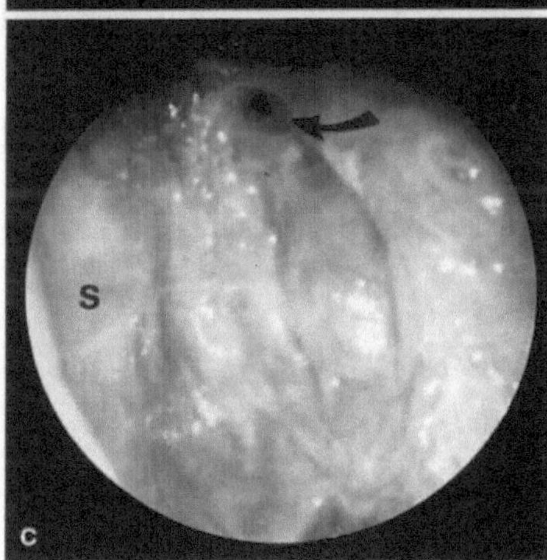

Abb. 22 a–c. Endonasaler Defektverschluß bei einer linksseitigen iatrogenen Liquorfistel. **a** Frontobasisdefekt *(Pfeile)* mit Liquorfistel durch Ausreißen der kranialen Anheftung der mittleren Nasenmuschel bei einer 38jährigen Patienten mit chronisch-
diffuser Sinusitis. **b** Abdecken der Fistel mit einem freien autologen Muscheltransplantat (*). **c** Einheilung des Transplantates
nach 3 Monaten. Der Zugang zur Stirnhöhle *(Pfeil)* ist nicht behindert

kosa-Knochen-Transplantate verwendet [146]. Wigand
[863] gewinnt aus der unteren, z.T. auch der mittleren
Nasenmuschel einen freien autologen Mukosalappen
und klebt diesen mit Fibrinkleber dem entblößten De-

fekt überlappend auf. Derartige freie Mukosatrans-
plantate sind bei kleinen Defekten günstiger als gestielte [470], die sich falten, aufspannen oder im Laufe der
Einheilung unregelmäßig retrahieren können [146].
Gestielte Transplantate sind jedoch nach einer Bestrahlung vorzuziehen [507]. Andere Autoren verwenden
einschichtig Lyodura, Muskelfaszie oder Perichondri-
um und schieben die Gewebsstücke im Bereich des De-
fektrandes zwischen Knochen und Dura. Eine Fixation
erfolgt mit Fibrinkleber [30, 507, 828]. Eine größere Sicherheit wird durch Aufkleben einer zweiten Gewebe-
schicht von unten gegen den ausgefüllten Defekt erwartet [761, 888]. Muskel und Faszie können über eine
Inzision in der Ohrregion gewonnen werden, gelegentlich wird Fascia lata benötigt. Fett und Faszie des M.
rectus abdominis werden periumbilical entnommen
[146, 451, 614, 775]. Oft werden mehrere Materialien
miteinander kombiniert: gestielte Muschellappen mit
freier Faszie und Muskel [615] oder Faszie oberhalb des
Defektes und Muskel unterhalb [775].

Duraläsionen in der Keilbeinhöhle können wie die
übrigen Läsionen einschichtig versorgt werden [321,
614]. Andere Operateure legen die Höhle nach Entfernen der Schleimhaut großzügig mit Faszie, Muskel und
Fett aus [8, 507, 615, 651]. Wird die Höhle mit Faszie
ausgekleidet und mit Fett gefüllt, so kann sie zusätzlich
gegen die Nase hin durch eine Knochenlamelle abge-
schottet werden [10]. Wählt man die Fensterung in der
Keilbeinhöhlenvorderwand nicht zu groß, so kann sich
das Transplantatmaterial oder eingebrachte Gelatine
gut abstützen, eine Tamponade der Nasenhaupthöhle
kann u.U. entfallen. Kleine Defekte z.B. in der Keilbeinhöhle werden in Einzelfällen allein mit Fibrinkleber
und Gelatine versorgt [69, 775].

Häufig liegen frakturbedingte Rhinobasisdefekte
dorsal der Spina nasalis superior im kaudalen Stirnhöhlenzugang. Hier muß auch nach Einlegen des
Transplantatmaterials eine ungehinderte Drainage des
Ductus nasofrontalis gewährleistet bleiben. Zu diesem
Zweck erfolgt eine großzügige Fensterung der Stirnhöhle oder eine erweiterte Stirnhöhlenoperation. Das
Transplantat wird entsprechend schlank gehalten und
aufgeklebt oder in den Defekt eingeschoben.

Die eingebrachten Transplantate werden mit einer
Schicht Gelatine oder Kollagenflies gegen eine lockere
Nasentamponade gesichert [761, 775]. Die Tamponade
erfolgt über 2–10 Tage [30, 146, 507, 843, 864]. Die Patienten sollten Bettruhe einhalten und Pressen sowie
Schneuzen vermeiden, das Kopfteil wird angehoben
[451, 700, 761]. Zur antibiotischen Prophylaxe wird Pe-
nicillin 3mal 10 Mio. E i.v. über 2 Tage, 3mal 1 Mio. E
oral anschließend) empfohlen, die antibiotische Therapie wird einen Tag nach der Tamponadenentfernung
abgesetzt [843]. Gelegentlich wird auch auf eine Antibiose verzichtet [775, 828].

Einige Autoren empfehlen die postoperative Anlage einer Lumbaldrainage für 3–4 Tage [507]. Andere raten von der Drainage ab oder indizieren sie im Individualfall [775, 761, 828]. Das Operationsergebnis faßt Tabelle 19 zusammen. Weber u. Draf [843] empfehlen 6 Wochen nach dem Eingriff eine Kontrolle des Operationserfolges mit Fluoreszein [761].

In der gleichen Weise wie Liquorfisteln können auch kleinere *Meningozelen und Enzephalozelen* der Rhinobasis versorgt werden [146]. Auf eine geeignete Auswahl und Kombination der Transplantate ist hierbei zu achten.

Mattox u. Kennedy [507] berichten über die Operation von je einer Meningozele und Enzephalozele. Die schmalbasige Meingozele wurde äußerlich mit der bipolaren Elektrode koaguliert. Der Zelensack schrumpfte hierdurch und zog sich in den relativ kleinen, knöchernen Defekt der Schädelbasis zurück. Dieser verbliebene Knochendefekt wurde mit einem freien Schleimhauttransplantat gedeckt. Über der Enzephalozele wurde die Schleimhaut abgetragen, die Zele reduziert und der knöcherne Schädelbasisdefekt von 1 · 1,5 cm mit einem Knochenstück aus der mittleren Nasenmuschel abgeriegelt. Das Knochentransplantat wurde mit einem gestielten Schleimhautlappen aus der Nasenmuschel gedeckt.

In anderen Fällen hat man den Duradefekt nach Abtragen kleinerer Enzephalozelen mit 2 Schichten Faszie und einem dazwischengelagerten Septumstück [688] oder mit Lyodura und Fett verschlossen [277]. Bei interdisziplinären Eingriffen mit einem intrakraniellen Defektverschluß durch den Neurochirurgen können verbliebene Reste der Enzephalozele unkompliziert von endonasal beseitigt werden [868].

6.10 *Endoskopische Chirurgie der Choanalatresie*

Transnasale, mikroskopgestützte Eingriffe bei einer Choanalatresie gehören bereits zum Standard der Rhinochirurgie [285]. Es wird auf die anerkannten Op-Lehren [135] und Übersichtsarbeiten [634] verwiesen. In der Operationsmethode und Instrumententechnik ergaben sich erst vor kurzem Übergänge zur endoskopischen Nebenhöhlenchirurgie, so daß eine Ergänzung durch neuere Literatur gerechtfertigt erscheint.

Die transnasale Operation der Choanalatresie eignet sich für gut abgegrenzte, dünne oder bindewebige

Tabelle 19. Endonasaler Defektverschluß der Frontobasis: Literaturübersicht

Autor	Patienten (Anzahl)	Defektverschluß (Methode)	Nachbeobachtung	Resultate	Komplikationen	Ergänzung
Wigand [862]	6 Pat.	autologe Mukosa (frei)	12 Monate	100% Erfolg	keine	
Papay et al. [615]	4 Pat.	3mal Faszie und Muskel; 1mal zusätzlich Mukosa (gestielt)	6–12 Monate	100% Erfolg	1mal Meningismus post.-op.	
Mattox u. Kennedy [507]	a) 5 Pat.: Liquorfistel b) 2 Pat.: Enzephalozele	autologe Mukosa (frei oder gestielt)	?	a) 80% Erfolg b) 100% Erfolg	a) 1mal Rezidiv nach Schneuzen b) keine	Rezidiv bei gestieltem Mukosa-Lappen
Scher u. Gross [700]	2 Pat.	autologe Mukosa (frei) (Keilbeinhöhle: Plombe aus M. temporalis)	3–4 Monate	100% Erfolg	keine	
Hosemann et al. [319]	18 Pat.	autologe Mukosa (frei)	17 Monate	94% Erfolg bei Ersteingriff	keine	1mal Zweiteingriff mit Heilung
Stankiewicz [775]	8 Pat.	5mal Faszie/Muskel (M. temporalis) 1mal Fibrinkleber	17 Monate	100% Erfolg bei Intervention 50% Erfolg bei Abwarten	keine	2mal konservative Therapie (1mal erfolglos)
Draf u. Weber [157]	15 Pat.	Konservierte Dura, Fibrinkleber	20–120 Monate	100% Erfolg bei Ersteingriff	keine	
Amedee et al. [8]	22 Pat.	12mal Mukosa (frei) 6mal abdominelle Faszie, Fett und gestielte Mukosa 4mal Faszie, Fett und Knochen	36 Monate	95% Erfolg	2mal Meningitis	10mal Lumbaldrainage
Dodson et al. [146]	29 Pat.	Dermis-Fett; Faszie-Fett; Mukosa (frei) +/– Knochen	3–443 Monate	76% Erfolg bei Ersteingriff	1mal Hirnabszeß (2 Monate postop.)	4 Patienten Verschluß durch sek. Kraniotomie
Zeitouni et al. [888]	4 Pat.	Faszia lata	15 Monate	75% Erfolg	1mal Infekt am Oberschenkel	

Atresieplatten bei Fehlen von ausgeprägten regionalen Deformitäten (gravierende Septumdeviation, kraniofaziale Fehlbildung, erhebliche Muschelhyperplasie). Grundlage der Operationsplanung ist ein axiales CT. Analysiert werden die Winkelung und Dicke der Atresieplatte, die Dimension und der Verlauf der lateralen Nasenwand und des Nasopharynx sowie des Septum nasi.

Die transnasale, mikroskopgestützte Operation kann mit der 250- oder 300-mm-Optik ausgeführt werden [285, 634]. Zur Abtragung membranöser oder unter 1 mm starker Atresieplatten wurden in der Vergangenheit CO_2-Laser und Argon-Laser eingesetzt [283, 502, 575]. Dicker Knochen wird besser mit Meißel oder Bohrer angegangen. Der Eingriff kann transoral über ein starres 110/120°-Endoskop oder eine flexible Optik kontrolliert werden („retropalatale endoskopische Operationstechnik") [40, 182]. Die Erfolgsrate beträgt bei einseitigen Atresien etwa 75% [132, 338, 502].

In letzter Zeit wird bei den transnasalen Eingriffen auch das Endoskop eingesetzt. Es gewährleistet eine gute Sicht vor Ort auch bei beengten antomischen Verhältnissen. Als Nachteil muß das monokulare Sehen und das einhändige Operieren einkalkuliert werden. Bei Neugeborenen stellt das kleine Nasenloch einen limitierenden Faktor für eine befriedigende, simultane Handhabung von Endoskop und Bohrer dar.

Unter Kontrolle durch das 2,7 mm oder 4 mm starke Endoskop (0,25/30°) wird nach gründlicher Abschwellung mit dem Sichelmesser eine kreuzförmige oder rechteckige Inzision in der Schleimhaut über der Atresieplatte ausgeführt. Zur besseren Übersicht wird die untere Nasenmuschel zur Seite oder nach oben frakturiert. Mit otologischen Mikroinstrumenten wird die Schleimhaut abgehoben und inferomedial in die entblößte Atresieplatte eine kleine Perforation mit Meißel oder Diamantbohrer gesetzt. Beim späteren Durchtrennen des pharyngealen Schleimhautblattes werden erneut Schleimhautlappen gebildet. Zur Orientierung dient ein Tupfer im Nasopharynx oder ein zusätzliches Endoskop mit 110/120° Blickablenkung im Oropharynx. Mit der Stanze kann die Perforation auf Kosten des dorsalen Vomer nach medial und mit dem Bohrer nach lateral erweitert werden. Die rückwärtsschneidende Stanze eignet sich insbesondere zum Einführen über die gegenseitige Nasenhaupthöhle mit Abstanzen des Vomer unter Sicht. Die gebildeten Schleimhautläppchen werden abschließend über die freigelegten Knochenkanten geschlagen. Ein Silikonschlauch wird für 2–12 Wochen eingelegt [182, 372, 774]. Bei älteren Patienten mit einseitigen Atresien kann man auf eine Schienung verzichten [119]. Die aktuelle Literatur der endoskopischen Eingriffe umfaßt zusammengenommen 15 unilaterale und 4 bilaterale Atresien bei Kindern/Patienten im Alter von 5 Tagen bis zu 18 Jah-

ren. 4 operative Revisionen waren notwendig, häufiger bei Kleinkindern oder einer beidseitigen Atresie.

6.11 Sonstiges

Die Vorzüge der endonasalen Chirurgie gelten auch für einzelne Bereiche der *Frakturversorgung:* Äußere Inzisionen werden auch bei kombinierten Zugängen oft vermieden oder minimiert, das knöcherne Stützgerüst sowie die Mukosa geschont. Die Indikation zur endonasalen Enttrümmerung des Siebbeines ist bei unkomplizierten, gedeckten Siebbeinfrakturen ohne Verdacht auf eine begleitende Rhinobasisfraktur oder ein Optikustrauma nicht gegeben; auch das schwer traumatisierte Siebbeinzellsystem hat eine erhebliche Neigung zur spontanen Reventilation [323]. Zwei Ausnahmen müssen beachtet werden:

„Blow-out-Frakturen" der medialen Orbitawand treten relativ häufig zusammen mit einer Orbitabodenfraktur auf. In einem kleineren Prozentsatz kann es hierbei zu einer Einklemmung des M. recuts medialis oder zu einem klinisch relevanten Orbitaprolaps in das Siebbein mit Enophthalmus und persistierenden Doppelbildern kommen. In diesen Fällen ist nach einer HNO-ärztlichen und ophthalmologischen Untersuchung sowie einer adäquaten Bildgebung (CT) die operative Therapie indiziert.

Ozawa et al. [612] haben 1984 eine endonasale, mikroskopisch-endoskopische Operationstechnik angegeben. Das anteriore Siebbein wird in einer modifizierten Technik vorsichtig eröffnet. Wenn möglich, wird der Processus uncinatus erhalten und nur die Bulla ethmoidalis zur Darstellung der Lamina papyracea abgetragen. Michel [540] legt in diesem Zusammenhang Wert auf eine Ethmoidektomie mit großzügiger Stirnhöhlenfensterung und Reduktion der mittleren Muschel. Das Siebbein wird unter Schonung von Periorbita und Fett enttrümmert (Abb. 23). Der prolabierte Orbitainhalt wird nach seiner Freilegung zurückgedrängt und mit einer Silikonfolie lateral fixiert. Alternativ kann auch ein Stück lösungsmittelgetrocknete Dura oder eine PDS-Folie zwischen die Reste der Lamina papyracea und der Periorbita eingeschoben und mit Fibrinkleber fixiert werden. Das rekonstruierte Areal wird wahlweise mit autologen Mukosaläppchen abgeklebt. Dann faltet man eine 0,5 mm dicke Silikonfolie und schiebt sie mit ihrer Konvexität nach kranial in den Siebbeinschacht. Eine antibiotikumhaltige Gaze wird als Platzhalter zwischen die beiden Blätter der Folie eingebracht. Alternativ kann eine Schwammtamponade (Merocel) mit Doxycyclinlösung zum Aufquellen gebracht werden. Eine weitere Methode der Reposition und Fixation besteht in der Eingabe einer pneumatischen Siebbeintamponade nach Milewski („Ethmo-

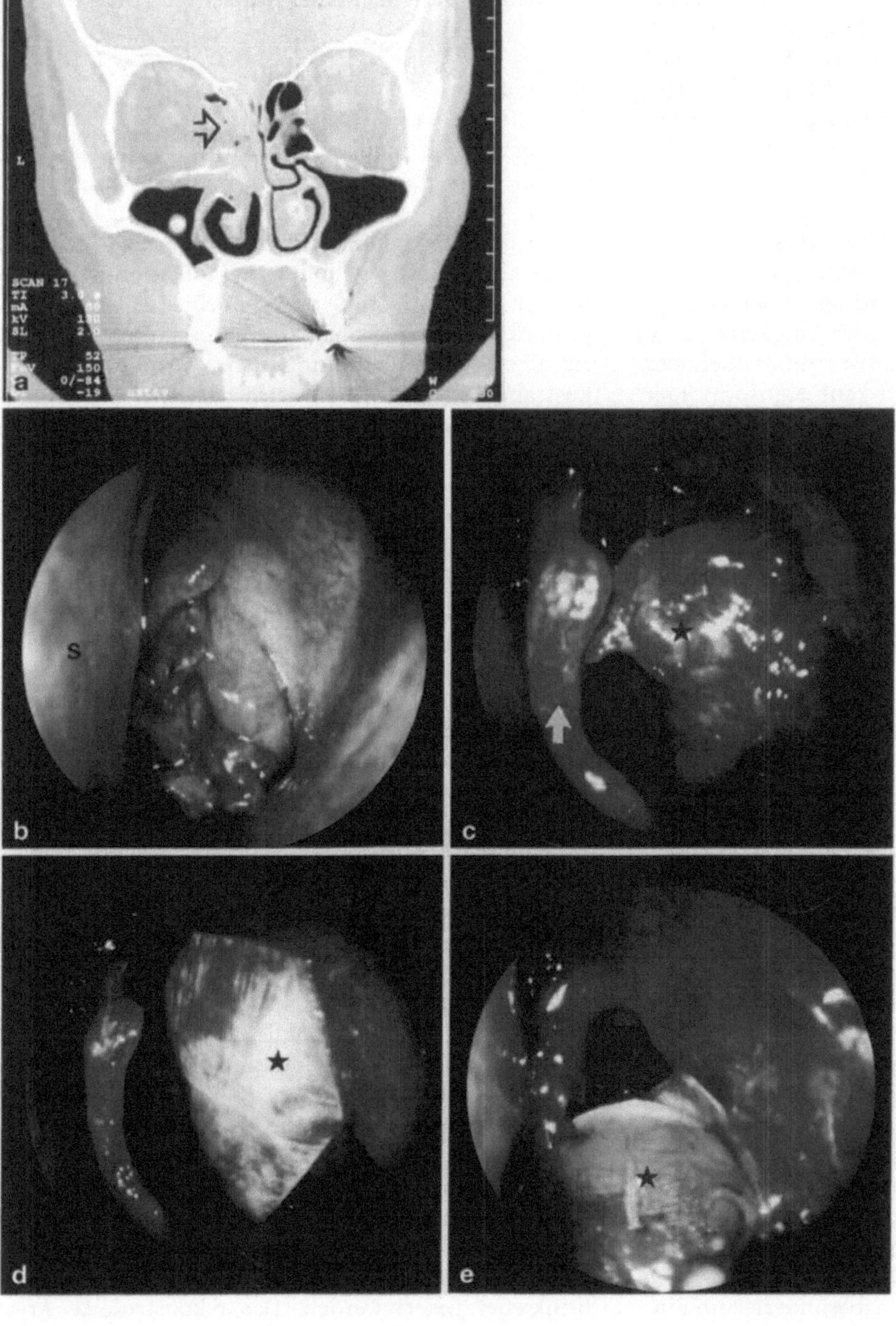

Abb. 23 a–e. Endonasale Versorgung einer linksseitigen medianen Orbitawandfraktur bei einem 38jährigen Patienten. **a** Koronares CT mit einem Prolaps des orbitalen Fett- und Muskelgewebes in das Siebbein *(Pfeil).* **b** Endoskopie vor der operativen Versorgung. **c** Im Rahmen einer Ethmoidektomie wird das prolabierte orbitale Gewebe (*) schonend dargestellt. *Pfeil:* erhaltene vertikale Lamelle der mittleren Nasenmuschel. **d** Das prolabierte Gewebe wird mit einem Stück konservierter Dura (*) abgedeckt und später in Richtung Orbita zurückgedrängt. **e** Das Repositionsergebnis wird gesichert durch das Einsetzen eines kleinen Ballonkatheters (*) für 3 Wochen

Ballonkatheter"). Die Gaze muß jede Woche gewechselt werden. Nach 4–6 Wochen wird sie gänzlich entfernt. Michel [540] tamponiert nur für 8 Tage. Der Eingriff kann mikroskopisch, endoskopisch oder videoendoskopisch ausgeführt werden [540, 879]. Alle 7 Fälle von Michel waren nach Ausheilung frei von Doppelbildern.

Ob sich ähnlich gute Ergebnisse bei Fällen mit einem Enophthalmus als Leitsymptom erzielen lassen, muß vor dem Hintergrund einer andersartigen Pathophysiologie abgewartet werden [274].

Bei einer *Fraktur des frontoethmoidalen Überganges* mit Verlegen des Ductus nasofrontalis kann eine endonasale Reventilation der Stirnhöhle angezeigt sein. Selbst nach Reposition des äußeren Skelettes reagieren $^1/_3$–$^1/_4$ der frakturierten Stirnhöhlenzugänge mit einer Sinusitis frontalis chronica [323, 513]. Hier ist nach ausreichender radiologischer Diagnostik (CT) die endonasale Stirnhöhlenfensterung im Rahmen der allgemeinen Frakturversorgung sofort oder nach computertomographischer Kontrolle zeitlich versetzt indiziert. Durch eine Kombination des endonasalen Zuganges mit einer transfrontalen Endoskopie der Stirnhöhle ist in Zweifelsfällen gleichzeitig der Ausschluß von Frakturen der Stirnhöhlenhinterwand möglich [306].

Mittelgesichtsfrakturen können auch die Kieferhöhlendrainage nachhaltig stören. Radiologisch sind Zeichen einer chronischen Sinusitis maxillaris nach Reposition und Refixation bei bis zu 50% der schweren Traumata nachzuweisen. Es finden sich oft Schleimhautverdickungen im Bereich der medialen Kieferhöhlenwand sowie solitäre oder multiple Polypen und Mukozelen [323, 423]. Bleibende Schleimhautreaktionen werden auch bei funktionsfähigen Nebenhöhlenostien beobachtet [699]. Eine Korrelation von Beschwerden, Endoskopie und CT-Befunden ist daher nicht die Regel. Dementsprechend wird die Behandlung individuell nach Maßgabe aller Befunde und Beschwerden abgestimmt.

Eine therapieresistente, *dentogene Sinusitis paranasalis* kann nach einer zahnärztlichen Behandlung des Primärherdes rhinochirurgisch versorgt werden (Abb. 24). Je nach Akuität und Ausmaß der Nebenhöhlenbeteiligung erfolgt der endonasale Eingriff nach Einleiten einer antibiotischen Therapie sofort nach der Zahnsanierung oder zeitlich versetzt nach einer radiologischen Kontrolle (CT). Draf u. Weber [159] führen

nach Beseitigung des Zahnherdes grundsätzlich eine endonasale Kieferhöhlenoperation aus. Davidson u. Stearns [125] berichten über ein zahnärztliches Implantat, das unter optischer Kontrolle durch eine transorale Endoskopie vom Boden der Kieferhöhle über den mittleren Nasengang extrahiert wurde.

Patienten einer Intensivstation weisen häufig radiologisch eine Verschattung ihrer Nebenhöhlen auf. Betroffen sind Patienten mit einem nasotrachealen Tubus zu 100% und Patienten mit nasaler Sonde zu 43%, meist nach 5–7 Tagen [64]. Das Muster der Mukositis weicht von dem bei einer chronischen Sinusitis ab: Das Siebbein ist nur in 50% betroffen, hingegen die Keilbeinhöhle und Kieferhöhle in je 87% sowie die Stirnhöhle in 12,5% [195]. Bedeutung erhalten diese Befunde in der Diskussion um ein „Fieber unbekannten Ursprungs" [267, 309, 455]. Trotz der geschilderten radiologischen Zeichen kann das Fieber klinisch in nur etwa 5% auf die Sinusitis zurückgeführt werden. Eine konservative Therapie ist im Regelfall erfolgreich. Nur in seltenen Einzelfällen ist nach einer erfolglosen konservativen Therapie und nach Ausschaltung der auslösenden Faktoren (Sonde, Tubus) ein operativer Eingriff indiziert. Dieser kann unter endoskopischer Kontrolle schonend im Bett des Patienten auf der Intensivstation ausgeführt werden.

Die *Chirurgie des N. vidianus* ist in klassischen Operationslehren [135] dargestellt. Nach Einführung der optischen Hilfen erschien eine Reihe neuerer Arbeiten. Dessen ungeachtet nimmt die klinische Bedeutung des Eingriffes ab wegen seiner unsicheren Indikation, einer ungeklärten Pathophysiologie und unangenehmer Nebenwirkungen. Indikation soll eine vasomotorische Rhinitis beziehungsweise das Leitsymptom

Abb. 24 a, b. Endonasales Siebbein und Kieferhöhlenoperation bei dentogener Sinusitis paranasalis.
a Koronares CT. Es zeigt sich eine Totalverschattung der rechten Kieferhöhle mit einer sekundären Beteiligung des mitteleren Nasenganges. Der Zahnherd wurde über ein Orthopantomogramm dargestellt. b Es erfolgt eine anteriore Ethmoidektomie mit einer Kieferhöhlenoperation der gleichen Seite. Mit der 70°-Optik läßt sich über den mittleren Nasengang der fistelnde Zahnherd *(Pfeil)* am Boden der Kieferhöhle darstellen. Es schließt sich eine entsprechende kieferchirurgische Versorgung unmittelbar an

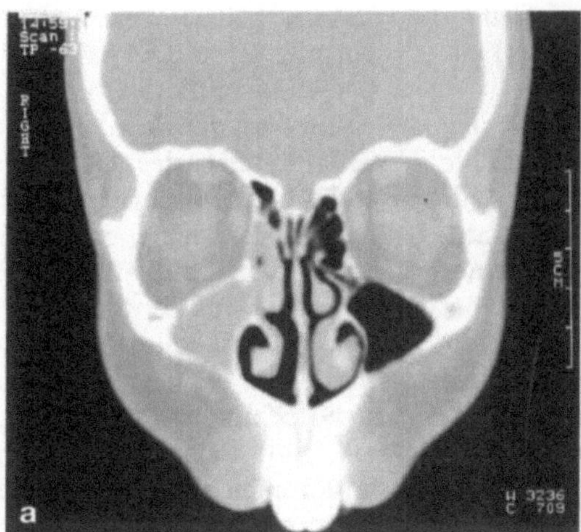
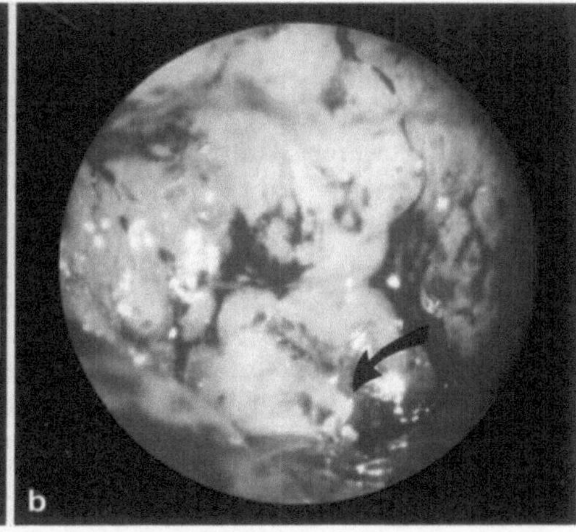

einer übermäßigen, wäßrigen Rhinorrhoe sein. In einer erweiterten Indikation werden auch Fälle mit therapieresistenter Rhinitis allergica oder die rezidivierende Polyposis nasi behandelt.

Die örtliche Anatomie ist sehr variabel [27]. Dennoch wird eine Reihe standardisierter Vorgehensweisen angegeben. Portmann et al. [640] finden den Canalis N. pterygoidei unter dem Mikroskop 5–6 mm dorsolateral des Foramen sphenopalatinum. Das Foramen rotundum liegt 7–10 mm weiter lateral. Begünstigt wird das endonasale Vorgehen durch die Tatsache, daß das Foramen sphenopalatinum zur Sagittalen einen Winkel von 15–20° bildet. Der Nerv wird mit einer speziellen, bajonettförmigen Elektrode verkocht [198].

Der Eingriff wird in ähnlicher Technik auch unter endoskopischer Kontrolle ausgeführt [184, 374]. El-Guindy [180] stellt eine transseptale, endoskopische Technik vor. 88% der Patienten sollen postoperativ zufrieden sein. Kopf- und Gesichtsschmerzen werden für einige Wochen häufiger beobachtet [198]. In kleineren Statistiken leiden etwa 30% postoperativ unter einer therapiepflichtigen Xerophthalmie [180, 374].

Ein *Pneumosinus dilatans* entsteht durch eine abnormale Expansion der Stirnhöhle. Die Nebenhöhlenwände sind normal dick, aber nach außen oder nach intrakraniell vorgewölbt. Der Patient leidet unter einer kosmetischen Entstellung, einer Diplopie, Kopfschmerzen oder einem lokalen Druck. Ein ähnliches Krankheitsbild mit gleichartigen Beschwerden und einer fokalen oder generalisierten Ausdünnung der Nebenhöhlenwand stellt die *Pneumozele* dar [821]. Beide Erscheinungen können durch die endonasale operative Drainage und Ventilation der betroffenen Nebenhöhlen in ihrer Entwicklung gestoppt werden [872]. Bachor et al. [23] berichten über einen Patienten mit einem Pneumosinus dilatans der Keilbeinhöhle. Beim Bergsteigen erlitt der Patient frontale Kopfschmerzen und einen reversiblen Visusverlust durch Kompression des freiliegenden Sehnerven. Durch eine endonasale Fensterung der Keilbeinhöhle trat Beschwerdefreiheit ein. Ein ähnlicher Fall wurde von Som et al. [745] endonasal erfolgreich behandelt.

Vergleichbar ist das *Barotrauma der Nebenhöhlen.* Bei einem schweren Barotrauma z.B. der Stirnhöhle kann die operative Verbesserung der Ventilation zur umgehenden Beschwerdefreiheit führen [159]. Straatman u. Buiter [787] berichten über mehrere Fälle eines Barokopfschmerzes, ausgelöst in der Kieferhöhle. Bei akuten Beschwerden brachte eine diagnostische Kieferhöhlenpunktion die sofortige Heilung. Eine definitive Therapie erfolgt als endonasale Infundibulotomie mit Kieferhöhlenfensterung [95]. Bei ungenauer Lokalisation der Beschwerden kann die operative Ventilation mehrerer Nebenhöhlen im Rahmen einer anterioren Siebbeinexploration notwendig werden. Segensreich ist der Eingriff bei Piloten, die postoperativ ihren Flugdienst in nahezu allen Fällen wieder aufnehmen können [58, 618]. Abgegrenzt werden muß der *rhinogene Kopfschmerz* („middle turbinate headache syndrome") [253]. Er wird über den Kontakt einer meist vergrößerten mittleren Nasenmuschel mit der lateralen Nasenwand oder dem Septum ausgelöst und führt zu einem Kopfschmerz mit Lokalisation in der periorbitalen Region, supraorbital oder im temporozygomatischen Bereich. Während einer Schmerzattacke führt die Applikation von Kokain auf die spezifischen Kontaktstellen z.B. im Bereich der mittleren Muschel zur Beschwerdefreiheit. Dieser Test ist Voraussetzung für eine zielgerichtete operative Therapie, beispielsweise als Septumkorrektur oder als Teilresektion der mittleren Muschel.

In seltenen Fällen kann eine subklinische chronische Sinusitis maxillaris zu einem Schwund der knöchernen Kieferhöhlenwände mit Einziehungen i.S. einer *Kieferhöhlenhypoplasie oder Kieferhöhlenatektase* führen. Der genaue Pathomechanismus ist nicht bekannt, es wird eine Stenose oder Ventilbildung am Ostium maxillare unterstellt. Charakteristische Befunde im CT sind ein lateralisierter mittlerer Nasengang und/oder eine lateralisierte mittlere Nasenmuschel sowie ein hypoplastischer Processus uncinatus. Durch den Kollaps der Kieferhöhlenwände kann es zu einem Enophthalmus mit Einsenkung des Mittelgesichtes kommen [13]. Die Behandlung besteht in einer endonasalen operativen Reventilation der Kieferhöhle. Das vordere Siebbein wird exploriert und der mittlere Nasengang gefenstert. Die mittlere Muschel wird bei Bedarf zurückgenommen. Die Identifikation des hypoplastischen Processus uncinatus kann Schwierigkeiten bereiten. Auf die eng benachbarte Orbita ist zu achten [53, 846].

Eine Reihe von Autoren setzt die Endoskopie routinemäßig auch im Rahmen der *Septumchirurgie* ein. Eine Inspektion konventioneller Schleimhauttunnel mit dem Endoskop wird nur selten einen besonderen Nutzen bringen. Andererseits werden umschrieben dorsale Septumdeviationen unter Kontrolle mit der Geradeausoptik durch separate Schleimhautinzisionen im Inneren der Nase versorgt. Die Mukosa wird unmittelbar anterior des Spornes inzidiert und ein beidseitiger Tunnel umschrieben angelegt. Der Sporn wird mit Zange oder Meißel entnommen. Die Schleimhautblätter werden abschließend aneinandergelegt. Eine Reimplantation von Septummaterial ist oft nicht notwendig. Der Eingriff kann in lokaler Betäubung ausgeführt werden. In einigen Fällen muß mit der Ausbildung von septoturbinalen Synechien gerechnet werden [67, 241, 416, 760]. Selbstverständlich können begleitend oder im Rahmen eines isolierten Eingriffes auch Zysten des Nasenrachens endoskopisch abgetragen werden [793].

7 Komplikationen, Nebenwirkungen, Folgezustände

7.1 Art und Häufigkeit der Komplikationen

Die spezifischen Risiken der endonasalen Nebenhöhlenoperationen sind schon seit langem bekannt [291, 479, 520, 673]. Stammberger [761] hat 1993 ausführlich über iatrogene Komplikationen berichtet. Gutachterliche Aspekte der optisch gestützten Eingriffe wurden von Hosemann et al. [321] sowie Hosemann u. Kühnel [310] vorgestellt. Im folgenden wird wo möglich eine Beschränkung auf die neuere Literatur im Hinblick auf routinemäßige Nebenhöhlenoperationen vorgenommen.

Endoskopische Nebenhöhleneingriffe sind in den USA zum häufigsten Anlaß für medikolegale Auseinandersetzungen im Bereich der HNO-Heilkunde geworden [665]. In diesem Zusammenhang ist es sinnvoll, kleinere Komplikationen von größeren zu trennen. Bei größeren Komplikationen sollten wiederum korrigierbare von nichtkorrigierbaren unterschieden werden [838]. Eine modifizierte Einteilung von May et al. [517] gibt die folgende Übersicht wieder. Innerhalb der schweren Komplikationen werden Fatalitäten hervorgehoben: Tod oder neurologische Defizite, Visusminderung oder -verlust sowie bleibende Doppelbilder.

Klassifikation von Komplikationen der endonasalen Nebenhöhlenchirurgie. (Mod. nach May et al. [517])

a) Geringergradige Komplikationen
- Bronchospasmus,
- Periorbitales Emphysem,
- Einblutung in die Lider,
- Epistaxis mit Notwendigkeit der Nasentamponade,
- Schmerzen, Hypästhesie von Zähnen oder Lippe,
- Therapiepflichtige Adhäsionen/Synechien,
- Postoperativ atrophische Rhinitis.

b) Schwere Komplikationen
- Chirurgisch therapiepflichtige Epiphora,
- Verlust des ungestörten Geruchssinnes,
- Transfusionspflichtige Blutung,
- Liquorrhö,
- Hämatom im Orbitatrichter (postseptal),
- Postoperative Meningitis,
- Über Wochen anhaltende Diplopie/*dauerhafte Diplopie,*
- Visusminderung oder -verlust,
- Hirnblutung, Hirnabszeß,
- Verletzung der A. carotis.

Die Rate an Komplikationen hängt ab vom Umfang des Eingriffes, darüber hinaus von Art und Ausprägung der Erkrankung, von Voreingriffen, der spezifischen Anatomie des Patienten und nicht zuletzt von verschiedenen Faktoren seitens des Operateurs.

In größeren Sammelstatistiken ergeben sich gravierende Komplikationen bei unter 0,5% der Patienten

mit einer breiten Streuung der Angaben. Mit geringergradigen Komplikationen muß man bei etwa 3% der Patienten rechnen [375, 398, 804]. Die Tabellen 20–22 fassen die Ergebnisse der Literatur zusammen. Um eine bessere Vergleichbarkeit zu gewährleisten, werden die Resultate vereinheitlicht nach Angaben der obenstehenden Übersicht wiedergegeben. Fehler durch Doppelnennungen werden bei der Errechnung von Prozentsätzen in Kauf genommen.

Überraschend zeigt sich in einem Literaturüberblick, daß sich die Rate an Komplikationen bei endonasalen Nasennebenhöhlenoperationen global durch die *Einführung optischer Hilfen* nicht wesentlich geändert hat. Das Risiko ist auch bei Eingriffen mit der Stirnlampe gering, es liegt in einer vergleichbaren Größenordnung wie bei optisch gestützten oder transfazialen Operationen. Beachtung verdient jedoch, daß in einer Umfrage von Kennedy et al. [398] gerade fatale Folgen häufiger bei der Chirurgie ohne optische Hilfsmittel registriert wurden. Das Profil der Komplikationen mag sich bei den einzelnen Techniken demnach unterscheiden [518, 835]. Prinzipielle Unterschiede lassen sich jedoch auch im Vergleich von endoskopischer, mikroskopischer oder videogestützter Operationstechnik nicht nachweisen [136, 197, 213, 398, 524, 651, 761, 828, 837].

Andere Operateure haben gegenteilige Erfahrungen gemacht und rechnen mit einer höheren Komplikationsrate bei Fehlen optischer Hilfsmittel [843]. Aus diesem Grunde wird aus gutachterlicher Sicht eine Verpflichtung des Operateurs zum Einsatz optischer Hilfsmittel bei der endonasalen Nebenhöhlenchirurgie befürwortet [838]. Trotz entsprechender Gegenstimmen [742, 759] gilt heute als Standard, optische Hilfsmitel während endonasaler Eingriffe stets zur Verfügung zu haben.

Der einzelne Operateur besitzt eine „*Lernkurve*", die sich in einer abnehmenden Rate von Komplikationen bei einer zunehmenden Erfahrung im Umgang mit den optischen Hilfsmitteln ausdrückt [337, 369, 767, 768, 769, 838]. In Analysen von Stankiewicz sank die Rate von 29–31% bei den ersten 90 Patienten auf 2,2% im späteren Verlauf [767, 768, 769]. Ob gerade die gravierenden Komplikationen eher bei Jüngeren auftreten, ist strittig [649, 838]. Schwere Komplikationen werden in Gutachtenfällen ausdrücklich auch von älteren Chirurgen verursacht [321]. In einer Umfrage von Cumberworth et al. [118] ergab sich, daß schwere Komplikationen bei Ärzten auftraten, die im Durchschnitt bereits 345 Fälle operiert hatten. In der globalen Statistik größerer Kliniken wird sich nach Etablierung endonasaler Operationstechniken keine „Lernkurve" beobachten lassen, entsprechend einem ständigen Austausch der aktiven Operateure [828]. Im Literaturüberblick wird die Komplikationsrate von Kliniken mit

Tabelle 20. Häufigkeit von Komplikationen der endonasalen Siebbeinchirurgie ohne optische Hilfen. Angaben der Autoren adaptiert auf die Klassifikation von May et al. [517]

Autor	Anzahl der Patienten (P) Seiten (S)	Eingriff optische Hilfen	schwere Komplikationen Prozentsatz der Patienten (P), Seiten (S)	leichte Komplikationen Prozentsatz der Patienten (P), Seiten (S)
Eichel [174]	123 (P) 236 (S)	Ethmoidekt. ohne opt. Hilfen	1 Diplopie über Wochen 1 Transfusion 1 Liquorfistel 1 Meningitis = 3,2% (P)/1,7% (S)	
Tylor et al. [797]	284 (P) 526 (S)	Ethmoidekt. ohne opt. Hilfen	3 Liquorfisteln 1 retroorbitale Blutung = 1,4% (P)/0,8% (S)	2 Nachblutungen 2mal Kopfschmerzen 3 Synechien 1 Neuritis palatal = 2,8% (P)/1,5% (S)
Stevens u. Blair [781]	87 (P) 230 (S) [inkl. 60 (S) Revisionen]	Pansinsus ohne opt. Hilfen	3 retroorbitale Blutungen 3 transfusionspflichtige Blutungen = 6,9% (P)/2,6% (S)	6 periorbitale Blutungen 2 Nachblutungen = 9,2% (P)/3,5% (S)
Sogg [741]	146 (P) 276 (S)	verschied. Eingriffe ohne opt. Hilfen	0%	1–2% der Patienten Periorbita- schwellung, Ekchymosen
Friedman u. Katsantonis [212]	1163 (S)	Pansinus ohne opt. Hilfen	4 Liquorfisteln 3 Blutungen = 0,6% (S)	17 Asthmaanfälle 2 atroph. Rhinitiden 4 Nasenblutungen 3 Orbita-Ödeme = 2,2% (S)
Sogg u. Eichel [743]	3000 (S)	Ethmoidekt. ohne opt. Hilfen	5 Liquorfisteln 2 Blutungen mit Transfusion = 0,2% (S)	270 Lidhämatome 12 Nachblutungen = 9,4% (S)

Abkürzungen: *Ethmoidekt.* ausgedehnte (komplette) Ethmoidektomie; *Mikr./end.* kombinierte mikroskopisch-endoskopische Chirurgie; *Pansinus:* Pansinusoperation; *Teileingriffe;* Siebbeinteilresektion.

Tabelle 21. Häufigkeit von Komplikationen der endonasalen Siebbeinchirurgie mit dem Mikroskop. Angaben der Autoren adaptiert auf die Klassifikation von May et al. [517]

Autor	Anzahl der Patienten (P) Seiten (S)	Eingriff optische Hilfen	schwere Komplikationen Prozentsatz der Patienten (P), Seiten (S)	leichte Komplikationen Prozentsatz der Patienten (P), Seiten (S)
Bagatella u. Mazzoni [30]	155 (P) 290 (S)	Ethmoidekt. Mikroskop	6 Liquorfisteln = 3,9% (P)/2,1% (S)	13 Synechien 8,4% (P)/4,5% (S)
Silverstein u. McDaniel [732]	31 (P)	Pansinus Mikroskop	2 Blutungen 1 Meningitis 1 fragl. Liquorfistel = 13% (P)	1 reversible Diplopie 1 Blutung = 6% (P)
Amedee et al. [10]	325 (P)	Pansinus Mikroskop	(0%)	(0%)
McFadden et al. [524]	25 (P) 64 (S)	z.T. mit Mikroskop z.T. mit Endoskop	2 Liquorfisteln 1 Hämatom = 12% (P)/5% (S)	1 Bronchospasmus = 4% (P)/1,6% (S)
Ilberg et al. [337]	221 (P)	verschied. Eingriffe Mikr./end.	3 Liquorfisteln = 1,4% (P)	3 Lidhämatome 1 Blutung = 1,8% (P)
Teatini et al. [798]	a) 78 (P) b) 22 (P)	a) Mikr. b) Mikr./end.	a) – (0%) b) – (0%)	a) 15 Lidhämatome = 19% (S) b) 3 Lidhämatome = 14% (S)
Draf u. Weber [157] (15 Operateure)	170 (P) 340 (S)	Pansinus Mikr./end.	12 Blutungen 15 Duraverletzungen 2 Carotis-Verletzungen = 17% (P)/9% (S)	2mal Periorbita-Verletzung 1mal Taubheitsgefühl von Lippe, Zähnen = 2,2% (P)

Abkürzungen: s. Tabelle 20.

breiter chirurgischer Lehrtätigkeit mit 8–34%, die von Kliniken mit geringer Ausbildungskapazität mit 2–5% angegeben [649]. Vor diesem Hintergrund müssen die Literaturmitteilungen der großen Ausbildungskliniken gewürdigt werden [842].

Der *Besuch klinischer Fortbildungskurse* hat prinzipiell leider keinen positiven Einfluß auf die Rate der Komplikationen. Chirurgen operieren im Anschluß an entsprechende Weiterbildungen extensiver oder mit einem größeren Gefühl der Selbstsicherheit. Wider-

Tabelle 22. Häufigkeit von Komplikationen der endonasalen Siebbeinchirurgie mit dem Endoskop. Angaben der Autoren adaptiert auf die Klassifikation von May et al. [517]

Autor	Anzahl der Patienten (P) Seiten (S)	Eingriff optische Hilfen	schwere Komplikationen Prozentsatz der Patienten (P), Seiten (S)	leichte Komplikationen Prozentsatz der Patienten (P), Seiten (S)
Friedrich [221]	65 (P) 113 (S)	Ethmoidekt. Endoskop	1 Orbitahämatom = 1,5% (P), 0,9% (S)	1 Blutung 1 Asthmaanfall = 3,1% (P), 1,8% (S)
Kennedy u. Zinreich [392]	95 (S)	untersch. Eingriffe Endoskop	2mal Epiphora postop. = 2% (S)	0%
Toffel et al. [808]	170 (P) 335 (S)	untersch. Eingriffe Endoskop	1 Blutung = 0,6% (P); 0,3% (S)	1 Synechie 5 Blutungen = 3,5% (P); 1,8% (S)
Wigand [864]	220 (P) 419 (S)	Pansinsus Endoskop	2 Liquorfisteln 1 Orbitahämatom = 1,3% (P); 0,7% (S)	4 Asthmaanfälle 4 Neuralgien 1 Synechie (Mukozele) = 4% (P); 2,1% (S)
Stammberger u. Posawetz [765]	4500 (P)	untersch. Eingriffe Endoskop	3 Liquorfisteln 2 Orbitahämatome = <0,1% (P)	?
Stammberger u. Posawetz [765]	500 (P)	untersch. Eingriffe Endoskop	1 Blutung = 0,2% (P)	3 Lidemphyseme 2 Lidhämatome 11 Blutungen 10mal Abbruch der Op. wegen Blutung 5 Weichteilinfiltrate 1 Tamponade belassen = 6% (P)
Kennedy [389]	120 (P) 224 (S)	Endoskop 108 Pansinus 74 Ethmoidekt. 42 Teileingriffe	= 0%	1 Bronchospasmus = 0,8% (P); 0,4% (S)
Vleming et al. [828]	667 (P) 1235 (S)	untersch. Eingriffe Endoskop	2 Orbitalhämatome 2 Liquorfisteln 2 Blutungen, 1mal Epiphora = 1% (P), 0,6% (S)	16 Verletzungen der Lam. pap. 11 Blutungen 15 Synechien = 6,3% (P), 3,4% (S)
Lund u. MayKay [470]	650 (P)	untersch. Eingriffe Endoskop	1 Liquorfistel 1 Orbitahämatom = 0,3% (P)	?
Ramadan u. Allen [649]	337 (P)	untersch. Eingriffe Endoskop	3 Liquorfisteln 1mal Epiphora = 1,1% (P)	21 Synechien 13 Verletzungen der Periorbita = 10% (P)
Dessi et al. [136]	386 (P)	untersch. Eingriffe Endoskop + Monitor	3 Orbitalhämatome 2 Liquorfisteln = 1,3% (P)	?

Abkürzungen: s. Tabelle 20.

sprüchliche Erfahrungen wurden mit anatomischen Präparationen gemacht, möglicherweise bieten sie eher eine gesicherte Lernhilfe zum Schutz vor Komplikationen [118, 398].

Einigkeit herrscht in der Literatur über die Frage, daß bei einer *Voroperation* mit Verlust der Landmarken das chirurgische Risiko erhöht ist [136, 765]. Dies betrifft insbesondere die Gefahr iatrogener Verletzungen der Schädelbasis bei einer fehlenden mittleren Nasenmuschel und orbitale Komplikationen bei regionalen Vernarbungen [114, 828].

Die überwiegende Anzahl der Autoren macht die Beobachtung, daß Liquorfisteln sowie Optikus- und Orbitaverletzungen bei rechtshändigen Operateuren häufiger auf der *rechten Seite* auftreten [136, 483, 651, 771, 775, 843]. In anderen Berichten wird dieser Zusammenhang angezweifelt [321, 331, 828].

Eine *örtliche Betäubung* ermöglicht bei Nebenhöhlenoperationen wichtige Warnhinweise für drohende oder stattgehabte Komplikationen: Manipulationen an Schädelbasis oder Lamina papyracea lösen Schmerzreize aus, eine Alteration in Nähe des Sehnerven kann sensibel oder sensorisch wahrgenommen werden. Indirekt trägt eine Lokalanästhesie durch den reduzierten Blutverlust zur Sicherheit bei. Das Narkoseverfahren erzieht zur umsichtigen oder zurückhaltenden Präparation. Zusammengefaßt soll eine örtliche Betäubung zur Sicherheit beitragen [485, 760]. Der Umstand daß ausgedehntere Eingriffe eher in Vollnarkose ausgeführt werden, wird in diese Beobachtungen einfließen.

In vergleichenden Untersuchungen wurde andererseits häufiger kein Unterschied in der Frequenz der Komplikationen bei Vollnarkose oder örtlicher Betäubung nachgewiesen [242, 739, 828]. In seltenen Einzelfällen werden besondere Komplikationen nach einer Lokalanästhesie beobachtet: Hill et al. [298] beschreiben eine totale spinale Anästhesie nach Injektion von etwa 3 ml Lidokain 2% mit Epinephrin in das vordere Siebbein im Rahmen einer anterioren Ethmoidektomie. Das Anästhetikum muß direkt über eine versehentliche Punktion des Subarachnoidalraumes oder indirekt über die Fila olfractoria in den Subarachnoidalraum gelangt sein. Drei Minuten später kam es zu einer plötzlichen Pupillendilatation und zur Apnoe im Koma. Durch Intubation und Beatmung war der Zustand beherrschbar, er hielt 35 min an. Bei einer gemeinsamen Gabe von Kokain und Adrenalin (1 : 1000) wurden in seltenen Fällen lang anhaltende Schwellungen der Nasenschleimhaut mit Neigung zur ischämischen Nekrose beobachtet [3]. Wegen dieser Interaktion muß die gleichzeitige Gabe beider Mittel im Rahmen der Rhinochirurgie kritisch überdacht werden. Die obere Gesamtdosis von Kokain liegt bei 200–300 mg.

Komplikationen im einzelnen

Ein *Asthmaanfall* tritt häufiger auf bei Patienten, die in örtlicher Narkose operiert werden [518]. Die Frequenz liegt etwa bei 1% [213, 221, 389]. Betroffen sind vorwiegend schwere Asthmatiker, bei denen in bis zu 40% Bronchospasmen registriert werden [187]. In seltenen Fällen kann ein Abbrechen des Eingriffes notwendig werden [215]. Hofmann [307] berichtet über 2 tödliche Fälle von Status asthmaticus bei Eingriffen in lokaler Narkose.

Der typische Mechanismus einer *Verletzung des Ductus nasolacrimalis* besteht in einer übermäßigen Erweiterung des Kieferhöhlenfensters im mittleren Nasengang nach anterior, vornehmlich mit der rückwärtsschneidenden Stanze [61, 245, 716] (Abb. 25a). Eine energische Resektion im Bereich der Wurzel des Processus uncinatus oder einer Agger-nasi-Zelle kann den Tränenweg ebenfalls schädigen. Kaudal schützt der etwas stärkere Siebbeinfortsatz der unteren Nasenmuschel den Gang. Kranial wird der Ductus nasolacrimalis jedoch nur vom dünnen Tränenbein ummantelt. Zum Siebbein hin kann hier die knöcherne Trennwand fehlen, eine Aplasie des Os lacrimale wurde beschrieben [199]. Der durchschnittliche Abstand vom Ostium naturale maxillae bis zum Tränennasengang beträgt 9 mm (5–18 mm) [87]. In schwierigen Fällen ist es ratsam, die Tränenwege intraoperativ darzustellen [157, 651].

Eine komplette Durchtrennung des Ductus nasolacrimalis kann klinisch folgenlos bleiben, sofern sich eine Fistel in die Nasenhaupthöhle ausbildet. Andere Fälle führen zu einer Quetschung oder Frakturierung

[61]. In etwa 1% aller Nebenhöhleneingriffe macht sich eine Epiphora sofort postoperativ oder bis zu 2 oder 3 Wochen später bemerkbar [716]. Maximal die Hälfte der iatrogenen Fisteln verschließt sich im Verlauf der postoperativen Narbenbildung mit der Folge einer verzögerten Symptomatik. Mit einer korrigierenden endonasalen Dakryozystorhinostomie kann demnach abgewartet werden [61, 505]. Die Diagnostik entspricht den spontanen Tränenwegsstenosen.

Eine *Verletzung der Periorbita* erfolgt meist im Rahmen der Resektion des Processus uncinatus, beim Abtragen einer Bulla ethmoidalis, bei der Kieferhöhlenfensterung oder allgemein bei Manipulationen nach Voroperationen oder Frakturen mit vorbestehenden Dehiszenzen der Lamina papyracea [761, 771] (Abb. 25b). Die Häufigkeit liegt bei etwa 2% (Tabellen 20–22). Aus der lazerierten Periorbita quillt Fett, welches endoskopisch an seiner gelben Farbe mit glitzernden Lichteffekten gut erkannt werden kann. Hilfreich bei der Diagnostik ist der Bulbusdrucktest nach Draf u. Stankiewicz [159, 771] (Abb. 25c): Ein wiederholter, vorsichtiger Druck mit 2 Fingern von außen auf den Augapfel des Patienten führt zu mitgeteilten Bewegungen des prolabierten Fettes, die mit dem Endoskop oder Mikroskop eindeutig erkannt werden können. Umschriebene Verletzungen der Lamina papyracea gelten als geringgradige Komplikation, solange keine sekundären Schäden im Orbitatrichter verursacht werden. Nur bei der Hälfte der Patienten wird ein begrenzter Defekt postoperativ durch ein Lidemphysem oder ein Hämatom im inneren Augenwinkel klinisch manifest [765]. Mitbewegungen des Auges bei endonasalen Manipulationen mit der Faßzange sind bereits ernstes Symptom einer drohenden, schweren Komplikation. Von einer Gewebsentnahme zur Ausführung der *Schwimmprobe* (Fett und Hirngewebe schwimmen in Wasser, Schleimhaut sinkt ein) wird abgeraten [123].

Eine perforierende Verletzung der Lamina papyracea kann ein intraorbitales Hämatom auslösen oder direkt zu einer weiterreichenden Schädigung der Augenmuskeln, der versorgenden Nerven oder des N. opticus führen. Gefährdet sind der M. rectus medialis, M. rectus inferior oder M. obliquus superior. Eine Spontanheilung mechanisch geschädigter Muskeln wird selten beobachtet. Meist muß sekundär eine Schieloperation erfolgen [166]. Gefürchtet ist eine Verletzung der A. ethmoidalis anterior, die sich nach Eröffnung in die Orbita zurückzieht mit der Folge einer bedrohlichen Proptosis.

Als mögliche Quellen einer *verstärkten Blutung im Operationsgebiet* kommen die A. sphenopalatina, die Ethmoidalgefäße und ihre jeweiligen Äste in Frage, bei einer Schädelbasisverletzung auch meningeale Gefäße und Äste der A. cerebri anterior. Fatal ist eine Verletzung der A. carotis interna (s. unten). Lästig kann eine

Abb. 25 a–f. Komplikationen und ärztliche Maßnahmen bei der endonasalen Nasennebenhöhlenchirurgie. **a** Zustand nach Fensterung der linken Kieferhöhle im mittleren Nasengang mit Verletzung der Tränenwege (70°-Endoskop). Die Tränenwegsfistel ist asymptomatisch (*Pfeil:* Sekretfilm im aufgetrennten Ductus nasolacrimalis). **b** Zustand nach Verletzung der linksseitigen Orbita *(Pfeil)* im Rahmen einer Ethmoidektomie mit Fensterung der Kieferhöhle im mittleren Nasengang (postoperatives CT, koronare Schichtung). **c** Schema des Bulbusdrucktests nach Draf [159] und Stankiewicz [771] (Abb. nach [771]). *Axiales Schnittbild:* Mit dem Finger wird der Bulbus vorsichtig palpiert. Mitgeteilte Bewegungen des Orbitafettes können bei einer periorbitalen Verletzung durch gleichartige Bewegungen des prolabierten Gewebes *(weißer Pfeil)* im Operationsgebiet erkannt werden (E: Endoskop). **d** Zustand nach Verletzung der Schädelbasis mit instrumenteller Penetration des Frontalhirnes (*MR* sagittale Schichtung; *Pfeil:* Stichkanal). **e** Anatomisches Präparat der Keilbeinhöhle im Frontalschnitt: Zustand nach endonasaler Pansinusiperation mit Perforation der linken A. carotis interna *(Pfeil)* im Rahmen der Sphenoidotomie. *S.i.:* Septum intersphenoidale. **f** Schema der lateralen Kanthotomie *(1)* und inferioren Kantholyse *(2)*. Mit einem gleichartigen Schnitt wie *(2)* (unter der äußeren Lidhaut) sollte auch eine Durchtrennung des lateralen oberen Lidbändchens vorgenommen werden (superiore Kantholyse)

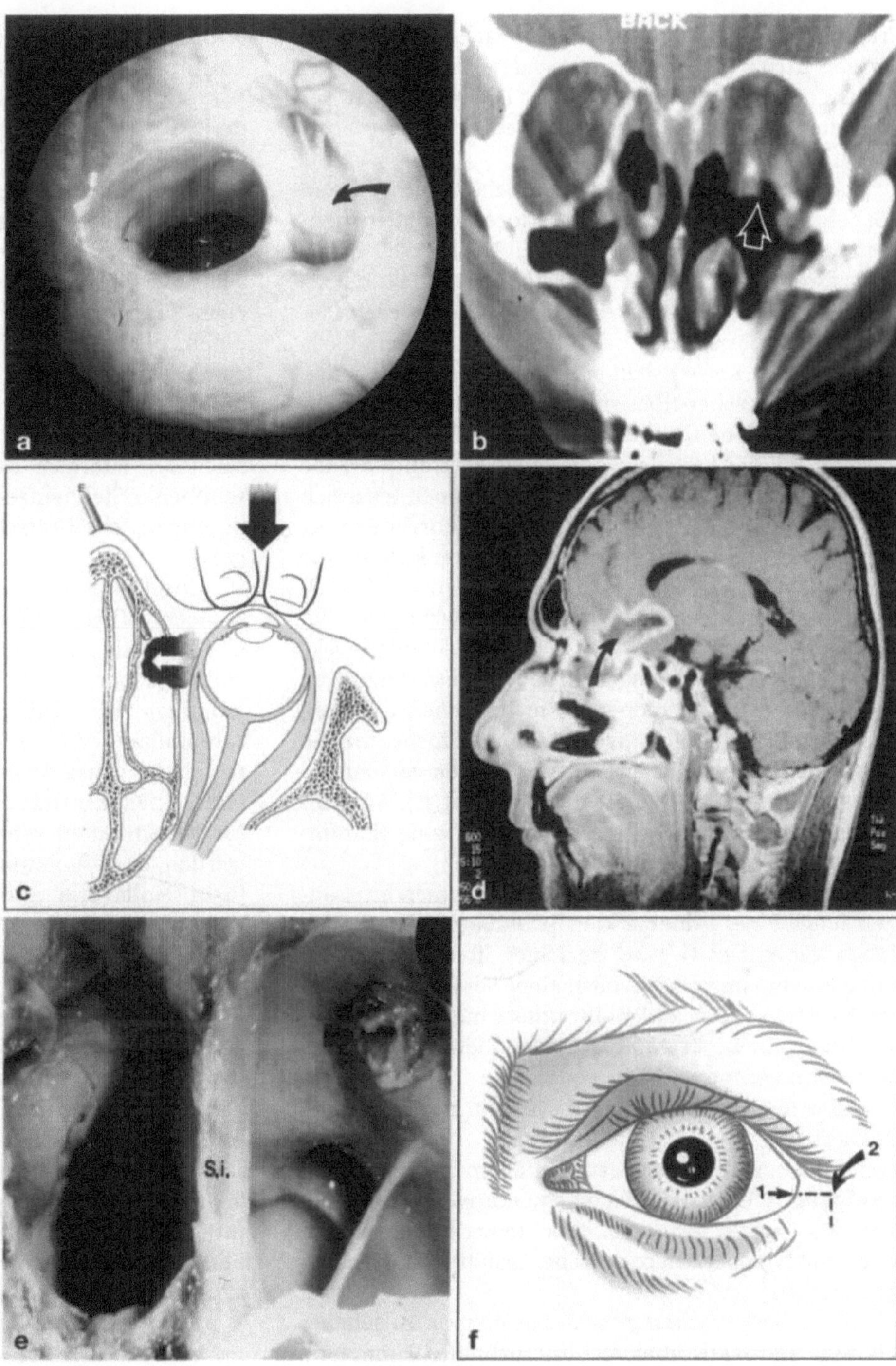

Blutung aus der A. nasalis posterior medialis am basalen Fensterrand nach Eröffnung der Keilbeinhöhle sein [203]. Kräftig blutet es aus dem Stamm der A. sphenopalatina, wenn man bei einer ausgedehnten Pneumatisation von Keilbeinhöhle und Siebbein den „Sporn" der Arterie versehentlich abträgt [651]. Ähnlich konstant, aber geringgradiger, ist eine Blutung aus der vertikalen Lamelle der mittleren Muschel nach einer anterioren Kürzung. Eine mit Abstand zur knöchernen

Rhinobasis verlaufende vordere Siebbeinarterie ist in besonderem Maße verletzungsgefährdet.

Etwa 2% der Eingriffe unter dem Endoskop ohne Spüleinrichtung müssen wegen einer diffusen Blutung abgebrochen werden [765].

Streng muß zwischen einer umschriebenen *Liquorfistel* oder *Schädelbasisverletzung* und einer schwerwiegenden instrumentellen Schädelbasisperforation unterschieden werden. Freiliegende Dura ist zu erkennen an der hellen, weißlichen Farbe und ihrer faserigen Struktur, an dem federnden Widerstand bei Abtasten und an ihrer Pulsation. Die Häufigkeit des Auftretens von Liquorfisteln liegt bei etwa 1% (Tabellen 20–22).

Iatrogene Perforationen der Schädelbasis treten vornehmlich im Bereich des anterioren medialen Siebbeindaches im Bereich der lateralen Lamelle der Lamina cribrosa auf. In Nähe der Durchtrittsstelle der A. ethmoidalis anterior liegt die dünnste Stelle der vorderen Schädelbasis. Eine tieftretende Fossa olfactoria (Typ III nach Keros) stellt eine besondere Gefährdung dar. Bei einer schädelbasisnahen Resektion der Nasenmuscheln können Liquorräume der Fila olfactoria eröffnet werden mit der Folge einer Mikroliquorrhoe [651, 761, 775, 863]. Häufig, aber nicht immer, wird sich der Defekt durch eine eindeutige Rhinoliqorrhoe sofort bemerkbar machen [39]. Zur Provokation können die Halsvenen zeitweise komprimiert werden [136]. Eine Tamponade des Defektes durch Hirngewebe kann jedoch eine Liquorrhoe verhindern. Gutachtenfälle lehren, daß auch gravierende Schädelbasisverletzungen von bis zu 8 cm² intraoperativ nicht bemerkt werden [321, 811]. Bis zur eindeutigen Klärung vergehen häufig lange Zeitspannen. Bei größeren Defekten verschlechtert sich die Prognose hierbei erheblich [331]. Auf Einzelheiten der Diagnostik und Therapie ging Stammberger [761] ein.

Andauernde postoperative Kopfschmerzen können Folge eines unbemerkten Pneumatozephalus sein [609]. Clevens et al. [104] berichten über einen Spannungspneumatozephalus nach einer Verletzung der Lamina cribrosa. Der Patient litt unter einer Bewußtseinstrübung mit Kopfschmerzen ohne Meningismus und ohne Rhinorrhoe.

Eine fatale Komplikation mit Penetration der Schädelbasis (Abb. 25d) wird im klinischen Alltag intraoperativ leider nach wie vor häufiger allein durch eine hämodynamische Instabilität, postoperativ durch ein verzögertes Aufwachen resp. eine Bewußtseinstrübung oder durch fokale neurologische Ausfälle erkannt [207, 321, 656, 811].

Eine direkte *Schädigung des Sehnerven* ist seltener als eine indirekte über ein intraorbitales Hämatom. Denkbar sind auch Einwirkungen von Adrenalin bei Injektionen der Schleimhaut oder nach Auflage getränkter Tupfer zur Blutstillung [287, 601, 694]. Typische Orte der mechanischen Verletzung sind die Keilbeinhöhle oder eine hintere Siebbeinzelle [761]. Eine extensive Pneumatisation der Keilbeinhöhle und des hinteren Siebbeines erhöht die Gefährdung [330]. Bei allen Ereignissen dieser Art handelt es sich um sehr seltene Einzelfälle. Über beidseitige Erblindungen als fatale Operationsfolge wurde dessen ungeachtet berichtet [486]. In 1 Fall lag eine Schädigung des Chiasma

opticum bei Operation eines Keilbeinhöhlenosteomes vor, in einem 2. Fall ein beidseitiges Orbitahämatom [438]. Ein 3. Fall betraf die beidseitige Durchtrennung des Nerven im Rahmen einer routinemäßigen Ethmoidektomie [84].

Beängstigend, aber vergleichsweise harmlos, ist eine Kontamination der Konjunktiven mit Epinephrinlösung, die sich als meist einseitige Pupillendilatation während oder noch vor dem Eingriff bemerkbar machen kann [734]. Kommt es aus anderen Gründen zu einem orbitalen Emphysem, so muß trotz der oft beachtlichen Proptosis ein Sehnervenschaden meist nicht befürchtet werden [771].

Verletzungen der A. carotis interna treten im Bereich der lateralen Keilbeinhöhle oder dorsal vorgeschobener Siebbeinzellen auf (Abb. 25e). Direkte Schädigungen beschränken sich auf seltene Einzelfälle [761].

Die Prognose der Arterienverletzung ist gewöhnlich sehr ernst [483]. Bogdasarian et al. [57] berichten über günstigere Therapieergebnisse an einem neurochirurgischen Krankengut. Weber u. Draf [842] konnten einen von 2 Fällen nach Entfernen der regionären Schleimhaut durch Abdecken mit lösungsmittelgetrockneter Dura sowie Fibrinkleber und Zellulosegaze über einen transfazialen Zugang definitiv versorgen. Mit einem Aneurysma spurium muß stets gerechnet werden, das oft erst nach Wochen bis Monaten auftritt [456]. Hollis et al. [308] berichten über eine derartige Blutung nach einer Woche. Sie wurde durch eine Ballonokklusion der Arterie beherrscht, es kam zu keinen sekundären Schäden. Isenberg u. Scott [343] berichten über eine Verletzung mit einem geschätzten Blutverlust von 4000 ml. Notfallmäßig wurden Ringerlaktat, Plasmaprotein und Thrombozytenkonzentrate gegeben. Die Nase wurde straff anterior und posterior austamponiert. Nach Stabilisation des Kreislaufes erfolgte eine radiologische Diagnostik. Sie zeigte bereits ein Pseudoaneurysma der A. carotis interna. Die Arterie wurde mit 3 Ballonen okkludiert. Die Patientin überlebte und blieb frei von Nebenwirkungen in einer Nachbeobachtungszeit von 5 Jahren.

7.1.1 Nebenwirkungen, Folgezustände

In 15% (6–22%) der Fälle muß nach Eingriffen im Bereich der Nasennebenhöhlen mit einer störenden *Vernarbung* trotz einer adäquaten lokalen Nachpflege gerechnet werden [123, 394, 413, 649, 686, 765]. Der häufigste unerwünschte Folgezustand ist die Narbenbildung von der mittleren Nasenmuschel zur lateralen Nasenwand (Abb. 10b, 26b) [696]. Je nach Ausmaß und Lage der intraoperativ erzeugten Wundflächen werden postoperativ auch septotubinale Synechien der mittle ren und unteren Nasenmuscheln beobachtet. Unterblieb die Korrektur einer relevanten Septumdeviation, so ist der Prozentsatz höher [44]. Eine großzügige Kürzung am Kopf der mittleren Nasenmuschel mag aus rhinologischer Sicht unerwünscht sein, sie beugt jedoch einer Lateralisation mit Vernarbung vor [808]. Günstiger ist in jedem Fall ein schleimhautschonendes Vorgehen und das Vermeiden von Frakturen der vertikalen mittleren Nasenmuschel. Eine besondere Beachtung verdient dieser Umstand bei Verwendung selbsthaltender Spekula zur Aufspreizung des mittleren Nasenganges. Werden Septen und knöcherne Trabekel im vorderen Siebbein belassen, so können sie zu einer Stabilisation der belassenen mittleren Muschel beitragen [408]. In jedem Fall sollten sich gegenüberliegende Wundflächen vermieden werden.

Nur etwa 20% der stärkeren Synechien sind Auslöser therapiepflichtiger Beschwerden [765, 767]. Eine endoskopisch-chirurgische Auflösung der Narben ist meist erfolgreich. Im Anschluß müssen bei septoturbinalen Synechien gelegentlich Silikonschienen für 2 Wochen eingenäht werden [30].

Wegen der postoperativen Gewebsschwellung ist nach Teileingriffen am Siebbein ggf. über einige Monate mit einer erhöhten Neigung zu Sinusitiden zu rechnen. Die örtliche Schleimhautschwellung wird durch eine stattgehabte Septumkorrektur verstärkt [414].

Eine *Rhinitis sicca* wird nach einer Kürzung der mittleren Nasenmuschel um die Hälfte oder zwei Drittel nicht beobachtet. Diese Patienten leiden im Gegenteil unter einem geringeren Prozentsatz von Ostiumstenosen im mittleren Nasengang und fühlten sich postoperativ besser. Der Geruchssinn wird nicht beeinträchtigt [426].

Auch nach ausgedehnten Operationen der Nebenhöhlen tritt keine Ozaena auf [232]. Ein Trockenheitsgefühl der inneren Nase besteht jedoch bei 46% dieser Patienten, 5% fühlen sich hierdurch ernsthaft beeinträchtigt [96]. Das Trockenheitsgefühl kann sich nach dem Eingriff allmählich zurückbilden [798]. In den anderen Fällen werden die genannten Patienten auf Dauer zu Salzwasserspülungen und anderen konservativen Therapieformen greifen.

Eine Reihe von Patienten gibt nach einem ausgedehnteren Eingriff an den Nebenhöhlen erstmals eine *Geruchsstörung* an. Nicht immer lassen sich derartige Störungen objektivieren [842]. Mit einer eindeutigen iatrogenen Anosmie muß man in 1,5% der Fälle rechnen [134, 322]. Betroffen sind meist Patienten mit einer vorbestehenden Hyposmie [322]. Stets müssen als Ursache verbliebene oder neue Schleimhautherde in der Rima olfactoria endoskopisch ausgeschlossen werden.

7.2 Ärztliche Maßnahmen bei Komplikationen

7.2.1 Prävention

Operative Komplikationen werden durch die folgenden Faktoren begünstigt:

1) Bei Rechtshändern sind Einblick und Handhabung von Instrumenten in der rechten Nasenhaupthöhle vergleichsweise erschwert.
2) Dem Operateur mangelt es an Erfahrung, optische Hilfen werden nicht rechtzeitig oder nicht ausreichend eingesetzt.

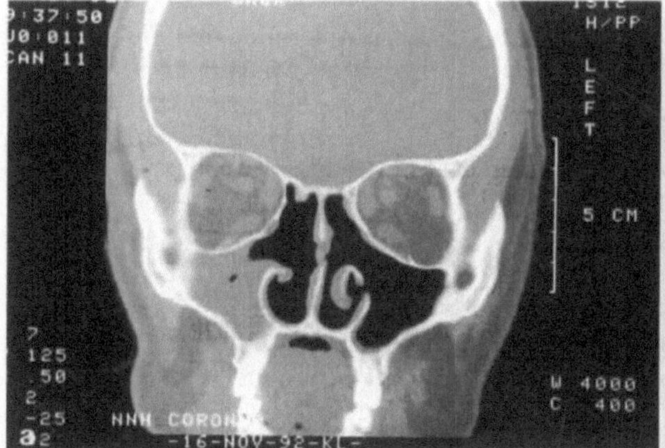
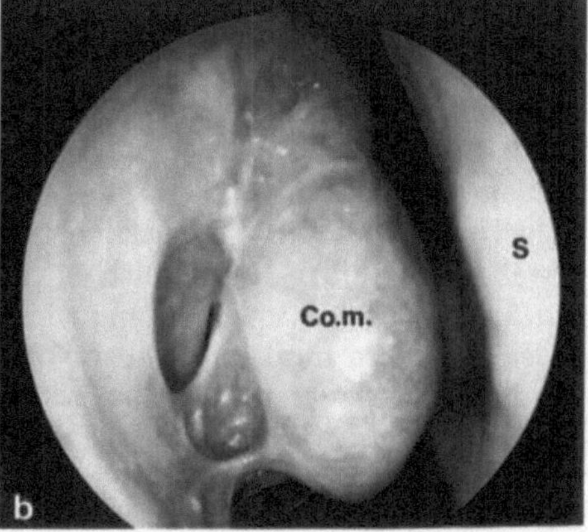

Abb. 26 a, b. Probleme der Wundheilung nach Nasennebenhöhlenoperationen. **a** Koronares CT nach einer Pansinusoperation: Trotz einer maximalen Ventilation der rechten Kieferhöhle verbleibt eine hartnäckige Schwellung der rechtsseitigen Kiefer-höhlenmukosa. **b** Ausgeprägte Synechien behindern die freie Einsicht in den mittleren Nasengang nach einer umschriebenen Intervention. *Co.m.* mittlere Nasenmuschel (Concha media)

3) Wichtige Landmarken wie die mittlere Nasenmuschel werden frühzeitig entfernt oder fehlen bereits. Letzteres ist bei Revisionsoperationen häufig der Fall.
4) Eine intraoperative Orientierung wird durch das Ausmaß der Erkrankung oder eine lästige, diffuse Blutung erschwert [434].

Im Sinne einer Prävention muß der Operateur selbstverständlich die üblichen Operationstechniken und die örtliche Anatomie beherrschen. Ersteres schließt auch konventionelle Eingriffe von außen für notfallmäßige Entlastungen ein. Strategien zum Verhalten nach einer Komplikation müssen bekannt und organisatorisch geebnet sein. Präoperativ sollte das CT ausreichend studiert werden. Es muß beim Eingriff im Operationssaal zur Verfügung stehen. Die Medikation des Patienten und andere Faktoren einer erhöhten Blutungsneigung müssen anamnestisch bekannt und laborchemisch untersucht sein. Patienten mit Einnahme von Thrombozytenaggregationshemmern sollten ihr Präparat möglichst 8 Tage vor dem Eingriff absetzen [483].

Unmittelbar präoperativ wird die Nasenhaupthöhle gründlich abgeschwollen. Bei der Lagerung ist darauf zu achten, daß die Augen des Patienten weder zugedeckt noch fest zugeklebt sind. Intraoperativ sollten wichtige Landmarken nicht voreilig entfernt, andere durch eine sorgfältige Präparation frühzeitig dargestellt werden. Bei eingeschränkter Sicht können eine Septumkorrektur, eine „Septummobilisation" als zeitweise Entnahme der Lamina perpendicularis oder Eingriffe an den unteren Nasenmuscheln hilfreich sein [321]. Gewebe unklarer Herkunft sollte nicht leichtfertig zur Schwimmprobe (s. 7.1) entnommen werden. Biopsien zur Klärung der Gewebeart als topographische Hilfe sind meist überflüssig und gefährlich [202, 207].

Die Resektion des Processus uncinatus mit spitzen Sichelmessern sollte sehr vorsichtig ausgeführt werden. Ggf. sind andere Instrumente wie ein Doppelelevatorium, ein Ritzmesser oder die rückwärtsschneidende Stanze vorzuziehen [61]. Zur Vermeidung von Tränenwegsverletzungen kann bei Operationen am vorderen Siebbein im Zweifelsfall der Tränensack dargestellt werden [651]. Im Bereich der medialen vorderen Siebbeinarterie im Übergang zur Seitenwand der Fossa olfactoria muß mit großer Vorsicht präpariert werden. Unter dieser Maßgabe besteht jedoch kein Grund, an dieser Stelle eindeutige Erkrankungsherde stehenzulassen [775]. Die Grundlamelle der mittleren Nasenmuschel sollte bei Bedarf inferior und posterior durchstoßen werden [518]. Mit Epinephrin getränkte Tamponaden dürfen in Nähe des Sehnerven nicht längere Zeit in situ belassen werden. Durch Vasokonstriktion der begleitenden Gefäße kann es zu Sehstörungen

kommen [152]. Auf die sichere Eröffnung der Keilbeinhöhle wurde eingegangen. In der Keilbeinhöhle führen Septen häufig in Richtung des knöchernen Kanals der A. carotis interna. Das nicht ungefährliche Abtragen dieser Septen ist oft nicht erforderlich.

Bei unklaren anatomischen Verhältnissen sollte eine stete Absicherung der Landmarken und eine Optimierung von Übersicht und Blutstillung erfolgen. Anschließend wird mit erhöhter Vorsicht unter ständiger optischer Kontrolle eine Klärung der Verhältnisse angestrebt. Jeder Zeitdruck ist gefährlich. Der Ungeübte wird sich rechtzeitig einer kompetenten Hilfe versichern. Bei Verdacht auf eine Verletzung der Orbita ist der Bulbusdrucktest nach Draf u. Stankiewicz [159, 771] hilfreich (s. oben). Unter der Maßgabe einer sorgfältigen Präparation sollte auf Zentimetermaßstäbe oder auf intraoperative Röntgenaufnahmen verzichtet werden können [753, 769]. Das gleiche gilt für eine Messung orbitaler Widerstände zur Aufdeckung von Defekten der Lamina papracea und für ein Monitoring des Sehnerven mit visuell evozierten Potentialen [292, 402].

Art und Stückzahl der Tamponaden müssen nach Abschluß des Eingriffes notiert werden. Belassene Tamponaden können zu bedrohlichen Komplikationen führen [484].

7.2.2 Behandlung der Komplikationen

Durchschnittlicher Blutverlust

Der Blutverlust hängt von Erkrankung und Begleiterkrankungen des Patienten sowie von Ausmaß und Technik des Eingriffes ab. Bei Anwendung von Lokalanästhesie ist der Blutverlust oft geringer [242, 686]. Flankierende Maßnahmen z.B. an der unteren Nasenmuschel können den Blutverlust deutlich steigern.

Viele Autoren fassen Operationen unterschiedlicher Ausdehnung zusammen und berechnen einen Blutverlust von etwa 120 ml für einen Siebbeineingriff beidseits [54, 58, 305, 501, 780]. Eine Pansinusoperation bei diffusen Erkrankungen kann zusammen mit den Begleiteingriffen an Septum und Muscheln jedoch zu einem Blutverlust von 500 ml führen [862]. Ausgedehnte Formen der Polyposis oder Rezidive stehen hier im Vordergrund. Der Durchschnitt der Angaben liegt bei etwa 200 ml [389, 450, 775]. Diese Durchschnittsangaben verschweigen, daß bei 2% der ausgedehnten, routinemäßigen Eingriffe über Verluste von bis zu 1200 ml berichtet wird [649, 767, 775]. Erythrozytenkonzentrate werden in unter 1% der Fälle (0,2–3,7%) gegeben [765, 808, 828, 842]. Mit zunehmender Erfahrung des Operateurs sinkt der Blutverlust [305]. Eingriffe bei invertierten Papillomen entsprechen hinsichtlich des Blutverlustes einer Pansinusoperation [777].

Umschriebene Eingriffe im mittleren Nasengang in örtlicher Betäubung verursachen einen Blutverlust von etwa 25 ml, Revisionen eingeschlossen [242, 440, 605, 765]. Werden diese Operationen in Narkose ausgeführt, so steigt der Verlust auf etwa 70 ml [242, 389, 395]. Bei Kindern werden prinzipiell eher limitierte Eingriffe in Narkose ausgeführt. Dabei ist mit einem Blutverlust von etwa 40 ml zu rechnen [164, 263, 440, 668].

Behandlung der intraoperativen Blutung

Diffuse Blutungen werden durch Einlage armierter Tupfer, die mit abschwellender Lösung (Epinephrinstammlösung 1 : 1000, Naphazolin 1 : 1000) getränkt wurden, versorgt. Die Tupfer müssen zuvor etwas ausgedrückt werden, damit keine überschüssige Lösung in das weitere Operationsfeld gelangt [864]. Punktuelle Blutungen werden mit bipolaren Elektropinzetten gestillt [863]. Weitere Möglichkeiten sind monopolare Nadeln oder Saugrohre, Klips, für Blutungen aus dem Knochen auch der Diamantbohrer (s. 6.1). Kennedy u. Zinreich [392] vermischen mikrofibrilläres Kollagen mit Wasser und tränken Tupfer mit dieser Lösung. Lösung oder Tupfer werden in das Wundgebiet eingebracht.

Gefürchtet ist die Retraktion einer veletzten A. ethmoidalis anterior in die Orbita mit der Folge eines die Sehkraft bedrohenden Orbitahämatoms. Kann man die Arterie intranasal nicht sicher lokalisieren und koagulieren und nimmt die Proptosis trotz entsprechender Entlastungen (s. unten) zu, muß zur Blutstillung ein notfallmäßiger Eingriff durch die Nase oder von außen erfolgen [767]. Selten ist eine Blutung lokal nicht beherrschbar. In diesen Fällen wird eine adäquate Tamponade vorgenommen und der Eingriff abgebrochen. Eine weiterführende Diagnostik kann mit der selektiven Angiographie erfolgen. Therapeutisch kommt bei Blutungsquellen im Externastromgebiet die Embolisation in Frage [330]. In seltenen Einzelfällen muß auf eine transantrale Unterbindung der A. maxillaris zurückgegriffen werden [623, 714].

Eine Blutung aus dem Sinus cavernosus wird durch eine mehrfache, längerfristige Tamponade über 10–14 Tage mit Auflage von Muskel oder Faszie therapiert [651].

Verletzungen der A. carotis können eine spontane oder verzögerte Massenblutung sowie die Ausbildung einer Karotis-Kavernosus-Fistel oder eines Aneurysma spurium zur Folge haben. Kleine Stichdefekte der A. carotis können durch Auflegen von Kollagenschwämmchen oder ähnlichen Materialien versorgt werden [761]. Im Falle einer spontanen Massenblutung sollte die Nase notfallmäßig tamponiert und die A. carotis

communis temporär von außen komprimiert werden. Sobald die Blutung unter Kontrolle und der Kreislauf des Patienten stabil ist, wird eine notfallmäßige Karotisangiographie veranlaßt. Im Anschluß muß bei einer weitergehenden Verletzung sowohl die angiographische Ballonokklusion der A. carotis als auch die operative Abdichtung der Keilbeinhöhle mit Hilfe von Muskel, Faszie oder Fett erfolgen [397]. Die Transplantate werden über eine straffe Tamponade in situ gehalten. Die Abdichtung und Tamponade allein verhindert nicht die Ausbildung eines Pseudoaneurysmas mit erneuten Blutungsschüben. Ist die Kollateralversorgung des Hirnkreislaufes radiologisch ungenügend, kann vor der neuroradiologischen Intervention mit dem Neurochirurgen ein extra-intrakranieller arterieller Bypass erwogen werden.

Schädelbasisdefekt – Liquorfistel

Ist eine Liquorfistel umschrieben und nicht mit einer intrakraniellen Schädigung verknüpft, wird sie intraoperativ entdeckt und wie unter 6.9 beschrieben versorgt, so ist die Prognose ausgezeichnet.

Über das große Spektrum der Läsionen nach einer tiefen intrakraniellen Perforation hat Stammberger [761] berichtet. Neben der Duraverletzung muß mit wechselnd ausgeprägten Hirnsubstanzdefekten, Einblutungen sowie sekundären Meningoenzephalitiden und Liquorzirkulationsstörungen gerechnet werden. Nach einem derartigen Trauma sollte ein sofortiger rhinologischer Defekt- und Wundverschluß angestrebt und begleitend Kontakt mit dem Neurochirurgen aufgenommen werden. Ein Kontroll-CT hat höchste Dringlichkeit. Die weiteren Maßnahmen werden gemeinsam mit dem Neurochirurgen geplant. Werden weitergehende Verletzungen der Schädelbasis intraoperativ nicht erkannt, so verschlechtert sich die Prognose des Patienten erheblich [321].

Der Nachweis einer Liquorfistel nach einem Nebenhöhleneingriff stellt eine Indikation zur umgehenden Revision des Operationsgebietes dar. Die Revision erfolgt in erster Linie endonasal (s. 6.9). Eine konservative Therapie mit Bettruhe und antibiotischer Abdeckung [331, 346] ist nur in begründeten Ausnahmefällen angezeigt. In jedem Fall sollte dringlich ein CT der Nasennebenhöhlen angeordnet werden. Eine radiologische Kontrolle ist auch für ansonsten unauffällige Patienten angezeigt, die postoperativ über auffällige Kopfschmerzen klagen. Hierbei werden in einem Nativ-CT Defekte der Rhinobasis, subarachnoidale Blutungen, intraparenchymatöse Hämatome oder ein Pneumatozephalus ausgeschlossen [330]. Wurde ein Rhinobasisdefekt intraoperativ erkannt und versorgt, so ist postoperativ eine CT-Kontrolle geboten.

Verletzung der Lamina papyracea

Bei einer umschriebenen Verletzung der Lamina papyracea ist keine Therapie notwendig. Der Patient wird aufgefordert, sich postoperativ nicht zu schneuzen [828]. Auf die Anwendung von Salben mit Paraffinanteil sollte bei der abschließenden Nasentamponade verzichtet werden (s. unten). Drängt sich etwas zu viel Fett in das Siebbein vor und ist die Sicht dadurch eingeschränkt, so sollte das ortsfremde Gewebe vorsichtig zurückverlagert werden. Effektiv, aber nicht unproblematisch, ist die vorsichtige Koagulation der obersten Gewebsschicht mit der bipolaren Pinzette [864]. Nach der Reposition wird der Defekt durch Auftragen von Fibrinkleber versiegelt, bei größeren Defektflächen mit Faszie oder konservierter Dura abgeklebt [651, 761]. Die Versorgung großer Läsionen geschieht wie bei Blow-out-Frakturen der medialen Orbitawand (s. 6.11). Die Patienten erhalten postoperativ eine Antibiose z.B. mit Amoxicillin (2 g/Tag), bei Lidhämatomen werden auch Kortikosteroide (Methylprednisolon 60 mg/Tag) gegeben [136]. Keinesfalls sollte prolabiertes Fett reseziert werden. Fälle, bei denen der Verletzungsmechanismus erst durch Fett- und Muskelgewebe in der Routinehistologie offenkundig wird, müssen bei Funktionsstörungen wie Bulbusverlagerung oder Doppelbildern sekundär bestmöglich versorgt werden [178, 321].

Bei allen Patienten mit einer deutlichen Proptosis, einem signifikanten Lidemphysem oder dem Verdacht auf Visuseinschränkung oder Doppelbilder ist postoperativ umgehend eine CT-Kontrolle vornehmlich in axialer Schichtung indiziert [330].

Orbitahämatom

Eine retroseptale Einblutung in die Orbita kann zu einem direkten Druck auf den Sehnerven, zu einer indirekten nervalen Schädigung durch Kompression von A. und V. ophthalmica und zu einer Kompression der retinalen Gefäße über den erhöhten intraokulären Druck führen. Weitere Schädigungsmechanismen sind ein Zug am Nerven durch den Exophthalmus und ein akutes Engwinkelglaukom. Am wahrscheinlichsten ist eine Neuropathie durch Kompression, Zug oder Ischämie der intraorbitalen Verlaufsstrecke des N. opticus. Über Kompensationsmechanismen tolerieren Sehnerv und Netzhaut eine Ischämie nur für 60–180 min [671, 691].

Die Mehrzahl der Hämatome tritt erst bei oder nach Beendigung der Narkose des Patienten auf, oft in Zusammenhang mit Niesen oder Husten [114].

Ein Hämatom mit erhaltenem Visus wird durch Eiskompressen versorgt, das Kopfteil des Bettes wird hochgestellt und die Nasentamponade entfernt [584]. Durch die sofortige CT-Untersuchung oder Ultraschall werden Hämatom und evtl. Begleitverletzungen dargestellt. Der Augenarzt wird dringlich hinzugezogen, der Visus ständig kontrolliert. Die weiteren Maßnahmen richten sich nach Befund und klinischem Verlauf.

Ein gravierendes Hämatom führt zu einer starken Proptosis und einem steinharten Bulbus. Der wache Patient ist vagoton und bietet dann eine Bradykardie mit Übelkeit und Brechreiz. Die Behandlung ist dringlich. Einen Stufenplan enthält die folgende Übersicht.

Therapie des perioperativen hämatombedingten Exophthalmus mit drohendem Optikusschaden

Organisation: Augenarzt benachrichtigen
Lagerung, Tamponaden:
- Nasentamponade entfernen
- Oberkörper aufrecht, kühle Kompressen
- Okuläre Massage [102]

Chirurgische Therapie:
- Transnasale Dekompression mit Abtragen der Lamina papyracea und Schlitzen der Periorbita
- Laterale Kanthotomie und inferiore Kantholyse, u.U. superiore Kantholyse
- Blutstillung z.B. der A. ethmoidalis anterior/posterior, ggf. über einen Zugang von außen

Medikamentöse Therapie: [740, 805]
- Acetazolamid 500 mg i.v.; Wiederholung nach 2–4 h
- Mannitol 1 g/kg, Infusionsdauer 20 min; neuerliche Gabe bis max. 2 g/kg in 2 h
- Dexamethason 1 mg/kg [408, 624, 805]

Die Auswahl der Behandlungsmethoden sollte sich in Abhängigkeit von den klinischen Befunden danach richten, ob der Patient sich noch im Operationssaal befindet [624]. Liegen noch Operationsbedingungen vor, so wird sofort jede Manipulation auf der Gegenseite eingestellt [84]. Notfallmäßig wird die Entlastung der Orbita über eine Schlitzung der Periorbita vorgenommen. Selten wird man hierbei die Blutung resp. das Hämatom direkt beobachten können. Ein Augenarzt wird hinzugezogen, seine Konsultation ist jedoch keine Voraussetzung für den Eingriff. Der nächste Schritt ist eine laterale Kanthotomie mit Kantholyse, sofern die transnasale Orbitarevision nicht sofort möglich ist oder nicht erfolgreich war. Gegebenenfalls wird ein Zugang von außen erwogen [430]. Begleitend wird eine medikamentöse Behandlung eingeleitet.

Bei einem postoperativ aufgetretenen Hämatom kann die medikamentöse Therapie und das Entfernen der Nasentamponade in Verbindung mit der lateralen Kanthotomie und Kantholyse helfen, Zeit zu gewinnen. In jedem Fall muß nicht zuletzt aus medikolegalen Gründen ein Augenarzt notfallmäßig hinzugezogen werden. Er sollte den Augeninnendruck, die direkte und konsensuelle Lichtreaktion, die Sehkraft und über eine Spiegelung Retina und Pupille beurteilen.

Durch eine *laterale Kanthotomie mit Kantholyse* gelang es May, den intraokulären Druck um 17 mmHg zu senken [516]. Der Eingriff kann in örtlicher Betäubung ausgeführt werden. Die Blutstillung erfolgt durch eine gerade Klemme, die horizontal in den lateralen Lidwinkel eingeführt und geschlossen wird. Anschließend wird der laterale Lidwinkel mit einem Scherchen bis zum lateralen Orbitarand horizontal aufgeschnitten (laterale Kanthotomie). Es folgt eine Durchtrennung des lateralen unteren und oberen Lidbändchens (inferiore und superiore Kantholyse) längs am Knochen (Abb. 25f). Der Bulbus kann sich nach diesen Maßnahmen 4–5 mm nach anterior ausdehnen [805]. Der intraorbitale und intraokuläre Druck sinkt, die Zugbelastung von Nerv und Gefäßen steigt jedoch [148]. Eine laterale Kanthotomie allein erbringt keinen wesentlichen Effekt [682, 887]. Kommt keine ausreichende Druckentlastung nach diesen Maßnahmen zustande, so erfolgt im äußersten Fall über einen infraorbitalen Schnitt die Spaltung des Septum orbitale und eine stumpfe orbitale Dissektion in Zusammenarbeit mit dem Augenarzt. Eine subperiostales Hämatom kann nach Diagnosestellung durch einen zusätzlichen Schnitt entlastet werden. Ultima ratio ist die transkorneale Punktion der Vorderkammer durch den Ophthalmologen [584, 671]. Von Stevens u. Blair [781] wird eine Injektion der Orbita mit Hyaluronidase als Therapiemöglichkeit angegeben. Stankiewicz [770] rät zu einer orbitalen Massage. Diese soll eine Verteilung des Hämatomes bewirken. Der Bulbus wird durch die Lider vorsichtig massiert. Bei vorbestehenden Erkrankungen wie einer Linsenimplantation ist die Massage kontraindiziert.

Eine verminderte Bulbusmotilität auf der Grundlage eines Hämatomes hat im Gegensatz zur Visusminderung auch bei längerem Bestand eine vergleichsweise gute Prognose. Liegt zusätzlich eine Okulomotoriusparese vor, so benötigt die Rückbildung jedoch in Einzelfällen bis zu 2 Jahren [254].

Die Prognose ausgeprägter intraorbitaler Hämatome ist ernst: In über ⅓ der Fälle kommt es zu einer Erblindung. Meist kann die genaue Blutungsquelle auch nach den chirurgischen Interventionen nicht angegeben werden [788]. Die Refixation des Lidbändchens nach lateraler Kantholyse erfolgt einige Tage später [584, 624].

Augenmuskelverletzung

Eine postoperative Diplopie kann neben einem orbitalen Hämatom auf einem Muskelödem, einem direkten Muskelschaden oder einer neuralen Schädigung beruhen. Direkt verletzt wird am häufigsten der M. rectus medialis, seltener die Mm. rectus inferior und obliquus inferior. Ein muskulärer Schaden muß nicht von einem markanten orbitalen Hämatom begleitet werden [114,

166, 584]. Die Diagnostik entspricht im Prinzip dem orbitalen Hämatom.

Das Muskelödem löst sich spontan auf. In einigen Fällen empfiehlt sich eine posttherapeutische Kontrolle mit CT oder MR [114]. Eine Lazeration oder Zerreißung des Muskels sollte frühzeitig (innerhalb von 3 Wochen) operativ vom Augenarzt versorgt werden. Begleitend kann eine systemische Therapie mit Kortikosterioden eingesetzt werden. Verletzungen des M. rectus medialis verlangen häufig sekundäre Eingriffe. Auch diese führen nicht zur vollständigen Restitution [626]. Eine alleinige Narbenauflösung nach Abschluß der Wundheilung bringt keinen Erfolg [202]. Eine Einklemmung des Muskels im Defekt der medialen Orbitawand wird durch den „forced duction test" festgestellt. Es besteht die Indikation zur unverzüglichen operativen Revision [584]. Bei Verdacht auf eine neurogene Störung ist ein abwartendes Verhalten gerechtfertigt. Es kommt häufig noch zu Besserungen über einen Zeitraum von 6–12 Monaten. Danach erfolgt ein korrigierender neuroophthalmologischer Eingriff [114, 584].

Sehnervenverletzung

Schäden am Sehnerven können neben einem Orbitahämatom auch auf einer direkten Durchtrennung des Nerven, einem Druck- oder Quetschungsschaden, einem Optikusscheidenhämatom oder einem Zentralarterienverschluß beruhen [102, 624, 761]. Klinisch wird ein stationärer oder progressiver Visusverlust bzw. Gesichtsfeldausfall bis hin zur Blindheit beobachtet. Indirekte Verletzungen können sich auch noch nach einem zeitlichen Intervall bemerkbar machen [114].

Prinzipiell erfolgt sofort eine augenärztliche Untersuchung, anschließend ein dringliches CT von Nebenhöhlen, Orbita und Sehnervenkanal. Eine Therapie mit Kortikosteroiden (Dexamethason 1 mg/kg i.v.; dann 0,5 mg/kg i.v. nach 6 h) kann vorsorglich eingeleitet werden [584, 624]. Der Patient wird antibiotisch abgeschirmt [761].

Für die Durchtrennung des Nerven gibt es keine spezifische Therapie. Besteht der Verdacht auf einen Zentralarterienverschluß, erfolgt die ophthalmologische Behandlung. Bei einer Quetschung oder einem Scheidenhämatom wird mit Kortikosteroiden weitertherapiert. Kommt es zu keiner Besserung, dann ist nach spätestens 24 h die operative Dekompression des Sehnervenkanales und der posterioren Orbita zu diskutieren. Sofern sich das Sehvermögen bessert, wird die Kortisondosis über maximal 5 Tage fortgesetzt und dann ausgeschlichen. Tritt im Anschluß erneut eine Verschlechterung auf, ist von der Indikation zur operativen Dekompression auszugehen [584, 624].

Liquorfisteln werden wie unter 6.9 beschrieben behandelt.

Paraffinome

Werden nach einem Nebenhöhleneingriff paraffin- oder vaselinegetränkte Nasentamponaden eingebracht und besteht gleichzeitig ein operationsbedingter Defekt der Lamina papyracea mit einer Einblutung, dann können Kohlenwasserstoffe mit dem Blut aus dem Tamponadematerial in die Augenlider des Patienten eingeschwemmt werden und fort Paraffinome (sklerosierende Lipogranulome, Paraffingranulome) auslösen. Der Zeitraum zwischen Operation und Auftreten des Paraffingranulomes beträgt meist 3–4 Wochen, im Einzelfall auch bis zu 2 Jahre [237, 796]. Die gelblichen, festen Pseudotumoren sprechen auf eine konservative Therapie nicht an und müssen durch einen plastisch-chirurgischen Eingriff beseitigt werden. Erschwert wird die vollständige Resektion durch die diffuse Ausbreitung des Granulomes. Es können ausgedehnte Lidplastiken notwendig werden [76, 300]. Als Konsequenz sollten Tamponaden nach Eingriffen an den Nebenhöhlen durch eine Salbe mit resorbierbarer Salbengrundlage getränkt oder ummantelt werden. Bei Defekten der Periorbita oder Einblutungen in die Lider des Patienten ist es am sichersten, auf Salben ganz zu verzichten.

Lanolin und Vaseline können als Bestandteile der Salbenstreifen in den Nasennebenhöhlen auch für die *Sphärulozytose (Myosphärulose)* verantwortlich gemacht werden [252, 558].

7.3 Medikolegale Konsequenzen

Die Kosten gerichtlicher Auseinandersetzungen über Folgen und Nebenwirkungen der endonasalen Siebbeinchirurgie haben sich in den USA im Zeitraum von 1980–1985 verdoppelt [709]. Auch in Deutschland hat die gutachterliche Tätigkeit einiger Zentren im Zusammenhang mit Nebenhöhlenoperationen zugenommen [321].
Über medikolegale Aspekte der endonasalen Nasennebenhöhlenoperationen ist eine Reihe von Arbeiten erschienen [321, 326, 651]. Auf viele Gesichtspunkte wurde bereits hingewiesen. *Fragen der ärztlichen Aufklärung* sind unter 2.4 behandelt. An die *ärztliche Dokumentation* sind hohe Anforderungen zu stellen: Aus Operationsbericht und Krankenblatt müssen Indikation und Typ des Eingriffes, das verwendete optische Hilfsmittel, ein veränderter Schwierigkeitsgrad oder neue Diagnosen sowie der Einsatz besonderer Instrumente und Hilfsmittel hervorgehen. Die Terminologie sollte möglichst allgemeinverständlich sein [710, 838]. Besonders wichtig ist der Zeitverlauf und die prompte Niederschrift ärztlicher Entscheidungen bei und nach Auftreten einer operationsbedingten Komplikation.

Die Beherrschung und Bereitstellung optischer Hilfsmittel ist bei endonasalen Nebenhöhleneingriffen heute Standard [838]. Vor diesem Hintergrund werden Konsequenzen für die *ärztliche Ausbildung* diskutiert.

Wahrscheinlich helfen allein gründliche anatomische Präparierübungen auf der Grundlage nachgewiesener Spezialkenntnisse und allgemeiner Fertigkeiten, Komplikationen zu vermeiden [398]. Entsprechende Entnahmetechniken von Präparaten der Nebenhöhlen wurden angegeben [26, 37, 311, 433]. Rivron u. Maran [670] haben eine spezielle Halterung („FESS-Trainer") zum Operationstraining entwickelt. Stufenweise wird der Lernende nach den Präparationen an die Eingriffe am Patienten herangeführt. Er sollte eine Reihe von Eingriffen durch Erfahrene verfolgen. Der Besuch von Operationskursen ist von zusätzlichem Nutzen. Erste eigene Eingriffe werden danach unter ständiger Überwachung ausgeführt. Eine Mitbeobachtung ist über einen entsprechenden Ansatz am Operationsmikroskop, per Lichtteiler am Endoskop oder gemeinsam über das Videosystem möglich. Ein straffes und persönlich geleitetes Ausbildungsprogramm kann nachweislich helfen, die Komplikationsrate gering zu halten [497, 649, 780].

Als Lernhilfe wird von Hillen [299] ein interaktives Rechnerprogramm zur allgemeinen Erfassung der Anatomie von Nebenhöhlen und Schädelbasis (Elsevier, Amsterdam) angeboten [386]. Keerl u. Weber [387] haben ein Programm auf CD-ROM vorgestellt, mit dessen Hilfe der Lernende sich nach seinen persönlichen Vorgaben mit der Anatomie, Radiologie, der Operationstechnik und den speziellen Gefahren der Nebenhöhlenchirurgie vertraut machen kann.

7.4 Dauer der stationären Behandlung, ambulante Chirurgie?

Die Dauer einer stationären Behandlung nach endonasalen Eingriffen an den Nasennebenhöhlen wird ganz wesentlich von Umfang und Technik des Eingriffes, von Art und Ausmaß der Begleiteingriffe sowie von Erkrankung und Begleiterkrankung des Patienten bestimmt.

Eine Pansinusoperation mit ihren flankierenden operativen Maßnahmen an Nasenmuscheln und Septum wird über 5–8 Tage postoperativ stationär behandelt [157, 313]. Nach umschriebenen Eingriffen bleiben die Patienten oft nur 2–3 Tage stationär [144, 732, 756, 765].

Eine ambulante Chirurgie oder eine „Ein-Tages-Chirurgie" wird für einen größeren Teil (50–90%) der beschränkten Eingriffe in der internationalen Literatur für möglich gehalten [30, 123, 242, 262, 273, 305, 392, 501, 739, 765]. Auch Mukopyozelen werden in dieser

Weise operiert [395]. Gleiches gilt für Kinder, bei denen der Eingriff ohnehin meist beschränkt wird und die eine intensive stationäre Lokalpflege nicht tolerieren. Kinder mit ausgedehnten Siebbeineingriffen bleiben ausgenommen [164, 263]. Nach dem Eingriff werden die Patienten mit mündlichen Erläuterungen oder einem Merkblatt versorgt. Am ersten postoperativen Tag erfolgt ggf. eine routinemäßige telephonische Anfrage durch einen Mitarbeiter der Klinik [390].

Ambulante Eingriffe werden nach Martin u. May [501] nur bei Patienten ausgeführt, die relativ nahe bei der Klinik wohnen oder untergebracht sind [273]. Stationär verbleiben alle Patienten, bei denen der Eingriff ausgedehnt wurde sowie nach Komplikationen, nach einem Blutverlust von über 350 ml, bei einer liegenden Nasentamponade und bei potentiell lebensbedrohlichen Grunderkrankungen. Weitere Gründe zur stationären Behandlung sind Übelkeit, Schwindel, Schmerzen oder Bluten postoperativ, eine ungenügende Bereitschaft des Patienten zur üblichen Flüssigkeitsaufnahme, ein Narkoseüberhang oder unklare häusliche Verhältnisse [501]. Bei diesem Vorgehen müssen angeblich nur etwa 1% der ambulanten oder tagesstationären Patienten wegen Nasenblutens postoperativ erneut stationär aufgenommen werden [450].

Es ist Aufgabe der nationalen Fachgesellschaften, Empfehlungen für die ambulante Chirurgie auf der Grundlage der jeweiligen Rechtslage zu erarbeiten. Die Rechtsprechung kommt hierbei in unserem Lande dem Operateur mit einer weitreichenden Festlegung der ärztlichen Verantwortlichkeit nach ambulanten Eingriffen nicht entgegen. Aus diesem Grunde ist einer ablehnenden Haltung gegenüber der ambulanten oder tagesstationären Siebbeinchirurgie grundsätzlich zuzustimmen [843]. Über die genannten Ausschlußkriterien hinaus sollten alle Pansinusoperationen und Patienten mit Begleiteingriffen beispielsweise an den Nasenmuscheln postoperativ stationär betreut werden.

8 Nachbehandlung nach endoskopischen Eingriffen

Die Chirurgie im Bereich der Nasennebenhöhlen hinterläßt mehr oder minder ausgedehnte knochenentblößende Wundflächen, die einer spontanen Heilung überantwortet werden. Die Lage und Ausdehnung der Wundflächen sind individuell, sie hängen ab von der präoperativen Anatomie sowie von Art und Umfang des Eingriffes. Erst durch den systematischen Einsatz der Endoskopie in der postoperativen Nachsorge wurde die Bedeutung erkannt, die der ungestörten Wundheilung für den Operationserfolg zukommt. In gleichem Zusammenhang wurde jedoch deutlich, wie beschränkt unsere Kenntnisse über eine normale und gestörte Wundheilung noch sind und wie vergleichsweise wenig gesicherte Erkenntnisse über die therapeutische Beeinflussung der Regeneration vorliegen.

8.1 Wundheilung nach Nasennebenhöhlenoperationen

Nach etwas ausgedehnteren Siebbeinoperationen führen die regulären Gewebereaktionen im Wundbett zu einer anfänglich raschen Abfolge im endoskopischen Aspekt des Operationsgebietes (Tabelle 23). Im Vordergrund steht zunächst eine Krustenbildung, gefolgt von der ödematösen Aufquellung verbliebener Schleimhautareale und dem Aufschießen von Granulationsgewebe. Die Wundheilung ist individuell, sie kann durch örtliche oder systemische Faktoren verzögert oder beschleunigt werden. Schädlich wirken sich insbesondere lokale Infekte aus. Auffällig ist eine Mitreaktion benachbarter, intakter Schleimhautareale an den Veränderungen im Wundbereich [316, 845].

Die respiratorische Wunde schließt sich gleichmäßig von allen Seiten ohne Bezug zum gerichteten Strom von Blut, Lymphe oder Mukoziliarteppich [316]. Eine Knochenneubildung im Wundgrund wird nach einer Woche beobachtet. Sie kann zu Stenosen z.B. im Stirnhöhlenzugang führen. Im Normalfall sistiert die Osteoneogenese nach etwa 2 Monaten [204].

Nach Abschluß der Wundheilung bei ausgedehnteren Siebbeineingriffen zeigt der Mukoziliarstrom im Detail ein sehr buntes Muster mit unauffälligen Zonen und mit Störungen durch Verzögerung oder Stase, Rezirkulation oder Stromumkehr. Eine Ausheilung im endoskopischen Bild läßt nicht auf eine vollständige Erholung des örtlichen Mukoziliarstromes schließen. Verbliebene oder neue Entzündungsherde sind jedoch meist gleichzeitig Orte einer gestörten ziliären Reinigung [829]. In der Kieferhöhle wird auch nach flächenhaften Abtragungen die Geometrie der Transportstraße prinzipiell wiederhergestellt [35, 314]. Eine allgemeine Erholung des Mukoziliarapparates nach Ausheilung chronischer Rhinosinusitiden kann mit dem Saccharinkugeltest erfaßt werden [551].

Tabelle 23. Stadien der Wundheilung nach Nebenhöhlenoperationen im endoskopischen Aspekt (Hosemann [316])

Wundheilungsstadium	Kennzeichen (Endoskopie)	Zeitpunkt
1) Blutige Verkrustung	Krusten	– 10. Tag p.o.
2) Obstruktives Lymphödem	Ödeme (blaß-gelb)	– 30. Tag p.o.
3) Mesenchymaler Umbau	Granulationen (rötlich)	– 3 Monate p.o.
4) Narbenbildung	Schleimhautregenrat mit Narben	> 3 Monate p.o.

Aus der Radikalchirurgie ist bekannt, daß das Regenerat der respiratorischen Mukosa aus einem vom Endost ausgehenden Bindegewebe besteht, welches von einem zunächst meist unreifen und funktionell minderwertigen Epithel abgedeckt wird. Neue Drüsen werden unvollständig und spät ausgebildet [73, 259, 526, 527]. Bei umschriebenen Gewebsabtragungen fallen die funktionellen Defekte des Regenerates geringer aus [296, 317, 530]. Die verbliebene, intakte Schleimhaut der Nasennebenhöhlen weist nach Optimierung von Ventilation und Drainage jedoch noch über Monate nach der makroskopischen Ausheilung spezifische histologische Veränderungen auf. Die Dichte der Drüsen ist erhöht, ein Umstand, der für anhaltende Störungen der nasalen Sekretion verantwortlich gemacht werden kann [193]. Die entzündliche Durchsetzung der Mukosa nimmt postoperativ oft nur wenig ab und signalisiert einen andauernd aktivierten Zustand [205].

Die Wundheilung soll generell bei Patienten mit einer respiratorischen Allergie oder einer Analgetikaintoleranz und bei Rauchern weniger zufriedenstellend verlaufen [35, 659]. Problemzonen der Heilung sind vor allem die anteriore vertikale Lamelle der mittleren Nasenmuschel in Nachbarschaft zum Agger nasi [816]. Eine im vorderen, oberen Siebbeinschacht zustandekommende Narbenbildung kann den Zugang zur Stirnhöhle nachhaltig einengen. Diese Narben im Bereich der kaudalen Mündungszone des Ductus nasofrontalis [427] sind häufiger Ursache einer Drainageinsuffizienz der Stirnhöhle als die Narbenbildung im kranialen Neoostium der Stirnhöhle selbst [316, 326]. In der Kieferhöhle können sich postoperativ erstmals hartnäckige Schleimhautödeme manifestieren [316] (Abb. 26a). Möglicherweise entsprechen sie sekundären Lymphödemen, da der natürliche Lymphabfluß der Kieferhöhle über das Ostium maxillare und Fontanellen verläuft [266] und nach einer großzügigen Meastostomie nachhaltig gestört sein kann.

8.2 Zeitplan der Nachuntersuchungen, Nachpflege

Der notwendige Zeitraum für die engmaschige, endoskopisch gestützte lokale Nachpflege beträgt im Regelfall 3 Monate. Die Häufigkeit der Behandlungen reduziert sich individuell etwas unterschiedlich von täglicher Pflege in den ersten 10 Tagen über eine zweifache Nachsorge pro Woche bis zur wöchentlichen Nachschau. Im weiteren Verlauf werden die Termine vom Facharzt je nach Notwendigkeit festgelegt. Eine abschließende Nachuntersuchung durch den Operateur sollte 9 Monate post operationem erfolgen. Weitere Kontrollen sind durch den Facharzt bei Bedarf oder etwa jährlich vorzunehmen.

Kennedy bevorzugt eine persönliche Nachpflege am 1., 3. und 4. postoperativen Tag, im Anschluß wöchentliche Termine bis zur Ausheilung [389]. Andere Autoren haben einen ähnlichen Zeitplan [262, 693].

Es ist sicher richtig, in der Nachpflege kein starres Schema vorzuschreiben. Der Terminplan hängt ab von der Erkrankung, von Art und Umfang des Eingriffes und der Dauer des stationären Aufenthaltes. Während des stationären Aufenthaltes wird die tägliche Wundpflege die Regel sein.

In den ersten Wundheilungsphasen steht eine lokale Pflege unter endoskopischer Kontrolle im Vordergrund. Verklebungen werden gelöst, Verwachsungen oder Verhaltungen verhindert und die Drainage von Kiefer- und Stirnhöhle sichergestellt. Hierbei wird die mittlere Nasenmuschel in Position gehalten, die Neoostien werden abgesaugt und ggf. mit Salben gepflegt. Sekundäre Infekte geht man gezielt an. Die Ödeme verbliebener Schleimhautareale können mit topischen Kortikosteroiden behandelt werden. Hyperplastische Granulationen werden unter Sicht abgetragen und verätzt. Bei diesen Maßnahmen sollte die umgestaltete Anatomie respektiert und die regenerierende Schleimhaut maximal geschont werden. Die lokale Therapie wird ergänzt durch topisch oder systemisch verabreichte Pharmaka. Ein Abdecken der Wunde mit Salben ist dem Wundschluß förderlich [318].

Körperliche Anstrengungen sollte der Patient für 14 Tage meiden, Schwimmen und Tauchen für etwa 6 Wochen. Eine Krankschreibung erfolgt nach umschriebenen Eingriffen für etwa 8 Tage. Im Einzelfall besteht jedoch auch schon nach 2 Tagen kein Einwand gegen die Aufnahme der Berufstätigkeit [765]. Weitergehende Operationen benötigen 14 Tage zur Erholung. Eine Verlängerung um 7 Tage ist bei entsprechenden Beschwerden oder Befunden üblich, anschließend wird individuell vorgegangen.

Nachpflege bei Kindern

Kinder tolerieren die übliche Nachbehandlung im allgemeinen nicht. Durch die Gabe von Sedativa kann in Einzelfällen eine Untersuchung ermöglicht werden. Bei anderen Kindern müssen je nach stattgehabtem Eingriff 1–3 Termine für die Pflege in Kurznarkose vereinbart werden [262]. Die erste Nachbehandlung ist 10–14 Tage nach dem Eingriff sinnvoll [263, 440].

Auf eine intraoperative Tamponade wird bei Kindern wo möglich verzichtet. Patienten über 6 Jahren wird ein Kortikosteroidspray (z.B. Beclometason, Flunisolid, Fluocortinbutyl) verschrieben. In jedem Fall erhalten sie abschwellende Nasentropfen und einen Solespray, ergänzt durch ein orales Antibiotikum [263]. Die antibiotische Therapie wird oft über 4 Wochen fortgesetzt [476].

International ist die Gabe von gerollter Gelatinefolie („Gelfilm") sehr gebräuchlich. Der spiralig gerollte Gelatinefilm hält den mittleren Nasengang offen, er wird anläßlich der Nachpflegen gewechselt und später entfernt [121, 476]. In Deutschland ist ein solcher Film aus arzneimittelrechtlichen Gründen nicht im Handel.

8.3 Tamponade

Die gebräuchlichsten Materialien für Nasentamponaden sind der aureomycin- oder vaselinegetränkte Gazestreifen [862], Gummifingerlinge [157] und speziell gepreßte Schwammtamponaden (Merocel; Americel Corp., Mystic, Conn.) [389]. Salbenstreifen sind gut formbar und preiswert, das Entfernen ist jedoch unangenehm. Auf Paraffinome wurde unter 7.2.2 aufmerksam gemacht. Schwammtamponaden lassen sich leicht und gezielt im mittleren Nasengang einsetzen. Ihre Entnahme ist bei größeren Wundflächen ebenfalls unangenehm, leicht wird eine störende Blutung ausgelöst. Zwei (bis 4) Gummifingerlinge pro Seite lassen sich rasch legen und nahezu schmerzlos und ohne Blutung wieder ziehen. Eine versehentliche Aspiration dieser Tamponade ist jedoch lebensbedrohend. Aus diesem Grunde müssen sie armiert und vor dem Nasensteg mit ausreichendem Spiel verknotet werden. Die Armierungsfäden werden auf dem Nasenrücken mit Pflaster fixiert und gekürzt.

Viele Operateure versuchen, postoperativ ohne eine Tamponade auszukommen [392]. Bei der Hälfte bis drei Vierteln der Patienten soll dies möglich sein, am ehesten wohl nach umschriebenen Eingriffen in örtlicher Betäubung [389, 780]. Auf eine Septumkorrektur wird bei diesem Behandlungsziel eher verzichtet [392]. Etwa 5% der Patienten von Friedman et al. [215] mußten wegen einer Blutung aus dem Operationsgebiet sekundär behandelt werden.

Wigand verwendet neben einer Salbenstreifentamponade spezielle Atemhilfsröhrchen, die den Patienten die Angst vor einem vollständigen Verschluß der nasalen Atemwege nehmen können [862]. Sie sind nützlich bei Patienten mit schlafbezogenen Atemregulationsstörungen. Eine tägliche Reinigung ist notwendig [339].

Nach Eingriffen mit minimalem Gewebetrauma kann allein eine antibiotika- und kortikosteroidhaltige Salbeneinlage ausreichend sein [450]. Stammberger u. Hawke [763] haben den routinemäßigen Gebrauch derartiger Instillationen eingestellt wegen des oft unangenehmen Geschmacks, einer sekundären Pilzbesiedelung und der Beobachtung von Salbenrückständen im Operationsgebiet. Eher ungebräuchliche Tamponadematerialien sind Gelatine [144] sowie kurzfristig eingelegte Tupfer mit mikrofibrillärem Kollagen und Oxymetazolin [262].

Die Tamponaden werden überwiegend am 2. postoperativen Tag gezogen [8, 679, 862]. Eine Reihe von Autoren entfernt das Material jedoch einen Tag früher [389, 732] oder 1 [157], drei [808] resp. 5 Tage später [400]. Bei mehr als 2 Tagen Liegedauer wird meist eine antibiotische Abdeckung empfohlen.

Zur Einlage in den mittleren Nasengang, d.h. zum Verhüten einer Lateralisation der mittleren Muschel und zum Vorbeugen von örtlichen Synechien (Abb. 26b), wird eine Reihe von Hilfsmitteln empfohlen: Neben Gelatine, Salben, Schwammtamponaden und Fingerlingen kommen spezielle Silikonscheiben (z.B. Salman Stent, Boston Med. Products) [461, 687], modifizierte Septumstützfolien [389], U-förmige Gelatinefolien [522] oder spezielle Polyethylenoxidgelscheiben [684] zur Anwendung. Von Milewski wurde ein spezieller Ballonkatheter (Ethmo Ballonkatheter; Spiggle & Theis GmbH) vorgestellt. Brennan entwickelte eine Septumfolie mit Lasche zur Aufnahme und Fixation der Concha media („boomerang turbinate glove") und legt diese über 14 Tage ein. Dem gleichen Zweck dient ein spezieller Platzhalter im Neoostium des mittleren Nasenganges (Shikani Stent; Spiggle & Theis GmbH) [728]. Auch er bleibt 14 Tage in situ.

„Toxic-shock-Syndrom"

Das „Toxic-shock-Syndrom" (TSS) stellt im Bereich der Rhinologie eine sehr seltene, aber bedrohliche Komplikation durch die postoperative Tamponade dar. Als Ursache ist eine mikrobielle Besiedelung vor allem durch Staphylokokken mit Produktion spezifischer Toxine anzusehen. Kardinalsymptome sind Fieber über 38,9 °C, ein Exanthem/Enanthem, die Desquamation der Haut sowie ein Kreislaufversagen mit Hypotension und Übergang in eine Multiorganerkrankung. Die Diagnose wird durch einen Nasenabstrich gesichert.

Therapeutisch wird die sofortige Entfernung der Tamponade, eine spezifische antibiotische Therapie und eine evtl. Schockbehandlung empfohlen. Eine frühzeitige Gabe von Steroiden kann den Krankheitsverlauf abkürzen [1].

Eine Reihe von Fällen des TSS nach Nebenhöhleneingriffen ist bekannt geworden [1]. Meist werden die Patienten kurz nach dem Eingriff auffällig. Bei einem Patienten kam es jedoch erst 25 Tage nach einer endoskopischen Sphenoethmoidektomie aufgrund einer Infektion der Krusten im Operationsgebiet zur Erkrankung [547]. Younis et al. [883] berichten über ein „Toxic-shock-Syndrom" nach einer postoperativen Nasentamponade mit Gelatine (Gelfilm/Gelfoam). Da Gelatine (Gelfoam) bevorzugt mikrobiell besiedelt wird, rät man von ihrer routinemäßigen Verwendung als Tamponadematerial ab. Zur weiteren Prophylaxe wird zur Beschichtung der üblichen Nasentamponaden mit einer entsprechenden antibiotischen Salbe geraten. Weder eine lokale noch eine systemische, unspezifische antibiotische Prophylaxe wird das Krankheitsbild jedoch völlig verhindern können.

8.4 Lokale Pflege des Operationsgebiets

Zur lokalen Unterstützung der Wundheilung nach Nasennebenhöhleneingriffen wird eine Reihe von Rezepturen und Fertigarzneimitteln empfohlen und angeboten.

Im Vordergrund steht der *topische Kortikosteroidspray* (Beclometason, Budesonid, Flunisolid, Fluocortinbutyl). In mehreren Untersuchungen wurde der günstige Effekt einer langfristigen Gabe auf die Rezidivrate von Nasenpolypen nachgewiesen [376, 681, 827]. Eine Irritation und Obstruktion der Nase wird zusätzlich günstig beeinflußt, weniger die oft lästige nasale Sekretion [139]. Die Behandlung sollte zunächst über 1 Jahr ausgeführt werden, eine Schleimhautschädigung ist nicht zu befürchten. Der Mukoziliarapparat wird nicht beeinflußt [829]. Besonders bei Allergikern ist die konsequente Langzeittherapie sinnvoll [8, 659].

Die unmittelbar postoperativ auftretenden Wundreaktionen mit Ödemen und überschießenden Granulationen werden durch diese Präparategruppe nur ungenügend beeinflußt. Hier sollten ein stärker wirksamer Spray (Dexamethason) oder besser systemische Kortikosteroide befristet über mehrere Wochen eingesetzt werden [159].

Eine Zufuhr von Feuchtigkeit ist für die Nase postoperativ besonders wichtig [145]. Durch eine intensive *postoperative Inhalationsbehandlung* (z.B. Emser Inhalat, Teilchengröße 10–30 μ, Temperatur 34–38 °C, täglich 3mal 10 min) lassen sich Schwellung, Verborkung und Entzündung im Operationsgebiet günstig beeinflussen [542]. Die Behandlung sollte je nach Befund und Eingriff bereits unmittelbar postoperativ begonnen werden.

Zur *Spülung der Nase* wird hierzulande isotonisches Meerwasser (Rhinomer Nasenspray, Zyma GmbH, München) angeboten. Eine leicht hyperosmolare Spüllösung kann mit einer Messerspitze Kochsalz auf ein halbes Glas Wasser leicht selbst hergestellt werden. Nach umschriebenen Eingriffen kann mit Spülungen sofort begonnen werden [450]. Bei flächigen Wunden wird man den Behandlungsbeginn verschieben, bis nach etwa 3 Tagen nicht mehr mit der Provokation von Sickerblutungen zu rechnen ist [679]. Im angloamerikanischen Raum wird zur Verwendung von Zahnduschen (z.B. „Water pik"), versehen mit einem

speziellen Adapter („Grossan Nasal Irrigator Tip", Hydro Med Inc.), geraten [693]. Spülungen der Nase sind unschädlich und können lebenslang ausgeführt werden. Auf ihren Einsatz wird man beispielsweise bei Rauchern oder bei Patienten mit einer postoperativen Rhinitis sicca nicht verzichten wollen [659].

Eine Reihe von *Salben und Lösungen* ist speziell zur postoperativen Pflege ausgewiesen (Inhaltsstoffe: u.a. Acetylcystein; Bromhexin; Glukose; Vitamin A und E). Durch Eingabe einer leicht hyperosmolaren Salbe wird in der Schleimhaut eine dünnflüssige Sekretion provoziert. Ein „weicher Raum" wird zwischen Schleimhaut oder Wundgrund und Borke hergestellt, die Haftung der Borke wird vermindert [179]. Eine Abdeckung respiratorischer Wunden mit Salben fördert die Reepithelialisierung [318]. Neben den Fertigpräparaten haben die *Rezepturen einer Nasenemulsion* nach wie vor ihre uneingeschränkte Berechtigung. Die Rezeptur nach Draf u. Weber [157] lautet: Chlorhexidinacetat 0,05; Sach. amylacei 5,0; Metholi 0,05; Eucerini anhydrici 5,0; Paraffini liquidi ad 50,0; MDS Nasenemulsion cum pipetta. Eine Reihe anderer Rezepturen mit einem Tetracyclin, Naphazolin, Glukose oder Fortecortin als wesentlichem Inhaltsstoff wird von Plinkert [635] angegeben. Gleich et al. [246] stellen einen autologen Fibrinkleber der Patienten her und breiten diesen über die Wundflächen. Gross u. Gross [262] injizieren in Rezidivpolypen oder Ödemkissen Triamcinolonsuspension.

Von den meisten Autoren wird eine *lokale (mechanische) Pflege des Operationsgebietes* unter endoskopischer Kontrolle mit einer gezielten Reinigung empfohlen [666, 864]. Sinnvoll ist eine vorangestellte lokale Anaesthesie z.B. mit Pantocain oder Kokain [389]. Obturierende Borken oder Krusten werden entfernt und Sekret aus Nase und Nebenhöhlenzugängen abgesaugt. Mit schlanken Faßzangen werden Krusten beseitigt und mit einem kleinen Löffel Gewebetrümmer abgeräumt. Hyperplastische Granulationen ätzt man gezielt mit Silbernitrat (25%) oder entfernt sie mechanisch [113, 262]. Mit dem Sauger werden Stirn- und Kieferhöhle abgesaugt und evtl. Salben mit Antibiotika und Kortikoiden instilliert [533, 579, 864]. Verklebungen werden stumpf, Verwachsungen z.T. scharf gelöst.

Die exakte endoskopische Nachpflege ist zeitaufwendig, sie erfordert Geduld und eine genaue Kenntnis des abgelaufenen Eingriffes und der aktuellen Anatomie. Vielleicht hat sie sich aus diesen Gründen bei nachbehandelnden Ärzten nicht generell durchgesetzt [466]. Die befürchtete Störung der Wundheilung durch die Entnahme von Borken [262, 559] ließ sich in histologischen Untersuchungen nicht nachweisen.

8.5 Systemische Medikation

8.5.1 Kortikosteroide

Von Bumm [80] wurde ein Kortisonschema zur systemischen Behandlung nach Siebbeineingriffen angegeben: Die orale Therapie beginnt am 4. postoperativen Tag mit der Gabe von 50 mg Prednisolon. Über 5 Wochen wird die Dosis bis auf 2,5 mg schrittweise reduziert (Tabelle 24). Von anderen Autoren wird die Kortisontherapie bereits präoperativ begonnen (s. 2.3.5). Von Ilberg rezeptiert präoperativ für eine Woche 50 mg Prednison/Tag, am Operationstag 50 mg und am 1. Tag postop. 40 mg. Es folgen 30 mg, 20 mg, 10 mg und 5 mg. Die zuletzt genannte Dosis wird für maximal 3 Monate beibehalten [336]. Unter Beachtung der Kontraindikationen ist die Kortisontherapie indiziert bei allen Patienten mit einer massiven Polyposis nasi und nach einem entsprechenden Rezidiveingriff. Draf u. Weber [157, 159] geben Kortikosteroide zusammen mit einem Antihistaminikum bei einer nachgewiesenen Gewebseosinophilie. Ein günstiger Einfluß auf die Rate an Rezidivpolypen wurde beobachtet [411].

8.5.2 Antibiotika

Ein intraoperativer Abstrich bei chronischer Sinusitis ergibt in 88% positive Resultate, in 30% liegt eine Mischflora vor. Die Resultate der Abstriche hängen ab von der spezifischen Erkrankung, von Ort und Technik der Entnahme sowie der stattgehabten Therapie. Überwiegend lassen sich koagulasenegative Staphylokokken, Staph. aureus, gramnegative Bazillen oder Streptokokken nachweisen. Anaerobe Keime wurden in der Untersuchung von Hoyt [328] nicht gefunden. Die vorgefundenen Erreger sind häufig resistent gegenüber gängigen Antibiotika wie z.B. Erythromycin, Tetrazyclin oder Ampicillin.

Die Mehrzahl der Autoren befürwortet eine postoperative antibiotische Behandlung. Die Dauer der Therapie liegt bei etwa 10 Tagen (3 Tage–3 Wochen) [337, 389, 392, 533, 666, 679]. Bevorzugte Präparate sind Amoxicillin oder Amoxicillin-Clavulansäure, bei einer persistierenden Infektion wird ein Abstrich genommen und die Medikation modifiziert [262, 679]. Draf u. Weber [157] machen die Therapie vom Nachweis einer eitrigen Entzündung abhängig und verabreichen über 1–2 Wochen Amoxicillin, Cefaclor oder Cefuorxim. Levine [450] verabreicht routinemäßig kein Antibiotikum.

Moriyama [560, 566] empfiehlt eine niedrigdosierte Therapie mit Erythromycin über 3–6 Monate nach dem Eingriff. Die Dosierung beträgt 600 mg/Tag über 1–2 Monate, 400 mg/Tag über weitere 1–2 Monate und 200 mg/Tag über die letzten 1–2 Monate. Die Ergebnisse der Operation sollen sich hierdurch eindeutig bessern lassen [567].

8.5.3 Sonstiges

Draf u. Weber [157] empfehlen bei einer nachgewiesenen Gewebeeosinophilie die Gabe eines *Antihistaminkums* über 6 Wochen postoperativ. Auch bei einer begleitenden Allergie wird das Präparat gegeben [566]. Als nachteilige Wirkung muß eine erhöhte Viskosität der Nasensekrete in Kauf genommen werden [113].

Kaschke u. Behrbohm [377] geben über 2–4 Wochen ein Myrtolpräparat (Gelomyrtol forte). Die ätherischen Öle sollen sekretolytisch wirken und die Ziliartätigkeit anregen.

Auf eine antiallergische Begleittherapie wurde unter 2.1.1 eingegangen.

Für die Zukunft ist mit einem deutlichen Zugewinn an Präparaten zur gezielten Beeinflussung der Mukosareaktionen zu rechnen. Prinzipiell kommen z.B. orale oder topische Leukotrienrezeptorantagonisten oder Lipoxigenaseinhibitoren in Frage [99]. Derzeit sind diese Präparate noch mit einer hohen Rate an Nebenwirkungen belastet.

8.6 Adaptative Desaktivierung

Bei einer nachgewiesenen pulmonalen Form der Analgetikaintoleranz kann die bronchiale Reaktion nach einer systematischen Zufuhr langsam steigender Dosen von Acetylsalicylsäure ausbleiben. Diese *adaptative Desaktivierung* erfolgt stationär. Die 1. Dosis liegt unterhalb der Provokationsdosis, sie wird später auf bis zu 650–1000 mg/Tag gesteigert.

Bei einer Aspirintrias hat die adaptative Desaktivierung einen günstigen Effekt insbesondere auf die oberen Atemwege. Nasale Beschwerden sprechen zu etwa $^3/_4$ an, die Rate der Rezidivpolyposis wird gesenkt.

Tabelle 24. Kortisontherapie (Dosierung) nach endonasaler Nasennebenhöhlenoperation bei Polyposis nasi (Bumm [80])

Postop. Tag	4.	5.	6.	7.	8.	9.	10.	11.	12.	13.–31.	für weitere 7 Tage
Prednisolon (mg)	50	40	35	30	25	20	15	12,25	10	7,5–5	2,5

Das Asthma bessert sich nur in 50%.Empfohlen wird ein stufenförmiger Behandlungsplan mit einer operativen Sanierung der Nebenhöhlen, gefolgt von der adaptativen Desaktivierung [71, 421, 782, 783].

Die adaptative Desaktivierung stellt eine prinzipiell vielversprechende Ergänzung im therapeutischen Angebot bei der Aspirintrias dar. Die Behandlung ist jedoch aufwendig und nicht ohne Nebenwirkungen. Etwa $^1/_3$ der Patienten muß die Desaktivierung mittelfristig abbrechen, meist wegen gastrointestinaler Beschwerden [421, 464]. Langzeitergebnisse liegen noch nicht vor.

Patriarca et al. [620] führten postoperativ eine lokale intranasale Therapie mit Lysinacetylsalicylat aus. Der Salicylatnasenspray führte bei Patienten ohne Analgetikaintoleranz zu einer Reduktion der Polyposisrezidive. Nebenwirkungen wurden nicht beobachtet.

8.7 Diät

Eine Diät ohne Farb-, Füll- und Konservierungsstoffe, ohne andere Auslöser pseudoallergischer Reaktionen sowie ohne natürliche Salicylate in der Nahrung könnte möglicherweise dazu beitragen, bei Patienten mit einer Analgetikaintoleranz Rezidive zu vermeiden [161, 643, 781]. Eine strenge Diät ist jedoch undurchführbar [752]. Kowalski [421] sah keinen positiven Effekt bei Patienten mit Aspirintrias.

Spekulativ ist die Wirkung der Einnahme von hochungesättigten Fettsäuren. Über eine veränderte Regulation des Arachidonsäuremetabolismus mit einer Veränderung im Spektrum der synthetisierten Prostaglandine und Leukotriene kommt es zu einem antiinflammatorischen Effekt [650, 692]. Wenn man entsprechende, erste Untersuchungen der Lunge bei der Aspirintrias [633] und der Nase des Allergikers [650] heranzieht, erscheint ein Einsatz bei der chronischen Sinusitis prinzipiell in Frage gestellt.

9 Technische Neuerungen

9.1 Rechnergestützte Eingriffe (CAS – „computer assisted surgery"; Videonavigation)

Mit Hilfe einer Reihe von technischen Lokalisationshilfen gelingt es, dem Operateur im Bereich der Nasennebenhöhlen und Schädelbasis die örtliche Anatomie unzweideutig vor Augen zu führen. Meist wird die Lage eines Instrumentes oder des Endoskopes auf einem Bildschirm in CT- oder MR-Schichten der verschiedenen räumlichen Ebenen eingespiegelt. In dem Bestreben, sicher, schonend und konsequent zu operieren, bieten die Lokalisationshilfen eine Unterstützung an insbesondere bei Revisionseingriffen, bei der Tumor- und Frontobasischirurgie. Eine Verminderung operativer Komplikationen ist gerade bei weniger geübten Chirurgen denkbar. Die Dauer routinemäßiger Eingriffe soll nicht vermehrt werden [555, 557].

Schlöndorff et al. [705] berichteten erstmals 1989 über 50 Operationen u.a. an den Nasennebenhöhlen unter Verwendung eines computergestützten Orientierungssystems (CAS: „computer assisted surgery"). Die Meßgenauigkeit des Systems wird mit 1–2 mm angegeben [12, 567, 705, 893].

Anon et al. [12] verwenden das vergleichbare „Viewing-Wand-System" angeblich bei allen weitergehenden Eingriffen am Siebbein. Grundlage ist ein präoperatives CT von 3 mm Schichtdicke und 3 mm Tischvorschub. Der Patient wird in eine Mayfield-Kopfhalterung eingebracht, der Eingriff erfolgt demgemäß in Narkose. Von besonderem Nutzen war bei Routineeingriffen die problemlose Identifikation von Schädelbasis und Keilbeinhöhle. Schwierigkeiten entstanden bei der Handhabung des Zeigestabes im Bereich des Stirnhöhlenzuganges. Draf [155] sah bei seiner Operationstechnik derartige Probleme nicht. Klimek et al. [412] berichten über vorläufige Erfahrungen mit Einsatz einer MR-Angiographietechnik, um die Gefäßdarstellung in erkrankten Nebenhöhlen zu verbessern. In jedem Fall ist bei den Orientierungssystemen mit fixiertem Meßarm die Handhabung des Meßzeigers im Operationsfeld gewöhnungsbedürftig. Für jeden Meßvorgang muß der konzentrierte Fortgang der Operation unterbrochen werden. Eingriffe in örtlicher Betäubung sind wegen der notwendigen Fixation des Patienten nicht möglich. Die Verarbeitung der Meßdaten vor und während des Eingriffes kann personal- und zeitaufwendig sein [893]. Diese Nachteile werden z.T. durch neuere Systeme ausgeglichen.

Nitsche et al. [591, 592] haben ein neueres Orientierungssystem auf der Basis einer Ultraschallortung vorgestellt. Die Abweichungen lagen bei Prüfung am anatomischen Präparat bei unter 2 mm.

Truppe u. Stammberger [814] haben ein System der sog. „3D-Naviation" vorgestellt. Es beruht auf der Lokalisation von Patient und Endoskop über eine elektromagnetische Ortung. In das Videobild können in räumlicher Anordnung kleine Rechtecke als „Zielvorgabe" eingespiegelt werden. Die Kalibrierung soll nicht zeitaufwendig sein; eine Fixation des Patienten ist nicht notwendig. Das Ortungssystem ist jedoch anfällig für eine Störung der Elektromagneten durch größere Metallgegenstände. Die Genauigkeit wird mit 1–2,5 mm angegeben [268].

Eine Fülle technischer Fragen der Ortungssysteme befindet sich in ständiger Diskussion und führt fortlaufend zu neuen Entwicklungen. Diese Weiterentwicklungen betreffen die apparative Grundausrüstung, die Lokalisation z.B. mit Meßfühler oder Fadenkreuz, die Lagerung und Fixation des Patienten und die Eichung der Systeme. Im Hinblick auf Handhabung und Aufwand sind die derzeitigen Systeme nur bedingt für einen routinemäßigen Einsatz in der Nasennebenhöhlenchirurgie geeignet.

9.2 *Stereoendoskopie*

Erste Stereooptiken wurden in den letzten Jahren vorgestellt, zunächst als Optik mit 2 Okularen. Relativ fortgeschritten ist die Entwicklung von Videosystemen, die unter Verwendung von 100-Hz-Monitoren und Lichtfiltern („high-speed shutter systeme") einen 3-D-Eindruck ergeben. Wie bei allen Videotechniken (s. 3.3.1) ist die relativ günstige Ergonomie von Vorteil; der Operateur steht aufrecht und blickt entspannt auf den Monitor. Das Endoskopokular wird nicht durch den Kontakt mit Auge oder Brille des Rhinochirurgen kontaminiert, das Operationsfeld bleibt weitestgehend steril. Der Zeitaufwand für den Eingriff wird durch die besondere Technik jedoch derzeit noch um bis zu 30% gesteigert [34].

Strutz [789] berichtet über eine Stereooptik mit 6 mm Ø in Verbindung mit einem Videosystem. In diesen und eigenen Versuchsreihen erwies sich die Video-Stereo-Endoskopie für routinemäßige Eingriffe an den Nasennebenhöhlen noch nicht als konkurrenzfähig. Auch hier gilt, daß mit einer relativ raschen Abfolge von Neuentwicklungen gerechnet werden muß.

9.3 *Sonstiges*

Rotierende Messer aus der Kniegelenkschirurgie mit integrierter Saugung wurden 1988 von Reinert u. Fritzmeier [655] bereits zur Kieferhöhlenfensterung eingesetzt. Hierbei erwies sich jedoch das konventionelle Instrumentarium als überlegen.

Hawke et al. [282] stellte dieses Instrument als „Micro-Debrider" oder „Hummer" zur Polypektomie unter endoskopischer Kontrolle erneut vor. Mit einer oszillierenden Bewegung des gezahnten Messers von 500 U/min wurden Polypen ambulant unter Schonung der knöchernen Strukturen abgetragen. Setliff u. Parsons [721] berichten über 680 Eingriffe bei 345 Patienten mit dem gleichen Instrumentarium in Lokalanästhesie oder Vollnarkose. Die Oszillationen wurden auf 1 600 U/min eingestellt. Das gezähnte Messer hatte für Erwachsene eine Öffnung von 3,5 mm, bei Kindern von 2,5 mm. Mit dosiertem Druck gelang es, routinemäßig auch knöcherne Septen abzutragen. Der Blutverlust war auffallend gering. Eine Exposition von Or-

bitafett führte zu keiner weitergehenden Komplikation. Über ähnliche Erfahrungen berichten Davidson et al. [196] und Grevers [260].

Die derzeitigen rotierenden Messer eignen sich sehr gut für das blutleere Abtragen von Rezidivpolypen bei Patienten nach einer Siebbeinoperation, die relativ eindeutige anatomische Kompartimente schuf. Unregelmäßige knöcherne Septen und Kanten behindern die Handhabung, da eine saubere Abtragung des Knochens auf technische Schwierigkeiten stößt.

Schumann u. Pineyro [708] haben eine „functional aqualaser sinuscopy" (FALS) entwickelt. Das Operationsgebiet der Nasennebenhöhlen wird ständig mit auf 39,7 °C erwärmter, isotoner Kochsalzlösung gespült. Hierzu wurde ein besonderes Spül-Saug-Endoskop entwickelt. Die warme Spüllösung führt zu einer Vasokonstriktion, zu einem Vergrößerungseffekt „unter Wasser" und zu einer ständigen Reinigung von Blut und Sekret. Die Polypen werden darüber hinaus mazeriert und lassen sich leicht abtragen. Für einige Operationsschritte wird ein Neodym-YAG-Laser eingesetzt. Dieser führt zu einer sehr umschriebenen Erhitzung des Spülwassers und denaturiert das Polypengewebe. Obturierende Polypen werden anschließend mechanisch abgetragen.

Rosenberg [675] verwendet einen Ultraschallzertrümmerer zur Polypektomie. Die Anwendung ist sicher, blutleer und angeblich schnell, eine örtliche Betäubung genügt. Die Polypenkapsel ist jedoch manchmal zu fest, sie muß erst inzidiert werden, um den Instrumentenschaft in das Polypeninnere einzuführen.

Die zuletzt genannten Techniken dürften in ihrer Entwicklung noch nicht abgeschlossen und in ihrem effektiven Nutzen noch nicht ausgelotet sein.

10 Zusammenfassung und Ausblick

Die optisch gestützte, endonasale Chirurgie der Nasennebenhöhlen hat sich zur Behandlung therapieresistenter chronischer Schleimhautentzündungen in den letzten 2 Jahrzehnten allgemein durchgesetzt. Die vorliegende Arbeit weist auf eine Fülle von methodischen Darstellungen und Ergebnisanalysen, die einer Kritik am grundlegenden Konzept [192] oder der Technik [582] standhalten. Nach einer Phase der Etablierung endonasaler Operationstechniken folgte in jüngster Zeit zum einen eine kritische Bestandsaufnahme der pathophysiologischen Grundlagen und zum anderen eine Ausweitung der Indikationen. Hier liegt noch kein Standard vor. Im Gegensatz zur chronischen Sinusitis werden in bestimmten Bereichen der erweiterten Indikation die klassischen Operationsverfahren ihre Berechtigung behalten. Die spezifischen Grenzen sind noch nicht dauerhaft festgelegt. Eine Kritik der frühzeitigen operativen Behandlung z.B. bei der kindlichen Sinusitis [639] muß ernst genommen werden.

Mit einer ständigen Verbesserung der technischen Ausrüstung ist zu rechnen. Hierunter fallen neben leistungsstarken Monitoren auch Neuentwicklungen der Bildverarbeitung und der Orientierungssysteme. Es ist nicht absehbar, welche Veränderungen bei Indikationsstellung und Ausführung der Nebenhöhleneingriffe die Folge sein werden. Medikolegale Aspekte werden die Verbreitung bestimmter technischer Neuentwicklungen fördern.

Für die differenzierte Erfolgsanalyse und eine möglichst qualifizierte Beratung unserer Patienten wäre eine Standardisierung der Befunde und der Eingriffe wünschenswert. Letzteres ist in Teilbereichen aus konzeptionellen Gründen nicht zu erwarten. Dessen ungeachtet werden exakte klinische Ergebnisberichte dabei helfen, eine noch weitergehende Differentialindikation für die unterschiedlichen Eingriffe und Teileingriffe am Nebenhöhlensystem zu erstellen. Chronischpolypöse Nasennebenhöhlenentzündungen sind nur partiell eine rhinochirurgische Erkrankung. In der Behandlung verzahnen sich zunehmend chirurgische, allergologische, internistisch-pulmologische und pharmakologische Gesichtspunkte. Wichtige Impulse für die Behandlung unserer Patienten sind durch die Fortentwicklung konservativer Therapieformen zu erwarten. Die Grundlagenforschung sollte das ihre dazu beitragen, nosologisch und pathophysiologisch verschiedene Untereinheiten der chronischen Sinusitis zu definieren. Zusammengenommen möge die skizzierte Bestandaufnahme dazu führen, der differenzierten endonasalen Chirurgie über die beeindruckenden Entwicklungen der letzten 20 Jahre hinaus Anregungen für weitere Verbesserungen zu vermitteln.

Literatur

1. Abram AC, Bellian KT, Giles WJ, Gross CW (1994) Toxic shock syndrome after functional endonasal sinus surgery: an all or none phenomenon? Laryngoscope 104:927–931
2. Agrifoglio A, Terrier G, Duvoisin B (1990) Etude anatomique et endoscopique de l'ethmoide antérieur. Ann Otolaryngol Chir Cervicofac (Paris) 107:249–258
3. Albers FWJ (1990) The clinical use of cocaine in rhinosurgery: a case-report and a review. Rhinology 28:55–59
4. Alyea OE van (1939) Ethmoid labyrinth. Anatomic study, with consideration of the clinical significance of its structural characteristics. Acta Otolaryngol 29:881–902
5. Alyea OE van (1941) Sphenoid sinus: anatomic study, with consideration of the clinical significance of the structural characteristics of the sphenoid sinus. Acta Otolaryngol 34:225–253
6. Alyea OE van (1946) Frontal sinus drainage. Ann Otol Rhinol Laryngol 55:267–277
7. Amberson JB (1954) A clinical consideration of abscesses and cavities of the lung. Bull Johns Hopkins Hosp 94:227–237
8. Amedee RG, Mann WM, Gilsbach JM (1989) Microscopic endonasal surgery of the paranasal sinuses and the parasellar region. Arch Otolaryngol Head Neck Surg 115:1103–1106
9. Amedee RG, Mann WJ, Gilsbach JM (1990) Microscopic endonasal surgery. Clinical update for treatment of chronic sinusitis with polyps. Am J Rhinol 4:203–205
10. Amedee RG, Mann WJ, Gilsbach JM (1993) Microscopic endonasal surgery for repair of CSF leaks. Am J Rhinol 7:1–4
11. Anand VK (1993) Practical endoscopic sinus surgery. Mc Graw-Hill, New York
12. Anon JB, Lipman SP, Oppenheim D, Halt RA (1994) Computer assisted endoscopic sinus surgery. Laryngoscope 104:901–905
13. Antonelli PJ, Duvall AJ, Teitelbaum SL (1992) Maxillary sinus atelectasis. Ann Otol Rhinol Laryngol 101:977–981
14. April MM, Zinreich SJ, Baroody FM, Naclerio RM (1993) Coronal CT scan abnormalities in children with chronic sinusitis. Laryngoscope 103:985–990
15. Arnes E, Anke IM, Mair IWS (1985) A comparison between middle and inferior meatal antrostomy in the treatment of chronic maxillary sinus infection. Rhinology 23:65–69
16. Arnhold-Schneider M, Minnigerode B (1986) Ist die endonasale Operation maligner Siebbeintumoren im hohen Lebensalter eine statthafte Behandlungsmethode? Laryngol Rhinol Otol 65:671–672
17. Aurbach G, Reck R, Mihm B (1991) Die endonasale, endoskopisch-mikroskopisch kontrollierte Dekompression des N. opticus. HNO 39:302–306
18. Aurbach G, Ullrich D, Mihm B (1991) Cirurgische Anatomie des Nervus opticus und der Arteria carotis interna in der lateralen Keilbeinhöhlenwand. HNO 39:467–475
19. Aust R, Drettner B (1974) The functional size of the human maxillary ostium in vivo. Acta Otolaryngol 78:432–435
20. Austin MB, Hicks JN (1993) Two-year follow-up after limited anterior functional endoscopic sinus surgery (FESS). Am J Rhinol 7:95–99
21. Babbel R, Harnsberger HR, Nelson B, Sonkens J, Hunt S (1991) Optimization of techniques in screening CT of the sinuses. AJNR 12:849–854
22. Babbel RW, Harnsberger HR, Sonkens J, Hunt S (1992) Recurring patterns of inflammatory sinonasal disease demonstrated on screening sinus CT. AJNR 13:903–912
23. Bachor E, Weber R, Kahle G, Draf W (1994) Temporary unilateral amaurosis with pneumosinus dilatans of the sphenoid sinus. Skull Base Surgery 4:169–175
24. Badia L, Lund VJ (1994) Vile bodies: an endoscopic approach to nasal myasis. J Larnygol Otol 108:1083–1085
25. Badia L, Parikh A, Brookes GB (1994) Pyocele of the middle turbinate. J Larnygol Otol 108:783–784
26. Bagatella F (1981) Technique for removal of the nasosinusal block at autopsy. Rhinology 19:47–50
27. Bagatella F (1986) Vidian nerve surgery revisited. Laryngoscope 96:194–197
28. Bagatella F, Guirado CR (1983) The ethmoid labyrinth: an anatomical and radiological study. Acta Otolaryngol [Suppl 403]:1–19
29. Bagatella F, Mazzoni A (1980) Transnasal microsurgical ethmoidectomy in nasal polyposis. Rhinology 18:25–29
30. Bagatella F, Mazzoni A (1986) Microsurgery in nasal polyposis, transnasal ethmoidectomy. Acta Otolaryngol [Suppl 431]:1–19

31. Bansberg SF, Harner SG, Forbes G (1987) Relationship of the optic nerve to the paranasal sinuses as shown by computed tomography. Otolaryngol Head Neck Surg 96:331–335

32. Bardin PG, van Heerden BB, Joubert JR (1990) Absence of pulmonary aspiration of sinus contents in patients with asthma and sinusitis. J Allergy Clin Immunol 86:82–88

33. Beasley NJP, Jones NS, Downes RN (1995) Enophthalmos secondary to maxillary sinus disease: single-stage operative management. J Larnygol Otol 109:868–870

33a. Becker DG, Moore D, Lindsey WH, Gross WE, Gross CW (1995) Modified transnasal endoscopic Lothrop procedure: further considerations. Laryngoscope 105:1161–1166

34. Becker H, Melzer A, Schurz MO, Buess G (1992) 3-D video technique in endoscopic surgery. Endoscopy 25:40–46

35. Behrbohm H, Sydow K (1991) Nuklearmedizinische Untersuchungen zum Reparationsverhalten der Kieferhöhlenschleimhaut nach FES. HNO 39:173–176

36. Belal A (1978) Surgical microscopy of the nose. New frontiers in nasal diagnosis and treatment. J Larnygol Otol 92:197–207

37. Belal A (1978) The nasal: paranasal block technique. Preparation and uses. J Larnygol Otol 92:781–790

38. Benda TJ, Corey JP (1994) Malbranchea pulchella fungal sinusitis. Otolaryngol Head Neck Surg 110:501–504

39. Bendet E, Eyal A, Kronenberg J (1995) Pneumocephalus as a complication of intranasal ethmoidectomy and polypectomy. Ann Otol Rhinol Laryngol 104:326–328

40. Benjamin B (1985) Evaluation of choanal atresia. Ann Otol Rhinol Laryngol 94:429–432

41. Benninger MA (1992) Rhinitis, sinusitis, and their relationships to allergies. Am J Rhinol 6:27–43

42. Benninger MS, Kaczor J, Stone C (1993) Natural ostiotomy vs. inferior antrostomy in the management of sinusitis: an animal model. Otolaryngol Head Neck Surg 109:1034–1042

43. Benninger MS, Marks S (1995) The endoscopic management of sphenoid and ethmoid mucoceles with orbital and intranasal extension. Rhinology 33:157–161

44. Benninger MS, Sebek BA, Levine HL (1989) Mucosal regeneration of the maxillary sinus after surgery. Otolaryngol Head Neck Surg 101:33–37

45. Benninger MS, Mickelson SA, Yaremchuk K (1990) Functional endoscopic sinus surgery: morbidity and early results. Henry Ford Med J 38:5–8

46. Benninger MS, Lavertu P, Levine H, Tucker HM (1991) Conservation surgery for inverted papillomas. Head Neck 13:442–445

47. Benninger MS, Schmidt JL, Crissman JD, Gottlieb C (1991) Mucociliary function follwing sinus mucosal regeneration. Otolaryngol Head Neck Surg 105:641–648

48. Bent JP, Cuilty-Siller C, Kuhn FA (1994) The frontal cell as a cause of frontal sinus obstruction. Am J Rhinol 8:185–191

49. Berman SZ, Mathison DA, Stevenson DD, Tan EM, Vaughan JH (1975) Transtracheal aspiration studies in asthmatic patients in relapse with „infective" asthma and in subjects without respiratory disease. J Allergy Clin Immunol 56:206–214

50. Berman SZ, Mathison DA, Stevenson DD, Usselman JA, Shore S, Tan EM (1974) Maxillary sinusitis and broñchial asthma: correlation of roentgenograms, cultures, and thermograms. J Allergy Clin Immunol 53:311–318

51. Biedlingmaier JF, Leveque H (1992) Endoscopic identification of the maxillary sinus ostium. Otolaryngol Head Neck Surg 107:606

52. Bingham B, Shankar L, Hawke M (1991) Pitfalls in computed tomography of the paranasal sinuses. J Otolaryngol 20:414–418

53. Blackwell KE, Goldberg R, Calcaterra TC (1993) Atelectasis of the maxillary sinus with enophthalmos and midface depression. Ann Otol Rhinol Laryngol 102:429–432

54. Blackwell KE, Ross DA, Kapur P, Calcaterra TC (1993) Propofol for maintenance of general anesthesia: a technique to limit blood loss during endoscopic sinus surgery. Am J Otolaryngol 14:262–266

55. Blokmanis A (1994) Endoscopic diagnosis, treatment, and follow-up of tumours of the nose and sinuses. J Otolaryngol 23:366–369

56. Blümcke S (1995) Pathologie. de Gruyter, Berlin

57. Bogdasarian RS, Kwyer TA, Dauser RC, Chandler WF, Kindt GW (1983) Internal carotid artery blowout as a complication of sphenoid sinus and skull-base surgery. Otolaryngol Head Neck Surg 91:308–312

58. Bolger WE, Parsons DS, Matson RE (1990) Functional endoscopic sinus surgery in aviators with recurrent sinus barotrauma. Aviat Space Environ Med 61:148–156

59. Bolger WE, Woodruff WW, Morehead J, Parsons DS (1990) Maxillary sinus hypoplasia: classification and description of associated uncinate process hypoplasia. Otolaryngol Head Neck Surg 103:759–765

60. Bolger WE, Butzin CA, Parsons DS (1991) Paranasal sinus bony anatomic variations and mucosal abnormalities: CT analysis for endoscopic sinus surgery. Laryngoscope 101:56–64

61. Bolger WE, Parsons DS, Mair EA, Kuhn FA (1992) Lacrimal drainage system injury in functional endoscopic sinus surgery. Arch Otolaryngol Head Neck Surg 118:1179–1184

62. Bolt RJ, de Vries N, Middelweerd RJ (1995) Endoscopic sinus surgery for nasal polyps in children: results. Rhinology 33:148–151

63. Borgstein JA (1987) Epistaxis and the flexible nasopharyngoscope. Clin Otolaryngol 12:49–51

64. Borman KR, Brown PM, Mezera KK, Jhaveri H (1992) Occult fever in surgical intensive care unit patients is seldom caused by sinusitis. Am J Surg 164:412–416

65. Bosshard C (1982) Endoskopie der Nase als Hilfe für die Tränenwegschirurgie. Klin Monatsbl Augenheilk 180:303–307

66. Boush GA, Lemke BN, Dortzbach RK (1994) Results of endonasal laser-assisted dacryocystorhinostomy. Ophthalmology 101:955–959

67. Bouton V (1991) Septoplasties sous endoscopie. Cahiers d' ORL 26:33–39

68. Bouton V (1992) Sphénoethmoidectomie intranasale de révision das les affections nasosinusiennes récidivante notemment les polyposes. Ann Otolaryngol Chir Cervicofac 109:245–253

69. Bouton V, Sanson J (1991) Plaie méningée au cours de la chirurgie ethmoidale: traitement endoscopique par colle chiurgicale. Acta Otorhinolaryngol Belg 45:319–322

70. Bouton V, Sanson J, Leguerinel J (1991) Sinusites du cornet moyen. Etude descriptive et traitement. Ann Otolaryngol Chir Cervicofac 108:234–240

71. Brasch J, Doniec M, Mertens J, Wellbrock M (1994) Azetylsalizylsäureintoleranz bei polypöser Rhinosinusitis. Allergologie 17:197–203

72. Brown BL, Harner SG, Van Dellen RG (1979) Nasal polypectomy in patients with asthma and sensitivity to aspirin. Acta Otolaryngol 105:413–416

73. Brownell DH (1936) Postoperative regeneration of the mucous membrane of the paranasal sinuses – a summary of the published investigations. Acta Otolaryngol 24:582–588

74. Buchwald C, Franzmann MB, Tos M (1995) Sinonasal papillomas: a report of 82 cases in Copenhagen county, including a longitudinal epidemiological and clinical study. Laryngoscope 105:72–79

75. Budrovich R, Saetti R (1992) Microscopic and endoscopic ligature of the sphenopalatine artery. Laryngoscope 102:1390–1394

76. Büttner C, Witschel H (1991) Chronische Lipogranulome der Lider nach Nasennebenhöhlenoperationen. Fortschr. Ophthalmol 88:566–568

77. Buiter CT (1988) Nasal antrostomy. Rhinology 26:5–18

78. Buiter CT, Straatman NJA (1981) Endoscopic antrostomy in the nasal fontanelle. Rhinology 19:17–24

79. Bumm P (1980) Eine Methode, das nasale Kieferhöhlenfenster offenzuhalten. Acta Otorhinolaryngol 227:643–645

80. Bumm P (1992) Hals-Nasen-Ohrenkrankheiten: In: Kaiser H, Kley HK (Hrsg) Cortisontherapie, Corticoide in Klinik und Praxis. Thieme, Stuttgart, S 390–401

81. Burson JG, Gussack GS, Hudgins PS (1995) Endoscopic approach to the pediatric orbit. Laryngoscope 105:771–773

82. Busch RF (1992) Frontal sinus osteoma: complete removal via endoscopic sinus surgery and frontal trephination. Am J Rhinol 4:139–143

83. Bush RK, Asbury D (1995) Aspirin-sensitive asthma. In: Busse WW, Holgate ST (eds) Asthma and rhinitis. Blackwell, Oxford, pp 1429–1429

84. Buus DR, Tse DT, Farris BK (1990) Ophthalmic complications of sinus surgery. Ophthalmology 97:612–619

85. Calcaterra TC, Thompson JW, Paglia DE (1980) Inverting papilloma of the nose and paranasal sinuses. Laryngoscope 90:53–60

86. Caldwell GW (1893) A new operation for the radical cure of obstruction of the nasal duct. N Y Med J 58:476

87. Calhoun HK, Rotzler WH, Stiernberg CM (1990) Surgical anatomy of the lateral nasal wall. Otolaryngol Head Neck Surg 102:156–160

88. Calhoun KH, Waggenspack GA, Simpson B, Hokansson JA, Bailey BJ (1991) CT evaluation of the paranasal sinuses in symptomatic and asymptomatic populations. Otolaryngol Head Neck Surg 104:480–483

89. Caliot P, Midy D, Plessis JL (1990) The surgical anatomy of the middle nasal meatus. Surg Radiol Anat 12:97–101

90. Cannon CR (1989) Video documentation of endoscopic sinus surgery. Otolaryngol Head Neck Surg 101:629–632

91. Cannon CR (1994) Endoscopic management of concha bullosa. Otolaryngol Head Neck Surg 110:449–454

92. Cheung DH, Martin GF, Rees J (1992) Surgical approaches to the sphenoid sinus. J Otolaryngol 21:1–8

93. Cheung DK, Attia EL, Kirkpatrick DA, Marcarian B, Wright B (1993) An anatomic and CT scan study of the lateral wall of the sphenoid sinus as related to the transansal transethmoid endoscopic approach. J Otolaryngol 22:63–68

94. Chilla R (1981) Chirurgie der Nerven im HNO-Bereich. Sensorische Nerven – Nervus opticus. Arch Otorhinolaryngol 231:339–352

95. Chow JM (1994) Rhinologic headaches. Otolaryngol Head Neck Surg 111:211–218

96. Chow JM, Mafee MF (1989) Radiologic assessment preoperative to endoscopic sinus surgery. Otolaryngol Clin North Am 22:691–701

97. Chow JM, Leonetti JP, Mafee MF (1993) Epithelial tumors of the paranasal sinuses and nasal cavity. Radiol Clin North Am 31:61–73

98. Christenbury JD (1992) Translacrimal laser dacryocystorhinostomy. Arch Ophthalmol 110:170–171

99. Christie PE, Smith CM, Lee TH (1991) The potent and selective sulfidopeptide leukotriene antagonist, SK&F 104353, inhibits aspirin-induced asthma. Am Rev Resp Dis 144:957–958

100. Clark ST, Babin RW, Salazar J (1989) The incidence of concha bullosa and its relationship to chronic sinonasal disease. Am J Rhinol 3:11–13

101. Clary RA, Cunningham MJ, Eavey RD (1992) Orbital complications of acute sinusitis: comparison of computed tomography scan and surgical findings. Ann Otol Rhinol Laryngol 101:598–600

102. Clemens A, van Slycken S, Zeyen T, van den Abeele D, van de Heyning P, Schmelzer A, Tassignon MJ (1992) Blindness following paranasal sinus surgery: a report of two cases. Bull Soc Belge Ophthalmol 245:81–84

103. Clement PAR, van der Veken P, Verstraelen J, et al. (1989) Some remarks on nasal polyposis. Acta Otorhinolaryngol Belg 43:267–278

104. Clevens RA, Bradford CR, Wolf GT (1994) Tension pneumocephalus after endoscopic sinus surgery. Ann Otol Rhinol Laryngol 103:235–237

105. Close LG, Lee NK, Leach JL, Manning SC (1994) Endoscopic resection of the intranasal frontal sinus floor. Ann Otol Rhinol Laryngol 103:952–958

106. Cody DT, Neel HB, Ferreiro JA, Roberts GD (1994) Allergic fungal sunusitis: the Mayo clinic experience. Laryngoscope 104:1074–1079

107. Colclasure JB, Barger JL, Morris BK, Graham SS (1993) Endoscopic sinus surgery. A 300 case review. J Ark Med Soc 90:106–109

108. Connolly AP, White P (1995) How I do it: transantral endoscopic removal of maxillary sinus foreign body. J Otolaryngol 24:73–74

109. Cook PR, Davis WE, McDonald R, McKinsey JP (1993) Antrochoanal polyposis. A review of 33 cases. Ear Nose Throat J 72:401–404

110. Cook PR, Nishioka GJ, Davis WE, McKinsey JP (1994) Functional endoscopic sinus surgery in patients with normal computed tomographic scans. Otolaryngol Head Neck Surg 110:505–509

111. Cook PR, Begegni A, Bryant C, Davis WE (1995) Effect of partial middle turbinectomy on nasal airflow and resistance. Otolaryngol Head Neck Surg 113:413–419

112. Cooke LD, Hadley DM (1991) MRI of the paranasal sinuses: incidental abnormalities and their relationship to symptoms. J Larnygol Otol 105:278–281

113. Corey JP, Bumsted RM (1989) Revision endoscopic ethmoidectomy for chronic rhinosinusitis. Otolaryngol Clin North Am 22:801–808

114. Corey JP, Bumsted R, Panje W, Namon A (1993) Orbital complications in functional endoscopic sinus surgery. Otolaryngol Head Neck Surg 109:814–820

115. Corey JP, Delsupehe KG, Ferguson BJ (1995) Allergic fungal sinusitis: allergic, infectious, or both? Otolaryngol Head Neck Surg 113:110–119

116. Coste A, Gilain L, Roger G, Sebbagh G, Lenoir G, Manach Y, Peynegre R (1995) Endoscopic and CT-scan evaluation of rhinosinusitis in cystic fibrosis. Rhinology 33:152–156

117. Crockett DM, McGill TJ, Friedman EM, Healy GB, Salkeld LJ (1987) Nasal and paranasal sinus surgery in children with cystic fibrtosis. Ann Otol Rhinol Laryngol 96:467–372

118. Cumberworth VL, Sudderick RM, Mackay IS (1994) Major complications of functional endoscopic sinus surgery. Clin Otolaryngol 19:248–253

119. Cumberworth VL, Djazaeri B, Mackay IS (1995) Endoscopic fenestration of choanal atresia. J Larnygol Otol 109:31–35

120. Cummings C, Goodman ML (1970) Inverted papillomas of the nose and paranasal sinuses. Arch Otolaryngol Head Neck Surg 92:445–449

121. Cuyler JP (1992) Follow-up of endoscopic sinus surgery on children with cystic fibrosis. Arch Otolaryngol Head Neck Surg 118:505–506

122. Cyler JP, Monaghan AJ (1989) Cystic fibrosis and sinusitis. J Otolaryngol 18:173–175

123. Danielson A (1992) Functional endoscopic sinus surgery on a day case out-patient basis. Clin Otolaryngol 17:473–477

124. Davidson TM (1994) Endoscopic sinus surgery (Editorial). Ear Nose Throat J 73:443–444

125. Davidson TM, Stearns G (1994) Extended indications for endoscopic sinus surgery. Ear Nose Throat J 73:467–474

126. Davidson TM, Murphy C, Mitchell M, Smith C, Light M (1995) Management of chronic sinusitis in cystic fibrosis. Laryngoscope 105:354–358

127. Davidsson A, Hellquist HB (1993) The so-called „allergic" nasal polyp. ORL 55:30–35

128. Davis WE, Bleynat ML (1991) A suction-irrigation system for endoscopic sinus surgery. Ear Nose Throat J 70:759–760

129. Davis WE, Templer JW, LaMear WR (1991) Patency rate of endoscopic middle meatus antrostomy. Laryngoscope 101:416–420

130. Davis WE, Templer JW, LaMear WR, Davis WE, Craig SB (1991) Middle meatus antrostomy: patency rates and risk factors. Otolaryngol Head Neck Surg 104:467–472

131. Davis WE, Barbero GJ, LaMear WR, Templer JW, Konig P (1993) Paranasal sinus mucoceles in cystic fibrosis. Am J Rhinol 7:31–35

132. Dehaen F, Clement PAR (1985) Endonasal surgical treatment of bilateral choanal atresia under optic control in the infant. J Otolaryngol 14:95–98

133. Deitmer T (1996) Moderne Funktionsdiagnostik der Nase und der Nasennebenhöhlen. Eur Arch Otorhinolaryngol [Suppl 1996/I] (im Druck)

134. Delank KW, Stoll W (1994) Die Riechfunktion vor und nach endonasaler Operation der chronisch-polypösen Sinusitis. HNO 42:619–623

135. Denecke HJ, Ey W (1984) Kirschnersche Operationslehre, Band V/1: Die Operationen an der Nase und im Nasopharynx. Springer, Berlin Heidelberg New York Tokyo

135a. Denecke HJ, Denecke MU, Draf W, Ey W (1992) Kirschnersche Operationslehre, Band V/2: Die Operationen an den Nasennebenhöhlen und der angrenzenden Schädelbasis. Springer, Berlin Heidelberg New York Tokyo

136. Dessi P, Castro F, Triglia JM, Zanaret M, Cannoni M (1994) Major complications of sinus surgery: a review of 1192 procedures. J Larnygol Otol 108:212–215

137. Dessi P, Moulin G, Castro F, Chagnaud C, Cannoni M (1994) Protrusion of the optic nerve into the ethmoid and sphenoid sinus: prospective study of 150 CT studies. Neuroradiology 36:515–516

138. Diament MJ, Senac MO, Gilsanz V, Baker S, Gillespie T, Larsson S (1987) Prevalence of incidental paranasal sinuses opacification in pediatric patients. J Comput Assist Tomogr 11:426–431

139. Dingsor G, Kramer J, Olsholt R, Soderstrom T (1985) Flunisolide nasal spray 0,025% in the prophylactic treatment of nasal polyposis after polypectomy. Rhinology 23:49–59

140. Dishoeck HAE van (1961) Allergy and infection of the paranasal sinuses. Adv Otorhinolaryngol 10:1–29

141. Dixon FW (1945) A study of the clinical results of the intranasal ethmoidectomy. Trans Am Laryng Rhinol Otol Soc 1945:35–44

142. Dixon FW (1958) The clinical significance of the anatomical arrangement of the paranasal sinuses. Ann Otol Rhinol Laryngol 67:736–741

143. Dixon HS (1976) Microscopic antrostomies in children. A review of the literature in chronic sinusitis and a plan of medical and surgical treatment. Laryngoscope 86:1796–1814

144. Dixon HS (1983) Microscopic sinus surgery, transnasal ethmoidectomy and sphenoidectomy. Laryngoscope 93:440–444

145. Dixon HS (1985) The use of the operating microscope in ethmoid surgery. Otolaryngol Clin North Am 18:75–86

146. Dodson EE, Gross CW, Swerdloff JL, Gustafson LM (1994) Transnasal endoscopic repair of cerebrospinal fluid rhinorrhea and skull base defects: a review of twenty-nine cases. Otolaryngol Head Neck Surg 111:600–605

147. Dölp R (1987) Anästhesiologische Gesichtspunkte zur endonasalen Nebenhöhlenchirurgie. HNO 35:435–438

148. Dolman PJ, Glazer LC, Harris GJ, Beatty RL, Massaro BM (1991) Mechanisms of visual loss in severe proptosis. Ophthalmic Plast Reconstr Surg 7:256–260

149. Donald PJ, Gadre AK (1995) Neuralgia-like symptoms in a patient with an airgun pellet in the ethmoid sinus: a case report. J Larnygol Otol 109:646–649

150. Donald PJ, Gluckman JL, Rice DH (1995) The sinuses. Raven Press, New York

151. Downing E, Braman S, Settipane G (1982) Bronchial hyperreactivity in patients with nasal polyps before and after polypectomy (abstract). J Allergy Clin Immunol 69:102

152. Draf W (1978) Endoskopie der Nasennebenhöhlen. Springer, Berlin Heidelberg New York

153. Draf W (1982) Die chirurgische Behandlung entzündlicher Erkrankungen der Nasennebenhöhlen. Arch Otorhinolaryngol 235:133–305

154. Draf W (1991) Endonasal micro-endoscopic frontal sinus surgery: the Fulda concept. Op Tech Otolaryngol Head Neck Surg 2:234–240

155. Draf W (1992) Endonasale mikro-endoskopische Pansinusoperation bei chronischer Sinusitis. III. Endonasale mikroendoskopische Stirnhöhlenchirurgie. Eine Standortbestimmung. Otolaryngol Nova 2:118–125

156. Draf W, Berghaus A (1993) Tumoren und Pseudotumoren („tumorähnliche Läsionen") der frontalen Schädelbasis, ausgehend von der Nase, den Nasennebenhöhlen und dem Nasenrachenraum (einschließlich der operativen Zugänge). Rhinochirurgisches Referat. Eur Arch Otorhinolaryngol [Suppl 1993/I]:105–203

157. Draf W, Weber R (1992) Endonasale Chirurgie der Nasennebenhöhlen – Das Fuldaer mikro-endoskopische Konzept. HNO-Praxis Heute 12:59–80

158. Draf W, Weber R (1992) Endonasale mikro-endoskopische Pansinusoperation bei chronischer Sinusitis. Otorhinolaryngol Nova 2:1–4

159. Draf W, Weber R (1993) Endonasal micro-endoscopic pansinusoperation in chronic sinusitis. I. Indications and operation technique. Am J Otolaryngol 14:394–398

160. Draf W, Weber R, Keerl R, Constantinidis J (1995) Aspekte zur Stirnhöhlenchirurgie. Teil 1: Die endonasale Stirnhöhlendrainage bei entzündlichen Erkrankungen der Nasennebenhöhlen. HNO 43:352–357

161. Drake-Lee AB (1991) The value of medical treatment in nasal polyps. Clin Otolaryngol 16:237–239

162. Drake-Lee AB, Morgan DW (1989) Nasal polyps and sinusitis in children with cystic fibrosis. J Larnygol Otol 103:753–755

163. Drake-Lee AB, Lowe D, Swanston A, Grace A (1984) Clinical profile and recurrence of nasal polyps. J Larnygol Otol 103:753–755

164. Duplechain JK, White JA, Miller RH (1991) Pediatric sinusitis. The role of endoscopic sinus surgery in cystic fibrosis and other forms of sinonasal disease. Arch Otolaryngol Head Neck Surg 117:422–426

165. Duquesne U, Dohen P, Hennebert D (1993) Chirurgie endoscopique fonctionelle des sinus. Méthode d'evaluation et résultats. Arch Otorhinolaryngol Belg 47:417–422

166. Dutton JJ (1986) Orbital complications of paranasal sinus surgery. Ophthalmic Plast Reconstr Surg 2:119–127

167. Duvioisin B, Agrifoglio A (1989) Prevalence of ethmoid sinus abnormalities on brain CT of asymptomatic patients. AJNR 10:599–601

168. Duvoisin B, Schnyder P (1992) Do abnormalities of the frontonasal duct cause frontal sinusitis? AJNR 159:1295–1298

169. Duvoisin B, Schnyder P, Agrifoglio A (1988) Evaluation tomodensitomeétrique (TDM) de l'ethmoide antérieur par des sectiones paralléles et perpendiculaires à l'axe du canal fronto-nasal. J Radiol 69:787–789

170. Earwaker J (1993) Anatomic variants in sinonasal CT. RadioGraphics 13:381–415

171. East CA, Annis JAD (1992) Preoperative CT-scanning for endoscopic sinus surgery: a rational approach. Clin Otolaryngol 17:60–66

172. Eckert-Möbius A (1929) Gutartige Geschwülste der inneren Nase und ihrer Nebenhöhlen. In: Denker A, Kahler O (Hrsg) Handbuch der Hals-Nasen-Ohrenheilkunde, Bd 5. Springer, Berlin

173. Eichel BS (1972) The intranasal ethmoidectomy procedure: historical, technical and clinical considerations. Laryngoscope 82:1806–1821

174. Eichel BS (1982) The intranasal ethmoidectomy: a 12-year perspective. Otolaryngol Head Neck Surg 90:540–543

175. Eichel BS (1985) Revision sphenoethmoidectomy. Laryngoscope 95:300–304

176. Eichel BS (1991) Intransal ethmoid sinus surgery 1980 to 1990. West J Med 154:715

177. Eichel BS (1995) Simplified method of staging hyperplastic rhinosinusitis. Arch Otolaryngol Head Neck Surg 121:725–728

178. Eitzen JP, Elsas FJ (1991) Strabismus following endoscopic intranasal sinus surgery. J Pediatr Ophthalmol Strabismus 28:168–170

179. Elberg M (1977) Erfahrungen mit Nisita-Salbe bei Nasenschleimhauteingriffen. MMW 119:445

180. El-Guindy A (1994) Endoscopic transseptal vidian neurectomy. Arch Otolaryngol Head Neck Surg 120:1347–1351

181. El-Guindy A, Mansour MH (1994) The role of transcanine surgery in antrochoanal polyps. J Larnygol Otol 108:1055–1057

182. El-Guindy A, El-Scherief S, Hagrass M, Gamea A (1992) Endoscopic endonasal surgery of posterior choanal atresia. J Larnygol Otol 106:528–529

183. El Naggar M, Kael S, Aldren C, Martin F (1995) Effect of Beconase nasal spray on olfactory function in post-nasal polypectomy patients: a prospective controlled trial. J Larnygol Otol 109:941–944

184. El-Shazly (1991) Endoscopic surgery of the vidian nerve. Ann Otol Rhinol Laryngol 100:536–539

185. El-Silimy O (1995) The place of endonasal endoscopy in the treatment of orbital cellulitis. Rhinology 33:93–96

186. Ence BK, Gourley DS, Jorgensen NL, Shagets FW, Parsons DS (1990) Allergic fungal sinusitis. Am J Rhinology 4:169–178

187. English GM (1986) Nasal polypectomy and sinus surgery in patients with asthma and aspirin indiosyncrasy. Laryngoscope 96:374–380

188. Enzmann H, Rieben FW (1983) Rhinosinusitis polyposa und Analgetikaintoleranz (Aspirinintoleranz). Laryngol Rhinol Otol 62:119–125

189. Evans K, Shankar L (1993) Imaging of paranasal sinuses. In: Stammberger H, Hawke M (eds) Essentials of functional endoscopic sinus surgery. Mosby, St Louis, pp 43–57

190. Everland HH, Melheim I, Anke IM (1992) Acute orbit from ethmoiditis drained by endoscopic sinus surgery. Acta Otolaryngol (Stockh) [Suppl 492]:147–151

191. Fadal RG (1993) Chronic sinusitis, steroid-dependent asthma, and IgG subclass and selective antibody deficiencies. Otolaryngol Head Neck Surg 109:606–610

192. Fairley JW (1991) Patrick Watson-Williams and the concept of focal sepsis in the sinuses: an historical caveat for functional endoscopic surgery. J Larnygol Otol 105:1–6

193. Fang SY (1994) Transformation of mucosal secretory elements in chronic maxillary sinusitis after endoscopic sinus surgery. Ann Otol Rhinol Laryngol 103:439–443

194. Farrell BP (1993) Endoscopic sinus surgery: sinonasal polyposis and allergy. Ear Nose Throat J 72:544–559

195. Fassoulaki A, Pamouktsoglou P (1989) Prolonged nasotracheal intubation and its association with inflammation of paransal sinusitis. Anesth Analg 69:50–52

196. Fearon B, Edmonds B, Bird R (1979) Orbital-facial complications of sinusitis in children. Laryngoscope 89:947–953

197. Fehle R (1988) Ergebnisse endonasaler, endoskopischer Siebbein-Operationen. Inaug. Diss., Erlangen

198. Fernandes CMC (1994) Bilateral transnasal vidian neurectomy in the management of chronic rhinitis. J Larnygol Otol 108:569–573

199. Flecker H (1913) Observations upon cases of absence of lacrimal bones and of existence of perilacrimal ossicles. J Anat Physiol 48:52–72

200. Fletscher Ingals E (1905) New operation and instruments for draining the frontal sinus. Ann Otol Rhinol Laryngol 14:515–519

201. Flinn J, Chapman ME, Wightman AJA, Maran AGD (1994) A prospective analysis of incidental paranasal sinus abnormalities on CT head scans. Clin Otolaryngol 19:287–289

202. Flynn JT, Mitchell KB, Fuller DG, London HB, Cohen HH (1979) Ocular motility complications following intranasal surgery. Arch Ophthalmol 97:453–458

203. Forschner L (1950) Über die Gefahr von Blutungen bei Eingriffen am Keilbein. Arch Ohr Nase Kehlk Heilk 158:270–275

204. Forsgren K, Stierna P, Kumlien J, Carsöö B (1993) Regeneration of maxillary sinus mucosa following surgical removal – experimental study in rabbits. Ann Otol Rhinol Laryngol 102:459–466

205. Forsgren K, Fukami M, Penttilä M, Kumlien J, Stierna P (1995) Endoscopic and Caldwell-Luc approaches in chronic maxillary sinusitis: a comparative histopathologic study on preoperative and postoperative mucosal morphology. Ann Otol Rhinol Laryngol 104:350–357

206. Franzén G, Klausen OG (1994) Post-operative evaluation of functional endoscopic sinus surgery with computed tomography. Clin Otolaryngol 19:332–339

207. Frije JE, Donegan JO (1991) Intracranial complications of transnasal ethmoidectomy. Ear Nose Throat J 70:376–380

208. Frenkiel S, Chagnon F, Small P, Rochon L, Cohen C, Black M (1985) The immunological basis of nasal polyp formation. J Otolaryngol 14:89–91

209. Friedman M, Toriumi DM (1989) The effect of a temporary nasoantral window on mucociliary clearance. An experimental study. Otolaryngol Clin North Am 22:819–830

210. Friedman R, Ackerman M, Wald E, Casselbran JM, Friday G, Fireman P (1984) Asthma and bacterial sinusitis in children. J Allergy Clin Immunol 74:185–189

211. Friedman WH (1975) Surgery for chronic hyperplastic rhinosinusitis. Laryngoscope 85:1999–2011

212. Friedman WH, Katsantonis GP (1989) The role of standard technique in modern sinus surgery. Otolaryngol Clin North Am 22:759–774

213. Friedman WH, Katsantonis GP (1990) Intranasal and transantral ethmoidectomy: a 10-year experience. Laryngoscope 100:343–348

214. Friedman WH, Katsantonis GP (1990) Transantral revision of recurrent maxillary and ethmoidal disease following functional intranasal surgery. Otolaryngol Head Neck Surg 106:367–371

215. Friedman WH, Katsantonis GP, Slavin RG, Kannel P, Linford P (1982) Sphenoethmoidectomy: its role in the asthmatic patient. Otolaryngol Head Neck Surg 90:171–177

216. Friedman WH, Katsantonis GP, Sivore M, Kay S (1990) Computed tomography staging of the paranasal sinuses in chronic hyperplastic rhinosinusitis. Laryngoscope 100:1161–1165

217. Friedman WH, Katsantonis GP, London A (1992) Palatal extension of middle meatal antrostomy. Otolaryngol Head Neck Surg 107:751–754

218. Friedman WH, Katsantonis GP, Bumpous JM (1995) Staging of chronic hyperplastic rhinosinusitis: treatment strategies. Otolaryngol Head Neck Surg 112:210–214

219. Friedrich JP (1984) Traitement par méatotomies endoscopiques des sinusites maxillaires chroniques. Méd Hyg 42:3410–3416

220. Friedrich JP (1985) Apport de la prothése de Silastic dans la chirurgie de l'infundibulum frontal. Problémes actuels d'ORL 9:43–47

221. Friedrich JP (1987) Le traitement de la polypose nasoethmoidale par chirurgie endoscopique. Ther Umsch 44:86–92

222. Friedrich JP, Terrier G (1984) La chirurgie sinusale maxillaire endoscopique par voie endonasale. Problémes actuels d'ORL 7:185–189

223. Friedrich JP, Terrier G (1987) Indications et résultats de l'evidement ethmoidal sous guidage endoscopique. Problémes actuels d'ORL 10:240–247

224. Fuhi K, Chambers SM, Rhoton AL (1979) Neurovascular relationships of the sphenoid sinus. J Neurosurg 50:31–39

225. Fujitani T (1972) Intranasal optic canal decompression technique for traumatic visual disturbance. Otologia (Fukouka) 18:300–307 [japanisch]

226. Fujitani T (1974) A proposal of endonasal-transethmoidal operation for optic canal decompression and its clinical evaluation in 16 patients. Auris Nasus Larynx 1:129–139

227. Fujitani T, Inoue K, Takahashi T, Ikushima K, Asai T (1986) Indirect traumatic optic neuropathy – visual outcome of operative and nonoperative cases. Jpn J Ophthalmol 30:125–134

228. Fukuda K, Matsune S, Ushikai M, Imamura Y, Ohyama M (1989) A study on the relationship between adenoid vegetation and rhinosinusitis. Am J Otolaryngol 10:214–216

229. Furukawa CF (1992) The role of allergy in sinusitis in children. J Allergy Clin Immunol 90:515–517

230. Gamble RC (1933) Acute inflammation of the orbit in children. Arch Ophthalmol 10:483–497

231. Gamea A, Fathi M, El-Guindy A (1994) The use of the rigid endoscope in transsphenoidal pituitary rugery. J Larnygol Otol 108:19–22

232. Gammert C (1984) Langzeitergebnisse der endonasalen Ethmoidektomie. Aktuelle Probleme der ORL 7:205–210

233. Garcia CE, Cunningham MJ, Clary RA, Joseph MP (1993) The etiologic role of frontal sinusitis in pediatric orbital abscesses. Am J Otolaryngol 14:449–452

234. Gaskins RE (1989) Use of a modified microdrill in endoscopic sinus surgery for improved exposure and reduced adhesions. Laryngoscope 99:556–557

235. Gaskins RE (1992) A surgical staging system for chronic sinusitis. Am J Rhinology 6:5–12

236. Gaudemat I de, Ebbo D, Leconte F, Barrault S, Koubbi G, Laurier JN, Fombeur JP (1993) Les mycoses du sinus maxillaire. A propos de 40 cas. Ann Otolaryngol Chir Cervicofac 110:198–202

237. Geiger K, Witschel H, Büttner C (1993) Chronische Lipogranulome (Paraffingranulome) der Lider und der Orbita nach endonasaler Nebenhöhlenoperation. Laryngol Rhinol Otol 72:356–360

238. Georgieff M, Schirmer U (1995) Klinische Anästhesiologie. Springer, Berlin Heidelberg New York Tokyo

239. Gerber ME, Myer CM, Berger TS, Prenger EC (1994) Endoscopic transsphenoidal drainage of an epidural abscess. Am J Otolaryngol 15:310–314

240. Gilain L, Planquart X, Coste A, Lelievre G, Peynegre R (1992) Résultats du traitement des aspergilloses du sinus maxillaire par boie de méatotomie moyenne exclusive. Ann Otolaryngol Chir Cervicofac 109:289–293

241. Giles WC, Gross CW, Abram AC, Greene WM, Avner TG (1994) Endoscopic septoplasty. Laryngoscope 104:1507–1509

242. Gittelman PD, Jacobs JB, Skorina J (1993) Comparison of functional endoscopic sinus surgery under local and general anesthesia. Ann Otol Rhinol Laryngol 102:289–293

243. Glaß W von, Hauenstein T (1988) Wound healing in the nose and paranasal sinuses after irradiation with the argon laser. Arch Otorhinolaryngol 245:36–41

244. Glasier CM, Ascher DP, Williams, KD (1986) Incidental paranasal sinus abnormalities on CT of children: clinical correlation. AJNR 7:861–864

245. Glatt HJ, Chan AC, Barrett L (1991) Computed tomography of nasolacrimal duct obstruction after endoscopic sinus surgery. Arch Otolaryngol Head Neck Surg 117:1059–1060

246. Gleich LL, Rebeiz EE, Pankratov MM, Shapshay SM (1995) Autologous fibrin tissue adhesive in endoscopic sinus surgery. Otolaryngol Head Neck Surg 112:238–241

247. Gleich LL, Rebeiz EE, Pankratov MM, Shapshay SM (1995) The Holmium-YAG laser-assisted otolaryngologic procedures. Arch Otolaryngol Head Neck Surg 121:1162–1166

248. Gliklich RE, Metson R (1994) A comparison of sinus computed tomography (CT) staging systems for outcomes research. Am J Rhinology 8:291–297

249. Gliklich RE, Metson R (1995) Techniques for outcomes research in chronic sinusitis. Laryngoscope 105:387–390

250. Gliklich RE, Metson R (1995) The health impact of chronic sinusitis in patients seeking otolaryngologic care. Otolaryngol Head Neck Surg 113:104–109

251. Glück U (1991) Die physiologische Bedeutung der Nasennebenhöhlen beim Menschen: Spekulationen seit 1800 Jahren. Schweiz Med Wochenschr 121:925–931

252. Godbersen GS, Kleeberg J, Lüttges J, Werner JA (1995) Sphärulozytose (Myosphärulose) der Nasennebenhöhlen. HNO 43:552–555

253. Goldsmith AJ, Zahtz GD, Stegnjajic A, Shikowitz M (1993) Middle turbinate headache syndrome. Am J Rhinology 7:17–23

254. Golnik KC, Miller NR (1991) Late recovery of function after oculomotor nerve palsy. Am J Ophthalmol 111:566–570

255. Gonnering RS, Lyon DB, Fisher JC (1991) Endoscopic laser-assisted lacrimal surgery. Am J Ophthalmol 111:152–157

256. Good RH (1907) A simple and safe operation on the frontal sinus by the intranasal route. JAMA 49:753–754

257. Good RH (1908) An intranasal method for opening the frontal sinus stablishing the largest possible drainage. Laryngoscope 18:266–274

258. Goodyear HM (1944) Mucocele in frontal and ethmoidal sinuses. Simplified surgical treatment. Ann Otol Rhinol Laryngol 53:242–245

259. Gorham CB, Bacher JA (1930) Regeneration of the human maxillary antral lining. Arch Otolaryngol 11:763–771

260. Grevers G (1995) Ein neues Operationssystem für die endoskopische Nasennebenhöhlenchirurgie. Laryngol Rhinol Otol 74:266–268

261. Grevers G, Reiterer A (1990) Traumatisch bedingte Fremdkörper der Nasennebenhöhlen. Laryngorhinootologie 69:155–157

262. Gross CW, Gross WE (1994) Post-operative care for functional endoscopic sinus surgery. Ear Nose Throat J 73:476–479

263. Gross CW, Gurucharri MJ, Lazar RH, Long TE (1989) Functional endonasal sinus surgery (FESS) in the pediatric age group. Laryngoscope 99:272–275

264. Gross GW, McGeady SJ, Kerut T, Ehrlich SM (1991) Limited-slice CT in the evaluation of paranasal sinus disease in children. AJR 156:367–369

265. Gross WE, Gross CW, Becker D, Moore D, Phillips D (1995) Modified transnasal endoscopic Lothrop procedure as an alternative to frontal sinus obliteration. Otolaryngol Head Neck Surg 113:427–434

266. Grünwald L (1910) Die Lymphgefäße der Nebenhöhlen der Nase. Arch Laryngol Rhinol 23:1–5

267. Guerin JM, Meyer P, Habib Y, Levy C (1988) Purulent rhinosinusitis is also a cause of sepsis in critically ill patients. Chest 93:893

268. Gunkel AR, Freysinger W, Thumfart WF, Truppe MJ (1995) Application of the ARTMA image-guided navigation system to endonasal sinus surgery. In: Lemke HU, Inamura K, Jaffe CC, Vannier MW (eds) Computer assisted radiology. Springer, Berlin Heidelberg New York Tokyo, pp 1147–1151

269. Gutiérrez-Ortega A, Sprekelsen-Gasso C, Valles-San Leandro L, Demperial JM (1995) Endonasal dacryocystorhinostomy. Orbit 14:25–28

270. Habal MB, Maniscaldo JE, Rhoton AL (1977) Microsurgical anatomy of the optic canal: corelates to optic nerve exposure. J Surg Res 22:527–533

271. Hajek M (1926) Pathologie und Therapie der entzündlichen Erkrankungen der Nebenhöhlen der Nase. 5. Aufl. Deuticke, Leipzig

272. Halle M (1906) Externe oder interne Operation der Nebenhöhleneiterungen. Berl Klin Wochenschr 43:1369–1372, 1404–1407

273. Halton JR, Cannon CR (1993) Functional endoscopic sinus surgery in children. J Miss State Med Assoc 34:1–6

274. Hammer B (1995) Orbital fractures – diagnosis, operative tretament, secondary corrections. Hogrefe & Huber, Göttingen

275. Hammer G, Radberg C (1961) The sphenoidal sinus: an anatomical and roentgenologic study with reference to transsphenoid hypophysectomy. Acta Radiol 56:401–425

276. Handler LC, Davey IC, Hill JC, Lauryssen C (1991) The acute orbit: differentiation of orbital cellulitis from subperiosteal abscess by computerized tomography. Neuroradiology 33:15–18

277. Hao SP, Wang HS, Lui TN (1995) Transnasal endoscopic management of basal encephalocele – craniotomy is no longer mandatory. Am J Otolaryngol 16:196–199

278. Har-El G (1995) Telescopic extracranial approach to frontal mucoceles with intracranial extension. J Otolaryngol 24:98–101

279. Har-El G, Lucente FE (1995) Endoscopic intranasal frontal sinusotomy. Laryngoscope 105:440–443

280. Harner SG, Newell RC (1969) Treatment of frontal osteomyelitis. Laryngoscope 79:1281–1294

281. Havas TE, Motbey JA, Gullane PJ (1988) Prevalence of incidental abnormalities on computed tomographic scans of the paranasal sinuses. Arch Otolaryngol Head Neck Surg 114:856–859

282. Hawke WM, McCombe AW (1995) How I do it: nasal polypectomy with an arthroscopic bone shaver: the Stryker „hummer". J Otolaryngol 24:57–59

283. Healy GB, MCGill T, Jako GJ, Strong MS, Vaughan CM (1978) Management of choanal atresia with carbon dioxyde laser. Ann Otol 87:658–662

284. Heermann H (1958) Über endonasale Chirurgie unter Verwendung des binocularen Mikroskopes. Arch Ohren- usw. Heilk Z Hals- usw. Heilk 171:295–297

285. Heermann J (1962) Resektion des Bodens und der unteren Vorderwand der Keilbeinhöhle zur Erweiterung bei Choanalatresie. Z Laryngol Rhinol 41:390–393

286. Heermann J (1974) Endonasale mikrochirurgische Resektion der Mukosa des Sinus maxillaris. Laryngorhinootologie 53:938–941

287. Heermann J (1991) Temporäre Amaurose bei mikrochirurgischer endonasaler Ethmoid- und Saccus lacrimalis-Operation in Lokalanaesthesie. HNO 28:70

288. Heermann J (1991) Rhinochirurgische Aspekte bei Tränenwegstenosen. Otorhinolaryngol Nova 1:227–232

289. Heermann J, Neues D (1986) Intranasal microsurgery of all paranasal sinuses, the septum, and the lacrimal sac with hypotensive anesthesia. Ann Otol Rhinol Laryngol 95:631–638

290. Helal MZ (1995) Combined micro-endoscopic trans-sphenoid excisions of pituitary macroadenomas. Eur Arch Otorhinolaryngol 252:186–189

291. Heller M (1913) Blindness and death following intranasal sinus operation. Laryngoscope 33:66–67

292. Herzon GD, Zealear DL (1994) Intraoperative monitoring of the visual evoked potential during endoscopic sinus surgery. Otolaryngol Head Neck Surg 111:575–579

293. Heymann P, Ritter G (1909) Zur Morphologie und Terminologie des mittleren Nasenganges. Z Laryngol Rhinol 1:1–18

294. Hilding A (1933) Experimental surgery of the nose and sinuses. II. Gross results following the removal of the intersinuous septum and of strips of mucous membrane from the frontal sinus of the dog. Arch Otolaryngol 17:321–327

295. Hilding AC (1941) Experimental sinus surgery: effects of operative windows on normal sinuses. Ann Otol 50:279–392

296. Hilding AC (1965) Regeneration of respiratory epithelium after minimal surface trauma. Ann Otol Rhinol 74:903–914

297. Hilding AC, Banovetz J (1963) Occluding scars in the sinuses: relation to bone growth. Laryngoscope 73:1201–1218

298. Hill JN, Gershon NI, Gargiulo PO (1983) Total spinal blockade during local anaesthesia of the nasal passages. Anesthesiology 59:144–146

299. Hillen B (1993) Paranasal sinuses & anterior skull base. Elsevier's Interactive Anatomy, Disc I of Volume I: The Head and Neck. Elsevier, Amsterdam

300. Hintschich CR, Beyer-Machule CK, Stefani FH (1995) paraffinoma of the periorbit – a challenge for the oculoplastic surgeon. Ophthalmic Plast Reconstr Surg 11:39–43

301. Hirsch O (1952) Successful closure of cerebrospinal fluid rhinorrhea by endonasal surgery. Arch Otolaryngol 56:1–12

302. Hoffer ME, Kennedy DW (1994) The endoscopic management of sinus mucoceles following orbital decompression. Am J Rhinology 8:61–65

303. Hoffman SR, Stinziano GD, Goodman D (1984) Microscopic rhinoscopy in the treatment of inverted papillomas. Laryngoscope 94:662–663

304. Hoffman SR, Dersarkissian RM, Buck SH, Stinziano GD, Buck GM (1989) Sinus disease and surgical treatment: a results oriented quality assurance study. Otolaryngol Head Neck Surg 100:573–577

305. Hoffmann D, May M (1989) Endoscopic sinus surgery – experience with the initial 100 patients. Trans P Acad Ophthalmol Otolaryngol 41:847–850

306. Hoffmann DF, May M (1991) Endoscopic frontal sinus surgery: frontal trephine permits a „two sided approach". Operative Techn Otolaryngol Head Neck Surg 2:257:261

307. Hofmann U (1966) Zwischenfälle während endonasaler Siebbeinausräumung bei Asthmapatienten. HNO 14:26–28

308. Hollis LJ, McGlashan JA, Walsh RM, Bowdler DA (1994) Massive epistaxis following sphenoid sinus exploration. J Larnygol Otol 108:171–173

309. Holzapfel L, Chevret S, Madinier G, et al. (1993) Influence of long-term oro- or nasotracheal intubation on nosocomial maxillary sinusitis and pneumonia. Crit Care Med 21:1132–1138

310. Hosemann W, Kühnel T (1994) Medicolegale Aspekte bei endonasalen Nasennebenhöhlenoperationen. Teil 1 und Teil 2. HNO Aktuell 2:315–319, 355–360

311. Hosemann W, Röckelein G (1989) Entnahme eines Siebbeinblocks von der Leiche für die mikroanatomische Präparation. Laryngol Rhinol Otol 68:130–131

312. Hosemann W, Wigand ME (1992) Merit and demerit of endoscopic surgery. Rhinology [Suppl 14]:141–145

313. Hosemann W, Wigand ME, Fehle J, Sebastian J, Diepgen DL (1988) Ergebnisse endonasaler Siebbein-Operationen bei diffuser hyperplastischer Sinusitis paranasalis chronica. HNO 36:54–59

314. Hosemann W, Wigand ME, Nikol J (1989) Klinische und funktionelle Aspekte der endonasalen Kieferhöhlen-Operation. HNO 37:225–230

315. Hosemann W, Michelson A, Weindler J, Mang H, Wigand ME (1990) Einfluß der endonasalen Nasennebenhöhlenchirurgie auf die Lungenfunktion des Pharynx mit Asthma bronchiale. Laryngol Rhinol Otol 69:521–526

316. Hosemann W, Dunkel I, Göde U, Wigand ME (1991) Experimentelle Untersuchungen zur Wundheilung in den Nasennebenhöhlen. III. Endoskopie und Histologie des Operationsgebietes nach einer endonasalen Siebbeinausräumung. HNO 39:111–115

317. Hosemann W, Göde U, Länger F, Röckelein G, Wigand ME (1991) Experimentelle Untersuchungen zur Wundheilung in den Nasennebenhöhlen. I. Ein Modell respiratorischer Wunden in der Kaninchenkieferhöhle. HNO 39:8–12

318. Hosemann W, Göde U, Länger F, Wigand ME (1991) Experimentelle Untersuchungen zur Wundheilung in den Nasennebenhöhlen. II. Spontaner Wundschluß und medikamentöse Effekte im standardisierten Wundmodell. HNO 39:48–51

319. Hosemann W, Nitsche N, Rettinger G, Wigand ME (1991) Die endonasale, endoskopisch kontrollierte Versorgung von Duradefekten der Rhinobasis. Laryngol Rhinol Otol 70:115–119

320. Hosemann W, Leuwer A, Wigand ME (1992) Die endonasale, endoskopisch kontrollierte Stirnhöhlenoperation bei Mukopyozelen und Empyemen. Laryngol Rhinol Otol 71:181–186

321. Hosemann W, Wigand ME, Wessel B, Schellmann B (1992) Medico-legale Probleme in der endonasalen Nasennebenhöhlenchirurgie. Eur Arch Otorhinolaryngol [Suppl 1992/II]:284–296

322. Hosemann W, Goertzen W, Wohlleben R, Wolf S, Wigand ME (1993) Olfaction after endoscopic endonasal ethmoidectomy. Am J Rhinology 7:11–15

323. Hosemann W, Gottsauner A, Leuwer A, Farmand M, Wenning W, Göde U, Stenglein C, v Glaß W (1993) Untersuchungen zur Frakturheilung im Siebbein – Ein Beitrag zur rhinologischen Versorgung nasoethmoidaler Verletzungen. Laryngol Rhinol Otol 72:383–390

324. Hosemann W, Göde U, Wagner W (1994) Current review: Epidemiology, pathophysiology and range of endonasal sinus surgery. Am J Otolaryngol 15:85–98

325. Hosemann W, Groß R, Göde U, Kühnel T, Röckelein G (1995) The anterior sphenoid wall: relative anatomy for sphenoidotomy. Am J Rhinology 9:137–144

326. Hosemann W, Kühnel T, Held P, Wagner W, Felderhoff A (1996) Endonasal fenestration of the frontal sinus in surgical management of chronic sinusitis – a critical evaluation. Am J Rhinology (im Druck)

327. Howland WC, Mathison DA, Bell DN, Stevenson DD (1986) Effect of sinus surgery (SS) on asthma. J Allergy Clin Immunol 77:161

328. Hoyt WH (1992) Bacterial patterns found in surgery patients with chronic sinusitis. J Am Osteopath Assoc 92:205–212

329. Hoyt WH (1993) Endoscopic stenting of nasofrontal communication in frontal sinus disease. Ear Nose Throat J 72:596–597

330. Hudgins PA (1993) Complications of endoscopic sinus surgery. The role of the radiologist in prevention. Radiol Clin North Am 31:21–32

331. Hudgins PA, Browning DG, Gallups J et al. (1992) Endoscopic paranasal sinus surgery: radiographic evaluation of severe complications. AJNR 13:1161–1167

332. Huggil PH, Ballantyne JC (1952) An investigation into the relationship between adenoids and sinusitis in children. J Otolaryngol 1952:84–91

333. Hui Y, Gaffney R, Crysdale WS (1995) Sinusitis in patients with cystic fibrosis. Eur Arch Otorhinolaryngol 252:191–196

334. Hulka GF, Kulwin DR, Weeks SM, Cotton RT (1995) Congenital lacrimal sac mucoceles with intranasal extension. Otolaryngol Head Neck Surg 113:651–655

335. Huxley EJ, Viroslav J, Gray WR, Pierce AK (1978) Pharyngeal aspiration in normal adults and patients with depressed consciousness. Am J Med 64:564–568

336. Ilberg C (1994) Die Mikrochirurgie der Nase der Nebenhöhlen; Konzept, Technik und Ergebnis. Pneumologie 48:93–98

337. Ilberg C, May A, Weber A (1990) Zur Mikrochirurgie der Nasenhaupt- und Nebenhöhlen. Laryngol Rhinol Otol 69:52–57

338. Illum P (1986) Congenital choanal atresia treated by laser surgery. Rhinology 24:205–209

339. Illum P, Grymer L, Hilberg O (1992) Nasal packing after septoplasty. Clin Otolaryngol 17:158–162

340. Iro H, Hosemann W (1993) Minimally invasive surgery in Otorhinolaryngology. Eur Arch Otorhinolaryngol 250:1–10

341. Irvin CG (1992) Sinusitis and asthma: an animal model. J Allergy Clin Immunol 90:521–533

342. Isenberg SF (1995) Endoscopic removal of chondromyxoid fibroma of the ethmoid sinus. Am J Otolaryngol 16:205–208

343. Isenberg SF, Scott JA (1994) Management of massive hemorrhage during endoscopic sinus surgery. Otolaryngol Head Neck Surg 111:134–136

344. Iwens P, Clement PAR (1994) Sinusitis in allergic patients. Rhinology 32:65–67

345. Jacobs RL, Freda A, Culver WG (1983) Primary nasal polyposis. Ann Allergy 51:500–505

346. Jafek BW (1985) Intranasal ethmoidectomy. Otolaryngol Clin North Am 18:61–74

347. Jafek BW, Moran DT, Eller PM, Rowley JC, Jafek TB (1987) Steroid-dependent anosmia. Arch Otolaryngol Head Neck Surg 113:547–549

348. Jäntti-Alanko S, Holopainen E, Malmberg H (1989) Recurrence of nasal polyps after surgical treatment. Rhinology [Suppl 8]:59–64

349. Jamal A, Maran AGD (1987) Atopy and nasal polyposis. J Larnygol Otol 101:355–358

350. Jankowski R, Lhuillier C, Simon C, Wayoff M (1990) Quelle voie d'abord choisir pour les papillomes inversés nasosinusiens? Rev Laryngol Otol Rhinol 111:71–74

351. Jankowski R, Goetz R, Moneret Vautrin DA, et al. (1991) Les insuffisances de l'ethmoidectomie dans la prise en charge thérapeutique de la polypose. Ann Otolaryngol Chir Cervicofac 108:298–306

352. Jankowski R, Auque J, Simon C, et al. (1992) Endoscopic pituitary tumor surgery. Laryngoscope 102:198–202

353. Jankowski R, Moneret-Vautin DA, Goetz R, Wayoff M (1992) Influence of medicosurgical treatment for nasal polyps on the development of associated asthma. Rhinology 30:249–258

354. Javate RM, Campomanes BSA, Co ND, Dinglasan JL, Go CG, Tan EN, Tan FE (1995) The endoscope and the radiofrequency unit in DCR surgery. Ophthalmic Plast Reconstr Surg 11:54–58

355. Jebeles JA, Hicks JN (1993) The use of Merocel for temporary medialization of the middle turbinate during functional endoscopic sinus surgery. Ear Nose Throat J 72:145–146

356. Jiannetto DF, Pratt MF (1995) Correlation between preoperative computed tomography and operative findings in functional endoscopic sinus surgery. Laryngoscope 105:924–927

357. John G, Low JM, Tan PE, van Hasselt CA (1995) Plasma catecholamine levels during functional endoscopic sinus surgery. Clin Otolaryngol 20:213–215

358. Jonathan DA, Violaris NS (1988) Comparison of cocaine and lignocaine as intranasal local anaesthetics. J Larnygol Otol 102:628–629

359. Jones JW, Parsons DS, Cuyler JP (1993) The results of functional endoscopic sinus (FES) surgery on the symptoms of patients with cystic fibrosis. Int J Pediatr Otorhinolaryngol 28:25–32

360. Jorgensen RA (1991) Endoscopic and computed tomographic findings in ostiomeatal sinus disease. Arch Otolaryngol Head Neck Surg 117:279–287

361. Jorissen, Feenstra (1992) Optic nerve decompression for indirect posterior optic nerve trauma. Acta Otolaryngol Belg 46:311–324

362. Jovanovic S (1961) Supernumerary frontal sinuses on the roof of the orbit, their clinical significance. Acta Anat 45:133–142

363. Juntunen K, Tarkkanen J, Makonson J (1984) Caldwell Luc operation in the treatment of childhood asthma. Laryngoscope 94:249–251

364. Kainz J, Stammberger H (1988) Das Dach des vorderen Siebbeines: Ein Locus minoris resitentiae an der Schädelbasis. Laryngol Rhinol Otol 66:142–149

365. Kainz J, Stammberger H (1991) Gefahrenpunkte der hinteren Rhinobasis. Anatomische, histologische und endoskopische Befunde. Laryngol Rhinol Otol 70:479–486

366. Kainz J, Braun H, Genser P (1993) Die Haller'schen Zellen: Morphologische Evaluierung und klinisch-chirurgische Bedeutung. Laryngol Rhinol Otol 72:599–604

367. Kainz J, Klimek L, Anderhuber W (1993) Vermeidung vaskulärer Komplikationen bei der endonasalen Nasennebenhöhlenchirurgie. HNO 41:146–152

368. Kaluskar SK, Patil NP, Sharkey AN (1993) The role of CT in functional endoscopic sinus surgery. Rhinology 31:49–52

369. Kamel RH (1989) Endoscopic transnasal surgery in chronic maxillary sinusitis. J Larnygol Otol 103:492–501

370. Kamel R (1990) Endoscopic transnasal surgery in antrochoanal polyp. Arch Otolaryngol Head Neck Surg 116:841–843

371. Kamel RH (1992) Conservative endoscopic surgery in inverted papilloma. Arch Otolaryngol Head Neck Surg 118:649–653

372. Kamel R (1994) Transnasal endoscopic approach in congenital choanal atresia. Laryngoscope 104:642–646

373. Kamel RH (1994) Transnasal endoscopic medial maxillectomy in inverted papilloma. Laryngoscope 105: 847–853

374. Kamel R, Zaher S (1991) Endoscopic transnasal vidian neurectomy. Laryngoscope 101:316–319

375. Kane K (1993) Australian experience with functional endoscopic sinus surgery and its complications. Ann Otol Rhinol Laryngol 102:613–615

376. Karlsson G, Rundcrantz H (1982) A randomized trial of intranasal beclomethasone dipropionate after polypectomy. Rhinology 20:144–148

377. Kaschke O, Behrbohm H (1994) Endoskopische Operation der chronischen Sinusitis. Hoher Stellenwert der Nachbehandlung. Therapiewoche 44:408–412

378. Kasper KA (1936) Nasofrontal connections – a study based on one hundred consecutive dissections. Arch Otolaryngol 23:322–343

379. Kass E, Massaro B, Komorowski A, Toohill RJ (1993) Wound healing of KTP and argon laser lesions in the canine nasal cavity. Otolaryngol Head Neck Surg 108:283–292

380. Kassel K (1911/1915) Die Nasenheilkunde des Altertums. Teil 1: Z Laryngol 3:255–305; Teil 2: Z Laryngol 4:573–640

381. Katsantonis GP, Friedman WH, Sivore MC (1990) The role of computed tomography in revision sinus surgery. Laryngoscope 100:811–816

382. Katsantonis GP, Friedman WH, Bruns M (1994) Intranasal sphenoethmoidectomy: an evolution of technique. Otolaryngol Head Neck Surg 111:781–786

383. Kaufmann J, Chen JC, Wright GW (1970) The effect of trigeminal resection on reflex bronchoconstriction after nasal and nasopharyngeal irritation in man. Am Rev Resp Dis 101:768–769

384. Kaufman J, Wright GW (1969) The effect of nasal and nasopharyngeal irritation on airway resistance in man. Am Rev Resp Dis 100:626–630

385. Lautzky M, Bigenzahn B, Steurer M, Susani M, Schenk P (1992) Homium:YAG-Laserchirurgie. Anwendungsmöglichkeiten bei entzündlichen Nasennebenhöhlenerkrankungen. HNO 40:468–471

386. Kavanagh KT (1995) Software review: paransal sinuses & anterior skull base; interactive anatomy, volume 1. Ann Otol Rhinol Laryngol 104:488–489

387. Keerl R, Weber R (1995) Operationsweiterbildung mittels Multimediatechnik am Beispiel der endonasalen mikroendoskopischen Pansinusoperation. Laryngol Rhinol Otol 74:361–364

388. Kennedy DW (1985) Functional endoscopic sinus surgery. Technique. Arch Otolaryngol 111:643–649

389. Kennedy DW (1992) Prognostic factors, outcomes and staging in ethmoid sinus surgery. Laryngoscope 102:1–18

390. Kennedy DW, Kennedy EM (1985) Ambulatory surgery: endoscopic sinus surgery. AORN J 42:932–936

391. Kennedy DW, Shaalan H (1989) Reevaluation of maxillary sinus surgery: experimental study in rabbits. Ann Otol Rhinol Laryngol 98:901–906

392. Kennedy DW, Zinreich SJ (1988) The functional endoscopic approach to inflammatory sinus disease: current perspectives and technique modifications. Am J Rhinol 2:89–96

393. Kennedy DW, Zinreich SJ, Rosenbaum AE, Johns ME (1985) Functional endoscopic sinus surgery. Theory and diagnostic evaluation. Arch Otolaryngol 111:576–582

394. Kennedy DW, Zinreich SJ, Shaalan H, Kihn F, Naclerio R, Loch E (1987) Endoscopic middle meatal antrostomy: theory, technique, and patency. Laryngoscope [Suppl 43]

395. Kennedy DW, Josephson JS, Zinreich SJ, Mattox DE, Goldsmith MM (1989) Endoscopic sinus surgery for mucoceles: a viable alternative. Laryngoscope 99:885–895

396. Kennedy DW, Goodstein ML, Miller NR, Zinreich SJ (1990) Endoscopic transnasal orbital decompression. Arch Otolaryngol Head Neck Surg 116:275–282

397. Kennedy DW, Zinreich SJ, Hasssab MH (1990) The internal carotid artery as it relates to endonasal sphenoethmoidectomy. Am J Rhinology 4:7–12

398. Kennedy DW, Shaman P, Han W, Selman H, Deems DA, Lanza DC (1994) Complications of ethmoidectomy: a survey of fellows of the American Academy of Otolaryngology – Head and Neck Surgery. Otolaryngol Head Neck Surg 111:589–599

399. Kennedy TL (1994) Endoscopic surgery for frontal and ethmoid sinus mucoceles. Am J Rhinology 8:107–112

400. Kern EB, O'Halloran GL (1994) Conventional intranasal ethmoidectomy: does the endoscope have a role? In: Sadé J (ed) Infections in childhood – ear, nose and throat aspects. Excerpta Medica, Amsterdam, pp 257–262

401. Keros P (1965) Über die praktische Bedeutung der Niveauunterschiede der Lamina cribrosa des Ethmoids. Laryngol Rhinol Otol 41:808–813

402. Keyser JS, Diaz-Ordaz E, Samson MJ, Kartush JM (1995) Use of intraoperative neuromonitoring to prevent orbital complications in ethmoid sinus surgery. Otolaryngol Head Neck Surg 113:99–103

403. Khan JA, Wagner DV, Giojanco JK, Hoover LA (1995) Combined transconjunctival and external approach for endoscopic orbital apex decompression in Graves' disease. Laryngoscope 105:203–206

404. Khanobthamchai K, Shankar L, Hawke M, Bingham B (1991) The secondary middle turbinate. J Otolaryngol 20:412–413

405. Khanobthamchai K, Shankar L, Hawke M, Bingham B (1991) Ethmomaxillary sinus and hypoplasia of maxillary sinus. J Otolaryngol 20:425–427

406. Kidder TM, Toohill RJ, Unger JD, Lehman RH (1974) Ethmoid sinus surgery. Laryngoscope 84:1525–1534

407. Killian G (1900) Die Krankheiten der Kieferhöhle. In: Heymann P (Hrsg) Handbuch der Laryngologie und Rhinologie. Bad III/2. Hölder, Wien, S 1004–1096

408. King HC, Mabry RL (1993) A practical guide to the management of nasal and sinus disorders. Thieme, New York

409. King JM, Caldarelli DD, Pigato JB (1994) A review of revision functional endoscopic sinus surgery. Laryngoscope 104:404–408

410. Kingdom TT, Lee KC, Cropp GJ (1995) Chronic sinusitis and a negative sweat test in a patient with cystic fibrosis. Am J Rhinology 9:225–228

411. Klima A, Weber A, May A, Knecht R (1992) Allergie und Polyposis nasi. Allergologie 15:351–354

412. Klimek L, Kainz J, Reul J, Mösges R (1993) Vermeidung vaskulärer Komplikationen bei der endonasalen Nasennebenhöhlenchirurgie. Teil II. Prä- und intraoperative Bildgebung. HNO 41:582–586

413. Kloppers SP (1987) Endoscopic examination of the nose and results of functional endoscopic sinus surgery in 50 patients. S Afr Med J 72:622–624

414. Kloppers SP (1989) Functional endoscopic sinus surgery. A critical long-term evaluation. S Afr Med J 76:262–264

415. Klossek JM, Fontanel JP (1992) Chirurgie endonasale sous guidage endoscopique. Masson, Paris

416. Klossek JM, Ferrie JC, Goujon JM et al. (1993) Les schwannomes naso-sinusiens. A propos de deux cas. Intéret de l'endoscopie nasale pour le diagnostic et le traitement. Ann Otolaryngol Chir Cervicofac 110:341–345

417. Koay CB, Whittet HN, Ryan RM, Lewis CE, Path MRC (1995) Giant cell reparative granuloma of the concha bullosa. J Larnygol Otol 109:555–558

418. Kösling S, Schulz HG, Klöppel R (1992) Computertomographie der Nasennebenhöhlen in koronarer Schnittführung – eine Voraussetzung für die endonasale Operation. Röntgenpraxis 45:265–269

419. Korchia D, Thomassin JM, Duchon Doris JM, Badier M (1992) Asthme et polypose efficacité et nocivité de l'éthmoidectomie endonasale. Résultats à propos de 70 patients. Ann Otolaryngol Chir Cervicofac 109:359–363

420. Korzec KR (1992) A selfirrigating system for endoscopic sinus surgery. Otolaryngol Head Neck Surg 107:131–132

421. Kowalski ML (1992) Management of aspirin-sensitive rhinosinusitis-asthma syndrome: what role for aspirin desensitization? Allergy Proc 13:175–183

422. Kraus DH, Lanzieri CF, Wanamaker JR, Little JR, Lavertu P (1992) Complementary use of computed tomography and magnetic resonance imaging in assessing skull base lesions. Laryngoscope 102:623–629

423. Kreidler JF, Koch H (1975) Endoscopic findings of maxillary sinus after middle face fractures. J Max Fac Surg 3:10–14

424. Krmpotic-Nemanic J, Vinter I, Hat J, Jalsovec D (1993) Variations of the labyrinth and sphenoid sinus and CT imaging. Eur Arch Otorhinolaryngol 250:209–212

424a. Kuehm SL, Doyle MJ (1990) Medication errors: 1977 to 1988. Experience in medical malpractice claims. New Jersey Medicine 87:27–34

424b. Küttner K, Siering U, Looke G, Eichhorn M (1992) Funktionelle endoskopische Siebbeinrevision bei entzündlichen Nasennebenhöhlenerkrankungen im Kindesalter. HNO 40:158–164

425. Kuhn FA, Bolger WE, Tisdahl RG (1991) The agger nasi cell in frontal recess obstruction: an anatomic, radiologic and clinical correlation. Op Tech Otolaryngol Head Neck Surg 2:226–231

426. Lamear WR, Davis WE, Templer JW, McKinsey JP, DelPorto H (1992) Partial endoscopic middle turbinectomy augmenting functional endoscopic sinus surgery. Otolaryngol Head Neck Surg 107:382–389

427. Lang J (1988) Klinische Anatomie der Nase, Nasenhöhle und Nebenhöhlen. Thieme, Stuttgart

428. Lang J (1988) Über die Cellulae ethmoidales posteriores und ihre Beziehung zum Canalis opticus. HNO 36:49–53

429. Lang J, Schlehahn F, Schäfer K (1979) Über den Inhalt der Canales ethmoidales. Verh Anat Ges 73:87–94

430. Langnickel R (1978) Temporäre Amaurose nach endonasaler Siebbeinoperation. HNO 26:172–173

431. Larsen PL, Tos M (1991) Origin of nasal polyps. Laryngoscope 101:305–312

432. Larsen PL, Tos M (1994) Clinical course of patients with primary nasal polyps. Acta Otolaryngol (Stockh) 114:556–559

433. Larsen PL, Tos M, Baer S (1994) En bloc removal of the ethmoid and ostiomeatal complex in cadavers, with a practical application. Rhinology 32:62–64

434. Lawson W (1991) The intranasal ethmoidectomy: an experience with 1077 procedures. Laryngoscope 101:367–371

435. Lawson W (1994) The intranasal ethmoidectomy: evolution and an assessment of the procedure. Laryngoscope [Suppl 64]:1–49

436. Lawson W, Biller HF, Jacobson A, Som P (1983) The role of conservative surgery in the management of inverted papilloma. Laryngoscope 93:148–155

437. Lawson W, Le Benger J, Som P, Bernard PJ, Biller HF (1989) Inverted papilloma: an analysis of 87 cases. Laryngoscope 99:1117–1124

438. Lawson W, Ho BT, Chaari CM, Biller HF (1995) Inverted papilloma: a report of 112 cases. Laryngoscope 105:282–288

439. Lazar RH, Younis RT (1995) Transnasal repair of choanal atresia using telescopes. Arch Otolaryngol Head Neck Surg 121:517–520

440. Lazar RH, Younis RT, Gross CW (1992) Pediatric functional endonasal sinus surgery: review of 210 cases. Head Neck 14:92–98

441. Lazar RH, Younis RT, Long TE, Gross CW (1992) Revision functional endonasal sinus surgery. Ear Nose Throat J 71:131–133

442. Lazar RH, Younis RT, Parvey LS (1992) Comparison of plain radiographs, coronal CT, and intraoperative findings in children with chronic sinusitis. Otolaryngol Head Neck Surg 107:29–34

443. Lazar RH, Younis RT, Long TE (1993) Functional endonasal sinus surgery in adults and children. Laryngoscope 103:1–5

444. Lebowitz RA, Jacobs JB, Tavin ME (1995) Safe and effective infundibulotomy technique. Otolaryngol Head Neck Surg 113:266–270

445. Lenz H, Eichler J (1984) Endonasale chirurgische Technik mit dem Argonlaser. Laryngol Rhinol Otol 63:534–540

446. Lenz H, Eichler J, Schäfer G, Salk J, Bettges G (1977) Production of a nasoantral window with an Ar-Laser. J Max Fac Surg 5:314–317

447. Leopold DA (1995) The importance of nasal and sinus symptoms. Current Opinion in Otolaryngol Head and Neck Surgery 3:1–4

448. Lesserson JA, Kieserman SP, Finn DG (1994) The radiographic incidence of chronic sinus disease in the pediatric population. Laryngoscope 104:159–166

449. Levine HL (1989) Endoscopy and the KTP 532 Laser for nasal sinus disease. Ann Otol Rhinol Laryngol 98:46–51

450. Levine HL (1990) Functional endoscopic sinus surgery: evaluation, surgery, and follow-up of 250 patients. Laryngoscope 100:79–84

451. Levine HL (1991) Endoscopic diagnosis and management of cerebrospinal fluid rhinorrhea. Op Tech Otolaryngol Head Neck Surg 2:282–284

452. Levine HL, May M (1993) Endoscopic sinus surgery. Thieme, New York

453. Li J, Stankiewicz J (1991) The endoscopic approach to the lateral accessory sphenoid sinus. Otolaryngol Head Neck Surg 105:608–612

454. Linberg JV, Anderson RL, Bumsted RM, Barreras R (1982) Study of intranasal ostium external dacryocystorhinostomy. Arch Ophthalmol 100:1758–1762

455. Linden BE, Aguilar EA, Allen SJ (1988) Sinusitis in the nasotracheally intubated patient. Arch Otolaryngol Head Neck Surg 114:860–861

456. Lister JR, Sypert GW (1979) Traumatic false aneurysm and carotid-cavernous fistula: a complication of sphenoethmoidotomy. Neurosurgery 5:473–475

457. Liu CM, Yeh TH, Hsu MM (1994) Clinical evaluation of maxillary diffuse polypoid sinusitis after functional endoscopic sinus surgery. Am J Rhinology 8:7–11

458. Lloyd GAS (1990) CT of the paranasal sinuses: study of a control series in relation to endoscopic sinus surgery. J Laryngol Otol 104:477–481

459. Lloyd GAS, Lund VJ, Scadding GK (1991) CT of the paranasal sinuses and functional endoscopic surgery: a critical analysis of 100 symptomatic patients. J Laryngol Otol 105:181–185

460. Loewe G, Slapke J, Kunath H (1985) Nasal polyposis, bronchial asthma and analgesic intolerance. Rhinology 23:19–26

461. Loury MC (1993) Endoscopic frontal recess and frontal sinus ostium dissection. Laryngoscope 103:455–458

462. Loury MC, Hinkley DK, Wong W (1993) Endoscopic transnasal antrochoanal polypectomy: an alternative to the transantral approach. South Med J 86:18–22

463. Lucente FE, Schoenfeld PS (1990) Calibrated approach to endoscopic sinus surgery. Ann Otol Rhinol Laryngol 99:1–4

464. Lumry WR, Curd JG, Zeiger RS, Pleskow WW, Stevenson DD (1983) Aspirin-senstivie rhinosinusitis: the clinical syndrome and effects of aspirin administration. J Allergy Clin Immunol 71:580–587

465. Lund VJ (1985) Fundamental considerations of the design and function of intranasal antrostomies. Rhinology 23:231–236

466. Lund VJ (1986) The design and function of intranasal antrostomies. J Larnygol Otol 100:35–39

467. Lund VJ (1986) Fundamental considerations of the design and function of intranasal antrostomies. J R Soc Med 79:646–649

468. Lund VJ (1988) Inferior meatal antrostomy. Fundamental considerations of design and function. J Larnygol Otol [Suppl 15]:1–18

469. Lund VJ, Mackay IS (1993) Staging in rhinosinusitis. Rhinology 31:183–184

470. Lund VJ, Mackay IS (1994) Outcome assessment of endoscopic sinus surgery. J R Soc Med 87:70–72

471. Lund VJ, Scadding GK (1994) Objective assessment of endoscopic sinus surgery in the management of chronic rhinosinusitis: an update. J Larnygol Otol 108:749–735

472. Lund VJ, Holmstrom M, Scadding GK (1991) Functional endoscopic sinus surgery in the management of chronic rhinosinusitis. An objective assessment. J Larnygol Otol 105:832–835

473. Lund VJ, Kennedy DW, Draf W et al. (1995) Quantification for staging sinusitis. Ann Otol Rhinol Laryngol [Suppl 167]:17–21

474. Lusk RP (1992) Pediatric sinusitis. Raven Press, New York

475. Lusk RP (1992) Surgical modalities other than ethmoidectomy. J Allergy Clin Immunol 90:538–542

476. Lusk RP, Muntz HR (1990) Endoscopic sinus surgery in children with chronic sinusitis: a pilot study. Laryngoscope 100:654–658

477. Lusk RP, Polmar SH, Muntz HR (1991) Endoscopic ethmoidectomy and maxillary antrostomy in immunodeficient patients. Arch Otolaryngol Head Neck Surg 117:60–63

478. MacArthur CJ, Gliklich R, McGill TJI, Perez-Atayde A (1993) Sinus complications in mucopolyschardiosis I H/S (Hurler-Scheie syndrome). Int J Pediatr Otorhinolaryngol 26:79–87

479. Mac Kenty JE (1929) Blindness due to hemorrhage into orbital fat caused by injury in the intranasal ethmoid operation and by other injuries. Laryngoscope 39:772

480. Mafee MF (1991) Endoscopic sinus surgery: role of the radiologist. AJNR 12:855–860

481. Mair MEA, Bolger WE, Breisch EA (1995) Sinus and facial growth after pediatric endoscopic sinus surgery. Arch Otolaryngol Head Neck Surg 121:547–552

482. Maisel RH (1993) Sinusitis and the immunocompromised patient. In: McCaffrey TV (1993) Systemic disease and the nasal airway. Thieme, New York, S 41–64

483. Maniglia AJ (1989) Fatal and major complications secondary to nasal and sinus surgery. Laryngoscope 99:276–283

484. Maniglia AJ (1989) Letter to the editor. Laryngoscope 99:871

485. Maniglia AJ (1991) Fatal and other major complications of endoscopic sinus surgery. Laryngoscope 101:349–354

486. Maniglia AJ, Chandler JR, Goodwin WJ, Flynn J (1981) Rare complications following ethmoidectomies: a report of eleven cases. Laryngoscope 91:1234–1244

487. Maniscalco JE, Habal (1978) Microanatomy of the optic canal. J Neurosurg 48:402–406

488. Mann W, Dao Trong H (1979) Vergleichende endoskopische und histologische Befunde bei chronischer Sinusitis. HNO 27:345–347

489. Mann W, Rochels R, Bleier R (1991) Mikrochirurgische endonasale Dekompression des N. opticus. Fortschr Ophthalmol 88:176–177

490. Mann WJ, Amedee RG, Iemma M (1992) An assessment of radiologic discrepancies in patients with paranasal sinus disease. Am J Rhinology 6:211–213

491. Mann WJ, Amedee RG, Grehn F, Lieb W (1994) Epiphora secondary to blockage of the lacrimal system: the role of endonasal dacryocystorhinostomy. Am J Rhinology 8:139–141

492. Mann WJ, Kahaly G, Lieb W, Amedee RG (1994) Orbital decompression for endocrine ophthalmopathy: the endonasal approach. Am J Rhinology 8:123–127

493. Manning SC (1992) Surgical management of sinus disease in children. Ann Otol Rhinol Laryngol 101:42–45

494. Manning SC (1993) Endoscopic management of medial subperiostal orbital abscess. Arch Otolaryngol Head Neck Surg 119:789–791

495. Manning SC, Wasserman RL, Solver R, Phillips DL (1994) Results of endoscopic sinus surgery in pediatric patients with chronic sinusitis and asthma. Arch Otolaryngol Head Neck Surg 120:1142–1145

496. Mannor GE, Millman AL (1992) The prognostic value of preoperative dacryocystography in endoscopic intranasal dacryocystorhinostomy. Am J Ophthalmol 72:134–137

497. Maran AGD (1994) Endoscopic sinus surgery. Eur Arch Otorhinolaryngol 251:309–318

498. Marcus MJ (1990) Nasal endoscopic control of epistaxis – a preliminary report. Otolaryngol Head Neck Surg 102:273–275

499. Marks SC, Smith DM (1995) Endoscopic treatment of maxillary sinus cholesterol granuloma. Laryngoscope 105:551–552

500. Marmolya G, Wiesen EJ, Yagan R, Haria CD, Shah AC (1991) Paranasal sinuses: low-dose CT. Radiology 181:689–691

501. Martin SC, May M (1991) Endoscopic sinus surgery. Is hospitalization justified? Op Tech Otolaryngol Head Neck Surg 2:241–243

502. Masing H, Steiner W (1984) Zur Behandlung von Choanalatresien. Laryngol Rhinol Otol 63:181–183

503. Massaro BM, Gonnering RS, Harris GJ (1990) Endonasal laser dacryocystorhinostomy. Arch Ophthalmol 108:1172–1176

504. Massegur H, Admeá JM, Lluansi J, Fabra JM, Montserrat JM (1995) Endoscopic sinus surgery in sinusitis. Rhinology 33:89–92

505. Massoud TF, Whittet HB, Anslow P (1993) CT-dacryocystography for nasolacrimal duct obstruction following paranasal sinus surgery. Br J Radiol 66:223–227

506. Matthews BL, Smith LE, Jones R, Miller C, Brookschmidt JK (1991) Endoscopic sinus surgery: outcome in 155 cases. Otolaryngol Head Neck Surg 104:244–246

507. Mattox DE, Kennedy DW (1990) Endoscopic management of cerebrospinal fluid leaks and cephaloceles. Laryngoscope 100:857–862

508. Maus M (1995) Lasers in oculoplastic surgery. Curr Opin Ophthalmol 6:37–42

509. May M (1990) Nasopharyngeal balloon catheter enhances endoscopic sinus surgery in the awake patient. Op Tech Otolaryngol Head Neck Surg 1:142–143

510. May M (1991) Reporting results of sinus surgery. A classification system. Op Tech Otolaryngol Head Neck Surg 2:244–246

511. May M (1991) Frontal sinus surgery: endonasal endoscopic ostioplasty rather than external osteoplasty. Op Tech Otolaryngol Head Neck Surg 2:247–256

512. May M, Har-El G (1990) Endoscopic sinus surgery: green, yellow, red color-coded measurements for safety. Op Tech Otolaryngol Head Neck Surg 1:126–127

513. May M, Ogura JH, Schramm V (1970) Nasofrontal duct in frontal sinus fractures. Arch Otolaryngol 92:532–538

514. May M, Hoffmann DF, Sovol SM (1990) Video endoscopic sinus surgery: a two-handed technique. Laryngoscope 100:430–432

515. May M, Korzec KR, Mester SJ (1990) Video telescopic sinus surgery techniques for teaching. Trans Pa Acad Ophthalmol Otolaryngol 42:1037–1039

516. May M, Hillsamer P, Hoffmann DF (1991) Management of orbital hematoma following functional endoscopic sinus surgery. Am J Rhinology 5:47–49

517. May M, Levine HL, Schaitkin B, Mester SJ (1993) Complications of endoscopic sinus surgery. In: Levine HL, May M (eds) Endoscopic sinus surgery. Thieme, Stuttgart New York

518. May M, Levine H, Mester SJ, Schaitkin B (1994) Complications of endoscopic sinus surgery: analysis of 2 108 patients – incidence and prevention. Laryngoscope 104:1080–1083

518a. May M, Schaitkin B (1995) Frontal sinus surgery: endonasal drainage instead of an external osteoplastic approach. Op Tech Otolaryngol Head Neck Surg 6:184–192

519. May M, Schaitkin B, Kay SL (1994) Revision endoscopic sinus surgery: six friendly surgical landmarks. Laryngoscope 104:766–767

520. Mayer O (1934) Ein Fall von tödlicher Meningitis nach intranasaler Siebbeinoperation. Z Hals Nasen Ohrenheilk 35:377–384

521. McCary WS, Gross CW, Reibel JF, Cantrell RW (1994) Preliminary report: endoscopic versus external surgery in the management of inverting papilloma. Laryngoscope 104:415–419

522. McDonogh MB (1990) Prevention of adhesions after functional endoscopic sinus surgery. S Afr Med J 77:111

523. McDonogh M, Meiring JH (1989) Endoscopic transnasal dacryocystorhinostomy. J Larnygol Otol 103:585–587

524. McFadden EA, Kany RJ, Fink JN, Toohill FJ (1990) Surgery for sinusitis and aspirin triad. Laryngoscope 100:1043–1046

525. McGarry GW (1991) Nasal endoscope in posterior epistaxis: a preliminary evaluation. J Larnygol Otol 105:428–431

526. McGregor G (1931) Further proof of the regeneration of mucous membrane in the human antrum. Arch Otolaryngol 14:309–326

527. McGregor G (1932) The reformation of mucous membrane in twenty reoperative cases of chronic maxillary sinusitis. Trans Am Acad Ophthal Otolaryngol 37:407–414

528. Mehta D (1993) Atlas of endoscopic sinonasal surgery. Lea & Febiger, London

529. Merck W (1974) Über den pathogenetischen Zusammenhang zwischen Adenoiden Vegetationen und kindlicher Sinusitis maxillaris. HNO 22:198–199

530. Messerklinger W (1966) Über die Drainage der menschlichen Nasennebenhöhlen unter normalen und pathologischen Bedingungen. 1. Mitteilung. Monatsschr Ohrenheilk 100:56–68

531. Messerklinger W (1978) Endoscopy of the nose. Urban & Schwarzenberg, München

532. Messerklinger W (1981) Endoskopie der Nase bei Erkrankungen der Tränenorgane. In: Hanselmeyer H (Hrsg) Neue Erkenntnisse bei Erkrankungen der Tränenwege. Klin Monatsbl Augenheilk [Beih 84]:14–18

533. Messerklinger W (1987) Die Rolle der lateralen Nasenwand in der Pathogenese, Diagnose und Therapie der rezidivierenden und chronischen Rhinosinusitis. Laryngol Rhinol Otol 66:293–299

534. Messerklinger W, Naumann HH (1995) Chiurgie des Nasennebenhöhlen-Systems. In: In: Naumann HH (Hrsg) Kopf- und Hals-Chirurgie Bad 1/II. Thieme, Stuttgart

535. Metson R (1990) The endoscopic approach for revision dacryocystorhinostomy. Laryngoscope 100:1344–1347

536. Metson R (1991) Endoscopic surgery for lacrimal obstruction. Otolaryngol Head Neck Surg 104:473–479

537. Metson R (1992) Endoscopic treatment of frontal sinusitis. Laryngoscope 102:712–716

538. Metson R, Dallow RL, Shore JW (1994) Endoscopic orbital decompression. Laryngoscope 104:950–957

539. Metson R, Woog JJ, Puliafito CA (1994) Endoscopic laser dacryocystorhinostomy. Laryngoscope 104:269–274

540. Michel O (1993) Isolierte mediale Orbitawandfrakturen: Ergebnisse einer minimal invasiven endoskopisch-kontrollierten endonasalen Operationstechnik. Laryngol Rhinol Otol 72:450–454

541. Michel O (1994) Endonasal surgery in children. In: Sadé J (ed) Infections in childhood – ear, nose and throat aspects. Excerpta Medica, Amsterdam, pp 263–268

542. Michel O, Charon J (1991) Postoperative Inhalationsbehandlung nach Nasennebenhöhleneingriffen. HNO 39:433–438

543. Michel O, Bresgen K, Rüssmann W, Thumfart WF, Stennert E (1991) Endoskopisch kontrollierte endonasale Orbitadekompression beim malignen Ophthalmus. Laryngol Rhinol Otol 70:656–662

544. Milbrath MM, Madiedo G, Toohill RJ (1994) Histopathological analysis of the middle turbinate after ethmoidectomy. Am J Rhinology 8:37–42

545. Milczuk HA, Dalley RW, Wessbacher FW, Richardson MA (1993) Nasal and paranasal sinus anomalies in children with chronic sinusitis. Laryngoscope 103:247–252

546. Miles-Lawrence R, Kaplan M, Chang K (1982) Methacholine sensitivity in nasal polyposis and the effects of polypectomy (abstract). J Allergy Clin Immunol 69:102

547. Miller W, Stankiewicz JA (1994) Delayed toxic shock syndrome in sinus surgery. Otolaryngol Head Neck Surg 111:121–123

548. Min YG, Lee YM, Lee BJ, Jung HW, Chang SO (1993) The effect of ostial opening on experimental maxillary sinusitis in rabbits. Rhinology 31:101–105

549. Min YG, Kim IT, Park SH (1994) Mucociliary activity and ultrastructural abnormalities of regenerated sinus mucosa in rabbits. Laryngoscope 104:1482–1486

550. Min YG, Shin JS, Lee CH (1995) Trans-superior meatal approach to the sphenoid sinus. ORL 57:289–292

551. Min YG, Yun YS, Song BH, Cho YS, Lee KS (1995) Recovery of nasal physiology after functional endoscopic sinus surgery: olfaction and mucociliary transport. ORL 57:264–268

552. Mings R, Friedman WH, Linford PA, Slavin RG (1988) Five-year follow-up of the effects of bilateral intranasal sphenoethmoidectomy in patients with sinusitis and asthma. Am J Rhinology 71:123–132

553. Minnigerode B (1972) Zur Anatomie und klinischen Bedeutung des Canalis ethmoidalis. Laryngol Rhinol Otol 51:554–559

554. Mladina R (1992) Endoscopic sinus surgery: a metallic foreign body at the sphenoethmoidal junction. J Larnygol Otol 106:998–999

555. Mösges R (1993) Computergestützte Chirurgie (CAS) der Schädelbasisregion. „Ergänzung, Revolution oder Science-fiction?" Eur Arch Otorhinolaryngol [Suppl I]:373–383

556. Mösges R, Klimek L (1993) Computer-assisted surgery of the paransal sinuses. J Otolaryngol 22:69–71

557. Moloney JR (1977) Nasal polyps, nasal polypectomy, asthma, and aspirin sensitivity. J Larnygol Otol 91:837–846

558. Moloney JR, Collings J (1977) Nasal polyps and bronchial asthma. Br J Dis Chest 71:1–6

559. Moore DF, Grogan JB, Lindsey WH, Anand VK, Gross CW (1995) The myospherulotic potential of water-soluble ointments. Am J Rhinology 9:215–218

560. Morgenstein KM (1985) Intranasal sphenoethmoidectomy and antrotomy. Otolaryngol Clin North Am 18:69–74

561. Moriyama H (1992) Postoperative care and long term results. Rhinology [Suppl 14]:156–161

562. Moriyama H, Ozawa M, Honda Y (1991) Technique for endoscopic endonasal sinus surgery. Am J Rhinology 5:137–141

563. Moriyama H, Ozawa M, Honda Y (1991) Endoscopic endonasal sinus surgery. Approaches and post-operative evaluation. Rhinology 29:93–98

564. Moriyama H, Hesaka H, Tachibana T, Honda Y (1992) Mucoceles of ethmoid and sphenoid sinus with visual disturbance. Arch Otolaryngol Head Neck Surg 118:142–146

565. Moriyama H, Nakajima R, Honda Y (1992) Studies on mucoceles of the ethmoid and sphenoid sinuses: analysis of 47 cases. J Larnygol Otol 106:23–27

566. Moriyama H, Fukami M, Yanagi K, Ohtori N, Kaneta K (1994) Endoscopic endonasal treatment of ostium of the frontal sinus and the results of endoscopic surgery. Am J Rhinology 8:67–70

567. Moriyama H, Yanagi K, Ohtori N, Fukami M (1995) Evaluation of endoscopic sinus surgery for chronic sinusitis: postoperative erythromycin therapy. Rhinology 33:166–170

568. Mosher HP (1902) Measurements for operating distances in the nose. Ann Surg 36:554–559

569. Mosher HP (1929) The surgical anatomy of the ethmoidal labyrinth. Ann Otol Rhinol Laryngol 38:869–901

570. Moss RB (1994) Sinusitis and nasal polyposis in cystic fibrosis. In: Druce HM (ed) Sinusitis – Pathophysiology and treatment. Dekker, New York, pp 247–281

571. Moss RB, King VV (1995) Management of sinusitis in cystic fibrosis by endoscopic surgery and serial antimicrobial lavage. Arch Otolaryngol Head Neck Surg 121:566–572

572. Moure (1923) Le traitement des tumeurs malignes des fosses nasales. Congrés francais d'Oto-Rhino-Laryngologie, Paris 1922. Zentralbl Hals Nasen Ohrenheilk 2:441

573. Müsebeck K, Rosenberg H (1982) Strömungsphysikalische Gesichtspunkte im Therapieplan der chronischen Sinusitis maxillaris. Laryngol Rhinol Otol 61:231–233

574. Mullin WV, Ryder CT (1920) Experimental lesions of the lungs produced by the inhalation of fluids from the nose and throat. Am Rev Tuberc 4:683–687

575. Muntz HR (1987) Pitfalls to laser correction of choanal atresia. Ann Otol Rhinol Laryngol 96:43–46

576. Muntz HR, Lusk RP (1990) Nasal antral windows in children: a retrospective study. Laryngoscope 100:643–646

577. Murthy PSN, Sahota JS, Nayak DR, Balakrishnan R, Hazarika P (1994) Foreign body in the ethmoid sinus. Int J Oral Maxillofac Surg 23:74–75

578. Myers EN, Petruzzelli GJ (1993) Letters to the editor: Endoscopic sinus surgery for inverting papillomas. Laryngoscope 103:711

579. Myerson MC (1932) The natural orifice of the maxillary sinus. Arch Otolaryngol 15:80–91

580. Nass RL, Holliday RA, Reede DL (1989) Diagnosis of surgical sinusitis using nasal endoscopy and computerized tomography. Laryngoscope 99:1158–1160

581. Naumann H (1965) Pathologische Anatomie der chronischen Rhinitis und Sinusitis. In: Proceedings VIII International Congress of Oto-rhino-laryngology, Amsterdam. Excerpta Medica, Int Cong Ser 113:79–87

582. Naumann HH (1987) Neue Trends in der Nebenhöhlen-Chirurgie? Laryngol Rhinol Otol 66:57–59

583. Neivert H (1925) Morphologic variation as a factor in the symptomatology of paranasal sinus disease. Arch Otolaryngol 1:367–383

584. Neuhaus RW (1990) Orbital complications secondary to endoscopic sinus surgery. Ophthalmology 97:1512–1518

585. Newman LJ, Platts-Mills TAE, Phillips CD, Hazen KC, Gross CW (1994) Chronic sinusitis – relationship of computed to-

mographic findings to allergy, asthma, and eosinophilia. JAMA 271:363–367

586. Ng M, Rice DH (1993) Revision sinus surgery. Ear Nose Throat J 73:44–46

587. Nigam A, Johnson AP (1993) Suction polypectomy forceps. J Larnygol Otol 107:35

588. Nishioka GJ, Cook PR, Davis WE, McKinsey JP (1994) Immunotherapy in patients undergoing functional endoscopic sinus surgery. Otolaryngol Head Neck Surg 110:406–412

589. Nishioka GJ, Cook PR, DAvis WE, McKinsey JP (1994) Functional endoscopic sinus surgery in patients with chronic sinusitis and asthma. Otolaryngol Head Neck Surg 110:494–500

590. Nishioka GJ, Barbero GJ, König P, Parsons DS, Cook PR, Davis WE (1995) Symptom outcome after functional endoscopic sinus surgery in patients with cystic fibrosis: a prospective study. Otolaryngol Head Neck Surg 113:440–445

591. Nitsche N, Hilbert M, Strasser G, Schulz JH, Wunderlich A, Arnold W (1993) Einsatz eines berührungsfreien computergestützten Orientierungssystems bei Nasennebenhöhlenoperationen. II. Anatomische Studien und erste klinische Erfahrungen. Otorhinolaryngol Nova 3:173–179

592. Nitsche N, Hilbert M, Strasser G, Tümmler HP, Arnold W (1993) Einsatz eines berührungsfreien computergestützten Orientierungssystems bei Nasennebenhöhlenoperationen. I. Technische Grundlagen der Sonarstereometrie. Otorhinolaryngol Nova 3:57–64

593. Nolte D, Berger D (1983) On vagal bronchoconstriction in asthmatic patients by nasal irritation. Eur J Resp Dis 64:110–114

594. Noorily AD, Otto RA, Noorily SH (1995) Intranasal anesthetic effects of lidocaine and tetracaine compared. Otolaryngol Head Neck Surg 113:370–374

595. Novak VJ, Makek M (1992) Pathogenesis and surgical treatment of migraine and neurovascular headaches with rhinogenic trigger. Head Neck 14:467–472

596. Oelsner RP (1989) Sinabrasio – ein neues Verfahren zur operativen Behandlung der chronisch polypös entzündeten Kieferhöhle. Diss, Bonn

597. Önerci M, Aras T (1995) The effect of a new ostium and sinus mucosal flaps on mucociliary flow of the maxillary sinus. Rhinology 33:144–147

598. Ogura JH, Harvey JE (1971) Nasopulmonary mechanics – experimental evidence of the influence of the upper airway upon the lower. Acta Otolaryngol 71:123–132

599. Ogura JH, Nelson JR, Dammkoehler R, Kawasaki M, Togawa K (1964) Experimental observations of the relationships between upper airway obstruction and pulmonary function. Trans Am Laryngol Assoc 85:40–46

600. 'Halloran GL, Kern EB (1991) Classical intranasal ethmoidectomy: does the endoscope have a role? J Otolaryngol 20:391–394

601. Ohmae T, Ashikawa R, Ishikawa T (1986) Severe visual disturbance after exposure of the optic canal during intranasal ethmosphenoidectomy. Rhinology 24:211–217

602. Ohnishi T (1981) Bony defects and dehiscences of the roof of the ethmoid cells. Rhinology 19:195–202

603. Ohnishi T, Ashikawa R, Takuguchi K, Kamide Y, Tachibana T (1987) Ethmoidal nerve and artery block in endonasal sinusectomy. Rhinology 25:207–212

604. Ohnishi T, Esaki S, Iwasaki M, Tachibana T (1990) Endoscopic microsurgery of the ethmoid sinus. Am J Rhinology 4:119–127

605. Ohnishi T, Tachibana T, Kaneko Y, Esaki S (1993) High-risk areas in endoscopic sinus surgery and prevention of complications. Laryngoscope 103:1181–1185

606. O'Leary-Stickney K, Makielski K, Weymuller EA (1992) Rigid endoscopy for the control of epistaxis. Arch Otolaryngol Head Neck Surg 118:966–967

607. Onodi A (1903) Die Dehiszenzen der Nebenhöhlen der Nase. Arch Laryngol Rhinol 15:62–71

608. Ophir D, Schindel D, Halperin D, Marshak G (1992) Long-term follow-up of the effectiveness and safety of inferior turbinectomy. Plast Reconstr Surg 90:980–984

609. Ophir D, Shapiro M, Ruchvarger E, Levit I (1994) Pneumocephalus following nasal polypectomy. Ann Otol Rhinol Laryngol 103:576–577

610. Orcutt JC, Hillel A, Weymuller EA (1990) Endoscopic repair of failed dacryocystorhinostomy. Ophthalmic Plast Reconstr Surg 6:197–202

611. Otten FW, van Aarem A, Grote JJ (1992) Long-term follow-up of chronic therapy resistant purulent rhinitis in children. Clin Otolaryngol 17:32–33

612. Ozawa M, Konno H, Kaneko S (1984) Endonasal repair of the medial orbital wall, a report of two cases. Otolaryngology (Tokyo) 56:433–438 (japanisch)

613. Panis R, Thumfart W, Wigand ME (1979) Die endonasale Kieferhöhlenoperation mit endoskopischer Kontrolle als Therapie der chronisch rezidivierenden Sinusitis im Kindesalter. HNO 27:256–259

614. Papay FA, Benninger MS, Levine HL, Lavertu P (1989) Transnasal transseptal endoscopic repair of sphenoidal cerebral spinal fluid fistula. Otolaryngol Head Neck Surg 101:595–597

615. Papay FA, Maggiano H, Dominquez S, Hassenbusch SJ, Levine HL, Lavertu P (1989) Rigid endoscopic repair of paranasal sinus cerebrospinal fluid fistulas. Laryngoscope 99:1195–1201

616. Park IY (1988) Improved endonasal sinus surgery by use of an operating microscope and a self-retaining retractor speculum. Acta Otolaryngol [Suppl 458]:27–33

617. Parsons DS, Greene BA (1993) A treatment for primary ciliary dyskinesia: efficacy of functional endoscopic sinus surgery. Laryngoscope 103:1269–1272

618. Parsons DS, Phillips SE (1993) Functional endoscopic surgery in children: a retrospective analysis of results. Laryngoscope 103:899–903

619. Patriarca G, Romano A, Schiavino D, et al. (1986) ASA disease: the clinical relationship of nasal polyposis to ASA intolerance. Arch Otolaryngol 243:16–19

620. Patriarca G, Bellioni P, Nucera E, et al. (1991) Intranasal treatment with lysine acetylsalicylate in patients with nasal polyposis. Ann Allergy 67:588–592

621. Patriarca G, Schiavino D, Nuchera E, Papa G, Schinco G, Fais G (1991) Prevention of relapse in nasal polyposis. Lancet 337:1488

622. Paulsen K (1995) Endonasale Mikrochirurgie. Thieme, Stuttgart New York

623. Pearson BW, McKenzie RG, Goodman WS (1969) The anatomical basis of transantral ligation of the maxillary artery in severe epistaxis. Laryngoscope 79:969–984

624. Pelausa EO, Smith K, Dempsey I (1995) Orbital complications of functional endoscopic sinus surgery. J Otolaryngol 24:154–159

625. Péloquin L, Arcand P, Abela A (1995) Endonasal dacryocystocele of the newborn. J Otolaryngol 24:84–86

626. Penne RB, Flanagan JC, Stefanyszyn MA, Nowinski T (1993) Ocular motility disorders secondary to sinus surgery. Ophthalmic Plast Reconstr Surg 9:53–61

627. Perko D (1989) Endoscopic surgery of the frontal sinus without external approach. Rhinology 27:117–123

628. Perko D, Karin RR (1992) Nasoantral windows: an experimental study in rabbits. Laryngoscope 102:320–326

629. Petruson B (1980) History of the treatment of nasal polyps. Gothenburg: Glaxo Läkemedel AB [Firmenschrift]

630. Pfister R, Lütolf M, Schapowal A, Glatte B, Schmitz M, Menz G (1994) Screening for sinus disease in patients with asthma: a computed tomography-controlled comparison of A-mode ultrasonography and standard radiography. J Allergy Clin Immunol 94:804–809

631. Phillips CD, Platts-Mills TAE (1995) Chronic sinusitis: relationship between CT findings and clinical history of asthma, allergy, eosinophilia, and infection. AJR 164:185–187

632. Piaton JM, Limon S, Ounnas N, Keller P (1994) Endo-dacryocystorhinostomie transcanaliculaire au laser Neodymium:YAG. J Fr Ophthalmol 17:555–567

633. Picado C, Castillo JA, Schinca N et al. (1988) Effects of a fish oil enriched diet on aspirin intolerant asthmatic patients: a pilot study. Thorax 43:93–97

634. Pirsing W (1986) Surgery of choanal atresia in infants and children: historical notes and updated review. Int J Paediatr. Otorhinolaryngol 11:153–170

635. Plinkert PK (1993) Praktische Therapie von Hals-Nasen-Ohren-Krankheiten – Nasennebenhöhlen. In: Zenner H-P: Praktische Therapie von Hals-Nasen-Ohren-Krankheiten. Schattauer Stuttgart, S 186

636. Pöckler C, Brambs HJ, Plinkert P (1994) Computertomographie der Nasennebenhöhlen vor endonasaler Operation. Radiologe 34:79–83

637. Polmar SH (1992) The role of the immunologist in sinus disease. J Allergy Clin Immunol 90:511–515

638. Poole MD (1992) Pediatric sinusitis is not a surgical disease. Ear Nose Throat J 71:622–623

639. Poole MD (1994) Pediatric endoscopic sinus surgery: the conservative view. Ear Nose Throat J 73:221–227

640. Portmann M, Guillen G, Chabrol A (1982) Electrocoagulation of the vidian nerve via the nasal passage. Laryngoscope 92:453–455

641. Prades J (1970) Microcirugia endonasal. Acta ORL Iber-Amer 21:184–192

642. Premachandra DJ (1991) Management of posterior epistaxis with the use of the fiberoptic nasolaryngoscope. J Larnygol Otol 105:17–19

643. Probst L, Stoney P, Jeney E, Hawke M (1992) Nasal polyps, bronchial asthma and aspirin sensitivity. J Otolaryngol 21:60–65

644. Quine SM, Gray RF, Rudd M, v Blumenthal H (1994) Microscope and hot wire cautery management of 100 consecutive patients with acute epistaxis – a superior method to traditional packing. J Larnygol Otol 108:845–848

645. Rachelefsky GS, Spector SL (1990) Sinusitis and asthma. J Asthma 27-1-3

646. Ragheb S, Duncavage JA (1992) Maxillary sinusitis: value of endoscopic middle meatus antrostomy versus Caldwell-Luc procedure. Op Tech Otolaryngol Head Neck Surg 3:129–133

647. Rak KM, Newell JD, Yakes WF, Damiano MA, Luethke JM (1991) Paranasal sinuses on MR images of the brain: significance of mucosa thickening. AJR 156:381–384

648. Ramadan HH (1995) Endoscopic treatment of acute frontal sinusitis: indications and limitations. Otolaryngol Head Neck Surg 113:295–300

649. Ramadan HH, Allen GC (1995) Complications of endoscopic sinus surgery in a residency training program. Laryngoscope 105:376–379

650. Rangi SP, Serwonska MH, Lenahan GA, et al. (1990) Suppression by ingested eicosapentaenoic acid on the increases in nasal mucosal blood flow and eosinophilia of ryegrass-allergic reactions. J Allergy Clin Immunol 85:184–189

651. Rauchfuß A (1990) Komplikationen der endonasalen Chirurgie der Nasennebenhöhlen. HNO 38:309–316

652. Rebeiz EE, Shapshay SM, Bowlds JH, Pankratov MM (1992) Anatomic guidelines for dacryocystorhinostomy. Laryngoscope 102:1181–1184

653. Reck R (1986) Die therapeutischen Grenzen der endonasalen Kieferhöhlenfensterung. Laryngol Rhinol Otol 65: 673–675

654. Reifler DM (1993) Results of endoscopic KTP-laser-assisted dacryocystorhinostomy. Ophthalmic Plast Reconstr Surg 9:673–675

655. Reinert S, Fritzmeier CU (1988) Mikrokameragestützte Kieferhöhlen-Operationstechnik. Dtsch Zahnärztl Z 43:1292–1294

656. Reinhart DJ, Anderson JS (1993) Fatal outcome during endoscopic sinus surgery: anesthetic manifestations. Anesth Analg 77:188–190

657. Rettinger G, Gjuric M (1994) Osteoplastic endonasal approach to the maxillary sinus. Rhinology 32:42–44

658. Reusch A (1912) Zur Behandlung und Prognose der entzündlichen Erkrankungen der Nasennebenhöhlen. Z Laryngologie 4:705–731

659. Rice DH (1989) Endoscopic sinus surgery: results at 2-year follow up. Otolaryngol Head Neck Surg 101:476–479

660. Rice DH (1990) Endoscopic intranasal dacryocystorhinostomy, results in four patients. Arch Otolaryngol Head Neck Surg 116:1061

661. Rice DH (1990) Endoscopic sinus surgery: anterior approach. Op Tech Otolaryngol Head Neck Surg 1:99–103

662. Rice DH (1992) Discussion. Laryngoscope 102:1180

663. Rice DH (1993) Endoscopic sinus surgery. Otolaryngol Clin North Am 26:613–618

664. Rice DH (1993) Chronic frontal sinus disease. Otolaryngol Clin North Am 26:619–622

665. Rice DH (1993) Guest editorial: functional endoscopic sinus surgery. Ear Nose Throat J 72:369

666. Rice DH, Schaefer SD (1993) Endoscopic paranasal sinus surgery, 2. Aufl. Raven Press, New York [1. Auflage 1988]

667. Rice DH, Kennedy D, Schaefer SD, Weymuller EA (1993) Difficult decisions in endoscopic sinus surgery. Otolaryngol Clin North Am 26:695–700

668. Riegle EV, Gunter JB, Lusk RP, Muntz HR, Weiss KI (1992) Comparison of vasoconstrictors for functional endoscopic sinus surgery in children. Laryngoscope 102:820–823

669. Ritter FN (1982) The middle turbinate and its relationship to the ethmoidal labyrinth and the orbit. Laryngoscope 92:479–482

670. Rivron RP, Maran AGD (1991) The Edinburgh FESS trainer: a cadaver-based bench-top practice system for endoscopic ethmoidal surgery. Clin Otolaryngol 16:426–429

671. Rochels R, Rudert H (1995) Notfalltherapie bei traumatischen Orbitahämatom mit akuter Visusminderung. Laryngol Rhinol Otol 74:325–327

672. Rodriguez-Martinez F, Mascia AV, Mellins RB (1975) The effect of environmental temperature on airway resistance in the asthmatic child. Pediatr Res 7:627–631

673. Roese HF (1933) Ueber Verletzungen des Orbitainhaltes bei endonasaler Siebbeinausräumung. Klin Monatsbl Augenheilk 91:95–100

674. Rontal M, Rontal E (1991) Studying whole-mounted sections of the paranasal sinuses to understand the complications of endoscopic sinus surgery. Laryngoscope 101:361–366

675. Rosenberg SI (1994) Use of the ultrasonic aspirator during endoscopic nasal polypectomy. Otolaryngol Head Neck Surg 111:143–145

676. Rosenfeld RM (1995) Pilot study of outcomes in pediatric rhinosinusitis. Arch Otolaryngol Head Neck Surg 121:729–736

677. Rosenhall L (1982) Evaluation of intolerance to analgesics, preservatives and food colorants with challenge tests. Eur J Respir Dis 63:410–419

678. Roth M (1994) Should oral steroids be the primary treatment for allergic fungal sinusitis? Ear Nose Throat J 73:928–930

679. Rudert H (1988) Mikroskop- und endoskopgestützte Chirurgie der entzündlichen Nasennebenhöhlenerkrankungen. HNO 36:475–482

680. Rudert H, Harder T, Werner JA, Lippert BM (1993) Riesenmukozele der Nasennebenhöhlen mit Ausdehnung in die kontralaterale hintere Schädelgrube und reversibler retrocochleärer Schwerhörigkeit. Laryngorhinootologie 72:247–251

681. Ruhno J, Andersson B, Denburg J et al. (1990) A double-blind comparison of intranasal budesonide with placebo for nasal polyposis. J Allergy Clin Immunol 86:946–953

682. Sacks SH, Lawson W, Edelstein D, Green RP (1988) Surgical treatment of blindness secondary to intraorbital hemmorrhage. Arch Otolaryngol Head Neck Surg 114:801–803

683. Salam MA, Cable HR (1993) Middle meatal antrostomy: long-term patency and results in chronic maxillary sinusitis. A prospective study. Clin Otolaryngol 18:135–138

684. Salassa JR (1992) Polyethylene oxide gel: a new dressing after endoscopic sinus surgery. Rhinology 30:25–32

685. Salatich DG (1990) An easy method for suctioning and irrigation during functional endoscopic sinus surgery. Laryngoscope 100:670

686. Salman SD (1991) Complications of endoscopic sinus surgery. Am J Otolaryngol 12:326–328

687. Salman SD (1993) A new stent for endoscopic sinus surgery. Otolaryngol Head Neck Surg 109:780–781

688. Sataloff RT, Zwillenberg D, Myers DL (1988) Middle turbinectomy complicated by cerebrospinal fluid leak secondary to ethmoid encephalocele: transethmoid repair. Am J Rhinology 2:27–31

689. Sawyer R (1991) Nasal approach to the spenoid sinus after prior septal surgery. Laryngoscope 101:89–91

690. Scadding GK, Lung VJ, Darby YC, Navas-Romero J, Seymour N, Turner MW (1994) IgG subclass levels in chronic rhinosinusitis. Rhinology 32:15–19

691. Schabdach DG, Goldberg SG, Breton M, Griffith JW, Lang M, Cunningham D (1994) An animal model of visual loss from orbital hemorrhage. Ophthalmic Plast Reconstr Surg 10:200–205

692. Schacky C von (1990) Omega-3-Fettsäuren – schon klinisch einsetzbar? Dtsch med Wochenschr 115:224–231

693. Schaefer SD (1989) Endoscopic total sphenoethmoidectomy. Otolaryngol Clin North Am 22:727–732

694. Schaefer SD (1992) Letter to the editor. Arch Otolaryngol Head Neck Surg 118:105

695. Achaefer SD, Close LG (1990) Endoscopic management of frontal sinus disease. Laryngoscope 100:155–160

696. Schaefer SD, Manning S, Close LG (1989) Endoscopic paranasal sinus surgery: indications and contraindications. Laryngoscope 99:1–5

697. Schaeffer M (1890) Zur Diagnose und Therapie der Erkrankungen der Nebenhöhlen der Nase mit Ausnahme des Sinus maxillaris. Dtsch Med Wochenschr 16:905–907

698. Schaitkin B, May M, Shapiro A, Fucci M, Mester SJ (1993) Endoscopic sinus surgery. 4-year follow-up on the first 100 patients. Laryngoscope 103:1117–1120

699. Schelhorn P, Zenk W, Reuter W (1985) Endoskopische Spätbefunde nach Mittelgesichtsfrakturen mit Kieferhöhlenbeteiligung. Stomatol DDR 35:702–704

700. Scher RL, Gross CW (1990) Additional applications for transnasal endoscopic surgery. Op Tech Otolaryngol Head Neck Surg 1:84–88

701. Scherrer M, Zeller C (1978) Nasal polypectomy in asthma. Lung 155:161–163

702. Scherer M, Zeller C, Berger M (1984) Asthma bronchiale, Polyposis nasi und Schmerzmittel-Unverträglichkeit (ASA-Trias). Schweiz Med Wochenschr 114:337–342

703. Schlenter WW, Mann WJ (1982) Die allergische Genese der chronischen Sinusitis. Laryngol Rhinol Otol 61:228–230

704. Schlenter WW, Mann WJ (1983) Operative Therapie der chronischen Sinusitis – Erfolge bei allergischen und nichtallergischen Patienten. Laryngol Rhinol Otol 62:284–288

705. Schlöndorff G, Mösges R, Meyer-Ebrecht D, Krybus W, Adams L (1989) CAS (computer assisted surgery) – ein neuartiges Verfahren in der Kopf- und Halschirurgie. HNO 37:187–190

706. Schmidt W, Fleck K (1992) Haben operative Maßnahmen im Nasen-Rachen-Raum einen Einfluß auf den Verlauf des Asthma bronchiale? AtemwLungenkrankh 18:166–174

707. Schumacher MJ, Lota KA, Taussig LM (1986) Pulmonary response to nasal challenge testing of atopic subjects with stable asthma. J Allergy Clin Immunol 78:30–35

708. Schuman DM, Pineyro R (1994) Functional aqualaser sinuscopy: a safe technique for the treatment of severe nasal polyposis. J Clin Laser Med Surg 12:333–337

709. Schuring AG (1989) Claims and suits against otology. Am J Otol 10:327–328

710. Schuring AG (1990) The operative report. Am J Otol 11:71–73

711. Seiden AM (1995) Isolated sphenoid sinusitis: problems in diagnosis and therapy. Am J Rhinology 9:229–235

712. Seiden AM, Smith DV (1988) Endoscopic intransal surgery as an approach to restoring olfactory function. Chem Senses 13:736

713. Seiden AM, El Hefny YI (1995) Endoscopic trephination for the removal of frontal sinus osteoma. Otolaryngol Head Neck Surg 112:607–611

714. Seiffert A (1929) Unterbindung der Arteria maxillaris interna. Z Hals Nasen Ohrenheilk 22:323–325

715. Seiffert (1930) Zwei Fälle von retrobulbärer Eiterung, geheilt durch endonasale Eröffnung der Orbita durch das Siebbein hindurch. Zentralbl HNO 15:106

716. Serdahl CL, Berris CE, Chole RA (1990) Nasolacrimal duct obstruction after endoscopic sinus surgery. Arch Ophthalmol 108:391–392

717. Serrano E, Pessey JJ, Lacomme Y (1992) Les mucocèles sinusiennes: aspects diagnostiques et chirurgicaux (à propos de 8 cas traités par rhino-chirurgie endoscopique). Acta Otorhinolaryngol Belg 46:287–292

718. Sethi DS, Pillay PK (1995) Endoscopic management of lesions of the sella turcica. J Larnygol Otol 109:956–962

719. Sethi DS, Stanley RE, Pillay PK (1995) Endoscopic anatomy of the sphenoid sinus and sella turcica. J Larnygol Otol 109:951–955

720. Sethi DS, Winkelstein JA, Lederman H, Loury MC (1995) Immunologic defects in patients with chronic recurrent sinusitis: diagnosis and management. Otolaryngol Head Neck Surg 112:242–247

721. Setliff RC, Parsons DS (1994) The „Hummer": new instrumentation for functional endoscopic sinus surgery. Am J Rhinology 8:275–278

722. Settipane GA, Chafee FH (1977) Nasal polyps in asthma and rhinitis. J Allergy Clin Immunol 59:17–23

723. Settipane GA, Klein DE, Lekas MD (1985) Asthma and nasal polyps. In: Myers E (ed) New Dimensions in otorhinolaryngology – head and neck surgery, vol 2. Elsevier, Amsterdam

724. Settipane GA, Klein DE, Settipane RJ (1991) Nasal polyps: state of the art. Rhinology [Suppl 11]:33–36

725. Shankar L, Evans K, Hawke M, Stammberger H (1994) Atlas der Nasennebenhöhlen. Chapman & Hall, London

726. Shapshay SM, Rebeiz EE, Bohigian RK, Hybels RL, Aretz HT, Pankratov MM (1991) Holmium:Yttrium Aluminium Garnet Laser-assisted endoscopic sinus surgery: laboratory experience. Laryngoscope 101:142–149

727. Shapshay SM, Rebeiz EE, Pankratov MM (1992) Homium:Yttrium Aluminium Garnet Laser-assisted sinus surgery: clinical experience. Laryngoscope 102:1177–1180

728. Shikani AH (1994) A new middle metal antrostomy stent for functional endoscopic sinus surgery. Laryngoscope 104:638–641

729. Shturman-Ellstein R, Zeballos RJ, Buckley JM, Souhrada JF (1978) The beneficial effect of nasal breathing on exercise-induced bronchoconstriction. Am Rev Resp Dis 118:72–76

730. Silk HJ (1990) Sinusitis and asthma: a review. J Asthma 27:5–9

731. Sillers MJ, Kihn FA, Vickery CL (1995) Radiation exposure in paranasal sinus imaging. Otolaryngol Head Neck Surg 112:248–251

732. Silverstein H, McDaniel AB (1987) Microsurgical sphenoethmoidectomy. In: Goldman JL (ed) The prinicples and practice of rhinology. Wiley, New York, pp 435–442

733. Simpson GT, Shapshay SM, Vaughn CW, Strong MS (1982) Rhinologic surgery with the carbon dioxide laser. Laryngoscope 92:412–415

734. Singh J (1992) Letter to the editor. Arch Otolaryngol Head Neck Surg 118:105

735. Slavin RG (1982) Relationship of nasal disease and sinusitis to bronchial asthma. Ann Allergy 49:76–80

736. Slavin RG, Linford P, Friedman WH (1982) Sinusitis and bronchial asthma (abstract). J Allergy Clin Immunol 69:102

737. Slavin RG, Linford P, Friedman WH (1983) Sphenoethmoidectomy (SE) in the treatment of nasal polyps, sinusitis and bronchial asthma (abstract). J Allergy Clin Immunol 71:156

738. Small P, Frenkiel S, Blank M (1982) Multifactorial etiology of nasal polyps. Ann Allergy 46:317–320

739. Smith LF, Brindley PC (1993) Indications, evaluation, complications, and results of functional endoscopic sinus surgery in 200 patients. Otolaryngol Head Neck Surg 108:688–696

740. Sözeri B, Ataman M, Gürsel B (1993) Blindness after intranasal ethmoidectomy. Rhinology 31:85–87

741. Sogg A (1989) Long-term results of ethmoid surgery. Ann Otol Rhinol Laryngol 98:699–701

742. Sogg A (1992) Letter to the editor. Rhinology 30:77–78

743. Sogg A, Eichel B (1991) Ethmoid surgery complications and their avoidance. Ann Otol Rhinol Laryngol 100:722–724

744. Sogg AJ, Heights M (1982) Intranasal antrostomy – causes of failure. Laryngoscope 92:1038–1041

745. Som PM, Sachdev VP, Biller HF (1987) Sphenoid sinus pneumocele. Report of a case. Arch Otolaryngol 109:761–764

746. Som PM, Lawson W, Biller HF, Lanzieri CF (1986) Ethmoid sinus disease: CT evaluation in 400 cases. Part I: nonsurgical patients. Radiology 159:591–597

747. Som PM, Lawson W, Biller HF, Lanzieri CF (1986) Ethmoid sinus disease: CT evaluation in 400 cases. Part II: Postoperative findings. Radiology 159:599–604

748. Som PM, Sacher M, Lawson W, Biller HF (1987) CT appearance distinguishing benign nasal polyps from malignancies. J Comput Assist Tomogr 11:129–133

749. Som PM, Dillon WP, Fullerton GD, Zimmerman RA, Rajagopalan B, Marom Z (1989) Chronically obstructed sinonasal secretions: observations on T1 and T2 shortening. Radiology 172:515–520

750. Som PM, Lawson W, Lidov MW (1991) Simulated aggressive skull base erosion in response to benign sinonasal disease. Radiology 180:755–759

751. Sonkens JW, Harnsberger HR, Blanch GM, Babbel RW, Hunt S (1991) The impact of screening sinus CT on the planning of functional endoscopic sinus surgery. Otolaryngol Head Neck Surg 105:802–813

752. South MA (1979) The so-called salicylate-free diet: one more time. Curtis 24:488–494

753. Spiess G (1899) Die endonasale Chirurgie des Sinus frontalis. Arch Laryngol 9:285–291

754. Stammberger H (1981) Zum invertierten Papillom der Nasenschleimhaut. HNO 29:128–133

755. Stammberger H (1985) Endoscopic surgery for mycotic and chronic recurring sinusitis. Ann Otol Rhinol Laryngol [Suppl 119]:1–11

756. Stammberger H (1986a) Nasal and paranasal sinus endoscopy. A diagnostic and surgical approach to recurrent sinusitis. Endoscopy 18:213–218

757. Stammberger H (1986b) Endoscopic endonasal surgery: concepts in treatment of recurring rhinosinusitis. Part 1. Anatomic and pathopyhsiological considerations. Otolaryngol Head Neck Surg 94:143–147

758. Stammberger H (1986c) Endoscopic endonasal surgery: concepts in treatment of recurring rhinosinusitis. Part II. Surgical technique. Otolaryngol Head Neck Surg 94:147–156

759. Stammberger H (1990) Letter to the editor. Acta Otolaryngol (Stockh) 109:320–321

760. Stammberger H (1991) Functional endoscopic sinus surgery. Decker, Philadelphia

761. Stammberger H (1993) Komplikationen entzündlicher Nasennebenhöhlenerkrankungen einschließlich iatrogen bedingter Komplikationen. Eur Arch Otorhinolaryngol [Suppl I]:61–102

762. Stammberger H (1994) The evolution of functional endoscopic sinus surgery. Ear Nose Throat J 73:451–455

763. Stammberger H, Hawke M (1993) Essentials of functional endoscopic sinus surgery. Mosby, St. Louis

764. Stammberger H, Zinreich SJ, Kopp W, Kennedy DW, Johns ME, Rosenbaum AE (1987) Zur operativen Behandlung der chronisch-rezidivierenden Sinusitis – Caldwell-Luc versus funktionelle endoskopische Technik. HNO 35:93–105

765. Stammberger H, Posawetz W (1990) Functional endoscopic sinus surgery. Concept, indications and results of the Messerklinger technique. Eur Arch Otorhinolaryngol 247:63–76

766. Stammberger H, Kennedy DW, Bolger WE, Clement PAR, Hosemann W, Kuhn FA, Lanza DC, Leopold DA, Ohnishi T, Passali D, Schaefer SD, Wayoff MR, Zinreich SJ (1995) Paranasal sinuses: Anatomic terminology and nomenclature. Ann Otol Rhinol Laryngol [Suppl 167]:7–16

767. Stankiewicz JA (1987) Complications of endoscopic nasal surgery: occurence and treatment. Am J Rhinol 1:45–49

768. Stankiewicz JA (1987) Complications of endoscopic intranasal ethmoidectomy. Laryngoscope 97:1270–1273

769. Stankiewicz JA (1989) Complications in endoscopic intranasal ethmoidectomy – an update. Laryngoscope 99:686–690

770. Stankiewicz JA (1989) Complications of endoscopic sinus surgery. Otolaryngol Clin North Am 22:749–758

771. Stankiewicz JA (1989) Blindness in intransal ethmoidectomy: prevention and management. Otolaryngol Head Neck Surg 101:320–329

772. Stankiewicz JA (1989) The endoscopic approach to the sphenoid sinus. Laryngoscope 99:218–221

773. Stankiewicz JA (1989) Sphenoid sinus mucocele. Arch Otolaryngol Head Neck Surg 115:735–740

774. Stankiewicz JA (1990) The endoscopic repair of choanal atresia. Otolaryngol Head Neck Surg 103:931–937

775. Stankiewicz JA (1991) Cerebrospinal fluid fistula and endoscopic sinus surgery. Laryngoscope 101:250–256

776. Stankiewicz JA (1995) Pediatric endoscopic nasal and sinus surgery. Otolaryngol Head Neck Surg 113:204–210

777. Stankiewicz JA, Girgis SJ (1993) Endoscopic surgical treatment of nasal and paranasal sinus inverted papilloma. Otolaryngol Head Neck Surg 109:988–995

778. Steadman MG (1985) Transnasal dacryocystorhinostomy. Otolaryngol Clin North Am 18:107–111

779. Steiner W (1982) Endoskopische Diagnostik der entzündlichen Erkrankungen der Nasennebenhöhlen. Arch Otorhinolaryngol 235:69–131

780. Sterman BM, DeVore RA, Lavertu P, Levine HL (1990) Endoscopic sinus surgery in a residency training program. Am J Rhinology 4:207–210

781. Stevens HE, Blair NJ (1988) Intranasal sphenoethmoidectomy: 10 years experience and literature review. J Otolaryngol 17:254–259

782. Stevenson DD (1994) Aspirin sensitivity in the respiratory system. In: Feinmann SE (ed) Beneficial and toxic effects of aspirin. CRC Press, Boca Raton, pp 39–51

783. Stevenson DD, Pleskow WW, Simon RA, et al. (1984) Aspirin-sensitive rhinosinusitis asthma: a double-blind crossover study of treatment with aspirin. J Allergy Clin Immunol 73:500–507

784. Stoll W (1993) Operative Versorgung frontobasaler Verletzungen (inklusive Orbita) durch den HNO-Chirurgen. Eur Arch Otorhinolaryngol [Suppl I]:287–307

785. Stone BD, Georgitis JW, Matthews B (1990) Inflammatory mediators in sinus lavage fluid (abstract). J Allergy Clin Immunol 85:222

786. Stoney P, Probst L, Shankar L, Hawke M (1993) CT scanning for functional endoscopic sinus surgery: analysis of 200 cases with reporting scheme. J Otolaryngol 22:72–78

787. Straatman NJA, Buiter CT (1981) Endoscopic surgery of the nasal fontanel. Arch Otolaryngol 107:290–293

788. Streitmann MJ, Otto RA, Sakai CS (1994) Anatomic considerations in complications of endoscopic and intranasal sinus surgery. Ann Otol Rhinol Laryngol 103:105–109

789. Strutz J (1993) Die 3D-Endoskopie. HNO 41:128–130

790. Szentivanyi A (1968) The beta adrenergic theory of the atopic abnormality in bronchial asthma. J Allergy 42:203–232

791. Takahashi M, Itoh M, Kaneko M, Ishii J, Yoshida A (1989) Microscopic intransal decompression of the optic nerve. Arch Otorhinolaryngol 246:113–116

792. Takahashi R (1952) Decompression of the optic canal (in Japanisch): Surgery 5:300–302 (zitiert nach Takahashi et al. 1989)

793. Tamagawa Y, Kitamura K, Miyata M (1995) Branchial cyst of the nasopharynx: resection via the endonasal approach. J Larnygol Otol 109:139–141

794. Tandon DA, Thakar A, Mahapatra AK, Ghosh P (1994) Trans-ethmoidal optic nerve decompression. Clin Otolaryngol 19:98–104

795. Tarver CP, Noorily AD, Sakai CS (1993) A comparison of cocaine vs. lidocaine with oxymetazoline for use in nasal procedures. Otolaryngol Head Neck Surg 109:653–659

796. Tasman AJ, Faller U, Möller P (1994) Sklerosierende Lipogranulomatose der Augenlider nach Siebbeinoperation: eine Komplikation nach Salbentamponade! Laryngol Rhinol Otol 73:264–267

796a. Tasmaw AJ, Wallner F, Kolling GH (1996) Wie gut ist die räumliche Orientierung durch die starre Optik? HNO 44:73–77

797. Taylor JS, Crocker PV, Keebler JS (1982) Intranasal ethmoidectomy and concurrent procedures. Laryngoscope 92:739–743

798. Teatini GP, Stomeo F, Bozzo C (1991) Transnasal sinusectomy with combined microscopic and endoscopic technique. J Larnygol Otol 105:635–637

799. Terrier F, Terrier G, Rüfenacht D, Friedrich JP, Weber W (1987) Die Anatomie der Siebbeinregion: topographische, radiologische und endoskopische Leitstrukturen. Therapeutische Umschau 44:75–85

800. Terrier G (1991) Rhinosinusal endoscopy, Diagnosis and surgery. Zambon Group, Milano

801. Terrier G, Weber W, Ruefenacht D, Procellini (1985) Anatomy of the ethmoid: CT, endoscopic, and macroscopic. AJR 144:493–500

802. Terris MH, Billman GF, Pransky SM (1993) Nasal hamartoma: case report and review of the literature. Int J Pediatr Otorhinolaryngol 28:83–88

803. Thaler ER, Smullen AM, Kennedy DW (1994) Adult cystic fibrosis presenting with nasal polyposis and chronic sinusitis. Am J Rhinology 8:237–239

804. Thomassin JM, Korchia D (1991) Polypose naso-sinusienne. Indications. Résultats. A propos de 222 ethmoidectomies. Ann Otolaryngol Chir Cervicofac 108:455–464

805. Thompson RF, Gluckman JL, Kulwin D, Savoury L (1990) Orbital hemorrhage during ethmoid sinus surgery. Otolaryngol Head Neck Surg 102:45–50

806. Thorsch E (1909) Beziehungen der Tränensackgrube zur Nase und ihren Nebenhöhlen. Klin Monatsbl. Augenheilk 1909:530–533

807. Toffel PH (1994) Simultaneous secure endoscopic sinus surgery and rhinoplasty. Ear Nose Throat J 73:554–565

808. Toffel PH, Aroesty DJ, Weinmann RH (1989) Secure endoscopic sinus surgery as an adjunct to functional nasal surgery. Arch Otolaryngol Head Neck Surg 515:822–825

809. Tolsdorff P (1992) Endonasale Nasennebenhöhlenchirurgie unter Lupenbrillenkontrolle. Laryngol Rhinol Otol 71:552–555

810. Tos M, Drake-Lee AB, Lund VJ, Stammberger H (1989) Treatment of nasal polyps – medication or surgery and which technique. Rhinology [Suppl 8]:45–49

811. Toselli RM, dePapp A, Harbaugh RE, Saunders RL (1991) Neurosurgical complications after intranasal ethmoidectomy. J Neurol Neurosurg Psychiatry 54:463–465

812. Triglia JM, Dessi P, Cannoni M, Pech A (1992) Intranasal ethmoidectomy in nasal polyposis in children. Indications and results. Int J Pediatr Otorhinolaryngol 23:125–131

813. Trittel C, Möller J, Euler HH, Werner JA (1995) Das Churg-Strauss-Syndrom. Eine Differentialdiagnose bei chronisch polypöser Sinusitis. Laryngol Rhinol Otol 74:577–580

814. Truppe M, Stammberger H (1994) 3D-Navigation: Eine neue Orientierungshilfe bei endoskopischen NNH- und Schädelbasisoperationen. Vortrag 65. Jahresversammlung der Deutschen Gesellschaft für HNO-Heilkunde, Kopf- und Halschirurgie, Chemnitz

815. Tsutsumi M (1969) Transnasal optic canal decompression. J Jap Rhinologic Soc 8:20 (zitiert nach Fujitani 1974)

816. Uchida Y, Sugita T (1981) Endonasal findings using a fiberoptic telescope in postoperative cases of chronic sinusitis. Rhinology 19:161–165

817. Ünlü HH, Akyar S, Caylan R, Nalca Y (1994a) Concha bullosa. J Otolaryngol 23:23–27

818. Ünlü HH, Caylan R, Nalca Y, Akyar S (1994b) An endoscopic and tomographic evaluation of patients with sinusitis after endoscopic sinus surgery and Caldwell Luc Operation: a comparative study. J Otolaryngol 23:197–203

819. Ulrik CS, Backer V, Dirksen A (1992) A 10 year follow up of 180 adults with bronchial asthma: factors important for the decline in lung function. Thorax 47:14–18

820. Ummat S, Riding M, Kirkpatrick D (1992) Development of the ostiomeatal unit in childhood: a radiological study. J Otolaryngol 21:307–314

821. Urken M, Som PM, Edelstein D, Lawson W, Weber AL, Biller HF (1987) Abnormally large frontal sinus. II. Nomenclature, Pathology, and symptoms. Laryngoscope 97:606–611

822. Vancil ME (1969) A historical survey of treatments for nasal polyposis. Laryngoscope 79:435–445

823. Varney VA, Cumberworth V, Sudderick R, Durham SR, Mackay IS (1994) Rhinitis, sinusitis and the yellow nail syndrome: a review of symptoms and response to treatment in 17 patients. Clin Otolaryngol 19:237–240

824. van der Veken PJV, Clement PAR, Buisseret T, Desprechins B, Kaufman L, Derde MP (1990) CT-scan study of the incidence of sinus involvement and nasal anatomic variations in 196 children. Rhinology 28:177–184

825. Vining EM, Kennedy DW (1994) The transmigration of endoscopic sinus surgery from Europe to the United States. Ear Nose Throat J 73:456–460

826. Vining EM, Yanagisawa K, Yanagisawa E (1993) The importance of preoperative nasal endoscopy in patients with sinonasal disease. Laryngoscope 103:512–519

827. Virolainen E, Puhakka H (1980) The effect of intranasal beclomethasone dipropionate on the recurrence of nasal polyps after ethmoidectomy. Rhinology 18:9–18

828. Vleming M, Middelweerd RJ, de Vries N (1992) Complications of endoscopic sinus surgery. Arch Otolaryngol Head Neck Surg 118:617–623

829. Waguespack R (1995) Mucociliary clearance patterns following endoscopic sinus surgery. Laryngoscope [Suppl 71]:1–40

830. Waitz G, Wigand ME (1992) Results of endoscopic sinus surgery for the treatment of inverted papillomas. Laryngoscope 102:917–922

831. Waltzman AA, Birt BD (1994) Fungal Sinusitis. J Otolaryngol 23:244–249

832. Wald ER (1992) Sinusitis in children. N Engl J Med 326:319–323

833. Wallace R, Salazar JE, Cowles S (1990) The relationship between frontal sinus drainage and osteomeatal complex disease. AJNR 11:183–186

834. Walther EK, Herberhold C, Lippel R (1994) Digitale Subtraktions-Dakryozystographie (DS-DCG) und Ergebnisbilanz endonasaler Tränenwegschirurgie. Laryngol Rhinol Otol 73:609–613

835. Watson DJ, Griffith MV (1988) The safety and efficacy of intra-nasal ethmoidectomy. J Laryngol Otol 102:802–804

836. Watson-Williams P (1933) Chronic nasal sinusitis and its relation to general medicine; 2nd edn. Wright & Sons, Bristol

837. Wayoff M (1992) Letter to the editor. Rhinology 30:78–79

838. Wayoff M, Jankowski R (1991) Medico-legal aspects in sinus surgery. Rhinology 29:257–261

839. Weber A, May A, v Ilberg C, Klima A (1991) Möglichkeiten der Nasenmuschelbehandlung im Rahmen der endonasalen Mikrochirurgie. Laryngol Rhinol Otol 70:487–490

840. Weber A, May A, v Ilberg C, Klima A, Halbsguth A (1991) Die Computertomographie als Standarduntersuchungsverfahren zur Nasennebenhöhlendiagnostik aus der Sicht des Hals-Nasen-Ohren-Arztes. Laryngol Rhinol Otol 70:289–295

841. Weber BP, Kempf HG, Mayer R, Braunschweig R (1993) Ektope Zähne im Nasennebenhöhlenbereich. HNO 41:317–320

842. Weber R, Draf W (1992) Endonasale mikro-endoskopische Pansinusoperation bei chronischer Sinusitis. Otorhinolaryngol Nova 2:63–69

843. Weber R, Draf W (1992) Komplikationen der endonasalen mikroendoskopischen Siebbeinoperation. HNO 40:170–175

843a. Weber R, Draf W, Keerl R, Behm K, Schick B (1996) Langzeitergebnisse nach endonasaler Stirnhöhlenchirurgie. HNO (im Druck)

844. Weber R, Draf W, Kolb P (1993) Die endonasale mikrochirurgische Behandlung von Tränenwegsstenosen. HNO 41:11–18

845. Weber R, Keerl R, Huppmann A, Draf W, Saha A (1995) Wound healing after paranasal sinus surgery by video time lapse sequences. Op Tech Otolaryngol Head Neck Surg 6:237–240

846. Weed DT, Cole RR (1994) Maxillary sinus hypoplasia and vertical dystopia of the orbit. Laryngoscope 104:758–762

847. Weidenbecher M (1989) Dacryocystorhinostomia interna. In: Wigand ME (Hrsg) Endoskopische Chirurgie der Nasennebenhöhlen und der vorderen Schädelbasis. Thieme, Stuttgart, S 118–119

848. Weidenbecher M, Hosemann W, Buhr W (1994) Endoscopic endonasal dacryocystorhinostomy: results in 56 patients. Ann Otol Rhinol Laryngol 103:363–367

849. Weissler MC, Montgomery WW, Turner PA, Montgomery SK, Joseph MP (1986) Inverted papilloma. Ann Otol Rhinol Laryngol 95:215–221

850. Werth GR (1984) The role of sinusitis in severe asthma. Immunol Allergy Prac 7:45–49

851. West JM (1911) Eine Fensterresektion des Ductus nasolacrimalis in Fällen von Stenose. Arch Laryngol Rhinol 24:62–64

852. White PS, Robinson JM, Stewart IA, Doyle T (1990) Computerized tomography miniseries: an alternative to standard paranasal sinus radiographs. Aust N Z J Surg 60:25–29

853. White PS, Cowan IA, Robertson MS (1991) Limited CT scanning techniques of the paranasal sinuses. J Larnygol Otol 105:20–23

854. Whitnall SB (1913) The relations of the lacrymal fossa to the ethmoidal cells. Ophthal Rev 32:321–325

855. Whittet HB, Shun-Shin GA, Awdry P (1993) Functional endoscopic transnasal dacryocystorhinostomy. Eye 7:545–549

856. Wiatrak BJ, Willging P, Myer CM, Cotton RT (1991) Functional endoscopic sinus surgery in the immunocompromised child. Otolaryngol Head Neck Surg 105:818–825

857. Wiatrak BJ, Myer CM, Cotton RT (1993) Cystic fibrosis presenting with sinus disease in children. Am J Dis Child 147:258–260

858. Wielgosz R, Hohenhorst W, Fronz T (1995) Die Heermann-Modifikation der intranasalen Mikrochirurgie bei Tränenwegstenosen. Laryngol Rhinol Otol 74:112–117

859. Wigand ME (1981) Ein Saug-Spül-Endoskop für die transnasale Chirurgie der Nasennebenhöhlen und der Schädelbasis. HNO 29:102–103

860. Wigand ME (1981) Transnasale, endoskopische Chirurgie der Nasennebenhöhlen bei chronischer Sinusitis. I. Ein biomechanisches Konzept der Schleimhautchirurgie. HNO 29:215–221

861. Wigand ME (1981) Transnasale, endoskopische Chirurgie der Nasennebenhöhlen bei chronischer Sinusitis. II. Die endonasale Kieferhöhlenoperation. HNO 29:263–269

862. Wigand ME (1981) Transnasale, endoskopische Chirurgie der Nasennebenhöhlen bei chronischer Sinusitis. III. Die endonasale Siebbeinausräumung. HNO 29:287–293

863. Wigand ME (1981) Transansal ethmoidectomy under endoscopial control. Rhinology 19:7–15

864. Wigand ME (1989) Endoskopische Chirurgie der Nasennebenhöhlen und der vorderen Schädelbasis. Thieme, Stuttgart

864a. Wigand ME (1991) Endoskopische Chirurgie der Nasennebenhöhlen. Ein Überblick. HNO Leitlinie 9 (HNO Informationen 4/1991)

865. Wigand ME, Hosemann W (1991) Endoscopic surgery for frontal sinusitis and its complications. Am J Rhinology 5:85–89

866. Wigand ME, Buiter CT, Griffiths MV, Perko D (1988) Treatment of antral pathology – which surgical route. Rhinology 26:253–255

867. Wight RG, Cochrane T (1990) A comparison of the effects of two commonly used vasoconstrictors on nasal mucosal blood flow and nasal airflow. Acta Otolaryngol (Stockh) 109:137–141

868. Willner A, Kantrovitz AB, Cohen AF (1994) Intrasphenoidal encephalocele: diagnosis and management. Otolaryngol Head Neck Surg 111:834–837

869. Wolf G, Anderhuber W, Kuhn F (1993) Development of the paranasal sinuses in children: implications for paranasal sinus surgery. Ann Otol Rhinol Laryngol 102:705–711

870. Wolf G, Greistorfer K, Jebeles JA (1995) The endoscopic endonasal surgical technique in the treatment of chronic recurring sinusitis in children. Rhinology 33:97–103

871. Wolf SR, Göde U, Hosemann W (1996) Endonasal endoscopic surgery for rhinogen intraorbital abscess – a report of 6 cases. Laryngoscope 106:105–110

872. Wolfensberger M (1984) Zur Pathogenese des Pneumosinus maxillaris dilatans. HNO 32:518–520

873. Woodham JD, Doyle PW (1991) Conservative endoscopic sinus surgery performed from TV monitoring using integrated Nagashima endoscopic sinonasal system. J Otolaryngol 20:248–251

874. Woodham JD, Doyle PW (1991) Surgical landmarks and resections for the safe performance of conservative endoscopic sinus surgery. J Otolaryngol 20:451–454

875. Woog JJ, Metson R, Puliafito CA (1993) Homium:YAG endonasal laser dacryocystorhinostomy. Am J Ophthalmol 116:1–10

876. Wurman LH, Sack JG, Flannery JV, Paulson TO (1988) Selective endoscopic electrocautery for posterior epistaxis. Laryngoscope 98:1348–1349

877. Wurster CF, Smith DE (1994) The endoscopic approach to the pituitary gland (letter). Arch Otolaryngol Head Neck Surg 120:674

878. Yamagishi M, Hasegawa S, Suzuki S, Nakamura H, Nakano Y (1989) Effect of surgical treatment of olfactory disturbance caused by localized ethmoiditis. Clin Otolaryngol 14:405–409

879. Yamaguchi N, Arai S, Mitani H, Uchida Y (1991) Endoscopic endonasal technique of the blowout fracture of the medial orbital wall. Op Tech Otolaryngol Head Neck Surg 2:269–274

880. Yellin SA, Weiss MH, O'Malley B, Weingarten K (1994) Massive concha bullosa masquerading as an intranasal tumor. Ann Otol Rhinol Laryngol 103:658–659

881. Yeoh KH, Tan KK (1994) The optic nerve in the posterior ethmoid in asians. Acta Otolaryngol (Stockh) 114:329–336

882. Younis RT, Lazar RH (1993) Cavernous sinus thrombosis. Successful treatment using functional endonasal sinus surgery. Arch Otolaryngol Head Neck Surg 119:1368–1372

883. Younis RT, Gross CW, Lazar RH (1991) Toxic shock syndrome following functional endonasal sinus surgery: a case report. Head Neck 13:247–248

884. Yousem DM (1993) Imaging of sinonasal inflammatory disease. Radiology 188:303–314

885. Yousem DM, Kennedy DW, Rosenberg S (1991) Ostiomeatal complex risk factors for sinusitis: CT evaluation. J Otolaryngol 20:419–424

886. Yousem DM, Fellows DW, Kennedy DW, Bolger WE, Kashima H, Zinreich SJ (1992) Inverted papilloma: evaluation with MR imaging. Radiology 185:501–505

887. Yung CW, Moorthy RS, Lindley D, Ringle M, Nunery WR (1994) Efficacy of lateral canthotomy and cantholysis in orbital hemorrhage. Ophthalmic Plast Reconstr Surg 10:137–141

888. Zeitouni Ag, Frenkiel S, Mohr G (1994) Endoscopic repair of anterior skull base cerebrospinal fluid fistulas: an emphasis on postoperative nasal function maximization. J Otolaryngol 23:225–227

889. Zinreich SJ (1994) Imaging of inflammatory sinus disease. Otolaryngol Clin North Am 26:535–547

890. Zinreich SJ, Kennedy DW, Rosenbaum AE, et al. (1987) Paransal sinuses: CT imaging requirements for endoscopic surgery. Radiology 163:769–775

891. Zinreich SJ, Kennedy DM, Malat J (1988) Fungal sinusitis: diagnosis with CT and MR imaging. Radiology 169:439–444

892. Zinreich SJ, Mattox DE, Kennedy DW, et al. (1988) Concha bullosa: CT evaluation. J Comp Ass Tom 12:778–784

893. Zinreich SJ, Tebo SA, Long DM, et al. (1993) Frameless stereotaxic integration of CT imaging data: accuracy and initial applications. Radiology 188:735–742

894. Zuckerkandl E (1882, 1892) Normale und pathologische Anatomie der Nasenhöhle und ihrer pneumatischen Anhänge, Bd 1 und 2. Braumüller, Wien

Danksagungen:

Der Firma Karl Storz GmbH, 78503 Tuttlingen und Richard Wolf GmbH, 75348 Knittlingen, bin ich für die großzügige Unterstützung beim Abdruck der Farbabbildungen zu großem Dank verpflichtet.
Bei den Firmen G. Pohl-Boskamp GmbH & Co., Hohenlockstedt; Lederle GmbH, Wolfratshausen sowie Scherax Arzneimittel GmbH, Hamburg und Zyma GmbH, München, möchte ich mich für die Unterstützung in gleicher Weise bedanken.
Der Firma Richard Wolf GmbH, 75438 Knittlingen, danke ich für die Hilfe bei der Zeichnung der Abbildungen Nr. 3a–d, 14d und 23f.

European Archives of   Suppl. 1996/I
Oto-Rhino-Laryngology
© Springer-Verlag 1996

Einsatz moderner Bilddatenverarbeitung in der klinisch-rhinologischen Forschung

R. Weber, R. Keerl

Klinik für HNO-Krankheiten, Kopf-, Hals- und Plastische Gesichtschirurgie, Kommunikationsstörungen (Direktor: Prof. Dr. W. Draf), Städtisches Klinikum Fulda, Pacelliallee 4, D-36043 Fulda

Inhaltsverzeichnis

1 Einleitung und Problemstellung

Physiologische und pathophysiologische Prozesse sind in der Regel kontinuierlich ablaufende Veränderungen, die zur Diagnostik und Therapieüberwachung visualisiert werden müssen. Die Analyse der primär molekular ablaufenden Vorgänge erfolgt während eines als geeignet angesehenen Verlaufsabschnitts, der einer anschaulichen Betrachtung zugänglich ist (z.B. Laborparameter, elektrophysiologische Größe, Histologie). An Haut und Schleimhaut läßt sich der Funktionszustand nicht selten auch allein vom makroskopischen Aspekt her ausreichend ableiten.

Jede irgendwie geartete Messung stellt zunächst eine Momentaufnahme eines ständig im Fluß befindlichen Systems dar. Eine solche Messung ist zur Funktionsanalyse dann ausreichend, wenn es sich um die konstant zu haltende Regelgröße eines Regelkreises handelt. Ein Funktionssystem hingegen, das sich zeitabhängig ständig ändert, kann nur dann adäquat erfaßt werden, wenn ein Meß- oder Darstellungsverfahren eingesetzt wird, das die Zeitfunktion hinreichend berücksichtigt.

Bezogen auf die Rhinologie ergibt sich folgende Problemstellung: Der Rhinologe wird oft mit langdauernden Beschwerden des Patienten wie Nasenatmungsbehinderung, Kopfschmerzen im Kiefer-, Stirn- und Augenbereich, Geruchsstörungen, trockener Nase oder vermehrter Nasensekretion oder rezidivierenden Infekten konfrontiert. Als Untersuchungsverfahren stehen ihm zur Verfügung (s. Referat Deitmer): die einfache Rhinoskopie [222], Nasen- und Nasennebenhöhlenendoskopie [49, 66–69, 71, 126, 171, 218–221, 279, 280, 282, 318–323], Rhinomanometrie [11–14, 39, 181, 182, 235, 267] oder akustische Rhinometrie [132, 188], Zytologie [55, 58, 87, 88, 127, 215], Histologie [22, 94, 108, 144, 166, 180, 189, 205, 209, 306]. Ergänzende Untersuchungen betreffen die Biochemie [139], Mikrobiologie [268], Allergologie [162, 330], Olfaktometrie [128, 129] oder Sonographie [207, 208]. An radiologischen Verfahren sind die konventionelle Radiologie [30, 31, 95, 98, 212], Nuklearmedizin [20, 21, 99], Computertomographie (CT) [47, 96, 111, 214, 293] und Kernspintomographie (MRT) [48, 97, 172, 196, 214, 310] zu nennen.

Insbesondere die Nasen- und Nasennebenhöhlenendoskopie ist seit vielen Jahren in Diagnostik und Therapie etabliert.

Die Beurteilung des bekanntermaßen zeitabhängig variablen Funktionszustandes der Nasen- und Nebenhöhlenschleimhaut anhand einer Sekunden oder maximal wenige Minuten dauernden Untersuchung ist problematisch. Neben der meßtechnisch bedingten Unschärfe der Untersuchung selbst kann das Ausmaß der natürlichen Schwankungsbreite eines Funktionssystems erhebliche diagnostische und therapeutische Fehler induzieren (s. auch Referat Deitmer).

Dem Untersucher ist oft nicht bekannt, in welchem Funktionsstadium sich das System befindet und welche Schwankungsbreite vorliegt. Zudem hat der Patient nicht selten schon in den Zustand des Systems eingegriffen (Applikation von Nasentropfen vor dem Arztbesuch, Beseitigung von zum Arztbesuch führenden Krusten aus der Nase).

Wünschenswert wären längerdauernde und/oder wiederholte Untersuchungen. Diese sind meist aus Kosten- oder Zeitgründen nicht möglich oder werden vom Patienten nicht toleriert. Jede einmalige Untersuchung ist hinsichtlich ihrer klinischen Relevanz kritisch zu überprüfen.

Neue Entwicklungen in der Computertechnologie sind im Referat von Keerl und Weber wiedergegeben. Sie haben es möglich gemacht, mittels Zeitrafferbildverarbeitung die natürliche Dynamik endonasaler Schleimhautveränderungen aus Einzelmessungen zu rekonstruieren und visuell anschaulich und exakt darzustellen [153, 165, 311, 313, 315–317].

2 Methodische Grundlagen

Um das Ziel zu erreichen, aus Einzelmessungen die Dynamik eines langdauernden Prozesses als Film zu erstellen, sind folgende Probleme zu lösen:

1) Man benötigt ein geeignetes bildgebendes Dokumentationsverfahren, das den zu untersuchenden Prozeß hinreichend darstellt und eine aussagefähige Analyse erlaubt. Zusätzlich sollte es möglichst wenig invasiv sein und den Patienten so wenig beeinträchtigen, daß eine hohe Compliance erreicht wird.

Die Videoendoskopie erfüllt diese Anforderungen. Langjährige umfangreiche Erfahrungen haben gezeigt, daß die Endoskopie als visuell-makroskopisches Verfahren ein zuverlässiges „Meßinstrument" zur Beurteilung endonasaler Schleimhautprozesse ist. Sie wird vom Patienten zumindest für kürzere Zeit gut toleriert. Unter zusätzlichem Einsatz der Videotechnik ist eine bleibende Dokumentation und weitere Bild- und Datenverarbeitung möglich.

Mittels Videoendoskopie werden in bestimmten Zeitabständen Einzelmessungen, d.h. endoskopische Beobachtungen durchgeführt. Aus einer kurzen Videoendoskopiesequenz wird ein Einzelbild gewonnen und im Rechner gespeichert. Diese hierbei zustande-

kommenden Bilder werden Originalbilder genannt, da sie im Unterschied zu den vom Computer erzeugten Bildern original gefilmt wurden, also direkt vom Patienten stammen.

Diese Originalbilder stellen das Ausgangsmaterial für die computergestützte Bilddatenverarbeitung in Form von Morphprozessen dar, mit Hilfe derer der Zeitabstand zwischen den zu verschiedenen Zeitpunkten erhaltenen Originalbildern mit Morphbildern überbrückt wird. Morphen bezeichnet allgemein den Prozeß der Umwandlung von Formen oder Gestalten in eine andere. In der Computeranimation meint es den fließenden, nathlosen Übergang von 2 Objekten [26, 236]. Die hintereinanderfolgenden Originalbilder dienen dabei jeweils als Anfangs- und Endbild des Morphprozesses (Abb. 1).

2) Der zu analysierende Prozeß muß kontinuierlich ablaufen. Sprunghafte Änderungen dürfen nicht vorkommen, außer sie wären für die Prozeßdarstellung und -analyse nicht relevant und könnten ohne Informationsverlust unberücksichtigt bleiben (Abb. 2). Alphanumerische Werte, d.h. Daten aus Ziffern und Buchstaben, eignen sich nicht für den Morphvorgang.

3) Der zeitabhängige Verlauf muß vor einer Detailanalyse grundsätzlich bekannt sein, damit die Wahl der Meßzeitpunkte (Gewinnung der jeweiligen Anfangs- und Endpunkte für den Morphvorgang) die reale Darstellung des natürlichen Prozesses garantiert. Durch Vorversuche ist im Zweifelsfalle die günstigste Wahl der Meßzeitpunkte festzulegen, soweit dies bei individuell unterschiedlichem Zeitverlauf möglich ist.

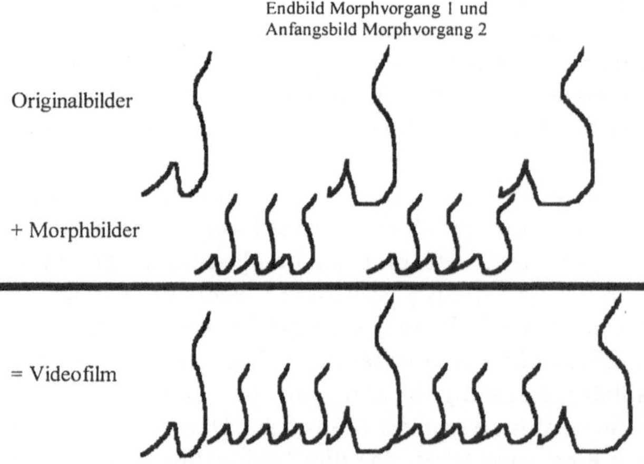

Abb. 1. Zusammensetzung des Zeitrafferfilmes aus sog. Originalbildern und den gemorphten Zwischenbildern. Das erste Originalbild dient nur als Anfangsbild des ersten Morphvorganges und das letzte Originalbild als Endbild des letzten Morphvorganges. Die übrigen Originalbilder sind jeweils Endbild eines und Anfangsbild des nächsten Morphvorganges

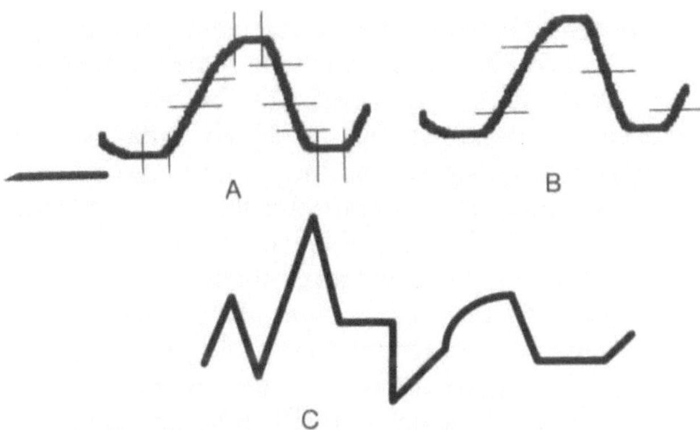

Abb. 2. *Prozeß A* kann hinreichend exakt dadurch beschrieben werden, daß statt einer kontinuierlichen Aufzeichnung die angegebenen Punkte registriert und die dazwischenliegenden Meßpunkte durch Interpolation ermittelt werden. Entscheidend ist die optimale Wahl der Meßzeitpunkte für die Einzelmessungen. Dadurch wird die Erzeugung falscher Kurvenverläufe vermieden. Zudem kann so der Fehler aufgrund der Interpolation vernachlässigbar klein gehalten werden. Im *Fall B* führt die falsche Wahl der Meßzeitpunkte zu einer nicht akzeptablen Verzerrung der Wirklichkeit. *Beispiel C* zeigt einen Prozeß, der sich für einen Morphvorgang grundsätzlich nicht eignet. Die beliebig auftretenden, nicht vorhersagbaren Sprünge verhindern eine visuell anschauliche und hinreichend exakte Darstellung mittels Morphtechnik

4) Die Bilder (Einzelmessungen oder Einzelbeobachtungen), zwischen denen man Übergänge morphen will, müssen – abgesehen von der stattgehabten physiologischen oder pathophysiologischen Veränderung – deckungsgleich sein (gleicher Einblick in ein System hinsichtlich Blickwinkel und Entfernung; gleiche Größe des Bildausschnittes etc.). Ansonsten wird eine sinnvolle Analyse des resultierenden Zeitrafferfilmes durch das Vorherrschen von Bildbewegungen aufgrund dieser Bildverschiebungen sehr erschwert oder unmöglich gemacht.

Die Deckungsgleichheit der Anfangs- und Endbilder für den einzelnen Morphvorgang kann man grundsätzlich durch Fixation von Filmobjekt und Filmkamera erreichen. 3 Verfahren wurden untersucht:

a) die Fixation des Kopfes des Patienten mittels einer Maske, wie sie bei Patienten zur Bestrahlung im Kopf-Hals-Bereich verwendet werden, um die Strahlendosis zuverlässig im gleichen Zielvolumen zu applizieren,

b) die Fixation des Kopfes an der Spaltlampe des Augenarztes,

c) die Einpassung des Endoskopes in die Nasenöffnung mittels eines Ausgusses aus schnell härtendem Kunststoffmaterial, wie es zur Erstellung von Zahnabdrücken verwendet wird.

Alle 3 Möglichkeiten erwiesen sich als nicht brauchbar, da sie kleine Wackelbewegungen zwischen Patient und Untersucher, also endonasalem Situs und Kamera, nicht verhindern konnten. Diese kleinen äußeren Verschiebungen bewirken für das videoendoskopische Bild jedoch relativ ausgeprägte Verwacklungseffekte, die eine gute Detailanalyse des zu beobachtenden Prozesses nicht zulassen.

In der Nase sind deckungsgleiche Bilder mittels externer Fixation (Maske, Arretierung an Spaltlampe der Augenärzte) nicht erstellbar.

Um die exakt gleiche Einstellung bezüglich Entfernung und Blickwinkel endoskopisch zu gewährleisten, wurde bei der ersten Aufnahme die günstigste Einstellung zur weiteren Analyse des zu beobachtenden Prozesses festgelegt und hiervon eine auf den Bildschirm zu heftende Overheadfolie erstellt, auf der – wenn möglich – unveränderliche Randgrößen wie Nasenseptum, Nasenboden und laterale Nasenwand festgehalten wurden. Ein weiteres Hilfsmittel war das Nebeneinanderstellen von intranasalen Bildern auf einem sog. Bildteiler, das Colour-Quad-System, der zwischen Videorecorder und Monitor geschaltet ist. Dieser Bildteiler splittet das Monitorbild in 4 Bilder, so daß man einerseits das letzte videoendoskopische Bild oder die letzten 2 oder 3 Bilder auf den Bildschirm holen und andererseits parallel dazu die neue Aufnahme auf dem Monitor sehen kann. Mit Hilfe von Overheadfolie und visueller Kontrolle über den Bildteiler gelingt der Abgleich bzgl. der Deckungsgleichheit der zu verschiedenen Zeitpunkten gewonnenen videoendoskopischen Originalbilder in den meisten Fällen sehr gut. Ggf. sind später geringfügige Korrekturen hinsichtlich Farbgebung oder Konturierung mittels Graphikprogrammen (z.B. Corel Draw, Corel Photo Paint) möglich.

Die entscheidende Komponente zur Videozeitrafferdarstellung endonasaler physiologischer und pathophysiologischer Schleimhautprozesse entstammt der Computertechnologie und heißt „Morphen". Mathematisch handelt es sich bei dieser Umwandlung von Formen oder Gestalten in eine andere um eine Interpolation [236]. Abhängig vom zu morphenden Objekt sind zwei- und dreidimensionale Veränderungen möglich. In der hier geübten Anwendung handelt es sich um eine zweidimensionale Interpolation. Man erzeugt zwischen dem Punkt A (Ax, Ay) eines Bildes und dem korrespondierenden Punkt B (Bx, By) eines anderen Bildes beliebig viele Zwischenpunkte Pi [Ax + i · (Bx – Ax)/N, Ay + i · (By – Ay)/N] (i = 1 – N – 1) (Abb. 3).

Die Anzahl der Zwischenschritte kann frei gewählt werden. Sie bestimmt zusammen mit dem Ausmaß der Veränderung zwischen Anfangs- und Endbild die Größe der Sprünge zwischen den vom Computer erzeugten Bildern. Bei einer Serie endoskopischer Einzelaufnahmen, wie sie in unserem Fall vorliegen, muß

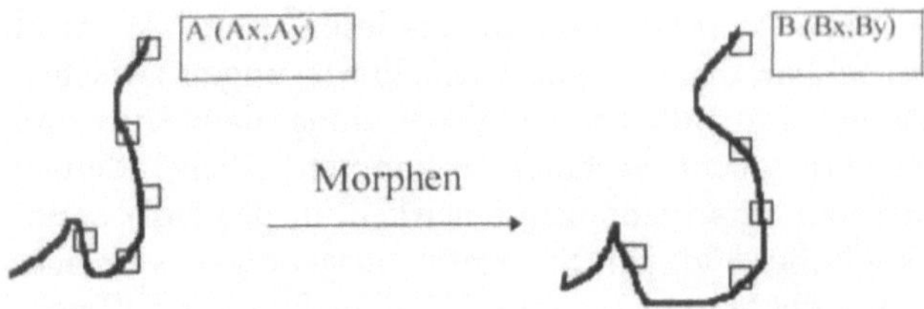

Abb. 3. Darstellung des Morphens am Beispiel der Veränderung der rechten unteren Nasenmuschel z.B. während des Nasenzyklus. Zwischen dem *linken* und dem *rechten Bild* liegt eine Zeitdifferenz von z.B. 2 h. Die untere Nasenmuschel ist im Rahmen des Nasenzyklus *im rechten Bild* angeschwollen. Durch geeignete Definition möglichst vieler Punktpaare A–B und Herstellung von Zwischenpunkten mittels Interpolation (Morphen) kommt es zur schrittweisen Gestaltänderung. Je mehr Punktpaare definiert werden, umso exakter wird der Übergang bishin zur fließenden, scheinbar stufenlosen Formänderung

dieser Morphvorgang zwischen jedem der durch Einzelmessung erhaltenen endoskopischen Bilder erfolgen.

Am Ende aller Morphvorgänge erhält man eine Vielzahl von Momentaufnahmen des zu beobachtenden Prozesses. Da die computergestützte Morphtechnik eine Hilfe zur Darstellung dynamischer Prozesse sein soll, muß in einem nächsten Schritt die Verarbeitung zu einem Videofilm erfolgen.

Als Videozeitraffer bezeichnet man einen Film, der einen Prozeß zeitkomprimiert darstellt, d.h. in allen Phasen im gleichen Verhältnis beschleunigt ablaufen läßt. Nur auf diese Weise können Prozesse von längerer Dauer – dies beginnt schon im Stundenbereich – adäquat analysiert oder überhaupt erfaßt werden. In einigen Fällen bewirkt die Zeitraffung, daß die Unterschiedserkennungsschwelle des Auges überschritten und somit eine Dynamik überhaupt erst erkennbar wird.

Bei der Zeitrafferdarstellung eines zeitabhängigen Prozesses unter Zuhilfenahme der Morphtechnik kann die Zeitkompression durch 2 Maßnahmen wesentlich beeinflußt werden:

1) durch die Wahl der Zwischenschritte beim einzelnen Morphvorgang. Bei gleicher Länge der Zwischenschritte bedeutet eine höhere Anzahl ein längeres Zeitintervall zur Darstellung dieses einzelnen Abschnittes der Gestaltänderung;
2) durch die Definition der Länge eines Bildes beim Videoschnitt. Der Videofilm hat eine Geschwindigkeit von 25 Bildern/s, wobei mindestens 20 Bilder/s notwendig sind, um den Eindruck einer fließenden Dynamik zu erzeugen [288]. Ein einzelnes Bild kann beliebig lange gezeigt werden, die Mindestdauer ist jedoch $^1/_{25}$ s, die kleinste Einheit beim Videoschnitt.

Diese beiden Parameter müssen sorgfältig abgeglichen werden, um eine gleichmäßige und damit reale Zeit-

kompression (Zeitraffung) zu erzeugen. Dies ist von besonderer Wichtigkeit, wenn ein Morphprozeß aus vielen einzelnen Morphvorgängen besteht und die Zeitabstände zwischen den einzelnen Anfangs- und Endbildern unterschiedlich sind. Es war nun zu definieren, welche Länge ein Zeitrafferfilm der zu untersuchenden Prozesse haben sollte. Dieser Prozeß darf weder zu schnell noch zu langsam ablaufen, um ausreichend erkannt zu werden. Als gut überschaubare Zeiteinheit hat sich uns nach mehreren Testreihen die Länge von 60 s erwiesen. Auf diese 60 s wurden alle zu analysierenden Vorgänge einheitlich komprimiert. Eine solche Sequenz besteht bei einer Videofilmgeschwindigkeit von 25 Bildern/s aus insgesamt 1500 Einzelbildern. Als zusätzliche Hilfe in der Analyse und Dokumentation von parallel ablaufenden und miteinander in Beziehung stehenden beidseitigen Prozessen können mit Hilfe der Videoschnittechnik die Veränderungen beider Seiten zeitlich parallel auf ein Monitorbild gebracht werden. Eine eingeblendete Zeitachse erleichtert die Orientierung.

Die 1500 Einzelbilder werden mittels Videotechnik (herkömmliches Videostudie oder PC-gestütztes digitales Videostudio) zu einem fertigen Videofilm zusammengeschnitten (Abb. 1). Abschließend erfolgte die Speicherung (interne Festplatte des digitalen Videostudios sowie zusätzlich auf Magneto Optical Disc) und das Auslesen auf ein Videoband des Videorecorders [93].

Die Auswertung erfolgt über die visuelle Analyse des Zeitrafferfilmes, wobei erst das wiederholte Anschauen eine zuverlässige Beurteilung erlaubt.

3 Technische Ausstattung

Die Verschaltung der einzelnen Komponenten stellt sich wie folgt dar (Abb. 4). Das Videosignal, welches den endonasalen Schleimhautbefund wiedergibt, durchläuft nacheinander Videokamera, Videorecorder und Bildteiler, um dann am Monitor sichtbar zu werden. Vom Videorecorder geht das Signal zusätzlich in den Computer zur weiteren Daten- und Bildverarbeitung. Danach erfolgt die Rücküberspielung auf den Videorecorder. Sofern der Videoschnitt nicht mittels der Rechnereinheit erfolgte, wurde die Endbearbeitung (Zusammenschneiden von Einzelbildern zum Film) im Videostudio durchgeführt.

Als Bandqualität wählten wir S-VHS, um eine möglichst hohe Auflösung und gute Darstellung zu bekommen. Trotz Qualitätsverlustes bei der Notwendigkeit von Videokopien (VHS, Umatic, NTSC) hat dann auch die Kopie noch eine akzeptable Qualität.

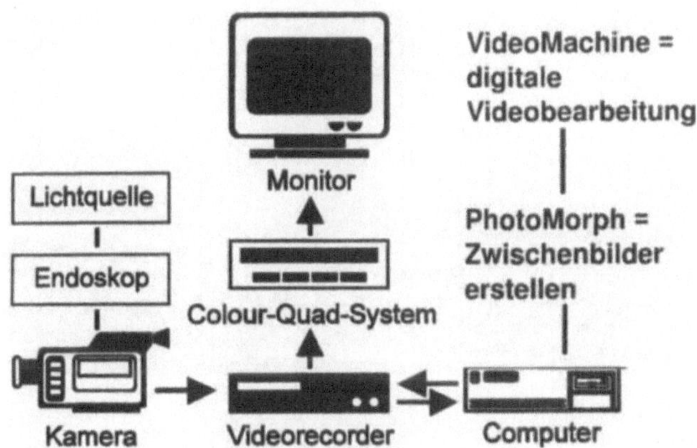

Abb. 4. Verschaltung des Systems

Die technische Weiterentwicklung führt zur ständigen Änderung und Verbesserung der technischen Ausstattung. Derzeit setzen wir folgendes Equipment ein:

1) *Videoendoskopieeinheit* (Stuemer, Würzburg), bestehend aus starrer 4-mm-Hopkins-Optik 0° und 30°, ¹/₂-Zoll-CCD-Videokamera mit individueller Programmierung, 175-W-Xenon-Lichtquelle (alternativ 250-W-Halogen-Lichtquelle), Farbmonitor, S-VHS-Videorecorder (sollte kompatibel mit der Videomachine sein und eine Einzelbildsteuerung haben), Bildteiler (Panasonic Colour Quad System WJ-450).

2) *Hardware:* PC CPU 586 90 MHz, 16 MB Hauptspeicher, 420 MB Festplattenspeicher. Graphikkarte: ELSA Winner 1000 PRO VESA VGA Version 1.06 (Elsa, Aachen). Video Machine Lite (Fast Electronics, München 1994) mit Single Digital Player Recorder (Fast Electronics, München 1994) mit 1 GB internem Festplattenspeicher. 1 GB Magneto Optical Disc Laufwerk (je Disc-Seite 512 MB).

3) *Software:* Photomorph Programm (North Coast Software, Barrington/NH, USA, 1993).

4) für den *PC geeignetes digitales Videostudio* (s. 2): Video Machine Lite mit Single DPR Player (DPR = Digital Player Recorder) der Firma Fast Electronics, München. Noch leistungsfähigere Versionen sind die Videomachine und der Double DPR-Player.

Im folgenden werden 3 Beispiele klinischer Anwendungen der Methode der computergestützten Zeitrafferbildverarbeitung beschrieben. Die Zeitraffung ermöglicht in vielen Fällen erst die visuelle Analyse. Ihre Anwendung kann in allen Gebieten der Medizin oder Physiologie und Pathophysiologie erfolgen, sofern die folgenden methodischen Voraussetzungen erfüllt sind:

a) geeignetes bildgebendes Dokumentationsverfahren,
b) kontinuierlicher Ablauf des zu untersuchenden Prozesses,
c) geeignete Wahl der Meßzeitpunkte,
d) Realisierung konstanter Meßbedingungen.

4 Klinische Anwendungen

4.1 *Änderungen des Schwellungszustandes der Nasenschleimhaut im physiologischen Nasenzyklus*

Der Luftstrom durch die Nase wird von der Aktivität erektilen venösen Gewebes in der Nasenschleimhaut reguliert [83]. Eine Vergrößerung dieses Gewebes bewirkt eine Verkleinerung des Nasenlumens und erhöht den Strömungswiderstand. Das zyklische An- und Abschwellen wird Nasenzyklus genannt [83]. Der Nasenzyklus wurde schon 1895 von Kayser beschrieben. Das periodische An- und Abschwellen der nasalen Schleimhaut kommt bei etwa 80% der Menschen vor [119, 124]. Es kann insbesondere an der unteren Nasenmuschel sehr gut beobachtet werden. Ursache und Funktion des Nasenzyklus sind letztlich unbekannt [42, 83, 210]. Die Zykluslänge ist mit einer Zeitdauer von ca. 1–6 h sehr variabel [82, 83, 119, 124, 174]. Es ist bisher nicht gelungen, den Nasenzyklus als dynamischen Prozeß visuell darzustellen. Die Analysen erfolgten rein rhinoskopisch [124, 164], rhinomanometrisch [76, 77, 119, 289–291], mittels Computertomographie [47] und Kernspintomographie [48, 172, 310]. Kernspintomographisch konnte gezeigt werden, daß auch die Siebbeinschleimhaut am Nasenzyklus teilnimmt, wenn auch in viel geringerem Umfang [172]. Selbst die Tubenfunktion ändert sich mit dem Nasenwegswiderstand homolateral gleichsinnig [178]. Rhinomanometrisch ließ sich ein gegenläufiges Schwellungsverhalten beider Nasenseiten feststellen, wobei der Gesamtwiderstand beider Nasenhälften, die Durchströmung der Nase insgesamt und die zu leistende Atemarbeit relativ konstant blieben [42, 45, 77, 119, 289, 290].

Die Analyse des Nasenzyklus im Zeitrafferfilm nach der von uns entwickelten Methode bestätigt zunächst bekannte Befunde (Abb. 5).

Darüber hinausgehend können zeitliche Abläufe und Ausmaß der Schwellvorgänge präzisiert ausgewertet werden. Die Vorgänge des An- und Abschwellens geschehen relativ rasch [44], so daß die Muscheln die meiste Zeit in einer Art Plateauphase mit submaximaler bis maximaler An- bzw. Abschwellung verharren (Abb. 6a–c). Die Größe der Muschel schwankt zwischen sehr klein und sehr groß mit völliger Verlegung der Nasenhöhle im einsehbaren Bereich. *Nie* sind beide Muscheln im Zyklusverlauf vollständig abgeschwol-

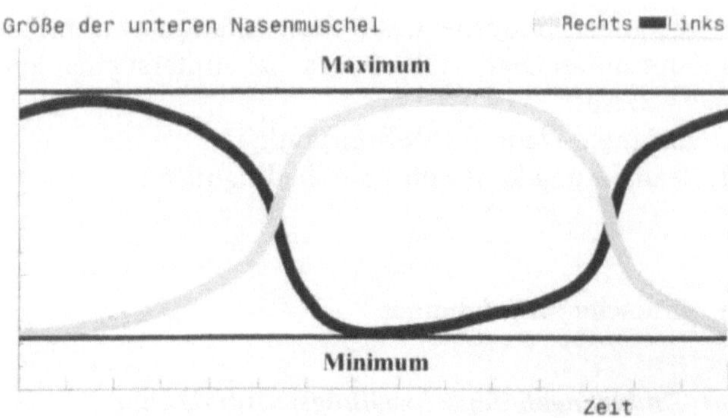

Abb. 5. Schwellungsverhalten der unteren Nasenmuschel während des physiologischen Nasenzyklus

len. Während einer kurzen Phase besteht ein gleichartiger mittlerer Schwellungszustand beider Muscheln.

Die im klinischen Alltag oft diagnostizierte „Muschelhyperplasie" erscheint angesichts dieser Ergebnisse in einem anderen Licht. Hyperplasie bedeutet zunächst Vergrößerung eines Gewebes durch Zellvermehrung, Hypertrophie meint Gewebsvergrößerung durch Zellvergrößerung. Die normale Muschel bewegt sich während des Nasenzyklus ständig von einem geringen zu einem ausgeprägten Schwellungszustand. Einflüsse von innen und außen modifizieren die Ausprägung des Schwellungszustandes zusätzlich. Da die normale Muschel physiologischerweise jede beliebige Größe von minimal bis maximal annimmt, fehlt jeglicher Bezugspunkt zur Diagnose einer Hyperplasie oder Hypertrophie oder zur Definition einer feststehenden normalen Größe. Auch wenn eine Nasenseite aufgrund der maximal angeschwollenen unteren Muschel komplett obstruiert ist, ist die Luftdurchgängigkeit der Nase bei freier Gegenseite ausreichend, da sie entsprechend dem physiologischen Nasenzyklus abgeschwollen ist. Klinisch wird dies zur Entwöhnung bei Nasentropfenabusus genutzt, indem für 2–3 Wochen immer nur eine Seite „getropft" und damit freigehalten wird, während sich die Gegenseite normalisieren soll. Unphysiologisch dürfte nur die beidseitige massive Anschwellung der unteren Nasenmuschel sein [165]. Es erscheint sinnvoll, im üblichen Sprachgebrauch ausschließlich von angeschwollener oder großer Muschel zu sprechen und den Begriff Hyperplasie Muschelvergrößerungen mit neubildungsähnlichen Veränderungen der Oberfläche (polypöse, maulbeerartige Veränderungen) vorzubehalten.

Für die Klinik haben diese Erkenntnisse in Verbindung mit der visuell anschaulichen Darstellung im Zeitrafferfilm erhebliche Bedeutung. Oft kommen Patienten und beklagen eine einseitige, nicht selten wechselnde Nasenatmungsbehinderung und demonstrieren dies anschaulich durch Zuhalten der momentan freien Nasenseite. Bei exakter Anamneseerhebung verneinen

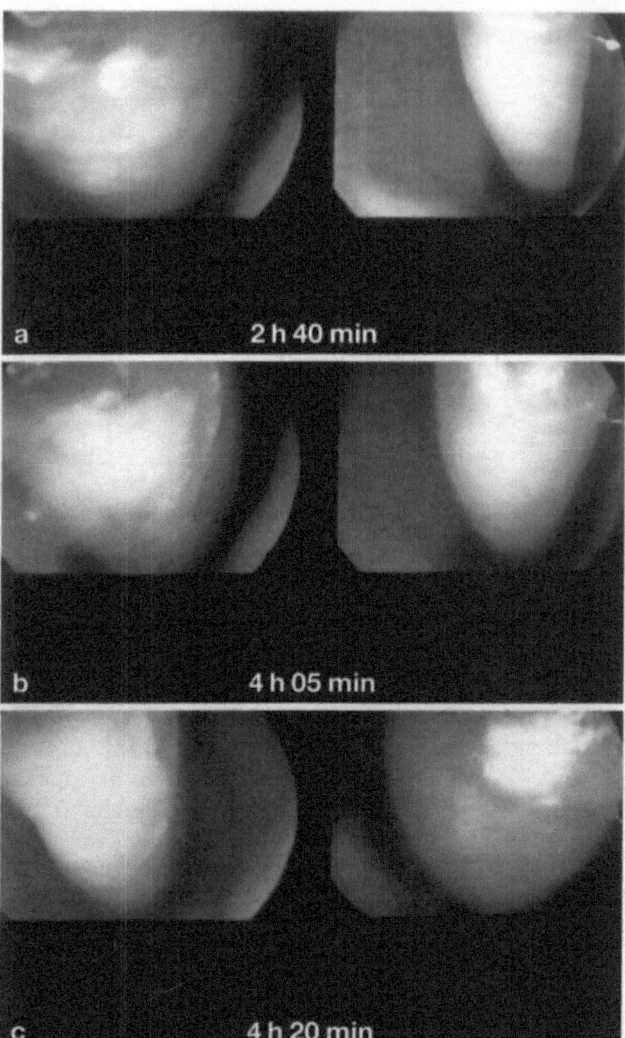

Abb. 6 a–c. Zeitlich parallele Darstellung des Schwellungsverhaltens der unteren Nasenmuschel im Nasenzyklus. Rechte Muschel = *linke Bildseite*, linke Muschel = *rechte Bildseite*. Während etwa 1,5 h zeigt sich eine ausgeprägte Schwellung der rechten Muschel, die zwischen 2 h 40 min und 4 h 05 min zunächst etwas zu- und dann wieder abgenommen hat (Plateauphase mit Phasenumkehr). Innerhalb von 15 min kommt es zu einer raschen Schwellungsänderung, wobei nun die linke Muschel den Zustand ausgeprägter Schwellung erreicht hat (4 h 20 min) und für über 2 h mit zwischenzeitlicher erneuter Phasenumkehr beibehält

die meisten dieser Patienten die Notwendigkeit, Luft durch den Mund holen zu müssen, d.h., die Nasenatmung ist ausreichend frei. Es hat sich jedoch eine Art Verfeinerung der Empfindung von physiologischen Schwellvorgängen in der Nase ausgebildet. Die ausführliche Erläuterung der physiologischen Abläufe in Verbindung mit einer Filmdemonstration führt nach unserer Erfahrung zur dauerhaften Heilung und Zufriedenheit des Patienten und bewahrt vor unnötigen, ggf. nebenwirkungsbehafteten therapeutischen Maßnahmen.

Auch die oftmals beklagte abendliche „Nasenatmungsbehinderung", wenn sich der Patient zu Bett legt und in Seitenlage die unten liegende Nasenseite leidvoll „zu"gehen fühlt, aber nicht durch den Mund atmen muß, kann auf diese Weise sehr erfolgreich therapiert werden.

Das Hinlegen führt zu einer temporären Störung des Nasenzyklus mit Anschwellen der Schleimhaut und Vergrößerung des Strömungswiderstandes [44, 250]. Die Amplituden der Widerstandsänderungen im Nasenzyklus sind in Rücken- und Seitenlage größer, der Gesamtwiderstand bleibt jedoch relativ konstant [43, 44, 115]. Die zyklischen Veränderungen setzen bald wieder ein. In Seitenlage kommt es zunächst zu einer Widerstandserhöhung auf der untenliegenden Seite. Dies führt bei einseitig fixierter Nasenobstruktion (z.B. ausgeprägte Septumdeviation, Tumor, Choanalatresie) zu einer erheblichen Erhöhung des Gesamtwiderstandes, wenn die freie Nasenseite unten liegt. Diese Patienten schlafen somit am besten in Seitenlage auf der obstruierten Nasenseite ein. Im Laufe des Schlafes wird es bei Phasenumkehr bzw. beim Umdrehen zu einer ausgeprägten Nasenatmungsbehinderung kommen, die zur Schlafstörung führen kann. Sinn und Wirkung der erforderlichen operativen Therapie können mit einer Zeitraffervideosequenz dem Patienten anschaulich demonstriert werden.

Die Diagnostik der Nasenatmungsbehinderung und nasalen Luftdurchgängigkeit hat den physiologischen Nasenzyklus zu berücksichtigen sowie Änderungen des nasalen Atemwegswiderstands in Abhängingkeit von den Umgebungsbedingungen (Temperatur, ggf. Luftfeuchtigkeit, Irritantien), der körperlichen Aktivität, Körperposition [121, 250, 260] oder der pharmakologischen Einwirkungen [154]. Körperliche Arbeit führt zur Erniedrigung des Nasenwiderstandes [18, 46, 51, 120, 254]. In kalter Umgebung steigt der Nasenwiderstand an [264, 295]. Die Veränderung der Luftfeuchtigkeit von 20% auf über 90% hatte keinen Einfluß auf die Luftdurchgängigkeit der Nase [264].

Unsere Untersuchungen zur Visualisierung von Schleimhautveränderungen der Nase legen den Schluß nahe, daß die einfache bezugslose Messung der Nasendurchgängigkeit keinen ausreichend zuverlässigen diagnostischen Wert hat und nicht als Begründung für eine operative Therapie dienen darf.

Die Messung der nasalen Luftdurchgängigkeit mittels Rhinomanometrie oder akustischer Rhinometrie ergibt erst dann ein hinreichend verläßliches Bild der Luftdurchgängigkeit der Nase, wenn sie außer mit den Beschwerden mit dem rhinoskopischen und endoskopischen Untersuchungsbefund korreliert werden kann (zeitgleiche Untersuchung) und zu definierten Zeitpunkten während des Nasenzyklus (z.B. Plateauphasen, Kreuzungspunkt der Schwellvorgänge) oder nach

Abschwellen (sinnvoller Weise aus der Plateauphase der Anschwellung heraus) erfolgt. Auf die diagnostischen Fehlermöglichkeiten wurde bereits ausführlich hingewiesen [13, 211].

Immer ist bei der Beurteilung des Schwellungszustandes der Nasenmuscheln die Stellung des Septum nasi zu berücksichtigen. Aus strömungsphysiologischen Gründen kommt es auf der konkaven Seite einer Septumdeviation zu einer kompensatorischen Vergrößerung der Nasenmuschel [179]. Einengungen im vorderen Nasenabschnitt korrelieren besser mit der Angabe einer Nasenatmungsbehinderung als solche im hinteren Nasenbereich [34].

Der Einfluß einer Septumplastik auf die unberührt belassenen unteren Nasenmuscheln ist nicht hinreichend untersucht. Kommt es zur spontanen Verkleinerung der sehr großen Muschel auf der konkaven und Vergrößerung der kleinen Muschel auf der konvexen Seite? Oder muß die große Muschel operativ verkleinert werden, um den Operationserfolg zu vervollständigen? Wie lange dauern etwaige Anpassungsprozesse? Hier bieten sich weitere Einsatzmöglichkeiten der Methode zur Klärung häufiger Fragestellungen an. Dies gilt ebenso für die Bewertung des Gefühls der trockenen Nase mit Nasenatmungsbehinderung nach Muschelteilresektion: Liegt die Ursache in einem gestörten oder fehlenden Nasenzyklus, in der zu ausgedehnten Resektion drüsenhaltiger Schleimhaut mit unvollständiger Regeneration, in der Austrocknung der Schleimhaut durch den postoperativ größeren Luftstrom, in der Resektion nervalen Gewebes mit dem Ergebnis ungenügender Steuerung von Gefäßen und Drüsen oder gestörter Sensibilität oder in der rezidivierenden Bildung als störend empfundener Krusten?

4.2 Wirkung einer topischen Kortikosteroidtherapie (Budesonid) auf Nasenpolypen

Nasenpolypen sind zumeist Ausdruck einer chronisch polypösen Sinusitis paranasalis. Therapeutischer Standard ist heute die endonasale mikroskopische und/ oder endoskopische Nasennebenhöhlenoperation (s. Referat Hosemann). Nasenpolypen gelten in 50–80% als kortisonsensibel [75, 241]. Stammberger unterscheidet in einer aktuellen Klassifikation 5 Gruppen von Nasenpolypen [284]:

- Antrochoanalpolypen,
- große isolierte Polypen,
- Polypen assoziiert mit chronischer Rhinosinusitis (nicht eosinophil, keine Atemwegshyperreaktivität),
- Polypen mit diffuser polypöser Rhinosinusitis (DPRSP, „diffuse polypoid rhinosinopathy"),

● Polypen assoziiert mit besonderen Erkrankungen wie Mukoviszidose, Mykose oder anderen.

Bei den ersten beiden Gruppen ist die Wirksamkeit einer Kortisontherapie eher unwahrscheinlich. In den Gruppen 3 und 4 hingegen ist ein deutlicher Effekt zu erwarten, ohne daß damit derzeit auf eine operative Therapie verzichtet werden könnte [284].

Zur Minimierung der Nebenwirkungen sollte die Kortisontherapie möglichst mit topischen Präparaten erfolgen [10, 90]. Viele Studien haben die Effektivität zur Verkleinerung von Nasenpolypen [58, 75, 104, 118, 141, 142, 192, 193, 199, 227, 229, 241, 259, 261, 303] oder zur Reduzierung von Rezidiven nach operativer Polypenentfernung [61, 78, 118, 161, 305] nachgewiesen. Budesonid hat im Vergleich zu Beclomethasondipropionat und Flunisolid eine höhere Wirkpotenz [29, 157]. Ein weiterer Fortschritt soll mit der Einführung von Fluticason erreicht werden [10].

Die Analyse der Rückbildung des Nasenpolypen auf topische Applikation von Budesonid (Pulmicort Topinasal®, Astra, Wedel) im Zeitrafferfilm zeigte ein sehr rasches Einsetzen der Verkleinerung (Abb. 7a–e). Diese begann schon nach einem Tag und führte nach 5 Ta-

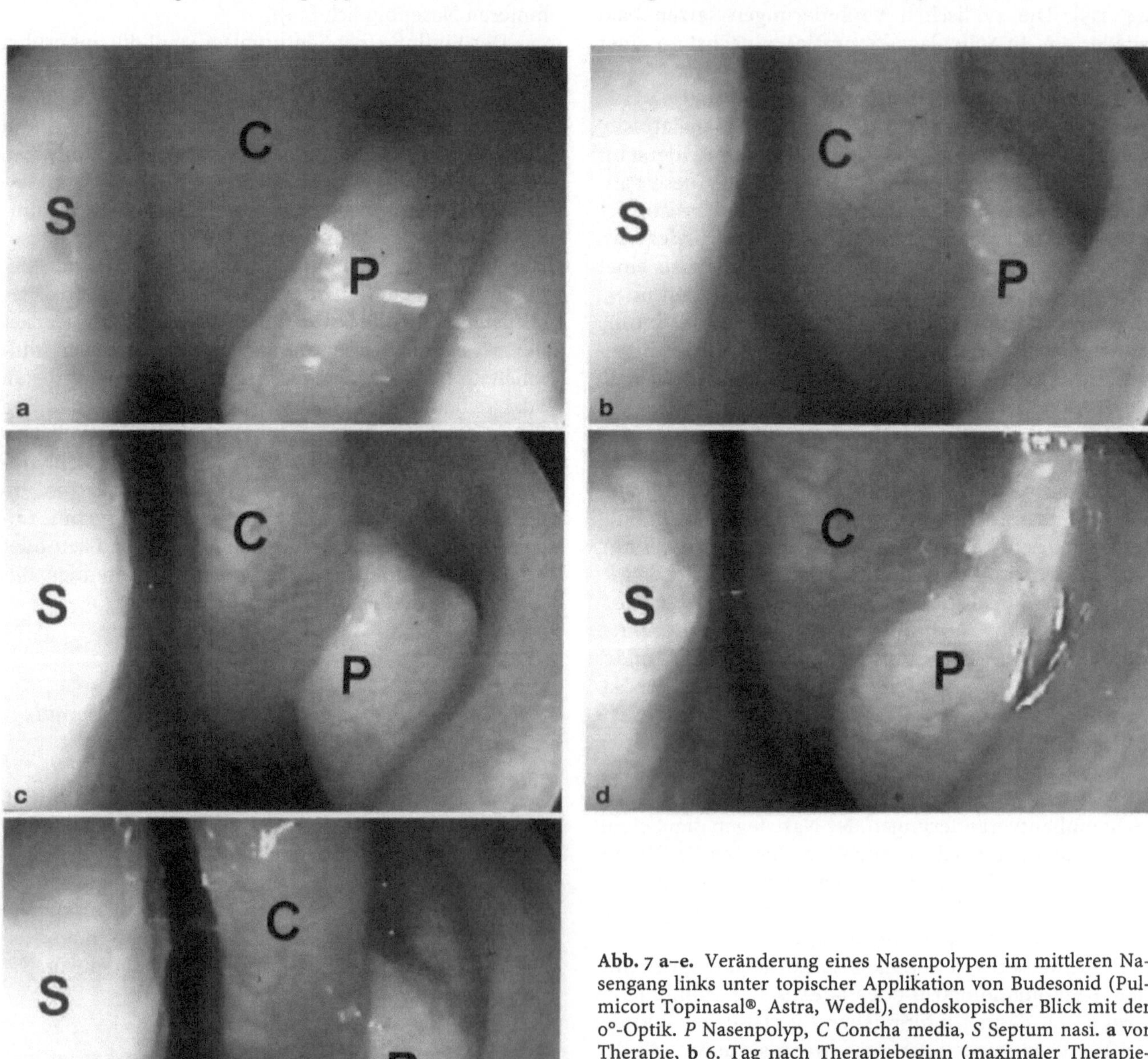

Abb. 7 a–e. Veränderung eines Nasenpolypen im mittleren Nasengang links unter topischer Applikation von Budesonid (Pulmicort Topinasal®, Astra, Wedel), endoskopischer Blick mit der 0°-Optik. *P* Nasenpolyp, *C* Concha media, *S* Septum nasi. **a** vor Therapie, **b** 6. Tag nach Therapiebeginn (maximaler Therapieeffekt erreicht mit deutlicher Rückbildung des Polypen, der nun im lateralen Bereich des mittleren Nasenganges zu sehen ist), **c** 36. Tag (Beginn einer Schwellungszunahme im Rahmen einer Rhinitis), **d** 51. Tag (maximale Anschwellung), **e** 112. Tag nach Therapiebeginn (die Polypengröße entspricht derjenigen vom 6. Tag)

gen Therapie zur Beschwerdefreiheit des Patienten hinsichtlich der vorher bestehenden Nasenatmungsbehinderung. Nach 6 Tagen war der maximale Therapieeffekt erreicht (Abb. 7 b). Eine weitere Rückbildung erfolgte trotz Fortsetzung der Therapie bis zum 112. Tag (Abb. 7 e) nicht.

Die Abb. 7 c–e zeigen weiterhin die ausgeprägte Reaktion der Schleimhaut auf einen akuten Virusinfekt (Rhinitis). Ab dem 36. Tag (Abb. 7 c) ist ein Anschwellen des Polypen mit zunehmender Ödembildung zu beobachten. Das Maximum wurde um den 51. Tag (Abb. 7 d) erreicht. Die Abschwellung reichte vom 52. bis zum 78. Tag. Die Gesamtdauer der An- und Abschwellphase betrug somit 42 Tage.

Im Unterschied zur älteren Untersuchung von Pedersen et al. [241] mit Verwendung von Beclomethasondipropionat führt die Gabe von Budesonid zu einer sehr raschen Wirkung. Die höhere Wirkpotenz gegenüber Beclomethasondipropionat, die nur mittlere Größe der Nasenpolypen und die exaktere Verlaufsbeobachtung mittels Videoendoskopie mögen hierfür Gründe sein. In der Therapie der allergischen Rhinopathie konnten Pipkorn et al. [246] den maximalen Therapieeffekt hinsichtlich Nasenatmungsbehinderung nach 5 Tagen nachweisen. Nachdem es sehr schnell zu einer deutlichen Polypenrückbildung gekommen war, stellt sich die Frage, warum die Wirkung aufhörte (?) und damit eine Heilung nicht erreicht wurde.

Die visuelle Analyse des Filmes liefert eine plausible, allerdings nicht beweisende Erklärung dafür, daß der Nasenpolyp zunächst gut auf die Kortikoidtherapie ansprach, dann aber nicht mehr kleiner wurde. Während der Nasenpolyp vor der Therapie sichtbar die Strömungsbahn der Atemluft einengte, ist dies nach 6 Tagen Therapie nicht mehr der Fall: Der Patient gibt keine Nasenatmungsbehinderung mehr an. Der Polyp hat sich der Therapie „entzogen". Liegt er nicht mehr in der Strömungsbahn, wird er nicht mehr oder in nicht ausreichender Menge vom bis dahin wirksamen Budesonid erreicht. Da dieses nur eine topische und keine systemische Wirkung entfaltet [84], kann eine ausreichende Wirkung nur da erwartet werden, wo der Wirkstoff direkt auf den Nasenpolypen trifft. Ob diese einfache mechanische Erklärung ausreicht oder ob strukturelle Veränderungen im Polypengewebe eine Rolle spielen, bedarf ergänzender Untersuchungen.

Forschungen zum intranasalen Luftstrom [294] und zur intranasalen Verteilung von Sprays oder Inhalationslösungen [116, 225, 228, 233, 299] geben nicht ausreichend Auskunft, welche Medikamentenmenge die Nasenscheidwand, die untere und mittlere Muschel oder die Nasengänge erreicht und ob diese Menge noch eine therapeutische Wirkung entfalten kann.

Unsere Ergebnisse induzieren videoendoskopisch dokumentierte und analysierte Studien hinsichtlich der Verteilung intranasal applizierter Medikamente zur Erstellung präziser, möglichst quantitativer Verteilungsmuster. Variablen sollten der Schwellungszustand der Schleimhaut (Nasenzyklus, Vasokonstringentien, Polypen), die Art der Applikation und das Applikationssystem sein. Der Zustand nach Nasennebenhöhlenoperation bedarf einer gesonderten Betrachtung. Die Verteilung ist mit der klinischen Wirkung zu korrelieren. Als Konsequenz wäre eine über die Kopftieflage [35] hinausgehende weitere Verbesserung der Medikamentenapplikation zu entwickeln, mit deren Hilfe man größere Anteile des mittleren Nasenganges bis zum Siebbeineingang oder postoperativ die gesamte Siebbeinhöhle erreicht.

Immerhin mag die Verkleinerung von Polypen bis auf den Anteil im lateralen Bereich des mittleren Nasenganges und der Nasennebenhöhlen für einige Patienten, die einer operativen Therapie sehr zurückhaltend gegenüberstehen oder Kontraindikationen aufweisen, ausreichend hilfreich sein. Die Videodemonstration kann auch hier Möglichkeiten und Grenzen des konservativen Vorgehens gut veranschaulichen.

In der Analyse des Zeitrafferfilms war es möglich, die sehr sensible und mit 6 Wochen überraschend lang dauernde Reaktion der Schleimhaut auf einen Virusinfekt (Rhinitis) zu zeigen. Wenn auch bei diesem Patienten eine pathologisch veränderte Schleimhaut vorlag und somit eine verstärkte Reaktionsbereitschaft und Ödemneigung unterstellt werden könnte, sind die sichtbar gemachten Vorgänge ein Hinweis darauf, daß die Dauer bis zur völligen Restitution nach einem Infekt nicht zu unterschätzen ist. Auch während der 6monatigen Beobachtung der Wundheilung nach Nasennebenhöhlenoperation (s. Abschn. 4.3) konnte in einigen Fällen eine 4- bis 6wöchige erneute deutliche Schwellung der Muschel- und Nebenhöhlenschleimhaut im Rahmen von viralen Infekten der oberen Luftwege dokumentiert werden.

Aus der (persönlichen) Erfahrung der banalen Rhinitis wissen wir, daß nach dem offensichtlichen Abklingen der Rhinitis und der ersten Phase der sehr ausgeprägten, andauernden Nasenatmungsbehinderung nach 1–2 Wochen eine Phase eintritt, in der sich freie und behinderte Nasenatmung abwechseln. Diese kann ebenfalls 1–2 Wochen andauern, bis die Nasenatmung wie vor der Rhinitis wieder dauerhaft frei ist.

Dies ist deshalb von Bedeutung, da sich uns bei rezidivierenden Sinusitiden oder rezidivierenden/persistierenden Zephalgien die Frage nach einer zugrundeliegenden chronischen Sinusitis stellt. Hieraus ergibt sich die Indikation zur CT-Untersuchung. Diese darf jedoch keineswegs zu früh nach einem Infekt erfolgen, da sonst nicht zwischen Residuen des vorangegangenen Infektes und persistierenden Veränderungen aufgrund der chronischen Sinusitis unterschieden werden kann. Gwaltney konnte zeigen, daß im CT in 32% (Stirnhöhle) bis 87% (Kieferhöhle) eine im CT darstellbare Reaktion der Nasennebenhöhlen bei akuter Rhinitis („common cold") vorliegt [114]. Die CT-Kontrolle nach 2 Wochen ergab nur bei 3 von 14 Patienten einen Normalbefund [114].

Schon seit einigen Jahren wird gefordert, daß vor der CT-Diagnostik der chronischen Sinusitis eine intensive medikamentöse Therapie mit mehrwöchiger Antibiotikagabe und Applikation topischer Kortikoide erfolgen sollte [8, 9, 169, 170, 187, 202]. In einem aktuellen Konsensuspapier einer internationalen Expertengruppe wird zudem gefordert, daß die Patienten 4 Wochen frei von einer akuten Infektion sein sollten [169]. Weiterhin wird die Applikation sympathomimetischer Nasentropfen 15 min vor CT-Durchführung in Verbindung mit einem kräftigen Nasenschneuzen für sinnvoll gehalten [8, 9]. All diese Maßnahmen sollen reversible pathologische Veränderungen der Nase und Nasennebenhöhlen zur Ausheilung bringen, damit im CT ausschließlich irreversible Veränderungen und die der rezidivierenden/persistierenden Symptomatik zugrundeliegenden Pathologien zur Darstellung kommen (Abb. 8 a–d), [168]). Zu berücksichtigen ist, daß in 10 bis über 40% Nasennebenhöhlenverschattungen bei asymptomatischen Patienten vorkommen [33, 59, 79, 122].

Unsere Ergebnisse unterstützen die Forderung, ein CT zur Diagnostik einer chronischen Sinusitis frühestens 4 Wochen nach einer akuten Rhinitis oder Sinusitis durchzuführen.

4.3 Wundheilung nach endonasaler Nasennebenhöhlenoperation

Die Wundheilung ist eine relativ gleichförmige komplexe Abfolge sich überschneidender physiologischer Vorgänge nach einer irgendwie gearteten Verletzung des Organismus, die meist in 3 Phasen eingeteilt wird [36, 37, 38, 41, 60, 117, 130, 150–152, 159, 160, 177, 194, 203, 239, 240, 248, 251, 263, 300, 307, 332]. Sie soll den Organismus vor dem Verlust wichtiger Substanzen (Proteine, Wasser etc.) und Wärme, dem Eindringen pathogener Keime, einer erneuten Verletzung durch mechanische Energie schützen und schließlich über Reparaturvorgänge die funktionelle und anatomische Integrität wiederherstellen.

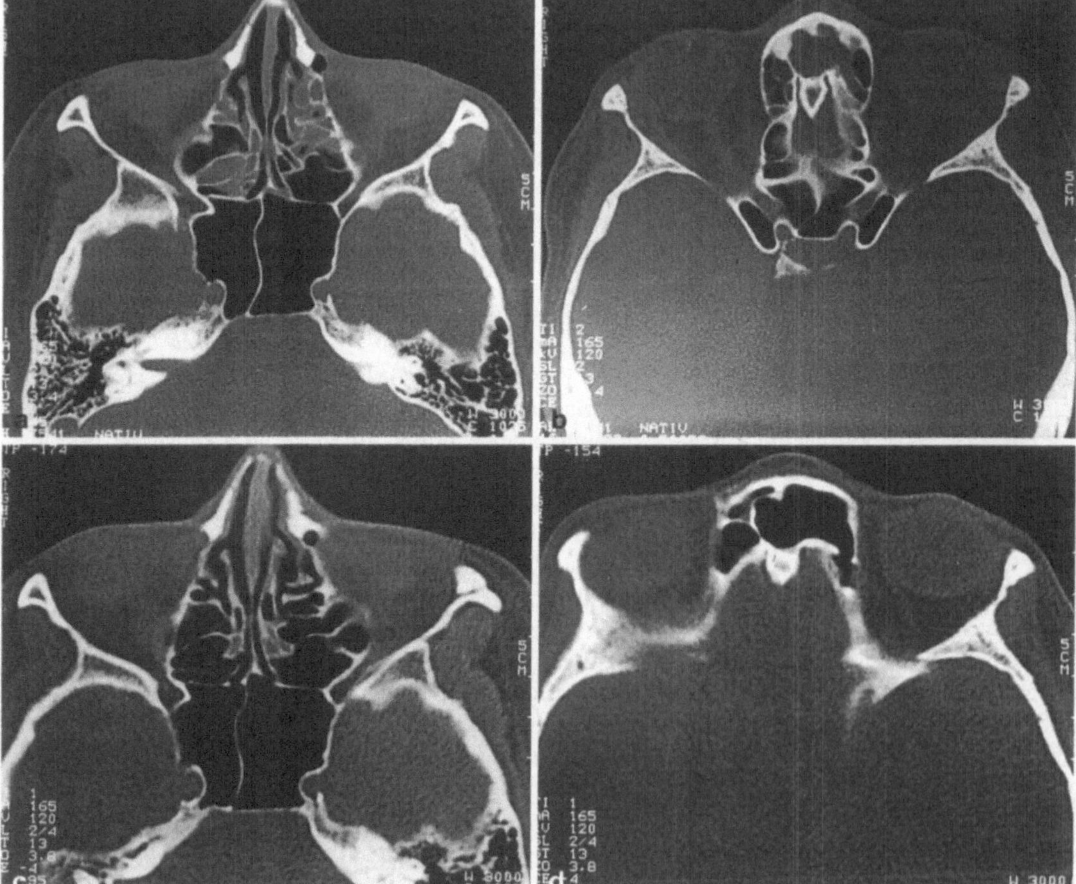

Abb. 8 a–d. Spontane Rückbildung von Verschattungen im Siebbeinzellsystem (**a, c**) sowie der Stirnhöhle (**b, d**) ohne spezifische Therapie*. **a, b** axiales CT 2 Wochen nach einem Infekt der oberen Luftwege. **c, d** axiales CT 11 Monate später

* Wir danken Herrn Prof. Dr. J.-P. Haas, Direktor des Institutes für Radiologie des Klinikums Fulda für die freundliche Überlassung der CT-Bilder.

In der 1. exsudativen oder Entzündungsphase werden die Schutzmechanismen des Organismus aktiviert (Blutstillung, erste Abwehr durch neutrophile Granulozyten, später durch Makrophagen) und die nachfolgenden Prozesse initiiert. Die 2. proliferative Phase dient der weiteren Vorbereitung der Reparation, indem Fibroblasten proliferieren, Angiogenese einsetzt und ein Granulationsgewebe gebildet wird. Die Epithelisierung beginnt. Die 3., reparative Phase wird von der Kollagenproduktion und Remodellierung beherrscht. Diese Phase dauert Monate bis mehrere Jahre [304].

Die Wundheilung nach Nasennebenhöhlenoperationen ist eng verknüpft mit der Nachbehandlung und wird als bedeutsam für das Langzeitoperationsergebnis angesehen. Eine Analyse der Literatur zeigt, daß es keinen allgemein akzeptierten Standard für die Nachbehandlung nach endonasaler Nasennebenhöhlenoperation gibt [143, 146, 149]. Dies gilt z.B. für die Frage der Tamponade des Operationsgebietes, der Gabe von Antibiotika oder Kortikosteroiden.

In der neueren Literatur ergibt sich zur Nachbehandlung nach endonasalen Nasennebenhöhlenoperationen ein sehr heterogenes Bild [6, 7, 16, 24, 32, 40, 50, 52, 54, 64, 65, 72–74, 86, 100, 101, 106, 112, 113, 123, 137, 145, 155, 158, 167, 168, 170, 175, 184–186, 191, 198, 226, 231, 232, 242, 252, 253, 258, 269–273, 276, 278, 281–283, 285–287, 292, 297, 298, 301, 302, 308, 321]:

- Das Spektrum der postoperativen Maßnahmen reicht vom Verzicht auf jegliche Nasentamponade über die mehrtägige bis wochendauernde Anwendung bis zur mehrmonatigen Einlage spezieller Platzhalter. Auch die verwendeten Materialien differieren völlig, was Absorption, Schleimhautadhäsion oder Okklusion betrifft.
- Die lokale oder systemische Verabreichung von Kortikosteroiden erfolgt gar nicht, nur in speziellen Fällen oder aber routinemäßig.
- Ähnliches gilt für die Antibiotikagabe, die gar nicht, perioperativ, für einige Tage bis zu 4 Wochen durchgeführt wird.

Einen Standard oder eine optimale Vorgehensweise, bestehend aus Tamponade, lokaler Wundpflege und lokaler bzw. systemischer Medikamentengabe, kann derzeit nicht definiert werden. Viele verschiedene Vorgehensweisen sind etabliert, ohne daß die Überlegenheit einer Methode schlüssig nachgewiesen wurde.

Zunächst war es schwierig, die normale Wundheilung zu definieren. Der physiologische Zustand beinhaltet eine Luftdurchströmung der Nase. Diese führt zur Austrocknung der intranasalen Wunde und wirkt zudem als mechanische Belastung, die ebenfalls die Wundheilung beeinflußt. Krusten durch den Wundschorf oder eintrocknendes Sekret werden vom Patienten ab einer bestimmten Größe nur schlecht toleriert.

Sie führen zum Wunsch der Entfernung, sei es durch Ausschneuzen, Ausspülen oder instrumentell. Auf diese Weise wird die Wundheilung zwar nicht medikamentös, aber doch physikalisch beeinflußt. Die Ausschaltung dieser Einflüsse würde den Verschluß der äußeren Nase verlangen, eine ärztlicherseits nicht zu vertretende und patientenseits nicht zu tolerierende Maßnahme. Zudem muß berücksichtigt werden, daß bei der chronischen Sinusitis primär eine erkrankte Schleimhaut vorliegt, deren Heilungsverhalten studiert wird. Eine „normale", völlig unbeeinflußte Wundheilung nach Nasennebenhöhlenoperation ist somit kaum realisierbar.

Unsere standardmäßige *Nachbehandlung* bestand aus einer Tamponade der Operationshöhle mit Gummifingerlingen (Rhinotamp®, Vostra, Aachen) und 2- bis 3mal tägliche Spülung der Operationshöhle nach Tamponadenentfernung mit Nasendusche und Emser Sole (Rhinocare®, Siemens & Co., Bischofsheim) durch den Patienten für 6 Monate. Eine instrumentelle Krustenentfernung erfolgte nur bei starker Verkrustung mit beeinträchtigender Nasenatmungsbehinderung. Dies als annähernd unbeeinflußte Wundheilung zu definieren, schien uns vertretbar. Die Gummifingerlingstamponade verhindert bei ausgedehnten Eingriffen wie in diesen Fällen längerdauernde postoperative Sickerblutungen. Die glatte, nichtadhärente Gummifingerlingstamponade führt beim Entfernen nicht zu einer erneuten Traumatisierung. Eine dreitägige Tamponade beeinflußt den Heilungsvorgang mit einer Gesamtdauer von Wochen und Monaten nicht wesentlich, zumal die proliferative Phase der Entzündung dann erst begonnen hat. Die Spülungen sind sinnvoll, da sie das Nasenlumen obturierende Blut- und Sekretkrusten atraumatisch lösen und dem Patienten somit eine akzeptabel freie Nasenatmung sichern. Auf der anderen Seite werden nicht gewaltsam Krusten von der Unterlage gelöst und neue Verletzungen hervorgerufen. Emser Sole hat keinen toxischen Effekt auf die mukoziliare Clearance [15, 63, 329]. Inhalationen mit Emser Sole scheinen die Regenerationsvorgänge eher günstig zu beeinflussen [224].

Die Analyse der Zeitrafferfilme der weitgehend unbeeinflußten Wundheilung während der ersten 6 Monate nach kompletter endonasaler Nasennebenhöhlenoperation wegen einer chronisch-polypösen Sinusitis ergab mit den von Hosemann [143, 146, 149] gewonnenen vergleichbare Ergebnisse (Abb. 9 a–f). Hosemann unterscheidet aufgrund seiner histologischen und endoskopischen Untersuchung 4 Stadien: die blutige Verkrustung (erste 10 Tage), das (obstruktive) Lymphödem (bis ca. 30 Tage), den mesenchymalen Umbau (bis 3 Monate) und die Narbenbildung (ab 3 Monate).

Wir konnten im Zeitrafferfilm beobachten, daß in den ersten 7–12 Tagen Blutkrusten das Operationsge-

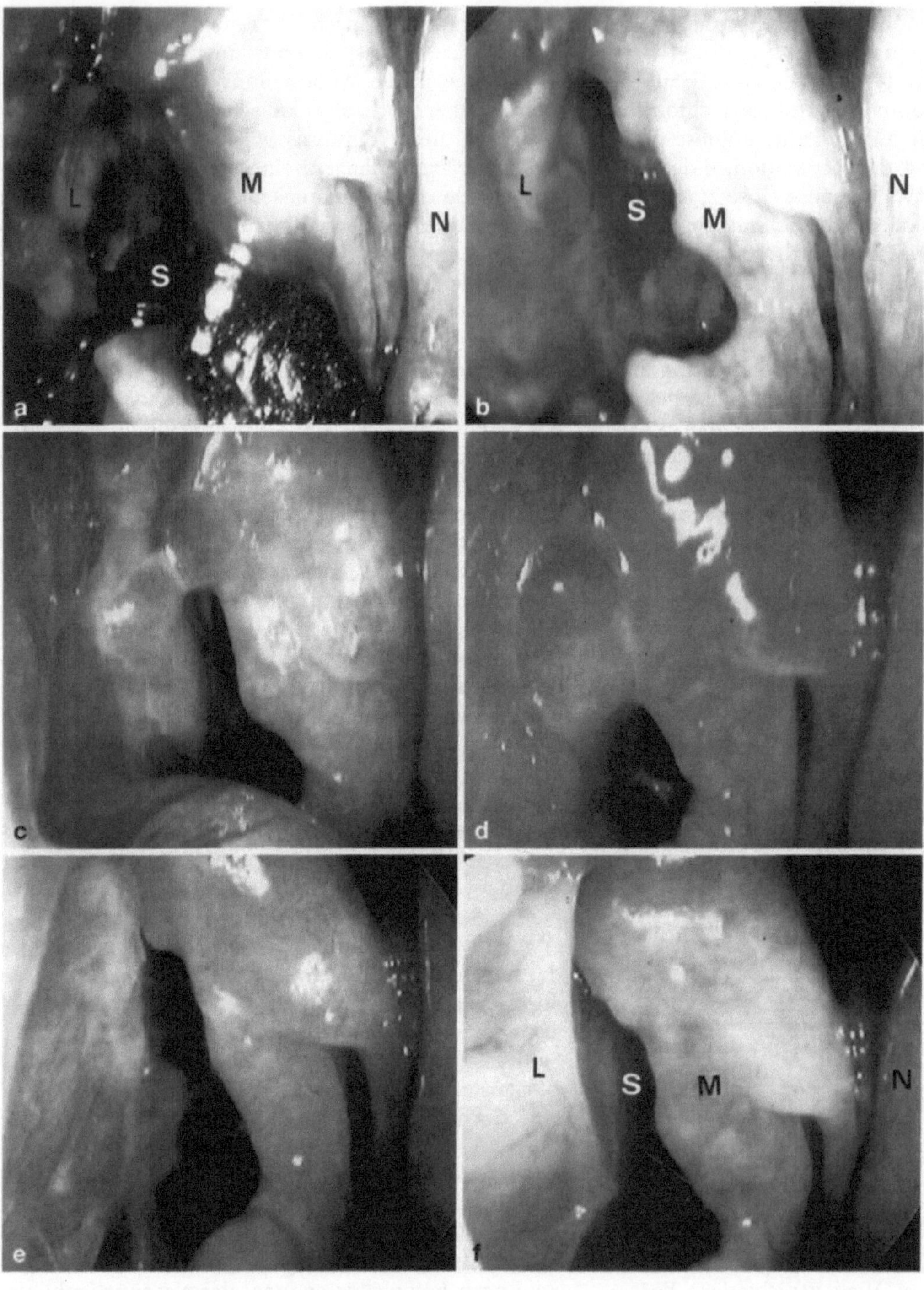

Abb. 9 a–f. „Normale" Wundheilung nach endonasaler Pansinusoperation. Blick mit der 30°-Weitwinkeloptik (Stuemer, Würzburg) in die rechte Nasenhöhle mit Siebbeinhöhle *(S)*, lateraler Nasenwand *(L)*, Nasenscheidewand *(N)*, mittlerer Nasenmuschel *(M)*. **a** 5 Tage postop.: Blutkrusten bedecken die Operationshöhle, **b** 15 Tage postop.: Granulationen sprießen auf, geringe ödematöse Schwellung, **c** 5 Wochen postop.: Zunahme der Schwellung mit deutlicher Einengung des Siebbeinganges, **d** 9 Wochen postop.: teils persistierende, teils zurückgehende Schwellung, zunehmender mesenchymaler Umbau, **e** 16 Wochen postop.: makroskopisch reizloser Zustand außer der kleinen Stelle einer Probenahme vor 2 Wochen, **f** 31 Wochen postop.: durch subepitheliale Umbauvorgänge (Remodellierung) weitere Ausdünnung der reizlosen Schleimhaut

biet bedeckten. Diese lösten sich schrittweise spontan, wurden vom Patienten herausgespült oder -geschneuzt oder auch instrumentell entfernt. Etwa 1 Woche postoperativ zeigten sich Granulationen, die meist für 2–4 Wochen sichtbar waren. Die Anwesenheit der Blutkrusten verhinderte, vorher aufschießende Granulationen als solche sicher zu objektivieren. Um die gleiche Zeit entwickelte sich eine zunehmende ödematöse Schwellung, die ihr Maximum in der 3.–5. Woche erreichte.

Hierbei konnte das Operationsgebiet völlig zuschwellen, so daß der Eingang in die Siebbeinhöhle und die übrigen Nasennebenhöhlen verschlossen war. Der Kontakt zwischen mittlerer Nasenmuschel und lateraler Nasenwand bei ausgeprägter Schwellung konnte in diesem Stadium die Entwicklung breitflächiger Synechien einleiten. Die Schwellung bildete sich meist (78%) in der 7.–12. Woche zurück, bei 13% schon in der 4., je 4% erst in der 15. Woche oder sogar nach unserem

Beobachtungszeitraum. Ein makroskopisch reizloser Zustand wurde bei 74% erreicht. Bei den übrigen Patienten/Nasennebenhöhlensystemen waren Restschwellungen zu dokumentieren. Der reizlose Zustand konnte ab der 4.–18. Woche beobachtet werden, am häufigsten ab der 12.–18. Woche (70% der reizlosen Nasennebenhöhlensysteme). In allen Siebbeinhöhlen ließen sich mehr oder weniger ausgeprägte Narbenstränge und Narbensegel an der konkaven Oberfläche beobachten. Diese zeigten sich erst im Stadium der Abheilung zum reizlosen Zustand deutlich. Breitflächige Synechien zwischen mittlerer Nasenmuschel und lateraler Nasenwand entstanden bei 13%, kleinere Synechien zwischen mittlerer Nasenmuschel und Nasenseptum bei 9%. Die Stirnhöhle war insgesamt bei 30% mit dem flexiblen Endoskop einsehbar und weit offen. Bei 48% konnte die Stirnhöhle wegen Narbenbildungen, bei 13% wegen polypöser Schleimhautschwellung im Bereich des Siebbeines und Stirnhöhleneinganges endoskopisch nicht eingesehen werden. Bei 9% war schon der Eingang zum Siebbein im mittleren Nasengang durch breitflächige Synechien verlegt.

Der Vorteil der Methode liegt darin, daß das Auge wesentlich mehr Informationen aufnehmen kann, als wir verbal im gleichen Zeitraum ausdrücken können. Für den Leser, der keine Möglichkeit hat, die Filme zu sehen, haben wir eine abstraktere Beschreibung mit graphischer Darstellung entwickelt. Diese Umsetzung der visuellen Informationen in ein Schema der Klassifikation darf nicht als Ersatz der Zeitrafferdarstellung mißverstanden werden, da hieraus notwendigerweise ein deutlicher Informationsverlust resultiert. Da bisher eine solche Klassifikation nicht bestand, mußte eine neue Einteilung gefunden werden, die einfach und gut handhabbar sein sollte, den Informationsverlust akzeptabel begrenzt, eine sichere Einteilung gewährleistet und relevante Parameter berücksichtigt.

Das Ziel der Operation ist die Schaffung einer freien Ventilation und Drainage der Nasennebenhöhlen in Verbindung mit möglichst reizloser Schleimhaut. Diese Zielkriterien schienen uns geeignete Parameter zur Beschreibung des Schleimhautzustandes. Die Ausprägung einer Schwellung und Einengung der Operationshöhle und der Zugänge zu den Nebenhöhlen korreliert damit. Hierbei wurde die Beurteilung des Siebbeinbereiches als zentraler Nasennebenhöhle als am aussagekräftigsten angesehen. Entsprechend definierten wir:

- 0 makroskopisch reizlose Schleimhaut mit einsehbarem Siebbeinbereich,
- 1 geringgradige Schwellung mit Einengung der Operationshöhle um maximal $^1/_3$,
- 2 ausgeprägte Schwellung der Operationshöhle, Restspalt zur Belüftung verbleibt,
- 3 ausgeprägte Schwellung der Operationshöhle mit völliger Verlegung.

Die zeitlichen Verläufe der Wundheilung waren inter- und intraindividuell (Vergleich rechte und linke Seite) sehr unterschiedlich (Abb. 10 a–f).

Die Schwankungsbreite des „natürlichen" Verlaufes pendelte zwischen sehr rascher Abheilung ohne ausgeprägte Schwellung in 9–12 Wochen, mittellangen Verläufen von 18 Wochen bis zur langdauernden ausgeprägten Schwellung für 26 Wochen. In allen Fällen waren Ausdehnung der präoperativen Pathologie, Operationstechnik und Nachbehandlung vergleichbar.

Die Analyse der Filme zeigte weiterhin, daß die Schwellungsvorgänge und Reaktionen im Siebbeineingang (Begrenzung: vorderes Ende der mittleren Nasenmuschel medial, Agger nasi lateral, vorderer Siebbeinbereich, Rezessus frontalis) deutlich ausgeprägter sind als im hinteren Siebbeinbereich. Hierfür gibt es mehrere Erklärungsmöglichkeiten. Zunächst war der Krankheitsprozeß in dieser Region möglicherweise am ausgeprägtesten, da diesem Bereich der ostiomeatalen Einheit eine Schlüsselrolle bei der Entstehung der chronischen Sinusitis zugeschrieben wird [230, 282, 318]. Ob zusätzliche topographische Unterschiede in der Schleimhaut und ihrer Reaktionsweise auf Traumata eine Rolle spielen, ist ungeklärt. Dieser Anteil des Operationsgebietes erfährt darüber hinaus das größte chirurgische Trauma, da er den Zugang für die gesamte Nasennebenhöhlenoperation darstellt. Damit ist auch die mechanische Berührung durch Instrumente am häufigsten. Postoperativ ist hier die Belastung durch die austrocknende und mechanisch belastende Luft ebenfalls am größten.

Zur Untersuchung der Auswirkung einer unterschiedlich lang dauernden Tamponade wurde sie in einigen Fällen für 1–3 Wochen belassen. Ein Wechsel bei 2- bis 3wöchiger Tamponadedauer erfolgte wöchentlich. Die Videoanalyse zeigte, daß Schwellungen und Granulationen im vorderen Operationsbereich tendentiell weniger ausgeprägt sind als bei kürzerer Tamponadedauer. Narbensegel im Siebbeinbereich schienen weniger ausgeprägt zu sein als in den anderen Fällen. Die narbige Stenosierung des Stirnhöhlenausführungsganges blieb unbeeinflußt. Da die Tamponade mehr in der Nase und im mittleren Nasengang bzw. unteren Siebbeinbereich liegt, ist der hinsichtlich Stirnhöhlendrainage nur geringe Effekt erklärbar.

Zur Dokumentation einer Wirkung einer etwaigen topischen Kortikoidtherapie erfolgte bei einigen Patienten zweimal täglich die Applikation von 50 µg Budesonid (Pulmicort Topinasal®, Astra, Wedel) für 6 Monate. Die Analyse der Patienten, die beidseits hinsichtlich Tamponade und Nasenpflege gleichbehandelt wurden und *zusätzlich* auf einer Seite Budesonid (Pulmicort Topinasal®, Astra, Wedel) applizierten, zeigte eine deutliche Tendenz, daß durch die Kortikoidgabe das Ausmaß von Granulationen, Ödem und Schwellung

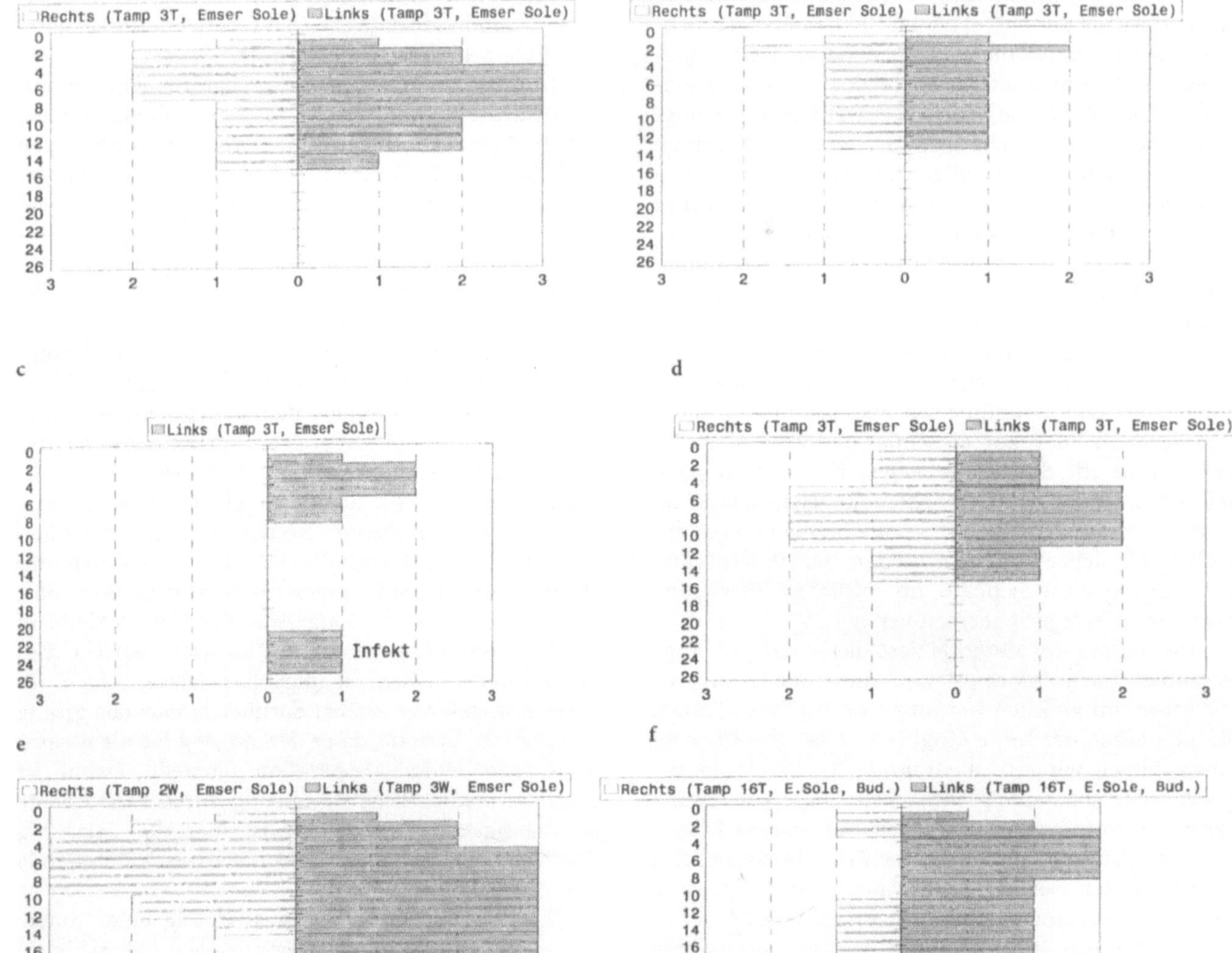

Abb. 10 a–f. Graphische Darstellung des Schwellungsverhaltens der Siebbeinschleimhaut nach endonasaler Pansinusoperation mit Typ-II-Stirnhöhlendrainage. Deutliche interindividuelle Unterschiede bei sog. normaler Wundheilung (a–d) und Langzeittamponade (e–f). Teilweise deutliche Seitenunterschiede zwischen rechts und links (a, e, f). *Y-Achse:* 0–26 Wochen, *X-Achse:* Ausprägung der Schleimhautschwellung von 0–3. In der Kopfzeile jeder Graphik ist die Vorgehensweise der Nachbehandlung aufgeführt. *T* Tage, *W* Wochen, *Bud.* Budesonid

insgesamt vermindert wird und eine reizlose Abheilung früher erfolgt (Abb. 11 a–b).

Welche praktischen Konsequenzen ergeben sich aus der Analyse der Zeitrafferfilme über verschiedene Modalitäten der Nachbehandlung?

1) Der Grundatz, daß die Wundheilungsreaktion mit Entzündung, Schwellung und abschließender Narbenbildung um so ausgeprägter ist, je größer das Trauma war, gilt auch hier. Die Forderung nach einer Minimierung des operativen Traumas (Entfernung von Gewebe mit Schaffen offener Wundflächen; stumpfes Reißen mit Quetschen und Dehnen zu belassender Strukturen; Bohren mit mechanischer und thermischer Schädigung der Umgebung und Produktion kleinster Partikel, die nekrotisieren; Spekulumführung mit Schädigung primär gesunder Schleimhaut in den vorderen Nasenabschnitten) ist banal, aber trotzdem relevant. Je größer die Fibronektinmatrix aufgrund der traumatogenen Entzündungsreaktion ist, desto mehr Möglichkeiten bestehen für Fibroblasten, entlang dieser Leitschiene zu wandern und Kollagen zu deponieren. Die Folgen sind narbige Synechien.

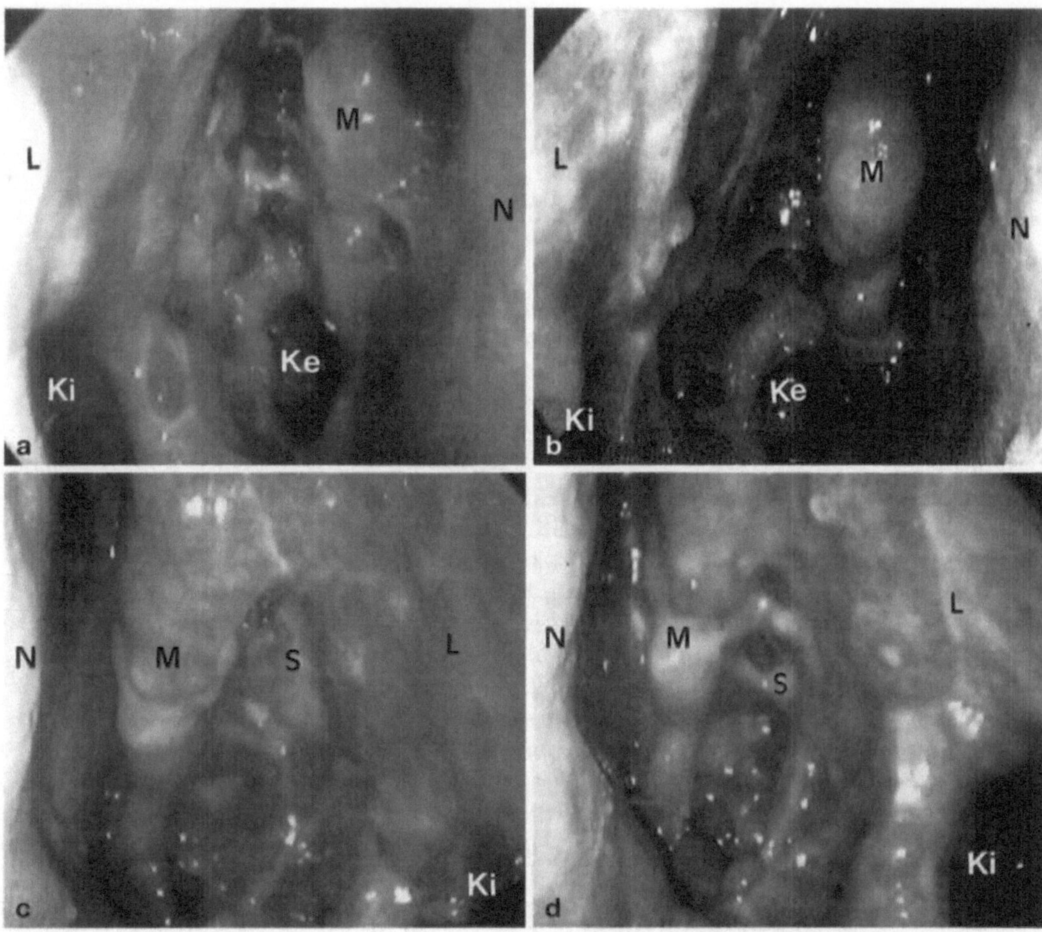

Abb. 11. Effekt lokaler Budesonidtherapie nach endonasaler Pansinusoperation mit deutlich weniger ausgeprägter Schwellung und früherer reizloser Abheilung. Blick mit der 30°-Weitwinkeloptik (Stuemer, Würzburg) in die linke Nasenhöhle mit Siebbeinhöhle *(S)*, lateraler Nasenwand *(L)*, Nasenscheidewand *(N)*, mittlerer Nasenmuschel *(M)*, Fenster zur Kieferhöhle im mittleren Nasengang *(Ki)*, weit geöffnete Keilbeinhöhle *(Ke)*. **a** Mit Budesonid behandelte rechte Seite 3 Wochen postop.: geringgradige Granulationen und Schwellung. **b** Mit Budesonid behandelte rechte Seite 8 Wochen postop.: reizloses NHH-System. **c** Nicht mit Budesonid behandelte linke Seite 3 Wochen postop.: deutliche Granulationen und Schwellung. **d** Nicht mit Budesonid behandelte linke Seite 8 Wochen postop.: noch keine Abheilung, sondern Restschwellung, insbesondere im vorderen Bereich der lateralen Nasenwand

2) Aus grundsätzlichen Erwägungen heraus ist eine Tamponade der Operationshöhle sinnvoll und förderlich, obwohl sie subjektiv belastet.

Nach einer Verletzung bildet der Organismus den sog. Wundschorf, um sich vor dem Verlust wichtiger Substanzen (Proteine, Wasser etc.) und Wärme, dem Eindringen pathogener Keime und einer erneuten Verletzung zu schützen. Eine Vielzahl von Untersuchungen hat gezeigt, daß der okklusive Wundverband einen fördernden Effekt auf die Wundheilung ausübt: die Epithelisierung wird beschleunigt, die Entzündungsreaktion und Nekrosenbildung im Frühstadium gemindert, die Narbenbildung im Spätstadium reduziert [1, 2, 3, 4, 5, 25, 27, 53, 89, 92, 105, 125, 131, 138, 156, 163, 195, 197, 206, 213, 216, 217, 244, 247, 255, 256, 277, 324, 326–328].

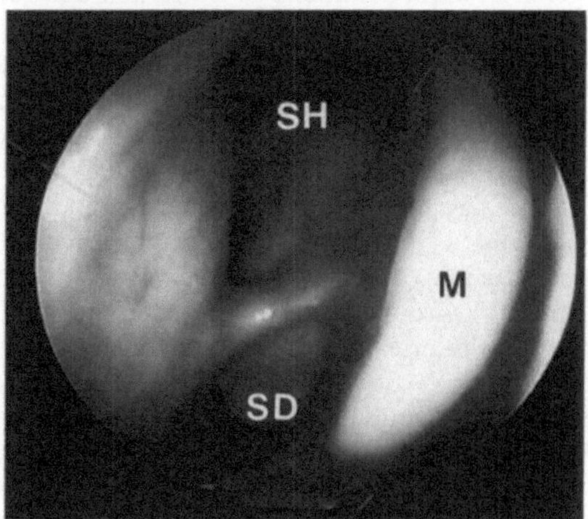

Abb. 15. Endoskopischer Blick mit der starren 30°-Optik in die linke Stirnhöhle 6 Monate nach endonasaler Pansinusioperation mit Typ-II-Drainage der Stirnhöhle und Einlage eines Stirnhöhlenplatzhalters für 5 Monate. *SH* Stirnhöhle, *SD* Siebbeindach, *M* mittlere Nasenmuschel

Die günstige Wirkung wird dadurch erreicht, daß eine Gewebeaustrocknung und dadurch bedingte sekundäre Schädigung verhindert wird [28, 325, 327]. Das Epithel muß sich zudem nicht den schweren Weg unter dem Wundschorf suchen, sondern kann entlang einer Folie im feuchten Milieu des Wundexsudates migrieren [325]. Die Narben sehen nach okklusiver Wundbehandlung kosmetisch günstiger aus [195].

In der Mittelohrchirurgie gehört die Auflage von Silikonfolien auf das unterfütterte Trommelfell, die Gehörgangshautinzision oder die freiliegenden Knochenflächen bei der Mastoidektomie seit vielen Jahren zum Standard, um die Epithelisierung zu beschleunigen und Granulationsgewebs- und Narbensegelbildung zu reduzieren.

Eine vergleichbare Applikation eines Okklusivverbandes in den Nasennebenhöhlen ist wesentlich komplizierter zu realisieren. Bei der Art und Lokalisation der Positionierung eines solchen Verbandes muß berücksichtigt werden, daß der Verband okkludierend anliegt, in dieser Position auf längere Dauer bleibt und sich für Arzt und Patient leicht entfernen läßt. Zudem muß eine spontane Dislokation mit der Gefahr einer evtl. Aspiration ausgeschlossen sein. Weiterhin sollen Atem- und Riechfunktion der Nase möglichst erhalten bleiben. Wünschenswert ist zudem die Ableitung oder Absorption von Blut und Wundsekret direkt postoperativ und die Gewährleistung einer freien Drainage der eröffneten Nasennebenhöhlen. Eine solche Verbands- oder Tamponadetechnik ist bis jetzt nicht realisiert.

Eine Kompromißlösung stellte zunächst die Verwendung der Gummifingerlingstamponade (Rhinotamp®, Vostra, Aachen) dar. Sie schafft eine Okklusion und ist nicht adhärent, d.h. es kommt zu keinem engeren Gewebeverbund zwischen Tamponade und sich regenerierender Wunde. Das Entfernen der Tamponade führt zu keiner erneuten Gewebstraumatisierung, wie sie Kühnel et al. für adhärentes Material nachweisen konnten [183, s. auch 331]. Allerdings werden zuverlässig nur die Nasenhöhle selbst, der mittlere Nasengang und der vordere untere Siebbeinbereich erreicht. Eine exakte und kontrollierbare Plazierung in alle Nasennebenhöhlen selbst ist jedoch kaum möglich. Die Okklusion der Nasenhöhle mit völliger Verlegung der Nasenatmung wird vom Patienten über längere Zeit nur schlecht toleriert. Die Videoanalyse läßt tendenziell eine Verminderung von Granulationen, Ödem und Narbensegeln bei einer Tamponadendauer ab ca. 1 Woche erkennen, die von den meisten Patienten noch einigermaßen akzeptiert wird.

Die immer noch gebräuchliche Einlage von Mullgazestreifen ist vor diesem Hintergrund gesicherter Erkenntnisse abzulehnen. Beim Tamponadenwechsel kommt es zur Entfernung oberflächlichen Gewebes, was nur beim Debridement nekrotischer Oberflächen

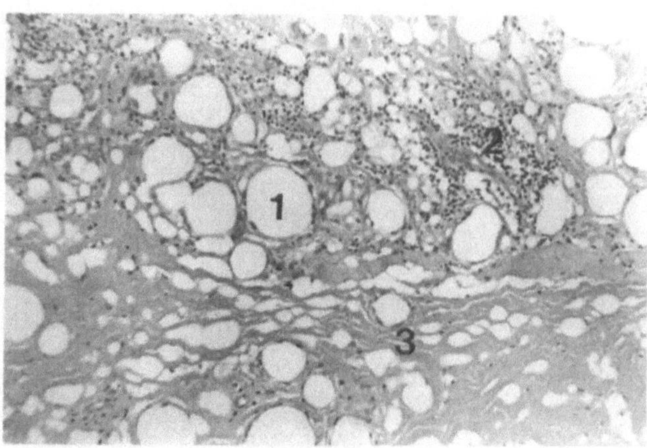

Abb. 12. Histologie bei Paraffinom im Lidbereich 4 Jahre nach Nasennebenhöhlenoperation mit postoperativ „blauem Auge".* **a** Typisches „Schweizer-Käse"-Muster des Paraffinoms mit zahlreichen Hohlräumen (*1*) aufgrund der Herauslösung des paraffinhaltigen Materials während der Entparaffinisierung, *2* entzündliche Gewebsreaktion um Paraffinablagerung, *3* Infiltration des Muskelgewebes

erwünscht ist. Diese Situation trifft für die Wundbehandlung nach Nebenhöhlenchirurgie nicht zu. Die Tränkung mit Salbenzubereitungen bietet das Risiko der Entwicklung eines Paraffingranuloms (Abb. 12; [314]).

Auch bei Routineuntersuchungen von entfernter Schleimhaut im Rahmen von Rezidivoperationen haben wir Paraffineinschlüsse gesehen, so daß von einer nicht geringen Dunkelziffer subklinischer Paraffingranulome ausgegangen werden muß. Es ist denkbar, daß diese vom Körper nicht abbaubaren Fremdkörper für ansonsten unerklärliche chronische postoperative Entzündungsreaktionen verantwortlich sind.

Eine weitere Verbesserung des Operationsergebnisses mittels Verbandstechnik ist durch die Verwendung von Platzhaltern in den operativ vergrößerten Zugängen zu den Nebenhöhlen zu erwarten. Seit langem ist bekannt, daß die Entfernung von Schleimhautstreifen über konkaven Knochenflächen zu Narbensegeln unterschiedlicher Höhe führt [133, 134, 136]. Insbesondere wenn sie der Richtung des mukoziliaren Transportes entgegenstehen, sind Drainagebehinderungen möglich. Eine zirkuläre Schleimhautresektion kann ein Narbendiaphragma nach sich ziehen mit Teilung der Stirnhöhle in 2 Teile. Der knöcherne Umbau primär bindegewebiger Narben oder Diaphragmen ist

Prof. Dr. H. Arps, Dr. M. Kind und Dr. H. Kronsbein vom pathologischen Institut des Städtischen Klinikums Fulda (Direktor: Prof. Dr. H. Arps) sei für die sehr gute Zusammenarbeit herzlich gedankt.

nachgewiesen [136], wie generell eine Tendenz zur Knochenneubildung über entblößten Knochenflächen zu beobachten ist. Eine Membranauflage sowie eine Fettschicht verhindern dies [136]. In ähnlicher Weise kann es nach zirkulärer Schleimhautentfernung durch die normalen Vorgänge der Wundheilung zum narbigen Verschluß des Stirnhöhlenostiums mit konsekutiver Mukozelenbildung kommen [133, 134, 275, 309], auch wenn der Knochenrahmen intakt bleibt [135]. Die pathophysiologischen Grundlagen finden sich in der Wundkontraktion und in der Phase der Narbenremodellierung. Die Wundkontraktion als Bewegung existierenden Gewebes von den Wundrändern zum Zentrum setzt nach etwa 1 Woche ein und wird von Myofibroblasten vermittelt, die entlang der Kollagenfasern wandern und zur Bewegung der Fasern ineinander führen [103, 110]. Die Remodellierung setzt nach 3 Wochen ein und besteht aus einer Neuausrichtung des Kollagens mit Ausbildung größerer Faserbündel [176] und einer Änderung intra- und intermolekularer Quervernetzungen („crosslinks") [17]. Die Reifung der Narbe dauert Monate bis Jahre [190, 200, 201, 238]. Veränderungen des Kollagens können bis zu 6 Jahren nach Wundsetzung beobachtet werden [304].

Diese Vorgänge betreffen vor allem die Stirnhöhle mit der Gefahr von Mukopyozelenbildungen, wenn die Drainage durch Verschluß des Ausführungsganges oder des Recessus frontalis blockiert ist. Die dauerhafte Gewährleistung der Stirnhöhlendrainage ist seit vielen Jahren ein Problem [70]. Meist im Zusammenhang mit der klassischen externen Stirnhöhlenoperation nach Jansen-Ritter wurde eine Reihe von Schleimhautplastiken entwickelt und auch Drainageröhrchen eingelegt, um dieses Ziel zu erreichen. Die Ergebnisse waren jedoch insgesamt nicht zufriedenstellend [70]. Auch nach Wigand [321] hat die Einlage von Platzhaltern und Silikonröhrchen bisher oft enttäuscht. Auch wenn sie 6–10 Wochen belassen würden, seien öfter Restenosierungen zu beobachten. Trotzdem beschreiben einige Autoren den Einsatz von Platzhaltern (Tabelle 1). Unter Berücksichtigung der pathophysiologischen Abläufe ist eine unbefriedigende Wirkung immer dann zu erwarten, wenn die Platzhalter zu früh entfernt werden. Als Mindestzeit muß eine Verweildauer von 3 Monaten angesehen werden, besser sind 6 Monate, damit die späten Wundheilungsvorgänge weitgehend abgeschlossen sind. Auch in der Stentbehandlung der Choanalatresie oder Trachealstenose belassen wir die rohrförmigen Platzhalter 6 Monate und haben dann eine hohe Erfolgsrate.

Bei bisher 16 Operationen haben wir speziell gefertigte Platzhalter für Kieferhöhle und Stirnhöhle (Typ-II-Drainage) für 6 Monate eingesetzt (Abb. 13 und 14).

In 6 Fällen sind die Platzhalter entfernt und der Befund einen Monat später kontrolliert worden. Bei allen

Tabelle 1. Einsatz von Platzhaltern in der neuen Literatur zur Nasennebenhöhlenchirurgie (Auswahl)

Autor	Platzhalter	Lokalisation	Zeitdauer
Bumm [32]	Kunststoff, Kragenknopf	Kieferhöhle, unterer Nasengang	6 Wochen
Deitmer u. Rath [57]	Silikon	Stirnhöhle (Augenbraueninzision)	im Durchschnitt 122 Tage
Lusk u. Muntz [198]	Silastic stent Gelfilm®	Siebbeinhöhle	7–10 Tage 2–3 Wochen
Messingschlager [223]	Kunststoff, Kragenknopf	Kieferhöhle, unterer Nasengang	2 Monate
Neel ct al. [232]	Silikonstreifen, -röhrchen	Stirnhöhle (Jansen-Ritter-Op.)	6–8 Wochen
Rubin et al. [257]	Polyethylenröhrchen	Stirnhöhle (Augenbraueninzision)	5 Monate
Schaefer u. Close [272]	Silikonkatheter	Stirnhöhle	6 Wochen
Shikani [276]	Silikon	Kieferhöhle, mittlerer Nasengang	10–14 Tage
Stammberger [283]	Polyethylenröhrchen	Stirnhöhle (Augenbraueninzision)	3–6 Monate
Toffel [301] Toffel et al. [302]	Silastic stent + Merocel	Siebbeinhöhle	1 Woche

6 Operationen, die von Ausdehnung der Pathologie, Durchführung der Operation und Nachbehandlung obigen Patienten entsprechen, zeigt sich ein endoskopisch vollständig einsehbares und reizloses Nasennebenhöhlensystem. In einer Studie an 96 operierten Stirnhöhlen mit Typ-II-Drainage waren etwa 30% der Stirnhöhlen nach im Durchschnitt 51 Monaten endoskopisch einsehbar. Eine ähnliche Rate findet sich bei den im Rahmen der Wundheilungsuntersuchungen

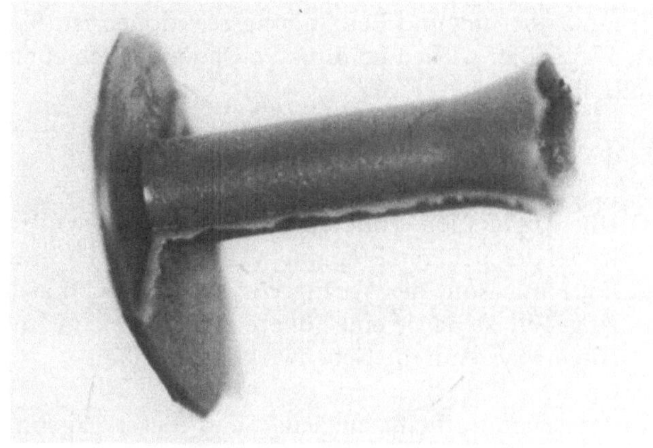

Abb. 13. Stirnhöhlenplatzhalter aus Silikon (Prototyp der Firma Vostra, Aachen) mit individuell anpaßbarem Verankerungsring in der Stirnhöhle und konischem nasalem Ende

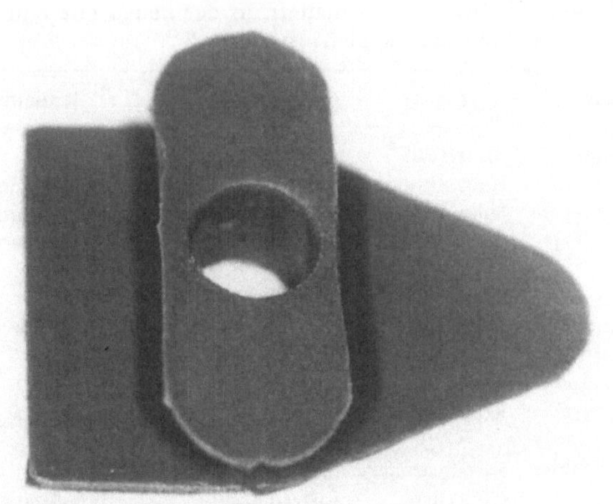

Abb. 14. Kieferhöhlenplatzhalter aus Silikon (Prototyp der Firma Vostra, Aachen) mit Verankerungslaschen in der Kieferhöhle und individuell anpaßbarer Auflagefläche für die laterale Nasenwand

operierten Stirnhöhlen. Bei Verwendung des Platzhalters bestand bei 100% ein weit offener Zugang zur Stirnhöhle (Abb. 15), der zwischen dem 6. und 7. Monat nicht geschrumpft, sondern eher weiter geworden ist. Als vorläufige Ergebnisse sind diese Zahlen noch mit einer gewissen Zurückhaltung zu betrachten. Da die Ergebnisse logische Weiterentwicklungen unter Berücksichtigung der Pathophysiologie sind, darf die entsprechende Bestätigung durch größere Patientenzahlen und längere Nachbeobachtung erwartet werden.

Der Kieferhöhlenplatzhalter dient nicht nur zum Offenhalten des Fensters. Über die individuell anzupassenden seitlichen Silikonlefzen kann ein großer Teil der lateralen Nasenwand okkludierend überdeckt und damit in seiner Wundheilung günstig beeinflußt werden, zumal dieser Bereich der kritischste hinsichtlich Traumatisierung und Entzündungsreaktionen ist. Beide Platzhalter wirken im direkten Ostienbereich ebenfalls als Okklusivverband.

Eine weitere praktische Konsequenz aus der Analyse der Zeitrafferfilme ist

3) Die Applikation von topischen Kortikosteroiden, wobei den neueren Präparaten (Budesonid, Flunisolid, Fluticason) der Vorzug vor z.B. Beclomethason zu geben ist, da sie eine höhere Wirkpotenz und geringere systemische Nebenwirkungen haben.

Überraschend scheint zunächst, daß dieses Ergebnis den Ergebnissen experimenteller Untersuchungen widerspricht, nach denen Kortikosteroide auf nahezu alle Phasen der Wundheilung hemmend wirken [19, 90, 91, 251, 296]. Auch topisch applizierte Kortikosteroide ha-

ben eine negative Wirkung auf die Wundheilung: Die Epithelregeneration ist verzögert [5, 23, 80, 81, 243, 265, 326], die Kollagensynthese vermindert [5, 102], die Reißfestigkeit erniedrigt [109, 173]. Die Beeinflussung der einzelnen Wundheilungsvorgänge hängt von der verwendeten Substanz ab [237, 249], der Dosis [62] und dem Zeitpunkt der Applikation [85, 266]. Welche klinische Relevanz die Ergebnisse der experimentellen Untersuchungen haben, ist teilweise unklar [107]. So beeinflußte eine immunsuppressive Therapie unter Einschluß von Kortikosteroiden die Wundheilung bei Herz-Lungen-Transplantationen nicht [234, 245]. Ein positiver Einfluß von Kortison wurde von Schäfers [274] berichtet. Auch Hosemann konnte eine günstige Wirkung von 2 mg/kg KG Prednisolon i.m. auf die Wundheilung in der Kaninchenkieferhöhle nachweisen [148]. Insgesamt kam es zu einem schnelleren und vollständigeren Wundschluß. Nur in den ersten 96 h war eine Verlangsamung zu beobachten. Die Neigung der Wunde zur Hyperplasie des Granulationsgewebes sowie die Apposition von Knochen waren geringer.

Die Beobachtung der Wundheilungsverläufe bei topischer Budesonidapplikation zeigt einen günstigen Effekt mit Reduktion der Schwellung und schnellerer Abheilung. Ein Wirkmechanismus wäre in der Minderung des postoperativen Lymphödems zu sehen. Durch das Operationstrauma kann das Lymphsystem seine Aufgabe, Makromoleküle, Flüssigkeit und Zellen weiterzuleiten, nicht mehr erfüllen. Das gestörte Gleichgewicht führt zu onkotischen und hydrostatischen Kräften, die einen Zellschaden verursachen. Zudem lösen liegenbleibende Proteine, Lipide und Zelltrümmer Entzündungsreaktionen, Fibroblastenproliferation und Ödemorganisation aus. Die resultierende Fibrose führt wiederum zu einem Lymphgefäßschaden. Ein zusätzlicher ungünstiger Einfluß entsteht durch die Zerstörung der normalen Ernährungswege der Zellen und die Akkumulation von Bakterien [204]. Ein weiterer Wirkmechanismus der Kortikosteroide ist in der Therapie der zugrundeliegenden chronisch polypösen Sinusitis zu sehen [284]. Die klinische Relevanz der Verlangsamung des mukoziliaren Transportes im Saccharin-Farbstofftest bzw. des Zilienschlages in vitro [140, 262] ist zu überprüfen.

Die vorliegenden Ergebnisse lassen uns derzeit folgendes Vorgehen in der Nachbehandlung nach endonasaler Nasennebenhöhlenoperation für sinnvoll erscheinen:

1) Gummifingerlingstamponade für 1 Woche. Wenn die Seidenfadenarmierung beider Seiten doppelt miteinander verknotet und auf dem Nasenrücken mit Pflasterstreifen zweifach fixiert wird, können die Patienten ohne Gefahr der Aspiration mit liegender Tamponade entlassen werden. Die Seidenfäden

dürfen keinen Druck auf Kolumella und Nasenspitze ausüben.

2) Einlage von Platzhaltern in Kiefer- und Stirnhöhle für möglichst 6 Monate. Nicht verhindert werden kann derzeit eine unterschiedlich ausgeprägte Krustenbildung auf den Platzhaltern mit evtl. Geruchsbelästigung oder leichtgradiger Nasenatmungsbehinderung. Ihre Entfernung ist sehr leicht „auf dem Stuhl" möglich.

3) Absaugen von Wundsekret und überschüssigen Fibrinabscheidungen aus dem Operationsgebiet nach Enttamponierung, ohne eine Blutung zu provozieren.

4) Im weiteren postoperativen Verlauf Vermeidung instrumenteller Wundreinigung mit Läsion des frisch regenerierenden Gewebes. Gegebenenfalls gezieltes Absaugen von Sekret, Abtragen oder Ätzen persistierender isolierter Ödemzonen.

5) Spülen der Nebenhöhlen mit körperwarmer Emser Sole durch den Patienten nach Tamponadenentfernung.

6) Topische Applikation von Kortikosteroiden.

Die Rolle einer systemischen Kortikosteroidtherapie oder Antibiotikagabe ist derzeit nicht ausreichend geklärt.

Literatur

1. Alling P, North AF (1981) Polyurethane film for coverage of skin graft donor sites. J Oral Surg 39:970–971
2. Alper JC, Welch EA, Ginsberg M (1983) Moist wound healing under a vapor permeable membrane. J Am Acad Dermatol 8:347–353
3. Alvarez OM (1987) Pharmacological and environmental modulation of wound healing. In: Uitto J, Perejda AJ (eds) Connective tissue disease. Molecular pathology of the extra cellular matrix. Dekker, New York, pp 367–84
4. Alvarez OM, Mertz PM, Eaglstein WH (1983) The effect of occlusive dressings on collagen synthesis and epithelisation in superficial wounds. J Surg Res 35:142–148
5. Alvarez OM, Levendorf KD, Smerbeck RV, Mertz PM, Eaglstein WH (1984) Effect of topically applied steroidal and nonsteroidal anti-inflammatory agents on skip repair and regeneration. Federation Proc 43:2793–2798
6. Amedee RG, Mann WJ, Gilsbach JM (1989) Microscopic endonasal surgery of the paranasal sinuses and the parasellar region. Arch Otolaryngol Head Neck Surg 115:1103–1106
7. Austin MB, Hicks JN (1993) Two-year follow-up after limited anterior functional endoscopic sinus surgery (FESS). Am J Rhinol 7:95–99
8. Babbel R, Harnsberger HR, Nelson B, Sonkens J, Hunt S (1991) Optimization of techniques in screening CT of the sinuses. AJNR 12:849–854
9. Babbel R, Harnsberger HR, Sonkens J, Hunt S (1992) Recurring patterns of inflammatory sinonasal disease demonstrated on screening sinus CT. AJNR 13:903–912
10. Bachert C (1994) Wirkung und Nebenwirkung der Kortikosteroide. HNO 42:528–529.
11. Bachmann W (1982) Die Funktionsdiagnostik der behinderten Nasenatmung. Einführung in die Rhinomanometrie. Springer, Berlin Heidelberg New York
12. Bachmann W (1992) Rhinomanometrie. In: Naumann HH, Helms J, Herberhold C, Kastenbauer E (Hrsg) Oto-Rhino-Laryngologie in Klinik und Praxis, 3. Aufl., Bd 2. Thieme, Stuttgart, S 79–82
13. Bachmann W (1993) Eine neue Methode zur diagnostisch-therapeutischen Bewertung rhinomanometrischer Ergebnisse. HNO 41:19–23
14. Bachmann W, Bachert C (1984) Die quantitative Auswertung von Rhinomanometriekurven. Laryngol Rhinol Otol 63:58–61
15. Badre R, Dirnagl K, Guillerm R, Hee J, Kummer A, Schnelle K (1970) Untersuchungen über die Wirkung von Bad Emser Quellprodukten auf das Flimmerepithel. Z Angew Bäder Klimaheilkd 17:40–58
16. Bagatella F, Mazzoni A (1980) Transnasal microsurgical ethmoidectomy in nasal polyposis. Rhinology 18:25–29
17. Bailey AJ, Bazin S, Sims TJ, LeLeus M, Nicholetis C, Delaunay A (1975) Characterization of the collagen of human hypertrophic and normal scars. Biochim Biophys Acta 405:412–421
18. Baumann A, Masing H (1970) Über den Einfluß körperlicher Arbeit auf den Nasenwiderstand. Z Laryngol Rhinol Otol 49:264–270
19. Baxter JD (1976) Glucocorticoid hormone action. Pharmac Ther B:605–59
20. Behrbohm H, Sydow K (1991) Nuklearmedizinische Untersuchungen zum Reparationsverhalten der Kieferhöhlenschleimhaut nach FES. HNO 39:173–176
21. Behrbohm H, Sydow K, Härtig W (1991) Experimentelle Untersuchungen zur Physiologie der Nasennebenhöhlen. HNO 39:168–172
22. Benninger MS, Sebek BA (1989) Mucosal regeneration of the maxillary sinus after surgery. Otolaryngol Head Neck Surg 101:33–37
23. Berliner DL, Williams RJ, Taylor GN, Nabors CJ (1967) Decreased scar formation with topical corticosteroid treatment. Surgery 61:619–625
24. Biedlingmaier JF (1993) Endoscopic sinus surgery with middle turbinate resection: Results and complications. Ear Nose Throat J 72:351–355
25. Bolton LJ, Johnson CL, Rijswijk L van (1992) Occlusive dressings: therapeutic agents and effects on drug delivery. Clin Dermatol 9:573–83
26. Born C, Freudenberg T (1994) Grafikbearbeitung & Morphen. Tewi, München
27. Bothwell JW, Rovee DT (1971) The effect of dressings on the repair of cutaneous wounds in humans. In: Harkiss KJ (ed) Surgical dressings and wound healing. Crosby Lockwood, London, pp 78–97
28. Bothwell JW, Rovee T, Downs AM, Flanagan PA, Kurowsky CA (1972) The effects of climate on the repair of cutaneous wounds in humans. In: Maibach HI, Rovee DT (eds) Epidermal wound healing. Year Book Med Publ Chicago, pp 255–266
29. Brattsand R, Andersson PT, Edsbäcker S, Ryrfeldt (1987) Development of glucocorticosteroids with lung selectivity. In: Godfrey S (ed) Glucocorticosteroids in childhood asthma. Excerpta Medica, S 9–25
30. Brusis T, Mödder U (1984) HNO Röntgen-Aufnahmetechnik. Springer, Berlin Heidelberg New York Tokyo
31. Brusis T, Mödder U (1986) HNO Röntgen-Atlas, Pathologische Befunde. Springer, Berlin Heidelberg New York Tokyo

32. Bumm P (1980) Eine Methode, das nasale Kieferhöhlenfenster offenzuhalten. Arch Otorhinolaryngol 227:643–645

33. Calhoun KH, Waggenspack GA, Simpson CB, Hokanson JA, Bailey BR (1991) CT evaluation of the paranasal sinuses in symptomatic and asymptomatic populations. Otolaryngol Head Neck Surg 104:480–483

34. Chaban R, Cole P, Naito K (1988) Simulated septal deviations. Arch Otolaryngol Head Neck Surg 114:413–415.

35. Chalton R, Mackay I, Wilson R, Cole P (1985) Double blind placebo controlled trial of Bethamethason nasal drops for nasal polyposis. Brit Med J 291:788

36. Chapvil M, Koopman CF Jr (1984) Scar formation: Physiology and pathologic states. Otolaryngol Clin North Am 17:265–272.

37. Clark RA (1991) Cutaneous wound repair. In: Goldsmith LA (ed) Physiology, biochemistry and molecular biology of the skin, 2nd edn. Oxford Univ Press, New York Oxford, pp 576–601

38. Clark RA, Henson PM (1988) The Molecular and cellular biology of wound repair. Plenum Press, New York London

39. Clement PA, Hirsch C (1984) Rhinomanometry – a review. ORL 46:173–191

40. Close LG, Leach JL, Lee NK, Manning SC (1994) Endoscopic resection of the intranasal frontal sinus floor. Ann Otol Rhinol Laryngol 103:952–958

41. Cohen IK, Diegelmann RF, Lindblad WJ (1992) Wound healing. Saunders, Philadelphia

42. Cole P (1982) Upper respiratory airflow. In: Proctor DF, Andersen B (eds) The nose. Elsevier, Amsterdam New York, pp 163–190

43. Cole P, Haight JS (1984) Posture and nasal patency. Am Rev Resp Dis 129:351–354

44. Cole P, Haight JS (1986) Posture and the nasal cycle. Ann Otol Rhinol Laryngol 95:233–237

45. Cole P, Niinimaa V, Mintz S, Silverman F (1979) Work of nasal breathing: measurement of each nostril independently using a split mask. Acta Otolaryngol 88:148–154.

46. Cole P, Forsyth R, Haight JS (1983) Effects of cold air and exercise on nasal patency. Ann Otol Rhinol Laryngol 92:196–198

47. Cole P, Haight JS, Cooper PW, Kassel EE (1983) A computed tomographic study of nasal mucosa: effects of vasoactive substances. J Otolaryngol 12:58–60

48. Cole P, Haight JS, Naito K, Kucharczyk W (1989) Magnetic resonance imaging of the nasal airways. Am J Rhinol 3:63–67

49. Cools GH, Clement PA (1991) The use of a rigid nasal endoscope in children – with special interest in the middle meatus. Acta Otorhinolarnygol Belg 45:399–404

50. Corey JP, Bumsted R, Panje W, Namon A (1993) Orbital complications in functional endoscopic sinus surgery. Otolaryngol Head Neck Surg 109:814–820

51. Dallimore NS, Eccles R (1977) Changes in human nasal resistance associated with exercise, hyperventilation and rebreathing. Acta Otolaryngol 84:416–421

52. Danielsen A (1992) Functional endoscopic sinus surgery on a day case out-patient basis. Clin Otolaryngol 17:473–477

53. Davies JWL (1983) Synthetic materials for covering burn wounds: Progress towards perfection. II. Longer-term substitutes for skin. Burns 10:104–108

54. Davis WE, Templer JW, Lamear WR, Davis WE jr, Craig SB (1991) Middle meatus antrostomy: patency rates and risk factors. Otolaryngol Head Neck Surg 104:467–472

55. Deitmer T (1986) A method for standardizing cytologic sampling for the estimation of nasal ciliary activity. Arch Otorhinolaryngol 243:288–292

56. Deitmer T (1989) Physiology and pathology of the mucociliary system. In: Pfaltz CR (ed) Advances in Oto-Rhino-Laryngology, vol 43. Karger, Basel München

57. Deitmer T, Rath B (1988) Befunde, Behandlung und Verlauf frontobasaler Frakturen. Laryngol Rhinol Otol 67:13–16

58. Deuschl H, Drettner B (1977) Nasal polyps treated by beclomethasone nasal aerosol. Rhinology 15:17–23

59. Diament MJ, Senac MO, Gilsanz V, Baker S, Gillespie T, Larsson S (1987) Prevalence of incidental sinuses opacification in pediatric patients: A TC study. J Comput Assist Tomogr 11:426–431

60. Dineen P, Hildick-Smith G (1981) The surgical wound. Lea & Febinger, Philadelphia

61. Dingsor G, Kramer J, Olsholt R, Soderstrom T (1985) Flunisolide nasal spray 0,025% in the prophylactic treatment of nasal polyposis after polypectomy. Rhinology 23:49–59

62. DiPasquale G, Steinetz BG (1964) Relationship of food intake to the effect of cortisone acetate on skin wound healing. Proc Soc Exp Biol Med 117:118–120

63. Dirnagl K, Guillerm R, Hee J, Badre R, Schnelle K (1979) Untersuchungen über den Einfluß von Soleverdünnungen unterschiedlichen pH-Wertes auf die ziliäre Transportfunktion. Z Angew Bäder Klimaheilkd 26:5–14

64. Dixon HS (1983) Microscopic sinus surgery, transnasal ethmoidectomy and sphenoidectomy. Laryngoscope 93:440–444

65. Dixon HS (1985) The use of the operating microscope in ethmoid surgery. Otolaryngol Clin North Am 18:75–86

66. Draf W (1973) Wert der Sinuskopie für Klinik und Praxis. Laryngol Rhinol Otol 52:890–896

67. Draf W (1975) Die Endoskopie der Nasennebenhöhlen: Diagnostische und therapeutische Möglichkeiten. Laryngol Rhinol Otol 54:209–215

68. Draf W (1978) Therapeutic endoscopy of the paranasal sinuses. Endoscopy 10:247–254

69. Draf W (1978) Endoskopie der Nasennebenhöhlen. Springer, Berlin Heidelberg New York

70. Draf W (1982) Die chirurgische Behandlung entzündlicher Erkrankungen der Nasennebenhöhlen. Indikation. Operationsverfahren, Gefahren, Fehler und Komplikationen, Revisionschirurgie. Arch Otorhinolaryngol 235:133–305, 367–377

71. Draf W (1983) Endoscopy of the paransal sinuses. Springer, New York

72. Draf W, Weber R (1992) Endonasale mikro-endoskopische Pansinusoperation bei chronischer Sinusitis. 1. Indikation und Operationstechnik. Otorhinolaryngol Nova 2:1–4

73. Draf W, Weber R (1992) Endonasale Chirurgie der Nasennebenhöhlen – das Fuldaer mikro-endoskopische Konzept. In: Ganz H, Schätzle W (Hrsg) HNO-Praxis Heute 12. Springer, Berlin Heidelberg New York Tokyo, S 59–80

74. Draf W, Weber R (1993) Endonasal pansinusoperation in chronic sinusitis. I. Indications and operation technique. Am J Otolaryngol Head Neck Med Surg 14:394–398

75. Drake-Lee AB (1989) Nasal polyps. In: Mackay IS (ed) Rhinitis. Royal Soc Med Serv, London New York, pp 141–152

76. Drettner B (1961) Vascular reaction of the human nasal mucosa on exposure to cold. Acta Otolaryngol [Suppl 161]:1–109

77. Drettner B (1967) Die Ventilation der Nase und der Nebenhöhlen. Z Laryngol Rhinol 46:159–172

78. Drettner B, Nilsson M (1982) Prophylactic treatment with flunisolide after polypectomy. Rhinology 20:149–158

79. Duvoisin B, Agrifoglio A (1989) Prevalence of ethmoid sinus abnormalities on brain CT of asymptomatic adults. AJNR 10:599–601

80. Eaglstein WH, Mertz PM (1981) Effect of topical medicaments on the rate of repair of superficial wounds. In: Dineen P, Hildick-Smith G (eds) The surgical wound. Lea & Febinger, Philadelphia, pp 150–170

81. Eaglstein WH, Mertz PM, Alvarez OM (1984) Effect of topically applied agents on healing wounds. Clin Dermatol 2:112–115

82. Eccles R (1978) The central rhythm of the nasal cycle. Acta Otolaryngol 86:464–468

83. Eccles R (1982) Neurological and pharmacological considerations. In: Proctor DF, Andersen IB (eds) The nose. Elsevier, Amsterdam New York, pp 191–214

84. Edsbäcker S, Andersson K-E, Ryrfeldt A (1985) Nasal bioavailability and systemic effects of the glucocorticoid budesonide in man. Eur J Clin Pharmacol 29:477–481

85. Edwards LC, Dunphy JE (1958) Wound Healing. II. Injury and abnormal repair. N Engl J Med 259:275–285

86. Eichel BS (1985) Revision sphenoethmoidectomy. Laryngoscope 95:300–304

87. Eichner H, Behbehani AA, Schlett S, Hochstraßer K (1983) Quantitative exfoliativ-zytologische Untersuchungen der menschlichen Nasenschleimhaut. Laryngol Rhinol Otol 62:256–60

88. Eichner H, Behbehani AA, Schlett S, Hochstraßer K (1983) Vergleichende zytologische Untersuchungen des menschlichen Nasensekretes. Laryngol Rhinol Otol 62:261–263

89. Falanga V (1988) Occlusive wound dressings. Arch Dermatol 124:872–877

90. Fauci A, Dale D, Balow J (1976) Glucocorticosteroid therapy: mechanisms of action and clinical considerations. Ann Intern Med 84:304–315

91. Fauci AS (1979) Immunosuppressive and anti-inflammatory effects of glucocorticoids. Monogr Endocrinol 12:449–465

92. Fisher LB, Maibach HI (1972) The effect of occlusive and semipermeable dressings on the cell kinetic of normal and wounded human epidermis. In: Maibach HI; Rovee DT (eds) Epidermal wound healing. Year Book Med Publ, Chicago, pp 113–122

93. Folgner R, Birke T (1994) Video & Computer. Augustus, Augsburg

94. Forsgren K, Kumlein J (1993) Regeneration of maxillary sinus mucosa following surgical removal. Ann Otol Rhinol Laryngol 102:459–466

95. Frey KW, Mees K, Vogl T (1989) Bildgebende Verfahren in der Hals-Nasen-Ohren-Heilkunde. Enke, Stuttgart

96. Frey KW, Mees K, Vogl T (1992) Computertomographie. In: Naumann HH, Helms J, Herberhold C, Kastenbauer E (Hrsg) Oto-Rhino-Laryngologie in Klinik und Praxis, 3. Aufl, Bd 2. Thieme, Stuttgart, S 110–117

97. Frey KW, Mees K, Vogl T (1992) Kernspintomographie. In: Naumann HH, Helms J, Herberhold C, Kastenbauer E (Hrsg) Oto-Rhino-Laryngologie in Klinik und Praxis, 3. Aufl, Bd 2. Thieme, Stuttgart, S 117–120

98. Frey KW, Mees K, Vogl T (1992) Konventionelle Röntgendiagnostik. In: Naumann HH, Helms J, Herberhold C, Kastenbauer E (Hrsg) Oto-Rhino-Laryngologie in Klinik und Praxis, 3. Aufl, Bd 2. Thieme, Stuttgart, S 103–110

99. Frey KW, Mees K, Vogl T (1992) Nuklearmedizin. In: Naumann HH, Helms J, Herberhold C, Kastenbauer E (Hrsg) Oto-Rhino-Laryngologie in Klinik und Praxis, 3. Aufl, Bd 2. Thieme, Stuttgart, S 120–124

100. Friedmann WH, Katsantonis GP (1990) Intranasal and transantral ethmoidectomy: A 20-year experience. Laryngoscope 100:343–348

101. Friedmann WH, Katsantonis GP, Slavin RG, Kannel P, Linford P (1982) Sphenoethmoidectomy: its role in the asthmatic patient. Otolaryngol Head Neck Surg 90:171–177

102. Fuller GC, Cutroneo KR (1992) Pharmacological interventions. In: Cohen IK, Diegelmann RF, Lindblad WJ (eds) Wound healing. Saunders, Philadelphia, pp 305–315

103. Gabbiani G, Ryan GB, Majne G (1971) Presence of modified fibroblasts in granulation tissue and their possible role in wound contraction. Experientia 27:549–550

104. Ganz H (1985) Die Polyposis nasi – ein ungelöstes Rätsel. In: Ganz H, Schätzle W (Hrsg) HNO Praxis Heute 5. Springer, Berlin Heidelberg New York Tokyo, S 59–87

105. Geronemus RG, Mertz PM, Eaglstein WH (1979) Wound healing: Effects of topical agents. Arch Dermatol 115:1311–1314

106. Gilain LG, Aidan D, Coste A, Peynegre R (1994) Functional endoscopic sinus surgery for isolated sphenoid sinus disease. Head Neck 16:433–437

107. Goforth P, Gudas CJ (1980) Effects of steroids on wound healing: a review of the literature. J Foot Surg 19:22–28

108. Goldwyn BG, Sakr W (1995) Histopathologic analysis of chronic sinusitis. Am J Rhinol 9:27–30

109. Gottrup F, Oxlund H (1981) Healing of incisional wounds in stomach and doudenum: The effect of long-term cortisol treatment. J Surg Res 31:165–171

110. Grinnell F (1994) Fibroblasts, myofibroblasts, and wound contraction. J Cell Biol 124:401–404

111. Grodd W, Lenz M (1984) Kernspintomographische Untersuchungen des Gesichtsschädels. I. Kernspin- und computertomographische Anatomie. Fortschr Röntgenstr 141:517–524

112. Gross CW, Gurucharri MJ, Lazar RH, Long TE (1989) Functional endonasal sinus surgery (FESS) in the pediatric age group. Laryngoscope 99:272–275

113. Gross CW, Lazar RH, Gurucharri MJ (1989) Pediatric functional endoscopic sinus surgery. Otolaryngol Clin North Am 22:733–738

114. Gwaltney JM Jr, Phillips CD, Miller RD, Riker DK (1994) Computed tomographic study of the common cold. N Engl J Med 330:25–30

115. Haight JS, Cole P (1984) Reciprocating nasal airflow resistances. Acta Otolaryngol 97:93–98

116. Hardy JG, Lee SW, Wilson CG (1985) Intransal drug delivery by spray and drops. J Pharm Pharmacol 37:294–297

117. Harris DR (1979) Healing of the surgical wound. I. Basic considerations. J Am Acad Dermatol 1:197–207

118. Hartwig S, Linden M, Laurent C, Vargö A-K, Lindquist N (1988) Budesonide nasal spray as a prophylactic treatment after polypectomy. J Laryngol Otol 102:148–151

119. Hasegawa M, Kern EB (1977) The human nasal cycle. Mayo Clin Proc 52:28–34

120. Hasegawa M, Kern EB (1978) The effect of breath holding, hyperventilation, and exercise on nasal resistance. Rhinology 16:243–249

121. Hasegawa M, Saito Y (1979) Postural variations in nasal resistance and symptomatology in allergic rhinitis. Acta Otolaryngol 88:268–372

122. Havas TE, Motbex JA, Gullane PJ (1988) Prevalence of incidental abnormalities on computed tomographic scans of the paranasal sinuses. Arch Otolaryngol Head Neck Surg 114:856–859

123. Heermann J (1982) Endonasale mikrochirurgische Siebbeinausräumung bei Blutdrucksenkung am halbsitzenden Patienten. HNO 30:180–185

124. Heetderks DR (1927) Observations on the reaction of normal nasal mucous membrane. Am J Med Sci 664:231–244

125. Helfman T, Ovington L, Falanga V (1994) Occlusive dressings and wound healing. Clin Dermatol 12:121–127

126. Hellmich S, Herberhold C (1971) Technische Verbesserungen der Kieferhöhlen-Endoskopie. Arch Ohr Nas Kehlk Heilkd 199:678–682

127. Heppt W (1995) Zytologie der Nasenschleimhaut. Springer, Berlin Heidelberg New York Tokyo

128. Herberhold C (1993) Geruchs- und Geschmacksstörung. In: Ganz H, Schätzle W (Hrsg) HNO Praxis Heute 13. Springer, Berlin Heidelberg New York Tokyo, S 35–90

129. Herberhold C, Rödel R (1992) Olfaktometrie. In: Naumann HH, Helms J, Herberhold C, Kastenbauer E (Hrsg) Oto-Rhino-Laryngologie in Klinik und Praxis, 3. Aufl, Bd 2. Thieme, Stuttgart, S 82–87

130. Hernandez-Richter JH, Struck H (1970) Die Wundheilung. Thieme, Stuttgart

131. Hien NT, Prawyer SE, Katz HI (1988) Facilitated wound healing using transparent film dressing following Mohs micrographic surgery. Arch Dermatol 124:903–906

132. Hilberg O, Jackson AC, Swift DL, Pedersen OF (1989) Acoustic rhinometry: evaluation of nasal cavity geometry by acoustic reflection. J Appl Physiol 43:523–53

133. Hilding AC (1933) Experimental surgery of the nose and sinuses. II. Gross results following the removal of the intersinusus septum and of strips of mucous membrane from the frontal sinus of the dog. Arch Otolaryngol 17:321–327

134. Hilding AC (1933) Experimental surgery of the nose and sinuses. III. Results following partial and complete removal of the lining mucous membrane from the frontal sinus of the dog. Arch Otolaryngol 17:760–768

135. Hilding AC (1950) Physiologic basis of nasal operations. Calif Med 72:103–107

136. Hilding AC, Banovetz J (1963) Occluding scars in the sinuses: relation to bone growth. Laryngoscope 73:1201–1218

137. Hilka M-B, Koch T, Laszig R (1992) Spätergebnisse nach endonasaler Siebbeinoperation unter besonderer Berücksichtigung der polypösen Sinusitis. HNO 40:165–169

138. Hinman CD, Maibach HI (1963) Effect of air exposure and occlusion on experimental human skin wounds. Nature 200:377–378

139. Hochstrasser K, Rasp G (1992) Biochemische Sekretanalyse (Nase). In: Naumann HH, Helms J, Herberhold C, Kastenbauer E (Hrsg) Oto-Rhino-Laryngologie in Klinik und Praxis, 3. Aufl, Bd 2. Thieme, Stuttgart, S 87–88

140. Holmberg K, Pipkorn U (1985) Mucociliary transport in the human nose. Effect of topical glucocorticoid treatment. Rhinology 23:181–185

141. Holopainen E, Grahne B, Malberg H, Makinen J, Lindquist N (1982) Budesonide in the treatment of nasal polyposis. Eur J Respir Dis 63 [Suppl 122a]:221–228

142. Holopainen E, Malmberg H, Binder E (1982) Long-term follow-up of intranasal beclomethasone treatment. A clinical and histologic study. Acta Otolaryngol [Suppl 386]:270–273

143. Hosemann W (1990) Klinische und experimentelle Untersuchungen zur Wundheilung in den Nasennebenhöhlen. Habilitationsschrift, Erlangen

144. Hosemann W, Wigand ME (1985) Örtliche Unterschiede im Gewebebild der chronischen-hyperplastischen Nasennebenhöhlenschleimhaut. HNO 33:311–315

145. Hosemann W, Wigand ME, Fehle R, Sebastian J, Diepgen DL (1988) Ergebnisse endonasaler Siebbein-Operationen bei chronisch-diffuser Sinusitis paranasalis. HNO 36: 54–59

146. Hosemann W, Dunker I, Göde U, Wigand ME (1991) Experimentelle Untersuchungen zur Wundheilung in den Nasennebenhöhlen. III. Endoskopie und Histologie des Operationsgebietes nach einer endonasalen Siebbeinausräumung. HNO 39:111–115

147. Hosemann W, Göde U, Länger F, Röckelein G, Wigand ME (1991) Experimentelle Untersuchungen zur Wundheilung in den Nasennebenhöhlen. I. Ein Modell respiratorischer Wunden in der Kaninchenkieferhöhle. HNO 39:8–12

148. Hosemann W, Göde U, Länger F, Wigand ME (1991) Experimentelle Untersuchungen zur Wundheilung in den Nasennebenhöhlen. II. Spontaner Wundschluß und medikamentöse Effekte im standardisierten Wundmodell. HNO 39:48–54

149. Hosemann W, Wigand ME, Goede U (1991) Normal wound healing of the paranasal sinuses: Clinical and experimental investigations. Eur Arch Otorhinolaryngol 248:390–394

150. Hunt TK (1982) Wounds and wound healing. Dis Colon Rect 251:1–5

151. Hunt TK (1983) Physiology of wound healing. In: Burke JF (ed) Surgical physiology. Saunders, Philadelphia, pp 1–13

152. Hunt TK, Dunphy JE (1979) Fundamentals of wound management. Appleton-Century-Crofts, New York

153. Huppmann A, Keerl R, Weber R (1994) Darstellung zeitabhängiger Veränderungen der Nasenschleimhaut unter Einsatz modernster Morphsoftware. Eur Arch Otorhinolaryngol [Suppl II]:346

154. Jackson RT (1970) Pharmacological responsiveness of the nasal mucosa. Ann Otol Rhinol Laryngol 79:461–467

155. Jafek BW (1985) Intranasal ethmoidectomy. Otolaryngol Clin North Am 18:61–67

156. James H (1994) Wound dressings in accident and emergency departments. Acid Emerg Nurs 2:87–93

157. Johansson S-A, Andersson K-E, Brattsand R, Gruvstad E, Hedner P (1982) Topical and systemic glucocorticoid potencies of budesonide, beclomethasone dipropionate and prednisolone in man. Eur J Resp Dis 63 [Suppl 122]: 74–82

158. Josephson JS (1989) The role of endoscopic sinus surgery for the treatment of nasal polyposis. Otolaryngol Clin North Am 22:831–840

159. Jurkiewicz MJ, Morales L Jr (1983) Wound healing, operative incisions, and skin grafts. In: Hardy JD (ed) Hardy's textbook of surgery. Lippincott, Philadelphia, pp 108–122

160. Kanzler MH, Gorsulowsky DC, Swanson NA (1986) Basic mechanisms in the healing cutaneous wound. J Dermatol Surg Oncol 12:1156–1164

161. Karlsson G, Rundcrantz H (1982) A randomized trial of intransal beclomethasone dipropionate after polypectomy. Rhinology 20:144–148

162. Kastenbauer E, Rasp G (1992) Diagnostik der allergischen Erkrankungen. In: Naumann HH, Helms J, Herberhold C, Kastenbauer E (Hrsg) Oto-Rhino-Laryngologie in Klinik und Praxis, 3. Aufl, Bd 2. Thieme, Stuttgart, S 88–95

163. Katz S, McGinley K, Leyden JJ (1986) Semipermeable occlusive dressings: Effects on growth of pathogenic bacteria and reepithelization of superficial wounds. Arch Dermatol 122:58–62

164. Kayser R (1895) Die exacte Messung der Luftdurchgängigkeit der Nase. Arch Laryngol 3:101–210

165. Keerl R, Weber R, Huppmann A (1995) Darstellung zeitabhängiger Veränderungen der Nasenschleimhaut unter Einsatz modernster Morphsoftware. Laryngorhinootologie 74: 413–418

166. Kellner G (1973) Normalzustand und Entzündung in der Nasenschleimhaut. Mschr Ohrhk Wien 10:475–490

167. Kennedy DW (1985) Functional endoscopic sinus surgery. Technique. Arch Otolaryngol 111:643–649

168. Kennedy DW (1992) Prognostic factors, outcomes and staging in ethmoid sinus surgery. Laryngoscope 102 [Suppl 62]:1–18

169. Kennedy DW (1994) Sinus disease – Guide to fist-line management. Health Communications, Darien

170. Kennedy DW, Zinreich SJ (1988) The functional endoscopic approach to inflammatory sinus disease: current perspectives and technique modifications. Am J Rhinol 2:89–96

171. Kennedy DW, Zinreich SJ, Rosenbaum AE, Johns ME (1985) Functional endoscopic sinus surgery. Theory and diagnostic evaluation. Arch Otolaryngol 111:576–582

172. Kennedy DW, Zinreich SJ, Rosenbaum AE, Kumar AJ, Johns ME (1988) Physiologic mucosal changes within the nose and ethmoid sinus: imaging of the nasal cycle by MRI. Laryngoscope 98:928–933

173. Ketchum LD (1971) Effects of triamcinolone on tendon healing and function. Plast Reconstr Surg 47:471–482

174. Keuning J (1968) On the nasal cycle. Internat Rhinol 6:99–136

175. King JM, Caldarelli DD, Pigato JB (1994) A review of revision functional endoscopic sinus surgery. Laryngoscope 1044:404–408

176. Kischer CW, Shetlar MR (1974) Collagen and mucoplysacchardies in the hypertrophic scar. Connect Tissue Res 2:205–213

177. Knapp U (1981) Die Wunde. Thieme, Stuttgart

178. Koch U, Pau HW (1982) Beziehung zwischen Nasenwegswiderstand und Tubenfunktion in Abhängigkeit von der Tageszeit. Arch Otorhinolaryngol 235:583–586

179. Koch B, Mlynski G, Mlynski B, Grützmacher W (1994) Neue Erkenntnisse über die Atemströmung in der Nase. Teil IV: Der Einfluß von Septumdeformitäten auf die Nasenatmung. Eur Arch Otorhinolaryngol [Suppl II]:345

180. Köling A, Aust R, Rask-Andersen H, Hoffstedt M (1985) The ultrastructure of the human antral mucosa as demonstrated by freeze-fracturing. Rhinology 23:11–17

181. Kortekangas AE (1972) Significance of anterior and posterior technique of rhinomanometry. Acta Otolaryngol (Stockh) 73:218–222

182. Kortekangas AE (1977) Funktion und Funktionsprüfung der Nase und der Nasennebenhöhlen. In: Berendes J, Link R, Zöllner F (Hrsg) Hals-Nasen-Ohren-Heilkunde in Praxis und Klinik, 2. Aufl, Bd 1/I. Thieme, Stuttgart, S 1–19

183. Kühnel T, Wagner W, Göde U, Hosemann W (1995) Wie traumatisierend ist die mechanische Nasenpflege nach Nebenhöhleneingriffen? Eine histologisch-immunhistochemische Untersuchung. 66. Jahresversammlung der Deutschen Gesellschaft für HNO-Heilkunde, Kopf- und Halschirurgie, Karlsruhe

184. Lazar RH, Younis RT, Gross CW (1992) Pediatric functional endonasal sinus surgery: A review of 210 cases. Head Neck 14:92–98

185. Lazar RH, Younis RT, Long TE (1993) Functional endonasal sinus surgery in adults and children. Laryngoscope 103:1–5

186. Lazar RH, Younis RT, Long TE, Gross CW (1992) Revision functional endonasal surgery. Ear Nose Throat J 71:131–134

187. Lazar RH, Younis RT, Parvey LS (1992) Comparison of plain radiographs, coronal CT, and intraoperative findings in children with chronic sinusitis. Otolaryngol Head Neck Surg 107:29–34

188. Lenders H, Scholl R, Brunner M (1992) Akustische Rhinometrie: das Fledermausprinzip in der Nase. HNO 40: 239–247

189. Lenz H, Kleinteich B (1986) Histologische Veränderungen des respiratorischen Schleimhautepithels der unteren Nasenmuscheln nach Argon-Laserstrichkarbonisation (Laser-Muschel-Kaustik) bei Rhinopathia vasomotorica. Laryngol Rhinol Otol 65:438–444

190. Levenson S, Geever EG, Crowley LV (1965) The healing of rat skin wounds. Am Surg 161:293–308

191. Levine HL (1990) Functional endoscopic sinus surgery: Evaluation, surgery, and follow-up of 250 patients. Laryngoscope 100:79–84

192. Lildholdt T (1989) Surgical versus medical treatment of nasal polyps. Rhinology [Suppl 8]:31–33

193. Lilholdt T, Fogstrup J, Gammelgaard N, Kortholm B, Ulsoe C (1991) Management of nasal polyps by steroid nose drops. Am J Rhinol 5:25–27

194. Lindner J, Huber P (1973) Biochemische und morphologische Grundlagen der Wundheilung und ihrer Beeinflussung. Med Welt 24:897–911

195. Linsky CB, Rovee DT, Dow T (1981) Effect of dressings on wound inflammation and scar tissue. In: Dineen P, Hildick-Smith G (eds) The surgical wound. Lea & Febiger, Philadelphia, pp 191–205

196. Lissner J, Seiderer M (1990) Klinische Kernspintomographie, 2. Aufl. Enke, Stuttgart

197. Lobe TE, Anderson GF, King DR (1980) An improved method of wound management for pediatric patients. J Pediatr Surg 15:886–889

198. Lusk RP, Muntz HR (1990) Endoscopic sinus surgery in children with chronic sinusitis: A pilot study. Laryngoscope 100:654–658

199. Mackay IS (1989) Topical Medical Management of allergic conditions of the nose. Part 2: Intranasal steroids. In: Mackay IS (ed) Rhinitis. Royal Society of Medicine Services, London New York, pp 183–198

200. Madden JW, Peacock EE Jr (1968) Studies on the biology of collagen during wound healing. I. Rate of collagen synthesis and deposition in cutaneous wounds of the rat. Surgery 64:288–294

201. Madden JW, Peacock EE Jr (1971) Studies on the biology of collagen during wound healing. III. Dynamic metabolism of scar collagen and remodeling of dermal wounds. Ann Surg 174:511–520

202. Mafee MF (1991) Endoscopic sinus surgery: Role of the radiologist. AJNR 12:855–860

203. Maibach HI, Rovee DT (1972) Epidermal wound healing. Year Book Med Publ, Chicago

204. Mallon EC, Ryan TJ (1994) Lymphedema and wound healing. Clin Dermatol 12:89–93

205. Manasse P (1922) Die pathologische Anatomie der Nebenhöhleneiterungen. Z Hals-Nasen-Ohren-Heilk 23:473–489

206. Mandy SH (1983) A new primary wound dressing made of polyethylene oxide gel. J Dermatol Surg Oncol 9:153–155

207. Mann W (1984) Ultraschall im Kopf-Hals-Bereich. Springer, Berlin Heidelberg New York Tokyo

208. Mann W (1992) Ultraschalluntersuchung. In: Naumann HH, Helms J, Herberhold C, Kastenbauer E (Hrsg) Oto-Rhino-Laryngologie in Klinik und Praxis, 3. Aufl, Bd 2. Thieme, Stuttgart New York, S 98–103

209. Mann W, Dao Trong H (1979) Vergleichende endoskopische und histologische Befunde bei chronischer Sinusitis. HNO 27:345–347

210. Maran AG, Lund VJ (1990) Clinical rhinology. Thieme, Stuttgart New York, p 36

211. Maranta C (1994) Rhinomanometrie – vermeidbare Fehlerquellen. Aktuel Probl Otorhinolaryngol 17:236–242

212. Masing H, Wolf G (1969) Der Nachweis des Nasenmuschelzyklus mit Hilfe des Röntgenschichtbildverfahrens. Z Laryngol Rhinol 48:684–692

213. May SR (1984) Physiology, immunology and clinical efficacy of an adherent polyurethane wound dressing. OP-site'. In: Wise DL (ed) Burn wound coverings, vol II. CRC Press, Boca Raton, pp 53–78

214. Mees K, Vogl T (1989) Computertomographie und Kernspintomographie des Gesichtsschädels und des Halses. Arch Otorhinolaryngol [Suppl I]:1–40

215. Menstell S, Enzmann H (1990) Die zytologische Beurteilung des Nasenabstriches. HNO 38:16–19

216. Mertz PM, Eaglstein WH (1984) The effect of a semiocclusive dressing on the microbial population in superficial wounds. Arch Surg 119:287–289

217. Mertz PM, Marshall DA, Eaglstein WH (1985) Occlusive wound dressings to prevent bacterial invasion and wound infection. J Am Acad Dermatol 12:662–668

218. Messerklinger W (1970) Die Endoskopie der Nase. Monatsschr Ohrenheilkd 104:451–456

219. Messerklinger W (1972) Technik und Möglichkeiten der Nasenendoskopie. HNO 20:133–135

220. Messerklinger W (1978) Endoscopy of the nose. Urban & Schwarzenberg, München

221. Messerklinger W (1992) Endoskopie des Nasennebenhöhlensystems. In: Naumann HH, Helms J, Herberhold C, Kastenbauer E (Hrsg) Oto-Rhino-Laryngologie in Klinik und Praxis, 3. Aufl, Bd 2. Thieme, Stuttgart New York, S 70–79

222. Messerklinger W (1992) Inspektion und Palpation. In: Naumann HH, Helms J, Herberhold C, Kastenbauer E (Hrsg) Oto-Rhino-Laryngologie in Klinik und Praxis, 3. Aufl, Bd 2. Thieme, Stuttgart New York, S 68–69

223. Messingschlager W (1981) Prothesen zum Offenhalten der Kieferhöhlenfenster. Laryngol Rhinol Otol 60:525–526

224. Michel O, Charon J (1991) Postoperative Inhalationsbehandlung nach Nasennebenhöhleneingriffen. HNO 39:433–438

225. Moren F, Newman SP (1990) Aerosol particles and deposition in the airways. In: Mygind N (ed) Rhinitis and asthma. Mosby, St. Louis, pp 258–265

226. Morgenstein KM (1985) Intranasal sphenoethmoidectomy and antrotomy. Otolaryngol Clin North Am 18:69–74

227. Mygind N (1982) Topical steroid treatment for allergic rhinitis and allied conditions. Clin Otolaryngol 7:343–352

228. Mygind N, Vesterhauge S (1978) Aerosol distribution in the nose. Rhinology 16:79–88

229. Mygind N, Pedersen CB, Prytz S, Sorensen H (1975) Treatment of nasal polyps with intranasal beclomethasone dipropionate aerosol. Clin Allergy 5:159–164

230. Naumann HH (1965) Pathologische Anatomie der chronischen Rhinitis und Sinusitis. Internat. Congress Series Nr. 113. Excerpta Medica, Amsterdam New York

231. Neel HB III, McDonald TJ, Facer GW (1987) Modified Lynch procedure for chronic frontal sinus disease: rationale, technique and long-term results. Laryngoscope 97:1274–1279

232. Neel HB III, Whicker JH, Lake CF (1976) Thin rubber sheeting in frontal sinus surgery: Animal and clinical studies. Laryngoscope 86:524–536

233. Newman SP, Pavia D, Moren F, Sheahan F, Clarke SW (1981) Deposition of pressurised aerosols in the human respiratory tract. Thorax 36:52–53

234. Novick RJ, Menkise AH, McKenzie FN et al. (1991) The safety of low-dose prednisone before and immediately after heart-lung-transplantation. Ann Thorac Surg 51:642–645

235. Ogura JH, Stokstead P (1958) Rhinomanometry in some rhinologic diseases. Laryngoscope 68:2001–2014

236 Oliver D, Anderson S, Zigon B, McCord J, Gumes S (1993) Tricks of the graphics gurus. Sams, Indianapolis

237. Oxlund H, Fogdestam, Viidik A (1979) The influence of cortisol on wound healing of the skin and distant connective tissue response. Surg Gynecol Obstet 148:876–880

238. Peacock EE Jr (1966) Inter- und intra-molecular bonding in collagen of healing wounds by insertion of methylene and amide cross-links into scar tissue: Tensile strength and thermal shrinkage in rats. Ann Surg 163:1–9

239. Peacock EE Jr (1984) Wound healling and wound care. In: Schwartz SI (ed) Principles of surgery, 4th edn. McGraw Hill, New York, pp 289–312

240. Peacock EE Jr (1984) Wound repair, 3rd edn. Saunders, Philadelphia

241. Pedersen CB, Mygind N, Sorensen H, Prytz S (1976) Long-term treatment of nasal polyps with beclomethasone dipropionate aerosol. Acta Otolaryngol (Stockh) 82:256–259

242. Perko D (1989) Endoscopic surgery of the frontal sinus without external approach. Rhinology 27:119–123

243. Petroutsos G, Guimaraes R, Giraud JP (1982) Corticosteroids and corneal epithelial wound healing. Br J Opthalmol 66:705–708

244. Pierce JD, Wiggins SA (1994) Wound care update for postanesthesia nurses. J Post Anesth Nurs 9:219–223

245. Pinsker KL, Veith FJ, Kamholz SL, Montefusco C, Emeson P, Hagstrom JW (1984) Influence of bronchial circulation and corticosteroid therapy on bronchial anastomotic healing. J Thorac Cardiovasc Surg 87:439–444

246. Pipkorn U, Lindquist S (1980) Budesonide – an new nasal steroid. Rhinology 18:171–175

247. Pollack SV (1979) Wound healing: A review. II. Environmental factors affecting wound healing. J Dermatol Surg Oncol 5:477–481

248. Porras-Reyes BH, Mustoe TA (1994) Wound healing. In: Cohen M, Goldwyn RM (eds) Mastery of plastic and reconstructive surgery, vol I. Little, Brown, Boston, pp 3–13

249. Priesteley GC (1978) Effects of corticosteroids on the growth and metabolism of fibroblasts cultured from the human skin. Br J Dermatol 99:253–261

250. Rao S, Potdar A (1970) Nasal airflow with body in various positions. J Appl Physiol 28:162–165

251. Reed BR, Clark RA (1985) Cutaneous tissue repair: Practical implications of current knowledge. II. J Am Acad Dermatol 13:919–941

252. Rice DH (1990) Endoscopic sinus surgery: anterior approach. Op Tech Otolaryngol Head Neck Surg 1:99–103

253. Rice DH, Schaefer SD (1988) Endoscopic paranasal sinus surgery. Raven, New York

254. Richerson HB, Seebohm PM (1968) Nasal airway response to exercise. J Allergy 41:269–284

255. Rovee DT, Korrowaky CA, Labrin J, Downes AM (1972) Effect of local wound environment on epidermal wound healing. In: Maibach HI, Rovee DT (eds) Epidermal wound healing. Year Book Med Publ Chicago, pp 159–181

256. Rovee DT, Kurowsky CA, Labun J (1972) Local wound environment and epidermal healing. Arch Dermatol 106:330–334

257. Rubin JS, Lund VJ, Salmon N (1986) Frontoethmoidectomy in the treatment of mucoceles. Arch Otolaryngol Head Neck Surg 112:434–436

258. Rudert H (1988) Mikroskop-und endoskopgestützte Chirurgie der entzündlichen Nasennebenhöhlenerkrankungen. HNO 36:475–482

259. Ruhno J, Andersson B, Denburg J et al. (1990) A double blind comparison of intranasal budesonide with placebo for nasal polyposis. J Allergy Clin Immunol 86:946–953

260. Rundcrantz H (1969) Postural variations of nasal patency. Acta Otolaryngol 68:435–443

261. Rundcrantz H, Lildholdt T (1994) Medical treatment of nasal polyps with intranasal budesonide powder – an alternative to surgery. 15th Congress of European Rhinologic Society and 13th International Symposium of Infection and Allergy of the Nose, Copenhagen

262. Saborosch H (1987) Über kurzzeitige Effekte corticosteroidaler Substanzen auf die Ciliarfrequenz menschlicher Nasenmukosa in vitrO. Inaug-Diss, Essen

263. Sahl WJ Jr, Clever H (1994) Cutaneous scars: part I. Int J Dermatol 33:681–691

264. Salman SD, Proctor DF, Swift DL, Evering SA (1971) Nasal resistance: description of method and effect of temperature and humidity changes. Ann Otol Rhinol Laryngol 80:736–743

265. Sanchez J, Polack FM (1974) Effect of topical steroids on the healing of corneal endothelium. Invest Ophthalmol 13:17–22

266. Sandberg, N (1964) Time relationship between administration of cortisone and wound healing in rats. Acta Chir Scand 127:446–455

267. Sandham A (1988) Rhinomanometric method error in the assessment of nasal respiratory resistance. Rhinology 26:191–201

268. Schaal KP (1992) Mikrobiologische Untersuchungsverfahren. In: Naumann HH, Helms J, Herberhold C, Kastenbauer E (Hrsg) Oto-Rhino-Laryngologie in Klinik und Praxis, 3. Aufl, Bd 2. Thieme, Stuttgart New York, S 95–98

269. Schaefer SD (1989) Endoscopic total sphenoethmoidectomy. Otolaryngol Clin North Am 22:727–732

270. Schaefer SD (1990) Endoscopic sinus surgery: posterior approach. Op Tech Otolaryngol Head Neck Surg 1:104–107

271. Schaefer SD (1990) Endoscopic frontal sinusotomy. Op Tech Otolaryngol Head Neck Surg 1:128–130

272. Schaefer SD, Close LG (1990) Endoscopic management of frontal sinus disease. Laryngoscope 100:155–160

273. Schaefer SD, Manning S, Close LG (1989) Endoscopic paranasal sinus surgery: indications and considerations. Laryngoscope 99:1–5

274. Schäfers HJ, Haverich A, Wagner TO, Wahlers T, Alken A, Borst HG (1992) Decreased incidence of bronchial complications following lung transplantation. Eur J Cardiothorac Surg 6:174–178

275. Schenck NL (1974) Frontal sinus disease. II. Development of the frontal sinus model: occlusion of the nasofrontal duct. Laryngoscope 84:1233–1247

276. Shikani AH (1994) A new middle meatal antrostomy stent for functional endoscopic surgery. Laryngoscope 104:638–640

277. Sirvio LM, Grussings DM (1989) The effect of gas permeability of film dressings on wound healing. J Invest Dermatol 93:528–531

278. Sogg A (1989) Long-term results of ethmoid surgery. Ann Otol Rhinol Laryngol 98:699–701

279. Stammberger H (1985) Unsere endoskopische Operationstechnik der lateralen Nasenwand – ein endoskopisch-chirurgisches Konzept zur Behandlung entzündlicher Nasennebenhöhlenerkrankungen. Laryngol Rhinol Otol 64:559–565

280. Stammberger H (1986) Endoscopic endonasal surgery – concepts in treatment of recurring rhinosinusitis. Part I. Anatomic and pathopyhsiologic considerations. Otolaryngol Head Neck Surg 94:143–147

281. Stammberger H (1986) Endoscopic endonasal surgery – concepts in treatment of recurring rhinosinusitis. Part II. Surgical technique. Otolaryngol Head Neck Surg 94:147–156

282. Stammberger H (1991) Functional endoscopic sinus surgery. Decker, Philadelphia

283. Stammberger H (1993) Komplikationen entzündlicher Nasennebenhöhlenerkrankungen einschließlich iatrogen bedingter Komplikationen. Eur Arch Otorhinolaryngol [Suppl I]:61–104

284. Stammberger H (1995) Nasal polyposis: Attempting classification. American Rhinologic Society, Combined Otolaryngology Spring Meeting, Palm Desert, CA, 30. 4.–1. 5. 95, Abstractband, pp 13–15

285. Stammberger H, Posawetz W (1990) Functional endoscopic sinus surgery. Eur Arch Otorhinolaryngol 247:63–76

286. Stankiewicz JA (1989) The endoscopic approach to the sphenoid sinus. Laryngoscope 99:218–221

287. Stevens HE, Blair NJ (1988) Intranasal sphenoethmoidectomy: 10-year experience and literature review. J Otolaryngol 17:254–259

288. Stevens L (1994) Virtual realtiy. MIS Press, New York

289. Stoksted P (1952) The physiologic cycle of the nose under normal and pathologic conditions. Acta Otolaryngol 42:175–179

290. Stoksted P (1953) Rhinomanometric measurements for determination of the nasal cycle. Acta Otolaryngol (Stockh) [Suppl 109]:159–175

291. Stoksted P, Nielsen JZ (1957) Rhinomanometric measurements of the nasal passage. Ann Otol Rhinol Laryngol 66:187–197

292. Straatman NJ, Buiter CT (1981) Endoscopic surgery of the nasal fontanel. Arch Otolaryngol 107:290–293

293. Stringer SP, Mancuso AA, Avino AJ (1993) Effect of a topical vasoconstrictor on computed tomography of paranasal sinus disease. Laryngoscope 103:6–9

294. Swift DL, Proctor DF (1977) Access of air to the respiratory tract. In: Brain D, Proctor DF, Reid LM (eds) Respiratory defense mechanisms. Part I. Dekker, New York, pp 63–92

295. Takagi Y, Proctor DF, Salman S, Evering SA (1969) Effects of cold air and carbon dioxide on nasal airflow resistance. Ann Otol Rhinol Laryngol 74:40–49

296. Talar-Williams C, Sneller MC (1994) Complications of corticosteroid therapy. Eur Arch Otorhinolaryngol 251:131–136

297. Tayler JS, Crocker PV, Keebler JS (1982) Intranasal ethmoidectomy and concurrent procedures. Laryngoscope 92:739–743

298. Thawley SE, Garrett H (1988) Endoscopic sinus surgery. AORN 47:890–904

299. Thorsson L, Newman SP, Weisz A, Trofast E, Moren F (1993) Nasal distribution of budesonide inhaled via a powder inhaler. Rhinology 31:7–10

300. Timberlake GA (1986) Wound healing: The physiology of scar formation. In: McSwain NE (ed) Current concepts in wound care. Macmillian Prof Jards, Chicago, pp 4–14

301. Toffel PH (1995) Secure endoscopic sinus surgery with middle meatal stenting. Op Tech Otolaryngol Head Neck Surg 6:157–162

302. Toffel PH, Aroesty DJ, Weinmann RH IV (1989) Secure endoscopic sinus surgery as an adjunct to functional nasal surgery. Arch Otolaryngol Head Neck Surg 115:822–825

303. Tos M (1989) Treatment of nasal polyps – Medication or surgery and which technique. Rhinology [Suppl 8]:45–49.

304. Verzar F, Willenegger H (1961) Das Altern des Kollagens in der Haut und in Narben. Schweiz Med Wochenschr 41:1234–1236

305. Virolainen E, Puhakka H (1980) The effect of intranasal beclomethasone dipropionate on the recurrence of nasal polyps after ethmoidectomy. Rhinology 18:9–18

306. Von Glass W, Hauerstein T (1988) Wound healing in the nose and paranasal sinuses after irradiation with the argon laser. An experimental study in animals. Arch Otorhinolaryngol 245:36–41

307. Wahl LM, Wahl SM (1992) Inflammation. In: Cohen IK, Diegelmann RF, Lindblad WJ (eds) Wound healing, biochemical and clinical aspects. Saunders, Philadelphia, pp 40–62

308. Waitz G, Schuster B, Botev S, Bumm P (1994) Postoperative care after endoscopic sinus surgery. 15th European Rhinologic Congress and 13th ISIAN, Nr. 51, Kopenhagen 19.–23. 6. 94

309. Walsh TE (1943) Experimental surgery of the frontal sinus. The role of the ostium and nasofrontal duct in postoperative healing. Laryngoscope 53:75–92
310. Webber RL, Jeffcoat MK (1987) MR demonstration of the nasal cycle in the beagle dog. J Comput Assist Tomogr 11:869–871
311. Weber R, Keerl R, Huppmann A, Draf W (1995) Der Einfluß der Nachbehandlung auf die Wundheilung nach endonasaler Nasennebenhöhlenoperation. Vortrag 66. Jahresversammlung der Deutschen Gesellschaft für Hals-Nasen-Ohren-Heilkunde, Kopf- und Hals-Chirurgie, Karlsruhe 27.–31. 5. 95
312. Weber R, Draf W (1992) Endonasale mikro-endoskopische Pansinusoperation bei chronischer Sinusitis. II. Ergebnisse und Komplikationen. Otorhinolaryngologia Nova 2:63–69
313. Weber R, Keerl R, Huppmann A (1994) Wundheilung nach Nasennebenhöhlenoperationen anhand von Videozeitrafsequenzen. Eur Arch Otorhinolaryngol [Suppl II]: 236–237
314. Weber R, Keerl R, Draf W, Wienke A, Kind M (1995) Zur Begutachtung: Periorbitales Paraffingranulom nach Nasennebenhöhlenoperation. Otorhinolaryngologia Nova 5:87–90
315. Weber R, Keerl R, Huppmann A, Draf W, Saha A (1995) Wound healing after paranasal sinus surgery by video time lapse sequences. Op Tech Otolaryngol Head Neck Surg 6:237–240
316. Weber R, Keerl R, Huppmann A, Schick B (1995) Nasenpolypen und topische Kortikoidtherapie. HNO aktuell 3:224–228
317. Weber R, Keerl R, Huppmann A, Schick B, Draf W (1996) Investigation of wound healing following paranasal sinus surgery with time lapse video – a pilot study. Am J Rhinol (in press)
318. Wigand ME (1981) Transnasale endoskopische Chirurgie der Nasennebenhöhlen bei chronischer Sinusitis. I. Ein biomechanisches Konzept der Schleimhautchirurgie. HNO 29:215–221
319. Wigand ME (1981) Transnasale endoskopische Chirurgie der Nasennebenhöhlen bei chronischer Sinusitis. III. Die endonasale Siebbeinausräumung. HNO 29:287–293
320. Wigand ME (1981) Transnasale endoskopische Chirurgie der Nasennebenhöhlen bei chronischer Sinusitis. II. Die endonasale Kieferhöhlenoperation. HNO 29:263–269
321. Wigand ME (1989) Endoskopische Chirurgie der Nasennebenhöhlen und der vorderen Schädelbasis. Thieme, Stuttgart New York
322. Wigand ME, Steiner W (1977) Endonasale Kieferhöhlenoperation mit endoskopischer Kontrolle. Laryngol Rhinol Otol 56:421–425
323. Wigand ME, Steiner W, Jaumann MP (1978) Endonasal sinus surgery with endoscopical controll: from radical operation to rehabilitation of the mucosa. Endoscopy 10:255–260
324. Winter GD (1962) Formation of the scab and the rate of epithelialization of superficial wounds in the skin of the young domestic pig. Nature 193:293–294
325. Winter GD (1971) Healing of skin wounds and the influence of dressings on the repair process. In: Harkiss KJ (ed) Surgical Dressings and Wound Healing. Crosby Lockwood, London, pp 46–60
326. Winter GD (1972) Epidermal regeneration studied in the domestic pig. In: Maibach HJ, Rovee DT (eds) Epidermal wound healing. Year Book Med Publ Chicago, pp 71–112
327. Winter GD, Scales JT (1963) Effect of air drying and dressings on the surface of a wound. Nature 197:91–92
328. Wisemann DM, Pharm MR, Rovee DT, Alvarez OM (1992) Wound dressings: design and use. In: Cohen IK, Diegelmann RF, Lindblad WJ (eds) Wound healing. Biochemical and clinical aspects. Saunders, Philadelphia, pp 562–580
329. Wolf G, Koidl B, Pelzmann B (1991) Zur Regeneration des Zilienschlages humaner Flimmerzellen. Laryngol Rhinol Otol 70:552–555
330. Zenner HP (1993) Allergologie in der HNO-Heilkunde, 2. Aufl. Springer, Berlin Heidelberg New York Tokyo
331. Zitelli JA (1984) Delayed wound healing with adhesive wound dressings. J Dermatol Surg Oncol 10:709–710
332. Zitelli JA (1987) Wound healing for the clinician. Adv Dermatol 2:243–268

European Archives of　Suppl. 1996/I
Oto-Rhino-Laryngology
© Springer-Verlag 1996

Digitale Bilddatenverarbeitung in der rhinologischen Aus- und Weiterbildung

R. Keerl, R. Weber

Klinik für HNO-Krankheiten, Kopf-, Hals- und Plastische Gesichtschirurgie, Kommunikationsstörungen (Direktor: Prof. Dr. W. Draf), Städtisches Klinikum Fulda, Pacelliallee 4, D-36043 Fulda

Inhaltsverzeichnis

1 Einführung

Einleitend wollen wir den Begriff der modernen Datenverarbeitung analysieren, bevor wir uns dem eigentlichen Thema des Referates nämlich der digitalen Bilddatenverarbeitung zuwenden. Dabei ist zu beachten, daß von der Computertechnik in unserer schnelllebigen Zeit nur eine Momentaufnahme erstellt werden kann, die aufgrund der stürmischen Computerentwicklungen schon in kürzester Zeit überholt sein wird. Ein sehr schöner Vergleich dazu findet sich in „Die Zeit" vom 30. 9. 1994 [44]: „Wenn sich unsere Autos in ihrer Geschichte so entwickelt hätten wie die Mikroprozessoren, dann würde ein Rolls-Royce heute fünf Mark kosten und mit einem halben Liter Benzin einmal um die Erde fahren." Im Referat wurden einige technische Details gerafft dargestellt. Wer sich in die Technik weiter vertiefen will, sei an dieser Stelle auf das Buch von Schlicht [49] verwiesen.

Schon immer waren Menschen bestrebt, sich routinemäßig anfallende Arbeiten wie z.B. mathematische Rechenoperationen zu erleichtern. So wird der Abakus (Rechenbrett) als erste Rechenmaschine angesehen, wobei seine Ursprünge vor Christi Geburt datieren. Eine weitere wichtige Grundlage des Rechnens war die

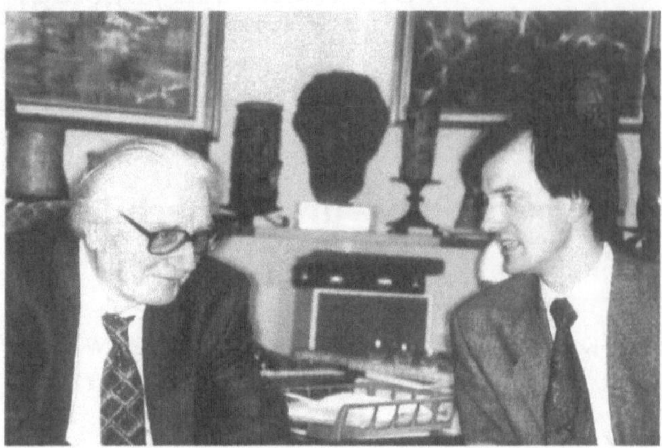

Abb. 1. Konrad Zuse, der Erfinder des Computers, kurz vor seinem 85. Geburtstag, im Gespräch mit dem Erstautor. Prof. Zuse verstarb wenige Monate später

Einführung des Dezimalsystems und der vom indischen Subkontinent herstammenden Null. Blaire Pascal und Gottfried Wilhelm Leibniz konstruierten erste Addiermaschinen, deren Rechenwerke aus Zahnrädern zusammengesetzt waren. Zu ihrer Zeit war die Entwicklung der Feinmechanik jedoch noch nicht so weit fortgeschritten, daß sie ihre Pläne in funktionsfähige Maschinen umsetzen konnten. 1938 erblickte der Vorfahre unserer heutigen Computer das Licht der Welt [11]. Er war von Konrad Zuse (Abb. 1) im Wohnzimmer seiner Eltern in Handarbeit zusammengebaut worden und der erste Computer, der im binären Zahlensystem rechnete. So definiert Zuse (pers. Mitt.) den Beginn der Datenverarbeitung auch mit der Einführung des „binary digit", dem sog. Bit.

Mit der Konstruktion des relaisgesteuerten Mark I („automatic sequence controlled computer" 1944) beginnt die Neuzeit der Datenverarbeitung in den Vereinigten Staaten. Geldgeber war eine Firma, die sich International Business Machine – besser als IBM bekannt – nannte.

Die nächste Rechnergeneration benutzte zur internen Informationsspeicherung Vakuumröhren, deren Unzuverlässigkeit jedoch keine Serienfertigung zuließ. Erst die Entdeckung und Massenproduktion von Transistoren in den 50er Jahren verhalf zu einem erneuten Entwicklungssprung. Von dort war es nur noch ein kleiner Schritt zu den auf einem Chip zusammengedrängten integrierten Schaltkreisen. Die auf Silizium aufgebaute Halbleiterindustrie war geboren.

Die ersten Rechnergenerationen wurden ausschließlich für die Berechnung ballistischer Kurven verwendet. Dies änderte sich jedoch mit ihrer wachsenden Verbreitung. Der Einsatz der Computer erweiterte sich nunmehr auch um Informationsspeicherung und -verarbeitung. Die nur durch speziell ausgebildete Fachkräfte durchführbare Programmierung führte zunächst zur Entwicklung großer Rechenzentren, in

denen Großrechner arbeiteten. Zu diesen hatten nur wenige Personen Zugriff. Diese Entwicklung wurde und wird durch eine immer höhere Integration der Schaltkreise umgekehrt. Für den privaten Nutzer wurden damit fallende Produktionskosten umgeleitet in die Konstruktion von kleinen, erschwinglichen und dennoch leistungsfähigen Geräten. Wegbereiter waren Paul Wozniak und Steve Jobs, die in ihrer Garage den Apple-Computer bastelten. Diese Rechner führen bei uns nur ein Nischendasein, denn es hat sich ein sog. Pseudo-Industriestandard mit dem IBM-kompatiblen Personalcomputer herauskristallisiert.

Die Softwareentwicklung spielte selbstverständlich eine ebenso wichtige Rolle wie die Hardware. Solange die Programmiersprachen ALGOL („algorithmic language"), COBOL („common business oriented language") etc. hießen bzw. der Mensch mittels Maschinensprache mit dem Rechner kommunzierte, war die Kontaktaufnahme bzw. das Benutzen der Computer nur wenigen vorbehalten. 1975 schufen Bill Gates und Paul Allan die erste lauffähige Version der Programmiersprache BASIC („beginners all-purpose symbolic instruction code") [67]. Inzwischen gelingt durch das Vorliegen Tausender leicht bedienbarer Anwendungsprogramme der Kontakt zwischen Mensch und Maschine deutlich problemloser. Zusammen mit den für jedermann erschwinglichen Computern ist das Zeitalter der modernen Datenverarbeitung eingeläutet worden. Nicht zuletzt durch die Gesundheitsreform wird die Einführung von computergestützten Dokumentations- und Kommunikationssystemen in die Arztpraxis und das Krankenhaus etabliert, deren Notwendigkeit der Autor schon 1986 vorgetragen hat [18]. Die Industrie nutzt seit über einem Jahrzehnt diese Art der Datenverarbeitung. Auch ist die computergestützte Ausbildung zumindest im Bereich der Industrie (z.B. Pilotenausbildung im Computersimulator) der Medizin weit voraus. Der Erstautor hat damals auf dem gleichen Kongreß den ersten Ansatz eines computergestützten Lernsystems bezüglich der Behandlung von Nasennebenhöhlen, basierend auf der Datenbank dBase, vorgestellt [17].

Wie die Worte „Rechner" oder „Computer" anklingen lassen, liegen die ursprünglichen Einsatzbereiche dieser Maschinen im Berechnen von mathematischen Operationen. Nach der technischen Weiterentwicklung gelang im Verlaufe der Jahre die Verarbeitung von Informationen im Sinne von Datenbanken und Schreibprogrammen etc.

Das eigentlich neue ist z.Z. jedoch die Revolution in der digitalen Bildverarbeitung. Aufgrund der rasanten Rechengeschwindigkeiten und der billigen Speichermedien gelingt zunehmend die Digitalisierung der Graphik-, Foto- und Videotechnik, wobei sich an der grundsätzlichen Technik, nämlich der Verarbeitung und Speicherung der Daten mittels der Informationen 1 = Strom fließt und 0 = Strom fließt nicht (binäres System), nichts geändert hat [28, 51]. Dunkelkammern und Videostudios werden ebenso ihren Weg ins Museum antreten wie Videorekorder, Videokassetten und Filme. Gleichzeitig wird das Rahmen, Beschriften und Archivieren von Dias der Vergangenheit angehören.

2 Grundlagen der digitalen Bilddatenverarbeitung

Wer schon längere Zeit klinisch-wissenschaftlich gearbeitet hat, wird nach kurzer Zeit ein unüberschaubares Bildmaterial zusammengetragen haben. Doch ohne eine entsprechende Verwaltung gerät die Bildersammlung schnell zu einem Datengrab. Wer kennt nicht das Problem, daß wichtige Dias, die im Original höchstens ein- oder zweimal vorhanden sind, zum Zeitpunkt der Vortragsvorbereitung nicht auffindbar oder beschädigt sind? Hier ist durch die großen und billigen digitalen Speicherkapazitäten in Verbindung mit einer Bildarchivierungssoftware Abhilfe möglich. Grundvoraussetzung ist jedoch die generelle Umstellung der Bilddokumentation auf Digitaltechnik. Dies bedeutet das Ende der herkömmlichen Phototechnik, wie sie seit über 100 Jahren existiert. Schon das Originalbild wird digital erfaßt, komprimiert und auf leistungsstarken Archivierungsmedien gespeichert sowie von einem Softwareprogramm verwaltet. Es verbleibt immer an Ort und Stelle und erlaubt gleichzeitig die originalgetreue Vervielfältigung ohne Qualitätsverlust.

Im folgenden werden anhand der Vorlage der Abb. 2 die einzelnen Schritte der Bildverarbeitung besprochen. Unterteilt wird dabei nach Eingabe, Verarbeitung und Ausgabe. Die Darstellungen können aufgrund des

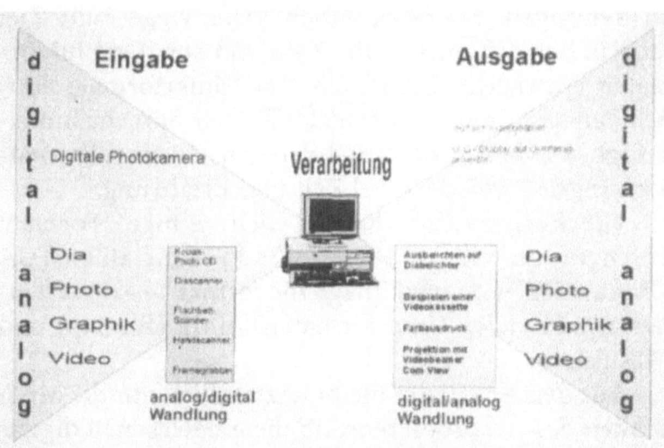

Abb. 2. Schematische Darstellung der Eingabe-, Verarbeitungs- und Ausgabemöglichkeiten der digitalen Bildverarbeitung

schier unübersehbaren Marktes keine Gesamtübersicht geben, sondern sollen eher generelle Zusammenhänge skizzieren und dem Interessierten Beispiele für Lösungsmöglichkeiten für eigene Probleme an die Hand geben.

2.1 Eingabe

2.1.1 Umwandlung von analogen Vorlagen (Graphiken und Photos) in digitale Informationen

Einscannen von Dias, Photographien, Graphiken und Röntgenbildern

Wenn die wissenschaftliche Dokumentation mittels Diapositiven durchgeführt wurde, so ist u.U. das Einscannen des Bildmaterials, d.h. digitales Erfassen durch spezielle Diascanner sinnvoll, die beispielsweise von der Fa. Sony angeboten werden. Der Scanner erfaßt dabei die Bilder in S-VHS-Qualität.

Grundsätzlich ist der Vorgang des Scannens ähnlich einem Kopiervorgang. Ein zu erfassendes Objekt wird auf eine Glasplatte gelegt und von dort in seine digitale Form „kopiert". Ausgangsmaterial ist in den meisten Fällen ein Farb- oder Schwarzweißbild bzw. mittels eines speziellen Aufsatzes ein Röntgenbild. Der Markt ist auf diesem Gebiet unüberschaubar geworden, und die Preise haben die 2000-DM-Grenze auch bei professionellen Ansprüchen unterschritten. Für kleine Objekte eignet sich ein Handscanner.

Kodak-Photo-CD

Wenn man nur wenige Bilder digitalisieren will, wird eine billigere, aber technisch anspruchsvollere Lösung von der Fa. Kodak angeboten. Die schon vorhandenen Dias werden zum Photohändler gegeben, der sie wiederum an ein Kodak-Photolabor weiterleitet. Nach einer analog/digitalen Umwandlung werden sie in 4 verschiedenen Qualitätsstufen auf eine CD gepreßt, die eine Speicherkapazität von ca. 100 Bildern aufweist. Die Lieferung einer CD erfolgt in einer Plastikumhüllung, einer sog. Jewel-Box, auf deren Umschlagsblatt die Bilder als „thumbnails" (Daumennägelabzüge) quasi als Inhaltsangabe abgedruckt sind. Diese können nach Einlegen in das CD-ROM-Laufwerk eines IBM-kompatiblen Computers in entsprechende Bildverarbeitungsprogramme importiert und weiterverarbeitet werden. Als Nachteil ist die lange Wartezeit bis zum Eintreffen der fertigen CD zu nennen. Außerdem sind die auf der CD gespeicherten Bilder nicht zu verändern oder zu löschen. Als Vorteil ist die sehr gute Qualität der Aufnahmen anzumerken.

2.1.2 Digital-digital-Bearbeitung

2.1.2.1 Digitale Photographie

Warum muß man überhaupt noch den Umweg über die primär analoge Bilderstellung nehmen? Hier ist nur noch das Kostenargument zu nennen. Denn: aus technischer Sicht ist das Ende des photographischen Films eingeläutet [28]. Silizium und Pixel, d.h. die Basis des modernen Computers und der digitalen Bildverarbeitung, werden Silberfilm und Korn ablösen. Zudem werden die Vorgänge der Belichtung, das Wegschicken des Films, seine Entwicklung und Nachbearbeitung von Tagen auf wenige Minuten reduziert. Ein weiterer Vorteil ist, daß man das Ergebnis seiner Aufnahme sofort sieht und ggf. sofort korrektiv eingreifen kann. Eine auch professionellen Ansprüchen genügende Kamera ist dafür z.B. die Nikon F90 in Kombination mit dem DCS 420 c (Farbe) der Fa. Kodak. Die Speicherung der digitalen Daten einer Aufnahme erfolgt auf einer Festplatte mit einer Gesamtkapazität von ca. 80 Aufnahmen. Über ein eingebautes Mikrophon besteht die Möglichkeit der textlichen Ergänzung (z.B. Patient XY, Diagnose: z). In den Bildverwaltungsrechner gelangen die gespeicherten Daten über ein PCMCIA-Laufwerk (spezieller Verbindungsstecker, der insbesondere in Verbindung mit tragbaren Computern zunehmend Bedeutung erlangt). Die Auflösung beträgt 1012 x 1524 Pixel mit einer Gesamtfarbtiefe von 36 Bit, die Empfindlichkeit 100–400 ASA. Die gewohnten Einstellungen an der Kamera wie Blende, Belichtungszeit und auch Verwendung eines Blitzlichts bleiben erhalten. Eine Farbaufnahme nimmt insgesamt 1,6 MB Speicherplatz in Beschlag. Die ausbelichteten Dias genügen professionellen Ansprüchen. Ein sehr schöner Überblick über die Marktsituation Ende 1994 findet sich im Artikel von Knapp [28].

2.1.2.2 Digitale Videobearbeitung

Standbilderfassung aus Video (Grabben),
Targa + Graphikboard als Beispiel

Ein anderer Weg zu digitalen Bildern ist das Erfassen (Grabben) von Videostandbildern, wobei für wissenschaftliche Fragestellungen erst eine Bildauflösung ab S-VHS (vergl. auch Abb. 2) aufwärts zu akzeptieren ist. Mit den neuen Generationen von 3-Chip-Kameras (z.B. Hitachi HV-C10A mit Objektiv für Groß- und Makroaufnahmen) ist dies möglich. Das bedeutet praktisch, daß zum einen kontinuierlich Film während einer Operation aufgenommen wird und zum anderen interessierende Standbilder im Sinne eines Standbildes/Dias zusätzlich erfaßt werden können. Dies gilt selbstverständlich auch für Videobilder, die über eine Mikroskopkamera aufgezeichnet werden.

Als Beispiel sei die Fa. Truevision aufgeführt, denn sie hat Bedeutendes für die Graphikbearbeitung geleistet. So hat sie mit dem TGA-Format einen Standard für eine hochwertige Graphikverarbeitung geschaffen. Mit der Produktion der Targa + Graphikkarte hat sie ein professionelles Instrument zur Umwandlung von analogen Bildern in digitale Daten hergestellt, das außerdem diese Daten wieder in S-VHS-Videoqualität ausgeben kann.

2.2 Verarbeitung

Wer sich in der Ära der Blau-Weiß-Dias seine wissenschaftlichen Meriten verdient hat, weiß um die Mühen, die mit ihrer Erstellung verbunden waren. Die Projektion solcher Bilder erweckt heute den Eindruck des unprofessionellen Arbeitens. Der Erfahrene weiß zwar, daß die Qualität einer Arbeit nicht an der Komposition der projizierten Dias festzumachen ist, dennoch wird eine farbig gut abgestimmte Bildpräsentation auf wohlwollende Zustimmung stoßen. Auch in diesem Bereich hat der Computer praktische und schnell umsetzbare Lösungen anzubieten. Programme wie Harvard Graphics sind zum Standard der Kongreßvorbereitung geworden [1].

2.2.1 Verarbeitung von Einzelbildern ("digitale Dunkelkammer")

Graphikformate

Grundsätzlich ist auszuführen, daß in einem Rechner eine Informationseinheit im binären System gespeichert wird. Diese kleinste Gedächtniseinheit wird in einem Byte (entspricht 8 Bit) zusammengefaßt. Das Ziel jeder weiteren Codierung von Informationen ist es, möglichst wenig Speicherplatz für ein Bildschirmbild zu benötigen. Da bekanntlich viele Wege zum Ziel führen, hat sich eine große Zahl von sog. Graphikformaten entwickelt. Zusätzlich sind Unterformate ähnlich den verschiedenen Dialekten einer Sprache hinzugefügt worden. Das Druchdringen dieses „Formatdschungels" erfordert viel Zeit und Erfahrung.

Glücklicherweise haben sich einige Formate durchgesetzt, wie z.B. WMF (Windows metafile), TGA (Targa), TIFF („tagged image file format" – existiert allerdings in vielen Unterformaten), BMP (Bitmap) und PCX [9].

Für den Anwender bleibt letztendlich nur die Möglichkeit des Ausprobierens, ob die eingelesenen digitalen Bilder von seinem Bildverarbeitungs- oder Präsentationsprogramm importiert werden können oder nicht.

Bildverarbeitungs- und Präsentationsprogramme

Photo Shop, Harvard Graphics, Power point, Arts und Letters, Corel Draw. Allen Präsentationsprogrammen – wobei obige Namen nur eine kleine Auswahl darstellen – ist gemeinsam, daß sie aus den statistisch gewonnenen Daten mühelos ansprechende Graphiken erstellen können. Der Benutzer kann diese dann in unterschiedlichsten Darstellungsweisen konfigurieren. Zusätzlich können Bilder eines Vortrags unter einem einzigen Namen abgespeichert werden, so daß der Zugriff schnell gelingt. Mittels der Bedieneroberfläche „Windows" ist das Kopieren von alten Dias in neue Präsentationen leicht geworden.

Ein weiterer Schritt ist die Bildverarbeitung. Durch die inzwischen standardisierten Graphikformate ist der Import von Bildern über Scanner oder z.B. der Kodak Photo-CD möglich geworden. Das so in das Programm eingelesene Bild (z.B. ein Operationssitus) kann beschriftet werden. Außerdem können mehrere Bilder zum besseren Verständnis miteinander kombiniert werden. Der Nachteil dieser Methode ist der Anfall von gewaltigen Datenmengen, deren Verwaltung und Weiterverarbeitung große Rechnerkapazitäten erfordert.

2.2.1.1 Bilddatenbankverwaltung

Die beiden folgenden Abschnitte zeigen verschiedene Beispiele der Graphidatenbankverwaltung. Thumbs + Plus nimmt dabei die Rolle des preiswerten Programms ein (59 DM), das zur Verwaltung einiger Dutzend Bilder vollauf genügt, auf der anderen Seite wird das Eagle-Image-System beschrieben, welches eine unbegrenzte Anzahl von Bildern verwaltet und überdies ein komplettes Fotostudio ersetzt.

Thumbs + Plus

Bei dem auf einer CD gelieferten Programm handelt es sich um eine Bilddatenbank, die eine Vielzahl von Graphikformaten (mehr als 20) lesen, bearbeiten, umwandeln und verwalten kann. Eine automatische Scanfunktion durchsucht die vom Benutzer festgelegten Regionen der Festplatte und erstellt kleine Bildabzüge. Diese können in einer Datenbank thematisch geordnet und wahlweise ausgedruckt werden. Mit leistungsfähigen Funktionen können einzelne Bilder farbig verändert, gedreht, vergrößert, gespiegelt und invertiert werden. Außerdem erlaubt die Software das Ausdrucken der Datenbanken in übersichtlicher Darstellung auf dem Drucker. Hilfreich ist überdies die Möglichkeit, markierte Bilder über die Zwischenablage von Windows in ein Schreibprogramm zu kopieren und wissenschaftliche Arbeiten mit Abbildungen zu versehen.

Eagle-Image-System

Als ein weiteres Beispiel, welches technisch ausgereift ist, sei hier das Eagle-Image-System vorgestellt, dessen Ursprung in der Dokumentation von Hautveränderungen liegt, deren photographische Erfassung eine besonders detaillierte Bildqualität erfordert. Die Erstellung des Originalbildes erfolgt z.B. über eine Sony-Micro-Kamera mit einer Auflösung von 752 x 582 Pixel. Die Bildverwaltung erfolgt auf einem IBM-kompatiblen Rechner 486 DX 2/66 mit SCSI Controller, 16 MB RAM, S-VGA 2 MB; Speichermedium ist eine Magneto-Optical-Disk 3,5", die eine Speicherkapazität von 1,2 GB = 20 000 (!) Farbbilder pro auswechselbarem Medium aufweist. Die Archivierungssoftware gestattet neben dem Abspeichern von Namen etc. auch die Erfassung von Stichworten. Die damit gefundenen Bilder können auf dem Bildschirm in einer Übersicht dargestellt und für die weitere Verwendung ausgesucht werden.

2.2.2 Bearbeiten von Filmen („digitales Videostudio")

Videomachine von Fast

Was in der Photographie die Dunkelkammer, ist in der Videotechnik das Videostudio. Auch diese Ära geht dem Ende zu. Mit der Video-Machine von Fast (Abb. 3), Hardwarebasis IBM-kompatible Computer) bzw. dem digitalen Videosystem Media 100 (Hardwarebasis Apple-Computer) wird der Videorecorder in digitaler Form in den Computer integriert. Da die Autoren nur Erfahrung mit der Video-machine haben, soll darauf näher eingegangen werden.

Mit der Erweiterung des DPR-Players ist die nonlineare Bildbearbeitung möglich geworden. Was bedeutet lineares bzw. nicht-lineares Arbeiten? Der her-

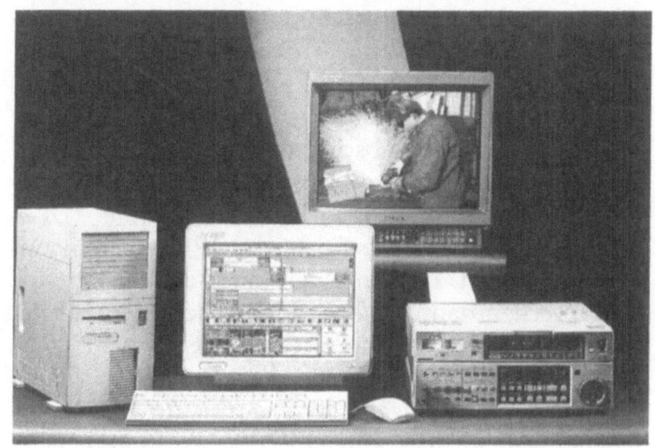

Abb. 3. Digitales Videostudio „Videomachine", bestehend aus einem schnellen Rechner (s. Text), einem im Einzelschritt ansteuerbaren Videorekorder sowie dem Videoschnittprogramm

kömmliche Film wurde schon immer nicht-linear, d.h. Schritt für Schritt hintereinander zusammengeschnitten. Einzelne Szenen konnten zusammengeklebt, mit der Schere getrennt und ergänzt werden. Die Videotechnik war diesbezüglich ein Rückschritt. Hier war das Einfügen und Wegschneiden nur durch das erneute Umkopieren und den damit verbundenen Qualitätsverlust möglich. Es mußte – wenn möglich – der Film Schritt für Schritt in streng chronologischer Reihenfolge, also linear, auf das Originalvideoband gebracht werden. Der Computer erlaubt unter Mithilfe der digitalen Videospeicherung das „Schneiden" und „Zusammenkleben" von einzelnen Szenen und Bildern auf einer virtuellen, sprich: physikalisch nicht vorhandenen Filmleiste. Erst wenn der Benutzer mit dem Ergebnis zufrieden ist, wird das Videoband erstellt. Der Algorithmus der Digitalisierung erfolgt über das M-JPEG- („Moving Joint Photographic Experts Group")Verfahren. Diese Technik erlaubte bisher im Gegensatz zur MPEG-Technik (s. auch Abschn. 2.4.2) die Online-Kompression durch den Anwender. Videos in MPEG-Qualität müssen bisher an spezialisierte Digitalisierungslabors geschickt werden. Je nach Kompression kann M-JPEG bis zu Betacamqualität digital aufgezeichnet werden. Der Speicherbedarf ist dann jedoch enorm, so benötigen 10 min Betacam-Videoqualität 1 Gigabyte Festplattenspeicher. Zum Vergleich sei auf das MPEG-Verfahren hingewiesen, das in VHS-Qualität für 74 min Film 650 MByte in Anspruch nimmt.

Dateneingabe (Erfassen von Graphiken, Photos, Dias, Videos und Ton)

Dia. Dias können in den Computer eingescannt oder von der Kodak-Photo-CD gelesen werden.

Erfassen von Videos als Film oder Standbild („capture"). Die Videoarbeit im Studio besteht im wesentlichen aus dem Zusammenschneiden von schon vorhandenen Filmen, ergänzt um Trickfilme, Graphiken, Titel und Toninformationen. Dabei müssen ein oder mehrere Videorekorder die Rolle des Zulieferers spielen, damit die gewünschten Abschnitte direkt auf das endgültige Masterband stückweise ausgegeben werden können. Mit der Digital-Player-Zusatzausstattung (DPR-Player) wird das analoge Video in M-JPEG-Technik online digitalisiert. Die einzelnen kurzen Filmteile (sog. reels) werden dann nach Zusammenschieben auf der Filmleiste auf den Videorekorder ausgegeben.

Weiterhin erlaubt die Videomachine das Erfassen (Grabben) von Einzelbildern aus Videosequenzen. Videoeingabeformate können VHS, S-VHS und NTSC sein.

Ideal ist dieses Verfahren bei Filmsequenzen, die größtenteils aus Computergraphiken bestehen. So

kommt dies insbesondere dem Morphen zugute. Der Computer erstellt zunächst auf seiner Festplatte den gesamten Film von z.B. 60 s aus den zuvor gespeicherten Einzelbildern (Rechenzeit ca. 3 h gemessen auf einem Pentium 90 MHz), erst dann wird diese fertige Filmsequenz entweder auf dem Monitor abgespielt oder einen Videorekorder ausgelesen.

Videobearbeitung

Der Computerbildschirm weist zur Videobearbeitung 2 Teile auf – die Timeline und den Projektmanager. Auf der Timeline wird der Film mit seinen einzelnen Sequenzen montiert. Sie erlaubt darüber hinaus die Definition von Übergängen zwischen den einzelnen Szenen, wie z.B. einen harten Schnitt oder ein langsames Auf- und Abblenden.

Die dafür benötigten Hilfsmittel wie Schnittwerkzeuge bzw. Filmszenen werden im darunterliegenden Bildschirmausschnitt, dem Projektmanager verwaltet. Mit dieser Software lassen sich Filmsequenzen digitalisieren bzw. Standbilder grabben.

Datenausgabe Video

Video wird im VHS-, S-VHS- oder NTSC-Format ausgegeben. Selbstverständlich können auch einzelne Bilder über einen Diabelichter wieder in ihre analoge Form zurückgebracht werden.

2.3 Ausgabe

2.3.1 Umwandeln digitaler in analoge Bilder

Farbausdruck

Wie gelingt es, aus dem digitalen ein analoges Bild zurückzugewinnen? Vorreiter im semiprofessionellen Bereich war die Fa. Hewlett Packard mit ihrem HP-550-Color-Tintenstrahldrucker. Die Qualität eines Farbabzugs ist jedoch auch beim neuen Standard in der Tintenstrahltechnologie mit dem Epson-Stylus-Color bzw. HP 850 C nicht erreicht. Dies gelingt erst mit den z.Z. noch sehr teuren Thermosublimationsdruckern.

Analogbilderstellung über Diabelichter

Die so erstellten Bilder müssen bisher wieder in analoge Dias unter Zuhilfenahme eines Diabelichters umgewandelt werden. Während einfache Graphiken auf einer 3,5″-Diskette (Speicherkapazität 1,4 MByte) zum Datentransport Platz finden, so ergibt die sog. Druckdatei von z.B. 10 mit Coral Draw erstellten Videostandbildern mühelos 50 MByte. Das bedeutet, daß ihr

Transport nur über ein Computernetzwerk vom Bearbeitungscomputer zum Belichter möglich ist. Beispiel dafür ist z.B. ein Montage- oder Mirusdiabelichter. Ein Bild wird dabei je nach Maschine in 4000–5000 Linien aufgelöst und in ca. 2–5 min belichtet.

2.3.2 Ausgabe digitaler Bilder

Herkömmliche Dias oder Videos werden nicht mehr lange existieren. Denn in Kürze wird der Vortragende seine Dias auf einem Laptop-Computer verfügbar haben. Zur Präsentation wird dieser an eine Projektionsmöglichkeit angeschlossen. Folgende Möglichkeiten sind dafür denkbar:

a) Anschluß an einen Videobeamer, der digitale Computerdaten lesen kann (z.B. Sony VPL-350 QM Video- and Dataprojektor). Dies ist mit Abstand die teuerste Lösung (S-VHS-Qualität).
b) Anschluß an einen durchsichtigen LCD-Display, der auf einen Overheadprojektor gelegt wird (z.B. Sharp XG-3800 E). Diese Möglichkeit kostet z.Z. zwischen 5000 und 10 000 DM, die Projektionsqualität bewegt sich, je nachdem, wie viele Farben vom LCD-Display dargestellt werden können, zwischen VHS und S-VHS.
c) Anschluß an einen herkömmlichen Videobeamer; die digitalen Daten werden über einen speziellen Adapter in ein analoges Bild umgewandelt (Com View Fa. Misco, Kostenpunkt ca. 500 DM, S-VHS-Qualität).

2.4 Hard- und Softwarevoraussetzungen des Computers

Die Welt der IBM-kompatiblen Rechner (PC) ist die Computertechnik, zu der der „normale" Anwender Zugriff besitzt. Bedingt durch den hier existierenden Massenmarkt liegt ein nahezu unüberschaubares Angebot an Hard- und Software vor. Aus technisch nicht nachvollziehbaren Gründen führt der Apple-Computer als dessen Gegenspieler in Deutschland ein Schattendasein. Weiterhin füllen sog. Workstations die Lücke zwischen den Großrechnern und den PC aus. Sie arbeiten oft mit dem Betriebssystem UNIX. Aufgrund ihres Preises sind sie jedoch nur einigen wenigen Anwendern vorbehalten. Im folgenden wollen wir deshalb einen handelsüblichen PC mit einigen multimedialen Erweiterungen „zusammenbauen", damit der Leser einen Einblick in den zur Zeit gültigen Standard erhält.

2.4.1 Benötigte Hardware

Nach DIN 44300 versteht man unter dem Begriff Hardware die „Gesamtheit oder einen Teil der apparativen Ausstattung von Rechnersystemen" oder, verständlicher ausgedrückt, die mit den Sinnen erfaßbaren physischen Komponenten. Für unsere multimediale Lernsoftware sind als ein Beispiel ein IBM-kompatibler Computer ab CPU DX 486, 4 MByte Arbeitsspeicher, 3 MByte verfügbarer Platz auf der Festplatte, eine Graphikkarte mit Feature-Connector, eine MPEG-Videokarte, eine 16-Bit-Soundkarte, ein CD-ROM-Laufwerk und Lautsprecher notwendig. Abbildung 4 stellt einen Vorschlag dar, wie z.Z. eine multimediale Ausbildungseinrichtung- bzw. eine Bearbeitungseinheit für wissenschaftliche Bild- und Graphikerstellung aussehen könnte.

2.4.1.1 IBM-kompatibler Computer, CPU („central processing unit")

Der Motor eines jeden PC ist die CPU, d.h. die zentrale Verarbeitungseinheit. Standard ist 1995 ein 486-DX-Rechner. Dennoch ist er aufgrund des langsamen Datenbus in Zusammenarbeit mit dem Arbeitsspeicher und der Graphikkarte nicht in der Lage, von der Festplatte eine Datenmenge von 200 Mio. Bit/s zu bewegen. Dies entspricht jedoch der Datenmenge, die für hochwertiges unkomprimiertes Video in bildschirmfüllendem Format notwendig ist. Für eine Sekunde Video ergibt sich außerdem ein Speicherbedarf von 25 MByte. Selbst eine Festplatte von 1 Gigabyte stößt dabei nach wenigen Minuten an die Grenze ihrer Speicherkapazität. Basierend auf diesen Überlegungen mußte ein „Kunstgriff" angewendet werden wie in Abschn. 2.4.2.3 ausgeführt ist, um dennoch Videosequenzen in S-VHS-Qualität bildschirmfüllend abspielen lassen zu können.

2.4.1.2 Arbeitsspeicher (RAM = „random access memory")

Grundsätzlich unterscheidet man bei Rechnern zwischen schnellen und langsamen Speichermedien. Der Arbeitsspeicher zählt zu den schnellen, und seine Kapazität ist neben der CPU und deren Taktfrequenz ein wichtiger Faktor für die Arbeitsgeschwindigkeit des Gesamtsystems.

Softwarebedingt ist für unsere Applikation ein Arbeitsspeicher von mindestens 4, besser 16 MByte empfehlenswert. Ursache hierfür ist das Betriebssystem DOS (z.B. der Fa. Microsoft) in Zusammenarbeit mit Windows (ebenfalls Fa. Microsoft), das aufgrund seiner Komplexität die oben angegebene Menge von Arbeitsspeicher benötigt.

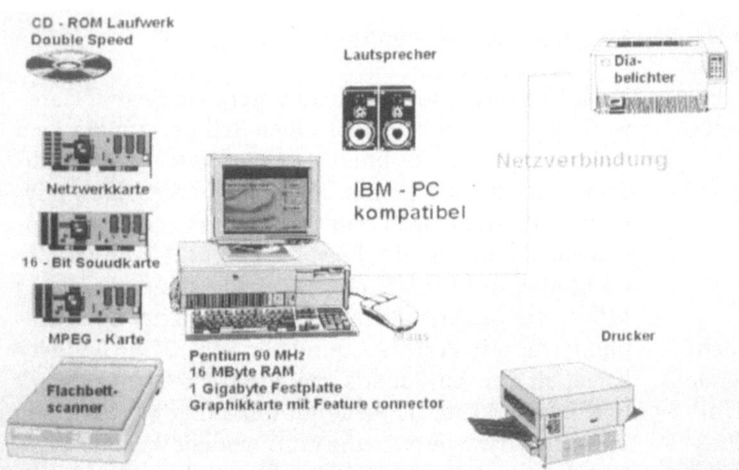

Abb. 4. Vorschlag der technischen Ausstattung eines Multimediaweiterbildungs- sowie Bildverarbeitungsarbeitsplatzes

2.4.1.3 *Datenbus*

Unter Datenbus versteht man die physikalische Verbindung zwischen der CPU und den anderen Peripheriebausteinen, z.B. der Graphikkarte und der Festplatte, auf der der Datenaustausch stattfindet. Hier haben sich verschiedene Standards etabliert, in der Hauptsache der ISA-Bus, Vesalocal-Bus und der PCI-Bus. Die Reihenfolge dieser Namen spiegelt die Leistungsfähigkeit wieder. Während der ISA-Bus noch einer holprigen, engen Landstraße hin zu einer Ortschaft (z.B. Graphikkarte) entspricht, läßt sich die PCI-Technik mit einer breit ausgelegten Autobahn vergleichen. Graphikkarten und CPU haben heute so hohe Verarbeitungsgeschwindigkeiten erreicht, daß der Datenaustausch zwischen ihnen zum entscheidenden Faktor der Gesamtleistungsfähigkeit des Computers wird. Rasante CPU-Rechengeschwindigkeiten von 90 MHz nützen nichts, wenn die zentrale Prozessoreinheit tatenlos auf das Eintreffen von Informationen warten muß.

Auf jedem dieser Busarten sind Steckplätze vorgesehen, auf die – nach Aufschrauben des Rechners – Erweiterungskarten wie z.B. eine Video-Multimediakarte eingeschoben werden können. Nach Aufstecken einer solchen Karte tritt in der Regel die ganze Problematik der heutigen Computertechnik in Erscheinung. Damit der Rechner die Karte erkennt und sie mit den notwendigen Daten versorgen kann, muß diese beim Betriebssystem angemeldet werden, wobei hier der Vergleich mit einer neu an einen Ort zugezogenen Person angebracht ist, die sich beim Einwohnermeldeamt anmelden muß. Doch leider weiß derjenige, der die Erweiterungskarte einbaut, in der Regel nicht, welche Anschriften (IR = „interrupts", DMA = „direct memory access", Ports) vergeben sind und welche nicht. So bleibt in den meisten Fällen nichts anderes übrig, als sich mit „try and error" durch alle möglichen Adressen hindurchzuprobieren. An diesem Punkt wird so manche Computerbeziehung beendet. Abhilfe werden neue Programm-, Bus- und Kartensysteme schaffen, die diesen Vorgang selbständig durchführen (Stichwort „Plug & Play" = einstecken und loslegen).

2.4.1.4 *Graphikkarte*

Eine Graphikkarte wandelt den digitalen Datenstrom des Computers in eine für den Menschen erkennbare Form auf dem Bildschirm um.

Der Markt der Graphikkarten ist unübersehbar geworden, wichtig ist das Vorhandensein eines „feature connectors" (Verbindungsstecker). Dieser ermöglicht eine interne Kommunikation der Graphikkarte mit der Multimediavideokarte und somit das Übereinanderprojizieren der Graphikausgabe beider Karten. Der Multimediakarte fällt dabei das Abspielen der Videosequenzen zu, der Graphikkarte die übrige Darstellung.

Neuere Entwicklungen kombinieren die Graphik-, die MPEG- und die Soundkarte auf einem Einsteckboard.

2.4.1.5 *Soundkarte*

Der in digitalisierter Form vorliegende Ton wird von Soundkarten in analoge Signale umgewandelt. Die dadurch erzeugten elektrischen Impulse können über Lautsprecher als Töne, Musik oder Sprache gehört werden.

Die Ausgabe des Tons ist in Verbindung mit einer MPEG-Multimediakarte („Reel Magic lite" von Sigma Designs) nur auf einer Soundkarte möglich, wenn sie über interne 16 Bit, sprich: Stereoton verfügt. Weiterhin ist es möglich, den Ton direkt über die Multimediakarte abspielen zu lassen, wenn sie über eine entsprechende Erweiterung verfügt („Reel Magic" von Sigma Designs).

2.4.1.6 CD-ROM-Laufwerk
(„compact disk" – „read only memory")

Die compact disk (CD) ist in die Kategorie der langsamen Speicher einzuordnen, von dem überdies nur gelesen werden kann (read only memory). Der Vorteil dieses Mediums liegt jedoch in den geringen Produktionskosten und der großen Speicherkapazität von 650 MByte.

Unser Programm, die „endonasale Pansinusoperation", wird dem Anwender auf einer CD zur Verfügung gestellt. Das bedeutet, daß die Daten einigermaßen schnell von der CD über das CD-ROM-Laufwerk der MPEG-Karte zur Verfügung gestellt werden müssen (s. Abschn. 2.4.1.8). Dies erfordert zumindest ein CD-ROM-Laufwerk vom Standard des „double speed". Darunter versteht man, daß jede beliebige Stelle der CD nach einer mittleren Zugriffszeit von unter 350 ms dem Rechner zur Verfügung steht. Damit gelingt es, einen kontinuierlichen Datenstrom auf dem Computerdatenbus zu erzeugen, der es unter Zuhilfenahme der Multimedia-Hardwareerweiterung (MPEG-Karte) ermöglicht, bildschirmfüllend Videosequenzen auf dem Computermonitor darzustellen.

2.4.1.7 Lautsprecher

Zur Wiedergabe des Tons sind Lautsprecher notwendig. Auf dem Markt ist eine Vielzahl von Lautsprecherboxen für den Einsatz im Multimediabereich erhältlich. Soundkarten verfügen meist über die Anschlußmöglichkeit eines $3^1/_2$-Zoll-Klinkensteckers. Wahlweise können aber auch Kopfhörer, wie sie bei einem Walkman Verwendung finden, zum Einsatz kommen. Somit kann ohne Lärmbelästigung anderer Personen, z.B. in einer Bibliothek, der Computer zur Fortbildung eingesetzt werden.

2.4.1.8 MPEG-Board („moving picture experts group")

Herzstück der Videodarstellung auf einem Computer in voller Bildschirmgröße ist eine Multimediakarte. Sie nimmt der CPU des Rechners die Arbeit des Dekomprimierens der Daten von der CD ab. In unserem Falle handelt es sich um die Reel-Magic-Lite-Karte der Fa. Sigma Designs (s. Abschn. 2.4.2).

2.4.2 Benötigte Software

Unter dem aus dem Angloamerikanischen übernommenen Begriff der Software versteht man alle immateriellen Komponenten eines Computers, d.h. die Programme. Für die als Beispiele genannten Anwendungen (s. Abschn. 3.3.1) benötigt man das Betriebssystem DOS und die Benutzeroberfläche Windows.

2.4.2.1 DOS-(„disk operating system"-)Betriebssystem

Das DOS verbindet die verschiedenen Bestandteile des Computers miteinander und macht sie als komplettes System funktionsfähig. Es stellt die Verbindung zwischen Hard- und Software her und schafft die Umgebung, in der andere Programme vom Computer ausgeführt werden können. Zur Zeit der Referaterstellung war die neueste Version das DOS 6.2 der Fa. Microsoft [37].

2.4.2.2 Windows 3.1

Unter dem Begriff DOS versteht man ein Betriebssystem, mit dessen Hilfe der Computer weitere Programme ablaufen lassen kann. Die Kommunikation des Computers mit dem Benutzer ist jedoch eingeschränkt, oft ist eine Reihe von alphanumerischen Tastatureingaben notwendig, um dem Computer Befehle einzugeben. Windows, ein Produkt der Fa. Microsoft, ist hingegen eine Benutzeroberfläche, welche die Kontaktaufnahme von Mensch zu Maschine deutlich erleichtert. Durch Anwendung der „Maus" sind Befehle mit einer einzigen Tastaturbedienung aufrufbar. Dateien können mit ihr sogar verschoben werden, ohne daß Eingaben über die Tastatur notwendig wären. Dieses Programm kommt der menschlichen Auffassungsgabe entgegen und ermöglicht einen intuitiveren Umgang mit dem PC [38].

2.4.2.3 MPEG-1-(„moving picture experts group"-) Format, CD-I („compact disk interactive")

Die Darstellung einer bildschirmfüllenden Videosequenz war bisher auf dem PC nicht möglich. Ursache hierfür ist die große Datenmenge, die dabei vom Computer zwischen Speichermedien und Graphikausgabe bewegt werden muß. Erst ein Kunstgriff, nämlich die Kompression/Dekompression von Graphikinformationen ermöglicht dies.

Der zur Zeit sich herausbildende Videostandard ist das MPEG-1-Format. Es ist die Grundlage vieler Spieleprogramme sowie Videos und ist zuerst mit dem Multimediaboard „Reel Magic lite" der Fa. Sigma Designs 1994 auf den deutschen Markt gekommen. MPEG steht dabei für moving picture experts groups. 1991 legte diese [56] ihren abschließenden Vorschlag für die Bewegtbildkompression mit ca. 1,5 Mbit/s vor. Dieser wurde 1992 zum ISO-Standard 11172-1–3 (System, Audio, Video) erklärt. MPEG ist auch das Datenformat für CD-I-Anwendungen. Der Unterschied besteht jedoch darin, daß dabei die Abspielplattform unabhängig von einem Computer gewählt wurde (s. auch Abschn. 2.5).

Das MPEG-Format stützt sich dabei auf folgende Überlegungen: Das menschliche Auge benötigt 24 Bilder/s, um den dynamischen Ablauf eines Geschehens als kontinuierlichen Film zu erfassen. Dabei ähneln sich die 24 Bilder in weiten Bereiche, so daß in vielen aufeinanderfolgenden Bildern redundante Informationen enthalten sind. Dieser Teil der Informationen kann von Bild zu Bild beibehalten und damit die Datenmenge komprimiert werden. Diese Technik erzielt eine Kompression von 50 : 1. MPEG geht noch einen Schritt weiter und unterscheidet 3 verschiedene Bildtypen, die auch unterschiedlich komprimiert werden:

1) *Intrabilder.* Diese werden am wenigsten komprimiert. Weil sie als Ansprungsmarken für den wahlfreien Zugriff dienen, haben sie keinen Bezugspunkt zu anderen Bildern.

2) *Prädiktive Bilder.* Sie beziehen sich auf die Informationen von anderen Bildern und dienen selbst auch als Referenz für Bilder gleicher Art.

3) *Bidirektionale, interpolierte Bilder.* Sie weisen den höchsten Komprimierungsgrad auf und erfordern Bezugspunkte in beide Richtungen, auf ein intra- oder ein prädikatives Bild. Sie liegen dem Konzept der bidirektionalen Vorhersage zugrunde und sind der Schlüsselalgorithmus für MPEG. Unter Ausnutzung dieser Überlegungen gelingt eine Kompression von 150–200 : 1.

Das Kodieren der MPEG-Videos bzw. -Audios erfordert weit mehr Rechenleistung und somit Zeit als die Dekodierung, also das Abspielen. So sind für die Kodierung 1041 Mio. Rechenoperationen/s notwendig, für das Dekomprimieren lediglich 58! Somit kann das einlaufende Videosignal nicht online, also zeitecht komprimiert werden, da für 1 s Video 1,5–2 min Rechenzeit benötigt werden. Das bedeutet, daß die Verschlüsselung z.Z. nur von Spezialfirmen ausgeführt werden kann.

Die MPEG-Abspielqualität liegt zwischen der von VHS- und S-VHS-Videos. Besonderer Vorteil gegenüber der Analogtechnik ist der, daß sich auch durch häufiges Abspielen der Software die Qualität nicht abnutzt. Außerdem können im Video Sprungmarken gesetzt werden, die den schnellen und direkten Zugriff ermöglichen. Damit wird eine „interaktive" Handhabung ermöglicht, d.h. der schnelle Zugriff auf bestimmte Sequenzen eines ggf. mehrere Stunden andauernden Programms, je nach Interesse und zur Verfügung stehender Zeit.

2.4.3 *Speichermedium CD-ROM* (*„compact disk"* – *„read only memory"*)

Eine CD besteht aus durchsichtigem Polykarbonat und hat einen Durchmesser von 12 cm. Die Dicke beträgt 1,2

mm. Sie ist auf einer Seite mit einer dünnen Aluminiumschicht verspiegelt. Durch weiteres Auftragen eines Schutzlacks und den Aufdruck wird sie versiegelt und somit vor Beschädigungen geschützt. Die Informationen sind in „pits" (Vertiefungen) gespeichert, die sich von den „lands" (ebene Flächen) unterscheiden. Daraus resultiert eine unterschiedliche Reflexion des die CD abtastenden Laserstrahls und damit unterschiedliche Informationen in bezug auf diese „Geographie" der CD.

Die Rotationsgeschwindigkeit der CD variiert zwischen 200 und 500 Umdrehungen/min, je nachdem, ob die inneren oder äußeren Spuren gelesen werden.

Herstellung einer CD

Zunächst müssen alle später notwendigen Daten und Steuerzeichen auf einem Band (z.B. $^3/_4$-Zoll-U-Matic-Band) untergebracht werden. Danach werden sie mittels eines Laserstrahls auf die lichtempfindliche Schicht eines sog. Glasmasters gebrannt. Davon wird in mehreren chemischen Schritten ein Negativ genommen, das als „Vater" bezeichnet wird. In einem weiteren Schritt werden daraus „Mütter", also spiegelbildliche Abdrücke, gewonnen, von denen wiederum „Söhne" erstellt werden, die Preßmatrizen.

Auf eine solche Preßmatrize wird mit hohem Druck heißes Polykarbonat gespritzt. In einem weiteren Schritt wird die Reflexionsschicht aufgedampft und die CD mit einer Aluminium- oder Goldschicht verspiegelt.

Abspielen einer CD

Einige CD-Laufwerke erlauben die direkte Einlage der CD in das Laufwerk. Andere Modelle erfordern die Einlage eines „Caddys" (Plastikbox), der in den Abspielschacht des CD-Spielers eingeschoben werden muß.

2.5 CD-I (*„compact disk interactive"*)

Diese Art der digitalen Videotechnik wurde von der Fa. Philips schon 1896 angekündigt, gelangte aber erst 1992 auf den Markt. Obwohl dieser Technik digitale Bildverarbeitung zugrunde liegt, gleicht das äußere Erscheinungsbild einem normalen CD-Abspielgerät, wie es jedem aus der HiFi-Branche bekannt ist. Zum Abspielen muß es lediglich an einen Fernseher angeschlossen werden (Abb. 5). Der Benutzer benötigt also zum Betrachten einer solchen Anwendung keinen Computer, muß sich jedoch einen CD-I-Player z.B. der Fa. Philips zulegen, dessen Preis Ende 1994 bei ca. 1 200 DM gelegen hat. Für manche Anwendungen braucht man eine

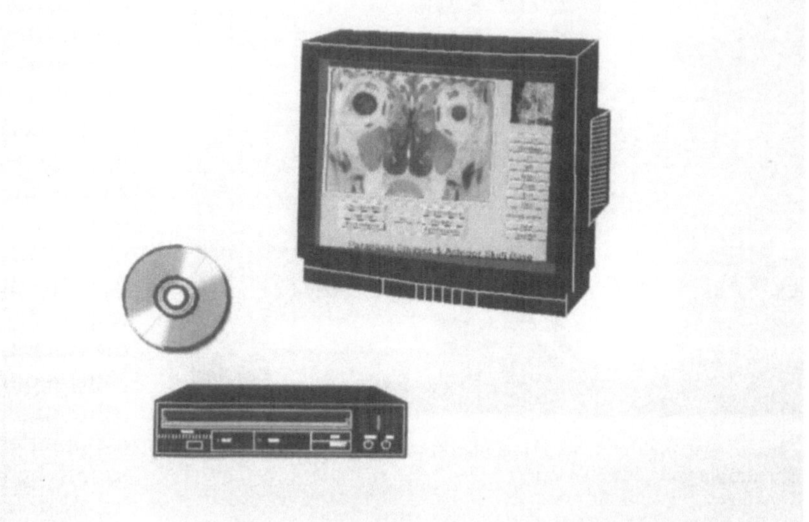

Abb. 5. Technische Ausrüstung einer CD-I-Abspieleinheit, bestehend aus einem entsprechend ausgerüsteten CD-I-Player sowie einem Fernsehmonitor

Erweiterungskarte, damit evtl. Videos abgespielt werden können. Videostandard ist auch hier der MPEG-Level 1.

3 Der Einsatz moderner Bilddatenverarbeitung in der Aus- und Weiterbildung

In den bisherigen Abschnitten wurden die Grundlagen der digitalen Bildverarbeitung dargestellt. Der kritische Leser wird einwenden, daß vieles bisher zufriedenstellend gelöst werden konnte. Wo also liegt der Fortschritt?

Die Vorteile der rein digitalen Bildverarbeitung liegen nach Meinung der Autoren darin, daß der einzelne den gesamten „Produktionsablauf" in der Hand hat. Die Erstellung von Bildern geschieht in Minutenschnelle, die herkömmliche Entwicklung und die Entwicklungszeiten entfallen. Die Archivierung ist übersichtlich, und es bestehen schnelle Zugriffszeiten. Die englischsprachigen Länder umschreiben dies mit „information at your fingertip". Im Idealfall kopiert der wissenschaftlich arbeitende Arzt die notwendigen Informationen auf seinen Laptop und kann diese dann überall präsentieren.

Die zuvor aufgezählten Möglichkeiten sind überdies nur die Zutaten für völlig neue Aspekte der Ausbildung und Forschung, wie im folgenden dargelegt werden soll. Verschiedene Möglichkeiten zeichnen sich ab: Ergänzt durch eine vom Rechner lokalisierbare Sonde entstehen mit noch leistungsfähigeren Rechnern als oben beschrieben operative Orientierungshilfen (CAS). Gespeist mit histologischen Schnitten, CT-Bildern und Kernspinbefunden entstehen Bildatlanten, die die Anatomie in einer völlig neuen Dimension erleben lassen. Multimediale interaktive Computersysteme werden die Weiterbildung verändern. Letztendlich erlaubt die Bildmanipulation (Morphen) vollkommen neuartige Studien über physiologische Zusammenhänge wie z.B. im Bereich der Wundheilung nach Nasennebenhöhlenoperationen.

3.1 Hilfen im Operationssaal

Dieser Abschnitt gibt einen Überblick über die Entwicklung der Navigationssysteme. Außerdem werden einige auf dem Markt befindliche Systeme vorgestellt, ohne daß diese Übersicht wegen der ständigen Neuerungen einen Anspruch auf Vollständigkeit erhebt.

Navigationshilfen, CAS („computer assisted surgery")

CAS, Aachener System mit Meßfühler. Der Rheinisch-Westfälischen Technischen Hochschule Aachen in Zusammenarbeit mit dem Lehrstuhl für Meßtechnik und der Klinik für Hals-Nasen-Ohren-Heilkunde kommt das Verdienst zu, diese Art der operativen Unterstützung erstmals für den HNO- und auch für den Neurochirurgen entwickelt und eingeführt zu haben.

Die computergestützte Chirurgie basiert auf folgenden Überlegungen: Durch bildgebende Verfahren wird die individuelle Anatomie und Pathologie eines Patienten erfaßt, daraus berechnet man eine 3dimensionale Darstellung der Daten für den Operateur, womit wiederum eine Lokalisation der Operationsinstrumente im Op.-Bereich durch Einblendung ihrer Position in die 3dimensionale Darstellung auf 2 mm genau gelingt.

Technisch wurden diese Anforderungen so gelöst [40], daß zur Bilderzeugung eine Dünnschicht-CT in

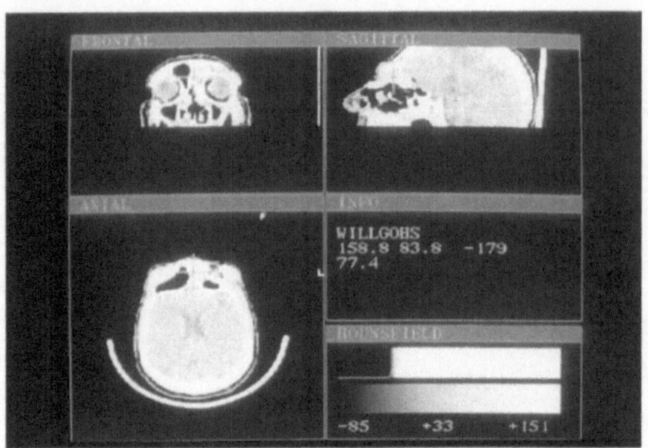

Abb. 6. Beispiel für CAS. Das Fadenkreuz markiert einen in der Stirnhöhle gelegenen Tumor

1–2 mm Schichtdicke in transversaler Schnittrichtung erstellt wird. Die Bildverarbeitung wird auf einem Workstation-Rechner auf UNIX-Basis durchgeführt. Die Bilddarstellung bzw. -ausgabe erfolgt auf einem Computermonitor, wobei das Operationsgebiet in 3 senkrecht aufeinander stehenden Schnittbildern gezeigt wird. Im Schnittpunkt aller 3 Schichten befindet sich jeweils das Operationsinstrument (Abb. 6). Die intraoperative 3-dimensionale Koordinatenmessung erfolgt durch Anmessung genau definierter und schon im Original-CT positionierter Orte durch einen Roboterarm. Mit diesem Typ haben die Autoren auch eigene Erfahrung.

Inzwischen ist diese Art der Messung durch ein berührungsloses Verfahren ersetzt worden [29, 30, 50]. Problematisch erscheint bei diesem Verfahren, daß die Befunderhebung bereits präoperativ erstellt wurde, so daß deren intraoperative Aussage im Verlauf der Operation durch Wegnahme und Verschiebung insbesondere von Weichteilen abgeschwächt werden kann. Daraus leitet sich die Forderung nach einer kontinuierlichen intraoperativen Erfassung der anatomischen Verhältnisse ab, deren technische Umsetzung z.Z. noch nicht gelingt.

CAS Aachener System mit Integration des Endoskops. Bisher war es zur Lokalisation notwendig, einen Meßfühler in das Operationsgebiet einzuführen und damit die Messung durchzuführen. Dies ist problemlos, solange man mit dem Operationsmikroskop arbeitet und die zu vermessende Stelle im direkt sichtbaren Arbeitsbereich liegt. Problematisch wird die parallele Arbeit mit Endoskop und Meßfühler. Denn bei engen anatomischen Verhältnissen ist das simultane Benützen dieser Instrumente nicht immer möglich. Der „blind" eingeführte Meßfühler ist nicht immer an der

gewünschten Stelle. Aus diesem Grunde wurde an der HNO-Klinik der RWTH das CAS-System so modifiziert, daß das verwendete Endoskop in einen Schnellspannverschluß des Meßarms eingespannt werden kann. Hierbei tauchen jedoch einige Probleme auf. Die Endoskopspitze wird naturgemäß nicht direkt auf die zu identifizierende Stelle aufgelegt, sondern einige Millimeter bis Zentimeter davor. Aus diesem Grunde wurde ein Vorausblickfunktion integriert. Weiterhin muß der Operateur zum Ablesen der Lokalisation seinen Kopf zum Computermonitor drehen. Entweder führt er die Operation ausschließlich unter Zuhilfenahme eines Videomonitors durch [34], oder er wartet auf die angekündigte Weiterentwicklung [29], mit der die interessierenden Daten mittels Strahlenteiler in das endoskopische Bild eingeblendet werden.

Nachfragen bei den Entwicklern dieses Systems haben ergeben, daß es zur Zeit nicht auf dem Markt angeboten wird. Dennoch wurde die Technik ausführlich dargestellt, da sie so in den auf dem Markt befindlichen Geräten verwendet wird.

Surgiscope

Ein weiteres Navigationssystem ist das Surgiscope. Ursprünglich dafür vorgesehen, den Zugangsweg für neurochirurgische Eingriffe zu planen und zu simulieren, hat es sich ähnlich dem obigen System entwickelt.

Dieses System wird mittels eines Deckenstativs fest in den Operationsbereich integriert. Es ist 7armig und erlaubt die Anbringung unterschiedlichster Hilfsmittel (Mikroskop, Endoskop, Laser, Biposienadeln etc.) In den optischen Blickbereich des Operateurs, z.B. bei Benutzung des Mikroskops, werden die Patientendaten (CT, Kernspin, Angiographie) eingespielt.

Weiterhin wird die Position des Patientenkopfes fortwährend mit der Position des Instrumentenhalters abgeglichen. Diese Kalibrierung erfolgt über die feste Verbindung eines Stereotaxieringes mit dem Patientenkopf z.B. mittels einer Mayfield-Halterung.

Nach Planung des operativen Zugangs wird intraoperativ das Mikroskop in die entsprechende Position gebracht.

„Viewing wand"

Eine weitere Ergänzung zu obiger Geräteausstattung ist die „viewing wand". Dieses System wurde in enger Anlehnung an das Aachener CAS-System entwickelt. Es gestattet die Visualisierung und intraoperative Führung unter Betrachten einer 3-dimensionalen Kopfrekonstruktion, deren Daten aus CT und NMR gewonnen wurden. Die Computerhardware besteht aus einer Hewlett-Packard-Workstation und läuft unter dem Betriebssystem UNIX.

Der Kopf muß hierbei in eine Art Mayfield-Klemme eingespannt werden, um dem Computer ein stabiles Lokalisationssystem zu übermitteln. Abgegriffen werden die Daten über einen Mehrgelenkarm.

SPOCS

Das „surgical planning system and orientation computer system" übernimmt, ähnlich den anderen Systemen, Daten aus dem Computertomographen bzw. dem Kernspingerät. Die Sichtbarmachung auf dem Bildschirm erfolgt analog zu den anderen Programmen.

Auch dabei muß der Kopf in eine Mayfield-Halterung eingespannt werden. Als Vorteil dieses Gerätes ist das Ausmessen der Instrumentenposition über LED („light emitting diodes") zu nennen, die dem Operateur die umständliche Handhabung eines platzraubenden Gerätearmes erspart. Ebenso ist die Integration der Vermessungspunkte in operationstypische Instrumente ein Vorteil. Dadurch wird die Manipulation durch den engen Zugang eines Nasenlochs nicht durch ein weiteres Instrument erschwert.

MKM und SMN

Der Mehrkomponentenmanipulator (MKM) und der „surgical microscope navigator" (SMN) mit der Zusatzausstattung eines Pointers der Fa. Zeiss sind in Verbindung mit dem Operationsmikroskop OPMI ES der gleichen Firma einsetzbar.

Das SMN-System besteht aus einem neurochirurgischen Stativ mit Mikroskop, einem Infrarotlokalisator und einer Workstation mit Planungssoftware. Die Anbindung an CT und MRT erfolgt über ein Netzwerk oder DAT-Tape und Optical-Disk.

Der Kopf des Patienten wird – wie bei den anderen System auch – fixiert. Die Position innerhalb des Operationsgebietes wird über am Mikroskop angebrachte Infrarotsensoren abgeglichen. Die Lokalisation wird berührungsfrei über einen optischen Pointer in das Blickfeld des Mikroskops eingespielt, wobei der scharfgestellte Blickmittelpunkt als Spitze einer virtuellen Sonde emuliert wird.

Vorteil dieses Systems ist, daß der Operateur die Positionsdaten in sein Sehfeld eingespielt bekommt, so daß er sein Augenmerk nicht auf einen anderen Bildschirm lenken muß.

Anwenderkreis für CAS

Ausgehend von den Gefahren, die die endonasale Chirurgie auch heute noch für den Patienten birgt, ist eine risikoärmere Operationsmethode unbedingt wünschenswert. Zur Untersuchung dieser Forderung wollen wir zunächst die Operateure in 3 Kategorien einteilen:

1) Anfänger,
2) fortgeschrittener Operateur,
3) erfahrener Operateur.

Weiterhin ist der Begriff der Lernkurve zu analysieren. Wenn man die Literatur nach diesem durchsucht, so wird er in 2 unterschiedlichen Kontexten verwendet. Die 1. Kategorie ist das Erlernen einer grundsätzlich neuen operativen Vorgehensweise (Beispiel Gallenoperation: Schnitt von außen/endoskopisches Operieren). Die 2. Kategorie ist die individuelle Lernkurve eines Chirurgen vom Anfänger bis zum erfahrenen Operateur [8, 13, 58]. Die endonasale Pansinusoperation ist heute eine etablierte Methode, und der Einsatz des CAS ist somit im Zusammenhang mit der individuellen Erfahrung des Operateurs zu betrachten. Dem Anfänger steht oft ein erfahrener Operateur zur Seite, der den Patienten vor manchem Schaden bewahren wird. Anders stellt sich die Situation des fortgeschrittenen Operateurs dar, den seine operative Intuition, nicht aber ein reicher Erfahrungsschatz, vor Mißgeschicken bewahren wird [33, 43, 46, 52]. Ein Navigationssystem vermag ihm als Orientierungshilfe segensreich zur Seite stehen [23, 26, 27, 32].

Ganz anders verhält es sich beim erfahrenen Operateur, der aus einem breiten Erfahrungsfundus schöpft. Man könnte annehmen, daß er keine Lokalisationshilfe benötigt. Hat er die operative Technik unter Anwendung einer Lokalisationshilfe jedoch erlernt, wird er wahrscheinlich nicht mehr darauf verzichten wollen. Außerdem wird sich ein erfahrener Chirurg im Laufe seiner operativen Karriere an immer schwierigere Indikationen, operative Verfahren und Zugänge heranwagen, auch an Eingriffe, die nicht standardisiert sind (z.B. Schädelbasistumoren unterschiedlicher Histologie und Lokalisation). Da er in seinem Umfeld personelle Unterstützung kaum erwarten kann, ist auch für ihn eine Lokalisationshilfe mehr als dienlich, um ein sicheres Vorgehen zu gewährleisten.

3.2 TIM

Einen gänzlich neuen Ansatz zur Visualisierung 2- und 3dimensionaler Bilddaten – gewonnen aus Kernspin- und Computertomographieuntersuchungen – verfolgt das „tomographic imaging systeme" (TIM) (Abb. 7).

Grundsätzlich erlaubt dieses Softwareprogramm die Übernahme von Bilddaten offline über meist magnetooptische Medien oder online über ein Computernetzwerk. Es benötigt zur zügigen Ausführung einen IBM-kompatiblen 486- oder Pentium-Rechner, der über eine S-VGA-Graphikkarte mit 1 MByte Video Me-

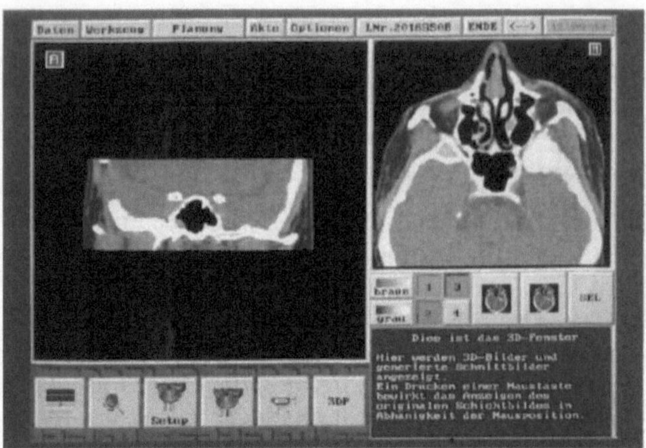

Abb. 7. TIM („tomographic imaging"). Nach Einlesen der Bilddaten stehen dem Benutzer zunächst 2dimensionale Abbildungen zur Verfügung, die er gemäß den Ausführungen im Text weiterbearbeiten kann

mory, 8 MByte RAM und 120-MByte-Festplatte (ausreichend für 25 Patienten) verfügt.

Nach Einlesen der Bilddaten erlaubt TIM dem Operateur die 2D- und 3D-Rekonstruktion in verschiedenen Schnittebenen und Betrachtungsansichten. Dabei können bestimmte interessierende Strukturen wie z.B. Tumoren eingefärbt werden. Das Programm errechnet daraus einen 3D-Körper, der in Zusammenhang mit seiner Umgebung durch Aufschneiden oder Transparenz dargestellt werden kann. Durch 3D-Animation (Aneinanderreihung von 3D-Rekonstruktionen) oder Stereo-3D-Darstellung kann der 3dimensionale Eindruck verstärkt und damit das Verständnis für die Anordnung der Strukturen verbessert werden.

Die Autoren sehen hierin folgende Vorteile: Grundsätzlich erlaubt eine sehr einfache graphische Bedieneroberfläche es dem Operateur, eigenhändig Schnittbilder diagnostischer Untersuchungen in vielfältiger Art und Weise für Diagnose und Therapieplanung ohne großen Zeitverlust zu nutzen. Dabei ist ein einfaches Betrachten der primären Bilddaten (Kontrast, Helligkeit und Vergrößerungsfaktor können im Gegensatz zu belichteten Filmen korrigiert werden) möglich. Es können aber auch für spezielle Indikationen 3dimensionale Darstellungen von komplizierten anatomischen und pathologischen Strukturen im Zusammenhang (z.B. Knochen, Gefäße, Tumoren und Frakturverläufe) genutzt werden.

Da der Transport der Bilddaten über ein Computernetzwerk erfolgen kann, entfällt der physikalische Transport. Über entsprechende Zugriffsregelungen kann von verschiedenen Interessenten oder von verschiedenen Orten aus auf die Daten zugegriffen werden.

3.3 Ausbildung durch multimediale Lernsoftware

Das konventionelle Lernen, beispielsweise neuer Operationstechniken, besteht in folgenden Möglichkeiten: Lesen einer Operationslehre, Anschauen eines Videofilmes, Über-die-Schulter-schauen [34] bzw. Assistenz bei einem erfahrenen Operateur. Jede Methode für sich weist Vor-, aber auch entscheidende Nachteile auf, die den Lernerfolg beeinträchtigen. Ähnlich ist es beim Erlernen der speziellen Anatomie.

Mittels der hier vorgestellten multimedialen Systeme können folgende Vorteile zusammen wahrgenommen werden:

- schneller und gezielter Zugriff auf Ausschnitte oder Einzelheiten;
- gemeinsames Arbeiten mit mehreren Kollegen (Gruppenarbeit);
- individuelle Anpassung von Lerntempo und -art;
- beliebige Wiederholbarkeit der Demonstration;
- deutliche Verbesserung des Lernerfolgs durch Einsatz verschiedener Medien in Verbindung mit dem Ansprechen mehrerer Sinnesorgane;
- dynamische Darstellung der Operation (Livevideo);
- weitere Erhöhung des Lerneffektes durch interaktive Bedienung des Systems.

Was bedeutet in diesem Zusammenhang „Multimedia"? Betrachtet man den ausufernden Markt der Multimediaprodukte, so erkennt man keinen gemeinsamen Standard. Webber [59] definiert ihn folgendermaßen:

- Multimedia = Text + Bild + Ton
- Animation = Farbe + Bewegung + Ton + Graphik
- Interaktive Multimediaanwendung = Text + Ton + Video + Animation + Graphik

Multimedia scheint alles das zu beinhalten, was einem Computer Töne und Bilder entlocken kann. Auch wir können nicht eingrenzen, was heute alles unter diesem Schlagwort verstanden wird, da es viele Randunschärfen aufweist. Wir möchten diesen Begriff auf seine ursprüngliche Bedeutung zurückführen, nämlich auf die Zusammenfassung vielerlei (multi) Medien (media) in digitaler Form, d.h. einen PC (Abb. 4), der in der Lage ist, Bildsequenzen ähnlich dem Video abzuspielen, der Töne erzeugen kann und der diese Daten von einer CD liest.

Das Entscheidende in diesem Kanon der Medien ist jedoch die Interaktion mit dem Computer. Damit wird der Benutzer in die Lage versetzt, sich individuell – gemäß seiner Geschwindigkeit und seinem Interesse – durch die Anwendung hindurchzuarbeiten.

Die Möglichkeit der Interaktion in einem individuellen Arbeitstempo unter Einbindung vielerlei Medien spricht mehrere Sinne des Benutzer an. Dies führt zu einem aktiven Lernerlebnis, das einen besseren Lernerfolg zeitigt [10]. Giezendanner [10] führt aus, daß es seiner Meinung nach wichtiger ist, über das Lernen als über das Lehren zu forschen. Er schreibt, daß wir 10–15% dessen, was wir lesen, 10–20% dessen, was wir hören, und 20–30% dessen, was wir sehen, im Gedächtnis fixieren. Von dem, was wir gleichzeitig hören und sehen, bleiben 40–50% in Erinnerung, jedoch 80% dessen, was wir sagen. Diese Zahlen unterstreichen die Wichtigkeit des aktiven/interaktiven Lernens.

Die auf der Multimediatechnologie basierende Technik erweitert die bisherigen Informationsquellen, welche die visuellen und/oder auditiven Sinne des Lernenden ansprechen. Er wird durch die Möglichkeit der Interaktion mit dem Ausbildungsmedium aus der Position des passiven Zuschauers oder Zuhörers in die des aktiv Handelnden versetzt. Dadurch wird in quasi spielerischer Umgebung der Lernerfolg in kürzerer Zeit erreicht und das dadurch erworbene Wissen vertieft.

3.3.1 Einzelne Multimediaanwendungen

3.3.1.1 Anatomische Studien:
„Paranasal sinuses & anterior skull base"

Anatomische Studien werden im Rahmen der medizinischen Ausbildung anhand von Leichenpräparationen betrieben. Beim Erlernen von Operationen im Rahmen der Weiterbildung sind die Möglichkeiten zur Präparation von Leichen jedoch eingeschränkt. Das anatomische Wissen wird aus dem Studium anatomischer Atlanten geschöpft, die jedoch das 3-dimensionale Element der Anatomie nur bis zu einem gewissen Grad vermitteln können.

Eine neue Ära des Selbststudiums im Bereich der Nasennebenhöhlen beginnt mit dem Erscheinen einer interaktiven Compact Disk „Paranasal sinuses & anterior skull base". Sie ist die erste in einer Folge von 4 Bänden (I The Head & Neck, II The Trunk & Vertebral Column, III The upper Extremities, IV The lower Extremities), die von dem Anatomen Hillen konzipiert wurde. Band I wird auf 6 CD's vorliegen, wobei Disk I die Nasennebenhöhlen und die vordere Schädelbasis umschließt (erschienen 1993), Disk II Ohr und Felsenbein (erschienen Anfang 1995), Disk III Hals und Kehlkopf, Disk IV Gehirn und Neurokranium, Disk V das Auge und Disk VI den Kopf im Überblick.

Was ist neu an dieser Darstellung der Anatomie? Für den Operateur ist die 3-dimensionale Vorstellung für die Durchführung einer Operation von elementarer Bedeutung. Dies gilt insbesondere für die Region der Nasennebenhöhlen. Aus diesem Grunde ist das Wissen um die *kontinuierliche* Lagebeziehung z.B. des Sehnerven zu den Nasennebenhöhlen wichtig (Abb. 8). Dies

gelingt durch direkte Präparation des Sehnerven, jedoch um den Preis der Zerstörung der umliegenden Strukturen. Nur ungenügend ist dieses Ziel durch Umblättern von Seiten in anatomischen Atlanten und Verfolgen interessierender Strukturen zu erreichen.

Wie uns Prof. Hillen persönlich mitteilte, kam ihm der Gedanke an die computertechnische Darstellung der Anatomie, während er in langen Stunden der Schnittanfertigung von Nasennebenhöhlenpräparaten jeweils die einzelnen Schnitte aufeinanderlegte und aufgrund der geringen Dicke der Schnitte keine große Veränderung bemerkte. Er überlegte, ob es nicht möglich sei, durch präzise Übereinanderlagerung und Abfilmen der Präparate einen Videofilm zu erstellen [14]. Dieser hatte jedoch den Nachteil, daß man in ihm nicht beliebig hin- und herspringen und überdies keine individuelle Arbeitsrichtung und -geschwindigkeit einstellen konnte. Erst die neue Computertechnik CD-I (compact disk interactive) und CD-ROM in Verbindung mit Video for Windows ermöglichte die Realisierung seiner Vorstellungen. Die 1993 auf den Markt gekommene CD-ROM liegt in 2 Versionen vor: Einmal ist sie auf einem speziellen CD-I-Player (z.B. Philips CDI 220 mit „full screen full motion option" [DV]) anzuschauen, andererseits ist das Betrachten auf einem IBM-kompatiblen PC mit 33 MHz 486 oder schneller möglich (s. auch Abb. 4), der jedoch über mindestens 4 MByte Hauptspeicher, 5 MByte freien Platz auf seiner Festplatte, ein CD-ROM-Laufwerk, eine Maus und eine 256-Color-VGA-Graphikkarte mit einer Auflösung von 640 x 480 verfügen muß. An Software wird MS-Windows 3.1 und Video-for-Windows benötigt. Sollte Video-for-Windows nicht vorhanden sein, so wird ein Run-Time-Module von der CD installiert.

Für die digitale Verarbeitung wurde der Kopf einer 57jährigen Frau in 78 Mikrometerschritten in korona-

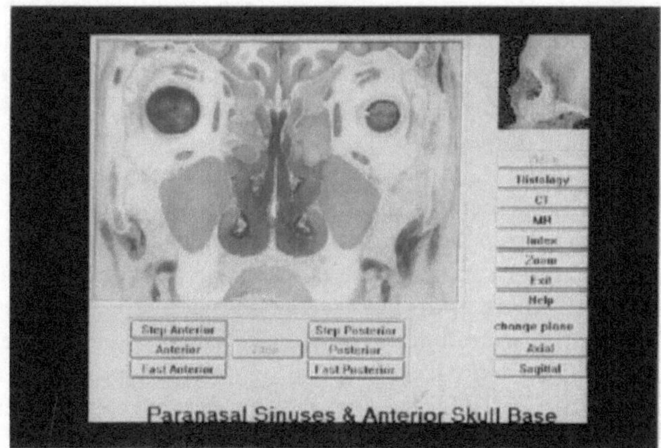

Abb. 8. Ausschnitt aus dem Anatomieprogramm „Paranasal Sinuses & Anterior Skull Base". (Abgedruckt mit Erlaubnis des Elsevier Verlages, Amsterdam)

rer Schnittrichtung erfaßt. Aus diesen Originaldaten wurden die sagittale und die transversale Schnittebene mit aufwendigster Software rekonstruiert. Ergänzt wurden diese Schnitte durch die computertomographischen und kernspintomographischen Bilder eines 47jährigen Freiwilligen, der von den anthropometrischen Maßen dem Sektionspräparat entspricht. Somit ist es möglich, innerhalb dieser Anwendung zwischen den 3 verschiedenen Sektionsebenen und den dazugehörigen CT- und MRI-Schnitten umzuschalten. Das direkte Betrachten des originalen histologischen Bildes ist ebenfalls möglich. Wichtigster Bestandteil des Programms ist jedoch das, was der Autor mit Videoanimation beschreibt, die es dem Betrachter erlaubt, in verschiedenen Geschwindigkeiten und Richtungen die 3dimensionale Anatomie zu erfassen. Bei unklaren Strukturen ist mittels Berührung mit dem Mauszeiger die Bezeichnung abzufragen.

3.3.1.2 Operative Ausbildung: „Die endonasale Pansinusoperation"

Die endonasale Nasennebenhöhlenchirurgie mit modernen optischen Hilfsmitteln wie Mikroskop und/ oder Endoskop [2–4, 35, 36, 53, 54] hat sich in den letzten Jahren zu einem Standardverfahren in der operativen Therapie entzündlicher Nasennebenhöhlenerkrankungen etabliert [5, 6, 16, 20, 21, 23, 47, 53, 60–62]. Dies bedeutet einerseits, daß jeder operativ tätige HNO-Arzt in der Lage sein sollte, zumindest kleinere Nebenhöhleneingriffe durchzuführen [7]. Andererseits muß auf eine adäquate Schulung Wert gelegt werden, da aufgrund der speziellen anatomischen Situation im Nebenhöhlenbereich operationsbedingt schwerwiegende Komplikationen [22] wie Erblindungen, Duraverletzungen und Carotis-interna-Läsionen drohen [6, 55, 60, 65, 66].

Der Operateur muß neben der eigentlichen Technik der endonasalen Nasennebenhöhlenchirurgie die regionbezogene Anatomie mit ihren wichtigsten Variationen und die aufgrund der präoperativen CT-Untersuchung dargestellte individuelle Anatomie und Pathologie gedanklich parat haben. Die Durchführung der einzelnen Operationsschritte hat sich der jeweiligen intraoperativen Situation in Zusammenschau mit dem CT anzupassen. Diese beim erfahrenen Operateur unbewußt ablaufende Quervernetzung der verschiedenen operationsrelevanten Informationen ist von großer Wichtigkeit für die Vermeidung von Komplikationen und die vollständige Entfernung des pathologischen Prozesses. Der unerfahrene Operateur muß lernen, die Informationen aus den verschiedenen Datenquellen zu vergleichen, zu integrieren und in ein sich daraus ergebendes Operationskonzept umzusetzen.

Das Multimediasystem kann für diesen Lernprozeß aufgrund des sofortigen und beliebigen interaktiven Zugriffes auf die einzelnen Bausteine (Operationsvideo, CT, Anatomie etc.) eine entscheidende Hilfe sein. Das unbewußt ablaufende gedankliche Hin- und Herschalten, wie es insbesondere für schwierige operative Eingriffe notwendig ist, wird trainiert und vorprogrammiert.

Analog zu dieser Überlegung besteht der Aufbau des Multimediasystems zur Operationsweiterbildung am Beispiel der endonasalen Pansinusoperation [19–21] aus folgenden Teilen:

Der Titelbildschirm erlaubt die Auswahl von 5 Kapiteln des Lernprogrammes nämlich

1) die Einleitung,
2) die Operationsvideos,
3) die Anatomie,
4) den computertomographischen Atlas sowie
5) allgemeine Gefahren.

Über die in Baumstruktur angelegten beiden Lagepläne ist es möglich, eine Gesamtübersicht zu bekommen und gezielt die den Betrachter interessierenden Kapitel anzuwählen.

Die Einleitung gibt allgemeine Hinweise zu Indikation, Technik und Gefahren der endonasalen Nasennebenhöhlenoperation sowie zur CT-Technik. Ein Kapitel „Programmbedienung" erläutert Aufbau und Umgang mit der CD. Das Unterkapitel „Hilfsmittel" enthält eine alphabetische Liste der für die endonasale Pansinusoperation und das perioperative Management notwendigen Hilfsmittel mit den zugehörigen Firmen.

Das Operationsvideo beginnt mit der Patientenvorstellung hinsichtlich Klinik und CT. Es besteht weiterhin aus 4 korrespondierenden Teilen:

1) *Das eigentliche Operationsvideo:* Darstellung einer kompletten Pansinusoperation unter Zuhilfenahme von Mikroskop und Endoskop, wobei aus didaktischen Gründen eine Unterteilung in 13 Einzelschritte erfolgt.
2) *Ein überarbeitetes Operationsvideo:* Das um Texteinblendungen und Animationen ergänzte Operationsvideo.
3) *Gefahren:* Zugeordnet zu jedem Operationseinzelschritt ausführliche Beschreibung möglicher Komplikationen und deren Therapie (s. Abb. 9), die das Unterkapitel „Verletzungsmöglichkeiten am Tränenapparat" erläutert). Teilweise sind auch Originalvideodarstellungen von Komplikationen und deren Beherrschung abrufbar.
4) *Computertomographie (CT):* Zu den 13 Operationsschritten ist jeweils zur anatomischen Region das entsprechende CT der operierten Patientin (axial/koronal/sagittal) zugeordnet.

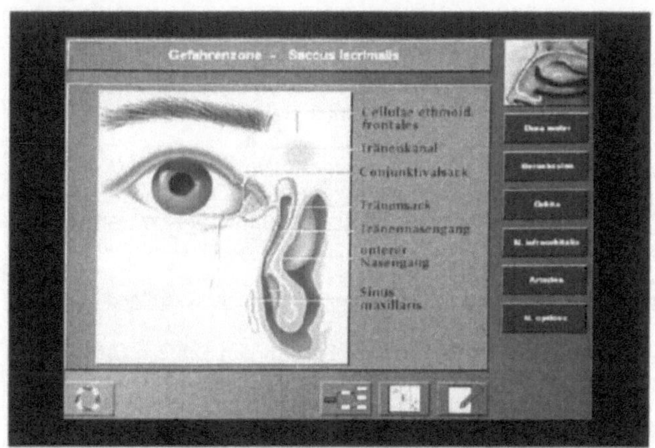

Abb. 9. Ausschnitt aus dem Multimediaprogramm „Die endonasale Pansinusoperation", Beispiel aus dem Kapitel „Allgemeine Gefahren". Mittels Anklicken der auf dem rechten Bildausschnitt befindlichen Knöpfe sind Verzweigungen zu weiteren Abschnitten der Software interaktiv möglich

Zusätzlich ist erhalten

5) *eine Operationsanimation,* d.h. eine mit Trickanimationen schematisch erläuterte Operation entsprechend den 13 Einzelschritten.

4 Ausblick

In naher Zukunft wird die Umstellung von analoger auf digitale Datentechnik im Bereich der Photographie und des Films erfolgen. Dies ist der erste Schritt hin zu Computersimulationen, wie sie zur Ausbildung von Piloten schon Standard sind. Einige Beispiele [12, 31, 41, 42, 48] lassen die Zukunft der computerunterstützten Ausbildung erahnen. Im Cyberspace – das bedeutet im Computer erzeugte Scheinwelten – werden Operationen realistisch simuliert werden können [57]. Die Bewegungen der Hände und Finger werden dem Computer mittels in Datenhandschuhen befindlichen Sensoren mitgeteilt. Über einen Datenhelm wird dem Auszubildenden über 2 in eine Brille eingebaute Monitore die Scheinwelt sozusagen „vor Augen" geführt.

5 Zusammenfassung

Setzt man das Geburtsjahr des Computers auf 1938 fest, nämlich dem Jahr, in dem Konrad Zuse seine erste programmgesteuerte Rechenmaschine im Wohnzimmer seiner Eltern zusammenbaute, so feiern wir 1996 seinen 58. Geburtstag. Während manche Menschen in diesem Alter in den Vorruhestand gehen, entwächst der Computer gerade erst den Kinderschuhen. Nach

der Bewältigung einfacher Rechenformeln in seinen „Babyjahren" und der Fähigkeit, Daten zu verarbeiten, revolutioniert er zur Zeit die Foto- und Videotechnik. Kombiniert mit der Umstellung des analogen Tons in digitale Informationen gelingt eine neuartige Form der Weiterbildung in Form der multimedialen Lernsoftware. Damit nicht genug, gelingt es durch spezielle Bildmanipulationen (Morphen), bisher nicht sichtbare physiologische Zusammenhänge aufzuzeigen. Der Assistent, der nach der Jahrtausendwende seinen Facharzttitel erlangen will, wird einen Großteil der dazu notwendigen Operationen im Cyberspace („virtual reality") an vom Computer simulierten Patienten üben müssen, wobei er zusätzlich zum Sehen und Hören über spezielle Datenhandschuhe das Gewebe erfühlen wird.

Literatur

1. Chavis DD, Concannon MJ, Croll GH (1993) Computer – generated slide graphics: An exiting advancement or a problem? Plast Reconstr Surg 92:91–96
2. Draf W (1973) Wert der Sinuskopie für Klinik und Praxis. Laryngol Rhinol Otol 52:890–896
3. Draf W (1978) Endoskopie der Nasennebenhöhlen. Springer, Berlin Heidelberg New York Tokyo
4. Draf W (1983) Endoscopy of the paranasal sinuses. Springer, Berlin Heidelberg New York Tokyo
5. Draf W (1982) Die chirurgische Behandlung entzündlicher Erkrankungen der Nasennebenhöhlen. Indikation, Operationsverfahren, Gefahren, Fehler und Komplikationen, Revisionschirurgie. Arch Otorhinolaryngol 235:133–305
6. Draf W, Weber R (1992) Endonasale mikro-endoskopische Pansinusoperation bei chronischer Sinusitis. I. Indikation und Operationstechnik. Otorhinolaryngol Nova 2:1–4
7. Draf W, Weber R (1992) Endonasale Chirurgie der Nasennebenhöhlen – das Fuldaer mikro-endoskopische Konzept. In: Ganz H, Schätzle W (Hrsg) HNO Praxis Heute 12. Springer, Berlin Heidelberg New York Tokyo, S 59–80
8. Fallon WF Jr, Ewars RL, Tepas JJ (1993) Resident supervision in the operating room: does this impact on outcome? J Trauma 35:556–560
9. Felmet-Starke R (1990) Graphikeinbindung in MS WORD 5.0. Sybex, Düsseldorf
10. Giezendanner FD (1990) Nouvelles technologies éducatives multimedia au service de nouvelles stratégies pédagogiques. Schweiz Med Wochenschr 120:1853–1857
11. Glade H, Manteuffel K (1972) Am Anfang stand der Abacus. Urania, Leipzig Jena Berlin
12. Good ML (1990) Anaesthesia simulators and training devices (editorial). Anaesthesia 45:525–526
13. Handley GH, Hicks JN (1990) Stapedectomy in residency – the UAB experience. Am J Otol 11:128–130
14. Hillen BI (1993) Paranasal Sinuses & Anterior Skull Base. Series Editor Bernd Hillen. Elsevier's Interactive Anatomy, Atlas of continuous cross-sections on full-motion CD-1. Elsevier, Amsterdam
15. Hillen B, Deddens AJJ, Gerrits PO, van Leeuwen MB (1987) Developments in anatomic cross-sections. Radiology 165:324

16. Hosemann W, Wigand ME, Fehle R, Sebastian J, Diergen DJ (1988) Ergebnisse endonasaler Siebbeinoperationen bei diffuser hyperplastischer Sinusitis paranasalis chronica. HNO 36:54–59
17. Keerl R, Abing W, Hörmann W (1986) Einsatzmöglichkeiten des Mikrocomputers in Klinik und Forschung. 69. Jahrestagung der Nordwestdeutschen Vereinigung der Hals-Nasen-Ohren-Ärzte, Berlin, 10.–12. 10. 1986
18. Keerl R, Heitkamp B, Hörmann W (1986) Ein EDV-gestütztes Leit-, Dokumentations- und Kommunikationssystem für die Klinik. 69. Jahrestagung der Nordwestdeutschen Vereinigung der Hals-Nasen-Ohren-Ärzte, Berlin, 10.–12. 10. 1986
19. Keerl R, Weber R (1995) Operationsweiterbildung mittels Multimediatechnik. Laryngol Rhinol Otol 74:361–364
20. Keerl R, Weber R, Draf W (1996) HNO – Multimedial: Die endonasale Pansinusoperation. CD-ROM, Ullstein-Mosby, Berlin Wiesbaden
21. Keerl R, Weber R, Draf W (1996) Multimedia in ENT Surgery. The endonasal Pansinusoperation. CD-ROM, Ullstein-Mosby, Berlin Wiesbaden
22. Keerl R, Weber R, Draf W (1996) How to avoid complications in sinus surgery by using multimedia technique. Am J Rhinol (in prepp)
23. Kennedy DW, Zinreich SJ, Rosenbaum SA, Johns ME (1985) Functional endoscopic sinus surgery. Theory and diagnostic evaluation. Arch Otolaryngol 11:576–582
24. Klimek R, Klein HM, Mösges R, Schmelzer B, Schneider W, Voy ED (1992) Methoden zur Simulation operativer Eingriffe der Kopf- und Halschirurgie. HNO 40:446–452
25. Klimek L, Mösges R, Lamprecht J, Korves B (1992) Identifikation und Entfernung orbitaler Fremdkörper mit dem CAS-(Computer-Assisted-Surgery) System. Laryngol Rhinol Otol 71:221–223
26. Klimek R, Kainz J, Reul J, Mösges R (1993) Vermeidung vaskulärer Komplikationen bei der endonasalen Nasennebenhöhlenchirurgie. HNO 41:582–586
27. Klimek L, Wenzel M, Mösges R (1993) Computer-Assisted Orbital Surgery. Ophthalmic Surg 24:411–417
28. Knapp M (1994) Das Ende des Films. Chip 10:330–335
29. Korves B, Krückels G, Klimek L, Mösges R (1994) Endoskopische Nasennebenhöhlenchirurgie mit computerunterstützter Lokalisationshilfe. Otorhinolaryngol 4:113–170
30. Krybus W, Knepper A, Adams L et al. (1991) Navigation support for surgery my means of optical position detection. In: Felix R (ed) Proceedings of the International Symposium CAR 91. Springer, Berlin Heidelberg New York Tokyo, S 364–366
31. Kuehnapfel UG, Neisius B (1993) CAD based graphical computer simulation in endoscopic surgery. Endosc Surg Allied Technol 1:181–184
32. Laborde G, Klimek L, Harders A, Gilsbach J (1993) Frameless stereotactic drainage of intracranial abscesses. Surg Neurol 40:16–21
33. Lorenz W, Schult W, Schult HD, Rothmund M (1990) Chirurgische Entscheidungsfindung: Wechselspiel zwischen Erfahrung und klinischer Studie. Langenbecks Arch Chir Suppl II Kongressbd:1283–1290
34. May M, Korzec KR, Mester SJ (1990) Video telescopic sinus surgery technique for teaching. Trans PA Acad Opthalmol Otolaryngol 42:1037–1039
35. Messerklinger W (1970) Die Endoskopie der Nase. Monatsschr Ohrenheilkd 104:451–456
36. Messerklinger W (1972) Technik und Möglichkeiten der Nasenendoskopie. HNO 20:133–135
37. Microsoft Corporation (1994) MS-DOS 6.2. Eine Einführung, Benutzerhandbuch und Referenz. Autocomputer CO.
38. Microsoft Corporation (1994) Windows 3.1 Benutzerhandbuch. Microsoft
39. Mösges R (1992) Die Methodik computerunterstützten Operierens dargestellt am Beispiel Hals-Nasen-Ohrenärztlicher Eingriffe. Habilitationsschrift, Aachen
40. Mösges R (1993) Computergestützte Chirurgie (CAS) der Schädelbasisregion. „Ergänzung, Revolution oder Science-fiction?" Eur Arch Otorhinolaryngol [Suppl 1]:373–383
41. Noar MD, Soehendra N (1992) Endoscopy simulation training devices. Endoscopy 24:159–166
42. Patterson R (1994) Cyberspace surgery. Can Med Assoc J 151:639–642
43. Pichlmaier J, Thul P (1990) Einfluß von Fehlern (besonders eigenen!) auf die chirurgische Entscheidungsfindung. Langenbecks Arch Chir Suppl II Kongressbd:1303–1308
44. Polatschek (1994) Es war einmal ein Denkwerkzeug. Die Zeit Nr. 40, S 95
45. Rivron RP, Maran AG (1991) The Edinburgh FESS Trainer: a cadaver – bases bench – top practice system for endoscopic ethmoidal surgery. Clin Otolaryngol 16:426–429
46. Rothmund M, Lorenz W (1990) Einfluß der Intuition auf Indikationsstellung und intraoperatives Vorgehen. Langenbecks Arch Chir Suppl II Kongressbd:1297–1302
47. Rudert H (1988) Mikroskop- und endoskopgestützte Chirurgie der entzündlichen Nasennebenhöhlenerkrankungen. Der Stellenwert der Infundibulotomie nach Messerklinger. HNO 36:475–482
48. Satava RM (1993) Virtual reality surgical simulator. The first steps. Surg Endosc 7:203–205
49. Schlicht HJ (1995) Bildverarbeitung digital. Scanner-Drucker-Video-Multimedia unter Windows. Addison-Weseley, Bonn Paris
50. Schlöndorff G, Meyer-Ebrecht D, Mösges R, Krybus W, Adams L (1987) CAS – computer assisted surgery. Arch Otorhinolaryngol [Suppl I]:45
51. Sieger H (1994) Der digitale Mensch. Focus 42:274
52. Siewert JR (1990) Lehren und Lernen – Chirurgisches Handwerk. Langenbecks Arch Chir Suppl II Kongressbd:1265–1269
53. Stammberger H (1985) Unsere endoskopische Operationstechnik der lateralen Nasenwand – ein endoskopisch-chirurgisches Konzept zur Behandlung entzündlicher Nasennebenhöhlenerkrankungen. Laryngol Rhinol Otol 64:559–566
54. Stammberger H (1991) Functional endoscopic sinus surgery. Decker, Philadelphia
55. Stankiewicz J (1989) Complications in endoscopic intranasal ethmoidectomy: an update. Laryngoscope 99:686–690
56. Steinbrück B (1992) Multimedia – Einstieg in eine neue Technologie in Aus- und Weiterbildung. Markt & Technik, Haar b München
57. Stevens, L (1994) Virtual reality now. Mis Press, New York
58. Vernick DM (1986) Stapedectomy results in a residency training program. Ann Otol Rhinol Laryngol 95:477–479
59. Webber WB, Summers AN, Rinehart GC (1994) Computer based multimedia in plastic surgery education. Plast Reconstr Surg 93:1290–1300
60. Weber R, Draf W (1992) Komplikationen der endonasalen mikro-endoskopischen Siebbeinoperation. HNO 40:170–175
61. Weber R, Draf W (1992) Endonasale mikro-endoskopische Pansinusoperation bei chronischer Sinusitis. II. Ergebnisse und Komplikationen. Otorhinolaryngol Nova 2:63–69
62. Weber R, Draf W (1993) Chirurgie der Stirnhöhle bei chronischen Entzündungen. HNO aktuell 1:164–170
63. Wigand ME (1981) Ein Spül-Saug-Endoskop für die transnasale Chirurgie der Nasennebenhöhlen und der Schädelbasis. HNO 29:102–103

64. Wigand ME (1981) Transnasale, endoskopische Chirurgie der Nasennebenhöhlen bei chronischer Sinusitis I: Ein biomechanisches Konzept der Schleimhautchirurgie. HNO 29:215–221
65. Wigand ME (1989) Endoskopische Chirurgie der Nasennebenhöhlen und der vorderen Schädelbasis. Thieme, Stuttgart New York
66. Wigand ME (1990) Endoscopic surgery of the paranasal sinuses and the anterior skull base. Thieme, Stuttgart New York
67. Young JS (1989) Steve Jobs – Der Henry Ford der Computerindustrie. GFA Systemtechnik, Düsseldorf
68. Zuse K (1993) Der Computer – Mein Lebenswerk, 3. Aufl. Springer, Berlin Heidelberg New York Tokyo

Eingetragene Warenzeichen und Bezugsadressen

Arts und Letters, Computer Support Corporation
CD-I Player 220, Fa. Philips
ComView Bezugsquelle z.B. Fa. Misco, 63294 Dreieich
Corel Draw, Corel
Die endonasale Pansinusoperation, CD-Rom, Ullstein-Mosby Verlag, Berlin, Wiesbaden
Digitales Videosystem Media 100, Fa. Data Translation
Eagle image System, Fa. Hiko Pirmasens, 66953 Pirmasens, Teichstr. 15
Elsevier's Interactive Anatomy: Paranasal Sinuses & Anterior Skull Base, Elsevier Science, P. O. Box, 1055 KV Amsterdam, The Netherlands
Harvard Graphics, Software Publishing Software
Kodak Photo CD, Fa. Kodak
Mirus Diabelichter, Fa. Presentation Team, Postfach 1254, 51202 Leonberg
MKM (Mehrkomponentenmanipulator), F. Carl Zeiss, 73446 Oberkochen
PhotoMorph North Coast Software, Fa. Softline, 77704 Oberkirch, Appenweierer Str. 45
Power point, Fa. Microsoft
SMN (Surgical Microscop Navigator), F. Carl Zeiss, 73446 Oberkochen
SPOCS, Aesculap AG, Postfach 40, 78501 Tuttlingen
Surgiscope, Fa. Elekta
Targa + Graphikkarte, Truevision Inc., Indianapolis
TIM (Tomographic imaging) Fa. Zeppelin, chirurgische Instrumente GMBH, Gistlstr. 99, 82049 Pullach
Video for Windows Fa. Microsoft
VideoMachine Lite, Fa. Fast, München
Viewing wand, Fa. Elekta Instrument, Glockengiesserwall 26, 20095 Hamburg
Windows 3.1. Fa. Microsoft

Springer-Verlag und Umwelt

Als internationaler wissenschaftlicher Verlag sind wir uns unserer besonderen Verpflichtung der Umwelt gegenüber bewußt und beziehen umweltorientierte Grundsätze in Unternehmensentscheidungen mit ein.

Von unseren Geschäftspartnern (Druckereien, Papierfabriken, Verpackungsherstellern usw.) verlangen wir, daß sie sowohl beim Herstellungsprozeß selbst als auch beim Einsatz der zur Verwendung kommenden Materialien ökologische Gesichtspunkte berücksichtigen.

Das für dieses Buch verwendete Papier ist aus chlorfrei bzw. chlorarm hergestelltem Zellstoff gefertigt und im pH-Wert neutral.